国家卫生健康委员会"十四五"规划教材

麻醉学专科培训规划教材

产科麻醉学

主　编　姚尚龙　郭向阳　赵　平

副主编　徐铭军　徐子锋　陈新忠

人民卫生出版社

·北京·

图书在版编目（CIP）数据

产科麻醉学 / 姚尚龙，郭向阳，赵平主编 . —北京：
人民卫生出版社，2024.4
麻醉学专科培训规划教材
ISBN 978-7-117-35913-9

Ⅰ. ①产… Ⅱ. ①姚…②郭…③赵… Ⅲ. ①产科外
科手术 – 麻醉学 – 技术培训 – 教材 Ⅳ. ①R719

中国国家版本馆 CIP 数据核字（2024）第 026037 号

产科麻醉学
Chanke Mazuixue

主　　编	姚尚龙　郭向阳　赵　平
出版发行	人民卫生出版社（中继线 010-59780011）
地　　址	北京市朝阳区潘家园南里 19 号
邮　　编	100021
E – mail	pmph @ pmph.com
购书热线	010-59787592　010-59787584　010-65264830
印　　刷	天津市光明印务有限公司
经　　销	新华书店
开　　本	850×1168　1/16　　印张：45.5
字　　数	1310 千字
版　　次	2024 年 4 月第 1 版
印　　次	2024 年 4 月第 1 次印刷
标准书号	ISBN 978-7-117-35913-9
定　　价	179.00 元

打击盗版举报电话　010-59787491　　E- mail　WQ @ pmph.com
质量问题联系电话　010-59787234　　E- mail　zhiliang @ pmph.com
数字融合服务电话　4001118166　　　E- mail　zengzhi @ pmph.com

编者名单

编委（以姓氏笔画为序）

于泳浩　天津医科大学总医院

王　胜　中国科学技术大学附属第一医院

王　晟　首都医科大学附属北京安贞医院

王　强　西安交通大学第一附属医院

王　锷　中南大学湘雅医院

王天龙　首都医科大学宣武医院

王长明　辽宁省人民医院

王月兰　山东第一医科大学第一附属医院

王东信　北京大学第一医院

冯　艺　北京大学人民医院

伍　静　华中科技大学同济医学院附属协和医院

刘志强　同济大学附属第一妇婴保健院

刘学胜　安徽医科大学第一附属医院

刘敬臣　广西医科大学第一附属医院

米卫东　解放军总医院第一医学中心

孙建良　浙江大学医学院附属杭州市第一人民医院

李爱媛　湖南省妇幼保健院

李朝阳　华中科技大学协和深圳医院

杨建军　郑州大学第一附属医院

闵　苏　重庆医科大学附属第一医院

沈晓凤　南京医科大学附属妇产医院

张良成　福建医科大学附属协和医院

张宗泽　武汉大学中南医院

张晓光　复旦大学附属中山医院

陈新忠　浙江大学医学院附属妇产科医院

林雪梅　四川大学华西第二医院

罗　艳　上海交通大学附属瑞金医院

赵　平　中国医科大学附属盛京医院

赵　晶　中日友好医院

赵丽云　首都医科大学附属北京安贞医院

胡明品　温州医科大学附属第二医院

胡祖荣　广东省妇幼保健院

胡啸玲　南华大学附属第一医院

钟　良　华中科技大学同济医学院附属武汉儿童医院

俞卫锋　上海交通大学医学院附属仁济医院

姜丽华　郑州大学第三附属医院

姚尚龙　华中科技大学同济医学院附属协和医院

袁红斌　海军军医大学第二附属医院

顾小萍　南京大学医学院附属鼓楼医院

徐　莹　中国医科大学附属盛京医院

徐子锋　上海交通大学医学院附属国际和平妇幼保健院

徐铭军　首都医科大学附属北京妇产医院

郭向阳　北京大学第三医院

容俊芳　河北省人民医院

黄宇光　中国医学科学院北京协和医院

黄绍强　复旦大学附属妇产科医院

韩如泉　首都医科大学附属北京天坛医院

路志红　空军军医大学第一附属医院

薛富善　首都医科大学附属北京友谊医院

薄玉龙　哈尔滨医科大学附属第二医院

编者（以姓氏笔画为序）

丁　婷　北京大学第一医院
王　前　首都医科大学宣武医院
王吉华　山东第一医科大学第一附属医院
王宜衡　南华大学附属第一医院
王婷婷　华中科技大学同济医学院附属协和医院
车　昊　首都医科大学附属北京安贞医院
尹坚银　湖南省妇幼保健院
付树英　温州医科大学附属第二医院
白　云　浙江大学医学院附属妇产科医院
刘双梅　中国医科大学附属盛京医院
关占颖　北部战区总医院
许川雅　北京大学第三医院
孙　丹　中国医科大学附属盛京医院
孙　楠　中国医科大学附属盛京医院
孙志鹏　华中科技大学同济医学院附属武汉儿童医院
杜　丹　西安交通大学第一附属医院
李　悦　复旦大学附属妇产科医院
李正迁　北京大学第三医院
李永乐　广东省妇幼保健院
李海冰　同济大学附属第一妇婴保健院
杨丽华　郑州大学第一附属医院
杨歆璐　中国科学技术大学附属第一医院
肖　洁　上海交通大学医学院附属仁济医院
时文珠　解放军总医院第一医学中心
吴　兰　四川大学华西第二医院
吴　茜　华中科技大学同济医学院附属协和医院
吴　蓓　首都医科大学附属北京天坛医院
利　莉　广西医科大学第一附属医院
宋文涛　华中科技大学同济医学院附属协和医院
张　红　北京大学人民医院
张　杰　华中科技大学协和深圳医院
张　砡　中国医学科学院北京协和医院
张艺璇　海军军医大学第二附属医院
张丹凤　福建医科大学附属协和医院
张青林　首都医科大学附属北京妇产医院
张虓宇　上海交通大学医学院附属国际和平妇幼保健院
陈　亮　湖南省妇幼保健院
岳立辉　河北省人民医院
赵　娜　首都医科大学附属北京妇产医院
赵邦术　重庆医科大学附属第一医院
柳　慧　四川大学华西第二医院
钟　琦　武汉大学中南医院
饶婉宜　浙江大学医学院附属妇产科医院
贾丽洁　上海交通大学医学院附属国际和平妇幼保健院
钱　玥　南京大学医学院附属鼓楼医院
陶　涛　哈尔滨医科大学附属第二医院
崔凌利　首都医科大学附属北京友谊医院
董贝贝　天津医科大学总医院
韩　彬　北京大学第三医院
覃　罡　中南大学湘雅医院
程　岑　安徽医科大学第一附属医院
曾　鸿　北京大学第三医院
雷卫平　浙江大学医学院附属杭州市第一人民医院
雷黎明　南京医科大学附属妇产医院
薛　杭　中国医科大学附属盛京医院

编写秘书

王婷婷　华中科技大学同济医学院附属协和医院
曾　鸿　北京大学第三医院
刘双梅　中国医科大学附属盛京医院

出版说明

为了深入贯彻党的二十大精神,实施科教兴国战略、人才强国战略、创新驱动发展战略,贯彻《关于开展专科医师规范化培训制度试点的指导意见》《加快医学教育创新发展的指导意见》精神,全面推进健康中国建设,充分发挥教育、科技、人才在全面建设社会主义现代化国家中的基础性、战略性支撑作用,加强系列化、多样化和立体化教材建设,推动麻醉学发展,更好地为我国麻醉学人才培养服务,全国高等学校麻醉学专业第四届教材编审委员会、中国医师协会毕业后医学教育麻醉科专业委员会、人民卫生出版社共同研究决定,出版一套适合我国麻醉科专科医师和麻醉科护士培训现状与发展的高质量教材。

经过对麻醉科学科建设、考试与认证体系、专科医师培养情况、继续教育情况等进行充分调研论证,人民卫生出版社在全国范围内遴选主编、副主编和编者,组建了编写团队。为了进一步明确编写思路和方向,在中国医师协会公布《第二批专科医师规范化培训制度试点专培基地培训名录》、确定小儿麻醉学为试点专业后,"麻醉科专科培训规划教材"的编写工作正式启动。

本套教材的编写特点如下:

1. 坚持国家级规划教材顶层设计、全程规划、全程质控。本套教材共6种,分别为《危重病医学》《胸心血管麻醉学》《产科麻醉学》《儿科麻醉学》《疼痛诊疗学》《麻醉护理学》,各专业教材充分考虑各学科培训特点,符合培训需求。

2. 由国内麻醉学领域一线专家编写,以中国医师协会发布的《专科医师规范化培训试点项目管理工作要求(试行)》为蓝本,编写过程紧紧围绕麻醉科专科医师规范化培训培养目标;注重"三基、五性、三特定"的编写原则;注重整套教材的整体优化与互补。

3. 强调"专业化"和"规范化"。作为专科医师规范化培训规划教材,紧扣"专科医师培训标准",结合在麻醉科工作的重点难点,按麻醉专科培训细则的要求编写,将比住院医师规范化培训规划教材更有深度,专业性更强,精益求精。

4. 编写模式紧密结合临床实际,由问题引出案例,案例与分析相结合,案例之后进行汇总和提升,重点培养麻醉科专科医师的临床诊疗思维及解决难题的能力。通过阅读本套教材,结合临床各专科的实践,麻醉科专科医师能独立、正确处理临床常见问题,并通过相关考试。

5. 顺应新形态教材的发展趋势,结合专科医师工作特点和学习习惯,本套教材同步出版电子书,提高读者移动阅读体验;部分教材配套数字资源,丰富学习内容。

6. 紧扣新时代新征程教育使命,推进课程思政建设。本套教材凝聚了麻醉科医师道德素质的思想价值和精神内涵,注重对麻醉科专科医师进行价值塑造、知识传授和能力培养,以麻醉学学科建设,推动课程思政和铸魂育人。

本套教材的编写目标是培养和建设一支满足人民群众健康需求和适应新时代医疗要求的高精尖专业医护队伍,力求把握新发展阶段,贯彻新发展理念,服务构建新发展格局,为党育人,为国育才,落实立德树人根本任务,遵循医学专科人才培养规律,推动专科医师规范化培训规范、有序、健康发展,为促进经济社会发展和人的全面发展提供有力支撑,成为助推医学新质生产力发展的重要力量。

序 言

麻醉科专科医师规范化培训是培养麻醉学人才的重要途径,也是成为合格产科麻醉学医师的必经之路。产科麻醉学是具有挑战性的"高危"亚专业之一,对产妇和胎儿的安全至关重要。产妇妊娠期涉及多个系统的生理改变,包括呼吸系统、心血管系统、消化系统、神经系统,以及随之可能发生的糖尿病、子痫、肺动脉高压等病症。由于产妇具有特殊病理生理改变,故其妊娠期间医学知识的运用及临床技能的实施要充分考虑母婴因素等特点,所以产科麻醉的学习培训面临巨大的挑战。我国是世界上人口最多的国家之一,产科麻醉不仅需求量大,而且要求高。因此,产科麻醉专科医师规范化培训意义重大,迫在眉睫。

本书的编写团队由国内知名专科以及综合医院从事产科麻醉的临床专家组成,他们从产科麻醉的各个角度详尽而条理清晰地阐述产科麻醉基础及临床知识,信息量广,内容极其丰富全面,并附有相关病例解析,为临床规范化培训提供参考。本书共分为 11 篇 59 章,内容紧密结合临床,不仅介绍了产科解剖及生理学、产科药理学、分娩镇痛,还涉及剖宫产麻醉、高危妊娠孕妇的麻醉、孕期非产科手术麻醉、胎儿与新生儿评估及其治疗、产科并发症的麻醉管理及麻醉并发症的管理等内容,同时拓展到了产科麻醉道德伦理及相关法律法规、危机资源管理等产科麻醉医师亟需掌握的知识,具有非常实用的临床指导价值。本书适合接受规范化培训的产科麻醉医师、产科医师及儿科医师等参阅,以全面掌握产科麻醉、产科及合并症的基础知识与相关内容,打造高素质产科麻醉医生队伍。

本书是我国第一本产科麻醉学专科培训教材,旨在为适应产科规范化要求,提高产科麻醉医生对孕产妇和新生儿临床管理水平奠定基础。谨此向付出了艰辛劳动的全体编写人员致以崇高的敬意,感谢他们为产科麻醉学事业作出的巨大贡献。

由于本书编撰的时间非常有限,书中难免有疏忽错漏之处,还望读者加以甄别。

姚尚龙
华中科技大学同济医学院附属协和医院

目　录

第十一篇
产科麻醉道德伦理及相关法律法规 / 691

第一篇

绪 论

第一章

产科麻醉学的发展简史

本章要求

1. 掌握西方和中国产科麻醉的发展简史。
2. 熟悉产科麻醉学的特点和发展方向。
3. 了解产科麻醉学的专业范围。

产科学是最古老的专科医学之一,在还没有真正意义上的医学出现之前,人们就已经会接生了。麻醉学是一门研究临床麻醉、生命功能调控、重症监测治疗和疼痛诊疗的科学,中国在东汉时期就已经对麻醉学问有研究。麻醉和麻醉学的范畴是在近代医学发展过程中逐渐形成的,并且不断更新变化。作为麻醉学领域中风险较大的一门亚专科,产科麻醉对产妇和胎儿的安全至关重要。如何使产妇清醒、无痛苦地迎接新生命的诞生一直是医务工作者努力探索追求的目标。随着产科学及麻醉学的发展,产科麻醉已远远超出单纯解决产科手术和分娩镇痛的目的,工作范围也不局限在手术室,因而产科麻醉学有了更广的含义,其不仅包括麻醉镇痛,而且涉及整个围产期的准备、治疗、新生儿抢救及复苏,成为一门研究麻醉镇痛、急救复苏及危重症医学的综合性学科。通过正确评价个人在产科麻醉学发展中的贡献,彻底了解产科麻醉技术的发展史,揭示解除产科疼痛的过程不仅仅是一门技术,更是一门艺术。

在远古时代,人类就开始用念咒挂符等方式来缓解产痛。有一些原始部落采用机械方法来帮助分娩,他们通常会雇用强壮的男人,在分娩的妇女宫缩时把他们的脚跟压在妇女肋骨下以此来减轻疼痛,这些方法可以说是粗鲁的折磨。这种方法的依据是 Aburel 和 Cleland 的伪科学理论,子宫的疼痛传导通路在 T_{11} 和 T_{12} 节段进入脊髓。古代中国人使用鸦片或催眠药减轻分娩疼痛。

第一节　西方产科麻醉的发展简史

1846 年 10 月 16 日,William Thomas Morton 最先在麻省总医院演示了乙醚麻醉,是世界首位在新闻媒体前公开施行乙醚麻醉的麻醉科医师。Morton 也成为现代麻醉的创始人,开创了现代麻醉的新纪元。几千年来,患者都是在极度清醒和充满痛苦下,承受着手术和其他医学操作的折磨。麻醉药物的发现,能让患者在熟睡中毫无痛苦地接受手术,这是人类历史上的一个深刻变革。1847 年英国的妇产科医师 James Young Simpson 第一次将氯仿用于分娩镇痛,实现了人类历史上第 1 例分娩镇痛。1847 年 4 月 7 日,Simpon 医师指导 Wadsworth Longfellow 为 Fanny Longfellow 应用乙醚镇痛,他写道:"意识没有消失,分娩没有停滞。"随后,他发表了乙醚用于分娩的论文,描述乙醚在 581 例分娩中的应用。他文章中的观点,至今还能代表我们对产科麻醉的认识。

1847 年 10 月,一位利物浦的化学家 Waldie 推荐 Simpson 医师为分娩的孕妇应用氯仿,因为氯化乙醚的发挥性和气味好,Simpson 医师又尝试采用氯仿进行分娩镇痛。Simpon 医师把三氯甲烷进行分娩镇痛的观察结果发表在《柳叶刀》杂志上，他在文章中注明了氯仿的优点，"患者被麻醉后，睡眠阻止了疼痛"。至此，标志着分娩镇痛历史的开端。

在美国，纽约的 Gardner 模仿 Simpson，于 1848 年在产科应用氯仿，并在 1848 年美国医学会议上，产科委员报告了 2 000 例患者应用乙醚和氯仿，无死亡及并发症极少。一年以后，此委员会建议在产科应用麻醉，最好用氯仿，相信它能减轻分娩疼痛，他们报道：再困难的分娩也不应该减少应用氯仿。然而，在随后的 6 年里反对一直不断，Simpson 从医学和宗教的反对中为分娩镇痛的概念而战。Simpson 强调分娩痛是生理和解剖的科学原因所致，而不是宗教惩罚的结果，他认为直立行走的人必须有强健的骨盆肌肉来支撑腹部内容物，因此子宫的肌肉必须很发达并强有力的收缩才能克服骨盆肌肉的阻力而顺利分娩，而正是子宫的强烈收缩产生了疼痛。Simpson 的观点引起不同的反响，Samuel Ashwell 医师在《柳叶刀》杂志上发表社论批评他的观点，许多医师随声附和，其中也包括一些出于医学目的反对分娩麻醉的人。柳叶刀杂志的主编 Wakley 认为在正常分娩应用氯仿没有必要。很多产科学家认为母亲对产痛的反应是有益的指标，而消除它是很危险的。Pickford 总结到："疼痛是母亲的安全指标，而缺乏疼痛则不安全"。其他人认为疼痛微小、短暂，反而担忧麻醉的安全性。Simpson 反对那些不能接受镇痛的人，称他们妨碍进步，把他们的阻力与 50 年前引入疫苗接种时相比。总之，Simpson 并没有能改变关于分娩疼痛的主流观点。直到产科医师 Sir James Clark 把氯仿介绍给维多利亚女王，并在 1853 年 4 月 7 日由 John Snow 医师应用于女王分娩时，事情才出现转机。维多利亚女王随后写到，Snow 医师应用了氯仿，它的镇痛、安静和兴奋作用是不可估量的。Snow 医师采用的技术与 Nathan Cooley Keep 的相似，让产妇在每个宫缩时经手绢间断吸入氯仿。到 1862 年产科麻醉已获普遍应用，留下的疑问只是用乙醚还是用氯仿更安全。在美国更习惯用乙醚，而在英国氯仿更加普遍应用，但其安全性受到质疑。

1880 年，Stanislav Kilkovich 将笑气用于分娩镇痛，因效果明显而曾风靡一时。继乙醚麻醉之后，氯仿和笑气在分娩镇痛中的成功运用，奠定了吸入麻醉的地位。他观察到此混合物在整个分娩过程都能有效镇痛，对母婴都很安全，但此装置很昂贵，也很难运输。一些欧洲医师也试用了 Kilkovich 的技术，但却没有成功，直到 1911 年 A.E. Guedel 设计了第一个产科应用自控笑气和空气装置。在文章中他写道：患者很快认识到，她疼痛的缓解取决于气体作用和疼痛的较量。然而，由于导致母亲发绀，Guedel 的方法被放弃。R Minnitt 于 1933 年参加笑气和氧在产科的应用讨论会后，他认识到应用笑气的缺点可由氧气代替空气而克服。窒息的问题在随后设计的 Minnitt 仪器通过混合笑气和氧气而解决。但它远非真正成功，此后它被 Lucy Baldwin 于 1958 年修改的 Walton 牙科麻醉机所取代，其允许产妇可自己调节笑气，最低氧浓度为 30%。如果有胎儿窘迫的征象，则应立即停止气体-氧的混合物。

1923 年，Luckhardt 发明了乙烯-氧，并在美国用做产科镇痛剂。1928 年 Lucas 和 Henderson 描述了环丙烷麻醉特性，这些药物在美国大获成功，因为它们在比笑气浓度低时就能提供很好的镇痛，因此在混合物中氧的比例增大，预防了婴儿窒息。1936 年 Knight 和 Urner 报告，通过患者控制的装置应用环丙烷，虽然在很多中心环丙烷和乙烯-氧镇痛很普遍，但它们的缺点是昂贵、仪器复杂需要熟悉其特点的医师。1936 年 Wesley Bourne 首次把二乙烯乙醚应用于产科，其麻醉作用比乙醚更有效和快速，刺激性更小。1948 年 Heyfelder 最先把氯乙烷应用于临床。但很多年来，它都作为表面麻醉剂，在分娩镇痛起很小的作用，因为它的极大效力使得没经验的人应用很危险。

1944 年 Spitzer 指出"所有的全麻药都减弱子宫收缩和回缩，它们都有致命的作用，早期研究并没有发现"。1953 年 Virginia Apgar 公布了她描述的一种方法，能简单清晰地对新生儿划分或分级，以此作为讨论和比较产科实践、母体镇痛和复苏作用的基础。最初 Apgar 评分用来评估吸入麻醉药对新生儿的作用，那么很显然强效药物如环丙烷，如果在分娩前应用超过 5 分钟，则会增加新生儿抑制的危险，但在非强效药物如笑气或乙烯，或强效药物以较低的镇痛浓度应用时，则不会增加危险。在 1943 年和 1984 年间，三氯乙烯

（trilene）和甲氧基乙烯（penthrane）也获成功应用。1943 年 Striker 和 Jackson 把三氯乙烯第一次应用于产科，Freeman 的吸入器可以提供镇痛浓度。然而，在临床实践中发现此方法并不可靠，一些母亲接受的剂量过量。Epstein 和 MacIntosh 于 1949 年设计了 Emotril 吸入器，1952 年设计了 Tecota 吸入器。这些仪器都有温度代偿挥发器，其挥发量不受患者呼吸的影响。1960 年 Artusio 引入甲氧基乙烯，在美国广泛用于产科镇痛。然而，在其他地方甲氧基乙烯并没有普及，因为它对肾功能的副作用使它最终在 1984 年停用。由于关注到所有挥发性药物对胎儿的抑制作用，以及其他更好的产科镇痛技术的发展，挥发性药物的应用逐渐下降。

在应用乙醚、氯仿等全身麻醉的阶段，由于施用方法简陋，经验不足，患者不够安全。这期间，1853 年 Pravaz 和 Wood 发明了注射针筒，为局麻的应用提供了工具。1885 年美国的 Corning 对狗进行了脊麻的实验，在未抽出脑脊液的情况下，注射可卡因，意外地产生了下肢麻痹的现象，成为硬膜外阻滞麻醉的开端。1891 年英国 Wynter 和德国 Quincke 介绍了腰椎穿刺术。1898 年德国的 Bier 给动物及人做蛛网膜下隙阻滞获得成功。1901 年 Ferdimand Cathelin 及 Jean Sicard 介绍了骶管内麻醉。1921 年 Fidel Pages 及 1931 年 Achille Dogliotti 再次叙述了腰部硬脊膜外麻醉，从而确定了椎管内麻醉的地位。20 世纪初，随着腰麻、硬膜外麻醉技术的相继出现和改进，逐步成为阻滞麻醉的主要方法。

1920 年低位硬膜外阻滞用于分娩镇痛，并由美国医师 Robert A.Hingson 等发明了连续骶管阻滞；1938 年美国的 Graffagnin 和 Sevler 医师首先将硬膜外阻滞用于分娩镇痛；1979 年 Revil 于首届全欧产科麻醉会议上提出硬膜外阻滞用于分娩镇痛为最有效的方法，1988 年患者自控硬膜外镇痛技术被首次用于分娩镇痛。之后，以椎管内分娩镇痛为标志的产科麻醉在产科领域掀开了崭新的篇章，这是人类生育文明和优生医学发展的一次质的飞跃。从 20 世纪 80 年代开始，将硬膜外麻醉用于无痛分娩得到越来越多医师和产妇的认可。20 世纪 80 年代后期，无痛分娩开始在众多西方国家作为产科工作常规普遍推广。1992 年，美国妇产学院分娩镇痛委员会指出："分娩导致许多妇女剧烈的痛苦，而这种痛楚往往被人们视为正常的过程而忽略，产妇剧烈阵痛的经历理应引起人们对分娩镇痛的重视。"到 20 世纪 90 年代末，英国产妇的无痛分娩率已高达 90% 以上，美国已超过 80%，法国、加拿大等国家的无痛分娩率也已达到或超过 50%。

第二节　中国产科麻醉的发展简史

在我国历代的医药著述中，有关麻醉止痛、复苏急救等方面的记载，内容丰富，经验宝贵，说明在我国医学发展中，麻醉方面也有很大的成就和贡献。针灸自古以来就是我国人民治病止痛的重要方法，有"伏羲制九针"的传说。古典医书《黄帝内经》在针灸方面从经络瑜穴、针灸法到针灸理论作了比较系统的论述，有针刺治疗头痛、牙痛、耳痛、腰痛、关节痛和胃痛等记载。在复苏急救方面，公元前 4—公元前 5 世纪，就有扁鹊切脉以诊断人之生死，用针、硬石和草药进行急救复苏的记载。东汉·张仲景《金匮要略方论》载有对自缢者的抢救方法：徐徐抱解，不得截绳，上下安被卧之，一人以脚踏其两肩，手少挽其发，常弦弦勿纵之；一人以手按据胸上，数动之；一人摩将臂胫，屈伸。若已僵，但渐渐强屈之，并按其腹。说明早在 2—3 世纪，中国即已施行了比较完善的复苏术。以后晋·葛洪《肘后备急方》中亦有关于复苏猝死患者的详细记载：徐徐抱解其绳，不得断。悬其发，令足去地五寸许，塞两鼻孔，以芦管内其口中至咽，令人嘘之。有顷，其腹中荅荅转，或是通气也，其举手捞人，当益坚捉持，更递嘘之。若活了能语，乃可置。若不得悬发，可中分发，两手牵之。这是对口吹气法最早的记录。然而，我国麻醉学的迅速发展是在新中国成立后特别是改革开放后。1989 年，卫生部相关文件明确麻醉科是一级临床科室、二级学科，并指出其工作领域和业务范围，为麻醉学科的进一步发展奠定了基础。

回顾 20 世纪 50 年代，我国的临床麻醉只能施行简单的乙醚开放滴入法、气管内插管吸入麻醉及单次普鲁卡因蛛网膜下隙阻滞等几种麻醉方法,随着我国医药卫生事业和工业的发展,麻醉条件有了逐步改善。全身麻醉方面,从使用简单的乙醚罐或来回紧闭式吸入麻醉装置,逐步采用国产的吸入麻醉机施行循环紧闭式吸入麻醉。以后又有轻便空气麻醉机提供临床应用。在椎管内麻醉方面,在单次及连续蛛网膜下隙阻滞麻醉及单次硬膜外阻滞的基础上,开展应用导管法连续硬膜外阻滞麻醉,其他如颈丛、臂丛、交感神经节等神经阻滞方法亦在临床逐步开展应用。在麻醉药物方面,全身麻醉药物除乙醚外,逐步增加了硫喷妥钠、氧化亚氮、氯胺酮等;肌松药有筒箭毒碱、琥珀胆碱等;局部麻醉药有普鲁卡因、丁卡因、地布卡因、利多卡因等相继用于临床。50 年代后期至 60 年代,我国麻醉工作者根据传统医学中针刺镇痛原理,研究针刺麻醉;70 年代初研究中药洋金花(曼陀罗花)、闹羊花等与丙嗪类药复合的中药麻醉,通过临床应用有一定的镇痛和麻醉作用,但是这些方法尚达不到现代麻醉的要求;70 年代后期,随着我国的改革开放,国外许多新的麻醉药品和精密的麻醉设备,相继引进我国,如安氟醚、异氟醚、七氟醚;泮库溴铵、阿曲库铵、维库溴铵等麻醉药与辅助药;配备精密流量计和挥发器以及监测报警装置的现代麻醉机和呼吸机;具有多方面监测功能的呼吸、循环、体温、肌松等生理监测仪等应用于临床,进一步为提高我国麻醉水平、促进麻醉学科的现代化,迈出了新的步伐。

自晚清以来,基于强国目的,当时的男性精英涉足育儿领地,试图将女性塑造为国民之母或者是贤妻良母。梁启超曾表示,要将中国女性从"分利者"改造成对国家有贡献的"生利者"。改造的方向之一,就是教育女性如何做好"国民之母",首要的目标是"诞育佳儿"。他们希望引进国外先进的育儿方法和育儿知识,对从怀孕到生产过程的各个环节进行了细致的讨论。比如教导孕妇如何实行胎教,在物质起居层面如何养胎,产前要如何准备,如何实践优生学的倡导。

新中国成立后,"分娩镇痛"已被提到议事日程。分娩镇痛在中国的发展历史起步不晚,但发展并不顺利。1952 年,山东省成立了"无痛分娩法推行委员会";1963 年,张光波医师在北京大学第一医院采用低浓度普鲁卡因开展了中国首例硬膜外分娩镇痛,次年在南京召开的第一届全国麻醉年会上,他首次报告了低浓度局麻药《连续硬膜外阻滞用于无痛分娩》的技术;"文革"期间,无痛分娩销声匿迹;之后,1989 年的一篇名为《分娩镇痛法的临床应用与观察》文章中,才又一次见到了硬膜外分娩镇痛;分娩镇痛的大量临床应用始于北京协和医院麻醉科叶铁虎医师,他帮助和睦家医院在 1997 年 10 月开展了分娩镇痛;1999 年华中科技大学同济医学院附属协和医院姚尚龙教授在国内率先开展可行走硬膜外分娩镇痛,在《中华麻醉学杂志》《临床麻醉学杂志》发表相关学术论文,并获 2002 年湖北省科技进步奖。2001 年 8 月,开创国内椎管内分娩镇痛先河的北京大学第一医院的分娩镇痛走上了规模化的道路。

20 世纪 80 年代初,美国刚开始普及硬膜外分娩镇痛,我国已经开始关注分娩镇痛并展开了全身麻醉药物镇痛的研究;80 年代后期我国逐步推广硬膜外分娩镇痛;到 90 年代后期全国各地普及硬膜外分娩镇痛。1982 年,首次在英文杂志(J Nurse Midwifery 杂志)出现了中国的针灸分娩镇痛;1987 年香港中文大学威尔士亲王医院首次报道了中国的硬膜外分娩镇痛(Asia Oceania J Obstet Gynaecol 杂志);1989 年《中华麻醉学杂志》发表了第 1 篇硬膜外分娩镇痛的论著;1994 年《中华妇产科杂志》发表了第 1 篇全麻分娩镇痛的论著。2008 年,吴新民、赵晶、沈晓凤和鲁惠顺等多位专家参与、笔者执笔的第 1 版中国硬膜外分娩镇痛指南——《产科麻醉临床指南》发布。

随着产科麻醉近 20 年来的快速发展,我国规模化开展和普及分娩镇痛,以麻醉医师、产科医师、助产师及相关护理人员相互配合为基础的各学科协作正在不断形成,整个分娩镇痛服务体系正在不断完善中。2018 年起在全国开展的分娩镇痛试点工作,正在全国规范和推广分娩镇痛相关诊疗,进一步优化与完善分娩镇痛的整体管理流程,提高围产期医疗服务质量。

分娩镇痛为广大育龄妇女带来了福音,但是分娩镇痛的安全性却不容小视。多种麻醉方法都可用于分娩镇痛,包括椎管内、肌肉或静脉给予阿片类镇痛药物和/或局麻药,以及吸入笑气等,但这些方法各有优缺点,或镇痛不完善,或对产妇和胎儿有潜在的副作用。区域麻醉仍然是产科麻醉的基础。目前,椎管内麻醉是世界范围内应用最为广泛、最为安全有效的分娩镇痛方法。近年来,随着临床和基础研究的深入,相关的研究和观点层出不穷,分娩镇痛发展势头良好。在中华医学会麻醉学分会及围产医学分会倡导下,开展的快乐产房、舒适分娩、各大妇幼专科医院分娩镇痛基层行以及海外华人麻醉医师发起的分娩镇痛中国行活动,极大地促进我国分娩镇痛的开展,呈现出百花齐放,百家争鸣的局面。

目前,我国已全面放开"三孩"政策,对产科麻醉提出新的挑战。中华医学会麻醉学分会产科麻醉学组一直十分关注产科麻醉热点及相关问题,在中华医学会麻醉学分会的带领下,积极推进中国产科麻醉的基础建设,推动中国产科麻醉事业国际化发展,带领产科学组致力于提高中国产科麻醉质量,降低产科麻醉的并发症和不良反应,促进产科麻醉学发展。

思考题

1. 简述西方产科麻醉的发展简史。
2. 简述中国产科麻醉的发展简史。
3. 简述古代和近代产科麻醉学的特点和发展方向。

(吴 茜 姚尚龙)

推荐阅读

[1] MAYA S.SURESH. 施耐德产科麻醉学.5 版. 熊利泽,董海龙,路志红,译. 北京:科学出版社,2018:109-126.
[2] CATON D.What a blessing she had Chloroform.New Haven:Yale University Press,1999:103,106.
[3] BOSTON,LITTLE,BROWN.Familiar Medical Quotations. Journal of Queen Victoria,1968:17.

第二章

产科麻醉学的范围和任务

本章要求

1. 掌握产科麻醉学的范围和任务。
2. 熟悉麻醉相关的产科基础知识。
3. 了解产科学的范围。

现代产科学是研究妊娠及分娩过程中母亲和胎儿以及产褥过程中母亲和新生儿生理与病理的一门学科。通常包括生理产科学(妊娠生理、正常分娩及产褥)、病理产科学(病理妊娠、妊娠合并症、异常分娩、分娩期并发症及异常产褥等)、胎儿学(正常与异常生长)及早期新生儿学四大部分。与产科学的发展相适应,产科麻醉学的工作与学术范畴也在不断扩展,同样,产科学的发展也离不开产科麻醉学的参与和推动。产科麻醉学的范围主要包括:产科基础知识(产科解剖及生理学、产科药理学)、临床麻醉(剖宫产麻醉、高危妊娠孕妇的麻醉、孕期非产科手术麻醉、胎儿与新生儿评估及治疗)、并发症管理(产科并发症的管理、麻醉并发症的管理)、疼痛管理(术后镇痛、分娩镇痛)。

一、产科基础知识

产科麻醉学的基础知识包含产科解剖及生理学和产科药理学。妊娠期间母体发生一系列的解剖生理变化,以适应胎儿的生长发育,并为最终的分娩进行准备,这些变化对孕产妇的麻醉和手术过程产生了重要的影响。妊娠期间女性生殖系统的解剖变化会导致其他器官组织的解剖生理改变,例如子宫增大压迫膈肌,使产妇肺顺应性下降;压迫脊柱,使产妇硬膜外隙和蛛网膜下隙变窄,减少椎管内麻醉药物用量。妊娠期间女性生殖系统的生理变化,诸如激素分泌的改变也对其他组织器官造成影响,例如孕酮可影响母体神经系统,兴奋呼吸中枢,改变肾血流及肾小球滤过率。与此同时,各个系统所发生的解剖生理变化也会彼此影响。

妊娠期间孕产妇解剖生理的变化可直接影响麻醉药的吸收、分布和代谢,同时,应用于母体的一些药物,可通过胎盘进入胎儿循环。这些药物可直接对胎儿产生影响,也可通过改变宫内环境间接对胎儿产生影响。了解并掌握麻醉药物及围生期常用的非麻醉药物对母胎的影响对于指导产科临床麻醉有着非常重要的意义。

二、临床麻醉

产科麻醉关系到母体和胎儿两个个体的安全,风险相对较大。产科临床麻醉主要包括剖宫产麻醉、高危妊娠孕妇的麻醉、孕期非产科手术麻醉、胎儿与新生儿评估及治疗。

(一)剖宫产麻醉

剖宫产是产科最常见的手术,首选椎管内麻醉,若产妇合并椎管内麻醉禁忌证,则应视具体情况选择全身麻醉或局部麻醉。实施全身麻醉时要考虑到反流误吸、困难气道等并发症风险,还应同时考虑麻醉药物对胎儿的影响,所以全身麻醉对麻醉科医师的临床能力要求更高。麻醉科医师除了要掌握麻醉方面的专业知识和技能外,还应掌握妊娠的解剖生理改变及麻醉药物和麻醉方法对母体及胎儿的影响。与此同时,新生儿救治应配备经验丰富的儿科医师,组建多学科诊疗团队。加速康复产科也是目前剖宫产麻醉的热点问题,其概念脱胎于加速康复外科,旨在减少围手术期应激反应及术后并发症,缩短住院时间和促进康复,改善母婴结局。其主要策略包括优化术前患者状态,例如术前宣教和禁食水时间调整等;术中麻醉方式及药物应用,例如预防腰麻后低血压,目标靶向液体治疗和术中保温等;以及术后康复手段,例如早期进食、早期活动、多模式镇痛等。

(二)高危妊娠孕妇的麻醉

随着我国优化生育政策的公布,高龄产妇、瘢痕子宫等危重症产妇的比例大幅增加,高危妊娠孕妇给产科麻醉的临床工作带来挑战。孕产妇的高危因素主要包括病理性肥胖,孕期创伤,胎盘异常,如胎盘早剥、前置胎盘、胎盘植入,以及妊娠合并基础疾病,如妊娠合并心脏病、妊娠期高血压、妊娠糖尿病、妊娠合并血液病或凝血功能障碍、妊娠合并脂肪肝、妊娠合并颅内和脊髓病变、妊娠合并神经肌肉病变、妊娠合并内分泌系统疾病、妊娠合并哮喘、妊娠合并感染性疾病等。

做好高危妊娠孕妇的麻醉应从以下方面入手:

1. 术前的麻醉检查评估和术后麻醉并发症的随访诊疗 单独设置麻醉科门诊,并由专职麻醉科医师及护士负责麻醉前检查评估和术后麻醉并发症的跟踪随访。麻醉前评估流程应涵盖:查看病历,了解术前实验室检查和影像学诊断结果;问诊,了解麻醉相关病史;体格检查,了解患者一般状态及并存疾病严重程度;风险评估,制订围手术期麻醉计划。麻醉门诊的建立有助于保障患者麻醉前的充分准备,避免麻醉前检查不全而导致的手术延迟,缩短患者术前住院时长。尤其是对于患有合并症的危重患者,可以减少麻醉科医师与产科医师因患者术前准备不足而产生的矛盾,也利于麻醉科的工作安排。

2. 加强与妇科、儿科、介入科、外科等多学科的合作交流,制订详细的手术麻醉方案及紧急情况处理预案,避免术中不良事件的发生;同时积极推动麻醉深度监测、无创血流动力学监测及超声可视化等新技术的开展。一方面有利于围手术期不良事件的诊断和处理,另一方面可以提升椎管内麻醉和神经阻滞的成功率,在满足手术和分娩需求的同时,避免副损伤,改善预后,保障并提高母婴生命质量。

3. 对于合并传染性疾病的产妇,制订详细的工作流程,保障临床麻醉工作的同时做好医护人员的个人防护。重大疫情防控期间的麻醉管理是目前的热点问题也是产科麻醉学面临的重要任务和挑战。针对感染患者、疑似患者和普通患者应制订不同的麻醉管理方案,保障防护用品数量充足,合理进行人员安排,避免院内感染。

4. 加强业务学习,完善产科麻醉人才培养,通过专科医师规范化培训平台进行毕业后再教育,重点强化产科麻醉知识和技能,培养专业化人才;制定产科麻醉方面的临床指南和专家共识,以指导临床工作;研究麻醉药物对胎儿及新生儿神经系统发育的影响,为临床中麻醉方式和麻醉药物的选择提供理论指导,为探索孕期母体、胎儿和新生儿的生理、生化及病理过程提供实验资料和研究方法,促进转化医学的发展,这也是产科麻醉学未来发展的重要任务。

(三)孕期非产科手术麻醉

孕期手术的原因可能与产科有关,比如宫颈功能不全;也可能是外伤、急腹症或其他一些合并疾病需要进行的非产科手术,主要包括孕期心脏手术、孕期腹腔镜手术、孕期神经外科手术等。避免流产是孕期手术麻醉的重点,也是难点,同时还需要注意手术和麻醉对胎儿的影响。孕期非产科手术应由麻醉科、产科和外科等相关科室对病情进行多学科评估,单纯的择期手术应延期至生产后;限期手术尽可能等到妊娠中期再进行,这样有助于降低致畸风险;急诊手术则应根据母体情况选择手术和麻醉方式,保证母体安全和子宫胎盘血流灌注。

（四）胎儿与新生儿评估及治疗

产前诊断的发展使妊娠期就能发现胎儿异常,胎儿的产前评估包括胎儿监护、高危儿的判断、胎盘功能监测、胎儿成熟度检查、胎儿畸形及遗传性疾病的宫内诊断。胎儿疾病可在孕期手术治疗,根据胎儿疾病的不同种类,其手术类型可分为:分娩期宫外治疗、孕期开放式宫内手术和孕期微创手术。胎儿手术的麻醉与单纯剖宫产或新生儿手术的麻醉管理不同,需要同时兼顾孕妇和胎儿两个个体的安全和镇痛。有效的孕妇麻醉既要满足母体充分的镇痛,又要考虑子宫胎盘因素,包括子宫胎盘血流的维持和暴露胎儿所需的子宫松弛。胎儿的麻醉,除部分通过胎盘途径获得外,对于创伤大、容易引起强应激反应的手术,还应选择适宜的方式为胎儿额外补充镇痛和肌松药物,同时还要考虑到麻醉对未成熟的胎儿的心血管系统和神经系统的影响,以及术中体液丢失、低体温、低血容量等危险因素,以使手术安全顺利进行。

新生儿的评估与复苏及新生儿神经损伤的管理均属于产科麻醉学的范畴,这就要求麻醉科医师在面对母体受妊娠影响所导致的麻醉特殊性的同时,熟练掌握新生儿的解剖生理特点。通过宫缩应激试验、胎儿生物物理评估及分娩期胎心监测可以进行高危新生儿的预测,而胎儿娩出后则可根据 Apgar 评分及脐带动、静脉血气分析进行新生儿评估。及时准确的评估是新生儿复苏成功的基础,而对新生儿复苏指南及流程的掌握和具体实施则是新生儿复苏成功的关键。新生儿复苏不仅要挽救生命,还要防止急性窒息可能导致的后遗症。了解新生儿神经损伤的原因和机制有助于其预防和处理,新生儿神经损伤可由围生期多种事件引起,例如宫内缺血缺氧事件(脐带脱垂、胎盘早剥或者子宫破裂)或产伤(肩难产、产钳阴道助产)。对于诸如臂丛神经麻痹等新生儿常见神经损伤,麻醉科医师应了解并掌握其基本处理原则。

三、并发症管理

产科麻醉学的并发症管理主要分为两部分,一部分是产科并发症管理,包括胎位异常、多胎妊娠、早产、产时发热、感染、脓毒症、孕妇静脉血栓栓塞、羊水栓塞和产科出血等并发症的围产期管理。一部分是麻醉并发症的管理,包括仰卧位低血压综合征、产科困难气道及肺误吸等,椎管内麻醉的并发症如局麻药毒性反应和全脊麻等。合并妊娠期高危因素的孕产妇,其发生并发症的概率也更大。对于麻醉科医师来说,麻醉并发症的预防重于治疗,如何避免麻醉并发症的发生应放在首位。术前评估及麻醉方案的制订有助于减少麻醉并发症的发生,对于并发症的及时诊断和正确处理可以降低甚至避免其对母婴预后带来的不良后果。而面对无法预见的产科并发症,一旦发生,麻醉方式的选择和处理原则尤为重要。

四、疼痛管理

疼痛管理一直是麻醉学的重要范畴,对于产科麻醉学,其疼痛管理主要分为术后镇痛和分娩镇痛。

（一）术后镇痛

随着加速康复外科概念的提出,加速康复产科应运而生,产科术后镇痛也越来越受到重视。产后疼痛可分为急性疼痛和慢性疼痛。急性疼痛主要是由外周组织损伤引起的短期疼痛,而慢性疼痛的机制则由多种因素组成且非常复杂,包括产妇本身存在的妇科因素,例如慢性盆腔炎症、盆腔粘连、子宫内膜异位症等,以及手术因素例如切口选择和缝合方式等。产科术后镇痛也由单一模式发展为多模式镇痛,包括椎管内镇痛、静脉阿片类和非甾体抗炎药的应用及腹横筋膜神经阻滞。良好的术后镇痛有利于患者术后心理和生理的恢复,减少并发症的发生,缩短住院时长,在缓解产后急性疼痛的同时,对避免产后慢性疼痛的发生也是有益的。

（二）分娩镇痛

人类对分娩疼痛的认识由来已久,其机制组成复杂,且随着产程进展,分娩疼痛的性质也会发生改变。

剧烈的分娩疼痛对母体和胎儿都会产生不利影响,所以分娩镇痛既是产科麻醉学的基本工作内容,也是一项重要任务。分娩镇痛分为非药物性镇痛和药物性镇痛。非药物性镇痛包括音乐疗法,Doula 陪伴分娩,体位改变及经皮电神经刺激等方式。非药物性镇痛安全性高,易于实施,但是镇痛效果差。药物性镇痛包括椎管内麻醉、吸入性药物镇痛、静脉药物镇痛、局部麻醉及神经阻滞镇痛。药物性镇痛效果确切,椎管内麻醉是目前最有效的分娩镇痛方式,对实施镇痛的麻醉科医师有较高要求。单一的药物镇痛方式并不适用于所有产妇,应根据产妇的具体情况选择最佳的分娩镇痛方式和时机。分娩镇痛的实施可有效缓解产妇的分娩痛,有利于增加其自然分娩的信心,避免无指征剖宫产,降低剖宫产率。由椎管内分娩镇痛衍生出预防性硬膜外置管的概念,即对不具备剖宫产指征的患者在产程启动后进行硬膜外置管,既可以用于分娩镇痛,也可以作为中转剖宫产的给药途径,缩短椎管内麻醉准备时间,避免全身麻醉带来的风险。当然,中转剖宫产的麻醉方式也要视患者的具体病情和麻醉效果来决定。

作为现代麻醉学的重要分支,产科麻醉学涵盖范围广,包括产科基础知识、临床麻醉、并发症管理和疼痛管理;同时也担负着保障母婴生命安全、培养优秀麻醉人才以及促进母胎医学发展的艰巨任务。产科麻醉学的未来之路任重而道远,我们麻醉人仍需继续努力。

思考题

1. 简述产科麻醉学的范围包括哪些内容。
2. 简述产科临床麻醉的任务是哪些。
3. 产科麻醉学的并发症管理和疼痛管理包括哪些内容?

(孙　楠　赵　平)

推荐阅读

[1] 邓小明,姚尚龙.现代麻醉学.4 版.北京:人民卫生出版社,2014.
[2] 丰有吉,沈铿,马丁.妇产科学(供 8 年制及 7 年制临床医学等专业用).3 版.北京:人民卫生出版社,2015.
[3] 大卫·H.切斯特纳特.产科麻醉学:原理与实践.5 版.连庆泉,姚尚龙,译.北京:人民卫生出版社,2013.
[4] 伊恩·麦格康纳谢.产科麻醉与镇痛争鸣.钱金桥,衡新华,姚尚龙,译.上海:世界图书出版公司,2014.
[5] 熊利泽,董海龙.施耐德产科麻醉学.5 版.北京:科学出版社,2018.

第三章

产科麻醉的安全和质量管理

■ **本章要求**

1. 掌握麻醉管理对孕产妇死亡的影响。
2. 熟悉产科麻醉安全和质量管理体系的架构和内容。
3. 了解产科麻醉安全和质量管理的进展。

随着社会经济发展和医疗水平的不断提高,我国在产科麻醉安全和质量管理方面取得了长足进步,孕产妇死亡率整体呈下降趋势。导致孕产妇死亡的危险因素(risk factors for maternal death)包括孕产妇的个体因素、合并疾病以及麻醉相关死亡等。麻醉科医师是围产期孕产妇安全和质量管理的重要参与者和决策者,对孕产妇和胎儿的预后有着重要的影响。通过建立和完善产科麻醉安全和质量管理体系,加强围产期多学科团队的通力合作,全面提升围产期危机事件及分娩镇痛的管理水平等综合措施,将有效防治围产期并发症,保障孕产妇及胎儿的生命安全,改善孕产妇和胎儿的长期预后。

第一节　产科麻醉安全管理的历史沿革

一、产科麻醉安全管理的历史

对于产科麻醉安全管理的探索和研究历史悠久。早在 1847 年,James Young Simpson 就在产科分娩中应用了氯仿分娩镇痛,但麻醉对母体和胎儿健康的影响尚不明确。直至 1952 年,麻醉科医师 Virginia Apgar 首创了 Apgar 评分(Apgar score),并通过分析 Apgar 评分结果,证实了椎管内麻醉用于分娩镇痛的安全性、有效性和优越性。到了 20 世纪 70 年代,硬膜外分娩镇痛已广泛应用于临床,大大提高了分娩镇痛的安全性和产妇的舒适度。在此后的几十年里,临床医生和科学家们进行了大量的临床总结和科学研究,极大地推动了产科麻醉学的发展。

二、产科麻醉安全管理的主要进展

产科麻醉的范畴,不仅包括麻醉学,也涵盖产科医学、围产期医学、儿科学、流行病学、产妇保健、助产、卫生政策、模拟教学等相关的领域。近年来,产科麻醉在围产期管理方面取得的主要进展包括:

(一)分娩镇痛更加安全有效

在 20 世纪 80 年代之前,分娩镇痛通常采用硬膜外麻醉的方式,局麻药给药方案为间断推注。因所选择的局部麻醉药浓度过高,往往导致运动神经阻滞和低血压等副作用。在此后 40 多年的临床实践中,对分娩镇痛的给药方式和药物浓度进行了调整和优化。目前连续输注低浓度局麻药、患者自控给药模式、以及联合应用低浓度的阿片类药物等方案的实施,有效避免了运动神经阻滞和低血压反应,为产妇提供了安全、有效、舒适的镇痛效果。

（二）纠正椎管内麻醉相关低血压的药物选择

早期研究表明，在妊娠母羊中应用麻黄碱，子宫血流量优于去氧肾上腺素。因此，麻黄碱一直是治疗椎管内麻醉相关低血压的首选药物。20世纪90年代，新技术和设备的应用（如多普勒评估子宫血流量）发现麻黄碱可增加胎心率及胎儿代谢率，因此提出在产妇没有心动过缓等禁忌证的前提下，首选去氧肾上腺素纠正椎管内麻醉相关低血压。

（三）椎管内麻醉在剖宫产手术中的应用进展

20世纪80年代后，椎管内麻醉在剖宫产手术中的应用越来越广泛。早期，丁哌卡因由于阻滞效果良好而广泛应用于临床。但在个别病例中，出现大剂量0.75%丁哌卡因误入硬膜外血管，导致心搏骤停、产妇死亡等不良后果。随着产科麻醉的发展，规范化治疗方案的更新，大大降低了这些风险。其中包括禁止0.75%丁哌卡因用于产科硬膜外麻醉、常规使用试验剂量、局麻药中毒时脂肪乳解毒剂（intralipid antidote）的应用等。同样，椎管内麻醉技术的安全性也得到了显著的提高，更安全的药物广泛应用于蛛网膜下隙麻醉。

（四）穿破硬脊膜后头痛发生率大大降低

穿破硬脊膜后头痛，被称为"最严重的头痛"，是产科麻醉常见的并发症之一。麻醉学专家一直致力于研发用于椎管内麻醉的新型穿刺针，以降低穿破硬脊膜后头痛的发生率。"笔尖（pencil point）"型穿刺针的临床应用，避免了对硬脊膜纤维的切割，大大降低了头痛的发生率，提高了麻醉穿刺的安全性。新型穿刺针不仅应用于产科麻醉中，也推广应用于其他需要行腰椎穿刺的科室，如神经内科等。

（五）产科全身麻醉的安全性提高

长期以来，全身麻醉被认为是增加产妇死亡率的危险因素之一。研究发现，剖宫产时全身麻醉可能出现气管插管失败、反流误吸等，增加了产妇的死亡风险。在更安全的现代气道工具出现之前，剖宫产产妇全身麻醉的死亡率是椎管内麻醉的16.7倍。目前，随着监测设备、困难气道管理工具（如可视喉镜、喉罩等）、医学模拟训练的发展，以及困难气道管理的标准化流程的不断完善和推广，大大降低了气管插管失败导致的产妇死亡率。吸入性肺炎是20世纪40~50年代麻醉相关孕产妇死亡的一个主要原因。随着麻醉技术和管理措施的发展和完善，包括椎管内麻醉的广泛使用、麻醉前抑酸剂的预防性应用、全身麻醉快速序贯诱导、麻醉模拟训练的改善和先进气道设备的改进，目前产妇误吸的发生率明显降低。

（六）通过模拟教学培训团队协作

模拟教学（simulation-based education）提高了产科麻醉实践的安全性。通过模拟教学培训，能显著减少剖宫产术中全身麻醉药的使用，从而降低困难气道和插管失败等意外情况的发生。模拟教学对于培训产科麻醉中罕见、威胁生命紧急情况的处置能力十分有效。研究表明，通过模拟教学培训可显著提高产科困难气道管理、心肺复苏、产科大出血等情况的麻醉管理水平。在产妇大出血的模拟教学培训中发现，临床医生对产妇失血量的低估率高达59%，而且随着失血量的增加，低估的程度更为明显。通过模拟培训后，临床医生对产妇失血量平均低估率降至4%。

以往模拟教学主要用于产科麻醉的个人临床能力培训。现在人们越来越意识到团队培训对于产科麻醉管理的安全及高效运转至关重要。在紧急临床事件的团队模拟训练中，学习者能够同时练习临床实践和团队合作技能，包括团队领导能力和协作能力。近年来，应急情况处置流程和危机事件管理预案等在手术室得到推广，团队协作在孕产妇的紧急情况处理中也发挥着越来越关键的作用。

（七）减少产房和手术室的医源性感染

孕产妇在产房和手术室中均可发生医源性感染，其原因包括手术室环境污染、麻醉科医师手卫生等方面。目前的研究主要关注降低污染风险的方法。例如，在气管插管后及时清洗消毒喉镜，以减少使用后的喉镜进一步对手术室环境造成污染。全面感染控制计划还包括：酒精消毒液个性化放置，以满足手术室更频繁的手卫生、改善环境清洁和加强感染监测等。

第二节　孕产妇死亡及其相关因素

提高产科麻醉安全的主要目的是减少孕产妇及胎儿的并发症和死亡率。孕产妇死亡指妇女在怀孕期间或妊娠终止 42 天内（包括分娩、宫外孕、流产或终止妊娠），因与任何妊娠或妊娠相关的原因而导致的死亡（意外死亡的孕产妇不包括在内）。孕产妇死亡率（the maternal mortality ratio，MMR）指每 100 000 例活产中孕产妇的死亡人数。MMR 是反映一个地区政治、经济、文化和卫生状况的重要指标。近年来，随着经济发展和医疗水平的不断提高，我国在保障孕产妇的健康和安全方面取得了长足进步，孕产妇死亡率整体呈下降趋势，同时，城乡差距明显缩小。2019 年 5 月 27 日发布的《中国妇幼健康事业发展报告》指出：1990 年全国 MMR 为 88.8/10 万，2018 年降至 18.3/10 万，下降幅度为 79.4%。2018 年城市和农村 MMR 分别为 15.5/10 万和 19.9/10 万，两者之比为 1∶1.3，说明城乡地区差距缩小。尽管如此，孕产妇的死亡给家庭和社会带来灾难性的后果，如何为孕产妇提供更加安全的产科麻醉，保障孕产妇平稳、舒适地度过围手术期，依然是麻醉科医师面临的严峻挑战。

孕产妇死亡的危险因素包括孕产妇个体因素和合并疾病情况，例如高龄产妇、病理性产科疾病、多胎妊娠、胎盘异常等，也包括麻醉相关的意外情况。最常见的孕产妇死亡原因包括心脏和非心脏疾病、血栓栓塞、出血、高血压疾病等。在医疗资源丰富的国家，产妇死亡病例更集中在高风险人群。例如，在美国，孕妇死亡的风险因素包括：高龄产妇、合并严重内科疾病、剖宫产、非白种人、计划外怀孕、未婚和四次或以下的产前检查等。在我国，2020 年《中国卫生健康统计年鉴》数据表明，2019 年孕产妇死亡率最高的前四种疾病是：产科出血（3.0/10 万）、心脏病（2.6/10 万）、妊娠期高血压疾病（2.0/10 万）、羊水栓塞（1.5/10 万）。

一、引起孕产妇死亡的各种原因

1. 产科出血　全球范围内孕产妇死亡的主要原因是出血，占所有死亡孕产妇人数的近 50%，往往与合并妊娠高血压等疾病有关。子宫收缩乏力是产后出血的最主要原因，约占所有病例的 79%。子宫收缩乏力的风险因素包括年龄 <20 岁或 >40 岁、剖宫产、高血压、羊水过多、多胎妊娠、胎盘残留、产前出血等。另一个导致围生期出血的原因是子宫破裂。研究发现，这些患者中约 50% 有剖宫产手术史，其余病例中仅有1/3 有其他类型的子宫手术史。

2. 年龄　高龄产妇（≥35 岁）的比例正在不断增加，随着年龄的增长，产妇更易合并妊娠高血压、心脏病、脑血管意外、血栓栓塞、感染等疾病，MMR 增加。

3. 多胎妊娠　1980~2014 年间，美国的双胞胎出生率增加了 80%，占多胞胎出生率的 3.4%。双胎妊娠增加先兆子痫、妊娠糖尿病和早产的风险，以及孕产妇死亡风险增加 4 倍。随着辅助生殖医学的发展，我国多胎妊娠的孕产妇数量也在不断增加。

4. 肥胖　肥胖是目前的另一个全球性健康问题。2014 年，全球成年人中，超重（体重指数（BMI）≥25kg/m²）人群占 39%，肥胖（BMI≥30kg/m²）人群占 13%。在英国，2006~2008 年间，在所有孕产妇死亡病例中，超重或肥胖患者高达 49%，其中 78% 的孕产妇死于血栓栓塞，61% 的孕产妇死于心脏病。尽管肥胖不是孕产妇死亡的独立危险因素，但肥胖增加了产妇合并妊娠相关疾病的风险，如先兆子痫和妊娠糖尿病，进入重症监护病房（ICU）、剖宫产和全身麻醉的比例增加。因此，肥胖使孕产妇围手术期麻醉管理更加复杂，增加了孕产妇死亡的风险。

5. 胎盘异常　随着国内"三孩"政策的放开，多次剖宫产手术史的患者越来越多。胎盘植入是导致产妇发病率和死亡率的一个重要因素,异常胎盘引起孕产妇出血风险增加。据报道,胎盘植入的孕产妇死亡率为 1.2%。

二、麻醉相关孕产妇死亡

(一)麻醉相关死亡

麻醉相关死亡指直接由麻醉引起的死亡。美国一项研究表明,在 1987~1990 年和 2006~2010 年间,孕产妇麻醉相关死亡率从占孕产妇总死亡数的 2% 降至 1%,下降了 50%。麻醉相关死亡病例 84% 为剖宫产或不明分娩方式的妇女,在已知经阴道分娩的妇女中,未发现死亡病例,提示硬膜外分娩镇痛是安全有效的。

(二)麻醉方式对孕产妇死亡的影响

与椎管内麻醉相比,剖宫产患者选用全身麻醉,母体不良事件的风险显著增加,其中包括死亡、心搏骤停、麻醉相关并发症、手术部位感染、深静脉血栓形成和肺栓塞等。因此,2007 年和 2016 年美国 ASA 指南(American Society of Anesthesiologists Practice Guidelines)均建议"大多数剖宫产手术优先选择椎管内麻醉"。孕产妇对合并特定病史(如严重的心脏瓣膜狭窄)或妊娠相关疾病,高危产科(如病态胎盘粘连),或有椎管内麻醉禁忌证的(如凝血因子缺乏)的孕产妇中,应综合评估麻醉的风险和收益,必要时选择全身麻醉。目前在美国,所有剖宫产手术中,全身麻醉患者占 5.5%。近年来,随着产科全身麻醉安全性的提高,与全身麻醉相关的死亡率持续下降,但仍高于区域阻滞麻醉,其原因可能有:产科患者气道管理比其他外科患者更复杂;选择全身麻醉通常是产科急症情况,术前准备和检查不完善;用于区域阻滞禁忌的高危患者(出血、HELLP 综合征、心脏疾病等)或者尝试区域阻滞失败的患者(病态肥胖等),患者面临困难气道的风险增加。

(三)麻醉管理对孕产妇死亡的影响

对产妇全因死亡率进行研究发现,死亡可发生于高危和低危妊娠,而 40% 的孕产妇死亡病例是可预防的。不完善的麻醉管理可造成由出血和合并疾病等所致的产妇死亡。气管插管失败、误吸、局部麻醉药中毒和高位脊麻是麻醉相关孕产妇死亡的主要原因。

1. 产科出血的管理　对于产科出血的管理,在分娩过程中出现大出血通常需要麻醉科医师参与抢救,麻醉科医师对产妇的预后可能产生直接影响。不恰当的麻醉管理,如未能及时正确解读生命体征的变化、输注低温液体和血制品、缺乏对胎盘植入的围手术期管理能力等,都可能造成产妇的不良后果。一旦出现产科大出血,尤其是紧急情况下产科出血,应快速建立抢救团队,麻醉科配备的应急人员快速到位,协助开展抢救工作。麻醉科医师应快速判断孕产妇的出血量和容量状态,进行合理的血制品输注,在积极容量复苏的同时尽早使用血管活性药物,如去氧肾上腺素、去甲肾上腺素、甲氧明、多巴胺等。同时,避免液体过负荷引起的相关并发症,如肺水肿、低体温、稀释性贫血、稀释性凝血功能障碍、急性肾损伤、严重酸碱平衡及电解质紊乱等,这些因素均可进一步加速孕产妇的死亡。

2. 产科困难气道的管理　在产妇气道的管理方面,由于产妇的高代谢率和功能残气量减少,出现低氧血症和神经损伤比非妊娠患者更快。据报道临产妇中困难插管的发生率为 1∶(240~280),麻醉科医师掌握对困难气道的处理技能以及遵循困难的处理原则,产房和手术室内配备困难气道管理的各种辅助设备,可有效改善孕产妇的预后。澳大利亚一项研究回顾了 2005~2006 年 1 095 名接受全身麻醉的剖宫产患者,发现气管插管失败率为 1∶274,而喉罩在所有病例中都能成功应用,没有出现母体死亡。接受全身麻醉的剖宫产患者多数是因为紧急情况或者母体合并其他疾病,要求麻醉科医师通过在非产科患者中训练和维持自己应用困难气道设备的技能,并熟练掌握困难气道的管理流程。在气管拔管和麻醉苏醒阶段,呼吸功能不全增加了产妇的并发症和死亡率,麻醉科医师应警惕肥胖或阻塞性呼吸睡眠暂停、子痫前期使用镁剂治疗、椎管内麻醉或全身应用阿片类药物镇痛的产妇在术后阶段均可能产生不良后果。

3. 误吸　通过对困难气道认识的增加,应用快速序贯诱导和带套囊气管导管,遵循禁食指南,使用抗酸药、H₂受体拮抗药及区域阻滞麻醉主导,发生误吸的病例在临床变得极为罕见。对潜在困难气道的孕产妇,应采取预防误吸的措施,全身麻醉诱导阶段要有临床经验丰富的麻醉科医师在场。

4. 局部麻醉药的全身毒性　经硬膜外导管给予实验剂量,并逐步增加局部麻醉药用量,可有效避免局部麻醉药的全身毒性(local anesthetic systemic toxicity,LAST)。硬膜外导管给予实验剂量可识别硬膜外导管误入血管或者蛛网膜下隙。LAST的治疗包括使用苯二氮䓬类药物或其他诱导药物控制癫痫,必要时静脉输注20%脂肪乳(1.5ml/kg)等。

5. 高位脊麻或硬膜外阻滞　脊麻扩散的平面取决于所用局部麻醉药的剂量、容量、比重、注药速度及患者体位等。硬膜外阻滞采用实验剂量,可以及早识别硬膜外导管误入蛛网膜下隙,有效预防孕产妇出现高位脊麻。孕产妇一旦发生高位脊麻或者全脊麻,外周血管扩张导致回心血量减少,引起低血压和心排血量下降;同时呼吸肌,包括膈肌和肋间肌阻滞,导致通气不足和误吸。治疗措施包括通过机械通气和气管插管进行气道管理,加压输液,将子宫推向左侧,抬高双腿以增加回心血量,使用血管升压药物等。一旦发生心搏骤停,应迅速进行心肺复苏,争取5min内将胎儿娩出。

第三节　产科麻醉安全管理和质量控制

实现产科麻醉的安全管理目标,需要所有参加孕产妇管理的医疗成员,包括麻醉科医师、产科医师、产科护士、手术室护士等紧密配合和团队协作。麻醉科医师作为"围产期内科医生",是孕产妇安全管理的重要成员,对孕产妇的预后有着重要的影响。麻醉科医师除了掌握产科麻醉的理论知识,熟悉麻醉新设备、新技术的临床应用以外,更需要一个稳定、有保障的产科麻醉安全管理和质量控制体系作为支撑。

一、产科麻醉患者安全和医疗过错

传统对于医疗过错的认知,局限于对犯错个体的责任追究,而忽略了引起医疗过错的体系问题。美国医学研究院(institute of medicine,IOM)在1999年11月发表了一篇题为《人皆犯错:建设一个更安全的医疗保健系统》的文章,是保障患者安全,提高医疗质量的经典之作,近年来在世界范围内被广泛采用。IOM定义医疗过错是:没有按预期完成既定方案,或采用了错误的方案。IOM研究发现,每年死于可以预防的医疗差错的人数高达44 000甚至达到98 000人次,超过了工伤、交通事故、乳腺癌和艾滋病的死亡人数。在医院内,医疗过错频发且容易造成严重不良后果的科室是重症监护室、手术室和急诊室,这些科室都与孕产妇的围手术期管理密切相关。可以预防的医疗过错,不仅可能让孕产妇付出生命的代价,支出更高的医疗费用,还使患者对医疗保健系统产生信任危机,医患双方的满意度下降。同时,孕产妇的安全同时涉及母婴的生命和健康,一旦产生不良后果,将对家庭和社会造成巨大的影响。

影响产科麻醉安全的因素错综复杂且充满不可预知性,主要涉及3个方面:①人的因素,包括麻醉科医护人员、手术室护士、手术科室相关人员、行政管理部门等,其中麻醉科医师是影响产科麻醉安全最重要的因素;②硬件因素,包括建筑布局、设备、设施、药品、耗材等;③软件因素,包括信息化、制度、规范、流程等。医疗和护理过错分析发现,麻醉相关死亡的管理问题包括麻醉前评估不足、患者因素(重要信息缺失)、用药错误、对低年资医师指导不足和术后监护不充分等。产科PACU护理应符合麻醉后的标准,并有麻醉科医师在场。护士团队需要定期的培训,以识别如换气不足、气道阻塞、反流、癫痫、呼吸困难、心搏骤停等罕见事件。沟通不足是导致产科医疗过错的另一个重要原因。麻醉科医师和PACU工作人员之间的有效沟通非常重要,从PACU离开的患者,包括心血管和呼吸稳定性,应符合PACU规定的离室标准。

二、与产科麻醉安全相关的管理学理论

产科麻醉管理是一个复杂体系,需要与产科医师、护士、ICU 医师等多科室人员配合。在围手术期,对于可能发生的潜在医疗差错或事故,麻醉科医师的察觉能力受到多种因素影响,包括环境噪声、个人应激(疲劳、饥饿、注意力不集中)、患者病情、智能设备干扰(手机、电脑及网络)及临床带教医师等。回顾大量严重损害患者身体健康乃至夺去患者生命的危机事件,其原因看似千差万别,其共性因素都是一些小概率危险事件由量变发展到质变的结果。

瑞士奶酪模型,是 20 世纪 80 年代 Reason 出版的《瑞士》一书中提到的奶酪模型。该模型是指在一个复杂体系内存在着不同层面,每个层面都有漏洞,不安全因素就像一个光源,当它刚好能透过所有这些漏洞时,事故就会发生,这就像是将有孔的奶酪叠放在一起,故称为瑞士奶酪模型(图 3-3-1)。这个模型最初应用于航空领域,随后在医疗保健、国家医疗服务体系,特别是在麻醉领域得到推广应用。从临床麻醉的角度看,每一层奶酪上的空洞代表着围手术期内存在的各类医疗薄弱环节。麻醉工作中发生的一起错误,必须突破所有的"空洞"才会发生。在患者安全管理中,各种隐患或安全问题以"隐性失误"形式存在,当这些失误在某一时刻遇到一个或多个促发因素,将会导致医护人员临床差错、疏忽或错误的发生。因此,医疗机构如果无法拦阻或防御"隐性失误",将可能导致患者生命安全事故。

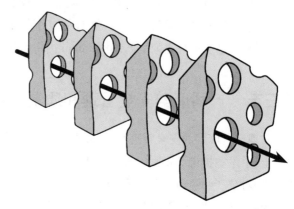

图 3-3-1　组织管理不善导致灾难发生的瑞士奶酪模型

三、产科麻醉安全管理和质量控制

与麻醉有关的产妇死亡极为罕见,但几乎都是医源性和可预防的。通常情况下,医疗过错并非由于医务人员受训不足所致,而是由于医疗系统不完善,将患者和医务人员置于出错的环境中。通过加强系统安全建设,可以有效提高产科麻醉的安全性。

(一)产科麻醉的不良事件上报系统

医疗安全(不良)事件是指医院内意外的、不希望发生的或有潜在危险的事件。在临床诊疗活动及医院运行过程中,任何可能影响患者的诊疗结果、增加患者的痛苦和负担并可能引发医疗纠纷或医疗事故,以及影响医疗工作的正常运行和医院员工人身安全的因素和事件均称为医疗安全(不良)事件。产科麻醉医疗安全(不良)事件上报的目的在于增强科室人员风险防范意识,及时发现安全隐患。通过对个体医疗过错的学习总结,降低团队再犯同样差错的可能性,从而增加整个产科麻醉管理系统的安全性。将获取的信息进行分析反馈,从科室管理体系、运行机制与规章制度上进行持续质量改进,从而逐步形成产科麻醉安全管理的科室文化。

产科麻醉围手术期不良事件管理应纳入医院信息系统管理,可有效地提升不良事件报告的效率和准确度,并通过对患者信息的自动采集和疑似不良事件的预警功能,降低不良事件的漏报率,有利于更好地保障母婴安全。信息系统后期数据的统计汇总分析,使管理人员总结不良事件发生规律和潜在的医疗风险更为便捷,并及时制定相应的改进措施。在不良事件的管理中,麻醉科医师的指导、执行和领导作用至关重要。

孕产妇死亡率和发病率数据应在医疗机构基础上以及在区域和国家范围内进行收集。强制性、保密性、非统一性、直接且易于管理的报告系统使用最有可能捕获关键事件和"未遂"事件。反应灵敏的领导

团队可以通过展示对问题的全面回应来进一步鼓励不良事件报告,并确认报告被有效地用于增强系统安全性。汇报和总结孕产妇不良事件,可以通过全面的不良事件分析,以降低孕产妇未来的麻醉相关风险,跨专业团队可以根据具体的安全性问题、系统故障模式等,对医疗质量进行不断改进。

(二) 椎管内分娩镇痛质量控制

随着产科麻醉的快速发展,我国目前广大的地区和多数医院已经规模化开展和普及了椎管内分娩镇痛。作为产科麻醉重点开展的项目,通过规范化椎管内分娩镇痛的操作技术,优化与完善其整体管理流程,可更好地保障母婴围产期安全,为母婴提供更优质的医疗服务。

1. 椎管内分娩镇痛人员配备　实施分娩镇痛的人员包括麻醉科医师、产科医师、助产士、产科护士等组成的管理小组。管理小组成员应具有相应的资格证书和职业证书,并经过相关分娩镇痛专业培训,其中麻醉科医师应至少有 3 年临床工作经验。

2. 椎管内分娩镇痛技术规范　建立完善的椎管内分娩镇痛技术规范和工作制度,包括术前访视、操作规范、镇痛效果随访和记录、交接班制度等。定期进行椎管内分娩镇痛实施流程及技术要点的培训和考核。

3. 椎管内分娩镇痛相关的急重症抢救方案　对各种分娩镇痛可能出现的急重症情况,制订完善的管理方案,包括抢救流程、技术措施、所需设备及团队合作协调等。开展分娩镇痛工作的相关科室应成立统一的医疗急救应急小组,开展医疗急救的跨学科学习,在抢救时指导抢救工作的开展。

(三) 产科麻醉患者安全与团队培训

团队指的是由两个或两个以上个体成员组成,各自承担不同的角色,执行不同的任务,但拥有共同的目标,且可适应性强。产科麻醉的医疗行为是一种团队行为,往往通过整个团队来完成,包括产科医师、助产士、麻醉科医师、护士、儿科医师等,不同科室和不同层次的受训人员,进一步增加了沟通上出现错误的概率。产科麻醉团队协作,以及团队内有效的信息分享和沟通,可以大大提高孕产妇的临床安全。

团队合作演练,可以结合产科麻醉循证医学和真实病例来实施培训,从而提高团队成员之间获得和分享信息的能力,共同合作,保持良好的医疗服务和最低医疗差错。传统的医学和护理教育主要依靠在实际临床诊疗中对真实患者的治疗。研究表明,目前可用的模拟训练设施,以及通过团队培训学到的知识,能够有效改善患者的预后。

模拟教学培训,即机组资源管理(crew resource management,CRM),或者情景培训(scenario training),起初目的是作为培训飞行员更好地在驾驶舱内使用人力资源并减少差错。在航空业,CRM 培训带来安全和操作方面的巨大进步。在医疗领域,CRM 已被成功应用于麻醉科、重症医学科和急诊科等。在产科麻醉领域,近年来 CRM 得到了快速的发展,发挥了重要的作用。产科麻醉是一个动态变化的医学领域,随时可能发生危及生命的紧急情况,例如产妇出血、插管失败、心搏骤停、过敏性休克等。模拟教学培训能够提高麻醉科医师对上述紧急情况的反应速度和处置效率。急诊产科麻醉具有患者病情紧迫和医生积累经验机会少等特点,适合选择 CRM 进行培训。

此外,产科急诊往往涉及多学科的问题,多学科的模拟培训、演练和成员之间在紧急情况下的最佳配合尤为重要。跨专业团队培训及模拟演练不仅提高了个人知识和临床技能,而且提高团队合作和安全态度。在临床中,非医疗技术技能也是一个重要的因素,人为因素导致了 50%~80% 的药物不良事件或医疗过程。在产科麻醉中,发生意外的突发事件和混乱情况下,有效的沟通尤为重要。正如在医疗责任索赔中所报告的,沟通错误已被确定为提高孕产妇和新生儿发病率的主要原因之一,特别产科医师和麻醉科医师在紧急剖宫产情况下的沟通。CRM 训练可以提高团队管理临床场景的能力,同时培训简洁有效的沟通,通过提高个人和团队的沟通质量,改善患者的治疗效果。所以,有效的模拟训练计划应有医院管理层面的系统规划和组织,将多学科模拟与学院级别培训相结合,激励产科麻醉跨学科团队共同参与,并强调每年必须出勤一次。

【模拟教学培训病例】

一、模拟培训病例情况

患者:女,36岁,身高160cm,体重85kg,BMI 33.2kg/m²。主因"宫内孕(孕40周),前置胎盘,妊娠糖尿病"入院,择期行"剖宫产术"。

入室心电监测:BP 130/80mmHg,R 20次/min,P 80次/min。查体:心、肺未见明显阳性体征,腹部膨隆,可触及规律宫缩,胎心150次/min。

麻醉及手术过程:患者采取椎管内麻醉,选择$L_{2\sim3}$间隙穿刺,予罗哌卡因16mg重比重脊麻(1%罗哌卡因1.6ml+10%葡萄糖0.8ml),麻醉平面$T_6\sim S$。手术开始后5分钟,顺利娩出一男活婴,胎盘粘连明显,胎盘剥离困难,宫缩乏力,术野出现大量出血。患者面色苍白,神志烦躁不安,BP 70/40mmHg,R 20次/min,P 120次/min。

二、团队协作模拟培训

1. 启动产科手术患者紧急大量出血的管理流程,确定管理小组的团队领导。

2. 产科团队 ①沟通手术出血情况,估算手术总体出血量,并与麻醉科医师进行沟通;②与血库沟通患者病情,准备血制品;③指定一名产科医师记录出血量、液体出入量、血制品的输注量、血常规、凝血功能、电解质等化验指标。

3. 麻醉科团队 ①出血量的判断和估算,与产科医师沟通患者的出血状况;②气道管理,评估患者的生命体征,决定是否需要将麻醉方式更改为全身麻醉,判断患者有无困难气道;③开放有创血流动力学监测,在静脉通路困难、需要持续应用血管活性药物或监测中心静脉压的患者中,开放中心静脉通路;④按照大量输血和产科紧急出血的管理方案,进行血液制品的输注和管理;⑤必要时应用床旁超声评估患者的血容量和心功能情况。

4. 手术室护理团队 ①开放通畅的静脉通路;②准备全身麻醉药物、相关血管活性药物、抢救相关的设备和药品;③血液制品的加温和输注。

三、模拟培训目标

1. 通过产科手术患者紧急大量出血的场景模拟培训,提高该类患者产科麻醉实践的安全性。对于这些罕见的、危及生命的紧急情况,基于模拟训练可以让临床医师有充足的训练和准备,提高其临床管理能力。

2. 通过模拟培训提高剖宫产术中出血量评估的准确性。研究发现,在模拟的产妇大出血过程中,临床医生低估产妇失血量高达59%。随着实际失血量的增加,低估的程度甚至更大。在进行模拟的训练之后,平均低估率可降至4%。

3. 通过模拟培训提高产科患者困难气道的管理能力。目前剖宫产术中全身麻醉的使用比例明显减少,临床医师学习如何管理困难气道和失败插管的机会也相应减少。参与模拟困难气道训练后,提高困难气道的处理能力。

4. 通过基于模拟的团队训练,提高团队成员之间的合作技能,包括领导能力和协作能力。

(许川雅 李正迁 郭向阳)

推荐阅读

［1］CHESTNUT DH, POLLEY LS, TSEN LC 等. Chestnut 产科麻醉学理论与实践.5 版. 连庆泉, 姚尚龙, 译. 北京: 人民卫生出版社, 2017: 181-190.

［2］SURESH MS, SEGAL BS, PRESTON RL 等. 施耐德产科麻醉学.5 版. 熊利泽, 董海龙, 路志红, 译. 北京: 科学出版社, 2018: 661-702.

［3］ALEXANDER LA, NEWTON MW, MCEVOY KG, et al. Development and pilot testing of a context-relevant safe anesthesia checklist for cesarean delivery in East Africa. Anesth Analg, 2019, 128 (5): 993-998.

［4］BIRNBACH DJ, BATEMAN BT. Obstetric Anesthesia: Leading the way in patient safety. Obstet Gynecol Clin North Am, 2019, 46 (2): 329-337.

［5］GBD 2015 MATERNAL MORTALITY COLLABORATORS. Global, regional, and national levels of maternal mortality, 1990-2015: a systematic analysis for the Global Burden of Disease Study 2015. Lancet, 2016, 388 (10053): 1775-1812.

［6］JUANG J, GABRIEL RA, DUTTON RP, et al. Choice of anesthesia for cesarean delivery: An analysis of the national anesthesia clinical outcomes registry. Anesth Analg, 2017, 124 (6): 1914-1917.

［7］LIM G, FACCO FL, NATHAN N, et al. A review of the impact of obstetric anesthesia on maternal and neonatal outcomes. Anesthesiology, 2018, 129 (1): 192-215.

［8］MCQUAID E, LEFFERT LR, BATEMAN BT. The Role of the Anesthesiologist in preventing severe maternal morbidity and mortality. Clin Obstet Gynecol, 2018, 61 (2): 372-386.

［9］MUNOZ-PRICE LS, BOWDLE A, JOHNSTON BL, et al. Infection prevention in the operating room anesthesia work area. Infect Control Hosp Epidemiol, 2019, 40: 1-17.

［10］Practice guidelines for obstetric anesthesia: an updated report by the American Society of Anesthesiologists Task Force on Obstetric Anesthesia and the Society for Obstetric Anesthesia and Perinatology. Anesthesiology, 2016, 124 (2): 270-300.

第四章

如何做好产科麻醉学专科培训

■ **本章要求**

1. 掌握产科麻醉学专科医师规范化培训的任务和范围。
2. 熟悉产科麻醉学专科医师规范化培训的概况。
3. 了解产科麻醉学专科医师规范化培训的培训目标和培训方式。

随着围手术期医学概念的提出,麻醉学科将成为提高医院工作效率的枢纽学科,也是保障医疗安全的关键学科。麻醉学人才的建设与培养涉及诸多方面,其中规范化住院医师培训体系的建立、专科麻醉教育的开展、建立国家级的麻醉专业考试与认证体系、麻醉科医师的继续教育等方面是目前我们国家以至麻醉专业所要加速解决的问题。在国家政策的支持和指导下,麻醉学科的人才队伍建设和舒适化医疗服务能力取得了长足的进步。从国家层面已经明确了麻醉人才培养的"3+2"模式,即麻醉住院医师规范化培训基地和5个专科医师规范化培训基地,涵盖了儿科麻醉、产科麻醉、成人胸心麻醉、疼痛医学和麻醉重症。专科医师规范化培训是医学教育的重要部分,是在住院医师规范化培训的基础上,继续培养能够规范、独立地从事医学专科诊疗工作临床医师的必经途径,在国际医学界具有广泛共识和长期实践。

产科麻醉是最具挑战性的麻醉"高危"亚专业之一。产科面对的是两个生命,麻醉过程充满了挑战,其医疗不良事件在医学纠纷中占据相当高的比例。我国是人口大国,孕产妇人数众多,且由于"三孩"政策的实施,高龄产妇增多,高危产妇也随之增加,麻醉围手术期管理难度显著提高。产科麻醉是临床麻醉学课程的重要内容之一,也是麻醉专业医学生日后临床工作中所要承担的重要内容。产妇妊娠期涉及多个系统的生理改变,包括呼吸系统、心血管系统、消化系统、神经系统,以及随之可能发生的糖尿病、子痫、肺动脉高压等。由于病情复杂、对基础知识及临床经验要求高等特点,使得医学生学习该内容时面临巨大的挑战。因此,产科麻醉专科医师规范化培训意义重大,迫在眉睫。

一、产科麻醉专科医师规范化培训体系的建立与思考

为顺应国家当前生育政策,提高围产期医疗服务质量,必须建立完善的产科麻醉基地来培养应用型高素质产科麻醉人才,进一步提高麻醉专业人员的产科麻醉理论水平和操作能力,加强技术操作规范和管理规范。建立专科医师培训基地是实施专科医师培训制度的基本保障。具备麻醉专业规范化培训基地及产科专业规范化培训基地的综合医院或妇产医院应当给予必要的人员、硬件和政策支持,建立完善的产科麻醉基地。同时,通过帮扶、协作、接收进修等形式,将产科麻醉培训向其他医疗机构推广,推进下级医院规范开展产科麻醉培训。

根据《"健康中国2030"规划纲要》和深入推进实施健康扶贫的工程精神,中华医学会麻醉学分会制定了一系列医学精准扶贫的战略项目,其中913家分娩镇痛基地取得明显成效。学会通过"精准扶贫—麻醉走基层"等活动对新疆、西藏、云南、广西、陕西等革命老区和边疆地区的基层贫困医院进行深入的专项帮

扶。随着术后加速康复外科（enhanced recovery after surgery，ERAS）的广泛应用，其在剖宫产中的价值逐渐突显。在一系列循证证据的支持下，国际ERAS协会于2018年底发布了剖宫产加速康复外科护理指南。该指南着重于指导计划内或计划外剖宫产的围手术期管理（皮肤切开前30~60分钟至产妇出院），其分为术前护理、术中及新生儿护理、术后护理3部分，共有34项具体建议，其中5个术前要素（8项建议），4个术中要素（9项建议），9个术后要点（11项建议），以及一个新生儿要素（6项建议），其中术前和术中麻醉管理、围手术期液体管理以及术后镇痛等都是产科麻醉专科培训的重点内容。有临床研究表明ERAS应用于产科手术中效果确切，可促进术后恢复，减少手术并发症，促进泌乳，减少不良反应，又可促进胃肠功能恢复，推动康复进程，缩短住院时间，降低住院费用，建议进一步在临床上推广和应用。

建立完善的产科麻醉专科医师规范化培训体系是基础，对高质量产科麻醉人才培养以及推广ERAS理念在产科麻醉中广泛应用十分重要。另一项我们需要解决的问题，即解决产科麻醉专科医师培训期间的薪水来源，为了确保上述全国化、开放式培训方式的推进，国家卫生行政部门必须建立相应的财政保障体系，使培训体系真正纳入到自由、开放且富有活力的互选状态。

二、建立科学的管理体系，加强师资队伍建设，实行导师负责制

纵观全国的麻醉亚专业状态，几乎很难找到能与发达国家相媲美的医学中心和医院。有研究对普通专科医师培训基地进行调查分析，发现部分专科医师培训基地存在一定的带教问题。首先，部分带教老师本身没有经过教学培训，也无丰富的带教经验，加上准备不足，教学质量欠佳；另外，部分带教老师不放手，导致培训医师得不到锻炼机会；还有一些带教老师对培训医师缺乏认同感。因此严抓师资队伍建设，对带教老师开展绩效考核同样重要。

在产科麻醉学专科培训中，应建立专科医师教学领导小组，组长由科室主任担任，成员包括专门分管教学的科室副主任、产科临床麻醉组组长、教学秘书以及专门负责产科麻醉专科医师规范化培训的导师。其中导师必须具有副高级及以上职称，具有扎实的临床经验和较高的教学科研水平，责任心强，具有良好的医德医风。遵循"一对一"原则，同一批次，每位导师只负责一名专科医师的带教工作，定期对导师和专科规培医师同时进行考核。导师负责制，是整个专科医师规范化培训的基础和核心制度。导师同样需要不断成长和发展，提高自身素质，培养学员学会主动思考，独立判断，学会合作，提高创新能力。一方面，导师根据学员自身的学习基础和特点，因材施教，调整学习进度，成为良师益友；另一方面，在带教过程中，指导教师需要复习基础理论知识，跟踪学习最新知识前沿，促进自己不断提高教学水平和丰富知识体系。坚持通过多种途径加强麻醉学科建设和师资队伍建设，鼓励科室中青年医师攻读在职博士学位，定期进行短期培训，创造条件进行出国访问以及留学进修。积极引进符合麻醉学专业发展的优质人才，聘请国内外客座教授，邀请有影响力的知名专家来科室举办讲座，推动学科更快发展。

三、制订合理的产科麻醉专科医师培训方案

产科手术中的麻醉不仅要求见效快，起到良好的镇痛作用，而且要求产妇肌肉松弛良好，在手术中牵拉反应小，最重要的是，对于实施了麻醉之后的产妇，要尽可能减少对胎儿的影响。产科麻醉是风险最高、最具挑战性的亚麻醉专科之一。专科医师培训方案培训计划应该划分成三个阶段：第一阶段，在全科范围内进行轮转学习，掌握麻醉基本理论和知识；第二阶段，进行普通常见产科麻醉专科化培训；第三阶段，具备一定的独立麻醉知识和能力后，进入复杂产科麻醉专科培训学习。此外，应当设置标准化的课程和培训项目计划，制定严格的评估考核流程，以保证学员的专科培训质量。我们国家产科麻醉专科医师的模拟训练系统几乎是一张白纸，这与其他专业几乎一致。虽然我们知道，先进的模拟训练系统相当昂贵，但与在人体上的实战训练所造成的对产妇的损伤和并发症相比，这样的投入实在是微不足道。另外，模拟训练教育，可以

提供给产科麻醉专科医师诸多临床不常见的临床情境,帮助产科麻醉专科医师分析和处治这种状况,对于提高他们的临床水准和临床思维能力十分重要,同时也可避免产科麻醉专科医师的考试直接在人体进行所带来的伦理问题。为此,为加强产科麻醉专科医师的模拟训练教育,政府应该拿出相应的投入,帮助产科麻醉专科培训中心完善和建立这一体系,真正将我们的产科麻醉专科医师培训提高到国际水准。

四、建立公平的产科麻醉专科医师考核制度

建立规范化培训考核制度对提高产科麻醉专科医师执业能力、加强卫生人才队伍建设和保证医疗质量具有重要作用。培训考核应该由过程考核、中期考核和结业考核 3 部分组成。过程考核即日常登记和出科考核。由麻醉科专家制定培训登记和考核手册,评价并记录培训对象的培训情况。产科麻醉专科医师在第二阶段培训结束时,可以参加中期考核,主要考查产科麻醉的基础知识、基本技能和临床综合能力。产科麻醉专科医师第三阶段结束时,可以参加结业考核。考核内容包括产科麻醉相关的专业理论、专业知识和基本技能、临床思维能力和临床实践操作技能、疑难问题和新进展。

五、总结及展望

建立完善的产科麻醉专科医师规范化培训体系,尤其是成立首批产科麻醉专科医师规范化培训基地的教学医院,结合临床教学实践,建立科学的管理体系,制定严格的培训制度、考核方案,为产科麻醉专科培训进行推广及指导,为促进我国麻醉学建设进一步发展贡献一份力量。

(王婷婷 姚尚龙)

思考题

1. 简述产科麻醉学专科医师规范化培训的任务和范围。
2. 简述产科麻醉学专科医师规范化培训的概况。
3. 简述产科麻醉学专科医师规范化培训的培训目标和培训方式。

推荐阅读

［1］ 胡刚,王京,顾云. 普通专科医师培训基地现状分析. 中国医药,2013,8(5):695-696.

［2］ 吕一平,贾明艳,高坚,唐力明,张晓枫. 建立专科医师培训基地是实施专科医师培训制度的基本保障. 中华医院管理杂志,2006,22:652-654.

［3］ 宋瑞香. 快速康复外科理念 ERAS 在剖宫产中的应用研究. 医药论坛杂志,2021,42(01):118-120+125.

［4］ CAUGHEY AB,WOOD SL,MACONES GA,et al. Guidelines for intraoperative care in cesarean delivery:enhanced recovery after surgery society recommendations(part 2). Am J Obstet Gynecol. 2018 Dec;219(6):533-544.

［5］ MACONES GA,CAUGHEY AB,WOOD SL,et al. Guidelines for postoperative care in cesarean delivery:enhanced recovery after surgery(ERAS)society recommendations(part 3). Am J Obstet Gynecol. 2019 Sep;221(3):247.e1-247.e9.

［6］ WILSON RD,CAUGHEY AB,WOOD SL,et al. Guidelines for antenatal and preoperative care in cesarean delivery:enhanced recovery after surgery society recommendations(part 1). Am J Obstet Gynecol. 2018 Dec;219(6):523.e1-523.e15.

第二篇

产科解剖及生理学

第五章

女性生殖系统的发育与解剖

■ **本章要求**

1. 掌握女性生殖器正常解剖结构及血管、神经分布。
2. 熟悉各解剖部位在女性生殖器中的功能。
3. 了解女性生殖器的发生与发育过程。

了解正常的解剖结构,不仅有利于判断疾病,而且能更好地理解相应生理功能。在女性的一生中,从胚胎到发育成孕育生命的个体,女性生殖系统不断地发生着解剖与生理上的变化。对不同时期的解剖结构的正确认知,对麻醉管理有着重要的意义。

第一节 女性生殖器的发生与发育

女性生殖器的发育是一个非常复杂的过程,未分化的性腺发育成卵巢。中肾(mesonephros)、中肾管(mesonephric duct)或称沃尔夫管(Wolffian duct)、和副中肾管(paramesonephric duct)或称米勒管(Müllerian duct)通过复杂的作用形成子宫、阴道和上泌尿道。

一、性腺的发生

胚胎的第 5 周,两侧中肾内侧的间皮增厚,形成原始生殖嵴(gonadal ridge),也称为泌尿生殖嵴。此时男性与女性的生殖嵴相同,直到胚胎第 7 周开始性别分化,性腺自原始生殖细胞(primary germ cell)发育而来。胚胎第 4 周时,原始性腺细胞自胚胎卵黄囊沿背部上皮凹陷迁移,于胚胎第 6 周达性原始生殖嵴的间充质内整合人原始性腺(primary sex cord)。原始性腺胚胎第 8 周时萎缩。

性腺发育由胎儿的基因型和性染色体决定,而最终性别表型由性染色体和占优势的生化和激素环境决定。在两个 X 染色体作用下,未分化性腺的皮质更倾向于分化成女性胎儿。在胚胎第 10 周,分化出卵巢结构。男性胎儿发育,由 Y 染色体编码的性决定区(sex-determining region of the Y chromosome,SRY)蛋白诱导未分化性腺向睾丸分化并产生雄激素,抗米勒管激素(anti-Müllerian hormone,AMH)也至关重要,在 3 种物质缺乏的环境中,生殖器倾向于向女性发育。之后受雌激素影响,女性生殖器发育成熟。

二、女性生殖管道的发生

(一)输卵管、子宫、宫颈和阴道上段的发生

胚胎发育第 7 周时,副中肾管起源自中胚层,位于中肾管外侧,与中肾管同步发育,最终形成输卵管、子宫、宫颈和阴道上段。第 8 周,两侧副中肾管迁移至中肾管的内侧并在中线处汇合,中段管腔完成融合和再吸收,形成子宫。其中的中胚层部分形成子宫内膜和肌层。在融合的最初阶段,子宫腔内存在一纵隔,一般

在胚胎发育到 20 周时消失,若此纵隔持续存在则会形成子宫纵隔畸形。未融合的两侧副中肾管头段仍保持管状结构,经后续发育成为输卵管,其头端的开口形成输卵管伞端。融合部分的尾段形成阴道上 2/3。

（二）下生殖道的发生

胚胎发育第 3 周,在脐带（umbilical cord）下方形成泄殖腔膜（cloacal membrane）,第 4 周泄殖腔皱褶在前方融合形成生殖结节（genital tubercle）。胚胎发育第 7 周,尿直肠隔融入至泄殖腔膜,从而将直肠与泌尿生殖道分隔开。尿生殖膜上形成一孔道与羊膜腔相通形成原始的尿生殖窦。原始尿生殖窦最终分化为尾端的盆腔外部分和盆腔内部分。女性尿生殖窦的盆腔内部分的远端最终形成尿道和阴道下 1/3 段。

（三）女性外生殖器的发生

胚胎发育第 4 周,生殖结节形成;第 6 周,泄殖腔膜局部内陷分别形成尿道和肛门凹陷。原始尿道沟周围围绕原始尿道皱褶,阴唇隆起位于尿道周围外侧。第 7 周,泄殖腔膜消失,原始尿道沟与泌尿生殖窦相通。

外生殖器于胚胎发育到第 10 周时开始出现性别上的差异,至胚胎 12 周时基本完成性别分化。女性未融合的阴唇阴囊隆起（labioscrotal swelling）形成两侧大阴唇,前端融合的部分形成阴阜和阴唇前端的联合。尿道皱褶后端融合形成小阴唇系带。未融合的尿道波褶部分为小阴唇。未融合的生殖隆起部分为尿生殖窦开口的阴道下端和阴道前庭。于胚胎 14 周,生殖结节发育形成阴蒂。

（四）青春期以后女性生殖器官的发育

女性的青春期,指的是从儿童期过渡到性成熟的中间时期,是从性器官开始发育到生殖功能完全成熟和身高停止增长这一过程。青春期之前生殖器官的发育缓慢,基本处于幼稚状态。青春期以后在激素作用下,生殖系统逐渐进入到性成熟的阶段。

1. 阴阜　阴阜发育较早,脂肪堆积较明显,皮肤上开始长出阴毛。性成熟完成之后,阴阜被密集的阴毛所覆盖,呈现出倒三角的形状。阴毛的粗细、疏密、色泽等因人种或者地域的不同而有所差异。

2. 阴唇　月经初潮的前两年内,外阴部血管随身体成长而增多,外阴不断增大、变细,甚至膨胀出血,大阴唇增大,出现脂肪沉积,因而丰满隆起。阴唇表面出现细小的皱纹,月经的初潮之前愈发明显。同时小阴唇也随之增大,但被大阴唇所覆盖,阴道口增大,阴道显露更明显。到了青春期后期,女性外生殖器具有成人状态。

3. 大阴唇　大阴唇根据是否能够将小阴唇遮盖分为三个时期,一期为未发育,呈现幼稚型;二期为开始发育,此时略有着色,部分遮盖小阴唇;三期为高度发育,完全遮盖小阴唇,为成人型,此时着色明显。

4. 阴蒂　阴蒂在儿童期的生长和发育极为缓慢,因而在性成熟初期较小,之后逐渐生长,一直到绝经期。阴蒂可以反映雄激素的水平。

5. 处女膜　处女膜在青春期前大体观苍白、薄、质脆,呈息肉样退变,且不突出。初潮前两年,外阴部的血管的形成增加,充血膨胀,呈叶片状,中间的孔径大约 1cm,可伸展。

6. 阴道　月经初潮时,阴道的长度大约为 10.5~11.5cm;性成熟时,阴道前壁大约长 8~10cm,阴道后壁大约长 10~13cm。阴道壁层是由肌层、黏膜和纤维组织膜所构成的,有很多皱襞,因此具有很大的伸展性。性成熟时,阴道壁皱襞逐渐增多,尤其阴道的前壁的靠下的部分,接近尿道口处,阴道壁增厚,皱襞突起、增粗明显,伸展性更高。儿童时期,女性的阴道上皮保持相对静止的生长状态;儿童后期,阴道细胞学的变化要先于乳房或是阴部毛发发育;青春期和性成熟时期时,下丘脑—垂体—性腺轴的抑制解除,雌激素分泌增多且呈周期性,阴道的黏膜细胞周期性变化,表层细胞增多甚至角化,涂片呈成人型。

7. 子宫　青春期之前的子宫体积较稳定,宫体与宫颈的长度大概相等,青春期时在雌激素作用下宫体、宫颈明显增长,其中宫体大约增大 1 倍。其中宫体肌层的增大更为显著,包括有纵行、环行、斜行的肌层。月经初潮之前,子宫内膜为静止状态。逐渐走向性成熟时,内膜的增殖开始,并出现血管高度增殖。达性成熟之后，排卵期之后，子宫的内膜才能有分泌期的出现，并出现周期性变化。

8. 输卵管　从青春期到性成熟时期，输卵管的长度逐渐增加，长度达 8~15cm，并且不是卷曲的形状，官腔增大；输卵管的黏膜受卵巢激素的调控，有了分泌的作用，且出现纤毛，当肌层发达的时候，初潮之前就发生首次的蠕动。

9. 卵巢　青春期之前，卵巢没有明显变化。进入青春期后，因卵泡刺激素（follicle-stimulating hormone, FSH）分泌增加，促卵泡成熟。女孩 6 岁之前可观察到少量卵泡，随着青春期的进行，卵泡的数目不断增加，直径不断增大。卵泡细胞由扁平状发育为立方体，并开始出现透明带，卵泡进一步发展成熟，初级卵母细胞由数层的卵膜细胞包围，称为颗粒细胞。随着性成熟，卵巢体积的增加逐渐减慢，卵巢由新生儿时期的长条形变为卵圆形，表面凹凸不平。性成熟后，卵巢的体积停止增加，成年女性的卵巢体积为（2.5~4.9）cm ×（1.5~3.1）cm ×（0.5~1.5）cm。

第二节　女性生殖系统解剖

女性生殖系统包括外生殖器、内生殖器、和邻近器官与组织。骨盆与女性生殖系统关系密切故也包含在此部分内容中（图 5-2-1）。

一、外生殖器

女性外生殖器（external genitalia）指生殖器的外露部分，又称外阴（vulva）（图 5-2-1），位于两股内侧间，前为耻骨联合，后为会阴，包括阴阜、大阴唇、小阴唇、阴蒂和阴道前庭。

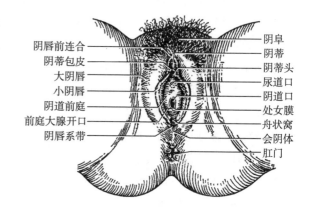

图 5-2-1　女性外生殖器

1. 阴阜（mons pubis）　为耻骨联合前面隆起的脂肪垫。青春期开始发育时，其上的皮肤开始生长呈倒三角形分布的阴毛。阴毛的疏密与色泽存在种族和个体差异。

2. 大阴唇（labium majus）　为两股内侧一对纵行隆起的皮肤皱襞，自阴阜始向下向后延伸终至会阴。大阴唇的外侧面为皮肤，青春期后有色素沉着和阴毛生长，其内含皮脂腺和汗腺。大阴唇的内侧面湿润似黏膜。其皮下为疏松结缔组织和脂肪组织，蕴含丰富血管、淋巴管和神经，外伤后易形成血肿。未产妇女的两侧大阴唇自然合拢，产后则向两侧分开，绝经后大阴唇逐渐萎缩。

3. 小阴唇（labium minus）　为位于两侧大阴唇内侧的一对薄皮肤皱襞。表面湿润、色褐、无毛，富含神经末梢。两侧小阴唇前端融合，再分为前后两叶，前叶形成阴蒂包皮，后叶形成阴蒂系带。大、小阴唇在后端汇合，在正中线形成阴唇系带（frenulum labium pudendal）。

4. 阴蒂（clitoris）　位于两小阴唇顶端下方，与男性阴茎同源，由海绵体构成，在性兴奋时勃起。阴蒂分为 3 部分，前为阴蒂头，暴露于外阴，富含神经末梢，对性刺激敏感；中为阴蒂体；后为两阴蒂脚，附着于两侧耻骨支上。

5. 阴道前庭（vaginal vestibule）　为一菱形区域，前为阴蒂，后为阴唇系带，两侧为小阴唇。阴道口与阴唇系带之间有一浅窝，称为舟状窝（fossa navicularis），又称为阴道前庭窝，经产妇因分娩此窝消失。

在此区域内有以下结构：

（1）前庭球（vestibular bulb）：又被称为球海绵体，位于前庭两侧，由具有勃起性的静脉丛组成。其前端与阴蒂相接，后端膨大，与同侧前庭大腺相邻，表面被球海绵体肌覆盖。

（2）前庭大腺（major vestibular gland）：又称为巴氏腺（Bartholin gland），位于大阴唇后部，被球海绵体肌覆盖，如黄豆大，左右各一。腺管细长（1~2cm），向内侧开口于阴道前庭后方小阴唇与处女膜之间的沟内。性兴奋时，前庭大腺分泌黏液可起润滑作用。正常情况下不能触及此腺，若腺管口闭塞，可形成前庭大腺囊肿，则能被触及并看到；若伴有感染，可形成脓肿。

（3）尿道外口（external orifice of urethra）：位于阴蒂头后下方，圆形，边缘折叠而合拢。尿道外口后壁上有一对并列腺体，称为尿道旁腺。尿道旁腺开口小，此处容易有细菌潜伏。

（4）阴道口（vaginal orifice）和处女膜（hymen）：阴道口位于尿道外口后方的前庭后部。其内周缘覆有一层较薄的黏膜皱襞称为处女膜，内含结缔组织、血管及神经末梢。处女膜多在中央有一孔，圆形或新月形，少数呈筛状或伞状。处女膜孔的大小变异很大，小至不能通过一指，甚至闭锁；大至可容两指，甚至可有处女膜缺如。处女膜可因性交撕裂或由于其他损伤而破裂，并且受阴道分娩的影响而改变外观，产后仅留有处女膜痕。

二、内生殖器

女性内生殖器（internal genitalia）位于真骨盆内，包括阴道、子宫、输卵管和卵巢，后二者合称为子宫附件（uterine adnexa）（图 5-2-2）。

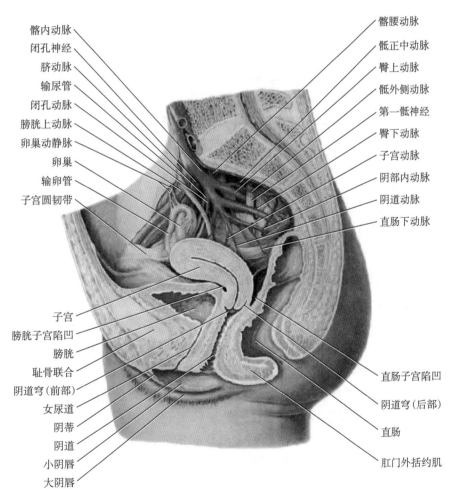

图 5-2-2　女性骨盆正中矢状面

（一）阴道

阴道（vagina）是性交器官，也是月经血排出及胎儿娩出的通道。

1. 位置和形态　位于真骨盆下部中央，为一上宽下窄的管道，前壁长 7~9cm，与膀胱和尿道相邻；后壁长 10~12cm，与直肠贴近。上端包绕子宫颈阴道部，下端开口于阴道前庭后部。子宫颈与阴道间的圆周状隐窝，称为阴道穹隆（vaginal fornix）。按其位置分为前、后、左、右 4 部分，其中后穹隆最深，与盆腔最低的直肠子宫陷凹紧密相邻，临床上可经此穿刺，引流或作为手术入路。

2. 组织结构　阴道壁自内向外由黏膜、肌层和纤维组织膜构成。黏膜层由非角化复层鳞状上皮覆盖，无腺体，淡红色，有许多横行皱襞，有较大伸展性，阴道上端 1/3 处黏膜受性激素影响有周期性变化。肌层由内环和外纵两层平滑肌构成，纤维组织膜与肌层紧密粘贴。阴道壁富有静脉丛，若损伤，易出血或形成血肿。

（二）子宫

子宫（uterus）是孕育胚胎、胎儿和产生月经的器官。

1. 形态　子宫是有腔壁厚的肌性器官，呈前后略扁的倒置梨形，重约 50~70g，长 7~8cm，宽 4~5cm，厚 2~3cm，容量约 5ml。子宫分为子宫体（corpus uteri）和子宫颈（cervix uteri）两部分。子宫体较宽，位于子宫上部，顶部称为子宫底（fundus uteri），宫底两侧称为子宫角（cornua uteri）。子宫颈，习惯称之为宫颈，较窄呈圆柱状，位于子宫下部。子宫体与子宫颈的比例因年龄和卵巢功能而异，青春期前为 1∶2，生育期妇女为 2∶1，绝经后为 1∶1。

子宫腔（uterine cavity）呈上宽下窄的三角形，两侧通输卵管，尖端朝下接子宫颈管。子宫体与子宫颈之间形成最狭窄的部分，称为子宫峡部（isthmus uteri），在非孕期长约 1cm，其上端因解剖上狭窄，称为解剖学内口；其下端因在此处子宫内膜转变为子宫颈黏膜，称为组织学内口。妊娠期时子宫峡部逐渐伸展变长。妊娠末期可达 7~10cm，形成子宫下段，成为软产道的一部分，也是剖宫产术常用切口的部位。子宫颈内腔呈梭形，称为子宫颈管（cervical canal），成年妇女长 2.5~3.0cm，其下端称为子宫颈外口，通向阴道。子宫颈以阴道为界分为上下两部，上部占子宫颈的 2/3，两侧与子宫主韧带相连，称为子宫颈阴道上部；下部占子宫颈的 1/3，伸入阴道内，称为子宫颈阴道部。未产妇的子宫颈外口呈圆形，经产妇受阴道分娩影响形成横裂，将子宫颈分为前唇和后唇。

2. 组织结构　子宫体和子宫颈的组织结构不同。

（1）子宫体：宫体壁由 3 层组织构成，由内向外分为子宫内膜层、肌层和浆膜层。

1）子宫内膜层：衬于宫腔表面，无内膜下层组织。子宫内膜分为 3 层：致密层、海绵层和基底层。内膜表面 2/3 为致密层和海绵层，统称为功能层，受卵巢性激素影响，发生周期变化而脱落。基底层为靠近子宫肌层的 1/3 内膜，不受卵巢性激素影响，不发生周期变化。

2）子宫肌层：较厚，非孕时厚约 0.8cm，由大量平滑肌组织、少量弹力纤维与胶原纤维组成，分为 3 层：内层肌纤维环行排列，痉挛性收缩可形成子宫收缩环；中层肌纤维交叉排列，在血管周围形成“8”字形围绕血管，收缩时可压迫血管，有效地制止子宫出血；外层肌纤维纵行排列，极薄，是子宫收缩的起始点。

3）子宫浆膜层：为覆盖宫底部及其前后面的脏腹膜。在子宫前面，近子宫峡部处的腹膜向前反折覆盖膀胱，形成膀胱子宫陷凹。在子宫后面，腹膜沿子宫壁向下，至子宫颈后方及阴道后穹隆再折向直肠，形成直肠子宫陷凹（rectouterine pouch），也称道格拉斯陷凹（Douglas pouch）。

（2）子宫颈：主要由结缔组织构成，含少量平滑肌纤维、血管及弹力纤维。子宫颈管黏膜为单层高柱状上皮，黏膜内腺体分泌碱性黏液，形成黏液栓堵塞子宫颈管。黏液栓成分及性状受性激素影响，发生周期性变化。子宫颈阴道部由复层鳞状上皮覆盖，表面光滑。子宫颈外口柱状上皮与鳞状上皮交接处是子宫颈癌的好发部位。

3. 位置　子宫位于盆腔中央,前为膀胱,后为直肠,下端接阴道,两侧有输卵管和卵巢。子宫底位于骨盆入口平面以下,子宫颈外口位于坐骨棘水平稍上方。当膀胱空虚时,成人子宫的正常位置呈轻度前倾前屈位。子宫的正常位置依靠子宫韧带及骨盆底肌和筋膜的支托,任何原因引起的盆底组织结构破坏或功能障碍均可导致子宫脱垂。

4. 子宫韧带共有 4 对(图 5-2-3)

(1)阔韧带(broad ligament):为位于子宫两侧呈翼状的双层腹膜皱襞,由覆盖子宫前后壁的腹膜自子宫侧缘向两侧延伸达盆壁而成,能够限制子宫向两侧倾斜。阔韧带有前后两叶,其上缘游离,内 2/3 部包绕输卵管(伞部无腹膜遮盖),外 1/3 部包绕卵巢动静脉,形成骨盆漏斗韧带(infundibulopelvic ligament),又称卵巢悬韧带(suspensory ligament of ovary),内含卵巢动、静脉。卵巢内侧与宫角之间的阔韧带稍增厚,称为卵巢固有韧带或卵巢韧带。卵巢与阔韧带后叶相接处称为卵巢系膜。输卵管以下、卵巢附着处以上的阔韧带称为输卵管系膜,内含中肾管遗迹。在宫体两侧的阔韧带中有丰富的血管、神经淋巴管及大量疏松结缔组织,称为宫旁组织。子宫动静脉和输尿管均从阔韧带基底部穿过。

(2)圆韧带(round ligament):因其呈圆索状而得名,由平滑肌和结缔组织构成,全长 12~14cm。圆韧带起自宫角的前面、输卵管近端的稍下方,在阔韧带前叶的覆盖下向前外侧走行,到达两侧骨盆侧壁后,经腹股沟管止于大阴唇前端。其主要作用为维持子宫前倾位置。

(3)主韧带(cardinal ligament):又称子宫颈横韧带。在阔韧带的下部横行于子宫颈两侧和骨盆侧壁之间。为一对坚韧的平滑肌和结缔组织纤维束,主要作用是固定子宫颈位置防止子宫脱垂。

(4)宫骶韧带(uterosacral ligament):起自子宫体和子宫颈交界处后面的上侧方,向两侧绕过直肠到达第 2、3 骶椎前面的筋膜。韧带外覆腹膜,内含平滑肌结缔组织和支配膀胱的神经,广泛性子宫切除术时,可因切断韧带和损伤神经引起尿潴留。宫骶韧带短厚有力,向后向上牵引子宫颈维持子宫前倾位置。

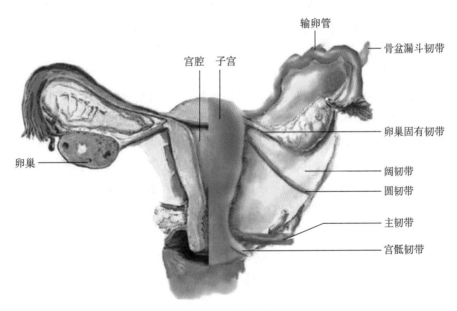

图 5-2-3　子宫韧带

(三)输卵管

输卵管(fallopian tube,oviduc)为一对细长而弯曲的肌性管道(图 5-2-4),为卵子与精子结合场所及运送受精卵的通道。位于阔韧带上缘内,内侧与子宫角相连通,外端游离呈伞状,与卵巢相近,全长 8~14cm。根据输卵管的形态,由内向外分为 4 部分:①间质(interstitial portion),潜行于子宫壁内的部分,长约 1cm,

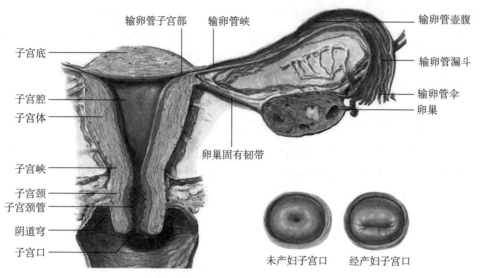

图 5-2-4 子宫及输卵管冠状面

管腔最窄;②峡部(isthmic portion),在间质部外侧,细而较直,管腔较窄,长 2~3cm;③壶腹部(ampulla portion),在峡部外侧,壁薄,管腔宽大且弯曲,长 5~8cm,内含丰富皱襞,受精常发生于此;④伞部(fimbrial portion),在输卵管最外侧端,长 1~1.5cm,开口于腹腔,管口处有许多指状突起,有"拾卵"作用。

输卵管壁由 3 层构成:外层为浆膜层,为腹膜的一部分;中层为平滑肌层,该层肌肉的收缩有协助拾卵运送受精卵及一定程度地阻止经血逆流和宫腔内感染向腹腔内扩散的作用;内层为黏膜层,由单层高柱状上皮覆盖。上皮细胞分为纤毛细胞、无纤毛细胞、楔状细胞和未分化细胞 4 种。纤毛细胞的纤毛摆动能协助运送受精卵;无纤毛细胞有分泌作用,又称分泌细胞;楔形细胞可能是无纤毛细胞的前身;未分化细胞又称游走细胞,是上皮的储备细胞。输卵管肌肉的收缩和黏膜上皮细胞的形态、分泌及纤毛摆动,均受性激素的影响而有周期性变化。

(四)卵巢

卵巢(ovary)为一对扁椭圆形的性腺,是产生与排出卵子,并分泌甾体激素的性器官。由外侧的骨盆漏斗韧带(卵巢悬韧带)和内侧的卵巢固有韧带悬于盆壁与子宫之间,借卵巢系膜与阔韧带相连。卵巢前缘中部有卵巢门,神经血管通过骨盆漏斗韧带经卵巢系膜在此出入卵巢,卵巢后缘游离。卵巢的大小形状随年龄大小而有差异。青春期前卵巢表面光滑,青春期开始排卵后,表面逐渐凹凸不平。生育期妇女卵巢大小约 4×3×1cm,重为 5~6g,灰白色,绝经后卵巢逐渐萎缩、变小、变硬,妇科检查时不易触到。

卵巢表面无腹膜,由单层立方上皮覆盖,称为生发上皮。上皮的深面有一层致密纤维组织,称为卵巢白膜。再往内为卵巢实质,又分为外层的皮质和内层的髓质。皮质是卵巢的主体,由大小不等的各级发育卵泡黄体和它们退化形成的残余结构及间质组织组成。髓质与卵巢门相连,由疏松结缔组织及丰富的血管、神经、淋巴管以及少量与卵巢韧带相延续的平滑肌纤维构成。

第三节　血管、淋巴及神经

女性生殖器的血管与淋巴管相伴行,各器官间静脉及淋巴管以丛、网状相吻合。

(一)动脉

女性内、外生殖器的血液供应主要来自卵巢动脉、子宫动脉、阴道动脉及阴部内动脉(图 5-3-1)。

1. 卵巢动脉　自腹主动脉发出,在腹膜后沿腰大肌前行,向外下行至骨盆缘处,跨过输尿管和髂总动

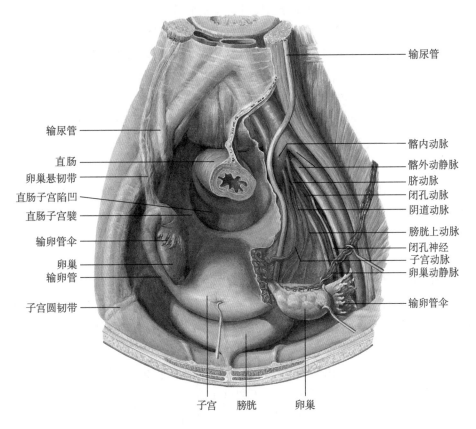

图中标注（顺时针方向）：

输尿管

髂内动脉
髂外动静脉
脐动脉
闭孔动脉
阴道动脉
膀胱上动脉
闭孔神经
子宫动脉
卵巢动静脉
输卵管伞

输尿管
直肠
卵巢悬韧带
直肠子宫陷凹
直肠子宫襞
输卵管伞
卵巢
输卵管
子宫圆韧带

子宫　膀胱　卵巢

图 5-3-1　冠状面盆腔主要动静脉

脉下段，经骨盆漏斗韧带向内横行，再向后穿过卵巢系膜，分支经卵巢门进入卵巢。卵巢动脉，在进入卵巢前，尚有分支走行于输卵管系膜内供应输卵管，其末梢在宫角附近与子宫动脉上行的卵巢支相吻合。

2. 子宫动脉　为髂内动脉前干分支，在腹膜后沿骨盆侧壁向下向前前行，经阔韧带基底部、宫旁组织到达子宫外侧，相当于子宫颈内口水平约 2cm 处，横跨输尿管至子宫侧缘，此后分为上、下两支。上支较粗，沿宫体侧缘迂曲上行，称为子宫体支，至宫角处又分为宫底支(分布于宫底部)输卵管支(分布于输卵管)及卵巢支(与卵巢动脉末梢吻合)；下支较细，分布于子宫颈及阴道上段，称为子宫颈—阴道支。

3. 阴道动脉　为髂内动脉前干分支，分布于阴道中下段前后壁、膀胱顶及膀胱颈。阴道动脉与子宫颈—阴道支和阴部内动脉分支相吻合。阴道上段由子宫动脉子宫颈—阴道支供应，阴道中段由阴道动脉供应，阴道下段主要由阴部内动脉和痔中动脉供应。

4. 阴部内动脉　为髂内动脉前干终支，经坐骨大孔的梨状肌下孔穿出骨盆腔，环绕坐骨棘背面，经坐骨小孔到达坐骨肛门窝，并分出 4 支：①痔下动脉，分布于直肠下段及肛门部；②会阴动脉，分布于会阴浅部；③阴唇动脉，分布于大、小阴唇；④阴蒂动脉，分布于阴蒂及前庭球。

(二) 静脉

盆腔静脉与同名动脉伴行，但数目比其动脉多，并在相应器官及其周围形成静脉丛，且相互吻合，使盆腔一旦感染，易于沿静脉蔓延。卵巢静脉与同名动脉伴行，右侧汇入下腔静脉，左侧汇入左肾静脉，行腹主动脉旁淋巴结切除达肾静脉水平时应避免损伤卵巢静脉。因肾静脉较细，容易发生回流受阻，故左侧盆腔静脉曲张较多。

(三) 淋巴

女性内外生殖器和盆腔组织具有丰富的淋巴系统。淋巴结通常沿相应的血管排列，成群或成串分布，其数目及确切位置变异很大。当内外生殖器发生感染或癌瘤时,往往沿各部回流的淋巴管扩散或转移。

1. 外生殖器淋巴分为深、浅两部分 ①腹股沟浅淋巴结,分上、下两组。上组沿腹股沟韧带排列,收纳外生殖器、阴道下段会阴及肛门部的淋巴;下组位于大隐静脉末端周围,收纳会阴及下肢的淋巴。其中髂总淋巴结管大部分汇入腹股沟深淋巴结,少部分汇入髂外淋巴结。②腹股沟深淋巴结,位于股静脉内侧,收纳阴蒂腹股沟浅淋巴,汇入髂外及闭孔等淋巴结。

2. 盆腔淋巴分为3组 ①髂淋巴组由闭孔、髂内、髂外及髂总淋巴结组成;②骶前淋巴组位于骶骨前面;③腰淋巴组,也称腹主动脉旁淋巴组,位于腹主动脉旁。

阴道下段淋巴主要汇入腹股沟浅淋巴结。阴道上段淋巴回流基本与子宫颈淋巴回流相同,大部汇入髂内及闭孔淋巴结,小部汇入髂外淋巴结,经髂总淋巴结汇入腰淋巴结和/或骶前淋巴结。子宫底、输卵管卵巢淋巴部分汇入腰淋巴结,部分汇入髂内外淋巴结。子宫体前后壁淋巴可分别回流至膀胱淋巴结和直肠淋巴结。子宫体两侧淋巴沿圆韧带汇入腹股沟浅淋巴结。

（四）神经

女性内外生殖器由躯体神经和自主神经共同支配。

1. 外生殖器的神经支配 主要由阴部神经支配。由第Ⅱ、Ⅲ、Ⅳ骶神经分支组成,含感觉和运动神经纤维,走行与阴部内动脉路径相同。在坐骨结节内侧下方分成会阴神经、阴蒂背神经及肛门神经(又称痔下神经)3支,分布于会阴、阴唇及肛门周围。

2. 内生殖器的神经支配 主要由交感神经和副交感神经支配。交感神经纤维由腹主动脉前神经丛分出,进入盆腔后分为两部分:①卵巢神经丛,分布于卵巢和输卵管;②骶前神经丛,大部分在子宫颈旁形成骨盆神经丛,分布于子宫体、子宫颈、膀胱上部等。骨盆神经丛中含有来自第Ⅱ、Ⅲ、Ⅳ骶神经的副交感神经纤维,及向心传导的感觉纤维。子宫平滑肌有自主节律活动,完全切除其神经后仍能有节律性收缩,仍能完成分娩活动。

第四节　骨盆

女性骨盆(pelvis)是躯干和下肢之间的骨性连接,是支持躯干和保护盆腔脏器的重要器官,同时又是胎儿娩出时必经的骨性产道,其大小、形状直接影响分娩过程。通常女性骨盆较男性骨盆宽而浅,有利于胎儿娩出(图5-4-1)。

（一）骨盆的组成

1. 骨盆的骨骼 骨盆由骶骨(ossacrum)、尾骨(oscoccyx)及左右两块髋骨(oscoxae)组成。每块髋骨又由髂骨(osilium)、坐骨

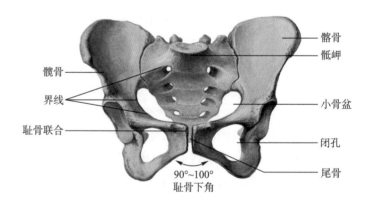

图5-4-1　女性骨盆

(osischium)和耻骨(ospubis)融合而成;骶骨由5~6块骶椎融合而成,呈楔(三角)形,其上缘明显向前突出,称为骶岬(promontory),是妇科腹腔镜手术的重要标志之一及产科骨盆内测量对角径的重要据点。尾骨由4~5块尾椎合成。

2. 骨盆的关节 包括耻骨联合(pubic symphysis)、骶髂关节(sacroiliac joint)和骶尾关节(sacro-coccygeal joint)。在骨盆的前方两耻骨之间由纤维软骨连接,称为耻骨联合,妊娠期受女性激素影响变松动,分娩过程中可出现轻度分离,有利于胎儿娩出。在骨盆后方,两髂骨与骶骨相接,形成骶髂关节。骶骨

与尾骨相连,形成骶尾关节,有一定活动度,分娩时尾骨后移可加大出口前后径。

3. 骨盆的韧带 连接骨盆各部之间的韧带中,有两对重要的韧带,一对是骶、尾骨与坐骨结节之间的骶结节韧带(sacrotuberous ligament),另一对是骶、尾骨与坐骨棘之间的骶棘韧带(sacrospinous ligament),骶棘韧带宽度即坐骨切迹宽度,是判断中骨盆是否狭窄的重要指标。妊娠期受性激素影响,韧带松弛,有利于分娩。

(二)骨盆的分界

以耻骨联合上缘、髂耻缘及骶岬上缘的连线为界,将骨盆分为假骨盆和真骨盆两部分。假骨盆又称大骨盆,位于骨盆分界线之上,为腹腔的一部分,其前方为腹壁下部,两侧为髂骨翼,后方为第5腰椎。假骨盆与产道无直接关系。真骨盆又称小骨盆,是胎儿娩出的骨产道(bony birth canal)。真骨盆有上、下两口,上口为骨盆入口(pelvic inlet),下口为骨盆出口(pelvic outlet),两口之间为骨盆腔(pelvic cavity)。骨盆腔后壁是骶骨和尾骨,两侧为坐骨棘和骶棘韧带,前壁为耻骨联合和耻骨支。坐骨棘位于真骨盆中部,肛诊或阴道诊可触及。两坐骨棘连线的长度是衡量中骨盆横径的重要径线,同时坐骨棘又是分娩过程中衡量胎先露部下降程度的重要标志。耻骨两降支的前部相连构成耻骨弓。骨盆腔呈前浅后深的形态,其中轴为骨盆轴,分娩时胎儿沿此轴娩出。

(三)骨盆的类型

根据骨盆形状(按 Callwell 与 Moloy 分类),分为4种类型(图 5-4-2)。

1. 女型(gynecoid type) 骨盆入口呈横椭圆形,入口横径较前后径稍长。耻骨弓较宽,坐骨棘间径 >10cm。最常见,为女性正常骨盆,我国妇女占 52%~58.9%。

2. 扁平型(platypelloid type) 骨盆入口呈扁椭圆形,入口横径 > 前后径。耻骨弓宽,骶骨失去正常弯度,变直向后翘或深弧形,故骶骨短骨盆浅。较常见,我国妇女占 23.2%~29%。

3. 类人猿型(anthropoid type) 骨盆入口呈长椭圆形,入口前后径 > 横径。骨盆两侧壁稍内聚,坐骨棘较突出,坐骨切迹较宽,耻骨弓较窄,骶骨向后倾斜,故骨盆前部较窄而后部较宽。骨盆的骶骨往往有6节,较其他类型骨盆深。我国妇女占 14.2%~18%。

4. 男型(android type) 骨盆入口略呈三角形,两侧壁内聚,坐骨棘突出,耻骨弓较窄,坐骨切迹窄呈高弓形,骶骨较直而前倾致出口后矢状径较短。骨盆腔呈漏斗形往往造成难产,少见,我国妇女仅占 1%~3.7%。

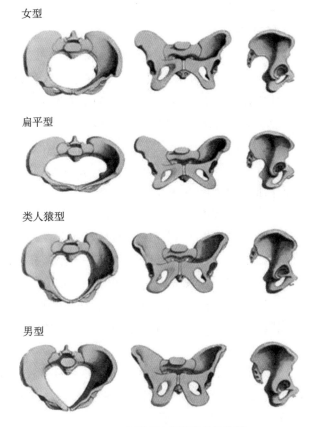

女型

扁平型

类人猿型

男型

图 5-4-2 四种基本类型的骨盆比较

上述4种基本类型只是理论上的归类,临床所见多是混合型骨盆。骨盆的形态大小除有种族差异外,其生长发育还受遗传、营养与性激素的影响。

第五节　骨盆底

骨盆底（pelvicfloor）由多层肌肉和筋膜构成，封闭骨盆出口，承托并保持盆腔脏器（如内生殖器、膀胱及直肠等）于正常位置。若骨盆底结构和功能出现异常，可导致盆腔脏器脱垂或功能障碍；分娩可以不同程度地损伤骨盆底组织或影响其功能。

骨盆底前方为耻骨联合和耻骨弓，后方为尾骨尖，两侧为耻骨降支坐骨升支和坐骨结节。两侧坐骨结节前缘的连线将骨盆底分为前后两个三角区：前三角区为尿生殖三角，向后下倾斜，有尿道和阴道通过；后三角区为肛门三角，向前下倾斜，有肛管通过。骨盆底由外向内分为内、外、中3层。

（一）外层

外层位于外生殖器及会阴皮肤及皮下组织的下面，由会阴浅筋膜及其深面的3对肌肉及括约肌组成。此层肌肉的肌腱汇合于阴道外口与肛门之间，形成中心腱。

1. 球海绵体肌　覆盖前庭球和前庭大腺，向前经阴道两侧附于阴蒂海绵体根部，向后与肛门外括约肌交叉混合。此肌收缩时能紧缩阴道，故又称阴道括约肌。

2. 坐骨海绵体肌　始于坐骨结节内侧，沿坐骨升支及耻骨降支前行，向上止于阴蒂海绵体。

3. 会阴浅横肌　从两侧坐骨结节内侧面中线向中心腱汇合。

4. 肛门外括约肌　为围绕肛门的环形肌束，前端汇合于中心腱。

（二）中层

中层为泌尿生殖膈。由上、下两层坚韧的筋膜及其间的一对会阴深横肌及尿道括约肌组成，覆盖于由耻骨弓、两侧坐骨结节形成的骨盆出口前部三角形平面的尿生殖膈上，又称三角韧带，其中有尿道和阴道穿过。

1. 会阴深横肌自坐骨结节的内侧面伸至中心腱处。

2. 尿道括约肌环绕尿道，控制排尿。

（三）内层

内层为盆膈（pelvic diaphragm），是骨盆底最坚韧的一层，由肛提肌及其内、外面各覆一层筋膜组成。自前向后依次有尿道、阴道和直肠穿过。

肛提肌（levator ani muscle）是位于骨盆底的成对扁阔肌，向下、向内合成漏斗形，肛提肌构成骨盆底的大部分。每侧肛提肌自前内向后外由3部分组成：①耻尾肌，为肛提肌的主要部分，肌纤维起自耻骨降支内侧，绕过阴道、直肠，向后止于尾骨，其中有小部分肌纤维止于阴道及直肠周围。分娩过程中耻尾肌容易受损伤而可致产后出现膀胱、直肠膨出。②髂尾肌，起自腱弓（即闭孔内肌表浅筋膜的增厚部分）后部，向中间及向后走行，与耻尾肌汇合，绕肛门两侧，止于尾骨。③坐尾肌，起自两侧坐骨棘，止于尾骨与骶骨。在骨盆底肌肉中，肛提肌起最重要的支持作用；又因肌纤维在阴道和直肠周围交织，有加强肛门和阴道括约肌的作用。

骨盆腔从垂直方向可分为前、中后3部分，当骨盆底组织支持作用减弱时，容易发生相应部位器官松弛脱垂或功能缺陷。在前骨盆腔，可发生膀胱和阴道前壁膨出；在中骨盆腔，可发生子宫和阴道穹隆脱垂；在后骨盆腔，可发生直肠和阴道后壁膨出。

会阴（perineum）有广义与狭义之分。广义的会阴是指封闭骨盆出口的所有软组织，前起自耻骨联合下缘，后至尾骨尖，两侧为耻骨降支坐骨升支坐骨结节和骶结节韧带。狭义的会阴是指位于阴道口和肛门之间的楔形软组织，厚3~4cm，又称为会阴体（perineal body），由表及里为皮肤、皮下脂肪、筋膜部分、肛提肌和会阴中心腱。会阴中心腱由部分肛提肌及其筋膜和会阴浅横肌、会阴深横肌、球海绵体肌及肛门外括约肌的肌腱共同交织而成。会阴伸展性大，妊娠后期会阴组织变软，有利于分娩。分娩时需保护会阴，避免发生裂伤。

第六节 邻近器官

女性生殖器与尿道膀胱输尿管直肠及阑尾相邻。当女性生殖器出现病变时,常会累及邻近器官,增加诊断与治疗上的难度,反之亦然。女性生殖器的发生与泌尿系统同源,故女性生殖器发育异常时,也可能伴有泌尿系统的异常。

1. 尿道(urethra) 为一肌性管道,始于膀胱三角尖端,穿过泌尿生殖膈,终于阴道前庭部的尿道外口。长4~5cm,直径约0.6cm。由两层组织构成,即内面的黏膜和外面的肌层。黏膜衬于腔面,与膀胱黏膜相延续。肌层又分为两层,内层为纵行平滑肌,排尿时可缩短和扩大尿道管腔;外层为横纹肌,称尿道括约肌,由"慢缩型"肌细胞构成,可持久收缩保证尿道长时间闭合,但尿道快速闭合需借助尿道周围的肛提肌收缩。肛提肌及盆筋膜对尿道有支持作用,在腹压增加时提供抵抗而使尿道闭合,如发生损伤可出现张力性尿失禁。由于女性尿道短而直,与阴道邻近,容易引起泌尿系统感染。

2. 膀胱(urinary bladder) 为一囊状肌性器官。排空的膀胱位于耻骨联合和子宫之间,膀胱充盈时可凸向盆腔甚至腹腔。成人膀胱平均容量为350~500ml。膀胱分为顶、底、体和颈4部分。前腹壁下部腹膜覆盖膀胱顶,向后移行达子宫前壁,两者之间形成膀胱子宫陷凹。膀胱底部内面有一三角区称为膀胱三角,三角的尖向下为尿道内口,三角底的两侧为输尿管口,膀胱收缩时该三角为等边三角形,每边长约2.5cm。膀胱底部与子宫颈及阴道前壁相连,其间组织疏松,盆底肌肉及其筋膜受损时,膀胱与尿道可随子宫颈及阴道前壁一并脱出。

3. 输尿管(ureter) 为一对圆索状肌性管道,管壁厚1mm,由黏膜、肌层、外膜构成。全长约30cm,粗细不一,内径最细3~4mm,最粗7~8mm。起自肾盂,在腹膜后沿腰大肌前面偏中线侧下行(腰段);在骶髂关节处跨髂外动脉起点的前方进入骨盆腔(盆段),并继续在腹膜后沿髂内动脉下行,到达阔韧带基底部向前内方行,在子宫颈部外侧约2.0cm,于子宫动脉下方穿过,位于子宫颈阴道上部的外侧1.5~2.0cm处,斜向前内穿越输尿管隧道进入膀胱。在施行高位结扎卵巢血管、结扎子宫动脉及打开输尿管隧道时,应避免损伤输尿管。输尿管走行和数目可有变异,且可随子宫发育异常连同该侧肾脏一并缺如。在输尿管走行过程中,支配肾、卵巢、子宫及膀胱的血管在其周围分支并相互吻合,形成丰富的血管丛营养输尿管,在盆腔手术时应注意保护输尿管血运,避免因缺血形成输尿管瘘。

4. 直肠(rectum) 位于盆腔后部上接乙状结肠,下接肛管,前为子宫及阴道,后为骶骨,全长10~14cm。直肠前面与阴道后壁相连,盆底肌肉与筋膜受损伤,常与阴道后壁一并膨出。肛管长2~3cm,借会阴体与阴道下段分开,阴道分娩时应保护会阴,避免损伤肛管。

5. 阑尾(vermiform appendix) 为连于盲肠内侧壁的盲端细管形似蚯蚓,其位置、长短、粗细变异很大,常位于右髂窝内,下端有时可达右侧输卵管及卵巢位置,因此,妇女患阑尾炎时有可能累及右侧附件及子宫,应注意鉴别诊断,并且如果发生在妊娠期,增大子宫将阑尾推向外上侧,容易延误诊断。阑尾也是黏液性肿瘤最常见的原发部位,故卵巢黏液性癌手术时应常规切除阑尾。

(薛 杭 徐 莹)

思考题

1. 简述女性生殖器正常解剖结构及血管、神经分布。
2. 与子宫/胎盘供血有关的动脉有哪些?当术中出血时,可以结扎的动脉(用于控制出血)为哪些?

推荐阅读

［1］ 谢幸,孔北华,段涛.妇产科学.9版.北京:人民卫生出版社 2018:7.

［2］ 熊利泽,董海龙,路志红,译.施耐德产科麻醉学.5版.北京:科学出版社,2018:282-302.

［3］ 郎景和,张晓东.妇产科临床解剖学.1版.山东:山东科学技术出版社,2010.

第六章

妊娠期生理改变

本章要求

1. 掌握子宫和胎盘生理,妊娠期心血管系统和呼吸系统的生理改变。
2. 熟悉妊娠期血液系统、神经系统的生理改变。
3. 了解妊娠期消化系统、泌尿系统和内分泌系统的生理改变。

孕妇妊娠期间解剖和生理发生显著的变化,以适应胎儿生长发育的代谢需求。增大的妊娠子宫会给母体带来机械性压迫;卵巢和胎盘产生的激素及其活性的改变可改变母体的生理功能;胎儿胎盘系统导致母体新陈代谢需求的增加和生化的改变。孕妇妊娠期间的生理改变始于妊娠早期,涉及全身所有器官系统,对麻醉生理、药理及麻醉管理技术产生了重要影响。妊娠相关的麻醉管理涉及分娩镇痛、剖宫产手术及妊娠患者行非产科手术的管理。麻醉医生对妊娠期相关的解剖及生理变化进行全面的了解有助于确保母亲和胎儿的安全和最佳结局。本章将分系统对正常妊娠的生理改变及其对麻醉的意义进行阐述。

第一节　子宫和胎盘生理

子宫胎盘循环提供胎儿和胎盘生长发育所必需的氧气和营养物质的输送,其发育异常与子痫前期、胎儿生长受限和早产等并发症有关,甚至可能与胎儿成年期易患心血管疾病有关。对子宫胎盘循环调节的了解是安全提供产科麻醉和管理许多妊娠相关疾病的重要基础。

一、子宫胎盘血流

母体和胎儿循环通过胎盘交换胎儿生长所必需的营养物质、气体和废物。了解妊娠子宫的母体血管供应、胎盘的大体和微观结构以及从胎盘到胎儿的血流,对于理解子宫胎盘循环、胎盘气体交换和药物穿过胎盘转移的生理学是必要的。

(一) 子宫血流

子宫的血液供应来源于子宫动脉和卵巢动脉。子宫动脉是髂内动脉的分支,是妊娠子宫血流的主要来源。卵巢动脉通常起源于肾动脉下方的腹主动脉前外侧。子宫动脉于侧穹隆上方向子宫颈和阴道分出分支,随后沿子宫侧壁纤曲上行,并在两层阔韧带之间上升,分出分支与卵巢动脉相连接。子宫动脉的体支在沿子宫侧壁上行的途中垂直地分出许多弓状动脉,这些动脉在子宫肌层中向中线方向穿行,并分出径向动脉支成直角地伸入子宫内膜。径向动脉在子宫内膜内再分出子宫内膜基底动脉和螺旋动脉终末支。基底动脉供养子宫内膜的基底层,不受激素的影响;螺旋动脉伸入子宫内膜的功能层,其管径受卵巢激素水平的影响而变化。妊娠期间,滋养层侵入螺旋动脉导致其平滑肌和收缩能力消失,血管舒张,阻力降低,血流量增加。异常或不充分的滋养细胞侵袭是子痫前期的病理生理学基础之一。

氧合的母体血液从螺旋动脉以喷泉状射流的形式进入绒毛间隙,流向绒毛膜板的血液浸泡绒毛,完成母亲和胎儿血液之间的氧气、营养物质和代谢废物的交换。随后母体血液流入基板,进入多个收集静脉。血液可通过子宫静脉至髂内静脉回流,也可通过卵巢静脉(子宫—卵巢丛)在右侧回流入下腔静脉或在左侧流入肾静脉。

妊娠时子宫血流呈现低阻力高流量的特征,子宫血流量在整个妊娠期增加。在妊娠晚期,子宫血流占母体心排血量的比例高达 20%。足月时,子宫血流约为 700ml/min,其中约 70%~90% 通过绒毛间隙。其余的满足子宫肌层的代谢需求。有研究发现,胎盘同侧的子宫动脉与对侧动脉相比,血管直径约大 11%,血流量约增加 18%。

(二) 胎儿循环

在胎儿循环中,氧气和营养物质浓度最高的血液通过脐带进入胎儿,在静脉导管处部分血流分流至肝脏。静脉导管直径的变化,通过一种尚未明确的机制,调节脐静脉血在肝和心脏之间的分配:扩张导致更多的血液分流到心脏,而收缩时使更多的血液流向肝脏。在人类胎儿中,静脉导管分流的比例随着妊娠的进展而减少。在妊娠 18~20 周时,多达 32% 的脐静脉血绕过肝脏。接近足月时,仅有 18%~25% 的脐静脉血流通过静脉导管高速分流至右心房。流经肝脏的血液经肝静脉与分流的脐静脉血流入下腔静脉,汇入右心房。此外右房还收集上腔静脉及冠状窦回流的血液。汇入右房的血液由于速度和方向的区别,部分含氧的血液在卵圆孔处分流至左心房,而上腔静脉的血几乎完全由右心房进入右心室。导管前主动脉将富含营养的血液(通过头臂循环)输送到心脏和大脑,而来自右心室的不太饱和的血液少量流到肺,大部分经动脉导管进入降主动脉,流到全身。降主动脉的血一部分流到躯体下部及内脏后经下腔静脉入右心房,其余的血经过腹壁下动脉,至脐动脉流回胎盘,血液经过氧合后再流经下腔静脉回右心房。

脐动脉将低氧的胎儿血液输送到胎盘,进一步分支成更小的脐带毛细血管,为位于胎盘小叶的绒毛树提供营养。绒毛膜动脉在绒毛树基部发出二级分支子叶动脉,并在流向母体的过程中逐级分支形成终末小动脉,末端小动脉通过颈部进入球状膨大,在那里形成 2~4 个狭窄的毛细血管环。绒毛的分支形成了密集的毛细血管网络,降低了血管阻力,为营养物质和废物的交换提供了更大的表面积。合胞体滋养层、绒毛核心基质和胎儿毛细血管内皮组成了绒毛膜。母体和胎儿血液被绒毛膜分开,并通过绒毛膜进行气体、营养和药物的交换。毛细血管的静脉端纤曲、变窄,并通过狭窄的颈部返回收集小静脉,这些小静脉在绒毛树中聚结形成较大的静脉,当它们穿透绒毛膜板时,成为绒毛膜静脉。静脉分支结合成一条脐静脉,将血液输送回胎儿。

(三) 胎盘循环

妊娠期间胎盘的生长伴随着胎儿生长发育所需的子宫血流量的增加。子宫血流是母胎气体交换成功的最重要决定性因素之一。子宫胎盘循环可能受激素水平、昼夜节律变化、疾病、分娩以及麻醉技术和药物等因素的影响。

母体胎盘循环主要依靠血管扩张增加血流量。起初在黄体激素水平的影响下,子宫螺旋动脉伸长并卷曲。蜕膜被侵蚀导致已经卷曲的螺旋动脉横向盘绕。滋养层细胞和纤维细胞逐渐替换这些动脉的弹性和肌肉成分,使血管舒张,以满足血流增加的需要。在这一过程中,血管直径可增加 10 倍,而血流速度和血压下降。母体血液在绒毛相对较少的区域以 70~80mmHg 的压力进入绒毛间子叶间隙。当血液进入胎盘绒毛密集的高阻力区域时,血流的压力迅速减小至 10mmHg,血流速度下降。子宫螺旋动脉发育不充分导致的相对缺血是子痫前期和胎儿生长受限的发生机制之一。螺旋动脉血流的计算机模拟表明,未扩张的螺旋动脉中的高血液流速可对内皮和胎盘滋养层造成损害。

胎儿胎盘血流量的增加主要依靠血管生长。胎儿胎盘脉管系统不受交感神经系统的支配,因此无法实现典型的自动调节。胎儿可以通过以下方式调节胎盘灌注:①胎儿肾上腺释放的肾上腺髓质素有助于维持胎盘血管的张力;②胎儿血压的变化影响血液通过胎盘的净流入/流出,从而影响胎儿血管内的容量和灌注;③由血管舒张剂一氧化氮和乙酰胆碱旁分泌介导的局部自动调节作用。母体高血糖和低氧血症可能通过血管介质改变局部胎儿血流。内皮源性舒张因子,尤其是前列环素和一氧化氮在控制胎儿胎盘循环中很重要。缺氧引起的胎儿胎盘血管收缩是通过减少一氧化氮的释放来介导的,类似于缺氧性肺血管收缩的机制。缺氧导致的胎盘血管收缩,也与血管紧张素Ⅱ系统有关。

二、胎盘功能

除了在胎儿和母体之间形成联系之外,人类胎盘还有许多功能。生长中的胎儿依赖胎盘完成营养物质和废物的交换,胎盘还具有屏障功能和内分泌功能。

(一) 物质交换

1. 氧气 胎儿对氧气的需求为 $8ml/(kg \cdot min)$,高于成人的 $4ml/(kg \cdot min)$。胎盘绒毛膜表面积约有 $14 \sim 16m^2$,厚度约 3.5cm,作为胎儿的"肺",其氧转移效率只有成人肺的 1/5。约 20% 的子宫动脉血和 40% 的子宫动脉提供的氧被分流,以满足胎盘和子宫组织的代谢需求。

穿过胎盘的氧转移取决于膜表面积、膜厚度、母体血液和胎儿血液之间的氧分压梯度、母体和胎儿血红蛋白的氧亲和力以及母体和胎儿的相对血流量。物理溶解氧扩散穿过绒毛膜,结合氧由绒毛间隙中的母体血红蛋白释放并扩散穿过胎盘。虽然氧穿过绒毛膜的能力下降,但氧气扩散的主要决定性因素是母体血流。胎儿高血红蛋白浓度(17mg/dl)和胎儿血红蛋白对氧的更高亲和力增强了胎儿红细胞的氧摄取。胎儿—母体二氧化碳(CO_2)转移使血液酸碱度发生变化,进而导致母体和胎儿氧合血红蛋白解离曲线的变化,进一步增强了母体向胎儿的氧转移。

2. 二氧化碳 二氧化碳的转移以多种不同的形式发生,包括溶解的 CO_2、碳酸(H_2CO_3)、碳酸氢根离子(HCO_3^-)、碳酸根离子(CO_3^{2-})和氨基甲酸血红蛋白。CO_2 和 H_2CO_3 之间的平衡通过红细胞中碳酸酐酶催化的反应来维持。

胎儿血液和母体血液之间的二氧化碳分压(PCO_2)梯度(分别为 40mmHg 和 34mmHg)驱动 CO_2 由胎儿向母体转移。CO_2 的扩散性是氧气的 20 倍,并且很容易穿过胎盘。CO_2 从胎儿毛细血管向母体血液的快速移动引起碳酸酐酶反应平衡的改变,从而产生更多的 CO_2 进行扩散。母体血液中脱氧血红蛋白的产生进一步增强了 CO_2 的转移,脱氧血红蛋白对 CO_2 的亲和力高于氧合血红蛋白。由此产生的亲和力可能占 CO_2 经胎盘转移的 46%。碳酸氢盐也存在显著的胎儿—母体浓度梯度,但其带电性质阻碍了其转移和对 CO_2 转运的贡献。

3. 营养物质和代谢产物 营养物质和代谢产物均以简单扩散、易化扩散、主动运输及胞饮等机制通过胎盘在胎儿和母体间交换。葡萄糖以易化扩散方式透过胎盘,为胎儿提供代谢的主要能源。氨基酸、钙、磷、碘、铁等以主动运输方式透过胎盘。脂肪酸、钠、钾、镁、维生素 A、维生素 D、维生素 E、维生素 K 等以简单扩散方式透过胎盘。

(二) 屏障功能

胎盘允许许多物质的双向转移,因此其屏障作用有限。许多物质在胎盘组织内发生特异性或非特异性结合,从而可最大限度地减少胎儿暴露和积累;其他一些物质被大量诱导型和组成型细胞色素 P_{450} 同工酶和转运蛋白改变。细菌、弓形虫、衣原体、螺旋体不能通过胎盘,但可在破坏绒毛结构后进入胎体感染胚胎及胎儿。

大多数药物通过单纯扩散途径顺浓度梯度从母体透过胎盘到胎儿。母体—胎儿血药浓度梯度的增加、母体蛋白结合减少和胎儿蛋白结合增加、较低的分子量、较低的解离程度和较高的脂溶性等因素可促进药物由母体向胎儿的转移。母体血药浓度是决定进入胎儿体内药量的主要因素。

非去极化肌松药分子量高且脂溶性低,因此不易透过胎盘。苯二氮䓬类药、局麻药物和阿片类药物分子量小,较易透过胎盘屏障。此外,由于胎儿血液 pH 较母体低,弱碱性药物如局麻药和阿片类药物通过胎盘进入胎儿血液后变为离子状态,通过胎盘的阻力更大,从而不断蓄积在胎儿体内。胎儿窘迫时胎儿血 pH 更低,更易导致弱碱性药物的蓄积。

（三）内分泌和合成功能

胎盘合体滋养层细胞能合成多种激素、酶和细胞因子。母体—胎儿—胎盘单位中的胎盘酶可以将类固醇前体转化为雌激素和孕激素。胎盘的这种合成类固醇的功能在妊娠早期就开始;排卵后 35~47 天,胎盘产生的雌激素和孕激素超过黄体。

第二节　心血管系统变化

妊娠期间心血管系统功能的生理变化,通过显著增加子宫灌注来支持胎儿生长和新陈代谢,并使产妇为分娩时失血做好准备。

一、心脏解剖结构变化

妊娠导致心脏体积增大,这是血容量增加和心肌收缩力增加的结果。妊娠期间,妊娠子宫推动横膈膜上移,导致心脏位置向上向前移动,心尖搏动点向第 4 肋间,并向左移动到锁骨中线。心脏位置的变化还产生影像学改变和心电图的电轴变化。

超声心动图可见舒张末期心室容积增加和左室壁厚度增加的左室肥厚表现。心脏质量随着心肌细胞尺寸而增加,妊娠晚期左心室质量可增加 23%。妊娠期间左室舒张末期容积增加,而收缩末期容积没有变化,导致射血分数增加。二尖瓣、三尖瓣和肺动脉瓣的瓣环直径增加;94% 的足月妊娠妇女可出现三尖瓣和肺动脉瓣反流,27% 可出现二尖瓣反流。正常妊娠引起的生理变化不会导致主动脉瓣瓣环扩张。进行血流动力学监测时,中心静脉压、肺动脉舒张压和肺毛细血管楔压与非妊娠患者的值是一致的。超声心动图还发现部分产妇存在无症状心包积液。

心音的变化在妊娠期间并不少见。第一心音加重,且由于二尖瓣和三尖瓣不同步关闭出现第一心音分裂。第二心音变化很小。在妊娠晚期,也可听到第三心音。妊娠高动力状态下,功能性血流杂音很常见,患者通常不会出现主动脉瓣反流引起的杂音,但在心脏听诊时通常会听到由血流增加和三尖瓣瓣环扩张引起的 I~II 级收缩期心脏杂音。

二、血容量变化

妊娠期间母体血容量可增加 55%,从 40ml/kg 提高至 70ml/kg,红细胞容量增加约 17%,从 25ml/kg 提高至 30ml/kg。这种改变开始于妊娠早期,中期急剧上升,在 32~34 周左右达到峰值,随后略有下降。

大部分增加的血容量用于满足妊娠子宫的灌注,分娩时有 300~500ml 的血液因宫缩而返回母体循环。妊娠第 2 个月促红细胞生成素的增加刺激了红细胞的生成。血浆容量比红细胞容量增加更多,导致"妊娠生理性贫血"。如果叠加缺铁性贫血,血红蛋白浓度可能更低。

妊娠期间血容量的增加为产妇在分娩时的正常失血提供保障。经阴道分娩时失血量一般 <500ml,而剖宫产时失血量一般 <1 000ml。失血引起的血流动力学变化通常在失血量 >1 500ml 时才能观察到,失血量 <1 500ml 时,很少需要输血。在产后第 1 周,血容量减少到孕前水平的 125%,到产后第 6 周至第 9 周,血容量逐渐减少到孕前水平的 110%。血红蛋白和血细胞比容在产后初期下降,在产后第 6 周逐渐上升至孕前水平。

三、心排血量变化

心排血量（cardiac output，CO）在妊娠 10 周时开始增加，在妊娠 32 周时达到峰值，较基线水平增加 40%~50%，随后保持稳定直到足月。在此期间，用于子宫血流的 CO 从 5% 增加到 11%。

CO 的增加是妊娠期间每搏量（SV）和心率（HR）共同增加的结果。CO 的增加最初是由心率增加引起的。心率的增加始于妊娠第 5 周，至妊娠 3 个月，心率增加 15%~25%，之后保持相对稳定；足月时心率峰值较孕前增加 10~20 次/min。妊娠前 3 个月每搏量增加约 20%，妊娠中期每搏量较基线增加 25%~30%。每搏量的增加与雌激素水平的增加相关。每搏量指数在妊娠期间降低，而心排血指数与孕前值相比略有增加。

妊娠期间 CO 的增加导致子宫胎盘、肾脏和四肢的灌注增加。子宫血流量增加，以满足发育中胎儿的需求，从基线值约 50ml/min（孕前）增加到 700~900ml/min。约 90% 的血流量灌注绒毛间隙，其余灌注子宫肌层。在妊娠后半期，分配到子宫循环的 CO 的比例从 5% 增加到 12%。在足月时，皮肤血流量增加 3~4 倍，从而导致皮肤温度升高。在妊娠 16~26 周时，肾血流量增加 80%，但在足月时仅比孕前基线高 50%。

在分娩过程中，对心脏提出了更高的要求。由于心率和每搏输出量增加，在分娩过程中 CO 会进一步增加。与分娩前的数值相比，CO 在潜伏期进一步增加 15%，在活跃期增加 30%，在第 2 产程增加 45%。每次子宫收缩都会导致 CO 增加 10%~25%。产妇的 CO 在产后较产前可增加 75%，2 周左右恢复到孕前水平。剖宫产后，心排血指数立即上升 40%，外周血管阻力指数（SVRI）下降 39%，但平均动脉压保持不变，这些变化可持续 10 分钟至胎儿娩出后 30 分钟不等，并在产后 2~5 天恢复到基线值。

分娩时的血流动力学变化与分娩方式无关。大多数产妇对这种心脏做功的显著增加可以耐受，但是患有心脏疾病的产妇，心功能无法满足 CO 大量增加的需求，通常在产后即刻有很高的并发症风险。

四、血压与外周血管阻力变化

1. 血压　血压随着母亲年龄的增加而增加。在特定年龄段，初产妇的平均血压高于经产妇。收缩压、舒张压和平均动脉压在妊娠中期下降，并随着分娩临近而向基线升高。舒张压降低多于收缩压，妊娠早期开始至中期舒张压下降约 20%。较低的血压通常会持续到怀孕以后。

2. 血管阻力　妊娠期间，外周血管阻力（SVR）从约 1 530dyn·s/cm^5 降至 1 210dyn·s/cm^5。可能的机制包括：①孕激素作用于血管平滑肌促进血管舒张；②α 和 β 受体下调；③妊娠期血浆前列环素（一种有效的血管扩张剂）水平升高；④低阻力的胎盘循环基本上与体循环并行，两个并行系统的阻力之和比任何一个单独系统的阻力都小，因此胎盘床有助于减少体循环后负荷；⑤血液黏度是后负荷的重要决定性因素，妊娠稀释性贫血改善血液流变学，降低后负荷。高龄产妇在妊娠期间与较高的中位外周血管阻力有关，吸烟的孕妇与不吸烟的孕妇相比，表现出较低的外周血管阻力。

肺血管阻力（PVR）在妊娠期间也减少了大约 30%，这可能是通过类似的机制得以实现。妊娠期间，SVR 和 PVR 之间的平衡可能会被打破，这对存在分流的先天性心脏病患者有重要意义。

五、心电图改变和心律失常

足月妊娠时的心电图可出现由于子宫将横膈膜抬高导致心脏左移引起的改变。以下是妊娠期可能出现的正常心电图表现：①P-R 间期和未校正的 Q-T 间期缩短；②QRS 电轴任意方向偏移；③妊娠早期，平均 QRS 轴小幅向右偏移；在妊娠晚期，由于左半隔进行性抬高，平均 QRS 轴小幅向左偏移；④Ⅲ导联经常显示 Q-T 波倒置；⑤左胸导联和肢体导联中常见的一过性 ST-T 改变。患有长 Q-T 综合征的妇女在妊娠期间发生心脏事件的次数减少，但在分娩后 9 个月内发生从晕厥到猝死等心脏事件的风险增加。

妊娠中最常见的良性心律失常是异位房性期前收缩和室性期前收缩以及窦性心动过速。妊娠诱发心律失常的机制包括：①心脏离子通道传导的变化；②心脏增大（心房牵张，心室舒张末期容积增加，左室肥厚）；③自主神经张力的改变；④激素水平不稳定。当出现以下情况提示可能合并心脏器质性病变：①收缩期杂音>Ⅲ级或出现舒张期杂音；②严重的心律失常；③放射影像检查中明确的心脏增大。

六、下腔静脉和主动脉受压

妊娠子宫压迫主动脉和下腔静脉的程度取决于体位和胎龄。一旦胎儿头部入盆，主动脉和下腔静脉受压的不利血流动力学影响就会减少。产妇仰卧位时，尤其是在椎管内麻醉或全身麻醉的情况下，更容易监测到不良胎心。

1. 下腔静脉受压　下腔静脉压迫最常见于妊娠晚期，胎儿先露部分入盆之前。足月时，当孕妇处于侧卧位时，下腔静脉部分受压。这一发现与股静脉压和下段下腔静脉压高于基线75%一致。尽管下腔静脉受压，但有侧支循环维持静脉回流，右心室充盈压在侧卧位不变。无论体重指数如何，足月妊娠患者的腹内压通常会升高，但与仰卧位相比，侧卧位的腹内压明显较低。仰卧位时，有影像学研究显示由于妊娠子宫的压迫，下腔静脉可完全或几乎完全闭塞。血液从下肢通过骨内静脉、椎静脉、椎旁静脉和硬膜外静脉回流。然而，这种侧支静脉回流比通过下腔静脉回流少，导致右心房压力降低。下腔静脉闭塞的最终结果是在仰卧位心排血量和器官灌注减少。从仰卧位转移到侧卧位部分解除了腔静脉阻塞，此时的侧支循环足以维持侧卧位的右心室充盈压。坐姿也会导致主动脉腔静脉受压，坐位时心排血量减少10%。弯曲腿部会使子宫旋转压迫腔静脉。短时间的坐位，如硬膜外导管放置时，对子宫胎盘血流没有影响。

下腔静脉受压对胎儿的影响：流向子宫的血流与灌注压力（即子宫动脉压力—静脉压力）成正比，下腔静脉受压会影响子宫胎盘灌注，导致灌注总量减少。子宫静脉压升高会进一步降低子宫血流量，这会损害胎儿的健康。

下腔静脉受压对母体的影响：静脉血液在下肢的淤积增加妊娠期间发生静脉炎、静脉曲张和下肢水肿的倾向，脚踝水肿、腿部静脉曲张和痔疮的出现表明下肢静脉充血。即使母体血压正常，由于子宫静脉压升高，仰卧位子宫动脉灌注压也会降低。高达15%的足月妇女在仰卧时出现一系列症状，包括低血压、脸色苍白、出汗、恶心、呕吐和精神状态改变，被称为"仰卧位低血压综合征"。这种综合征是由于下腔静脉受压，静脉回流受阻和前负荷显著降低而心血管系统无法及时对此进行代偿引起的。

2. 主动脉受压　仰卧位时，主动脉也可能受到足月妊娠子宫压迫。由于主动脉受压引起外周血管阻力增大，一些足月妊娠妇女在仰卧位时肱动脉血压升高。子宫动脉是髂内动脉的分支，髂内动脉起始于压迫点的远端，因此尽管全身血压升高，但子宫灌注可能会减少。将足月产妇从仰卧位转到左侧位置会使绒毛间血流增加20%，胎儿氧分压增加40%。

3. 对麻醉的影响　在麻醉管理过程中，认识到主动脉和下腔静脉受压的重要性至关重要，其影响早在妊娠第20周就可出现。引起血管舒张的药物（如丙泊酚、挥发性麻醉剂等）和导致交感神经阻滞的技术将进一步减少下腔静脉阻塞时静脉回流到心脏。交感神经阻滞时，因静脉回流减少引起的血管收缩机制减少或消除，此时应预防主动脉和下腔静脉受压。

将患者保持在子宫左倾（left uterine displacement，LUD）侧卧位对于防止主动脉和下腔静脉受压至关重要。一项研究评估了剖宫产前足月非分娩患者主动脉及腔静脉受压最小化所需的倾斜角度，CO和脉压在向左倾斜15°时最高，与完全左侧卧相当。表明孕产妇左倾15°足以使CO得到恢复。保持LUD的方法包括：手法推动子宫；手术台或产床倾斜15°；使用床单、楔形泡沫橡胶垫或充气袋将右臀部和背部抬高10~15cm。在诸如羊水过多或多胎妊娠等子宫异常大的情况下，可能需要更大的倾斜角度（高达30°）来减轻大血管的压迫。

通常,当产妇出现低血压时,可能存在左侧子宫移位不足,应立即考虑对患者进行重新摆放体位。偶尔,子宫右倾位或右侧位可能与 LUD 一样有效。行剖宫产时,产妇 LUD 位时,新生儿的 Apgar 评分较高且需要评分次数较少,并且不太可能出现酸中毒。没有 LUD 的头高脚低体位不是预防或治疗产妇低血压的有效方法,相反,这种体位使子宫进一步移向腔静脉和主动脉,可能会恶化产妇的生命体征。第二产程的产妇分娩动作也可能导致主动脉、腔静脉受压和潜在的子宫灌注减少。任何足月孕妇仰卧位低血压时都应立即进行 LUD 或完全侧卧位,充分的静脉回流对后续治疗的成功至关重要。

七、分娩期和产褥期血流动力学变化

分娩时两次宫缩之间,产妇的心排血量与产前值相比较,在第一产程早期增加约 10%,在第一阶段晚期增加 25%,在第二阶段增加 40%。在产后不久,心排血量可能比分娩前测量值高 75%,比孕前基线高 150%。这些变化是由静脉回流增加和交感神经系统活动改变引起的每搏量增加引起的。在分娩过程中,子宫收缩将 300~500ml 血液从绒毛间隙通过卵巢静脉流出系统转移到体循环(自体输血)。产后心排血量增加的原因包括:下腔静脉压迫减轻、下肢静脉压降低、子宫肌层持续收缩和低阻力胎盘循环丧失。心排血量在产后 24 小时降至略低于产前值,并在产后 12~24 周恢复至孕前水平。分娩后心率迅速下降,产后 2 周达到孕前水平,接下来几个月略低于孕前水平。心脏的其他解剖和功能变化也是完全可逆的。

第三节　呼吸系统变化

妊娠期间发生多种解剖和生理变化,但妊娠对肺功能的影响相对较小。

一、上呼吸道变化

上呼吸道的变化开始于妊娠早期,并在整个妊娠期间逐渐增加。喉、鼻和口咽黏膜的毛细血管充血导致上气道的黏膜脆性和血运增加。由于呼吸道肿胀,许多患者会有类似上呼吸道感染的症状。经鼻呼吸通常会受影响,鼻塞可能会导致孕妇呼吸急促。受妊娠期激素水平尤其是雌激素水平的影响,气道结缔组织增加,血容量、全身水分和组织间液增加。这些因素导致口咽、鼻咽和呼吸道的充血和水肿。气道软组织的水肿性变化可能会因轻度上呼吸道感染或输液过量而显著加剧。先兆子痫产妇的黏膜充血可能会更严重,导致气管插管困难,尤其是在分娩妇女中。

由于气道充血和水肿,在吸痰、人工气道放置和喉镜检查过程中更易发生黏膜损伤,且损伤后出血过多的风险会增加。因此气道的操作应该小心谨慎,动作轻柔。如无必要,应避免经鼻气管插管和放置鼻胃管,因为这可能导致严重的鼻出血。孕妇通常应选用较小型号的气管导管(内径 6.0~6.5mm)。

二、胸部变化

胸部在妊娠期间也会产生一系列变化。松弛素水平的增加引起胸腔结构的改变,导致附着于肋骨的韧带松弛,肋下角从大约 69° 逐渐变宽到 104°。胸廓前后径和左右径各增加 2cm,导致下胸廓周长增加 5~7cm,胸廓前后径的增加导致胸壁运动幅度减小。这些变化在怀孕 37 周时达到峰值。横膈膜随着子宫的生长,腹腔内的容积增加而逐渐升高,可抬高 4cm。横膈运动的幅度较非妊娠时期也有增加。这些变化对妊娠患者有重要意义,遭受胸部穿透伤的妊娠患者,由于膈肌抬高,可能同时合并腹部损伤。

三、肺通气功能变化

在妊娠期间,大气道和小气道的功能变化都很小。流量—容积环的形状、第 1 秒用力呼气量(forced

expiratory volume in 1 second, FEV_1）、FEV_1 与用力肺活量（forced vital capacity, FVC）的比率和闭合容量在妊娠期间保持不变。尽管妊娠子宫使横膈膜向上移位，但膈肌呼吸肌强度没有显著变化，横膈膜运动幅度实际上是增加的。

肺容积和肺容量在妊娠期间没有显著变化。妊娠期间肺总量通常保持不变或略有下降，而潮气量增加45%。这些改变大多数发生在妊娠早期。潮气量的早期变化与补吸气量的短暂减少有关。残气量有略微下降的趋势，而肺活量基本保持不变，但肥胖产妇的肺活量明显下降。妊娠晚期由于潮气量和补吸气量的增加，深吸气量增加，补呼气量减少。

妊娠期肺容量最主要的变化是足月时功能残气量（FRC）的减少。妊娠期间子宫增大和横膈膜的抬高导致基底肺泡肺不张增加，FRC 降低。这一变化始于妊娠第 20 周，足月时 FRC 可减少至孕前的 80%。仰卧位时，由于横膈膜进一步向头部移动和后基底段肺不张增加，闭合容量可进一步下降。其测量值可下降30% 以上。闭合容量超过 FRC 时，由于小气道关闭，通气/血流比失衡增加，产妇在仰卧位有低氧血症和器官灌注受损的风险。将患者置于 30° 头高位，仰卧位的 FRC 可增加 10%（约 188ml）。

FRC 主要代表呼吸暂停期间可用的氧气储备量，FRC 的减少缩短了低氧血症发展的时间。因此，在全身麻醉和气管插管前对产妇进行预充氧至关重要，有助于缓解严重的动脉血氧饱和度下降。

四、动脉血气变化

妊娠期间，潮气量从 450ml 增加到 600ml，呼吸频率可增加 1~2 次/min，这导致每分通气量增加。这些改变主要发生在妊娠的前 12 周，此后略有增加。虽然总无效腔与潮气量的比率在怀孕期间没有变化，但肺泡通气量比基线增加了 30%~50%。每分通气量的增加受激素水平变化和静息时 CO_2 生成增加的影响，孕激素可直接兴奋呼吸中枢，同时增加对 CO_2 的化学敏感性，CO_2 通气反应曲线斜率增加并左移。过度换气使肺泡 CO_2 减少和肺泡通气量增加，根据肺泡气体方程，这导致 PaO_2 增加。

$PaCO_2$ 在妊娠 12 周降至约 30mmHg，但在妊娠剩余时间内不会进一步变化。非妊娠妇女的 $PaCO_2$ 和呼气末二氧化碳分压之间存在的梯度。妊娠期由于心排血量增加和基底段肺不张使肺泡无效腔减少，导致 $PaCO_2$ 和呼气末二氧化碳分压测量值在妊娠早期、足月时及产褥期差值减小甚至几乎相等。从妊娠早期到足月，混合静脉血二氧化碳分压较非妊娠水平低 6~8mmHg。

妊娠呼吸性碱中毒导致肾脏排泄 HCO_3^- 代偿性增加，血清 HCO_3^- 浓度降至约 20 mEq/L，碱剩余 2~3mEq/L，缓冲碱约 5mEq/L。静脉、毛细血管和动脉血 pH 均有一定升高（0.02~0.06 单位），表明这种代偿并不完全。血清 HCO_3^- 的减少影响孕妇缓冲酸负荷的能力。通常轻微的呼吸性碱中毒会使氧解离曲线左移，然而同时存在的 2,3-二磷酸甘油酸（2,3-BPG）的增加会使曲线稍微右移。动脉血气的这些变化对麻醉管理有重要意义。例如，如果孕妇的 $PaCO_2$ 为 40mmHg 表明存在高碳酸血症，需要进一步评估和治疗。

五、妊娠低氧血症的机制

与非妊娠患者相比，足月孕妇的摄氧量和耗氧量无论是在休息时还是在运动时均显著增加。代谢率的这一改变与体重和表面积的变化不成比例。妊娠期间，增大的子宫、胎盘和胎儿的高代谢需求导致整个怀孕期间的耗氧量增加。以单位体重计，每千克母体组织以 4ml/min 的速度消耗氧气，而在胎儿代谢最高的快速生长阶段，胎儿胎盘单位和生长中的子宫氧气消耗速度大约 12ml/min。

妊娠中期后，孕妇 PaO_2 通常低于 100mmHg。一方面，孕妇耗氧量随着妊娠进程持续增加，但心排血量增加的幅度较小，这使得混合静脉血氧含量减少和动静脉氧分压差增加，从而导致动脉血氧饱和度降低。另一方面，FRC 逐渐降低，当低于闭合容量时，小气道提前关闭导致通气/血流比失衡增加，氧饱和度降低，这一改变在仰卧位时更为明显。此外，仰卧位心排血量减少会导致混合静脉血氧饱和度降低，进一步导致动脉血氧饱和度降低。将体位从仰卧位改为坐位或侧卧位,以及适当将子宫推向左侧有助于动脉氧合的改善。

发生呼吸暂停时,如麻醉诱导或子痫发作时,孕妇氧饱和度降低发生得更快。在一项通过模拟快速序列诱导的生理变化研究中,证明了妊娠呼吸暂停耐受性的降低。在去氮给氧后,血氧饱和度降至 <90% 所需的时间在妊娠受试者中为 4 分钟,在非妊娠受试者中为 7 分钟 25 秒。血氧饱和度从 90% 降至 40% 所需的时间在妊娠受试者中为 35 秒,在非妊娠受试者中为 45 秒。妊娠期间,由于雌激素和孕激素的升高,低氧通气反应增加。

六、分娩期和产褥期呼吸功能变化

分娩时,疼痛、焦虑和呼吸训练都可增加每分通气量。与孕前相比,产妇在分娩第一产程的每分通气量可增加 70%~140%,在分娩第二产程可增加 120%~200%。这导致在宫缩痛期间母体出现明显的低碳酸血症和碱血症,$PaCO_2$ 可降至 10~15mmHg(1.3~2.0kPa),这种极度的低碳酸血症会导致母体换气不足和氧解离曲线向左移动,这种改变导致氧气与母体血红蛋白结合得更紧密,从而降低胎儿的氧气利用率。由于过度通气、子宫活动和母体分娩动作的代谢需求增加,氧气消耗量在第一产程比分娩前增加 40%,在第二产程增加 75%。分娩期间产程中产妇的氧供无法满足其对氧的需求,因此宫缩期间会出现严重的低氧血症和血乳酸浓度的逐渐升高(无氧代谢的一个指标)。有效的分娩镇痛(如椎管内镇痛)可以显著减少子宫收缩期间的疼痛刺激及其引起的过度换气,防止第一产程的上述变化,并减轻分娩第二产程的变化。

胎儿娩出后,FRC 增加,但在 1~2 周内保持低于孕前值。产后 72 小时的每分通气量改变可恢复一半,但氧气消耗量、潮气量和每分通气量在分娩后至少 6~8 周内保持升高。分娩后肺泡和混合静脉血二氧化碳分压缓慢升高,在产后 6~8 周仍略低于孕前水平。

第四节 血液系统变化

妊娠期间受胎儿和母体激素水平改变的影响,血浆容量增加,血浆蛋白浓度下降,血细胞数量和功能改变,凝血功能增强而纤溶系统活性下降。

一、血浆容量变化

母体血浆容量的增加在妊娠 6 周开始,并持续到妊娠 34 周,整个过程血浆容量大约增加 50%。妊娠 34 周后,血浆容量趋于稳定或略有减少。血浆容量的改变是胎儿和母体激素水平改变的结果,这一过程可能有多个系统参与其中。妊娠期间,母体雌激素和孕激素的水平增加近 100 倍。雌激素通过肾素—血管紧张素—醛固酮系统增加血浆肾素活性,增强肾对钠和水的重吸收。胎儿肾上腺产生雌激素前体脱氢表雄酮也可能是这一过程潜在的控制机制。孕激素还能增强醛固酮的生成。这些变化导致血浆肾素活性和醛固酮水平显著增加,并导致约 900mEq 钠离子和 7 000ml 总体液的潴留。血浆肾上腺髓质素(一种有效的血管扩张肽)的浓度在怀孕期间增加,并与血容量显著相关。单胎妊娠时,血容量与胎儿的大小呈正相关,多胎妊娠时血容量增加更多。生理性高血容量有助于向胎儿输送营养,降低母体低血压风险,并降低分娩时出血的风险。血容量在产后第 1 周降至孕前水平的 125%,在产后 6~9 周,血容量逐渐降至孕前水平的 110%。

二、血浆蛋白变化

血浆白蛋白在妊娠的前 3 个月开始下降,足月时降至最低,约 33g/L。白蛋白与球蛋白的比值和血浆总蛋白浓度在妊娠期均降低。血浆胶体渗透压在怀孕期间降低约 14%，从 20.8mmHg 降至 18mmHg。因此，妊娠晚期常发生轻度水肿。血浆胶体渗透压与肺毛细血管楔压的压力梯度下降约 28%，因此在肺毛细血管通透性改变或心脏前负荷显著增加的情况下，有可能出现肺水肿。白蛋白和总蛋白浓度以及胶体渗透压在分娩后下降，并在产后 6 周内逐渐恢复到孕前水平。分娩后进一步降低的血浆胶体渗透压和增加的心排血量可能会使重度子痫前期和近期接受 β 受体阻滞剂治疗的产妇有较高产后肺水肿风险。球蛋白浓度在产后第 1 周内升高。

三、血细胞变化

1. 红细胞　妊娠期间平均红细胞体积随着促红细胞生成素浓度的升高以及孕激素、催乳素和胎盘催乳素的促红细胞生成作用而增加。平均红细胞体积在妊娠的前 8 周减少，随后逐渐增加，至妊娠 16 周增加到孕前水平，足月时较孕前增加约 30%。但由于足月时产妇血浆容量增加约 50%，这种增加的不一致导致妊娠的生理性贫血。非妊娠妇女的血红蛋白浓度（血细胞比容）通常在 120~158g/L（35.4%~44.4%）之间，在妊娠早期降至 116~139g/L（31%~41%），在妊娠中期降至 97~148g/L（30%~39%），在妊娠晚期降至 95~150g/L（28%~40%）。妊娠期间未接受补铁的女性血红蛋白浓度和血细胞比容下降更大。

血液黏滞度随着血细胞比容的下降而降低，由此而产生的血流阻力的降低对维持子宫胎盘血管床的开放可能有重要作用。血红蛋白水平 >130g/L 表明血液浓缩，可能是子痫前期的迹象。

妊娠期间氧气运输增加以保障胎儿生长。血细胞比容降低不利于氧气的输送，但由于妊娠期输出量增加、血管扩张，流向子宫和其他目标器官的血流增加，生理性贫血并不导致机体氧供减少。妊娠期间母体过度通气可使动脉血氧分压增加至 103mmHg，同时母体氧—血红蛋白解离曲线向右移动，P_{50} 从 26mmHg 增加至 30mmHg，而胎儿血红蛋白 P_{50} 为 18mmHg，这些改变都有助于向胎儿输送氧气。

2. 白细胞　孕妇白细胞增多是一种常见现象，通常与感染无关。白细胞计数在整个妊娠期间逐渐上升，从 $6.0 \times 10^9/L$ 上升到 $9.0 \times 10^9 \sim 11.0 \times 10^9/L$。这主要是多形核白细胞增加导致的，这期间淋巴细胞、嗜酸性粒细胞和嗜碱性粒细胞计数下降，单核细胞计数没有变化。分娩期间白细胞计数进一步增加，产后第 1 天可能达到 $15.0 \times 10^9/L$。尽管数量增加，但多形核白细胞的功能在妊娠期间下降，这也可以解释妊娠期间感染性疾病发生率及严重程度增加，以及部分自身免疫性疾病患者妊娠期间症状减轻。免疫反应受损可能是防止母体因为宿主抗移植物反应攻击胎儿组织的进化发展。

自身抗体的产生在妊娠期间是不变的。免疫球蛋白 A、G 和 M 的血清水平在怀孕期间不变，而对某些病毒（如麻疹、甲型流感和单纯疱疹）的体液抗体效价降低。

3. 血小板　大多数产妇的血小板计数不变或略有下降（10%）。妊娠期间 β-血小板球蛋白和纤维蛋白肽 A 的增加表明存在血小板活化的增加。肾上腺素、花生四烯酸、胶原蛋白和腺苷也会导致血小板聚集增加。平均血小板体积升高表明妊娠期间血小板破坏增加，这可以通过血小板生成的增加得到补偿。妊娠期血小板减少症是一种发生在小部分产妇中的生理状况，血小板计数为 $90 \times 10^9 \sim 100 \times 10^9/L$，但不伴有血小板功能和活性的降低，与产科异常出血无关，产后会自然消退。妊娠期血小板减少症与血液稀释和妊娠期血小板寿命缩短有关，诊断时必须排除其他更为重要的诊断如特发性血小板减少性紫癜和 HELLP 综合征等。

四、凝血和纤溶系统变化

妊娠时凝血和纤溶系统会发生显著变化，大多数凝血因子的浓度增加，一些抗凝血蛋白的水平降低，纤溶活性减弱。这种高凝状态有助于最大限度地减少产时失血，但也增加了血栓形成和血栓疾病的发生风险。妊娠期间和产后短期内深静脉血栓形成的发生率比非妊娠期间高 5 倍。

妊娠期间几乎所有凝血因子包括 F_{VII}、F_{VIII}、F_{IX}、F_X 和 F_{XII} 的水平都会升高,纤维蛋白原浓度增加可达 50%,可达 4.5g/L。F_{VIII} 和血管性血友病因子(vWF)水平在妊娠期间升高,导致 F_{VIII}/vWF 促凝血复合物升高。凝血酶原(F_{II})和前加速因子(F_V)在妊娠期间不变。而凝血活酶前体(F_{XI})和纤维蛋白稳定因子(F_{XIII})的浓度降低。

生理性抗凝血系统在妊娠期间也有变化。蛋白质 S 水平在妊娠期间稳步下降,在分娩时达到最低值。抗凝血酶和蛋白质 C 的水平在妊娠期间保持稳定,但活化蛋白 C 抵抗增加。妊娠期间纤维蛋白溶解减少,组织型纤溶酶原激活物(t-PA)水平降低。此外,内皮和胎盘来源的纤溶酶原激活物有所增加。纤维蛋白降解产物的浓度越高,表明妊娠期纤溶活性越强。D-二聚体值在妊娠期间增加,并在产后一段时间保持高于孕前值。纤溶酶原浓度的显著升高也与纤溶增强一致。

妊娠期的高凝状态并不能通过常规检测如凝血酶原时间(PT)和活化部分凝血酶原时间(APTT)很好地体现,因为检测结果往往仅略低于正常值或在正常范围内。自动校准凝血酶曲线法(calibrated automated thrombography,CAT)能够指示妊娠期间内源性凝血酶生成能力的增加。CAT 检测蛋白质 S 的水平和活性,还能指示妊娠期间纤溶酶原激活物抑制物-1(plasminogen activator inhibitor-1,PAI-1)、凝血酶抗凝血酶复合物和组织因子途径抑制物的增加。血栓弹力图(thromboela-stogram,TEG)可用于检测妊娠时的高凝状态,R 值和 K 值的减小,α 角和 MA 的增加提示凝血功能亢进,这些变化在妊娠 10~12 周时即可出现,在分娩期间更为显著。体外实验中,外源性缩宫素可使 TEG 的 R 值和 K 值降低,α 角增大。

第五节 神经系统变化

妊娠期间神经系统的变化部分继发于心血管系统的变化,如脑血流量增加及硬膜外静脉丛充盈导致硬膜外隙容量和蛛网膜下隙脑脊液容量减少。同时为了维持血流动力学稳定,交感神经活性反射性增强。激素水平的变化还影响孕妇睡眠。这些变化与麻醉密切相关。

一、神经系统生理及功能变化

1. 生理变化　怀孕时脑血管阻力降低和颈内动脉直径增加导致脑血流量增加。Nevo 等人测量了 210 名不同胎龄妇女的脑血流量,发现其从妊娠早期的 44.4ml/(min·100g)增加到妊娠晚期的 51.8ml/(min·100g)。妊娠期间大脑发生的其他变化包括:①随着静水压的增加及脑血管阻力降低引起的血脑屏障通透性增加;②大脑后皮层毛细血管密度增加。

孕妇在妊娠末期和分娩期间对疼痛和不适的阈值升高,这可能与孕激素和内啡肽的作用有关,在产妇的血浆和脑脊液中发现内啡肽和脑啡肽浓度升高。

妊娠期间脊柱会发生解剖及力学改变。妊娠期间硬膜外脂肪增加和硬膜外静脉丛充盈,导致硬膜外隙容量和蛛网膜下隙脑脊液容量减少。足月妊娠妇女侧卧位腰部硬膜外压力为正,将产妇从侧卧位转为仰卧位会增加硬膜外压力。分娩过程中由于腹内压增高、下腔静脉受压增加,静脉血液通过椎静脉丛的分流增加,硬膜外压力也会增加。产后 6~12 小时,硬膜外压力恢复到非妊娠水平。尽管硬膜外静脉压迫硬膜囊,但孕妇整个孕期脑脊液压力并不上升。但分娩时由于子宫的收缩挤压和硬膜外静脉的扩张,脑脊液压力可脉冲式增高。

2. 自主神经功能变化　妊娠期间孕妇对通过交感神经系统维持血流动力学稳定的依赖性更大。这一依赖性在妊娠期间逐渐增加,并在足月时达到峰值。足月时,妊娠子宫压迫大血管,导致心排血量降低,交感神经活性反射性增强,通过提高外周血管阻力,在心排血量降低的情况下维持动脉血压稳定。对交感神经系统的依赖性在产后 36~48 小时恢复到非妊娠状态。

接近足月时副交感神经活性降低有利于静息时心率和心排血量增加。复杂的激素调节导致妊娠期间压力反射的抑制，使孕妇更容易低血压。此外，一些研究人员提出，妊娠期间迷走神经张力的更大降低可以使交感神经功能相对正常。这有助于解释剖宫产时会出现交感神经被高度阻滞，但很少出现严重的心动过缓。交感神经抑制药在足月妊娠妇女中可导致血压显著降低，但在非妊娠妇女中血压变化很小。

3. 妊娠相关睡眠障碍　妊娠期间常发生睡眠障碍。孕激素和雌激素水平的变化可影响快动眼睡眠的潜伏期和持续时间。睡眠特征随着怀孕的进展而变化，妊娠早期的特点是总睡眠时间增加，3期和4期非快动眼睡眠减少，而妊娠晚期的特点是总睡眠时间减少，睡眠渐浅，快动眼睡眠减少。产后3个月内睡眠可能不佳。美国睡眠医学学会将妊娠过程中出现的失眠或过度嗜睡定义为妊娠相关睡眠障碍。妊娠期上呼吸道变化导致气流阻力增加和打鼾，约23%的孕妇在妊娠晚期打鼾，而非孕只有4%打鼾。打鼾在子痫前期的孕妇中更常见。

二、神经系统变化对麻醉的影响

1. 全身麻醉　孕妇对吸入麻醉药的敏感度增高，常用挥发性麻醉剂的MAC较非妊娠状态下降约30%。这种减少的可能机制包括血浆内啡肽水平升高以及孕激素水平升高，孕激素被认为有中枢神经系统抑制作用，其水平在妊娠晚期可增加10~20倍。妊娠妇女和非妊娠妇女大脑对七氟烷反应无明显差别，吸入麻醉药物的MAC和制动效应可能在脊髓水平。对非妊娠患者来说合适的吸入麻醉药浓度，妊娠患者会更加敏感，例如，在剖宫产时用于辅助椎管内麻醉的50%氧化亚氮的吸入浓度可能会导致意识丧失，增加气道阻塞、呕吐和误吸的风险。还观察到对静脉注射诱导（如硫喷妥钠）和镇静剂（如苯二氮䓬类）的敏感性也有类似的增加。

2. 椎管内麻醉　实施椎管内麻醉时，孕妇对局部麻醉药更加敏感。椎管内容积减少及蛛网膜下隙脑脊液容量减少有利于局部麻醉药的扩散是可能的机制之一。实际上，妊娠早期开始孕妇椎管内麻醉的局部麻醉药用量就开始下降，而妊娠早期椎管内的解剖及力学改变还没有出现，说明这一现象有其他机制起作用。有研究表明，长期暴露于孕激素会引起受体活性改变，钠通道调节或神经元膜渗透性的改变，从而导致对局部麻醉药的敏感性增加。此外，妊娠期脑脊液比重下降及酸碱变化也可能影响蛛网膜下隙局部麻醉药的活性。但尽管有这些变化，脑脊液与局部麻醉药的蛋白质结合在妊娠期间似乎没有改变。

第六节　消化系统变化

妊娠期间，子宫增大引起消化器官位置改变，同时激素水平改变也使得各消化系统发生可逆的解剖、生理和功能变化。这些变化进一步影响到胃排空及药物代谢等。

一、胃部变化

妊娠期间，随着子宫的增大，腹部内容物向头部移动，胃上移向横膈膜左侧，其轴从正常的垂直位置向右旋转约45°。在大多数女性中，这种位置的改变会将食管的腹内段转移到胸腔中，导致食管下段括约肌的张力降低。孕酮和雌激素也可松弛食管下括约肌，进一步降低了反流屏障。此外，妊娠和分娩相关的恶心、疼痛、恐惧、阿片类药物、进食、糖尿病和肥胖以及气道反射减弱都会增加胃内容物反流和误吸的风险。食管下段括约肌张力在妊娠36周时达到最低点，在产后4周恢复到孕前张力水平。在妊娠的最后几周，胃内压增加，并达到超过$40cmH_2O$的水平，尤其是在肥胖和多胎妊娠以及羊水过多的孕妇中。

胎盘可在妊娠15周开始产生异位促胃液素，这可能使胃液分泌增加，pH降低。然而，数项研究表明妊娠期间血浆促胃液素水平降低或不变，这可能与血容量增加产生的稀释效应有关。促胃液素水平的降低导致胃酸分泌减少,在妊娠 20~30 周达到最低水平。

人们一直担心由于妊娠子宫引起胃的位置改变影响胃的蠕动及排空,然而,超声研究表明胃排空在整个妊娠期保持正常,甚至在肥胖的产妇中也是如此。分娩发动时胃排空减慢。在不使用阿片类药物的情况下,单独使用局部麻醉药物进行硬膜外镇痛并不延长胃排空时间。硬膜外使用 >100μg 或鞘内注射 >25μg 的芬太尼均影响胃排空,但硬膜外应用 <2μg/ml 浓度的芬太尼不会引起产妇胃排空发生显著变化。饮用清亮液体对产妇胃排空有促进作用,目前美国麻醉医师协会(ASA)建议,没有额外风险因素(如病态肥胖、糖尿病、气道困难)的分娩患者饮用清亮液体是可接受的。在产后早期也有胃排空延迟的情况,但在产后约 18 小时恢复到非妊娠水平。30%~50% 的孕妇在妊娠期间经历胃食管反流。

二、肝脏变化

妊娠期由于血清雌激素和孕酮的增加,肝脏会发生可逆的解剖、生理和功能变化。肝脏大小在正常妊娠期间通常不会增加,触诊通常也无法触及,但在妊娠后期肝脏会向上、向后和向右移位。肝脏的血流量在妊娠期间也没有明显变化,妊娠期间血容量和心排血量增加,但是分配到肝脏的心排血量下降了 35%。妊娠后期由于子宫对腹内静脉系统的压迫,门静脉系统和食管静脉的压力会增加,60% 的健康孕妇会出现食管静脉曲张,并在产后消退。蜘蛛痣和肝掌是肝病的体征,但出现在妊娠期时不能一概而论,由于雌激素水平升高,约 60% 的正常妊娠中可能出现毛细血管扩张症,但这些病例并无肝功能障碍的证据。

正常妊娠期间,血清胆红素、丙氨酸转氨酶、天冬氨酸氨基转移酶和乳酸脱氢酶的水平可略微升高至正常上限。除了碱性磷酸酶(ALP)之外,肝功能检查通常不受妊娠的影响。总 ALP 水平可升至正常水平的 4 倍,这主要来自胎儿和胎盘的产生。由于血浆容量的增加,血清白蛋白浓度下降高达 60%,导致妊娠中期血清总蛋白减少 20%,高蛋白结合率的药物在血浆中游离浓度上升。血清胆碱酯酶活性在分娩前可降低 24%,产后 3 天降低 33%,在产后 2~6 周恢复正常,血清胆碱酯酶活性的下降可能并不明显延长琥珀胆碱和米库氯铵的肌松恢复,但在拔管前仍应再次评估。由于分布容积增大,妊娠期间依赖于肝血流的药物清除减少。

三、胆道变化

孕激素水平的增加可使胆道平滑肌松弛,总胆汁酸在怀孕期间增加约 50%,胆汁淤积和胆汁与胆固醇的大量分泌以及胆囊位置的变化增加了妊娠期间患胆囊疾病的风险。孕妇胆结石的发病率为 5%~12%。每 1 600 名妇女中有 1 名在妊娠期间接受胆囊切除术。胆汁成分的变化在分娩后迅速恢复,即使在胆结石患者中也是如此。

第七节　泌尿系统变化

卵巢激素松弛素介导怀孕期间的肾血管舒张。由于激素的变化,主要是孕酮的作用,肾盂和输尿管在妊娠早期扩张。妊娠晚期由于子宫增大导致输尿管受压迫,肾盂和输尿管可出现进一步扩张。由于肾脏入球小动脉和出球小动脉阻力降低,妊娠期间肾血流量可增加约 50%~80%,这也是妊娠期间肾脏增大的主要原因。

妊娠期间肾功能也发生一系列改变。肾血流量的显著增加和肾血管阻力的降低导致肾小球滤过率(GFR)增加。到妊娠中期,GFR 可从 100ml/min 增加到 150ml/min,导致肌酐清除率增加,血液尿素氮(BUN)和肌酐下降。因此若妊娠期间的尿素氮和肌酐测量值正常或略有升高,表明可能存在肾功能不良。妊娠期间肌酐和尿素氮的正常值分别为 45μmol/L 和 3.2mmol/L。

由于 GFR 增加、近端肾小管重吸收减少以及肾小球滤过膜静电荷的改变可导致尿蛋白略有增加。妊娠期间 24 小时平均总蛋白质排泄量为 200mg（上限 300mg），白蛋白的平均排泄量为 12mg（上限 20mg）。由于肾清除率增加，怀孕期间尿酸水平下降 25%~35%。怀孕期间的呼吸变化会导致每分通气量增加和呼吸性碱中毒。肾脏通过减少肾小管对碳酸氢盐的重吸收进行代偿，导致血清碳酸氢盐减少，并可能降低血液的酸碱平衡缓冲能力。

妊娠期间 GFR 和肾小管流量的增加导致近端肾小管对葡萄糖的重吸收减少和生理性糖尿。正常女性在妊娠晚期经尿液排出的葡萄糖量可能是非妊娠时期的几倍。因此不能通过筛查尿糖水平评估妊娠期的糖耐量受损情况。葡萄糖排泄水平可在分娩后一周内恢复至非妊娠期间水平。

妊娠期间，肾脏产生更多的维生素 D、促红细胞生成素，但它们的作用被其他变化所掩盖，肾素和醛固酮在妊娠期也均有所增加。

第八节　内分泌系统变化

妊娠期间母体激素水平的改变影响内分泌系统功能，这一系列改变可能与妊娠期间胎儿和胎盘代谢相关。

一、甲状腺功能变化

妊娠期间，由于滤泡增生和血管增多，甲状腺可增大 50%~70%。在妊娠的前 3 个月，由于雌激素诱导的甲状腺结合球蛋白增加，总 T_3 和 T_4 水平可增加 50%，这一改变可持续到足月。游离 T_3 和 T_4 水平在怀孕期间保持不变。促甲状腺激素（TSH）水平在妊娠的前 3 个月下降，但此后不久恢复到非妊娠水平并在剩余时间内保持不变。有 4%~7% 的育龄妇女患有甲状腺功能减退症，或者在怀孕期间有患甲状腺功能减退症的风险。其中只有 20%~30% 的妇女有甲状腺功能减退的症状，可能是因为甲状腺功能减退的症状与怀孕的特征相似。

胎儿甲状腺在妊娠早期不能产生甲状腺激素，在发育和器官形成的关键时期只能依靠母体产生 T_4。

二、胰腺功能和葡萄糖代谢变化

平均血糖浓度在妊娠期间保持接近正常水平，但妊娠糖尿病与组织对胰岛素的敏感性降低有关。这种糖尿病效应主要是由胎盘催乳激素引起的。尽管怀孕期间出现高胰岛素反应，但孕妇摄入碳水化合物后的血糖水平将高于非孕妇。部分孕妇在妊娠晚期的空腹血糖低于非孕妇，这可以用胎儿和胎盘对葡萄糖需求较大来解释。相对低血糖状态可导致空腹低胰岛素血症，孕妇还可表现出孕妇饥饿性酮症。所有这些变化都会在分娩后 24 小时内恢复。

三、垂体功能变化

正常妊娠刺激垂体中催乳细胞增生，催乳素分泌的神经内分泌机制因妊娠而发生显著改变，导致高催乳素瘤血症。胎盘催乳激素和多巴胺都在这方面发挥作用。妊娠期间催产素分泌减少，垂体后叶的催产素储存量在妊娠期间增加约 30%，这为分娩期间及分娩后立即大量释放催产素提供了储备。正常的催产素对应激的反应在妊娠晚期会减弱，这可能是防止早产的一种保护措施。

四、肾上腺皮质功能变化

妊娠期间由于雌激素诱导的肝合成增强，妊娠期间皮质类固醇结合球蛋白（CBG）的浓度加倍。血浆皮质醇水平在妊娠早期比基线水平高 100%，在足月时高 200%。妊娠晚期活性皮质醇水平比非妊娠水平高 2.5 倍。这些增加是由于皮质醇的产生增加和清除减少。CBG 浓度的增加和血清白蛋白水平的降低会影响皮质类固醇的蛋白结合。CBG 结合能力通常在低浓度糖皮质激素时达到饱和。胎盘酶可能可以代谢倍他米松，这使得妊娠期间倍他米松的清除率更高。

思考题

1. 胎儿氧合的决定因素是什么？
2. 妊娠期生理改变对二尖瓣狭窄患者有什么影响？如果妊娠期首次发现二尖瓣狭窄且出现相关症状，应如何进行处理？
3. 与非孕妇麻醉相比，孕妇与麻醉相关的改变有哪些？

（覃 罡 王 锷）

推荐阅读

[1] AMERICAN SOCIETY OF ANESTHESIOLOGISTS. Practice guidelines for obstetric anesthesia：an updated report by the American Society of Anesthesiologists Task Force on Obstetric Anesthesia. Anesthesiology.2007；106：843-863.

[2] AFNIS E，SABATINI S. The effect of pregnancy on renal function：physiology and pathophysiology. Am J Med Sci. 1992；303：184-205.

[3] CARTER J. Liver function in normal pregnancy. Aust N Z J Obstet Gynaecol. 1990；30：296-302.

[4] JEYABALAN A，CONRAD K. Renal function during normal pregnancy and preeclampsia. Front Biosci 2007；12：2425-2437.

[5] KODALI BS，CHANDRASEKHAR S，BULICH LN，et al. Airway changes during labor and delivery. Anesthesiology. 2008；108：357-362.

[6] GAISER R. Physiologic changes of pregnancy. In：CHESTNUT DH，WONG CA，TSEN LC，et al. Chestnut's Obstetric Anesthesia：Principles and Practice. 5th ed. Philadelphia，PA：Elsevier Science，Mosby；2014：15-36.

[7] RADAELLI T，BOITO S，TARICCO E，et al. Estimation of fetal oxygen uptake in human term pregnancies. J Matern Fetal Neonatal Med. 2012；25：174-179.

[8] SURESH MS，SEGAL S，PRESTON RL，et al. Shnider and Levinson's Anesthesia for Obstetrics. 5th ed. Philadelphia，PA：Wolters Kluwer.

[9] WISE RA，POLITO AJ，KRISHNAN V. Respiratory physiologic changes in pregnancy. Immunol Allergy Clin North Am 2006；26：1-12.

第七章

胎儿—新生儿的循环改变

本章要求

1. 掌握胎儿循环的通路、分流通道以及出生后循环的变化。
2. 熟悉胎儿循环的心排血量、血氧含量、肺血管阻力及循环的调节(神经调节和内分泌调节)。
3. 了解新生儿循环系统生理。

胎儿循环和成人循环在形态上和功能上存在明显差异。胎儿—新生儿循环的过渡,是一个快速而又复杂的过程,期间血流动力学发生明显的变化。本章对胎儿和新生儿循环系统的生理、出生后循环发生的变化进行简单概述。麻醉医生应广泛深入地理解这些生理过程,为新生儿复苏、胎儿手术及先天性心脏病手术的麻醉实施提供基础的理论依据。由于胎羊的循环生理特点与人类胎儿相近,该领域的研究为胎儿循环的研究提供了大量的参考数据。

第一节 胎儿循环

心血管系统是胎儿最早发挥生理功能的系统,约在胚胎第 3 周末开始出现血液循环。胎儿循环与新生儿循环的模式存在巨大的差异,既要有效供氧,又要在新生儿出生的时候启闭灵活。胎儿循环运输胎儿生长发育所需的营养物质,并适应子宫内相对低氧的生存环境。新生儿出生后需要立即完成胎儿—新生儿的循环过渡,建立肺循环,转换成以肺摄氧的循环模式。

一、胎儿循环的通路

胎儿循环包括两条通路。第一条通路:来自胎盘富含氧和营养物质的动脉血,经脐静脉进入胎儿体内,至肝脏下缘,约 50% 血液入肝与门静脉血流汇合,另外约 50% 血液经静脉导管直接汇入下腔静脉,与来自下半身的静脉血混合流入右心房。由于下腔静脉瓣的阻隔作用,这部分血流约 1/3 由右心房经卵圆孔入左心房、左心室,然后经升主动脉流入冠状动脉、头臂动脉和降主动脉。其余的 2/3 由右心房经三尖瓣流入右心室。

第二条通路:从头颈和上肢回流入上腔静脉的血液,以及回流入下腔静脉的部分血液,注入右心房,再经右心室进入肺动脉。由于胎儿的肺脏处于压缩状态,肺血管阻力高,故仅约 20% 的肺动脉血经肺静脉回流到左心房、左心室,约 80% 的血液则经动脉导管进入降主动脉,与来自升主动脉的血流汇合后,供应腹腔、盆腔脏器及下肢。降主动脉至盆腔发出分支髂内动脉,继而发出脐动脉,将含氧量低的静脉血运送至胎盘,与母体血液进行气体和物质交换后,再由脐静脉返回胎儿体内(图 7-1-1)。

主动脉峡部位于左锁骨下动脉与动脉导管汇入处之间,担当着两条循环通路的"分水岭"。正常生理状况下,左心室射血中只有小部分通过主动脉峡部入降主动脉,其余大部分则主要供应心脏、脑部和上肢。

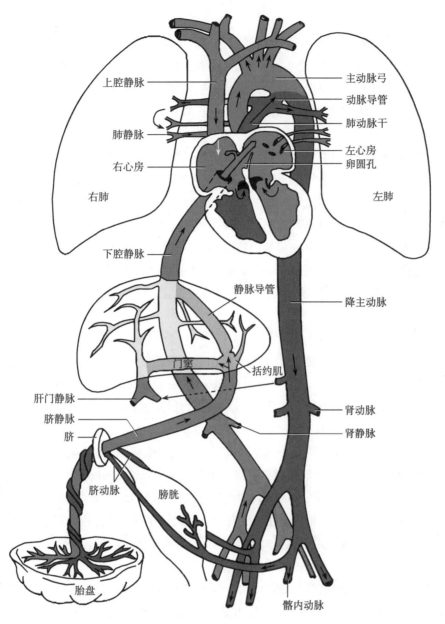

图 7-1-1　胎儿循环示意图

影响主动脉峡部血流方向的主要因素为脑循环和胎盘循环的阻力。胎盘循环阻力逐渐升高时,主动脉峡部没有血流通过;当胎盘循环阻力进一步升高时,主动脉峡部可出现逆向血流。此外,当左心排血量明显下降时,动脉导管和降主动脉的血液可通过主动脉峡部逆行进入主动脉弓。

二、胎儿循环的分流通道

(一)卵圆孔

卵圆孔呈裂口样,其上唇为第二房间隔的镰状缘,较为牢实,状似裂口的"门框";下唇为第一房间隔组成,较为菲薄,状似"门帘"。卵圆孔的裂口直径约 8mm。胎儿期经脐静脉的含氧量高的血液进入右心房,再经卵圆孔到左心房,而由肺静脉回左心房的血流很少,故左心功能的发育大多靠卵圆孔开放供血。左心房的压力低于右心房,是胎儿时期右心房血流入左心房的重要原因,卵圆孔瓣向左心房开放,可阻止血液逆流。

（二）动脉导管

动脉导管是连接主动脉和肺动脉间的肌性管状通道。足月时胎儿的动脉导管外径为5~6mm，内径约3.5mm，长约1.25cm，其血流速度在胎儿心血管系统中最快，并随孕周增加而逐渐增快。因胎儿期肺循环阻力高于体循环，动脉导管保持肺动脉向主动脉的血流方向，使氧合程度低的血绕过尚未完全发育、无呼吸功能的肺脏，直接流入降主动脉，以便通过脐动脉入胎盘进行氧合。

（三）静脉导管

在人类胎儿期，静脉导管是连接胎儿腹内段脐静脉与下腔静脉系统的通道，将脐静脉内的富氧血导入下腔静脉，至右心房，再经卵圆孔进入左心房。除少数变异外，大多数胎儿静脉导管起自门静脉窦部，斜行向上至下腔静脉。Chacko R 等研究发现人类静脉导管起始端管壁存在括约肌，而且受血氧含量和血容量等因素的调节。胎儿应对缺氧、出血等状况时，该括约肌舒张，经静脉导管的血流量增加，使下腔静脉回心血量增加。生理状态下，经过胎盘气体交换后的脐静脉具有血容量大和血氧分压高的特点。一方面，静脉导管限制从脐静脉进入心脏的血流量，调节心室前负荷；另一方面，下腔静脉血中，来自静脉导管的血流速度比来自胎儿下半身和肝静脉的血流快，这有利于将来自脐静脉的富氧血快速运输至右心房。

三、胎儿的心排血量及其分布情况

与出生后左右心排血量相等不同，胎儿右心室输出量几乎是左心室的2倍。胎儿期心排血量定义为两个心室射出的血液总体积，即联合心室输出量（combined ventricular output，CVO），其中右心室输出量占2/3，左心室输出量仅占1/3。妊娠晚期人类胎儿右心室输出量约330ml/（kg·min），左心室输出量约170ml/（kg·min），CVO约500ml/（kg·min）。

影响胎儿心排血量因素包括心率、心室前后负荷以及心肌功能状态。胎儿心肌收缩成分少，收缩功能远比成熟心肌低下，胎儿心肌细胞处于最适长度肌节状态，根据 Frank-Starling 定律，胎儿通过增加心脏每搏量来提高心排血量的能力非常有限，心率下降时每搏输出量不能相应增加，故胎儿心排血量很大程度取决于心率，胎儿心率明显上升（如胎儿快速性心律失常）或明显下降（如胎儿宫内窘迫）均可明显降低心排血量。胎心后负荷增加将导致胎儿心排血量减少，右房压及右室舒张末压等前负荷过低会导致心排血量显著下降。

胎儿循环中胎盘血管阻力最低，接受 CVO 最大占比的血量，便于胎儿与母体间更充分的物质交换。为了满足胎儿器官发育的需求，整个胎儿期心室输出量随孕周逐渐增加，分布至胎盘的血流比例逐渐减少。妊娠早、中期胎盘血流量约占 CVO 的55%，至妊娠晚期减少至约40%，即由250ml/（kg·min）减至180ml/（kg·min）。

胎儿肺血流量低，仅为满足肺本身生长的营养和代谢。右心室射血入肺动脉干，因肺血管阻力高，仅小部分血流（约占右心搏出量的13%或 CVO 的8%）入肺动脉，大部分血流（约占右心搏出量的87%或 CVO 的57%）经动脉导管到降主动脉。入降主动脉的血流中，仅约1/3供应躯体下部，约2/3入胎盘进行氧摄取。低龄胎儿肺动脉分支发育细小，肺血流量约占 CVO 的3%~4%；近足月时肺动脉血流量明显增加，出生前达到 CVO 的8%~10%，肺动脉随之迅速发育，此时伴有脑血流量增加及胎盘血流量减少（图7-1-2）。

心、脑和肾上腺是胎儿最主要的高代谢器官。冠脉循环约占 CVO 的3%，即13~15ml/（kg·min）。头部及躯体上部血供约占 CVO 的20%，即90ml/（kg·min）。肾上腺每克组织需氧量最大，但因重量非常小，供血量只占 CVO 的非常小一部分（<1%）。

四、胎儿循环的血氧含量

胎盘是胎儿和母体之间气体交换的场所，在子宫内起到呼吸系统的作用。氧合血经单根脐静脉从胎盘输送至胎儿,脐静脉血氧分压(PaO$_2$)约32mmHg,脐动脉血 PaO$_2$ 约15mmHg,远低于出生后水平,但因胎儿期血红蛋白的氧解离曲线左移,以保证携带更多的氧,所以胎儿血氧饱和度可以维持在较高水平。胎儿时期,在血液进入主动脉供应全身器官前,氧合的脐静脉血已与去氧合的体循环静脉血在多处进行混合,使血氧饱和度下降,供应全身各处的血液几乎都是氧合血与腔静脉血的混合。

从胎盘获得的氧合血(PaO$_2$=32~35mmHg,血氧饱和度=80%)通过脐静脉到肝,与来自下腔静脉和肝静脉的血流混合后血氧饱和度降至约70%入右心房,血氧含量较高的脐静脉血优先经卵圆孔进入左心房,此为胎心排出的含氧量最高的血液,但左房中混合了小部分未经氧合的肺静脉回流血,故左心房左心室的血氧饱和度降约65%,流入升主动脉。上腔静脉血大部分源于脑部,小部分源于上肢,冠状窦血源于心肌,故二者的血氧饱和度均非常低。上腔静脉血(PaO$_2$=12~17mmHg,血氧饱和度=40%)、腹部的下腔静脉血、冠状窦血在右心房汇合后经三尖瓣流到右心室,右心室血(PaO$_2$=18~20mmHg,血氧饱和度=55%)入肺动脉主干后大部分经动脉导管进入降主动脉,因主动脉弓有少量氧合程度较高的血流经峡部入降主动脉,故降主动脉血氧饱和度提高至60%,供应胎儿身体下部。冠状动脉、脑及上肢血氧含量(PaO$_2$=25~28mmHg,血氧饱和度=65%)比降主动脉血氧含量(PaO$_2$=20~22mmHg,血氧饱和度=60%)高。

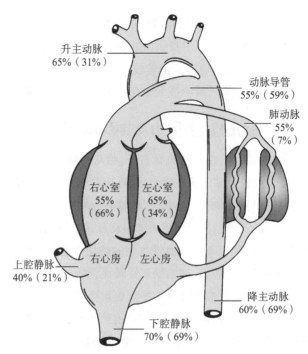

图 7-1-2　妊娠晚期血氧饱和度和通过心脏与大血管的血流
图中所标数值为血氧饱和度(联合心室输出量百分比)。

五、胎儿循环的特点

(一)成人的肺循环和体循环相互独立并形成"串联"循环,胎儿期左右心室都把血液射入体循环,胎儿循环的两条通路构成"并联"循环。胎儿左心射血主要供应的是以脑部为主的上半身,还包括冠状动脉及上肢;右心射血主要供应的是以胎盘为主的下半身,还包括胃肠道、泌尿系统和下肢。出生后血液气体交换部位由胎盘转移到肺(表 7-1-1)。

表 7-1-1　胎儿及新生儿的循环特点

特征	胎儿循环	新生儿循环	特征	胎儿循环	新生儿循环
循环方式	并联	串联	心排血量	低	高
分流	存在(必要的)	无	气体交换场所	胎盘	肺脏
肺血管阻力	高	低			

(二)胎儿循环在静脉导管、卵圆孔、动脉导管存在血液分流,其血流动力学特性确保左心室的含氧量较高的血液被优先运输到心、脑、肝和上肢等高代谢器官,低氧合血流入右心室,然后至胎盘氧合。

(三)胎儿所需的营养和气体交换是通过脐血管和胎盘与母体之间以弥散方式进行,胎盘氧气交换能力远不如肺脏强大,故胎儿循环血氧水平远低于出生后。胎儿体内循环的血液,只有脐静脉内流的是动脉血,其他都是混合血,只是混合成分的比例不同,各部位血氧含量只有程度上的差异。肝供血的氧含量最高,心、脑、上肢次之,而下半身供血的氧含量最低。

(四)胎儿期右心室承担着较左心室更大的容量负荷和压力负荷,是心脏泵血做功的主要部分,并负责供应胎盘,右心室质量明显大于左心室。因此胎儿期右心室是优势心室,这与成人循环不同。

六、胎儿肺血管阻力及其影响因素

与成人相比,相同的血管直径,胎儿的肺动脉中层平滑肌较厚,肺小动脉(外径 20~50μm)的中层平滑肌最厚。血管较多的肌性成分,是近成熟胎儿肺血管阻力较高的原因之一。很多因素参与调节胎儿肺循环张力,包括机械影响、氧合状态、血管活性物质等。

充盈胎儿肺泡的液体压迫肺小动脉,引起肺血管阻力增加。胎儿循环正常的低氧分压也增加肺血管阻力,肺循环中因低氧致肺血管收缩的确切机制尚不明确。肺血管阻力的氧相关性改变受血液 pH 影响,酸中毒增加肺血管阻力,加剧缺氧性肺血管收缩反应。胎儿肺循环可持续产生血管活性物质,在正常情况下调节血管收缩,在应激时可能扮演更重要的角色。这些物质主要来源于血管内皮,包括花生四烯酸代谢产物和一氧化氮(nitric oxide,NO)。前列环素通过受体 G 蛋白耦联机制激活腺苷酸环化酶,导致 cAMP 浓度增加,触发级联反应,使平滑肌舒张。随着胎龄的增加,前列环素逐渐增加,肺血管阻力下降。NO 由所有血管内皮细胞产生,包括肺动脉,可能是最重要的血管张力调节因子,可舒张平滑肌,降低肺血管阻力。内皮素-1 是血管内皮细胞产生的一种含 21 种氨基酸的多肽,参与血管紧张度的调节。肺动脉组织、巨细胞和肺泡巨噬细胞内的 5′-脂氧合酶作用于花生四烯酸,合成白三烯(leukotrienes,LT)。外源性 LTC4 和 LTD4 增加新生和成年动物的肺血管阻力,抑制内源性 LT 的合成或活性可降低胎儿肺血管阻力。可见胎儿高肺血管阻力的维持可能是机械影响和多种血管活性物质相互作用后的平衡,后者包括缩血管物质(低氧、内皮素-1、LTs 等)和舒血管物质(高氧、前列环素、NO 等)。

七、胎儿循环的调节

胎儿的心血管功能通过神经调节和内分泌调节,以适应代谢和环境的改变。神经调节的主要形式是压力感受器和化学感受器接受神经冲动,将冲动传入自主神经系统,调控心肌细胞肾上腺素能受体的活性并做出反应。压力感受器主要分布于主动脉弓和颈动脉窦处,这些受体的信号投射到延髓的心血管中枢,产生自主神经反应。胚胎期压力感受器发育相对较早,之后随着正常胎儿血压的变化,其自身不断调整。胎儿的平均动脉压突然升高(如脐动脉部分或完全阻塞时),引起胆碱能受体立刻兴奋,胎心减慢。外周化学感受器在主动脉弓和颈总动脉分叉处。胎儿主动脉化学感受器相当活跃,可感应 PaO_2 的细微变化,这与活性较低的颈动脉化学感受器形成对比。Dawes 等指出颈动脉化学器对产后呼吸控制很重要,而主动脉化学感受器更多地参与心血管反应的控制和氧气输送的调节。胎儿中枢化学感受器的作用不明显。

在妊娠前半期 α 和 β 肾上腺素能受体已出现,并随胎龄增加而日趋成熟,同时肾上腺产生的儿茶酚胺也越来越多。儿茶酚胺除了可促进肺泡表面活性物质的释放,还可在分娩应激状况下调节母婴血流,保证重要器官的血供。2010 年一项对 180 例新生儿的回顾性研究分析显示,无剖宫产指征而行择期剖宫产的新生儿脐血儿茶酚胺水平明显低于阴道自然分娩的新生儿,提示此类新生儿出生后应激能力较低。甲状腺轴于妊娠晚期逐渐成熟,表现为促甲状腺激素、T_3 和 T_4 水平升高,反三碘甲状腺原氨酸水平逐渐下降,妊娠后期甲状腺激素可保证心脏泵血功能在出生后加强。

第二节　新生儿循环

随着出生时脐带血管的结扎、胎盘功能的终止及呼吸功能的建立，胎儿的循环、呼吸、内分泌等生理功能发生复杂的变化。通过这一系列变化，形成串联、无分流、肺血管阻力进行性降低的新生儿循环。

一、出生后循环的变化

出生后循环的变化主要表现在体循环阻力升高、肺循环阻力降低及分流通道的关闭，参与这一过程的机制尚未完全清楚，但认为它主要是一个被动的过程。

（一）出生后血管阻力的变化

由于胎盘血管床顺应性良好，故胎儿体循环血管阻力相对较低。静脉导管的存在，使得脐静脉血液避开肝脏微循环，从而回心阻力降至最低。出生时胎盘剥离，脐血管剪断，胎盘循环终止，体循环阻力增加，左心室后负荷增高。由宫内的肺循环高阻力、体循环低阻力状态，逐渐过渡到出生后的肺循环低阻力、体循环高阻力状态，是完成胎儿-新生儿正常过渡的关键步骤。

出生后随着肺通气和氧合开始，在机械因素和激素水平共同作用下，肺血流量增加，肺血管阻力下降。原因包括：①胚胎发育期间，肺血管存在于液体介质之中，胎儿气道中含有约30ml/kg液体，在分娩过程中，这种血浆超滤液开始被吸收。自然分娩时产道对新生儿胸廓的压迫将残存的液体从上呼吸道和口腔中挤压出去。肺内液体的排出，肺节律性扩张，减少了对肺血管腔外的压力，肺血管阻力降低；②肺泡内形成的气—液界面，其表面张力的进行性改变对肺小动脉产生负压，使之扩张并保持开放；③机械扩张使肺产生的前列环素增加，进一步扩张肺血管。肺通气后血氧张力增加，血氧张力增加既可直接降低肺血管阻力，也可通过激活扩血管物质（如NO）间接扩张肺小动脉，继而降低肺血管阻力。剖宫产出生的新生儿肺动脉压力和肺循环阻力均比经阴道分娩的新生儿高。

出生后肺动脉压力进行性降低，当降至体循环压力的一半时，肺血流量增加8~10倍。出生后的数周或数月内，肺血管发生重构，肺小动脉中层平滑肌逐渐退化，管壁变薄并扩张，肺血管阻力和肺动脉压力缓慢下降，至出生后6个月肺血管阻力降至成人水平（图7-2-1）。许多引起新生儿氧合不充分的情况，如低氧、高海拔、肺部疾病（如透明膜病）、酸中毒等，均可影响肺小动脉的正常发育，导致持续性肺动脉高压和肺血管阻力延迟下降。

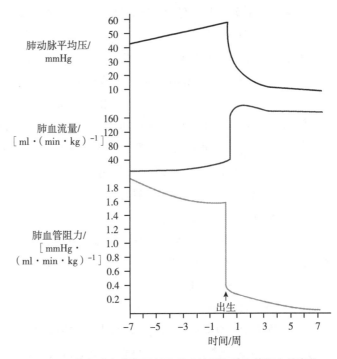

图 7-2-1　出生时肺动脉平均压、肺血流量和肺血管阻力的变化

（二）动脉导管的关闭

胎儿出生后10~15小时，动脉导管因中层平滑肌收缩而产生功能性关闭，通过内膜增生、结缔组织形成使动脉导管解剖性闭合形成动脉韧带需要1~3个月（表7-2-1）。足月儿约80%在生后24小时形成功能性关闭，约80%婴儿出生后3个月、95%婴儿于生后1年内形成解剖关闭。

表 7-2-1　胎儿结构和与之对应的成熟结构

胎儿结构	成熟结构	胎儿结构	成熟结构
动脉导管	动脉韧带	脐动脉	脐内侧韧带　膀胱上动脉
卵圆孔	卵圆窝	脐静脉	肝圆韧带
静脉导管	静脉韧带		

出生后为维持成熟的"串联"循环模式,胎儿循环通道必须关闭,其关闭受一系列复杂的神经生化和激素等因素的影响。出生后 PaO_2 增高、循环中前列腺素 E_2(PGE_2)浓度降低是影响动脉导管关闭的主要因素。动脉导管的收缩具有氧浓度依赖性,高浓度氧通过增加动脉导管中层平滑肌细胞内氧化磷酸化的速率而促使其收缩。出生后体循环动脉血 PaO_2 从胎儿期的 25mmHg 升至 50mmHg,甚至更高,强烈刺激动脉导管平滑肌收缩使其关闭。低氧和酸中毒可使动脉导管平滑肌松弛,影响其闭合。动脉导管平滑肌对血氧的反应与新生儿胎龄有关,与足月儿相比,早产儿动脉导管对氧诱发的收缩反应较低下。

胎盘组织可产生前列腺素,故胎儿期血浆内 PGE_2 浓度较高,动脉导管维持在开放状态。分娩前随着胎盘老化,胎儿体内 PGE_2 水平下降,动脉导管出现收缩迹象,已做好出生后闭合的准备。出生时生成 PGE_2 的胎盘组织被剥除,出生后肺血流显著增加导致 PGE_2 代谢清除率增加,因此血浆 PGE_2 浓度下降,动脉导管关闭。前列腺素合成酶抑制剂吲哚美辛可促进动脉导管关闭。

在真正意义的解剖性关闭前,功能性关闭的动脉导管可因动脉血 PaO_2 下降和血浆 PGE_2 上升而扩张。在窒息和肺部疾病等某些病理状态下,已关闭的动脉导管可重新开放,导致持续性胎儿循环。高海拔地区血氧饱和度低使动脉导管延迟关闭,动脉导管未闭的发病率远高于平原地区。

（三）卵圆孔的关闭

胎儿出生后脐静脉血流被剪断,回流到下腔静脉的血液迅速减少,静脉导管收缩,右心房压力由胎儿期的 3~5mmHg 下降至 2~4mmHg;同时因肺开始呼吸,肺循环阻力降低,肺血流量明显增多,肺静脉回流入左心房的血量也增加,左心房压力由胎儿期的 2~4mmHg 上升至 5~10mmHg,这样出生后两房压力一增一减,当左心房压力超过右心房时卵圆孔功能性关闭。如右心房压力由于某种原因超过左心房压力(如婴儿啼哭,肺部感染),卵圆孔重新开放并导致心房水平右向左的短暂分流。卵圆孔于出生后数分钟开始功能性关闭,多在 5~7 个月解剖性闭合,形成卵圆窝,左、右心房完全分隔。20%~25% 的正常人卵圆孔没有完全解剖性闭合,但一般不产生血流动力学异常。

（四）静脉导管的关闭

出生后脐带结扎,使静脉导管断源而逐渐闭锁,约在出生后 1 周内发生功能性关闭,3 个月内发生解剖性关闭,残留组织被称为静脉韧带。偶尔有静脉导管延迟闭合而使门静脉血通过静脉导管直接进入下腔静脉,造成新生儿高胆红素血症。

（五）脐血管的变化

脐血管为胎儿循环的特殊组织。脐带是连接胎儿与胎盘的带状器官,其断面中央有一条管腔较大(管径 6~7mm)、管壁较薄的脐静脉,两侧有两条管腔较小(管径 2.2~2.7mm)、管壁较厚的脐动脉。脐动脉壁有 4 组平滑肌,内层为很薄的环纹肌,中层是厚的纵直平滑肌,外面有两种螺旋形的平滑肌,一种螺距较短、只有 8~10 根肌纤维组成,温度下降到 27℃即感应收缩,收缩时可将脐动脉缩成很多节段;另一种为较粗的螺旋形平滑肌,其螺距与脐带本身的螺距相似,共约 40 圈,收缩时能将脐带旋绕起来。出生后脐动脉立即关闭,如果单靠环纹肌的收缩,只能使管径缩小,不能完全关闭;如果纵直的平滑肌和螺旋形的平滑肌收缩,不但能使脐动脉分为若干节段,而且可使其管腔仅留狭隘的星状管隙,这样可保证出生后脐动脉能立即完全阻断。出生时,多种刺激如机械性牵拉、寒冷、pH 改变,可引起脐动脉收缩,体循环氧分压增高明显促进了这一收缩过程。脐静脉将吸纳了丰富营养物质和氧的血液送至胎儿,其管壁主要由环纹的平滑肌组成,纵直肌很少,出生后其关闭主要靠包绕在外面的脐动脉紧缩促成。胎儿出生后 6~8 周,脐血管完全闭锁形成韧带,脐动脉(腹腔内部分)大部分逐渐闭锁,形成脐内侧韧带,仅靠近膀胱段保留成为膀胱上动脉;脐静脉(腹腔内部分)逐渐闭锁,形成肝圆韧带。

二、新生儿循环系统生理

新生儿循环是介于胎儿循环和成人循环之间的移行循环,与年长的儿童相比,新生儿的心肌在结构上和功能上不够成熟,在本质上新生儿心脏是在尚未完全发育的收缩系统上运转。

与成人的心肌细胞相比,新生儿的心肌非收缩成分(水分、核物质及结缔组织)相对较多,收缩成分(心肌纤维)相对较少,线粒体和肌质网更少,T 管系统发育不成熟,心肌收缩更多依赖细胞外钙。因此新生儿的心肌收缩力低下,不能按需求增加收缩力。肌质网、T 管系统及钙调控蛋白发育较快,出生后 3 周基本发育成熟。

新生儿的前负荷储备有限,与成人相比,心脏通过 Frank-Starling 机制提升每搏输出量的能力有限。在心率减慢时不可能通过增加每搏量来维持心排血量,因此心率减慢必然导致心排血量降低,心率是保证心排血量的重要因素。新生儿心率相对较快,平均 120~140 次/min,这就限制了新生儿通过增加心率来增加心排血量。新生儿的心室做功变量,如射血分数、室内压的变化率、心肌纤维缩短速率及射血间期,远远高于正常成人静息水平。新生儿心脏易受到后负荷的影响,故在流出道阻力增大的情况下,每搏输出量难以维持。由此可见新生儿心脏泵功能储备低下。

新生儿心室间的相互依赖性高,一侧心室腔内的压力变化会通过室间隔传递到对侧心室,未成熟心肌更容易发生这种情况。右心室舒张末期的压力增高会对左心室舒张期的充盈产生极大影响。这主要与室间隔左移和左心室伸展性下降有关。同样,左心室舒张末期压力增高也会对右心室舒张期的充盈产生极大影响。这种左右心室间的强效交互作用,是由心室顺应性低所致,因为出生时左右心室的心肌质量相等,出生后左心室压力负荷和容量负荷增加,使得左心室相对肥厚。正常成熟心脏左心室、右心室的质量比为2:1,胎儿出生数月后才能达到这个比值。新生儿两侧心室壁厚度几乎相等,约 4~5mm,随着小儿的成长,左心室壁较右心室壁增厚。

小儿心脏的位置随年龄而改变,2 岁以下的小儿心脏呈横位,以后逐渐转为斜位。动脉血压的高低主要取决于每搏输出量和外周血管阻力,新生儿每搏输出量少,动脉壁柔软,故动脉血压较低,其后随年龄增长而逐渐升高(表 7-2-2)。

表 7-2-2 足月正常新生儿出生 7 天内动脉血压正常值

日龄/天	收缩压/kPa			舒张压/kPa			平均动脉压/kPa		
	均数	标准差	95% 正常范围	均数	标准差	95% 正常范围	均数	标准差	95% 正常范围
~1	9.17	1.10	7.00~11.34	5.02	0.85	3.34~6.69	7.09	0.88	5.37~8.81
~2	9.56	0.98	7.63~11.49	5.21	0.56	4.12~6.30	7.30	0.70	5.92~8.69
~3	9.85	0.86	8.16~11.54	5.62	0.92	3.82~7.42	7.69	0.86	6.00~9.52
~4	10.05	0.85	8.36~11.72	5.77	0.85	4.10~7.44	7.82	0.86	6.13~9.52
~5	10.13	0.88	8.43~11.85	5.98	0.89	4.22~7.74	7.92	0.96	6.05~9.78
~6	10.18	1.14	7.94~12.43	5.72	0.78	4.18~7.26	7.81	1.02	5.78~9.84
~7	10.33	0.78	8.80~11.86	6.10	0.86	4.40~7.80	8.13	0.91	6.34~9.89

综上所述,胎儿通过胎盘与母体连接,完成营养物质和氧气的交换,胎儿循环的两条通路构成"并联",优先保证了肝、脑、心脏和上肢等器官的血供。出生后体循环阻力升高、肺循环阻力降低、分流通道的关闭是胎儿-新生儿循环正常过渡的关键。出生后气体交换场所由胎盘转移至肺,胎盘循环终止而肺循环建立,体循环与肺循环"串联"形成更加有效地供氧模式。

思考题

1. 胎儿循环有哪两条通路,该循环和成人循环有何不同?
2. 胎儿循环是如何优先保证心、脑、肝等重要脏器的血供的?
3. 胎儿循环有哪些分流通道,出生后这些分流通道发生什么变化?
4. 出生后体循环和肺循环的阻力各发生什么变化?

（杨丽华　杨建军）

推荐阅读

［1］ CHESTNUT DH, WONG CA, TSEN LC, et al. 产科麻醉学理论与实践. 5 版. 连庆泉, 姚尚龙. 译. 北京: 人民卫生出版社, 2017: 67-69.

［2］ 桂永浩, 韩玲. 胎儿及新生儿心脏病学. 北京: 北京科学技术出版社, 2014: 96-99.

［3］ LERMAN J. 新生儿麻醉. 赵平, 左云霞. 译. 天津: 天津科技翻译出版有限公司, 2018: 269-272.

［4］ 杨思源, 陈树宝. 小儿心脏病学. 4 版. 北京: 人民卫生出版社, 2012: 28-32.

［5］ MYUNG K.PARK. 实用小儿心脏病学. 6 版. 桂永浩, 刘芳. 译. 北京: 科学出版社, 2017: 121-125.

［6］ MORTON SU, BRODSKY D. Fetal physiology and the transition to extrauterine life. Clin Perinatol, 2016, 43 (3): 395-407.

［7］ SWANSON JR, SINKIN RA. Transition from fetus to newborn. Pediatr Clin North Am, 2015, 62 (2): 329-343.

［8］ TAN CMJ, LEWANDOWSKI AJ. The transitional heart: from early embryonic and fetal development to neonatal life. Fetal Diagn Ther, 2020, 47 (5): 373-386.

第八章

产程进展与分娩

■ **本章要求**

1. 掌握正常分娩产程、异常分娩产程的临床特征。
2. 熟悉影响分娩的因素、先兆临产及临产的诊断。
3. 了解分娩动因。

妊娠达到及超过 28 周(196 天),胎儿及附属物从临产开始至全部从母体娩出的过程称为分娩(labor/delivery)。异常分娩(abnormal labor)又称难产(dystocia),其影响因素包括产力、产道、胎儿及社会心理因素,这些因素既相互影响又互为因果关系,任何一个或一个以上的因素发生异常及四个因素间相互不能适应,使分娩进程受到阻碍,称为异常分娩。

第一节　分娩动因

分娩启动的原因至今没有定论,分娩启动是炎症因子、机械性刺激等多因素综合作用的结果,不能用单一机制来解释。宫颈成熟是分娩启动的必备条件,缩宫素与前列腺素是促进宫缩的最直接因素。

一、炎症反应学说

炎症反应在分娩启动中扮演了重要角色。母-胎界面免疫微环境由蜕膜中的免疫活性细胞及其分泌的细胞因子组成,母体的免疫调节系统参与调节该免疫微环境,使母体在妊娠期间对胎儿产生特异性免疫耐受以维持妊娠。在分娩启动过程中,免疫调节系统在全身以及母胎界面均发生明显变化,免疫平衡的改变可能在分娩启动中起重要作用。同时,分娩前子宫蜕膜、宫颈均出现明显的中性粒细胞和巨噬细胞的趋化和浸润,炎症因子表达增高,提示存在非感染性炎症反应。

二、内分泌控制理论

分娩启动时子宫平滑肌由非活跃状态向活跃状态转化,这种转化受多种内分泌激素的调控,最终触发宫缩及宫颈扩张,启动分娩。这些激素包括:①前列腺素(PGs),是一种旁-自分泌激素,主要在分泌的局部起作用,其合成增加是分娩启动的重要因素,主要作用包括诱发子宫协调有力地收缩、促进宫颈成熟、上调缩宫素受体的表达并增强子宫对缩宫素的敏感性。②甾体类激素,人类雌激素在妊娠期是由胎盘—胎儿单位共同合成的,雌激素水平增高可通过促使子宫功能性改变、刺激 PGs 产生、增强子宫收缩、增高子宫对缩宫素的敏感性参与分娩启动。相反,孕激素促进一氧化氮的合成,下调 PGs 的合成及钙通道和缩宫素受体的表达。雌/孕激素比率上升可能不是人类分娩的动因,但两者都对妊娠的维持和分娩的启动起重要作用。③缩宫素,研究表明缩宫素对分娩的启动起重要但非绝对的作用。妊娠期间母体循环中缩宫素的水平不发生改变,仅在分娩发动后,随产程进展逐渐增加,在第二产程胎儿娩出前达峰值。但子宫缩宫素受体的表达随妊娠的进展而增高,因而随妊娠进展子宫对缩宫素的敏感性增高。缩宫素可间接通过刺激胎膜前列腺素E_2(PGE_2)和前列腺素F_{2a}(PGF_{2a})的释放,直接通过缩宫素受体或钙通道介导的途径诱发宫缩。

三、机械性刺激

又称子宫张力理论。随着妊娠的进展,子宫内容积增大,子宫壁的伸展张力增加,子宫壁收缩的敏感性增加;妊娠末期羊水量逐渐减少而胎儿不断生长,胎儿与子宫壁,特别是与子宫下段和宫颈部密切接触;此外,在宫颈部有 Frankenhauser 神经丛,胎儿先露部下降压迫此神经丛,均可刺激诱发子宫收缩。

四、子宫功能性改变

在内分泌激素的作用下,子宫通过肌细胞间隙连接以及细胞内钙离子水平增高使子宫发生功能性改变。缩宫素与子宫肌细胞上的缩宫素受体结合后,启动细胞膜上的离子通道,使细胞内游离的钙离子增加,促发子宫收缩。另一方面,胎盘分泌的缩宫素酶可降解缩宫素,两者的平衡变化与分娩启动相关。

第二节　决定分娩的因素

决定分娩的因素是产力、产道、胎儿及社会心理因素。各因素正常并相互适应,胎儿经阴道顺利自然娩出,为正常分娩。

一、产力

将胎儿及其附属物从子宫内逼出的力量称产力。产力包括子宫收缩力(简称"宫缩")、腹壁肌及膈肌收缩力(统称腹压)和肛提肌收缩力。

（一）子宫收缩力

子宫收缩力是临产后的主要产力,贯穿于整个分娩过程中。临产后正常宫缩的特点包括:节律性、对称性和极性、缩复作用。

1. 节律性　子宫节律性收缩是临产的重要标志。每次子宫收缩都是由弱渐强(进行期),维持一定时间(极期),一般 30~40 秒,随后从强渐弱(退行期),直至消失进入间歇期。间歇期一般为 5~6 分钟。随产程进展宫缩持续时间逐渐延长,间歇期逐渐缩短。当宫口开全后,宫缩可持续达 60 秒,间歇期仅 1~2 分钟。如此反复,直至分娩结束。宫缩极期使宫腔压力于第一产程末可达 40~60mmHg,于第二产程期间增至 100~150mmHg,而间歇期仅为 6~12mmHg。宫缩时,子宫肌壁血管受压,子宫血流量减少,但间歇期子宫血流量又恢复,对胎儿血流灌注有利。

2. 对称性和极性　正常宫缩起自两侧子宫角部,迅速向子宫底中线集中,左右对称,再以 2cm/s 的速度向子宫下段扩散,约 15 秒可均匀协调地遍及整个子宫,此为子宫收缩的对称性。宫缩以子宫底部最强最持久,向下逐渐减弱,此为子宫收缩的极性。子宫底部收缩力的强度是子宫下段的 2 倍。

3. 缩复作用　每当宫缩时,子宫体部肌纤维缩短变宽,间歇期虽松弛,但不能完全恢复到原来长度,经过反复收缩,肌纤维越来越短,这种现象称缩复作用(retraction)。缩复作用使宫腔容积逐渐缩小,迫使胎先露部下降,宫颈管消失及宫口扩张。

（二）腹壁肌及膈肌收缩力

腹壁肌及膈肌收缩力是第二产程娩出胎儿的重要辅助力量。宫口开全后,每当宫缩时,前羊水囊或胎先露部压迫骨盆底组织及直肠,反射性地引起排便动作,产妇主动屏气向下用力,腹壁肌及膈肌强有力地收缩使腹内压增高。腹压在第二产程末期配以宫缩时运用最有效，能迫使胎儿娩出，在第三产程可促使已剥离的胎盘娩出。过早用腹压易使产妇疲劳和宫颈水肿，致使产程延长。

（三）肛提肌收缩力

肛提肌收缩力有协助胎先露部在骨盆腔进行内旋转的作用。当胎头枕部位于耻骨弓下时，能协助胎头仰伸及娩出。当胎盘娩出至阴道时，肛提肌收缩力有助于胎盘娩出。

二、产道

产道是胎儿从母体娩出的通道，包括骨产道和软产道两部分。

（一）骨产道

骨产道指真骨盆，是产道的重要组成部分，其大小及形状与分娩关系密切。骨盆腔分为3个假想的平面，即通常所称的骨盆平面。

1. 骨盆入口平面　即真假骨盆的交界面，呈横椭圆形，共有4条径线，即入口前后径、入口横径、入口左斜径及入口右斜径。

2. 中骨盆平面　为骨盆最小平面，呈纵椭圆形，其大小与分娩关系最为密切。其前方为耻骨联合下缘，两侧为坐骨棘，后为骶骨下端。中骨盆平面有两条径线，即中骨盆横径和中骨盆前后径。

3. 骨盆出口平面　由两个不同平面的三角形组成。前三角顶端为耻骨联合下缘，两侧为耻骨降支。后三角顶端为骶尾关节，两侧为骶结节韧带。骨盆出口平面共有4条径线，即出口前后径、出口横径、前矢状径及后矢状径。

（二）软产道

由子宫下段、宫颈、阴道及盆底软组织共同组成的弯曲管道。

1. 子宫下段的形成　由未孕时的子宫峡部形成。子宫峡部上界为宫颈管最狭窄的解剖学内口，下界为宫颈管的组织学内口。未孕时子宫峡部长约1cm，妊娠12周后逐渐伸展成为宫腔的一部分，随着妊娠的进展被逐渐拉长，至妊娠末期形成子宫下段。临产后，规律的宫缩使子宫下段进一步拉长达7~10cm。由于子宫体部肌纤维的缩复作用，使上段肌壁越来越厚，下段肌壁被动牵拉而越来越薄。在子宫内面的上、下段交界处形成环状隆起，称生理性缩复环（physiological retraction ring）。生理情况时，此环不能从腹部见到。

2. 宫颈管消失及宫口扩张　临产后宫颈发生两个变化：初产妇通常是先宫颈管消失，随后宫口扩张。临产后宫口扩张主要是子宫收缩及缩复向上牵拉的结果。临产前宫颈管长为2~3cm，临产后由于宫缩牵拉及胎先露、前羊膜囊的直接压迫，使宫颈内口向上向外扩张，宫颈管形成漏斗状，随后宫颈管逐渐变短、消失。宫缩使胎先露部衔接，在宫缩时前羊水不能回流，加之子宫下段的胎膜容易与该处蜕膜分离而向宫颈管突出，形成前羊膜囊，协助宫口扩张。宫口近开全时胎膜多自然破裂，破膜后胎先露部直接压迫宫颈，使宫口扩张明显加快。当宫口开全时，妊娠足月胎头方能通过。经产妇一般是宫颈管消失与宫口扩张同时进行。

3. 阴道、骨盆底及会阴的变化　正常阴道伸展性良好，一般不影响分娩。临产后前羊膜囊及胎先露部将阴道上部撑开，破膜以后胎先露部直接压迫盆底，软产道下段形成一个向前向上弯曲的筒状通道，阴道壁黏膜皱襞展平、阴道扩张变宽。肛提肌向下及两侧扩展，肌纤维逐步拉长，使会阴由5cm厚变成2~4mm，以利胎儿通过。但由于会阴体部承受压力大，分娩时可造成裂伤。

三、胎儿

胎儿的大小、胎位及有无畸形是影响分娩及决定分娩难易程度的重要因素之一。胎儿的大小主要通过超声检查并结合测量宫高来估计。一般估计的胎儿体重与实际出生体重相差10%以内即视为评估较准确。分娩时，即使骨盆大小正常，如果胎儿过大致胎头径线过长，可造成头盆不称导致难产。胎头是胎体的最大部分,也是胎儿通过产道最困难的部分。产道为一纵行管道,纵产式(头先露或臀先露)时,胎体纵轴与骨盆轴相一致,容易通过产道。头先露时,胎头先通过产道,较臀先露易娩出,通过触清矢状缝及前后囟,可以确定胎方位。其中枕前位更利于完成分娩机转,易于分娩,其他胎方位会不同程度增加分娩困难。胎儿某一部分发育异常,如脑积水、联体双胎等,由于胎头或胎体过大,通过产道常发生困难。

四、社会心理因素

尽管分娩是一种生理过程,但对产妇可产生心理上的应激反应。产妇的社会心理因素可引起机体产生一系列变化从而影响产力,因此也是决定分娩的重要因素之一。对分娩疼痛的恐惧和紧张可导致宫缩乏力、宫口扩张缓慢、胎头下降受阻、产程延长,甚至可导致胎儿窘迫、产后出血等。因此在分娩过程中,应给予产妇心理支持,耐心讲解分娩的生理过程,尽量消除产妇的焦虑和恐惧,使产妇掌握分娩时必要的呼吸和躯体放松方法。

第三节　先兆临产及临产的诊断

一、先兆临产

分娩发动前,往往出现一些预示即将临产的症状,称为先兆临产,如不规律宫缩(又称假临产)、胎儿下降感以及阴道少量淡血性分泌物(俗称见红)。

(一)不规律宫缩

又称假临产。分娩发动前,由于子宫肌层敏感性增强,可出现不规律宫缩。其特点:①宫缩频率不一致,持续时间短、间歇时间长且无规律;②宫缩强度未逐渐增强;③常在夜间出现而于清晨消失;④不伴有宫颈管短缩、宫口扩张等;⑤给予镇静剂能将其抑制。

(二)胎儿下降感

由于胎先露部下降、入盆衔接使宫底降低。孕妇自觉上腹部较前舒适,下降的先露部可压迫膀胱引起尿频。

(三)见红

分娩发动前24~48小时内,因宫颈内口附近的胎膜与该处的子宫壁分离,毛细血管破裂而少量出血,与宫颈管内的黏液相混合呈淡血性黏液排出,称见红,是分娩即将开始的比较可靠的征象。若阴道流血较多,量达到或超过月经量,应考虑是否为病理性产前出血,常见原因有前置胎盘或胎盘早剥。

二、临产的诊断

临产(in labor)的重要标志是规律且逐渐增强的子宫收缩,持续30秒或以上,间歇5~6分钟,同时伴随进行性宫颈管消失、宫口扩张和胎先露下降。用镇静剂不能抑制临产。确定是否临产需严密观察宫缩的频率、持续时间及强度。消毒外阴后行阴道检查,了解宫颈长度、位置、质地、扩张情况及先露高低。

第四节　正常分娩产程及产程图

一、正常分娩产程

在整个分娩过程中,必须连续动态观察并记录宫缩与胎心,观察产程进展,密切监护母儿安危,尽早发

现异常,及时处理。分娩全过程即总产程,指从规律宫缩开始至胎儿、胎盘娩出的全过程,临床上分为如下三个产程:

（一）第一产程

第一产程（first stage of labor）:又称宫颈扩张期,指从规律宫缩开始到宫颈口开全（10cm）。第一产程又分为潜伏期和活跃期:潜伏期为宫口扩张的缓慢阶段,初产妇一般不超过 20 小时,经产妇不超过 14 小时;活跃期为宫口扩张的加速阶段,宫口开至 4~6cm 进入活跃期,直至宫口开全。此期宫口扩张速度应≥0.5cm/h。由于临产时间有时难以确定,孕妇过早住院,可能带来不必要的干预,增加剖宫产率。因此推荐初产妇确定正式临产后,宫颈管完全消退可住院待产,经产妇则确定临产后尽快住院分娩。

第一产程的临床表现为宫缩规律、宫口扩张、胎先露下降及胎膜破裂。

1. 宫缩规律　第一产程开始时,子宫收缩力弱,持续时间较短约 30 秒,间歇期较长为 5~6 分钟。随产程进展,宫缩强度增加,持续时间延长,间歇期缩短。当宫口开全时,宫缩持续时间可长达 1 分钟,间歇仅1~2 分钟。

2. 宫口扩张　表现为宫颈管逐渐变软、变短、消失,宫颈展平并逐渐扩大。开始宫口扩张速度较慢,后期速度加快。当宫口开全时,子宫下段、宫颈及阴道共同形成桶状的软产道。

3. 胎先露下降　是决定能否经阴道分娩的重要指标。随着产程进展,先露部逐渐下降,宫口开大 4cm时,先露部最低点约达坐骨棘水平,宫口开全时,约在坐骨棘下 2cm 水平。

4. 胎膜破裂　胎儿先露部衔接后,将羊水分隔为前后两部,在胎先露部前面的羊水称前羊水。当宫缩时羊膜腔内压力增加到一定程度时胎膜自然破裂,前羊水流出。自然分娩胎膜破裂多发生在宫口近开全时。

（二）第二产程

第二产程（second stage of labor）:又称胎儿娩出期,指从宫口开全至胎儿娩出。未实施硬膜外分娩镇痛者,初产妇最长不应超过 3 小时;经产妇不应超过 2 小时,实施硬膜外分娩镇痛者,可在此基础上延长 1 小时,即初产妇最长不应超过 4 小时,经产妇不应超过 3 小时。值得注意的是,第二产程不应盲目等待至产程超过上述标准方才进行评估,初产妇第二产程超过 1 小时即应关注产程进展,超过 2 小时必须由有经验的医师进行母胎情况全面评估,决定下一步的处理方案。第二产程的正确评估和处理对母儿结局至关重要。鉴于第二产程时限过长与母胎不良结局（产后出血、产褥感染、严重会阴裂伤、新生儿窒息/感染等）增加相关,因此第二产程的处理不应只考虑时限长短,更应重点关注胎心监护、宫缩、胎头下降、有无头盆不称、产妇一般情况等。既要避免试产不充分,轻率改变分娩方式,又要避免因评估不正确盲目延长第二产程可能增加母儿并发症的风险,应在适宜的时间点选择正确的产程处理方案。

第二产程的临床表现为宫口近开全或开全后,胎膜多会自然破裂。若仍未破膜,可影响胎头下降,应于宫缩间歇期行人工破膜。当胎头下降压迫盆底组织时,产妇有反射性排便感,并不自主地产生向下用力屏气的动作,会阴膨隆、变薄,肛门括约肌松弛。胎头于宫缩时露出于阴道口,在宫缩间歇期又缩回阴道内,称胎头拨露;当胎头双顶径越过骨盆出口,宫缩间歇期胎头不再回缩时称胎头着冠。产程继续进展,胎头娩出,接着胎头复位及外旋转,随后前肩和后肩相继娩出,胎体很快娩出,后羊水随之涌出。经产妇第二产程短,有时仅需几次宫缩即可完成胎头娩出。

（三）第三产程

第三产程（third stage of labor）:又称胎盘娩出期,指从胎儿娩出到胎盘娩出。一般 5~15 分钟,不超过30 分钟。

第三产程的临床表现为胎儿娩出后,宫腔容积明显缩小,胎盘与子宫壁发生错位剥离,胎盘剥离面出血形成积血。子宫继续收缩,使胎盘完全剥离而娩出。

新生儿的一般处理是把新生儿置于辐射台上擦干、保暖,用吸球吸去气道黏液及羊水,当确定气道通畅仍未啼哭时,可用手抚摸新生儿背部或轻拍新生儿足底,待新生儿啼哭后,即可处理脐带。新生儿阿普加评分(Apgar score)及脐动脉血气 pH 测定的意义:Apgar 评分是用于快速评估新生儿出生后一般状况的方法,由 5 项体征组成,包括心率、呼吸、肌张力、喉反射及皮肤颜色。5 项体征中的每一项授予分值 0 分、1 分或 2 分,然后将 5 项分值相加,即为 Apgar 评分的分值(表 8-4-1)。1 分钟 Apgar 评分评估出生时状况,反映宫内的情况,但窒息新生儿不能等 1 分钟后才开始复苏。5 分钟 Apgar 评分则反映复苏效果,与近期和远期预后关系密切。脐动脉血气代表新生儿在产程中血气变化的结局,提示有无缺氧、酸中毒及其严重程度,反映窒息的病理生理本质,较 Apgar 评分更为客观、更具有特异性。我国新生儿窒息标准:①5 分钟 Apgar 评分≤7,仍未建立有效呼吸;②脐动脉血气 pH<7.15;③排除其他引起低 Apgar 评分的病因;④产前具有可能导致窒息的高危因素。以上 1~3 为必要条件,4 为参考指标。

表 8-4-1　新生儿 Apgar 评分法

体征	0分	1分	2分
每分钟心率	0	<100 次	≥100 次
呼吸	0	浅慢、不规则	佳,哭声响亮
肌张力	松弛	四肢稍屈曲	四肢屈曲,活动好
喉反射	无反射	有些动作	咳嗽,恶心
皮肤颜色	全身苍白	身体红,四肢青紫	全身粉红

二、产程图

Emanuel Friedman 最早对第一产程时程进行了研究,把正常的产程进展通过曲线图表示出来,世界卫生组织(WHO)据此制定了产程图,并推荐常规使用产程图来识别并处理难产,从而减少母胎发病率和死亡率。产程图标示了产程中宫颈扩张程度(纵坐标)与其对应的时间(横坐标),空格处用于记录孕妇及胎儿的观察指标。在活跃期,需警戒和处理的项目相隔 4 小时,表示当产妇产程偏离正常值何时需引起关注(警戒线)和处理(处理线)。1994 年 WHO 产程图在东南亚 35 484 名产妇中进行了验证,同时评估了相应的结构化处理流程,包括活跃期人工破膜、使用缩宫素加速产程、剖宫产及产程超过处理线时行阴道助产。此后,WHO 产程图在许多国家得以不同程度的成功运用,特别是在产妇护理资源不足的地区。

国家儿童健康和人类发展研究所的张军教授及其同事测量了大样本产妇宫口扩张 1cm 所需要的时间,通过统计学方法研发了另外一种产程模型。2010 年在大型队列研究中评估了该模型并研发了相应的产程图,通过使用 95% 置信区间来发挥类似 WHO 产程图中警戒线和处理线的功能。该产程图仍需独立的研究加以证实。

上述的正常分娩图示可以表明人群的正常值却无法体现产妇的合理变异,另外,模型均来源于回顾性观察研究,不能预测产程进展和剖宫产的风险。Flood 教授及其团队研发的产程模型可显示人群的产程特征以及产妇个体的产程,通过识别肥胖、产妇年龄和遗传因素等可能对产程产生影响的因素显示个体变异性。该模型可用来预测产程的进展。

第五节　异常分娩产程

常见的产程异常有：潜伏期延长、活跃期异常、第二产程异常。

1. 潜伏期延长（prolonged latent phase）　从临产规律宫缩开始至活跃期起点（4~6cm）称为潜伏期。初产妇 >20 小时、经产妇 >14 小时称为潜伏期延长。

2. 活跃期异常　包括活跃期延长（protracted active phase）和活跃期停滞（arrested active phase）。从活跃期起点（4~6cm）至宫颈口开全称为活跃期。活跃期宫颈口扩张速小于 0.5cm/h 称为活跃期延长。当破膜且宫颈口扩张 >6cm 后，若宫缩正常，宫颈口停止扩张 ≥4 小时；若宫缩欠佳，宫颈口停止扩张 ≥6 小时称为活跃期停滞。

3. 第二产程异常　包括胎头下降延缓（protracted descent）、胎头下降停滞（arrested descent）和第二产程延长（protracted second stage）。第二产程初产妇胎头先露下降速度 <1cm/h，经产妇 <2cm/h，称为胎头下降延缓。第二产程胎头先露停留在原处不下降超过 1 小时，称为胎头下降停滞。初产妇第二产程 >3 小时，经产妇 >2 小时（硬膜外分娩镇痛时，初产妇 >4 小时，经产妇 >3 小时），产程无进展（胎头下降和旋转），称为第二产程延长。

临床上应早期识别异常分娩，原则应以预防为主，综合评估子宫收缩力、胎儿大小与胎位、骨盆大小以及头盆关系是否相称等，寻找异常分娩的病因，及时作出正确判断，恰当处理，综合分析决定分娩方式，以保证母胎安全。如，骨盆狭窄可导致胎位异常及宫缩乏力，宫缩乏力亦可引起胎位异常，其中宫缩乏力和胎位异常可以纠正，从而有可能转化为正常分娩。

【附】　剖宫产术后再次妊娠阴道分娩

剖宫产术后瘢痕子宫再次妊娠面临分娩方式的选择：重复剖宫产或剖宫产术后再次妊娠阴道试产（trial of labor after cesarean，TOLAC）。随着我国两孩生育政策的实施，既往的高剖宫产率造成了这种局面的增加。剖宫产术后再次妊娠阴道分娩（vaginal birth after cesarean，VBAC）有助于减少重复剖宫产及其母婴并发症。

TOLAC 的成功率为 60%~70%，子宫破裂率通常 <1%。对瘢痕子宫孕妇应在首诊时回顾病史，详细了解患者一般情况，既往有无阴道分娩史；剖宫产时的孕周，剖宫产指征（尤其是头盆不称或产程异常），剖宫产的时机（择期、急诊或产程中转剖宫产），宫口开大情况，子宫切口类型及缝合方式，是否有手术并发症（子宫切口撕裂、产后出血或感染）以及新生儿出生体重、是否存活等。两次分娩间隔 ≥18 个月者可以考虑TOLAC。

1. 适应证　既往有 1 次子宫下段剖宫产史且无阴道试产禁忌证者。

2. 禁忌证　有子宫破裂史，高位纵切口的古典式剖宫产史，超过 2 次剖宫产史，倒"T"或"J"形切口或广泛子宫底部手术，子宫下段纵切口，有其他合并症不适宜阴道分娩，不具备急诊剖宫产条件者。

3. TOLAC 产程管理　分娩发动后，做好术前准备。产程中给予连续电子胎心监护，早期识别子宫破裂征象。异常胎心监护图是子宫破裂最早、最常见的征象。产程中应注意有无瘢痕部位的压痛，尤其在宫缩间歇期；子宫破裂的其他表现有异常阴道流血、血尿、低血容量性休克、胎头位置升高或从阴道回缩等。严密监测产程进展，当产程进展缓慢，尤其是活跃期进展不佳或胎头下降受阻时，应高度警惕子宫破裂的可能性，放宽重复剖宫产指征。当怀疑或诊断子宫破裂时，应迅速启动急救预案，实施紧急剖腹探查术。

思考题

1. 正常分娩产程进展包括哪些内容?
2. 异常分娩产程包括哪些内容?
3. 先兆临产的临床表现是哪些?

（贾丽洁　徐子锋）

推荐阅读

［1］谢幸,孔北华,段涛.妇产科学.9 版.北京:人民卫生出版社,2018:162-200.
［2］CURTIS L.BAYSINGER,BRENDA A.BUCKLIN,DAVID R.GAMBLING.产科麻醉学.2 版.陈新忠,黄绍强,译.北京:中国科学技术出版社,2020:26-36.

第三篇

产科药理学

第九章

母体、胎盘、胎儿因素

■ 本章要求

1. 掌握妊娠期母体生理变化对药代动力学的影响,以及给药方式、母胎状况等对药物代谢的影响。
2. 熟悉胎盘转运药物的机制,以及影响经胎盘药物转运的因素。
3. 了解胎儿自身的药代动力学及药效学特点及其不良反应。

随着现代社会文明进步,女性生育观念发生很大的变化。女性生育年龄普遍延迟,高龄产妇逐年增多,罹患慢性系统性疾病的概率升高,甚至可能是癌症或免疫系统疾病,需要进行持续的药物治疗。另外,为了保证母婴安全和继续妊娠,需要对妊娠本身伴随的各种合并症,如妊娠期高血压疾病、妊娠糖尿病等进行医疗干预,超过半数的妊娠期妇女会在整个孕期中至少服用一次药物。

妊娠期,孕妇服用药物后,其药代动力学和药效学规律不同于非妊娠人群。并且药物可能通过胎盘对胎儿产生影响。因此,孕产妇药理学特点是产科麻醉的重要内容。

母体-胎儿系统的药物动力学,可简单理解为母体和胎儿作为单个而同质的间隔室:药物进入→母体→胎儿→药物消除。从该模型可以看出,母体给药的途径、用药量、药物吸收速度、在母亲体内的分布及停留时间、通过胎盘的方式和速度、在胎盘和胎儿肝脏内的生物转化、胎儿体内药物分布与停留时间等,都会影响母胎药物的扩散和代谢,对母亲和胎儿产生不同的影响。

第一节　母体因素

妊娠可导致孕妇器官和生理功能的改变。生理学改变涉及心血管系统、呼吸系统、肾脏、胃肠道和血液系统,这些都会显著影响妊娠期妇女用药后的药代动力学和/或药效学,尤其是改变某些药物的生物利用度、药物分布和清除过程,进而对胎儿产生影响(表 9-1-1)。

表 9-1-1　妊娠期生理改变对药物代谢的影响

妊娠期生理改变	影响
胃 pH 升高	改变药物的生物利用度
心排出量增加	肝血流增加,药物清除加快
体内含水量、细胞外液增加	药物分布改变
脂肪储备增加	药物分布改变,脂溶性药物消除减慢
肾血流及肾小球滤过率增加	经肾脏药物清除增加
母体白蛋白水平降低	游离药物浓度增加
肝酶系统活性改变	药物吸收和肝脏转化改变

一、妊娠期母体药代动力学改变

（一）药物吸收及生物利用度

妊娠期胃肠道生理改变都会影响口服药物的生物利用度。妊娠期由于大量孕激素分泌,对全身平滑肌普遍产生松弛作用,使胃肠道、子宫和血管张力下降,药物吸收延迟,药物的摄取量降低。对于那些需要快速起效的药物影响尤为显著。同时孕妇频发的恶心、呕吐导致胃酸和胃蛋白酶分泌量减少,胃内容物 pH 增加,会影响药物的解离状态。弱酸性药物的离子化程度增高,吸收延迟。孕妇在开始分娩后,由疼痛、焦虑或使用阿片类药物(包括椎管内用药)引起的胃排空减慢,会延长药物经胃肠道吸收的时间。

妊娠期由于生理性肺过度通气,肺潮气量和肺泡交换量增加,更多药物微粒进入肺泡,使吸入性药物的吸收加快并增多。因此妊娠期女性使用吸入麻醉时药物需求量降低,包括氟烷、异氟烷、恩氟烷和甲氧氟烷等。

（二）药物分布

在整个妊娠期,孕妇的体重普遍增加,药物分布容积和清除率都会增加,因此用药剂量也需要相应调整。普遍认为,相较于非妊娠妇女,孕妇需要增加药物的用量。孕早期由于肾素—血管紧张素—醛固酮分泌增多,水钠潴留增加,导致孕妇的血管内容积增加,孕晚期容积会增加 50%。极性药物和水溶性药物如果本来的分布容积较小(如免疫球蛋白),由于孕期体液量的增多,分布容积相对增加更多,导致血药峰浓度和稳态浓度下降;如果药物分布容积就很大(如地高辛),则对血药峰浓度的影响则较小。妊娠期女性脂肪储备增加,脂溶性药物的分布容积也增加,从而影响给药后的血药峰浓度。

从妊娠中期开始,孕妇的血浆白蛋白浓度降低,且在整个孕期持续下降。到孕足月,血浆蛋白水平和药物蛋白结合率下降至孕前的 70%~80%。这种变化对水溶性药物和蛋白结合率高的药物,如咪达唑仑、地高辛、苯妥英钠和丙戊酸钠等药物的影响尤为显著。药物的血浆蛋白结合率下降,导致未结合蛋白的活性药物水平增加,理论上孕妇用药后药效会增强。实际上,妊娠期母体血中游离药物浓度逐渐增加,药物生物转化、肾小球滤过或肾小管分泌、排泄增快。游离部分药物浓度增加使得疗效增强的同时,药物毒性也增大。这种孕妇低蛋白状态可促进药物经胎盘向胎儿侧转运,而新生儿的肝肾功能尚未发育完全,可延缓药物的代谢与排泄。

（三）药物代谢

药物在孕妇体内的代谢和生物转化是药物消除的重要环节。生物转化过程主要发生在肝脏,特别是肝内质网药物代谢系统。许多药物在排出体外之前需要通过生物转化,使药物极性增加,更有利于药物排除。药物代谢的第一阶段就是通过氧化、还原、羟基化或者水解作用等使药物分子的极性增强;通常经过引进或暴露一个功能基团(—OH、—NH$_2$、—SH 等),将药物的本体改变为多极代谢产物。第一阶段的代谢产物有一部分被排出体外,另一部分进行结合或进入第二阶段的代谢。

药物在肝脏中的生物转化有赖于其微粒体中的多种酶系,其中最重要的是细胞色素 P450(CYP)混合功能氧化酶系统。96% 的药物都需要细胞色素 P450 参与其代谢过程。细胞色素 P450 混合氧化酶是一组含有亚铁血红素的蛋白质,它们在大多数脂溶性药物的第一期药物代谢中起重要作用。P450 酶系统组成复杂,目前已知有 12 个亚族,包括了超过 50 种酶,且具有多种基因多态性,导致药物代谢的个体差异。

肝酶系统活性的改变,既会影响前体药物活化的过程(从而影响药物的起效时间),也影响药物的吸收、代谢和消除过程。妊娠相关改变会导致母体肝脏第一相代谢相关 CYP 酶的活性改变,某些酶活性增加,另外一些则活性降低(表 9-1-2)。

表 9-1-2　妊娠期肝脏代谢酶类的变化

酶	妊娠期活性改变	底物
CYP1A2	降低	对乙酰氨基酚、咖啡因、普萘洛尔、茶碱
CYP2B6	增加	美沙酮、依非韦伦、舍曲林
CYP2C8	增加	维拉帕米、氟伐他汀
CYP2C9	增加	格列本脲、依他普仑、苯妥英钠、氯沙坦
CYP2C19	降低	氯胍、吲哚美辛、西酞普兰
CYP2D6	增加	阿普洛尔、美托洛尔、可待因、氟西汀
CYP2E1	增加	双硫仑、茶碱
CYP3A4	增加	地瑞那韦、西酞普兰、硝苯地平、拉莫三嗪
UGT	增加	拉莫三嗪、吗啡

注:UGT. 尿苷二磷酸-葡糖醛酸转移酶。

CYP1A2 是为数不多在妊娠期活性降低的酶,它是代谢咖啡因的主要酶类。妊娠期妇女饮用咖啡后,消除半衰期显著延长。在饮用同等量咖啡的情况下,孕晚期女性的咖啡因血浆浓度是非妊娠女性的两倍。其活性在产后 1 个月逐渐恢复正常。

尼古丁在体内主要由 CYP2A6 代谢,70%~80% 的尼古丁被转化为可替宁。尼古丁清除试验常被用来特异性检测 CYP2A6 的活性。在妊娠中期和晚期,尼古丁在体内的清除率可增加 60%,消除半衰期缩短近一半。因此,很多烟瘾大的女性在孕期很难降低吸烟量,且尼古丁替代治疗中需要使用更高的剂量。

苯妥英钠主要由 CYP2C9 代谢,其清除率从孕早期就开始升高。由于具有致畸性,苯妥英钠在临床已很少使用。当必须使用该药时,为维持有效治疗浓度,从孕晚期开始需要增加药物剂量。其他经 CYP2C9 代谢的药物包括氯沙坦、某些 NSAIDs 类药物、口服降糖药格列本脲和格列吡嗪。当在孕晚期由于高血压、妊娠糖尿病或 2 型糖尿病,需要使用这些药物治疗时,要考虑到 CYP2C9 活性增加导致其代谢加快,因此有效血药浓度降低,需调整用药剂量。

氯胍在体内由 CYP2C19 转化为其活性代谢产物环氯胍,研究发现在孕晚期环氯胍的血浆浓度显著降低。在 CYP2C19 快代谢型孕妇中,可明显观察到该改变。理论上,慢代谢型产妇该酶的活性会进一步降低。质子泵抑制剂奥美拉唑和泮托拉唑也主要由 CYP2C19 代谢,但目前尚无研究验证其在妊娠女性中的药代动力学改变。

CYP2D6 参与代谢多种抗抑郁药、抗心律失常药、镇痛药和 β 受体阻滞剂。可待因是一种前体药物,在肝脏被 CYP2D6 转化为吗啡。由于单核苷酸多态性和多基因拷贝,CYP2D6 的活性个体差异很大。妊娠期 CYP2D6 快代谢型女性该酶活性增加一倍,慢代谢型则活性增加不明显。快代谢型孕妇使用可待因后,代谢速度明显增加,血浆吗啡血药浓度急剧升高。孕妇使用可待因后,在疼痛快速缓解的同时也伴随阿片类药物毒副作用的增加。另一方面,如果药物本身的首过消除作用明显,酶活性上调将进一步降低其生物利用度。例如,妊娠期 CYP2D6 活性增加,会增加美托洛尔的代谢率,与非妊娠妇女相比,其血浆药物峰浓度降低了 12%~55%,在孕晚期为达到治疗效果,美托洛尔口服用药量可能需增加 4~5 倍。

第二阶段药物代谢反应,主要通过合成和解合反应,使药物分子的极性增强,以有利于肾脏的药物排泄。这个过程包括葡糖醛酸化、硫酸化及乙酰化等。参与第二阶段药物代谢的酶包括葡糖醛酸转移酶、硫酸转移酶、N-乙酰转移酶、谷胱甘肽转移酶及甲基转移酶等。

尿苷二磷酸-葡糖醛酸转移酶(UGT1A4)参与拉莫三嗪、丙米嗪、阿米替林、多塞平、异丙嗪和赛庚啶的代谢过程。孕早期拉莫三嗪的清除率就明显上升,为维持有效治疗浓度,需要密切监测药物的血浆浓度,并调整用药剂量。

吗啡被 UGT2B7 代谢为两种葡萄糖苷酸结合物。与非妊娠女性相比,妊娠女性在分娩时,吗啡的清除率升高,药物半衰期缩短。

(四)药物半衰期与清除

药物半衰期指血液中药物浓度或体内药物总量降低 1/2 所需要的时间,反映药物的清除速率。体内药物分布容积和药物清除速率相关联。如果药物分布容积增加而清除速率不变,就需要更长的时间排出药物。药物分布容积不变,清除速率增加时,药物排除加快。当药物分布容积增加的幅度超过清除速率时,半衰期延长;反之,半衰期缩短。

在妊娠期,孕妇的药物分布容积和清除率都增加,因此半衰期的变化难以预测,对于每个药物都需要具体分析其半衰期的变化。药物分布容积决定初次给药后的药物浓度,比如使用丙泊酚进行麻醉诱导。药物的清除速率影响稳态药物浓度,比如在孕晚期服用美托洛尔治疗高血压。半衰期决定了为维持治疗效果用药的时间间隔,即多久需要服用一次药物。

健康孕妇从孕早期即出现心排出量增加,相应肾血流增加。到孕中期,肾血流和肾小球滤过率增加约 50%,且保持在较高水平直至产后 3 个月。这种改变导致经肾脏排泄的药物(如肝素)清除率显著增加。当某药物仅通过肾小球滤过时,其肾脏清除速率与妊娠期肾小球滤过率成正相关。例如,头孢唑林和克林霉素在妊娠期肾脏排泄增快。除了肾小球滤过率增加,肾小管转运功能(分泌或重吸收)的改变也影响经肾脏清除药物的疗效。比如,锂剂在孕晚期的清除率大约是非妊娠妇女的两倍。地高辛的清除过程 80% 是肾脏依赖的,孕晚期的清除率比产后仅升高 20%~30%。而阿替洛尔的清除率比孕前升高 12%。因此,很多药物在妊娠期的消除过程改变与肾小管转运系统的改变有关,但目前这方面的研究仍较少。如果按照非妊娠妇女的推荐用药剂量用药时,妊娠妇女的组织药物浓度会低于预期。因此,很多医生会通过增加服药剂量或缩短用药间隔时间来增加孕妇的药物浓度。但实际上,由于妊娠期药物蛋白结合率下降,多数情况下被认为处于低于治疗浓度的药物,疗效并不像预期那样减弱。

二、影响母胎药代动力学的其他因素

(一)母体给药途径和部位

静脉注射是所有给药途径中产生血药浓度最高的给药途径。静脉注射哌替啶或局麻药所产生的血浆药物浓度,明显高于硬膜外隙给予同等剂量药物所能达到的血浆药物浓度,因此转运至胎儿的药物量也更大。但对于高度脂溶性的芬太尼和舒芬太尼而言,静脉给药和硬膜外隙给药达到的血药峰浓度接近。

除静脉注射以外,其他部位给药的吸收速度取决于局部组织的血液供应。如硬膜外隙给予利多卡因的吸收速度较宫颈旁阻滞略慢。合用低剂量肾上腺素可收缩周围血管,减慢利多卡因、甲哌卡因和罗哌卡因的吸收速度,但对丁哌卡因和依替卡因的吸收速度没有明显影响。

不同给药方式会产生母体血药浓度变化差异,进而影响药物经胎盘转运的量。单次静脉注射药物(如硫喷妥钠)后由于血药浓度迅速下降,胎儿暴露于高浓度药物的时间短。采用吸入麻醉药维持麻醉时,药物会持续经胎盘转运至胎儿。硬膜外隙反复给药后,母体的血药浓度除了与给药频率和剂量有关外,还与药物的药代动力学特点有关。酰胺类局麻药的清除半衰期较长,反复给药容易造成母体药物蓄积;而酯类局麻药由于可被假性胆碱酯酶迅速水解,在血浆中半衰期较短,即使反复给药母体仍无明显药物蓄积。

在进行椎管内分娩镇痛时,硬膜外隙给予阿片类药物所产生的镇痛效果比经静脉给予相同剂量的药物产生的镇痛效果更显著,持续时间更长,可采用更小的阿片药物剂量和更长的给药时间间隔,使母体血浆浓度更低,转运至胎儿的药物更少。

在体内代谢、清除迅速的药物由于血药浓度降低很快，经胎盘转运的量也很少。如琥珀酰胆碱也可被假性胆碱酯酶迅速水解，因此通过胎盘的药物量很少。但如果母体存在假性胆碱酯酶缺乏，则经胎盘转运至胎儿的药量会明显增加。有些药物在体内代谢过程中会产生活性产物，如哌替啶在代谢过程中产生去甲哌替啶，对胎儿不利。

（二）母婴的血流动力学状态

胎盘的血液灌注来自母体的子宫血流和胎儿的脐血流。在母体侧，子宫血流量随着妊娠时间的延长，占心排出量的比值不断增加，至孕足月时子宫的血流量为 500~700ml/min。其中，80% 供应胎盘，20% 供应子宫肌层和内膜。任何导致子宫血流量减少的因素（如腔静脉受压、母体交感神经阻滞导致系统血压下降、出血等）均可降低药物向胎儿转运。

分娩期间，由于子宫收缩，导致胎盘灌注减少。如果静脉给药后的血药达峰时间和快速下降期发生在子宫收缩期内，当胎盘灌注恢复时，母体的血药浓度已经明显降低，转运至胎儿的药物量减少。

肝脏是脐静脉血灌注的第一个胎儿器官，胎儿肝脏可摄取多种药物，使胎儿的血浆药物浓度降低。此外，由于胎儿循环的特点，脐静脉血在向胎儿循环动脉侧回流的过程中不断与来自胃肠道、下肢、头部、上肢及肺部的静脉血混合，从而使血浆药物浓度进一步降低。这在一定程度上可减轻麻醉药物对胎儿的抑制作用。例如，只有当诱导至胎儿娩出的时间间隔超过 5~10 分钟时，吸入麻醉浓度的氧化亚氮才会对新生儿产生抑制作用。硫喷妥钠的使用剂量 <4mg/kg 时，并不会造成明显的新生儿抑制。

第二节　胎盘因素

胎盘（placenta）是胎儿与母体之间物质交换的重要器官，由胚胎与母体组织共同形成，它将营养物质和氧从母体传递给胎儿，并将胎儿产生的代谢产物转运回母体。既往，人们认为胎盘是母婴间的屏障，保护着胎儿，避免其暴露于母体循环内的各种外源性物质。但随着"沙利度胺事件"的发生，人们开始意识到胎盘不仅可以让很多外源性物质及其代谢产物通过母体到达胎儿，而且它本身还有强大的代谢功能。

在过去的几十年中，科研人员不断探寻和改进研究方法，用于揭示胎盘生物转运、转运药理学和毒理学的规律。目前有两种主要的研究模型：①体外培养的人类胎盘绒毛；②胎盘灌注模型。体外培养的胎盘绒毛用于研究各种物质对人类滋养层细胞功能的影响，以及胎盘对不同物质的转运机制，母体用药后怎样到达发育中的胚胎及胎儿。胎盘灌注模型则剔除了母体和胎儿等多重混杂因素，为单独研究胎盘转运和代谢机制创造了条件。

与此同时，临床研究人员通过对新生儿血液、尿液、胎毛、胎粪等样本的检测，研究母体用药、药物滥用或酒精依赖等胎儿的暴露情况及其后果。这种临床研究策略，不同于基础研究，可以更客观地阐释母体有效治疗浓度药物对胎儿生理状况或潜在毒副作用的影响。

一、胎盘屏障

胎盘具有无数绒毛，胎血在绒毛内循环，母体的血在绒毛外的绒毛间隙中循环，其间有绒毛和胎儿微血管的内皮细胞作为间隔，构成胎盘屏障。胎盘绒毛与母体组织接触的面积约为 $10m^2$，具有生物膜的特性。妊娠妇女用药时，药物自母体子宫动脉输送至绒毛间隙，在通过脐静脉到达胎儿体内。母体系统的各种生理变化和病理状态都会影响胎盘对药物的转运功能。

二、胎盘转运机制

人类胎盘，通常呈盘状，由胎盘绒毛、大量的血管及间质组织构成。从基底面看，胎盘由轻微隆起的母叶及子叶构成。每个母叶都与数个胎儿子叶相关联,确保母体循环能覆盖胎儿循环。

物质在母体循环系统内通过三种方式被运送至子宫和胎盘:①自由溶解于血浆内;②与血浆蛋白相结合;③与红细胞相结合。物质从母体循环进入胎儿循环,必须穿过滋养层细胞。一种是直接穿过滋养层细胞的细胞质,另一种是通过复杂的转运系统完成。因此,物质通过成熟胎盘组织的这一过程包括:从母体血液和毛细血管,到合体滋养层细胞的细胞质,并通过其基底膜,最后穿过胎儿毛细血管内皮。对于不同的物质,具体转运方式有所不同,主要包括以下几种:

(一) 被动运输

被动运输(passive transport)是物质顺浓度梯度且不消耗细胞能量(ATP)所进行的运输方式,运输动力来自半透膜两侧的浓度梯度势能或电位差。被动运输又分为简单扩散和易化扩散。

1. 简单扩散　这种扩散方式是药物的主要转运方式。是物质从高浓度区移动到低浓度区的净迁移,该过程不需要载体蛋白参与,物质可直接穿透细胞膜。在细胞膜的两侧存在物质的浓度差,又称为浓度梯度。简单扩散会一直进行,直到该浓度梯度消失才停止。

小分子物质扩散的速度取决于分子的大小及其脂溶性,如疏水性气体小分子 O_2、CO_2、N_2 等能迅速通过细胞膜。H_2O、尿素、甘油等分子带有强极性,脂溶解度低,故通过缓慢。更大的亲水性分子,如葡萄糖和各种带电的分子如氨基酸及核苷酸等,都不能经简单扩散的方式进行运输。脂溶性高、不带电荷、无极性的分子转运极快,如安替比林、硫喷妥钠等。脂溶性低、高度离子化和有极性的分子如琥珀酰胆碱,则很难通过简单扩散的方式通过胎盘。按照分子量划分,分子量 <500Da(Daltons,Da,道尔顿)者易通过胎盘。多数药物的分子量为 250~400Da 之间,容易通过简单扩散的方式通过胎盘。分子量 >500Da 的药物胎盘转运不完全。分子量 >1 000Da 的药物几乎无法通过胎盘。

简单扩散过程符合 Fick 原理,即弥散的速度与母胎血浆自由药物(即非离子化、未与血浆蛋白结合的药物)浓度差和弥散膜的面积成正比,而与弥散膜的厚度成反比。

$$Q/t = K \cdot A \cdot (C_m - C_f)/D$$

其中 Q/t 为弥散速度,A 为弥散膜的面积,C_m 为母体血浆自由药物浓度,C_f 为胎儿血浆自由药物浓度,D 为弥散膜厚度,K 为弥散常数。药物通过胎盘的量随母体血药浓度和弥散膜总面积的增加而增加,随着弥散膜厚度的增加而减少。人类胎盘有效弥散膜的总面积约 $11m^2$,厚度约 $3.5\mu m$。弥散常数取决于药物的理化性质,如分子的大小和构型、脂溶性、离子化程度及蛋白结合率等。

局麻药和阿片类药物都是弱碱性药物,生理状态下离子化程度较低、脂溶性较高,易于通过胎盘。相反,非去极化肌肉松弛药在生理 pH 下离子化程度很高、脂溶性很低,因此不易通过胎盘。近期新分析技术发现,使用临床剂量的非去极化肌肉松弛药(如泮库溴铵、阿曲库铵和维库溴铵)后,新生儿脐带血中仍可检出很低浓度的非去极化肌肉松弛药,并非完全不通过胎盘,也仍有可能造成敏感胎儿的肌肉力量减弱。

弱碱性药物的离子化程度受血液 pH 影响。Henderson-Hasselbalch 公式反映了药物在不同 pH 下的离子化程度:

$$pH = pKa + \log([碱基])/([阳离子])$$

pKa 是碱基和阳离子浓度相等时的 pH。弱碱性药物的 pKa 接近生理 pH,机体酸碱平衡状态发生变化时,会对离子化与非离子化药物的比例产生明显影响。当机体发生酸中毒时,弱碱性药物的离子化程度增加,可阻碍其通过胎盘。

药物经胎盘扩散的能力还受其蛋白结合率的影响。由于药物与蛋白结合后,分子变大,难以通过胎盘,只有游离、未结合的药物才能通过胎盘。因此,蛋白结合率高的药物不易通过胎盘。丁哌卡因通过胎盘的速度低于利多卡因。

药物经胎盘简单扩散的一个重要特点是可以双向弥散。当母体血浆药物浓度低于胎儿血浆药物浓度时,药物可从胎儿向母体弥散。这在某些情况下非常重要,如有过多的局部麻醉药进入胎儿体内时,母体血药浓度下降有助于胎儿体内药物的清除。

除了与药物本身的特性相关,药物经简单扩散经过胎盘的过程还与胎盘血流量、胎盘代谢、胎龄、妊娠妇女的健康状况及胎盘发育过程中的结构功能变化等因素有关。在合并妊娠期高血压综合征或妊娠糖尿病等情况下,孕妇的胎盘形态和功能均会发生改变,导致药物转运减少。分娩过程中,子宫平滑肌收缩,胎盘血液循环阻力增加,也会减少药物的转运。在妊娠过程中,随着胎盘发育,绒毛膜面积增加,胎儿毛细血管与母体血窦的间隔变薄,胎儿与母体绒毛接触面积变大,使药物分子更易于扩散,因此妊娠后期较妊娠中期药物转运加快。

2. 易化扩散　　也称为载体介导的扩散,是指分子在特殊转运蛋白的帮助下跨越细胞膜。许多大分子物质(如多糖)脂溶性低且分子量大,不能穿过细胞膜的空隙,就需要与其特异性载体蛋白相结合,形成复合体,随后与相应受体位点结合,再穿过细胞膜。该易化扩散过程,仍然是顺浓度梯度的被动扩散过程。易化扩散的速率取决于膜两侧溶质分子的浓度差。随着浓度差增大,运输速度加快,但当溶质分子与载体蛋白结合的位点饱和时,运输速率达到饱和,不会再增大。载体蛋白的活性可被调节,其中激素起主要调节作用。

易化扩散的一种特殊形式,是继发性主动转运或同向转运,即一种分子依靠另一种物质的顺浓度梯度转运。这样,这个转运过程并不直接消耗细胞能量。通常情况下,钠离子是协助这种易化扩散的分子,膜结合转运蛋白需要同时与这两种分子或离子结合,形成一个混合转运系统。氨基酸的跨胎盘转运主要通过这种方式进行。

（二）主动运输

主动运输(active transport),又称主动转运,是一种物质逆电化学梯度或浓度梯度的跨细胞膜运动。在机体中,主动运输常伴随高浓度的分子积累,需要特异性跨膜载体蛋白参与,这一过程需要消耗能量。

与易化扩散一样,主动运输需要膜蛋白载体,且具有饱和性及竞争性抑制。这类转运蛋白包括 Na^+-K^+-ATP 酶、P-糖蛋白、Na^+-维生素转运体、单胺类转运蛋白和抗药性蛋白等。P-糖蛋白、乳腺癌耐药蛋白(BCRP)、多重耐药蛋白 2(MRP2)和多重耐药蛋白 3(MRP3)位于胎盘滋养细胞的母体侧;多重耐药蛋白 1(MRP1)则位于滋养细胞的基底膜侧(胎儿侧)。这些转运蛋白在保护胎儿不受外来和潜在的致畸化合物伤害的过程中发挥了巨大作用。

P-糖蛋白是一种跨膜蛋白,位于胎盘滋养层的母体面,由 *MDR1* 基因编码,负责将大量外源性物质转运出细胞。P-糖蛋白在多种生物蛋白屏障表面均有广泛表达,如消化道、血脑屏障和肾小管上皮细胞等。位于肾小管上皮的 P-糖蛋白最早被人们所研究,它可以帮助排泄地高辛,当使用维拉帕米或普罗帕酮等 P-糖蛋白抑制剂后,地高辛排除会受到抑制,导致血药浓度升高。人胎盘绒毛膜癌细胞的体外实验显示,P-糖蛋白广泛存在于滋养细胞的表面,参与跨膜转运,它的底物包括长春花碱、长春新碱和地高辛等。环孢素 A,是 P-糖蛋白的抑制剂,可以减弱上述底物的转运,效果与小鼠抗 P-糖蛋白单克隆抗体的效果一致。在 P-糖蛋白(*MDR1* a/b)基因敲除小鼠的胎鼠中,可以检测到 P-糖蛋白底物(地高辛、柔红霉素)的浓度大幅升高。自发突变的 CF1 小鼠,其胎盘缺乏 *mdr1a* 基因,因而没有 P-糖蛋白表达。它的后代更容易表现出 P-糖蛋白底物暴露后导致的出生缺陷。在人类胎盘灌注试验中发现,某些蛋白酶抑制剂(茚地那韦、沙奎那韦)是通过这种主动转运方式由胎儿侧回到母体循环中,特殊的 P-糖蛋白抑制剂能抑制这个主动转运过程。

（三）胞饮作用

胞饮作用(pinocytosis),是细胞通过内吞作用从外界获取物质及液体的一种类型,是细胞外的微粒通过细胞膜的内陷包裹形成小囊泡(胞饮囊泡),并最终和溶酶体相结合并将囊泡内部的物质水解或者分解的过程。胞饮作用需要消耗大量的三磷酸腺苷(ATP)。

在胎盘组织,电子显微镜观察到,并不是所有的胞饮囊泡都发生细胞内消化,有很多胞饮囊泡可以通过细胞质,直接与对面的细胞膜融合,避免了细胞内消化,而把囊泡内的物质传递通过了细胞。免疫球蛋白IgG就是通过这种方式从母体到达胎儿血液循环的。

（四）特殊转运

胎盘的滋养细胞及胎儿血管内皮细胞,均有不完整的地方,造成生物膜的中断,尤其是在感染或外伤后,绒毛发生坏死,胎儿血液循环可与绒毛间隙直接相通,药物可通过这些中断处直接进入胎儿血液循环中。

第三节　胎儿因素

胎儿期是指从受精卵形成到胎儿出生为止的这段时期,共40周。在胎儿期,胎儿完全依赖母体而生存。当母体用药后,药物经胎盘到达胎儿循环系统,进而输送至胎儿组织。胎儿所受到的药物作用,取决于游离药物浓度与药物在胎儿血浆内停留的时间,与下列因素有关:①母体服用的药量及药物吸收速率或静脉注射速度;②母体的药代动力学变化;③药物通过胎盘的方式和速率;④药物在胎盘和胎儿体内可进行的生物转化;⑤胎儿的药代动力学过程。

一、胎儿的药代动力学特点

（一）药物吸收

胎儿组织对药物的摄取,受多种因素影响,包括药物在胎儿血浆中的蛋白结合率、脂溶性、离子化程度的变化和胎儿循环容量的分布等。

胎儿从妊娠第四周就开始吞咽羊水,到妊娠第11周,胎儿的消化系统开始初具功能,小肠开始蠕动,并可从肠腔中吸收糖分。胎儿可通过吸饮羊水而吸收羊水中的药物。妊娠晚期,羊水主要来自胎儿的尿,产生速度为15~20ml/h。进入胎儿体内的药物及其代谢产物经胎儿肾脏排入羊水中,从胎儿尿中排出的药物又经胎儿吞咽羊水重新进入胎儿体内,形成羊水肠道循环。

药物经羊水循环的重吸收,限制了药物经胎盘向母体转运,可使药物在羊水中蓄积。在临床上往往利用这一特点,在胎膜早破时经母体应用抗生素预防绒毛膜羊膜炎。妊娠末期,孕妇应用抗生素后20%~40%会进入胎儿体内。

（二）药物分布

药物一经吸收,其分布取决于组织血流、药物在组织中的溶解度及组织细胞生物学的屏障作用。药物在胎儿体内的分布受到两方面的影响:一是药物自身的理化性质,如水溶性或脂溶性、与血浆白蛋白的亲和性等;另一方面是胎儿机体的因素,如脂肪量、体液量和血浆白蛋白量等。一般酸性药物与白蛋白结合,碱性药物与糖蛋白及脂蛋白结合,维生素及金属离子主要与球蛋白结合。

胎儿与母体的药物分布不同,胎儿体内不同器官组织的药物分布也有差异,这与药物蛋白结合率、胎盘膜的透过率及胎儿体内各组织屏障的成熟程度等均有关。胎儿血浆对多种药物(如某些局麻药、苯巴比妥、哌替啶等)的蛋白结合率低于母体。只有游离药物可经胎盘扩散,导致胎儿脐静脉血药浓度低于母体静脉血药浓度。当母体侧和胎儿侧游离药物血浆浓度一致时,胎儿血浆中的药物总量更少。妊娠晚期,孕妇血浆蛋白浓度常低于胎儿,加之此时孕妇的内源性蛋白结合抑制物的活性明显增高,会导致与白蛋白亲和力强的药物更容易从母体转运至胎儿,使妊娠晚期胎儿血药浓度高于母体。

药物在胎儿体内的分布与血流分布一致。灌注丰富的器官组织药物浓度更高。药物穿过胎盘,由脐静脉进入胎儿体内,有60%~80%的新鲜血液进入肝脏,其余通过静脉导管进入下腔静脉,随后进入右心房,并通过卵圆孔依次通过左心房、左心室、主动脉,引入脑部,因此肝脏及脑组织血供最多。由于胎儿的肝脏、脑与体重的比大于成人,血流量多,且这两个器官的脂肪含量较多,脂溶性药物容易在肝脏及脑中蓄积,如全身麻醉药、巴比妥类镇静剂等。另外,胎儿肝脏是药物浓度超过母体的唯一器官,该器官对药物具有主动摄取功能。硫喷妥钠、利多卡因、氟烷等均可在胎儿肝脏内发生蓄积。窒息和酸中毒时,胎儿的循环容量分布发生改变,此时脑、心脏、胎盘有更多的血液供应,会增加这些脏器对药物的摄取。当胎儿发生酸中毒时,弱碱性药物的离子化程度升高。由于离子化形式的药物不易通过胎盘返回母体,结果造成胎儿血浆中药物蓄积,称为离子阱(ion trapping)。

胎儿体内的药物动态受胎儿的胎龄、发育程度、胎儿循环、组织构成等多因素影响。胎龄越小,细胞外液含量越高。早孕期时,水溶性药物在细胞外液中分布较多,脂溶性药物分布和蓄积较少。脂溶性药物的分布与胎儿体内的脂肪组织形成分布密切相关。随着胎龄增大,胎儿脂肪积聚逐渐增多,脂溶性药物分布容积而增加。至孕足月时,胎儿脂肪组织也仅占胎儿体重的 15%,因此脂溶性药物不易在胎儿体内蓄积,脂溶性药物及其代谢产物容易经胎盘排出胎儿体外,反而水溶性药物及其代谢产物更易在胎儿体内蓄积。

（三）药物代谢

肝脏是药物代谢的主要场所。由于胎儿各器官的功能均不成熟,分解药物的酶系统活性也不像成人那样完善。胎儿肝脏缺少平滑内质网系统,对药物的代谢能力很低,尤其缺少氧化酶和羟化酶,使药物半衰期延长,造成药物以原形在体内的药物量多,代谢产物少。胎儿与成人的细胞色素 P450 构型不同,胎儿肝细胞微粒体中含有催化氧化过程的某些酶类,但缺乏葡糖醛酸转移酶,无法将代谢过程中的氧化物与葡糖醛酸结合,使之从尿中排出,因此胎儿肝脏解毒功能不足。某些药物,如水氯霉素、磺胺类药物、水杨酸盐、巴比妥、氯苯磺胺和激素等,在某种条件下在胎儿体内可达到中毒浓度。特别在妊娠早期,由于胎儿血脑屏障发育不完善,通透性高,吗啡和巴比妥类药物易在肝脏和脑蓄积,加之胎儿肾小球滤过率低,对药物的排泄缓慢,容易发生药物蓄积和中毒。

新生儿与药物代谢相关的肝脏酶系统发育不完全。足月儿 P450 总量仅为成人的 50%,因此药物代谢和消除减慢。在出生后的几天,氧化酶和降解酶就可增加到成人水平。虽然 CYP1A2 在胎儿期已有活性,但到出生时活性仍很低。而 CYP2A6 和 CYP2C9 在胎儿期活性一直缺如。CYP2D 系列酶在胎儿肝脏中也没有活性,直到出生后才产生活性。CYP2D6 主要参与 β 受体阻滞剂、抗心律失常药、抗抑郁药、抗精神病药、可待因、曲马多等药物的代谢。CYP2C9 在胎儿期即有活性,在出生后活性增强很快,它主要参与非甾体抗炎药、华法林、苯妥英钠等在体内的代谢过程。CYP3A 系列酶类是细胞色素 P450 氧化酶中的重要亚组,参与许多药物的代谢。CYP3A7 在胎儿期即有活性,在 30 周胎龄时约为成人酶活性的 75%,出生时活性即达到成人水平。CYP3A4 出生时活性较低,因此新生儿对阿片类药物(芬太尼、舒芬太尼、阿芬太尼等)的代谢缓慢。

目前对胎儿参与第二阶段药物代谢的酶类研究甚少。UDP-GT 是参与结合反应的酶系之一,有多种异构体,参与多种内外源性物质的葡糖醛酸化反应。胎儿及新生儿肝组织中 UDP-GT 水平低,不能够合成葡糖醛酸,因此不能通过此通路消除吗啡、对乙酰氨基酚、劳拉西泮等药物。磺基转移酶,在出生时活性已比较强,因此新生儿代谢对乙酰氨基酚主要通过硫酸化进行。对乙酰氨基酚在新生儿的半衰期仅比成人和儿童略长。芳香胺 N-乙酰基转移酶(NATs)在胎儿 16 周时即有活性,但活性较弱,它参与肼屈嗪、普鲁卡因胺、氯硝西泮、咖啡因等的二相代谢。

胎儿缺氧、窒息、器官损伤、母亲吸烟及使用某些药物时,可改变组织灌注血流、蛋白与药物的结合程度、肝脏生物转化和肾脏排泄等,显著影响药物消除。

（四）胎儿排泄功能

胎儿药物排泄的过程:药物由胎儿输送至胎盘,再通过胎盘从母体排泄。这个过程比药物从母体转运至胎盘的速度要慢得多。胎儿肾小球滤过面积和肾小管容积都相对不足,肾小球滤过率低。虽然从妊娠的第5或第6周起,胎儿及对药物有代谢和排泄能力,但肾脏排泄功能很弱。很多药物在胎儿体内排泄缓慢,药物及其代谢产物在胎儿体内的停止时间延长,造成药物在胎儿体内蓄积,如氯霉素和四环素类。研究显示,新生儿对局麻药的代谢清除率与成人相似,肾脏清除率快于成人,但消除半衰期高于成人。排泄至羊膜腔的药物,在孕晚期可被胎儿吞咽,形成药物在胎儿体内的再次循环,导致药物蓄积,甚至引起中毒反应。

二、胎儿药效学与副作用

大多数药物产生作用是通过与相应受体结合,进而引发后续药物反应。特异性受体的作用位点和敏感性也随胎儿发育进度而变化。乙酰胆碱受体、肾上腺素受体、多巴胺受体、5-羟色胺受体、组胺受体和阿片受体在胎儿期、新生儿期,甚至小儿期的发育不平行,在对胎儿、新生儿使用药物后,应更加严密地进行观察和监护。

胎儿和新生儿的各组织器官处于迅速发育的过程中,用药后的不良反应较年长儿和成人常见,且某些药物在特定时期应用可能有致畸性。妊娠期母体的生理或病理变化,均可影响药物的排泄,使药物的作用时间、消除半衰期延长,毒性增加。在妊娠期母体孕激素水平增高,可抑制某些药物与葡糖醛酸结合,尤其在妊娠早期合并妊娠剧吐营养缺乏时更为明显,可导致药物蓄积和中毒。在妊娠早期,胚胎形成过程中,药物毒性作用可导致胎儿流产、死胎、畸形。

畸形指胎儿器官的结构完整性受破坏或功能发育不全。胚胎和胎儿发育的不同阶段对药物或致畸因子的敏感性不同。胚胎受损最敏感的时间是器官处于高度分化、发育、形成阶段,即妊娠15~56天。在胚胎前期,受精卵尚未种植在子宫内时,药物不会引起胎儿畸形。受精后8~14天,受精卵种植于子宫内膜,胚泡开始形成,胚层尚未分化,此时发生严重药物副作用时,会发生"全或无现象",外来刺激可能导致胚泡死亡、流产或吸收,也可能通过全能细胞的增殖,而使胚胎不受任何影响。胚胎期,指受孕后第18天至受孕后第55天,这一阶段是器官形成最重要的时间,对致畸因子高度敏感,易受到药物的影响,快速分化组织出现先天畸形的危险性最大,且发生的损伤不可修复。在妊娠早期使用阿片类药物,尤其是可待因,婴儿唇腭裂的发生概率明显增高。服用巴比妥类药物的妊娠早期女性,其先天性畸形儿的发生率明显增高,表现为无脑儿、先天性心脏病、严重四肢畸形、唇腭裂、两性畸形、先天性髋关节脱位、颈部软组织急性、尿道下裂、多指/趾、副耳、晶状体改变等。地西泮可导致唇腭裂发生率升高。甲丙氨酯可导致先天性心脏病。胎儿期,指受孕后第8周至妊娠足月。在此期间,各器官已分化完成,药物的致畸作用明显减少。但是在妊娠中晚期,胎儿生长发育仍非常活跃,药物可能引起胎儿宫内发育迟缓或异常,甚至死胎。

治疗药物监测(therapeutic drug monitoring,TDM)是指在临床进行药物治疗过程中,观察药物疗效的同时,通过测定患者的血液(或尿液、唾液等)中的药物浓度,并利用药代动力学原理和参数,使给药方案个体化。TDM是临床药物治疗学的重大进展。将TDM应用至孕产妇的临床用药过程中,在保证母体药效的同时,尽可能地降低胎儿的药物暴露和毒副作用,是提高母胎安全的一种合理选择。

思考题

1. 妊娠期母体的生理改变对药物代谢有哪些方面的影响?

2. 请简述胎盘转运物质的方式有哪几种?

3. 胎儿受到的药物作用与哪些因素相关?

(张　砡　黄宇光)

推荐阅读

[1] 吴新民. 产科麻醉 原理与临床. 北京：人民卫生出版社，2012：50-74.

[2] SCHNEIDER M S. 施耐德产科麻醉学. 5 版. 熊利泽，董海龙，路志红，译. 北京：科学出版社，2018：38-39.

[3] ANSARI J，CARVALHO B，SHAFER S，et al. Pharmacokinetics and pharmacodynamics of drugs commonly used in pregnancy and parturition. Anesthesia & Analgesia. 2016，122（3）：786-804.

[4] KOREN G，ORNOY A. The role of the placenta in drug transport and fetal drug exposure. Expert Review of Clinical Pharmacology. 2018，11（4）：373-385.

[5] KOREN G，PARIENTE G. Pregnancy-associated changes in pharmacokinetics and their clinical implications. Pharm Res.2018，35（3）：61.

[6] WYSZYNSKI D F，SHIELDS K E. Frequency and type of medications and vaccines used during pregnancy. Obstet Med. 2016，9（1）：21-27.

[7] WARD R，Varner M. Principles of pharmacokinetics in the pregnant woman and fetus. Clin Perinatol. 2019，（46）：383-398.

第十章

麻醉药物对母胎的影响

■ **本章要求**

1. 掌握常用麻醉药物对母胎的影响。
2. 熟悉麻醉药物在产科麻醉中的应用。
3. 了解麻醉药物的理化性质及作用机制。

孕产妇是麻醉科医师面对的一类较为特殊的人群。孕产妇生理学上的变化对药物代谢动力学和药物效应动力学都会产生影响。麻醉药物通过胎盘屏障不同程度地转运至胎儿体内,使麻醉药物不仅作用于母体,对胎儿也可能产生一定程度的影响。麻醉科医师应特别关注麻醉药物对胎儿的影响,防止胎儿中毒及畸形的发生。

第一节 局部麻醉药

局部麻醉药,简称"局麻药",是一类能可逆地阻滞神经冲动的发生和传导,在意识清醒的条件下,使有关神经支配的部位出现暂时性感觉丧失的药物。按照分子结构不同局麻药可以分为两大类:酰胺类局麻药和酯类局麻药。按照作用时效不同可以分为短效局麻药、中效局麻药和长效局麻药。局麻药各具特点,应根据不同的麻醉目的合理选择。

一、利多卡因

利多卡因(lidocaine)为中效酰胺类局麻药。具有无局部刺激性、弥散快、穿透力强,起效快,无明显扩张血管的特点。药物的半衰期为15~30min。血药浓度低时,患者表现为镇静,痛阈提高。血药浓度超过5μg/ml时可出现中毒症状。利多卡因1小时内最大负荷量按体质量计算为5mg/kg。超过最大剂量易致局麻药中毒,表现为头晕、头痛、唇舌麻木、意识丧失甚至心搏骤停而死亡。

利多卡因主要用于局部浸润麻醉、神经阻滞麻醉、硬膜外麻醉以及表面麻醉。利多卡因是产科最常用的局部麻醉药,在产科主要用于局部浸润麻醉和硬膜外麻醉,对母婴安全有效。局部浸润麻醉常用浓度为0.25%~1%,硬膜外麻醉常用浓度为1.5%~2%。

利多卡因可以透过胎盘屏障,但由于心脏毒性小,临床使用剂量对母婴无不良影响。

二、丁哌卡因

丁哌卡因(bupivacaine)为长效酰胺类局麻药,弥散性与利多卡因相似,穿透力弱,麻醉强度为利多卡因的4倍,作用时间比利多卡因长2~3倍。

丁哌卡因主要用于局部浸润麻醉、神经阻滞麻醉、硬膜外麻醉以及蛛网膜下隙麻醉。丁哌卡因神经阻滞的效果与药物浓度有关,可以出现感觉-运动分离现象。浓度为 0.125%~0.5% 的丁哌卡因对感觉神经阻滞良好,0.75% 时可以较好地阻滞运动神经。分娩镇痛常用丁哌卡因浓度为 0.062 5%~0.125%。0.5% 的丁哌卡因常用于蛛网膜下隙阻滞,一次给药剂量为 6~10mg。

局麻药中丁哌卡因的心脏毒性最大,常用剂量对心血管功能通常无影响,大剂量或误入血管时可以导致血压下降,心率减慢,甚至心搏骤停。一旦发生心搏骤停则复苏困难。成人一次极限用量为 3mg/kg。

三、左旋丁哌卡因

左旋丁哌卡因(levobupivacaine)是丁哌卡因的左旋镜像体,临床效果与丁哌卡因类似。左旋丁哌卡因的心脏毒性和中枢神经系统毒性均弱于丁哌卡因,临床应用安全性较高。主要用于硬膜外麻醉和蛛网膜下隙麻醉及神经阻滞麻醉。临床应用最大剂量为 150mg。与丁哌卡因相比,左旋丁哌卡因运动阻滞时间较短,更有利于剖宫产孕妇术后恢复。

四、罗哌卡因

罗哌卡因(ropivacaine)为长效局麻药,神经阻滞效能大于利多卡因而小于丁哌卡因。用于局部浸润麻醉、神经阻滞麻醉、硬膜外麻醉及蛛网膜下隙麻醉。罗哌卡因对感觉神经的阻滞优于运动神经,注药后运动神经的功能恢复快于感觉神经。与丁哌卡因相似,罗哌卡因也具有感觉-运动分离现象。0.2% 的罗哌卡因对感觉神经阻滞较好,0.75% 的罗哌卡因运动神经阻滞较好。浓度为 0.1% 的罗哌卡因常用于分娩镇痛。罗哌卡因的中毒剂量为 2mg/kg。

罗哌卡因的心脏毒性和中枢神经系统毒性均低于丁哌卡因。虽然罗哌卡因易于透过胎盘,但胎儿循环中总血浆浓度低于母体,对胎儿的安全性更高。

五、氯普鲁卡因

氯普鲁卡因(chloroprocaine)是普鲁卡因的氯化同类物,是一种酯类局麻药。起效迅速(6~12 分钟),并很快被血浆假性胆碱酶水解,血浆半衰期很短,为 30~60 秒,全身毒性低于其他局麻药。氯普鲁卡因的中毒剂量为 11mg/kg,临床常规用药很难达到中毒剂量。

氯普鲁卡因常用于局部浸润麻醉、神经阻滞麻醉和硬膜外麻醉,禁用于蛛网膜下隙麻醉。在产科常用于局部浸润麻醉和硬膜外麻醉。浸润麻醉时常用浓度为 1% 或 2%,硬膜外隙麻醉时常用浓度为 2% 或 3%。因氯普鲁卡因入血后很快被母体血浆、胎盘中的血浆假性胆碱酯酶水解,极少进入胎儿体内,适合用于产科麻醉。氯普鲁卡因禁用于既往对酯类局麻药过敏的孕妇。

第二节 阿片类药物

阿片类药物也称为阿片类镇痛药,作用于中枢神经系统能解除或减轻疼痛并改变对疼痛的情绪反应。按照与阿片受体的关系,阿片类镇痛药可以分为阿片受体激动药及阿片受体激动-拮抗药。阿片类药物主要用于术中及术后镇痛,也常用于分娩镇痛。

一、吗啡

吗啡(morphine)是阿片受体激动药,主要作用于脊髓、延髓和丘脑等区域的阿片受体,起到镇痛作用,还作用于边缘系统消除疼痛引起的紧张、焦虑等情绪反应。另外,吗啡还具有镇静作用,环境安静时,患者易于入睡。吗啡激动动眼神经核中的自主神经成分可以引起瞳孔缩小。针尖样瞳孔是吗啡急性中毒的特征性体征。吗啡作用于极后化学区可以引起恶心、呕吐。

吗啡本身减少脑血流,但 $PaCO_2$ 升高时脑血流增加,颅内压增高。吗啡有显著的呼吸抑制作用,呼吸抑制的程度与给药剂量相关,大剂量可以导致呼吸停止。吗啡可导致组胺释放,并可引起支气管痉挛。吗啡对循环系统的影响小,用于血容量不足的患者可致血压降低。

吗啡肌内注射(简称"肌注")后 15~30 分钟起效,45~90 分钟产生最大效应,持续大约 4 小时。静脉注射(简称"静注")后大约 20 分钟产生最大效应。吗啡可以透过胎盘屏障,也能从乳汁排出。

孕期滥用吗啡会影响胎儿中枢神经系统发育,引起生理和行为损伤,尤其是学习和记忆能力。新生儿血脑屏障发育不完全,吗啡通过乳汁进入婴儿体内易透过发育不全的血脑屏障进入中枢神经系统抑制新生儿的呼吸,故临产前及哺乳期妇女慎用吗啡。

吗啡引起不良事件的发生率与剂量呈正相关。与静脉用药相比,出现相同的镇痛效果时,硬膜外隙用药量小,不良反应少。吗啡用于产科麻醉通常经硬膜外隙给药,对胎儿和新生儿的影响很小。剖宫产术后镇痛时硬膜外隙常给予吗啡 1~2mg 以增强镇痛效果,促进产妇术后恢复,但可能发生皮肤瘙痒、恶心等不良反应。

二、哌替啶

哌替啶的镇痛强度是吗啡的 10 倍,作用时间约为吗啡的 1/2~3/4。镇静作用较吗啡弱,有明显的呼吸抑制作用,对心肌有直接抑制作用,对血压一般无影响,心率可增快,可能与其阿托品样作用有关。

肌注哌替啶 50~100mg 或静注 25~50mg,有较好的镇痛效果。肌注后 40~50 分钟或静注后 5~10 分钟达到作用高峰,3~4 小时后作用消退。

哌替啶常用于产科潜伏期延长的难产产妇。哌替啶的镇痛、镇静作用可以显著减轻产妇紧张、焦虑的状态,改善宫缩不协调、加强宫缩强度、促进宫颈软化,从而缩短产程,一定程度上降低新生儿窒息和新生儿窘迫的发生率。由于哌替啶可以通过胎盘屏障进入胎儿体内,抑制新生儿的呼吸,其代谢产物去甲哌替啶具有毒性,在新生儿体内半衰期长达 72 小时,且纳洛酮不能拮抗,分娩前后不建议使用哌替啶镇痛,如果使用应在胎儿娩出 1 小时内或 4 小时以上给药。哌替啶可以引起眩晕、出汗、恶心、呕吐等不良反应。

三、芬太尼

芬太尼(fentanyl)的镇痛强度约为吗啡的 75~125 倍,作用时间约为 30 分钟。芬太尼对呼吸有抑制作用,主要表现为呼吸频率减慢,静脉注射后 5~10 分钟呼吸频率减慢至最大程度。剂量较大时潮气量也减少,甚至呼吸停止。芬太尼对心血管系统影响很轻,不抑制心肌收缩力。小剂量芬太尼可以减弱气管插管导致的高血压反应。

芬太尼可以迅速透过胎盘,分娩过程中使用容易引起新生儿呼吸抑制,故用于全麻剖宫产手术时,需在取出胎儿后应用。芬太尼最常用于硬膜外分娩镇痛,小剂量芬太尼(50~100μg/h)与低浓度丁哌卡因或罗哌卡因联合使用镇痛效果良好,不良反应少见。不良反应包括皮肤瘙痒、尿潴留、恶心呕吐等。

四、舒芬太尼

舒芬太尼(sufentanil)的镇痛强度是芬太尼的 5~10 倍,作用持续时间是其 2 倍。舒芬太尼对心血管系统的影响小,可以引起心动过缓。

与芬太尼相比,舒芬太尼的亲酯性更高,更易透过血脑屏障。虽然舒芬太尼的清除半衰期短于芬太尼,但与阿片受体的亲和力更强,故镇痛强度更大,作用持续时间也更长。舒芬太尼在肝内转化,代谢产物随尿液和胆汁排出,很少以原形从尿中排出。其代谢产物去甲舒芬太尼也具有药理活性,效价与芬太尼相当,这也是舒芬太尼作用持续时间长的原因之一。

舒芬太尼的镇痛作用最强，常用于全身麻醉，尤其是心血管手术的麻醉。与芬太尼一样，舒芬太尼也可以透过胎盘引起新生儿呼吸抑制，故剖宫产手术时需取出胎儿后应用。舒芬太尼常用于硬膜外隙分娩镇痛及术后镇痛，常用浓度为 0.45~0.5μg/ml，可以提高硬膜外镇痛的效果，减少局部麻醉药的用量，对产妇泌乳及婴儿无明显不良影响。

五、瑞芬太尼

瑞芬太尼（remifentanil）的镇痛强度与芬太尼相似。可被血浆非特异性酯酶迅速水解，主要代谢产物随尿排出，清除率不依赖肝肾功能。瑞芬太尼的消除半衰期为 9.5 分钟，即使连续输注也不会蓄积。瑞芬太尼抑制呼吸，但恢复快（3~5 分钟），无组胺释放作用，可以降低动脉压和心率，下降幅度和剂量无关。

由于瑞芬太尼独特的药代动力学特点，更适于持续静脉输注。控制输注速率时，可达预定的血药浓度，停止输注后镇痛作用很快消失。瑞芬太尼可以用于孕妇自控静脉镇痛，剂量为 0.15~0.5μg/kg，间隔时间 2 分钟。瑞芬太尼透过胎盘，可能引起胎心基线变异消失、基线降低、新生儿呼吸抑制或者神经行为改变。瑞芬太尼用于全麻剖宫产时建议取出胎儿后应用。目前瑞芬太尼的制剂中含有甘氨酸，不能用于椎管内注射。

六、布托啡诺

布托啡诺（butorphanol）是人工合成的新型阿片类受体激动—拮抗药，镇痛强度约为吗啡的 5~8 倍。主要激动 κ 受体，对 σ 受体的激动作用很弱，而对 μ 受体则有不同程度的拮抗作用。

布托啡诺的呼吸抑制作用较轻，2mg 布托啡诺对呼吸的抑制作用和 10mg 吗啡相当，在 30~60μg/kg 剂量范围内不随剂量增加而加重，很少产生烦躁不安等不适感及恶心、呕吐、瘙痒等副作用。

布托啡诺可以透过胎盘，临床剂量可引起胎心改变。布托啡诺适用于中、重度疼痛治疗。分娩镇痛时肌注或静注 1~2mg，作用持续 4~6 小时，对产妇和新生儿的影响轻微。

七、纳布啡

纳布啡（nalbuphine）是阿片受体激动—拮抗剂，主要通过激动 κ 受体发挥镇痛镇静作用，对 μ 受体具有拮抗作用。纳布啡的镇痛效价与吗啡相似，但最大镇痛强度比吗啡低。成瘾性及呼吸抑制作用轻微，小剂量使用时呼吸抑制作用与等效剂量的吗啡相似。纳布啡的呼吸抑制有"封顶效应"，即超过一定剂量，呼吸抑制作用不再加重。很少出现如皮肤瘙痒、尿潴留、恶心呕吐等不良反应。纳布啡对循环系统的影响很小，不引起体循环动脉压、肺动脉压及肺毛细血管楔压的明显改变，用于心脏负荷已经增加的孕妇具有一定优势。

纳布啡对中、小手术镇痛效果较好。产科麻醉中常用于分娩镇痛及剖宫产术后镇痛。肌注、静注或皮下给予纳布啡 10~20mg 镇痛持续 2~4 小时。纳布啡可以通过胎盘屏障，但极少进入胎儿体内。

第三节　全身麻醉及镇静镇痛药物

氯胺酮、依托咪酯和丙泊酚是目前常用的静脉全麻药。它们的作用机制不同，药理作用各具特点，临床适应证也不尽相同。咪达唑仑和右美托咪定均可产生镇静作用，对胎儿的影响目前仍不清楚。曲马多作为新型中枢性镇痛药，常用于剖宫产术后镇痛及抑制剖宫产术中寒战反应。

一、氯胺酮

氯胺酮（ketamine）对丘脑—新皮质系统有抑制作用，而对丘脑和边缘系统有兴奋作用。氯胺酮产生麻醉作用主要是抑制兴奋性神经递质（包括乙酰胆碱、L-谷氨酸）以及与 N-甲基-d-天门冬氨酸（NMDA）受体相互作用的结果。产生镇痛作用的机制，主要是阻滞脊髓网状结构束对痛觉的传入信号，而对脊髓丘脑传导无影响。

氯胺酮注射后患者意识逐渐消失，表现为睁眼凝视、眼球震颤、肌张力增高，有时出现不自主肌肉活动和顺行性遗忘。各种反射仍然存在，但失去保护作用。氯胺酮可使脑血流量和脑耗氧量增加，颅内压增高。苏醒期患者可有噩梦、幻觉、谵妄和恐怖感等精神运动性反应。

氯胺酮对体表痛效果好，对内脏痛效果差，不抑制牵拉反射，可有流泪和唾液腺分泌增多，眼压增高、膝反射、跟腱反射和脊髓传入反射亢进。

氯胺酮直接抑制心肌，又通过兴奋交感神经间接兴奋心血管系统。一般患者表现为心血管兴奋作用，危重病人则表现为抑制作用。

氯胺酮对呼吸影响小，可松弛支气管平滑肌。

静注氯胺酮 1~1.5mg/kg 后 1 分钟血药浓度达到峰值。氯胺酮易于透过血脑屏障，起效快、清除快、呼吸循环抑制轻，故在产科麻醉中时常应用。但需注意氯胺酮可以透过胎盘，应用剂量超过 2mg/kg 可以抑制胎儿。有以下情况的孕妇禁用氯胺酮：饱胃、严重高血压、心肌缺血、心功能代偿不全、肺动脉高压、颅内压高、眼压高、甲状腺功能亢进及精神病。

二、依托咪酯

依托咪酯（etomidate）起效和苏醒均很迅速，单次静注后 7~14 分钟自然苏醒。依托咪酯无镇痛作用，对心血管系统影响轻微，不增加心肌氧耗，并可以轻度扩张冠状动脉，适用于冠心病和其他心脏储备功能差的人。依托咪酯对呼吸的影响较轻，但剂量过大、注射过快或者注药前应用了阿片类药物者，可引起呼吸抑制。依托咪酯可以抑制肾上腺皮质功能，减少皮质醇合成，不宜长时间应用。

产科麻醉中依托咪酯主要用于全麻诱导，常用剂量 0.2~0.3mg/kg，尤其适用于循环不稳定的孕妇。依托咪酯的不良反应包括肌肉震颤、注射部位疼痛和局部静脉炎。

三、丙泊酚

丙泊酚（propofol）静注 2mg/kg 迅速起效，5~10 分钟苏醒，无宿醉感。丙泊酚降低脑血流量、脑代谢率和颅内压。丙泊酚对循环系统抑制明显，降低总外周血管阻力，动脉压下降，心率变化不大，心排血量稍降低。用于剖宫产全麻诱导时，尤其是用于血容量不足或心功能不全的孕妇，会导致明显的低血压。丙泊酚对呼吸有抑制作用，可以透过胎盘，大剂量使用（>2.5mg/kg）可抑制新生儿呼吸，静脉给药后要尽快取出胎儿，以免新生儿呼吸抑制。

四、曲马多

曲马多（tramadol）是新型中枢性镇痛药，镇痛强度是吗啡的 1/10，镇痛机制有两种。一种是与阿片受体结合，另一种通过抑制神经元突触再摄取去甲肾上腺素，增加神经元外 5-羟色胺浓度而产生镇痛作用。曲马多治疗剂量不抑制呼吸，大剂量可以引起呼吸频率减慢，对心血管系统基本无影响。

曲马多可以透过胎盘，哺乳妇女约有 0.1% 的剂量进入乳汁。曲马多主要用于急、慢性疼痛，可以用于剖宫术后镇痛，也可用于剖宫术中抑制寒战反应。曲马多的不良反应偶见恶心、呕吐、便秘等。

五、咪达唑仑

咪达唑仑(midazolam)与苯二氮䓬受体高度结合,具有抗焦虑、催眠、抗惊厥、肌松和顺行性遗忘的作用。咪达唑仑对呼吸有抑制作用,抑制程度与剂量有关。对正常人心血管系统影响轻微,表现为心率轻度增快,外周血管阻力和平均动脉压轻度下降。咪达唑仑无镇痛作用,但与麻醉性镇痛药有协同作用。

咪达唑仑用于剖宫产可以显著缓解产妇紧张、焦虑,减轻术中牵拉反应和术后恶心、呕吐、胸闷、憋气等不良反应。咪达唑仑可以透过胎盘,对胎儿的影响目前仍不清楚。

六、右美托咪定

右美托咪定(dexmedetomidine)是一种相对选择性 α_2-肾上腺素受体激动剂,作用于蓝斑核内的 α_{2A} 受体产生镇静、催眠、抗焦虑作用。镇静作用的特点为:①剂量依赖性;②不需要激活 GABA 系统,类似于自然睡眠的非动眼睡眠;③无外界刺激下处于睡眠状态,但很容易被言语唤醒。右美托咪定有轻、中度镇痛作用,可以与阿片类药物产生协同作用,减少阿片类药物的用量。对呼吸中枢无抑制作用。此外还具有止涎、利尿、抑制寒战的作用。

右美托咪定用于剖宫产可以增强局麻药的镇痛效果,减轻气管插管应激反应、减少其他镇痛药物的用量,减轻术中牵拉反应、寒战及术后恶心、呕吐,对新生儿的呼吸未见明显抑制作用。但由于对胎儿的影响还未进行充分研究,目前认为只有潜在好处大于对胎儿的潜在风险时才用于孕妇。另外,右美托咪定可以从乳汁排出,哺乳妇女应慎用。

第四节 吸入性麻醉药

吸入性麻醉药通过呼吸道吸入产生全身麻醉作用,临床使用简便。目前临床应用的吸入性麻醉药包括氧化亚氮、七氟烷、安氟烷、异氟烷。吸入性麻醉药各有优缺点。在没有缺氧的情况下氧化亚氮对分娩和新生儿几乎无影响,曾广泛应用于分娩镇痛。七氟烷、安氟烷、异氟烷对分娩和胎儿的影响与吸入浓度和吸入时长有关。

一、氧化亚氮

氧化亚氮(nitrous oxide,N_2O)俗称笑气,无色、带有甜味、无刺激性。

N_2O 在血液中的溶解度很低,麻醉诱导及苏醒均很迅速,即使长时间吸入,停药后 1~4 分钟内完全清醒。N_2O 有强大的镇痛作用,但全麻效能很低,单独使用无法达到较深的麻醉。N_2O 常与其他吸入麻醉药、静脉全麻药、麻醉性镇痛药、肌松药合用于麻醉诱导和维持。N_2O 可以扩张脑血管,脑血流量增多,颅内压增高。对心肌有直接抑制作用,但临床应用时不引起明显的血流动力学变化,但当血容量减少时平均动脉压降低。对呼吸道无刺激,无呼吸抑制作用,可增强麻醉性镇痛药的呼吸抑制。

N_2O 用于分娩镇痛已有 100 多年的历史,虽然可引起产妇恶心、呕吐、头晕、嗜睡的不良反应,但操作简便,安全性高,曾被广泛应用。N_2O 可迅速通过胎盘,在没有缺氧的情况下对分娩及新生儿无不良影响。

N_2O 是唯一能吸入高浓度的吸入全麻药,诱导期间可高达 80%,有发生缺氧的风险。另外,N_2O 有气腔增大作用,禁用于肠梗阻、空气栓塞、气胸等患者。

二、七氟烷

七氟烷(sevoflurane)为无色透明的液体,无臭味。

七氟烷的全麻效能很高,麻醉诱导和苏醒均迅速平稳,麻醉深度容易调节。七氟烷增加脑血流、增加颅内压、降低脑氧耗。对循环系统有剂量依赖性的抑制作用,抑制左心室收缩功能,降低血压,心率通常无明显变化。可以松弛支气管平滑肌,剂量依赖性地抑制呼吸功能。降低肝、肾血流,但对肝肾功能无严重损害。还有一定的肌松作用,增加并延长非去极化肌松药的药效。

七氟烷适用于各种年龄、部位的大小手术,产科也不例外。但动物研究证实七氟烷对发育期大脑具有一定神经毒性,可能影响大脑后期发育及认知功能。建议妊娠末期避免在术中重复或长时间(>3 小时)使用。剖宫产手术一般时间较短(<2 小时),低浓度的七氟烷用于全麻剖宫产术未见明显的母婴不良影响。

七氟烷慎用于:①使用卤化麻醉药后发热、黄疸者;②本人或家属使用卤化麻醉药后过敏或者发生恶性高热者;③肝、肾功能异常者。七氟烷的不良反应以恶心、呕吐、心律失常、低血压较为多见。

三、安氟烷

安氟烷(enflurane)为无色透明的液体,无明显刺激气味,全麻效能高,麻醉诱导、苏醒均较快。

安氟烷对中枢神经系统的抑制作用与剂量相关。吸入低浓度时脑电图呈高幅慢波,吸入高浓度(3%~3.5%)时,脑电图可以表现出爆发性抑制。惊厥性棘波是安氟烷深麻醉的脑电波特征。安氟烷可以使脑血管扩张,颅内压增高。对循环系统有抑制作用,程度与剂量有关。对呼吸系统的抑制作用强于其他吸入全麻药。安氟烷不增加气道分泌物,可以扩张支气管,较少引起咳嗽、喉痉挛,还具有一定的镇痛和肌松作用。

安氟烷可以松弛子宫平滑肌,减弱宫缩,有增加产后出血的风险。但呼气末浓度 <1MAC 时对子宫收缩影响小,可以安全用于产科麻醉。癫痫和颅内压高的孕妇慎用。

四、异氟烷

异氟烷(isoflurane)具有刺激性气味,麻醉深度易于调节,全麻效能较高。异氟烷对中枢神经系统的抑制作用与吸入浓度相关。即使麻醉深度很深,也不会出现安氟烷那样的惊厥型脑电活动。异氟烷吸入浓度高于 1.15% 时可以引起呼吸抑制,$PaCO_2$ 增高导致脑血管扩张、脑血流量增高、颅内压增高。异氟烷对循环功能影响轻微,可以降低冠状动脉阻力,降低心肌氧耗,不增加心肌对儿茶酚胺的敏感性。异氟烷具有一定的镇痛作用,也可以加强非去极化肌松药的肌松效应。

高浓度异氟烷可以抑制子宫平滑肌收缩,低浓度对子宫收缩力影响小,对新生儿无明显不良影响。异氟烷容易被胎儿摄取,深麻醉时可能抑制胎儿的循环功能,浅麻醉时影响不大。与七氟烷一样,异氟烷对发育大脑也有潜在的神经毒性。

第五节　肌松药

骨骼肌松弛药简称"肌松药",作用于骨骼肌神经-肌接头,与乙酰胆碱受体相结合,暂时阻断神经肌肉之间的兴奋传递,从而产生肌肉松弛作用。根据作用机制不同,分为去极化肌松药和非去极化肌松药两大类。根据作用时效不同,分为超短效、短效、中效和长效四类。肌松药使气管内插管和术野暴露容易化,是全身麻醉重要的辅助药物。

一、琥珀酰胆碱

琥珀酰胆碱(succinylcholine)是去极化肌松药,起效最快、肌松完善、持续时间短,大部分被血浆假性胆碱酯酶迅速分解,少量以原形经肾排出。

产科全麻诱导时静注琥珀酰胆碱 1~1.5mg/kg,30~90 秒起效,呼吸停止持续大约 4~5 分钟,6~12 分钟肌张力完全恢复。琥珀酰胆碱对循环功能影响小,不易透过胎盘,对胎儿无肌松作用。

琥珀酰胆碱可能发生的不良反应包括:①Ⅱ相阻滞,肌松性质由去极化转变为非去极化,称为Ⅱ相阻滞。静脉输注琥珀酰胆碱药量达到 7~10mg/kg 容易发生Ⅱ相阻滞。重症肌无力、电解质紊乱、配伍应用普鲁卡因、利多卡因等容易发生Ⅱ相阻滞。Ⅱ相阻滞只能等待自然恢复,不能用抗胆碱酯酶药拮抗。②心血管作用,可以发生各种心律失常,包括窦性、结性或室性心律失常。③高钾血症。④其他,如眼压、颅内压、胃内压增高;术后肌痛;恶性高热等。

二、罗库溴铵

罗库溴铵(rocuronium)是非去极化肌松药,在非去极化肌松药中起效最快,作用时间中等。罗库溴铵不易透过胎盘,对胎儿几乎无不良影响。静注罗库溴铵 0.6~1.2mg/kg,60~90 秒患者即可获得很好的气管插管条件,作用可维持 30~40 分钟。罗库溴铵无肌颤、术后肌痛及胃内压增高等副作用,有逐渐取代琥珀酰胆碱的趋势。

罗库溴铵的不良反应包括过敏反应、注射部位疼痛及恶心。

三、顺阿曲库铵

顺阿曲库铵(cis-atracurium)是中时效非去极化肌松药。在生理 pH 和体温下通过 Hofmann 方式在血浆中降解,不依赖肝肾功能,消除半衰期约为 23 分钟,无蓄积作用。顺阿曲库铵无组胺释放作用,血管稳定性好,不透过胎盘。2 分钟内给予顺阿曲库铵 0.1~0.2mg/kg 即可提供良好的气管插管条件,作用维持 45~70 分钟。临床偶见过敏性休克。

第六节　升压药

升压药指作用于肾上腺素受体,使血管收缩、血压升高的药物。这类药物化学结构与肾上腺素相似,产生的作用类似递质去甲肾上腺素,故又称为拟肾上腺素药。产科麻醉中升压药主要用于预防和治疗麻醉过程中的低血压。

一、麻黄碱

麻黄碱(ephedrine)既可以促进肾上腺素神经末梢释放去甲肾上腺素,又可以直接作用于肾上腺素受体,激动 α、β 受体,加强心肌收缩力,收缩皮肤、黏膜血管,升高血压。反复用药可以出现快速耐受。麻黄碱还有较弱的松弛支气管平滑肌的作用。

麻黄碱用于纠正麻醉引起的低血压,预防支气管哮喘及治疗轻症支气管哮喘。麻黄碱脂溶性较高,可以透过胎盘,刺激胎儿 β 受体,使胎儿心率增快,代谢增加。若胎盘血供不足,胎儿缺血缺氧,可以导致胎儿酸血症。

麻黄碱的不良反应主要为精神兴奋、失眠、不安等。高血压、心绞痛、甲状腺功能亢进等患者禁用。麻黄碱可以分泌乳汁,对婴幼儿存在安全隐患,故哺乳妇女禁用。

二、去氧肾上腺素

去氧肾上腺素(phenylephrine)直接激动 α 受体,较弱地促进去甲肾上腺素释放,几乎无 β 受体激动作用。可使血压升高,心率反射性减慢。

去氧肾上腺素可用于防治剖宫产术中低血压,不影响子宫—胎盘的血流灌注,无胎儿酸血症的危险。

三、去甲肾上腺素

去甲肾上腺素(norepinephrine)主要激动 α 受体,对心脏 β$_1$ 受体有较强的激动作用,对 β$_2$ 受体几乎没有作用。可引起除冠状动脉外全身小动脉和小静脉收缩、心肌收缩力增强、心率增快、心排血量增加,从而血压升高。适用于麻醉引起的严重血管扩张性低血压,低血压休克,嗜铬细胞瘤切除等引起的低血压。

剖宫产术中使用小剂量去甲肾上腺素可以有效防治低血压,对孕妇和胎儿没有显著不良影响。

高血压、器质性心脏病、动脉硬化及甲状腺功能亢进的孕妇禁用。

四、间羟胺

间羟胺(metaraminol)主要激动 α 受体,对 β$_1$ 受体的作用较弱,也可促进去甲肾上腺素释放而发挥作用。间羟胺收缩外周血管,升高血压,但作用较去甲肾上腺素弱而持久,反复连续应用可产生快速耐受。对心脏作用弱,血压升高可反射性的引起心率减慢。间羟胺的升压作用可靠而持久,不良反应比去甲肾上腺素少,是去甲肾上腺素良好的代用品。

间羟胺用于纠正椎管内麻醉引起的低血压及术中低血压。在剖宫产手术中应用不会对产妇和新生儿造成较大的不良影响。

五、多巴胺

多巴胺(dopamine)能激动多巴胺受体、α 受体和 β$_1$ 受体,对 β$_2$ 受体的作用很弱,并能促进去甲肾上腺素的释放。静脉输注 1~2μg/(kg·min),主要激动外周多巴胺受体,具有排钠利尿作用。静脉输注 2~10μg/(kg·min),激动心脏 β$_1$ 受体的作用明显。心脏每搏量增加,收缩压增高,心率变化不明显。输注 >10μg/(kg·min),激动 α 受体的作用显著,外周血管阻力增高,收缩压、舒张压均升高,心率加快,心排血量下降,甚至出现室性、室上性快速性心律失常。

多巴胺一般采用静脉输注给药。在体内迅速被单胺氧化酶和儿茶酚-O-甲基转移酶降解,作用时间短暂,血浆半衰期约 7 分钟,不易透过血脑屏障。适用于各种休克和术中低血压。对伴有心肌收缩力减弱、尿量减少,但血容量无明显不足者疗效较好。

多巴胺持续输注或间断反复静注可以有效降低剖宫产术中低血压的发生率,对孕妇和胎儿无明显不良影响。但生物体视学研究发现多巴胺可以引起胎盘绒毛微血管直径缩小,减少胎盘血流,影响母体与胎儿气体交换,有致胎儿缺氧、酸中毒的风险,故多巴胺用于产科应权衡利弊。

第七节 抗胆碱能药

与胆碱受体结合,妨碍乙酰胆碱或拟胆碱药与胆碱受体结合的药物称为抗胆碱能药。胆碱受体分为两型:M 型胆碱受体和 N 型胆碱受体,每一型又进一步分为若干亚型。抗胆碱能药与不同亚型的胆碱受体结合,产生相应的药理效应。

一、阿托品

阿托品(atropine)与 M 胆碱受体结合,有明显的节后抗胆碱作用。静注治疗剂量的阿托品,一般先兴奋迷走神经中枢出现心率短暂减慢,继而心率增快,对血管和血压无明显影响。大剂量阿托品可以解除小血管痉挛,以皮肤血管扩张为著,引起皮肤潮红温热。阿托品能对抗迷走神经过度兴奋所致的传导阻滞和心律失常。小剂量阿托品即可抑制唾液腺、汗腺、支气管腺体分泌，大剂量可以抑制胃液分泌。阿托品松弛眼内平滑肌、引起散瞳、眼压增高和调节麻痹，同时松弛胃肠道平滑肌，缓解胃肠绞痛。对胆道、输尿管、支气管、子宫平滑肌影响小。大剂量阿托品产生幻觉、定向障碍、运动失调和惊厥等，有时可由兴奋转为抑制，出现昏迷、呼吸衰竭而致死。

产科麻醉中阿托品常用于纠正术中迷走神经兴奋所致的窦性心动过缓。阿托品可以透过胎盘屏障，孕妇静脉注射阿托品可使胎儿心动过速。阿托品有抑制泌乳的作用，哺乳妇女慎用。

二、盐酸戊乙奎醚

盐酸戊乙奎醚（penehyclidine hydrochloride）是新型选择性抗胆碱能药，能与 M、N 胆碱受体结合，抑制节后胆碱能神经支配的平滑肌与腺体生理功能，对抗乙酰胆碱和其他拟胆碱药物的毒蕈碱样及烟碱样作用，具有较强、较全面的中枢和外周抗胆碱作用。

盐酸戊乙奎醚对 M 受体具有明显选择性，主要选择作用于 M_1、M_3 受体，而对 M_2 受体的作用较弱，能有效地避免心脏 M_2 受体阻滞所致的心动过速。M_1 受体主要分布于中枢神经系统，阻断中枢 M_1 受体产生一定的中枢镇静作用，有助于消除患者的焦虑情绪。M_3 受体主要分布于外分泌腺和平滑肌，阻断后可有效减少唾液与呼吸道分泌物，解除迷走神经高度兴奋所致的平滑肌痉挛。本品对 N_1、N_2 受体也有一定作用。作用于中枢神经系统的 N_1 受体，可以抑制中枢性呕吐，作用于 N_2 受体可以造成一定程度的骨骼肌松弛，减少术中肌颤。

盐酸戊乙奎醚主要用于麻醉前给药及有机磷毒物中毒急救。有研究显示盐酸戊乙奎醚用于剖宫产麻醉可以有效减轻卡前列素氨丁三醇的不良反应，降低恶心、呕吐的发生率。但此药对孕产妇及胎儿的影响尚不明确仍需大量研究。

第八节　降压药

降压药又称抗高血压药，能够控制血压，使血压趋于正常。无论是高血压还是血压急剧升高，都需要使用降压药加以治疗。降压药的种类较多，包括血管扩张药、钙通道阻滞药、β 受体阻滞药等。本节就代表药物加以介绍。

一、硝酸甘油

硝酸甘油（nitroglycerin）转化成一氧化氮，激活鸟苷酸环化酶，增加环磷鸟苷（cGMP）浓度，抑制钙离子内流，松弛平滑肌。低剂量的硝酸甘油扩张静脉多于动脉，从而降低心脏前负荷。高剂量的硝酸甘油也扩张动脉，降低后负荷。硝酸甘油能增加心肌缺血区的血流量，预防或终止心绞痛发作，缩小心肌梗死面积。

硝酸甘油用于控制性降压、治疗各种类型的心绞痛及心功能不全、心肌缺血。硝酸甘油可以产生快速、短效的子宫松弛作用。产科用于胎头嵌顿、双胎第二个胎儿娩出、手工剥离胎盘等，对胎儿没有明确的不良反应。

二、硝普钠

硝普钠（sodium nitroprusside）接触血管内皮细胞和红细胞时释放一氧化氮，降低细胞内 Ca^{2+} 浓度和收缩蛋白对 Ca^{2+} 的敏感性，肌细胞膜上 K^+ 通道活性下降，从而血管扩张。硝普钠直接扩张动、静脉平滑肌，产生强烈的血管扩张作用。临床用于控制性降压和高血压病人的降压，一般推荐剂量为 0.5~8μg/（kg·min），也用于治疗心功能不全或低心排血量。治疗剂量的硝普钠对子宫、十二指肠或膀胱平滑肌无影响。大剂量时组织氧摄取受抑制。

硝普钠在体内代谢会释放氰化物，导致神经系统抑制、代谢性酸中毒及心血管系统不稳定，因此基本不用于产科麻醉。只有在使用其他药物无效并且病情已经危及母体安全时才会考虑使用硝普钠进行治疗。

三、艾司洛尔

艾司洛尔（esmolol）是具有一定选择性的 β_1 受体阻滞药。静注艾司洛尔后 6~15 分钟出现作用高峰，停药后一般 20 分钟效应终止。艾司洛尔用于围手术期心动过速、控制性降压，可降低房颤、房扑时的心室率。在产科麻醉中短时间应用艾司洛尔未见母婴不良反应。艾司洛尔禁用于支气管哮喘的患者。

四、哌唑嗪

哌唑嗪（prazosin）是 α_1 受体竞争性阻滞剂，舒张静脉、小动脉，降低血压。对心率、心排血量和肾血流量无明显影响。与 β 受体阻滞药、利尿药合用能增强疗效，用于治疗轻、中度高血压。哌唑嗪"首剂效应"明显，首次给药后可发生严重的直立性低血压、晕厥、意识消失、心悸等，常见于首剂量超过 1mg 的患者。为预防"首剂效应"应减少首剂用量，临睡前服用 0.5mg 可以避免发生。哌唑嗪不宜突然停药，因为可能导致反跳性高血压。另外此药还可能引起头晕和嗜睡。

哌唑嗪可以有效地治疗妊娠高血压，未见严重的胎儿致畸作用。因不能排除对新生儿存在风险，哺乳期妇女慎用。

五、尼卡地平

尼卡地平（nicardipine）是 Ca^{2+} 通道拮抗剂，选择性阻滞细胞膜上的 Ca^{2+} 通道，减少 Ca^{2+} 内流，舒张血管平滑肌，对动脉平滑肌的舒张作用明显，外周血管阻力下降，血压降低。扩张冠状动脉的作用突出，无窦房结和房室结抑制效应，仅有轻微的心脏抑制作用，常与 β 受体阻滞药合用治疗心绞痛。静脉制剂主要用于治疗术中和术后高血压，常用剂量为 1.5~3mg/h。

有研究显示尼卡地平用于治疗妊娠期高血压可以有效降低孕妇动脉压，且不改变子宫、胎盘灌注，胎儿未见明显不良结果。重度妊高征、子痫前期患者剖宫产麻醉时可以应用尼卡地平降压。鉴于尼卡地平对新生儿的影响仍不清楚，产科麻醉中应权衡利弊后使用。

第九节　抑酸剂

抑酸剂可以抑制胃酸分泌，降低吸入性肺炎的风险。抑酸剂按作用机制可以分为质子泵抑制剂和 H_2 受体拮抗剂。此处主要介绍 H_2 受体拮抗剂雷尼替丁和西咪替丁。

一、雷尼替丁

雷尼替丁（ranitidine）为一选择性 H_2 受体拮抗剂，能有效地抑制组胺、五肽促胃液素及食物刺激后引起的胃酸分泌，降低胃酸和胃酶的活性，但对促胃液素及性激素的分泌无影响。口服吸收快，不受食物和抗酸剂的影响，大部分以原型从肾排泄。静注后部分患者出现头晕、恶心、出汗及胃刺激，持续 10 分钟左右可自行消失。

剖宫产术前给予雷尼替丁可以降低胃液 pH，降低吸入性肺炎的风险。但雷尼替丁可以透过胎盘屏障，动物研究证实雷尼替丁可以抑制胎儿胃酸分泌，对胎儿肝肾功能可能存在潜在的抑制，故孕妇禁用雷尼替丁。同样,雷尼替丁也可通过乳汁进入新生儿体内对新生儿产生影响,哺乳期妇女也应禁用雷尼替丁。

二、西咪替丁

西咪替丁(cimetidine)是 H_2 受体阻滞药。能明显抑制食物、组胺或五肽促胃液素等刺激引起的胃酸分泌,并使其酸度降低。肌注或静注西咪替丁 300mg,可抑制 80% 的基础胃酸分泌长达 5 小时。

西咪替丁可显著降低胃液 pH,剖宫产术前应用可以降低孕妇吸入性肺炎的危害。西咪替丁广泛分布于全身组织,可透过血脑屏障,也可经胎盘到达胎儿体内。西咪替丁可分泌乳汁,在乳汁中的浓度可高于血浆浓度。西咪替丁可以使血清氨基转移酶升高。由于西咪替丁可能损伤胎儿和婴儿的肝功能,故孕妇和哺乳期妇女禁用。

第十节　止吐药

止吐药是指能够预防和减轻恶心、呕吐的药物。在产科止吐药常用于治疗妊娠剧吐和预防治疗术中恶心、呕吐。

一、甲氧氯普胺

甲氧氯普胺(metoclopramide)主要通过抑制中枢催吐化学感受区(CTZ)中的多巴胺受体而提高 CTZ的阈值,呈现强大的中枢性镇吐作用。同时,甲氧氯普胺可抑制胃平滑肌松弛,促使胃肠平滑肌对胆碱能的反应增加,胃排空加快,增加胃窦部时相活性,促使小肠上部松弛,因而促使胃窦、胃体与上部小肠间的功能协调。甲氧氯普胺还有刺激催乳激素释放的作用。甲氧氯普胺静脉注射后 1~3 分钟起效,作用持续时间一般为 1~2 小时。甲氧氯普胺经肝脏代谢,代谢产物主要随尿排泄,也可自乳汁排出。

甲氧氯普胺在临床麻醉中主要用于预防和治疗手术、药物引起的恶心呕吐。特别是急诊剖宫产的孕妇,饱胃的概率高,预防性使用甲氧氯普胺可以促进胃排空,减少呕吐、误吸的风险。不良反应包括昏睡、烦躁不安、倦怠无力、直立性低血压等。甲氧氯普胺容易透过血脑屏障和胎盘屏障,因其潜在的致畸作用,孕妇禁用。对哺乳新生儿的影响目前仍不明确,哺乳妇女应禁用。

二、异丙嗪

异丙嗪(promethazine)是最早合成的吩噻嗪类,作用于边缘系统、网状结构和下丘脑。镇静作用强,可增强催眠药、镇痛药和其他中枢抑制药的效应。抑制体温调节中枢,消除寒战反应并有很好的镇吐作用。可以降低外周血管阻力,使血压下降,引起直立性低血压。对呼吸中枢无抑制。

异丙嗪常作为麻醉前用药,肌注 25~50mg 有较好的镇静、抗呕吐作用。异丙嗪可以有效治疗妊娠剧吐,妊娠早期使用异丙嗪不增加新生儿出生缺陷率,可以安全用于孕妇。

三、氟哌利多

氟哌利多(droperidol)通过阻滞边缘系统、下丘脑和黑质—纹状体系统等部位的多巴胺受体产生镇静、镇吐作用。静注后 5~8 分钟生效,最佳效应持续 3~6 小时。氟哌利多可以收缩脑血管,脑血流减少,但脑耗氧量并不相应下降;可以轻度阻滞 α 肾上腺素受体,血压轻度下降;对呼吸无明显影响;可以产生锥体外系反应。

氟哌利多是目前临床麻醉中应用最广泛的强安定药,可以增强镇痛药的效果。如与芬太尼联合应用,可使患者处于安定镇痛状态。麻醉前给药,具有较好的镇静作用,也用于止吐。剖宫产术中应用氟哌利多可以预防孕妇恶心呕吐,减轻寒战。不良反应主要为锥体外系反应,与用药剂量相关。

思考题

1. 罗哌卡因的哪些特点使其适用于分娩镇痛?
2. 氯胺酮用于剖宫产是否会对胎儿造成影响?
3. 麻黄碱用于剖宫产对孕妇和胎儿有何影响?

(王　前　王天龙)

推荐阅读

[1] 段世明. 麻醉药理学. 北京:人民卫生出版社,2000.

[2] BAYSINGER CL,BUCKLIN BA,GAMBLING DR. 产科麻醉学. 2 版. 陈新忠,黄绍强,译. 北京:中国科学技术出版社,2020:58-59.

[3] BUTTERWORTH JF,MACKEY DC,WASNICK JD. 摩根临床麻醉学. 5 版. 王天龙,刘进,熊利泽,译. 北京:北京大学医学出版社,2015:115-221.

[4] PLANTE L,GAISER R. Practice bulletin No. 177:Obstetric Analgesia and Anesthesia. Obstet Gynecol,2017,129(4):e73-e89.

第十一章

产科及非产科药物对母胎的影响

本章要求

1. 掌握常用子宫收缩抑制剂、子宫收缩剂、抗凝药和利尿药对母体和胎儿的影响。
2. 熟悉常用子宫收缩抑制剂、子宫收缩剂、抗凝药和利尿药在围产期的用法。
3. 了解子宫收缩抑制剂、子宫收缩剂、抗凝药和利尿药的作用机制。

孕产妇围产期可能应用子宫收缩抑制剂预防早产或应用子宫收缩剂预防和治疗产后出血,还可能应用抗凝剂和利尿剂等非产科药物治疗各种相关合并症。熟悉和了解这些药物的特性及其对母胎的影响,对于提高产科麻醉的安全性十分必要。

第一节　子宫收缩抑制剂

子宫收缩抑制剂是具有不同程度抑制子宫平滑肌收缩作用的一类药物,常用于缓解各种原因导致的过早发生的子宫收缩,避免孕龄不足 34 周或更早的早产发生。循证医学证据表明合理应用子宫收缩抑制剂,包括钙通道阻滞药、环氧化酶(cyclooxygenase,COX)抑制剂、β 受体激动剂、硫酸镁和缩宫素受体拮抗剂,可有效延长妊娠时间 48 小时以上,为药物促进胎儿肺成熟和转院提供机会,从而降低早产儿死亡率。本节主要介绍目前临床最常用的几种子宫收缩抑制剂对母体和胎儿的影响。

一、硝苯地平(nifedipine)

硝苯地平为钙通道阻滞药,可直接阻断钙离子通过细胞膜内流,还可抑制肌质网钙释放,增加细胞内钙外流。因此导致细胞内游离钙减少,抑制钙依赖性肌球蛋白轻链激酶介导的磷酸化,进而抑制子宫平滑肌收缩。

（一）母体副作用

硝苯地平是一种外周血管扩张剂,可引起恶心、皮肤潮红、头痛、眩晕和心悸等。动脉扩张导致外周血管阻力下降,引起反射性心率加快和每搏量增加,心排血量的代偿性增加通常可维持心脏功能正常的母体血压,但也有严重低血压的病例报告。

（二）胎儿副作用

舌下含服 10mg 硝苯地平不引起胎儿、脐带和胎盘血流的变化,脐带血酸碱状态分析也未提示胎儿出现缺氧和酸中毒。目前尚缺乏常用抑制子宫收缩剂量的硝苯地平对胎儿副作用的相关研究。

（三）禁忌证

钙通道阻滞药禁用于已知药物过敏、低血压或前负荷依赖性心脏病变孕妇,慎用于射血分数降低的心衰孕妇。钙通道阻滞药与硫酸镁合用可协同抑制肌肉收缩,可能导致呼吸抑制发生。

（四）用法用量

目前尚无硝苯地平治疗早产的推荐方案，常用方法为起始剂量20~30mg口服，随后每3~8小时口服10~20mg，最大剂量180mg/d。硝苯地平半衰期为2~3小时，单次口服给药作用可维持6小时，血药浓度达峰时间30~60分钟。硝苯地平几乎完全经肝脏代谢，经肾脏排出体外。

二、吲哚美辛（indomethacin）

吲哚美辛为非特异性COX抑制剂。COX是负责将花生四烯酸转化为前列腺素的酶，包括COX-1和COX-2两组亚型，在足月和早产孕产妇的蜕膜和子宫肌层合成显著增加。吲哚美辛同时抑制COX-1和COX-2，减少前列腺素合成，从而抑制子宫收缩。

（一）母体副作用

吲哚美辛引起的母体不良反应主要包括恶心、呕吐、胃食管反流、胃炎等消化道症状，血小板功能也可受到影响，心血管系统不良反应较少见。

（二）胎儿副作用

吲哚美辛对胎儿的不良影响主要有动脉导管狭窄或早闭和羊水过少。

动脉导管狭窄或早闭可导致胎儿或新生儿肺动脉高压，右心室后负荷增加，进而导致三尖瓣反流。动脉导管狭窄的发生可能与孕周和药物暴露时间有关，以孕周超过32周最为常见。因此，孕32周后不建议使用吲哚美辛。孕32周前如治疗时间超过48小时，建议行胎儿超声心动图监测动脉导管情况，导管狭窄的超声征象包括：三尖瓣反流、右室功能不全、搏动指数<1.9等。

母体孕20周后应用吲哚美辛或其他COX抑制剂可减少胎儿尿液的生成，进而导致羊水量减少或羊水过少，其机制与血管升压素作用增强和肾血流减少有关。羊水过少的发生与药物暴露时间>48小时或更长有关，停药后24~48小时羊水一般可恢复正常。

与宫内吲哚美辛暴露有关的新生儿并发症可能包括支气管及肺泡发育不良、坏死性小肠结肠炎、动脉导管未闭、脑室周围白质软化和脑室出血等，但仍缺乏充分证据证实。吲哚美辛是否对新生儿远期发育产生影响尚不明确。

（三）禁忌证

母体应用吲哚美辛等COX抑制剂的禁忌证包括：血小板功能障碍或出血倾向、肝功能障碍、消化道溃疡、肾功能障碍和哮喘及对阿司匹林过敏者。

（四）用法用量

吲哚美辛作为子宫收缩抑制剂的用法：负荷量50~100mg（口服或直肠给药），维持剂量为每4~6小时给药25mg。胎儿血药浓度为母体50%，但新生儿药物半衰期（15小时）远长于母体（2.2小时）。

（五）监测

吲哚美辛连续应用超过48小时，须行超声检查评估羊水过少和胎儿动脉导管狭窄情况，至少每周1次。如发现羊水过少或动脉导管狭窄应立即停药。

三、利托君（ritodrine）

利托君为β_2受体激动剂，通过与子宫平滑肌细胞膜β_2肾上腺素能受体结合，通过G蛋白耦联，激活细胞膜内腺苷酸环化酶，环磷酸腺苷（cAMP）增加激活蛋白激酶，进而导致细胞内游离钙浓度降低，抑制子宫平滑肌收缩。

（一）母体副作用

利托君引起的母体不良反应主要与激动β_1肾上腺素能受体有关，包括心率加快和每搏输出量增加。

激动 β_2 肾上腺素能受体还可引起外周血管扩张、舒张性低血压和支气管扩张。以上两种心血管效应可共同导致心动过速、低血压,产生心悸症状。肺水肿是此类药物的严重并发症之一,发生率约为 0.3%,其原因可能与输液量过多、妊娠期血容量增加和心率增加有关,同时使用糖皮质激素也可能增加肺水肿的发生。β 受体激动剂还对母体代谢产生影响,可导致低钾血症、高血糖和脂肪分解。心肌缺血为罕见并发症。

（二）胎儿副作用

β 受体激动剂可通过胎盘,引起胎儿心动过速,与药物在母体产生的效应类似。新生儿低血糖可能与母体长期高血糖引起的胎儿高胰岛素血症有关。新生儿脑室出血与 β 受体激动剂暴露的关系目前仍存在争议。

（三）禁忌证

β_2 受体激动剂相对禁忌证为:对心动过速敏感的心脏病、控制欠佳的甲状腺功能亢进和糖尿病孕妇。控制良好的糖尿病孕妇并不是 β 受体激动剂治疗的禁忌,治疗过程中应密切监测血糖和血钾水平并维持在正常范围。对于有大出血风险的产妇,如前置胎盘或胎盘早剥,应谨慎使用 β 受体激动剂,因为其产生的心血管效应(心动过速和低血压)可能干扰母体对出血的反应能力,并可能混淆出血的临床表现。

（四）用法用量

利托君起始剂量 50~100μg/min,静脉滴注,每 10 分钟可增加剂量 50μg/min,至宫缩停止,最大剂量不超过 350μg/min,可维持 48 小时。使用过程中应密切观察心率和主诉,如心率超过 120 次/min,或诉心前区疼痛则停止使用。

（五）监测

在使用 β 受体激动剂期间,应监测液体摄入量、尿量及孕妇心动过速、胸痛或呼吸急促等症状。应密切监测血糖和血钾水平,及时纠正严重低钾血症和高血糖。

鉴于 β 受体激动剂作为子宫收缩抑制剂时可导致诸多不良反应甚至严重并发症,在美国已不再推荐将此类药物作为抑制宫缩药物。

四、阿托西班（atosiban）

阿托西班为选择性缩宫素受体拮抗剂,作用机制是竞争性结合子宫平滑肌和蜕膜上的缩宫素受体,阻止缩宫素与其受体结合引起的细胞内游离钙增多,从而抑制子宫收缩。

（一）母体副作用

阿托西班母体副作用的总体发生率低于现有的其他子宫收缩抑制剂。相关母体副作用主要为超敏反应和注射部位反应。目前尚无母体心血管不良反应的报道。由于阿托西班对缩宫素受体特异性并不完全,其在肾脏可与抗利尿激素竞争,但与此有关的临床效应尚未见报道。

（二）胎儿副作用

阿托西班可以透过胎盘,胎儿血药浓度约为母体 12%。尚未证实该药物对新生儿心血管系统和酸碱状态产生影响。

（三）禁忌证

阿托西班没有绝对禁忌证。

（四）用法用量

起始剂量为 6.75mg 静脉滴注 1 分钟,随后以 18mg/h 维持 2 小时,再以 6mg/h 连续输注最多 45 小时。

五、硫酸镁（magnesium sulfate）

硫酸镁作为子宫收缩抑制剂的确切机制至今仍未完全阐明。镁可能与钙竞争细胞膜上的电压门控通道,同时与细胞内钙竞争,抑制肌球蛋白轻链激酶的活性,进而抑制子宫收缩。

(一) 母体和胎儿副作用

镁的毒性与其血清浓度相关,发汗和皮肤潮红为最常见副作用。硫酸镁治疗会引起基线胎心率和胎心率变异性轻度下降,但临床意义不大。产前胎儿评估(如,生物物理评分和无应激试验的反应性)无显著变化。宫内硫酸镁暴露超过 7 天的新生儿影像学检查发现骨畸形发生增多,与未暴露新生儿比较,其出生时血清镁、钙、磷和骨钙素水平出现差异。部分研究显示这些效应为暂时性的,但考虑潜在的胎儿不良反应,对妊娠 24~34 周的早产,硫酸镁抑制宫缩治疗时间不应超过 48 小时。

(二) 神经保护作用

循证医学研究指出,硫酸镁不仅可降低早产儿脑瘫风险,还可减轻妊娠 32 周早产儿脑瘫的严重程度。因此,推荐硫酸镁作为妊娠 32 周前早产者的胎儿中枢神经系统保护剂。

(三) 禁忌证

重症肌无力孕妇禁用硫酸镁。由于硫酸镁的抗正性肌力作用,已知存在心肌损害或心脏传导障碍的孕妇应避免使用。镁由肾脏清除,肾功能障碍孕妇常规剂量给药时血镁浓度会过度升高,可能发生镁中毒,故应减量。钙通道阻滞药和硫酸镁合用可能协同抑制肌肉收缩,造成呼吸抑制。

(四) 用法用量

目前尚无明确的硫酸镁用于抑制子宫收缩的推荐剂量,通常负荷剂量 4~6g,20~30 分钟静脉滴注,然后以 1~2g/h 持续输注。对于肾功能不全的女性只有在膝反射存在(反射消失是高镁血症的首发表现)、呼吸频率 >12 次/min、尿量 >100ml/4h 的情况下才可接受维持阶段治疗。

(五) 监测

血镁浓度监测可能有助于肾功能不全女性的镁维持治疗。对于肾功能正常孕妇,可通过病史和体格检查来评估镁中毒的症状和体征,不需要常规监测血镁浓度。如发生危及生命的镁中毒症状(心脏或呼吸功能受损),可用葡萄糖酸钙(1g,静脉给药,持续 5~10 分钟)进行有效的对抗治疗。

第二节 子宫收缩剂

产后出血是导致产妇死亡的首位原因,产后出血最常见的原因是子宫收缩乏力,正确和及时的应用子宫收缩剂可有效减少产后出血的发生和降低产妇死亡率。子宫收缩剂除用于产后出血的预防和治疗还可用于催产、终止妊娠和引产。

一、缩宫素(oxytocin)

缩宫素主要由下丘脑室旁核分泌,经下丘脑—垂体束到达垂体后叶储存并释放入血。缩宫素与子宫平滑肌缩宫素受体结合后引起子宫收缩。缩宫素是预防和治疗宫缩乏力和产后出血的一线药物。

(一) 母体和胎儿副作用

缩宫素引起的母体不良反应主要有恶心、呕吐、头痛、发热、寒战、皮疹、呼吸困难等。不良反应与剂量和给药速度直接相关。大剂量应用时可导致外周血管扩张、低血压、心动过速、心律失常和心肌缺血,合并心血管疾病或血流动力学不稳定者应格外注意。大剂量或长时间使用可产生抗利尿作用,导致水中毒发生。缩宫素剂量过大可发生胎儿宫内窘迫或子宫破裂。缩宫素用于引产或催产时有发生高血压、蛛网膜下隙出血导致产妇死亡的报道。

(二) 禁忌证

缩宫素禁忌用于产道异常、胎位不正、头盆不称、前置胎盘、高张力型子宫功能障碍、多次妊娠或剖宫产史等子宫破裂倾向者。快速静脉注射未稀释的缩宫素,可导致低血压、心动过速和心律失常,应禁忌使用。

（三）用法用量

静脉给药是缩宫素最常用的给药途径。引产或催产的常用方法为:小剂量开始循序增量,起始剂量0.002~0.005U/min,最大剂量不超过0.02U/min。预防产后出血的常用方法为:缩宫素10U加入500ml液体中以100~150ml/h静脉滴注或10U肌内注射。治疗产后出血的常用方法为:缩宫素10U肌内注射或子宫肌层或子宫颈注射,以后10~20U加入500ml晶体液中静脉滴注,给药速度根据患者的反应调整,常规速度250ml/h,约0.08U/min。静脉滴注可立即起效,但由于半衰期短（1~6分钟）,故需持续输注。

缩宫素在剖宫产术中的用法主要包括小剂量缓慢推注（<3U）或静脉输注,但其最佳给药剂量和给药方式尚不确定。

因缩宫素有受体饱和现象,无限加大用量反而效果不佳,并可出现副反应,故24小时总量应控制在60U内。

（四）监测

缩宫素用药期间应密切监测子宫收缩频率、持续时间和强度,孕妇脉搏血压、胎儿心率等。对于长时间使用者应注意出入液量的平衡。

二、米索前列醇（misoprostol）

米索前列醇是合成的前列腺素 E_1 衍生物,可引起全子宫有力收缩,在没有缩宫素的情况下也可用于治疗子宫收缩乏力性产后出血,但其效果弱于缩宫素。

（一）母体副作用

米索前列醇可兴奋胃肠道平滑肌引起恶心、呕吐、腹泻等。可收缩支气管平滑肌,可诱发哮喘,故不宜用于支气管哮喘患者。可升高眼压,不宜用于青光眼患者。可导致发热及发热前出现的寒战,发热的发生率与剂量有关,发热常于服药后20分钟内出现,1~2小时达到高峰,3小时内消退。

（二）用法用量

米索前列醇可以口服、舌下含服或经直肠给药。口服或舌下含服后数分钟起效,剂量为200~600μg。

三、卡前列素氨丁三醇（carboprost tromethamine,欣母沛）

卡前列素氨丁三醇为前列腺素 $F_{2\alpha}$ 衍生物（15-甲基 $PGF_{2\alpha}$）,能引起全子宫协调强有力的收缩。

（一）母体副作用

常见的不良反应有暂时性的发热、呕吐、腹泻和高血压等。发热可能与药物影响下丘脑体温调节有关,应注意区分药物引起的发热和子宫内膜炎相关的发热。应用止吐止泻药物可减少胃肠道反应的发生。血压升高一般为中度,无须治疗。药物过敏、哮喘、心脏病和青光眼产妇禁用,高血压产妇慎用。

（二）用法用量

治疗产后出血的常用方法为250μg深部肌内注射或子宫肌层注射,3分钟起作用,30分钟达作用高峰,可维持2小时;必要时重复使用,总量不超过2 000μg。

四、卡贝缩宫素（carbetocin）

卡贝缩宫素是一种长效的缩宫素类似物,其半衰期长（40~50分钟）,是缩宫素的4~10倍。卡贝缩宫素起效快,作用时间长,给药2分钟即可引起子宫强直性收缩,持续约6分钟,随后可维持节律性收缩1小时。在预防子宫收缩乏力和出血方面卡贝缩宫素与缩宫素效果相似,其给药方式更简便,100μg静脉推注,持续1分钟。也可肌内注射给药。

卡贝缩宫素副作用与缩宫素类似,但现有数据有限。

第三节 非产科药物使用

孕产妇妊娠和围产期可能伴随各种合并症,需要应用非产科药物治疗。这些药物的选择同样需要考虑母体和胎儿的安全。

一、抗凝药物

深静脉血栓形成高危孕妇、心脏瓣膜置入、肺栓塞、房颤、脑静脉窦血栓形成和左心室功能障碍等孕妇在妊娠期和产后需要抗凝治疗。妊娠期抗凝药物的选择需要考虑胎儿安全及母体围产期问题(如不可预知的产程启动和应用椎管内麻醉等)。

肝素不通过胎盘,不会对胎儿产生抗凝作用,因此肝素可用于大多数妊娠妇女。

低分子量肝素(low molecular weight heparin,LMWH)较普通肝素更有效,且更易于给药,其抗凝作用较普通肝素更可预测,无须常规监测,是大多数妊娠女性的首选抗凝药物,目前可安全用于妊娠妇女的LMWH 主要是达肝素和依诺肝素。

当需要快速逆转抗凝作用时(如分娩或围手术期),可考虑应用普通肝素替代 LMWH。LMWH 几乎只能通过肾脏清除,对于肾功能不全(肌酐清除率 <30ml/min)患者,普通肝素优于 LMWH。

肝素的替代药物磺达肝癸钠和阿加曲班对胎儿影响的数据较少。有证据表明磺达肝癸钠和阿加曲班可用于需要抗凝但不能使用任何类型肝素的妊娠女性(如肝素诱导的血小板减少症)。

由于华法林可通过胎盘,有致畸作用,还可对胎儿产生抗凝作用,因此妊娠期间通常避免使用。妊娠早期服用可引起胚胎病,妊娠晚期服用可导致包括颅内出血在内的胎儿出血。

除了少数情况,如机械性心脏瓣膜置入患者,通常建议妊娠第 36~37 周时将治疗剂量的 LMWH 转换为普通肝素,有先兆早产时应更早转换。改用普通肝素可便于患者接受椎管内麻醉,并可减少与分娩相关的出血风险。

只有患者不再处于抗凝状态后才可放置或移除椎管内导管。预防剂量 LMWH 距最后一次给药至少间隔 12 小时,中等及治疗剂量 LMWH 距最后一次给药至少间隔 24 小时,预防和治疗剂量普通肝素停药后APTT 恢复正常(通常预防剂量 6 小时,治疗剂量 12 小时),方可实施椎管内麻醉。

二、利尿药物

利尿药在妊娠期应用主要见于心力衰竭孕产妇的治疗,目的是缓解夜间阵发性呼吸困难或劳力性呼吸困难等肺水肿症状以及显著的外周性水肿。袢利尿剂(如呋塞米)一般优于噻嗪类利尿剂和保钾利尿剂。

袢利尿剂潜在的母体并发症与非妊娠患者类似,包括血容量减少、代谢性碱中毒、碳水化合物耐受降低、低钾血症、低钠血症、高碳酸血症和胰腺炎。对胎儿的潜在风险主要与血容量减少和胎盘灌注降低有关。

如果单用袢利尿剂不能充分控制容量,可加用噻嗪类利尿剂。妊娠期使用噻嗪类利尿药除一般利尿药相关风险外,新生儿有出血素质和发生低钠血症的报道。

思考题

1. 目前临床最常用的子宫收缩抑制剂对母体和胎儿的影响有哪些?
2. 缩宫素预防和治疗产后出血的常用方法和禁忌证有哪些?
3. 应用肝素或低分子量肝素抗凝产妇如何决策椎管内麻醉的时机?

（岳立辉　容俊芳）

推荐阅读

［1］ 中华医学会妇产科学分会产科学组.早产临床诊断与治疗指南（2014）.中华妇产科杂志,2014,49（7）:481-485.

［2］ 中华医学会妇产科学分会产科学组.产后出血预防与处理指南（2014）.中华妇产科杂志,2014,49（9）:641-646.

［3］ CURTIS LB.产科麻醉学.2 版.陈新忠,黄绍强,译.北京:中国科学技术出版社,2020:51-66.

［4］ American College of Obstetricians and Gynecologists' Committee on Practice Bulletins-Obstetrics. ACOG Practice Bulletin No. 196:Thromboembolism in Pregnancy. Obstet Gynecol. 2018,132（1）:e1-e17.

第四篇

分娩镇痛

第十二章

我国分娩镇痛概况

■ **本章要求**

1. 掌握我国分娩镇痛的发展简史。

2. 熟悉我国分娩镇痛开展的现状及挑战。

3. 了解我国的分娩镇痛未来的发展方向。

在正常分娩过程中,间断发作、渐进加重的分娩疼痛对产妇及胎儿会造成严重影响;产后抑郁症的发生也和分娩疼痛相关。自1847年Simpson医师首先将氯仿成功应用于分娩镇痛,至今已有170多年,目前欧美等国家分娩镇痛普及率已高达85%以上,而我国分娩镇痛起步晚、普及率低等因素导致很多产妇因为恐惧产痛而宁愿选择剖宫产,这是我国剖宫产率居高不下的一个重要原因;畸形升高的剖宫产率不仅没有提高产妇及新生儿的安全性,反而因为剖宫产导致产妇及新生儿发生伤害及并发症的风险增高,为家庭和社会带来诸多不利的影响。

合理开展、实施、宣传分娩镇痛,把广大妇女从以前必须接受、忍受的痛苦不堪的分娩过程中解救出来,让产妇能够正确地选择分娩方式,从而能够有效地降低剖宫产率,这将造福于个人、家庭以及整个社会。

一、我国分娩镇痛发展

《诗经·小雅·蓼莪》有云:蓼蓼者莪,匪莪伊蒿,哀哀父母,生我劬劳;蓼蓼者莪,匪莪伊蔚,哀哀父母,生我劳瘁。又有诗云:十月怀胎受熬煎,一朝分娩生死关,生儿疼痛实难忍,母子相见乐无边。古代文人将分娩的疼痛及风险用诗句表达出来,但因古代女性社会地位低,医疗技术限制等原因导致分娩时的疼痛被视为生孩子必须接受、忍受的一件事,而分娩疼痛对产妇本人造成的不良影响被完全忽略。

我国分娩镇痛技术起步于20世纪50年代,精神预防镇痛法由苏联引入国内并在山东率先用于分娩镇痛后得到推广,传统的针灸治疗也被应用于减轻分娩疼痛。特别是1963年北京张光波医师用低浓度局麻药(利多卡因和普鲁卡因混合液)为67位孕妇实施了硬膜外阻滞分娩镇痛,她详细记录了50例产妇临床观察的数据并在第一届全国麻醉学术会议上提交了《连续硬膜外阻滞用于无痛分娩的探讨》的论文。张光波医师在国内首先证实了椎管内分娩镇痛实施的可行性和安全性,也因此被誉为国内分娩镇痛第一人。虽然分娩镇痛技术有一定程度的发展,但因为国内对分娩疼痛的认识欠缺及分娩镇痛技术推广宣传不足等原因导致随后几十年来分娩镇痛发展处于停滞状态。

20世纪80年代分娩镇痛开始在西方发达国家常规普遍推广,期间我国也有多家医院进行了硬膜外阻滞镇痛的尝试和临床试验但因为种种原因仍未得到推广;直到20世纪90年代末英美产妇的分娩镇痛率超过80%,国内多地亦开始借鉴国外分娩镇痛的先进技术融合自身特点在各地开展分娩镇痛,姚尚龙医师率先在武汉开展并推广可行走硬膜外分娩镇痛,曲元医师在北京开展并推广分娩镇痛,进入21世纪后,全国多地大城市均开始开展分娩镇痛,各种分娩镇痛方法百花齐放,椎管内麻醉镇痛、静脉镇痛、吸入镇痛、导乐陪伴分娩、拉玛兹呼吸减痛法、水中分娩等方法均有不同程度的使用,麻醉科医师、产科医师及助产士也投入分娩镇痛的事业中,为我国分娩镇痛发展奠定坚实的基础。

二、我国人口出生率以及分娩方式的变化

现阶段我国生育的现状是育龄期妇女数量逐年减少,总生育率及出生人口处于快速下滑之中。2017年我国育龄期妇女较 2016 年减少 400 万人,而 2018 年育龄期妇女较 2017 年减少约 700 万人;尽管国家在2016 年全面放开"二孩"政策,当年出生人口骤升至 1 786 万,但随后逐年下降,2017 年出生人口为 1 723万,2018 年降至 1 523 万,2019 年为 1 465 万,2020 年又因新冠疫情影响出生人口为 1 200 万,为新中国成立以来除 1961 年的又一新低点。

20 世纪 80 年代我国分娩方式还是以自然分娩为主,剖宫产率仅 20%~25%;90 年代以后,剖宫产率逐年上升。目前我国分娩方式的现状为剖宫产率居高不下,非指征剖宫产占比高。WHO 发布的调查显示2000—2008 年中国剖宫产率高达 46.2%,为全世界剖宫产率最高的国家,其中非指征剖宫产率占 11.7%;Li Hongtian 在 JAMA 杂志上报告了 2008—2018 年中国剖宫产率仍在逐年上升中,尽管自 2010 年大城市剖宫产率有所下降,但农村剖宫产率逐年上升导致总剖宫产率仍呈上升态势。

对分娩疼痛的恐惧是我国剖宫产率居高不下的重要原因之一。国内调查显示无法忍受分娩疼痛及对分娩疼痛的恐惧心理是造成非医学指征剖宫产排名第一的原因。合理地应用分娩镇痛能够有效地降低剖宫产率,提升自然分娩的舒适度,还可以保障母婴的安全。

三、我国分娩镇痛开展的现状

2014 年 12 月 9 日,人民日报发表题为"享受无痛分娩比例不到 1%,我国推广无痛分娩"的文章,从中可以看出当时只有很少产妇享受到分娩镇痛。随着分娩镇痛技术的大力推广与宣传,分娩镇痛有了一定的发展。中华医学会麻醉学分会产科学组在全国开展了分娩镇痛的相关调查,对全国分娩镇痛开展状况有了了解;调查对象全部是妇产专科医院,分为东北、华北、华东、华南、华中、西北、西南 7 个区域,42 家医院的有效调查表纳入统计,调查 3 年总分娩量为 1 489 228 例,分娩镇痛率分别为:东北 29.97%、华北 17.97%、华东 30.77%、华南 11.65%、华中 19.66%、西北 1.02%、西南 7.56%,东北地区剖宫产率最高为 50.8%,华南地区剖宫产率最低为 35.7%。调查结果显示我国分娩镇痛发展的不足及区域不均衡分布,尤其需要关注西北和西南地区的分娩镇痛。这次调查也分析了医院未开展分娩镇痛或已开展分娩镇痛中途停止的原因,结果显示除了分娩镇痛技术以外,诸如传统观念、医疗体制、政策导向、相关医务人员紧缺、科室间利益冲突、无相关收费标准等是导致目前分娩镇痛率低的原因。2019 年 10 月 9 日,国家卫生健康委员会召开发布会,介绍我国医疗技术能力与医疗质量水平提升等情况,并发布 2018 年国家医疗服务与质量安全报告,也专门对2018 年全国麻醉分娩镇痛进行抽样调查,结果显示全国麻醉分娩镇痛的开展率仅为 16.45%,其中妇产专科医院及民营医院的麻醉分娩镇痛开展率高于综合医院。

四、针对分娩镇痛现状的应对策略

(一)为推动分娩镇痛在各级医院开展及提升分娩镇痛的技术水平,努力以各种形式促进分娩镇痛的开展

2016 年在国家卫计生委支持下姚尚龙医师发起"快乐产房,舒适分娩"项目,有 300 多家医院参与该项目,经过培训后参与医院分娩镇痛量增加 15%。由徐铭军等医师发起的"分娩镇痛新进展研讨会与手把手培训班"配合康乐分娩镇痛在全国推广,以理论讲座和临床演示相结合的方式让分娩镇痛更容易被医师接受。由美国胡灵群医师发起的"无痛分娩中国行"也为国内带来分娩镇痛新理念,积极推动分娩镇痛的

开展。像这样为推动分娩镇痛所采取的行动还有很多,从不同的层面为普及分娩镇痛、不断完善分娩镇痛质量做出积极的作用,也促使我国分娩镇痛的快速发展。

（二）为淡化传统观念的影响需加强分娩镇痛宣传服务,提升民众对分娩镇痛的认知度

目前我国正处于全面建成小康社会,人民生活水平及医疗水平均有大幅度提升,对于分娩舒适化需求也日益增加,此时如果大力加强分娩镇痛的宣传活动,让大家了解目前分娩镇痛方法即有效又安全,那么传统认为生孩子是必须忍受疼痛的观念必会日益淡化,分娩镇痛也会很快被接受。

分娩镇痛宣传活动要形式多样,内容丰富多彩。首先要加强医院内部宣传,可以定期安排麻醉科医师在孕期学校对孕妇做分娩镇痛宣教,在门诊、产科病房、产房等布置分娩镇痛宣传栏,给孕妇发放有关分娩镇痛知识的宣传册等。同时可以利用电视、报纸、广播、科普书籍及微信、微博等新媒体对民众进行分娩镇痛知识的宣传,提高分娩镇痛的认知度。

（三）国家层面关注分娩镇痛,大力支持分娩镇痛发展

2017 年榆林产妇跳楼事件以后,引起国家对分娩镇痛的关注,为提升分娩舒适度必先大力发展分娩镇痛。自 2018 年开始,国家先后发布 4 份与分娩镇痛相关文件。2018 年 8 月 8 日,国家卫生健康委员会等 7 部门联合下发《关于印发加强和完善麻醉医疗服务意见的通知》（国卫医发〔2018〕21 号）,通知明确指出要优先发展分娩镇痛。为发展分娩镇痛,2018 年 11 月 15 日,国家卫生健康委员会办公厅下发《关于开展分娩镇痛试点工作的通知》（国卫办函〔2018〕1009 号）,该文件指出通过分娩镇痛试点医院的带动和示范作用,以点带面,在全国推进分娩镇痛的开展;同时也组织分娩镇痛专家工作组制定并颁布分娩镇痛技术规范和管理规范,为开展分娩镇痛试点工作提供技术支持。2019 年 3 月 18 日,国家卫生健康委员会办公厅下发《关于印发第一批国家分娩镇痛试点医院名单的通知》（国卫办医函〔2019〕284 号）,公布了第一批 913 家分娩镇痛试点医院。2019 年 12 月 9 日,国家卫生健康委员会办公厅再度下发《关于印发麻醉科医疗服务能力建设指南（试行）的通知》（国卫办医函〔2019〕884 号）,该文件再次明确确定为自然分娩产妇提供镇痛是麻醉科医师的医疗服务内容,并将椎管内分娩镇痛率列为绩效考核指标之一。

目前麻醉科医师医疗服务内容大大增加,各级医院麻醉科医师急缺,医院是否能开展分娩镇痛以及分娩镇痛质量如何和麻醉科医师人力资源配备是否充足有关,该文件也确定各级医院麻醉科医师与外科医师的配比,这也可以作为麻醉科人员配备的政策面标准,医院应以此标准配备以缓解麻醉科医师紧缺局面。

（四）组建分娩镇痛团队

产科医师及助产士更关注椎管内分娩镇痛实施以后是否会影响产力、产程、出血、感染及分娩结局等,这也是麻醉科医师需要长期和产科医师、助产士一起交流共同学习争取达成共识之处。形成以麻醉科医师为主导,产科医师、助产士、麻醉科护士及病房护士组成的分娩镇痛多学科协作团队,这样产科医师、助产士关注于产程,麻醉科医师关注于镇痛效果,分工明确相互协作,是分娩镇痛顺利发展,提升产妇满意度,保障母婴安全的重要基础。

提倡麻醉科医师 24 小时入驻产房,这将改变"麻醉科医师打一针就走"的观念,而且麻醉科医师也能够更及时有效地参与高危产妇的救治、新生儿复苏,保障母婴安全;需要注意的是对于有妊娠高血压综合征,剖宫产术后再次阴道试产、合并心脏疾患等产妇实施分娩镇痛时,麻醉科医师不仅应关注镇痛效果,更应随时关注和处理生命体征的变化,保障产妇安全。

（五）争取分娩镇痛收费立项

既往国内没有分娩镇痛的收费项目,分娩镇痛通过套用椎管内麻醉和术后镇痛来收费,这样即不规范也体现不出医务人员为自然分娩舒适化所做的劳动价值,阻碍了分娩镇痛在全国的普及发展。2018 年 6 月天津率先成功申请分娩镇痛收费立项,椎管内分娩镇痛收费由市场调节价格,随后全国多地明确下发了椎管内分娩镇痛专项收费标准。随着全国各省、市收费标准陆续出台,将进一步推动国内分娩镇痛的大力

开展,同时应要求麻醉科医师专注于分娩镇痛质量,提升产妇满意度,只有这样才能保证分娩镇痛的长足发展。

（六）鼓励分娩镇痛研究,增进国内国际间交流,不断完善分娩镇痛质量

应鼓励针对国内分娩镇痛目前存在的问题开展相应研究。随着镇痛需求的提高,分娩镇痛时机是否可以提前,潜伏期分娩镇痛是否会影响产程导致分娩结局改变,对此国内做了很多相关的研究。目前仍有很多产科医师、助产士顾虑第二产程持续镇痛会导致第二产程延长,有研究结果显示第二产程是否停药并未影响第二产程时间及分娩结局,相反,停药后产妇因疼痛加剧满意度降低。为了完善镇痛效果,有研究在椎管内注射可乐定、右旋美托咪定等增强分娩镇痛效果,也有通过使用脉冲给药模式使得镇痛更为完善,有效抑制了爆发痛。为了实现镇痛的智能化个性化,有智能化闭环反馈给药系统方面的研究。针对分娩镇痛减轻产后抑郁及其机制也有相关研究。除此外对于特殊产妇如合并妊娠高血压综合征、糖尿病、心脏病产妇是否能够行分娩镇痛,如何做好分娩镇痛等问题都是值得研究的。

定期进行有关分娩镇痛知识更新以及加强研究团队之间交流对于提升整体分娩镇痛水平极为重要。也应该鼓励和支持国内分娩镇痛团队就目前存在问题着重研究并多参与国际间交流。如 2019 年 5 月日召开的爱尔兰麻醉与重症医学年会,王秀丽教授代表中华医学会麻醉学分会在大会做了专题报告:"Analysis and Strategy of labor analgesia in China"。国际学术界也高度认可国内近来在分娩镇痛方面开展工作及研究,姚尚龙医师在 *Chinese Medical Journal* 上发表了题为 "Obstetric anesthesia in China：associated challenges and long-term goals" 述评。

五、展望

国内分娩镇痛自新中国成立以来从无到有,从不被接受到主动要求;尤其是近十几年来,随着麻醉科医师及产科医师大力推行分娩镇痛技术及理念,国内分娩镇痛率已有大幅度提升,但距离欧美等发达国家还有一定差距。近几年来分娩镇痛得到国家层面的关注及大力支持,医务人员应抓住时机,迎接挑战,努力做到分娩镇痛个性化、优质化,同时应加强分娩镇痛相关研究,向理想分娩镇痛不断努力。

思考题

1. 简述我国分娩镇痛的发展简史。
2. 简述我国分娩镇痛开展的现状及挑战。
3. 简述我国的分娩镇痛未来的发展方向。

（宋文涛　姚尚龙）

推荐阅读

[1] 姚尚龙,张小铭,陈鹏,等.罗比卡因硬膜外分娩镇痛的临床研究.临床麻醉学杂志,2000(11):544-546.

[2] 冯丹,姚尚龙,张小铭.不同浓度的罗比卡因用于可行走式分娩镇痛.临床麻醉学杂志,2003(08):469-472.

[3] 耿志宇,吴新民,李萍,等.产妇产程潜伏期罗哌卡因混合舒芬太尼硬膜外分娩镇痛的效果.中华麻醉学杂志,2006(03):261-264.

[4] 胡灵群,李韵平,夏云,等.从"无痛分娩中国行"看中国的分娩镇痛.临床麻醉学杂志,2013,29(02):205-208.

[5] 曲元,吴新民,徐成娣,等.腰麻-硬膜外联合麻醉和病人自控镇痛用于分娩镇痛的可行性.中华麻醉学杂志,2000(04):23-26.

[6] 王娴,徐世琴,冯善武,等.全程硬膜外分娩镇痛对第二产程及分娩方式的影响.临床麻醉学杂志,2013,29(09):856-858.

［7］ 徐铭军,张青林,张文钰. 对分娩镇痛临床教学的再思考. 北京医学,2015,37（12）:1203-1204.

［8］ LI HT,HELLERSTEIN S,ZHOU YB,et al. Trends in Cesarean Delivery Rates in China,2008-2018. JAMA,2020,323（1）: 89-91.

［9］ WU J,LING K,SONG W,et al. Perspective on the low labor analgesia rate and practical solutions for improvement in China. Chinese medical journal,2020,133（5）:606-608.

［10］ WU J,YAO S. Obstetric anesthesia in China:associated challenges and long-term goals. Chinese medical journal,2020,133(5): 505-508.

第十三章

分娩镇痛管理体系及规章制度

■ **本章要求**

1. 掌握分娩镇痛实施过程中,麻醉科医师的工作职责。
2. 熟悉分娩镇痛实施过程中的基本药品和急救药品。
3. 了解分娩镇痛规章制度。

分娩镇痛技术的规模化实施需要医院具备一套完整的组织管理体系,包括硬件设施、人力资源、规章制度等。目前,国内尚无可依循的行业规范,行业规范的制定和实施是保障分娩镇痛技术广泛开展的必要条件之一。本章立足医疗机构及其医师开展椎管内分娩镇痛诊疗技术的基本要求,在《分娩镇痛技术管理规范》的基础上,从硬件设施、人员配备及镇痛工作等几个方面构建分娩镇痛的管理体系,让分娩镇痛从传统的单项镇痛技术,逐步完善成为一整套完整的疼痛诊疗管理体系,以期保证医疗质量与医疗安全,不断完善优化分娩镇痛管理和服务流程。

第一节　分娩镇痛规章制度

为保障分娩镇痛安全有序地开展,医疗机构应建立健全分娩镇痛相应的规章制度并纳入日常管理体系。通过完善相应工作制度,将分娩镇痛技术标准化,为母胎安全提供有力保障。

一、交接班制度

1. 实施分娩镇痛的相关科室均应进行交接班工作　下级医师应及时向上级医师汇报分娩镇痛工作中的特殊情况及潜在问题,对重点患者进行文字记录,并做好重点交班。

2. 接班医师应对已实施镇痛的产妇进行访视与观察,了解产妇用药情况和镇痛效果,完成病历书写工作。

3. 分娩镇痛实行 24 小时值班工作制度　值班医师应坚守岗位,不得随意脱岗,短暂离开工作岗位应向当班护士说明去向并留下联系方式,并及时返回。

4. 发生异常医疗情况(如硬脊膜意外穿破),应和相关人员做好重点交班工作并记录。

5. 对违反规定的工作人员,相关科室应明确惩罚措施。

二、访视登记制度

1. 在实施分娩镇痛前,麻醉科医师须对产妇进行访视,了解产妇基本情况、既往病史、合并症、分娩时产力、产道及胎儿情况以及相关实验室检查结果(包括血常规和血小板计数、凝血功能指标等),与产科医师进行沟通,对分娩镇痛过程中可能出现的紧急情况形成基本预判并拟定相应解决方案。

2. 麻醉科医师在访视时应将分娩镇痛的效果及相关风险告知产妇及其家属,并结合产妇情况做出重点解释,取得产妇及其家属的同意后签署知情同意书;同时,对产妇及其家属进行分娩镇痛宣教,主动承担分娩镇痛的推广普及工作。

3. 麻醉科医师应对实施分娩镇痛的产妇情况进行记录,包括:分娩镇痛的时间、产妇围镇痛期生理状态、产妇既往病史、穿刺情况、用药情况、镇痛泵的设置、镇痛评估及产妇满意度等。同时,应保持病历完整性,便于随访追踪和医疗保护。

4. 应对实施分娩镇痛的产妇进行随访,包括产房内随访和病房内随访。镇痛过程中应全面评估产妇全产程镇痛情况,填写镇痛观察表;病房随访应了解产后出血情况、母胎产后状态、穿刺后不良反应、对分娩镇痛的满意度及对镇痛工作的建议等。

5. 登记访视应作为分娩镇痛的常规工作,专职麻醉科医师在交接班后应继续完成未完结事项,不得推诿懈怠。对违反此项工作制度,造成一定后果的医师应给予惩罚。

三、抢救制度

1. 开展分娩镇痛工作的相关科室应成立统一的医疗急救应急小组,配备足够的医疗保障力量,随时处于待命状态,并指导抢救工作的开展。

2. 抢救设备及药品平时应由专人负责日常维护和补充,定期检查,同时做好登记。

3. 对分娩镇痛相关的并发症应制定相应的抢救预案,包括抢救流程、应急处置、技术措施、必要的设备和组织安排等。

4. 在产妇出现急重症时,值班助产士、护士、医师应立即启动医疗急救应急程序,同时上报医疗急救应急小组,由其统一指挥调度工作。

5. 参与抢救人员应按岗定位,及时准确并争分夺秒地开展抢救工作。同时,应向家属说明产妇的病情变化、抢救过程和效果。抢救产妇时的口头医嘱,需经两方核实无误后,方可执行。

6. 抢救时应指定专人做好病历记录,以保证病历的准确、完整。抢救结束后,参加抢救的人员应进行小结,填写抢救记录和危重病情观察表。

四、麻醉用具、药品管理制度

1. 涉及分娩镇痛工作的各类麻醉药品与抢救药物应固定基数,由专人负责管理,定期检查并更新过期药品。相关的麻醉用具也应定期检查和补充。

2. 麻醉药品和麻醉用具应分类、集中存放于无痛分娩药品车内,并有明显标识,确保随时可用。

3. 麻醉药品和麻醉用具使用后,应由专人负责清点、填写和记录。

4. 麻醉药品的日常管理应严格遵守《麻醉药品管理办法》相关规定。

五、查对制度

1. 分娩镇痛实施前,麻醉科医师应详细了解产妇的基本情况和产程情况。产妇入室后,应核对其姓名、年龄、科室、床号、腕带等。

2. 使用麻醉药品前,应检查标签、失效时间,是否有杂质和沉淀。对存在问题的药品应立即停止使用。所有麻醉药品的检查、清点、抽吸和使用,只能由麻醉科医师或麻醉科护士进行操作。

3. 给药前应询问产妇过敏史,多种药物同时使用时应注意配伍禁忌;给药后应密切观察用药后是否出现不良反应。

4. 麻醉药物准备完成后必须进行"三查三对"(给药前、给药中、给药后),严防错误发生。麻醉科医师应了解所使用药物的作用机制,严格掌握药物适应证。

5. 麻醉操作前,应仔细核对无菌药品的灭菌日期和质量,检查包装有无破损。

六、无菌管理制度

1. 产房区域应严格按非限制区、半限制区和限制区划分,区域间标识清晰,分娩镇痛操作必须在产房限制区内分娩镇痛操作室进行。

2. 分娩镇痛工作人员进入产房前必须更换专用工作服、帽子、口罩和手术鞋。

3. 严格执行麻醉无菌物品管理要求,实行无菌物品专人管理。无菌物品应设专柜分类放置,按灭菌日期先后顺序排放。每周定期检查无菌物品有无过期及使用情况。

4. 消毒液、酒精棉球等应密封保存,每周更换 2 次,相应容器每周灭菌 2 次;无菌物品一经打开要注明开启时间,超过 24 小时应重新灭菌;无菌麻醉穿刺包一经打开,有效期为 1 小时。

5. 开启的无菌液和体抽出的局麻药液应注明开启时间。确保一人一药,禁止拼药。

6. 分娩镇痛全流程均应严格执行无菌技术操作规程,麻醉科医师在为每名产妇实施分娩镇痛操作前后,均应流水洗手,使用消毒剂消毒,并严格遵守职业防护原则。

7. 离开产房时,应更换衣服或穿外出衣。

8. 对麻醉操作产生的医疗垃圾应严格执行医疗废物分类、收集制度,确保在密封态下安全转运。

第二节　产前宣教

目前,我国分娩镇痛工作处于起步阶段,产妇及家属对于分娩镇痛缺乏了解,担心其会对产妇及新生儿有不利影响。因此,做好分娩镇痛的科普宣教对于进一步推广分娩镇痛十分有必要。

一、麻醉门诊宣教

在麻醉门诊进行分娩镇痛及产科麻醉评估的同时,通过宣教栏、发放宣教手册等方法进行分娩镇痛宣教。

二、孕妇学校授课

通过孕妇学校定期授课或者网络授课的方式,普及分娩镇痛相关知识,介绍分娩镇痛优点,使孕妇对于分娩镇痛有全面客观的认识。

三、临产入院宣教

产科门诊医师及护理人员可通过卡片、宣教手册、视频等形式对产妇进行分娩镇痛宣教,消除产妇对分娩镇痛的顾虑,提高分娩镇痛接受度。产妇临产入院后,因地制宜开展宣教,病房与待产室均可进行相关分娩镇痛科普知识的宣教。

四、媒体科普讲座

通过广播、电视、报纸、杂志等媒体举办分娩镇痛知识科普讲座,向公众普及分娩镇痛知识。

五、公众号宣传推广

在取得相关部门审批同意的前提下,利用微信等公众号宣传推广分娩镇痛的优点、方法及注意事项等。

第三节　人员配备

分娩镇痛工作的良好开展与分娩镇痛团队的相互协作密不可分,分娩镇痛团队人员应分工明确,各司其职,团队成员包括麻醉科医师、产科医师、助产士等。麻醉科护士的配备也很重要,麻醉科护士不仅可以很好地配合麻醉科医师的工作,而且在紧急情况下能够协助麻醉科医师准备物品进行抢救。加强分娩镇痛团队协作和管理,保障母胎安全。

一、人员资质要求

1. 麻醉科医师资质要求

(1)取得医师执业证书,执业范围为麻醉科专业,执业地点为申请单位。

(2)高年住院医师及以上职称,经科室评估、医院授权,具备独立从事分娩镇痛的能力。

(3)具备相关抢救复苏经验或接受过抢救复苏培训。

(4)具有毒麻类药品处方权。

2. 其他卫生专业技术人员的资质要求　配合实施椎管内分娩镇痛的相关护理人员、产科医师应当取得相关证书及资质,具备抢救复苏经验或接受过相关培训。

二、职责分工

1. 麻醉科医师

(1)进行分娩镇痛前的评估工作(可在麻醉门诊或产房进行)。

(2)向产妇及家属介绍分娩镇痛的相关知识,告知风险,签署知情同意书。

(3)专人操作及管理:遵循椎管内分娩镇痛诊疗常规进行操作,给药后密切观察30分钟;记录分娩镇痛产程中产妇的生命体征、运动神经阻滞和疼痛评分,根据产妇疼痛情况调整镇痛药的剂量及浓度。

(4)实施分娩镇痛期间产妇发生异常情况需紧急剖宫产手术的麻醉。

(5)参与产妇异常情况的抢救。

(6)分娩镇痛相关并发症的处理。

2. 麻醉科护士

(1)协助麻醉科医师完成分娩镇痛的操作。

(2)配置和管理镇痛输注装置。

(3)巡视观察产妇生命体征,发现产妇的异常情况时及时汇报麻醉科医师。协助麻醉科医师进行镇痛评分,产妇疼痛加剧时及时通知麻醉科医师等。

(4)完成分娩镇痛的记录。

(5)协助麻醉科医师完成"即刻剖宫产手术"麻醉。

(6)登记、收费。

(7)完成镇痛药物及毒麻药物管理、登记、发放,物品、药品的补充,设备的清洁与保养。

(8)分娩镇痛后对产妇进行随访,了解产妇满意度及并发症等。

3. 产科医师

(1)门诊期间的孕前检查、孕期产检、孕期筛查、分娩镇痛宣教。

(2)入院期间对产妇分娩方式的评估。

(3)分娩期间严密监测产程进展。

(4)产科并发症的处理。

4. 助产士

（1）分娩镇痛操作完成后调整产妇体位，给予吸氧，监测产妇生命体征、宫缩、胎心率等，进行镇痛评分，产妇疼痛加剧时及时通知麻醉科医师。

（2）协助监测和处理可能出现的并发症，如产时发热、一过性胎心下降、尿潴留等。

（3）严密监测产程进展，调整宫缩。

（4）执行麻醉科医师或产科医师相关医嘱，出现异常情况及时上报。

（5）条件容许时可同时进行导乐陪伴分娩。

5. 新生儿科医师　胎儿娩出后负责管理新生儿，组织新生儿抢救和处理并发症。

第四节　人员培训

开展分娩镇痛的医疗机构需要对相关工作人员进行进一步的培训，以满足分娩镇痛多学科协作的要求。

1. 麻醉科医师需掌握的相关知识

（1）正常分娩基本知识：了解产程进展的基本知识，对产程进展过程中的相关产科处理有所了解；了解产程图，熟悉胎心变化的基本意义。

（2）异常分娩：了解分娩过程中可能出现的产科急重症，比如子宫破裂、出血、羊水栓塞、产科休克等，并掌握相关的抢救知识。

（3）产科合并症：了解各种常见产科合并症产妇的病理生理特点及相关处理方法。

（4）分娩镇痛：熟练掌握分娩镇痛的基础知识，不断更新理念，提高业务能力，例如不同产程的疼痛特点，镇痛介入时机、镇痛管理、效果控制和阻滞评估、镇痛深度及镇痛程度、分娩镇痛对产程及胎儿可能出现的影响、镇痛泵的正确使用和故障排除等。

（5）麻醉并发症：掌握麻醉并发症的种类、预防及治疗。

（6）医患关系：产时心理、分娩镇痛的推广和科普知识。

（7）新生儿监护、抢救以及治疗的基本知识。

2. 麻醉科护士

（1）了解分娩镇痛的相关知识，如基本的适应证、禁忌证以及分娩镇痛实施时机，可以向产妇及家属做简单的介绍。

（2）熟悉椎管内麻醉的护理配合，了解椎管内麻醉可能出现的并发症及护理配合，掌握镇痛泵的基本使用方法和故障排除。

（3）麻醉及产科并发症、急重症的治疗及抢救配合。

（4）麻醉科医师的工作特点和工作流程，麻醉药品及处方管理制度。

3. 产科医师

（1）了解分娩镇痛的基础知识，分娩镇痛对产妇和胎儿潜在的影响。

（2）了解产妇麻醉并发症的临床表现和治疗原则。

4. 助产士

（1）了解分娩镇痛的相关知识，掌握适应证与禁忌证，便于开展相关分娩镇痛宣教。

（2）了解分娩镇痛的相关并发症，及时报告麻醉科医师。

（3）掌握生命体征监测的基本方法，熟练使用监护仪。

（4）掌握分娩镇痛后产妇分娩及新生儿特点及护理配合。

第五节 设备和药品管理

对开展椎管内分娩镇痛的医疗机构设施设备与药品的基本要求有以下几个方面。

1. **基本设施要求** 实施椎管内分娩镇痛的基本设施包括具有完善消毒条件的分娩镇痛独立操作空间,按照院内感染控制制度对产房进行院感监测与管理。实施分娩镇痛的麻醉科医师应佩戴口罩、帽子、无菌手套进行操作,操作时严格按照椎管内麻醉标准执行无菌原则,防止感染发生。

2. **基本设备要求** 实施椎管内分娩镇痛的基本设备包括以下几个方面:多功能监护仪;供氧设备,包括中心供氧/氧气瓶、鼻吸氧管、吸氧面罩;吸引设备,包括负压吸引器、吸引管、吸痰管;椎管内麻醉穿刺包、胎心监护仪、新生儿抢救复苏设备;急救设备,包括简易呼吸皮囊和气管插管设备,包括喉镜、气管导管、口咽通气管、喉罩、困难气道器具等;医疗区域内具有麻醉机和除颤仪等。抢救设备由专人负责维护、定期检查并做登记。

3. **基本药品和急救药品要求** 实施椎管内分娩镇痛的基本药品和应急药品包括静脉输液用液体,局部麻醉药物(利多卡因、罗哌卡因、丁哌卡因等);阿片类药物(芬太尼、舒芬太尼等),急救药品(麻黄碱、阿托品、去氧肾上腺素、肾上腺素、咪达唑仑、脂肪乳剂等);消毒液。毒麻药品管理按照国家规范要求执行。所有药品由专人负责维护补充、定期检查并做登记。

思考题

1. 简述分娩镇痛的规章制度分为哪几个方面。
2. 简述产前宣教的基本要求,以及产前宣教的哪些常用途径。
3. 实施分娩镇痛的常见并发症,有哪些措施可避免或者减少并发症的发生风险?

(张虓宇 徐子锋)

推荐阅读

[1] 沈晓凤,姚尚龙.分娩镇痛技术与管理规范.上海:科学技术文献出版社,2020:34-43.
[2] 沈晓凤,姚尚龙.分娩镇痛专家共识(2016版).临床麻醉学杂志,2016,32(8):816-818.
[3] AMERICAN COLLEGE OF OBSTETRICIANS AND GYNECOLOGISTS' COMMITTEE ON PRACTICE BULLETINS—OBSTETRICS. ACOG Practice Bulletin No. 209:Obstetric Analgesia and Anesthesia. Obstet Gynecol,2019,133(3):e208-e225.

第十四章

分娩镇痛的实施与管理

■ **本章要求**

1. 掌握分娩镇痛的适应证和禁忌证,分娩镇痛的实施时机、流程及管理,分娩镇痛期间产科紧急情况的处理。
2. 熟悉分娩镇痛前评估和准备、合并产科问题的分娩镇痛问题。
3. 了解分娩镇痛宣教与产前麻醉咨询。

规范分娩镇痛操作技术,提升分娩镇痛的医疗质量,普及镇痛条件下的自然分娩,对降低剖宫产率、增强医疗服务舒适化程度及提高孕产妇就医满意度,现实意义重大。同时,麻醉科医师 24 小时进驻产房,可加强产房医疗团队的急救能力,保障安全分娩,对进一步提高母婴安全、改善母婴临床结局,亦有举足轻重的作用。本章将围绕分娩镇痛的实施及管理规范进行阐述。

第一节　分娩镇痛前产妇的宣教与评估

一、分娩镇痛宣教与产前麻醉咨询

分娩镇痛宣教与产前麻醉咨询是开展分娩镇痛工作的前哨。孕产妇有了解和选择分娩方式和分娩镇痛方式的权利。有关分娩的医疗相关信息应在产科门诊进行,但目前有关分娩镇痛方式的宣教和麻醉评估往往在临产期,甚至产痛已经不可忍受时,才仓促开始。提倡建立孕产妇及其家属的产前宣教制度,提倡充分利用现代信息手段进行多形式的分娩镇痛的宣传与服务,积极开展产前麻醉咨询。通过分娩前与孕产妇及其家属的宣教沟通,提高孕产妇及家属对分娩镇痛的认知程度。

二、分娩镇痛前评估

分娩镇痛前对产妇进行麻醉及分娩相关的评估是保证分娩镇痛安全、顺利实施的基石。可在产科门诊附近区域设置产科麻醉门诊,一方面,可在规律产检期间提供分娩前的麻醉咨询,另一方面,可在入院待产或临产前进行系统的麻醉前评估。也可在产房完成分娩镇痛前的产妇评估。麻醉科医师 24 小时进驻产房的制度,也保证了麻醉前评估可及时完成,特别是对于已临产、进入产房的产妇或紧急情况。

（一）病史采集

1. 病史　了解产妇基本情况、本次妊娠情况与孕期保健、合并疾病及合并用药情况、既往史等情况。产妇基本情况包括年龄、身高、体重、营养等。本次妊娠评估包括孕周、胎位、胎儿大小、宫颈情况、羊水量、胎盘等产科情况及胎儿宫内状态。合并内外科疾病需详细询问,合并用药（如抗凝药物、抗高血压药物等）需询问孕前和孕期用药的具体情况,如用药种类和用法、孕期是否换药、是否减量、是否停药等。既往史包括是否合并内外科疾病、既往麻醉手术史、药物过敏史、有无子宫手术史或不良生育史等。常规询问产妇既往有无椎管内麻醉史，是否存在过敏、穿刺困难及其他意外情况；有无慢性腰背痛、有无腰背或脊柱外伤史和手术史、有无下肢感觉或运动异常；既往有无中枢或外周神经系统疾病史，如头痛、晕厥、精神障碍、运动障碍等。

2. 脏器功能及相关疾病评估　妊娠和分娩相关的、多系统生理改变是实施安全分娩的前提。分娩镇痛前的评估重点关注产妇的心肺功能、凝血功能、腰背部脊柱情况的评估。

妊娠期间的心功能评估可参照常规的 NYHA 心功能分级、6 分钟步行试验（6MWT）等。NYHA 分级是按诱发心力衰竭症状的活动程度将心功能的受损状况分为 4 级，NYHA 分级 I、II 级或 6MWT 426~550m 及以上轻度心功能不全者，可耐受阴道试产，可实施分娩镇痛。合并心血管疾病的产妇能否实施分娩镇痛，需要根据原有疾病类型和严重程度、孕期心功能变化等综合考虑。先天性心脏病在幼儿时期完成根治性手术且术后恢复良好可视为正常产妇；若只行部分矫正或姑息手术、残留心脏缺损的需根据孕晚期心功能和产科因素综合考虑，谨慎选择分娩镇痛。对于轻度心功能不全（如 NYHA 分级 I~II 级或 6MWT 426~550m）或经正规内科治疗整个孕期处于稳定期或代偿状态内的产妇，经产科评估可顺利阴道分娩者，可实施分娩镇痛。同时，有效的分娩镇痛能缓解疼痛、降低心肺负担，对母婴安全有积极意义。左心室射血分数降低、左心室阻塞性疾病且 NYHA 分级 II 级以上都是围产期心血管事件的危险因素。对于合并严重的心血管疾病且心功能处于不稳定期或失代偿状态，甚至进行性加重的高危产妇，需要麻醉、心血管专科、产科等多学科联合会诊，共同决策分娩时机和分娩方式，选择性剖宫产可能更为适宜。

考虑椎管内分娩镇痛的产妇需评估凝血功能、腰背部脊柱情况的评估。同时，应关注产妇已经存在的腰背痛、骨盆或耻骨疼痛、下肢的感觉或运动异常等，并在麻醉前评估单或麻醉前小结记录上述异常情况。合并癫痫的产妇，应记录其癫痫既往及近期发作情况、药物治疗及控制情况等，必要时请专科医师会诊指导围产期用药。合并截瘫的产妇，需要评估受损的节段，若受损平面在 T_5 以上可能不会感受到分娩痛，但可能出现自主神经反射亢进，这种亢进可通过椎管内麻醉来控制。

其他需关注的情况包括高龄、肥胖等。近年来我国高龄孕产妇数量逐年增加，据预测 2020 年高龄孕产妇可能达到 300 万例以上，占比可能超过 10%。国际妇产科联盟（FIGO）将分娩年龄 ≥35 岁的孕产妇称高龄孕产妇。高龄并非剖宫产的手术指征，尤其是 <40 岁者，其阴道分娩的成功率及安全性与适龄初产妇无显著差异。高龄孕产妇行分娩镇痛前，需询问孕期和分娩期的血压和血糖的监测和管理、基础疾病和合并用药的管理等。肥胖产妇是高危产妇。按照 WHO 的定义，BMI 25~29.9kg/m² 为超重，BMI>30kg/m² 为肥胖。肥胖显著增加阻塞性睡眠呼吸暂停、高血压、2 型糖尿病及静脉血栓栓塞症等多系统疾病的发病率，与肥胖相关的产科并发症和死亡率均显著增加。肥胖产妇在产前需尽早进行麻醉前评估，以尽早确定分娩方式和分娩时机。肥胖产妇存在椎管内穿刺的技术难度，但考虑其反流误吸和困难气道的风险，加之紧急剖宫产的发生率亦高，谨慎考虑分娩镇痛和预防性硬膜外置管，可能对母婴结局有益。

（二）体格检查

评估基本生命体征（血压、心率或脉率、呼吸、氧饱和度、体温等）、身高、体重，注意发育、营养、精神状态、活动耐量、有无水肿等。麻醉相关的评估包括椎管内穿刺的可行性评估、气道评估等。椎管内穿刺的可行性评估，包括穿刺部位皮肤有无感染、腰椎各椎体及椎间隙有无异常等情况。认真评估气道情况，包括张口度、头颈关节活动度、甲颏距离、Mallampati 气道分级、胸颏距离等，并标注困难气道分级高危的产妇，有助于急诊剖宫产预警可能的插管失败，提前做好预案。合并高血压的孕产妇加强血压监测。

（三）实验室检查及其他相关检查

常规检查包括血常规、尿常规（尿糖、尿蛋白）、凝血功能（PT、APTT、INR）、肝肾功能和电解质、心电图。有出血风险的产妇，应当常规血型、交叉配血试验检查。存在合并症或异常情况者，进行相应的特殊实验室检查。有糖尿病高危因素的孕妇确定妊娠后应进行糖尿病筛查,检测空腹血糖水平;对妊娠早期空腹血糖水平正常的孕妇,妊娠满 24 周后应尽早行口服糖耐量试验(oral glucose tolerance test,OGTT),对妊娠糖尿病及早诊断与管理。对于妊娠合并高血压病产妇应行动态血压监测,检查眼底,并明确有无继发的心、脑、肾等系统并发症及其损害程度。对于心律失常或心肌缺血的产妇可考虑动态心电图及肌钙蛋白、心肌酶谱等检查。心功能不全产妇应监测 B 型利钠肽(BNP)或 N 末端 B 型利钠肽原(NT-proBNP)。合并或可疑中枢神经系统疾病的产妇,应行依据专科意见进行头部 CT、磁共振、脑电图等检查。

（四）麻醉前评估及会诊需重点关注的高危产妇

目前对于高危产妇仍无精准的预测方式,产前筛查及麻醉前评估也只能筛查出一部分,对于脐带脱垂、羊水栓塞、产后大出血、产后心肌病这些高危事件均难以预测。对于合并产科或其他疾病等高危产妇,提倡多学科协作,并与孕产妇及其家属讨论,依据病情及获益/风险作出最终选择。对可能的高危产妇需提前告知麻醉的可能风险及利弊。提倡麻醉科医师早期介入孕期保健,提前进行麻醉前评估或麻醉会诊,对潜在的临床问题提供预防性诊疗意见,参与分娩方式和分娩时机的多学科临床决策过程。同时,产前麻醉会诊可开展病情相关的针对性检查,为产科危急情况的预警与快速应急做好充分的麻醉前准备。

第二节 分娩镇痛的适应证和禁忌证

一、分娩镇痛的适应证

分娩镇痛的适应证包括:产妇自愿;经产科医师评估,可进行阴道分娩试产者。2019 年美国妇产科医师协会(ACOG)发布的第 209 号实践公告,基于专家共识和专家意见推荐(C 类):在没有禁忌证的情况下,"产妇要求"可作为分娩镇痛的适应证,可根据产妇意愿选择分娩镇痛方式。

对于瘢痕子宫、妊娠期高血压及子痫前期、多胎妊娠、合并心脏病等高危产妇,经评估后可行阴道试产者,宜鼓励尽可能开展分娩镇痛,尤其是硬膜外分娩镇痛。硬膜外镇痛能增加这类产妇在分娩过程中对产痛的耐受程度,提高阴道分娩的接受度和成功率;同时,一旦出现危急情况,能够从硬膜外镇痛迅速转换为硬膜外麻醉,保证急诊剖宫产的顺利实施。不容忽视的是,这类高危产妇在阴道试产失败时,产妇和新生儿发生并发症的概率也显著升高,因此必须加强对产妇和胎儿/新生儿的全程严密监测及积极处理。对高危产妇实施分娩镇痛需要综合考虑所在医院的软件和硬件条件,包括麻醉科医师的技术水平、产科及新生儿科专业水平及多学科协作能力、所在医院的设施设备情况等,保障母婴安全。

二、分娩镇痛的禁忌证

分娩镇痛的绝对禁忌证,与适应证相对而言,包括产妇拒绝签署知情同意者;经产科医师评估不可进行阴道分娩者。相对禁忌证依据分娩镇痛方式而定。若某一镇痛方式存在相对禁忌,仍可考虑其他方法实施分娩镇痛,如椎管内穿刺禁忌,可考虑吸入或静脉途径实施镇痛。

椎管内分娩镇痛的禁忌证同椎管内穿刺禁忌证,请参见相关章节。此外,产妇无法配合进行穿刺者、合并产科异常情况(如脐带脱垂、持续性宫缩乏力或宫缩异常、前置胎盘、头盆不称及骨盆异常)等情况,均需酌情考虑。

血小板计数减少是椎管内镇痛或麻醉的相对禁忌证,但基于有限的、不一致的循证医学证据,目前尚未确定血小板计数的安全下限。目前国内共识为:血小板计数≥80×10⁹/L,可安全实施椎管内镇痛或麻醉。2019 年 ACOG 第 209 号实践公告,基于共识和专家意见推荐(C 类):血小板计数≥70×10⁹/L,同时血小板计数稳定、没有获得性或先天性凝血功能障碍、血小板功能正常、非正在接受抗血小板或抗凝治疗,可选择椎管内镇痛或麻醉;在某些情况下,对血小板计数 <70×10^9/L 的患者,也可酌情考虑。因此,对于血小板处于临界值的产妇,需进一步个体化评估,并谨慎选择适宜的椎管内分娩镇痛。除血小板计数之外,出凝血时间(PT、APTT)作为常见的凝血功能检查,在椎管内操作前必不可少。合并肝功能障碍的产妇,还需在凝血功能基础上,评估肝功能状态。

妊娠期是一种高凝状态,围产期合并凝血功能异常或进行抗凝治疗的产妇,并不少见,能否实施椎管内分娩镇痛需结合患者病情及凝血功能变化、合并用药情况等进一步评估。对围产期进行抗凝治疗、存在出血风险的产妇行椎管内镇痛或麻醉时,应该尽可能减少穿刺次数和损伤,术中严格控制血压,术后密切监测周围神经功能,对是否出现进展为椎管内血肿的指征保持高度警惕。

吸入或静脉途径的分娩镇痛方法,对母胎都有一定的不良反应,需综合考虑其风险/获益,不推荐常规开展,仅适用于椎管内镇痛禁忌者。吸入或静脉分娩镇痛的禁忌证包括:已知对吸入麻醉药或静脉镇痛药高度敏感、合并心脏或呼吸系统疾病的产妇、吸空气 SPO_2<95%、孕周不足 36 周者、伴有胎儿窘迫的高危妊娠、不能提供助产士"一对一"护理等。

总之,若无绝对禁忌证,产妇要求即为分娩镇痛的适应证;具体到分娩镇痛的技术方法,可综合考虑产妇的意愿、产科情况及胎儿宫内状态、合并的内外科疾病、合并用药等,选择安全、有效的分娩镇痛方式。

第三节　分娩镇痛的准备和实施时机

一、分娩镇痛的准备

(一)操作场所

合理的产房布局是设在麻醉科、新生儿科、手术室、血库等部门相互之间的最近处。产房内设置分娩操作室,具有完善消毒条件的独立操作空间,并按照院内感控制度进行院感监测与管理,麻醉科医师或麻醉科护士进入分娩操作室必须更换衣裤、鞋帽,严格遵守无菌操作规范要求。穿刺部位按要求范围消毒,各操作环节严格按无菌要求操作。穿刺包及镇痛泵药盒为一次性,其他物品应定期清洁、消毒,房间定时消毒并定期做细菌培养,检测房间无菌达标情况。

(二)设备、物品及药品

1. 麻醉相关　麻醉设备包括供氧设备(中心供氧或氧气瓶、鼻导管、吸氧面罩等)、负压吸引设备(负压吸引器、吸引管、吸痰管等)、麻醉机、多功能监护仪、除颤仪等。麻醉相关物品包括:成人和新生儿气道管理用品(面罩、呼吸囊、喉镜、气管导管、口咽或鼻咽通气管、喉罩、困难气道器具等)、听诊器、椎管内镇痛穿刺包、镇痛泵等。麻醉相关药品包括:局麻类药物(利多卡因、罗哌卡因、丁哌卡因、氯普鲁卡因等)、阿片类药物(芬太尼、舒芬太尼等)、配置药品的生理盐水、急救类药品(麻黄碱、阿托品、去氧肾上腺素、肾上腺素、咪达唑仑、脂肪乳剂等)。毒麻药管理按照国家规范要求执行。所有药品由专人负责维护补充、定期检查并做登记。

2. 分娩及新生儿相关　包括加压/加热输血输液设备、温毯、急救车(包括抢救物品及药品)、分娩辅助用品等,以及胎心监护仪、新生儿保暖复苏台、新生儿复苏相关的用品等。

上述设备及物品,特别是气道管理相关的物品、抢救物品和药品,应有由专人负责维护补充、定期检查、并做登记。同时对设备清洁及保养做好登记。

(三)产妇准备

1. 饮食管理并非分娩镇痛必须,而是避免紧急情况实施全麻手术时发生反流误吸,因此需要根据产妇及分娩情况酌情考虑。大部分产妇进入产房后应禁食限饮,即避免摄入固体食物,可饮用高能量无渣饮料。

有误吸风险(病态肥胖、糖尿病、困难气道等)、合并产科高危因素有可能中转剖宫产的产妇原则上需要禁食禁饮。

2. 产妇进入产房后均应常规开放静脉通路,便于静脉补液及抢救。因呕吐或其他原因进食不足者,可依据临床需要和预期的分娩时间制定个体化补液方案,包括确定液体种类和输液速度。

3. 在进行分娩镇痛操作之前,应向产妇及其家属或授权委托人告知分娩镇痛技术的风险、获益、围镇痛期注意事项、可能发生的并发症和预防措施等,产妇(或授权委托人)签署知情同意书。

二、分娩镇痛的开始时机

以往认为,过早实施分娩镇痛会减弱宫缩,延长产程,所以分娩镇痛的时机选择一直是争论的焦点。早期以产程进展情况来决定分娩镇痛时机,国内多数情况下仍以宫口开至 3~4cm(即进入活跃期后)作为麻醉镇痛的启动时机。

现有国内外分娩镇痛指南均指出不应再以宫口扩张程度(产程进展)作为启用椎管内分娩镇痛的标准,而是以产妇的镇痛需求作为第一要素。因此,产程开始后,只要产妇有要求,经评估无禁忌证后,在产程的任何阶段,包括第二产程,均可开始实施分娩镇痛。

可能中转剖宫产(如双胎、瘢痕子宫阴道试产子痫前期、肥胖或困难气道)的产妇,推荐预防性硬膜外置管。预防性硬膜外置管是对于已临产、但尚未感到产痛或者产痛程度较轻的产妇,提前进行硬膜外穿刺置管,以备硬膜外分娩镇痛甚至转为硬膜外麻醉的需要。预防性硬膜外置管为分娩镇痛或可能出现的剖宫产提供麻醉保障,既可避免全麻剖宫产相关的困难气道等母体并发症,也可避免全麻药物对胎儿的可能影响,是近年来产科麻醉质控工作中的安全举措之一。

三、分娩镇痛的维持和结束

单次椎管内给药不能提供分娩全程镇痛,通常采用一种长效酰胺类局麻药(如罗哌卡因、丁哌卡因)联合或不联合一种脂溶性阿片类药物(如芬太尼、舒芬太尼),通过间断或连续输注来维持椎管内镇痛。目前首先硬膜外置管给药,也有通过蛛网膜下隙置管给药。推荐产妇自控硬膜外镇痛(PCEA),可选择连续输注或脉冲式给药模式。2017 年 ACOG2017 产科镇痛和麻醉实践指南推荐脉冲式给药。脉冲式给药可缩短第二产程,麻醉总药量略有减少,产妇满意度较高。是否需要背景剂量、采用何种输注模式仍有争议,目前尚无理想的 PCEA 方案。

分娩镇痛的早期探索阶段,为避免对第二产程产生干扰,宫口开全即进入第二产程时往往暂停硬膜外给药,对第三产程和产后镇痛的关注更少。大量临床数据显示,第二产程暂停镇痛,不能降低器械助产率,亦对产妇的转归无显著影响;相反,第二产程继续镇痛可进一步提高产妇的满意度。因此,基于对分娩镇痛无不良母婴结局的认识,无必要暂停或过早结束分娩镇痛。推荐对分娩镇痛的产妇实施全产程持续镇痛。

分娩镇痛的结束时机尚无定论,应依据病人需求而定,目前多数在出产房时或分娩结束后 2 小时后结束镇痛。但是,对于行会阴侧切及Ⅱ度以上宫颈裂伤的产妇分娩后切口疼痛程度较重,影响产妇产后休息及体力恢复,可继续镇痛至次日。部分经产妇,术后宫缩痛程度较重,也可延迟拔泵,必要时可以采取多模式镇痛,提高产妇满意度。此外,对于有产后出血风险的产妇也可考虑保留硬膜外导管或延迟拔泵。无论是否拔泵,应常规术后随访,重点关注下肢感觉、运动及术后尿潴留等情况。

第四节　分娩镇痛的实施流程和管理

麻醉科医师 24 小时入驻产房,为产妇提供安全舒适的分娩过程。分娩镇痛首选椎管内分娩镇痛(包括连续硬膜外镇痛、腰硬联合镇痛、连续蛛网膜下隙镇痛)。若产妇存在椎管内镇痛禁忌证,可根据条件酌情选择静脉分娩镇痛方法,但必须加强监测和管理,以防危险情况发生。本节主要围绕椎管内分娩镇痛的流程和管理进行概述,非药物镇痛及椎管内分娩镇痛的具体操作方法请参见第十五章、第十六章的相关内容。

一、分娩镇痛的实施流程(图 14-4-1)

(一)准备阶段

1. 产程开始后,产妇提出要求。

2. 产科医护人员确定能否阴道试产,并判断分娩时机,决定是否需要人工催产素引产。

3. 麻醉科医师对于有镇痛需求、可行阴道试产的产妇进行麻醉前评估,拟定镇痛方式,并准备相关物品。

4. 麻醉科医师向产妇及家属介绍分娩镇痛相关知识,告知相关风险,产妇(或授权代理人)签署知情同意。

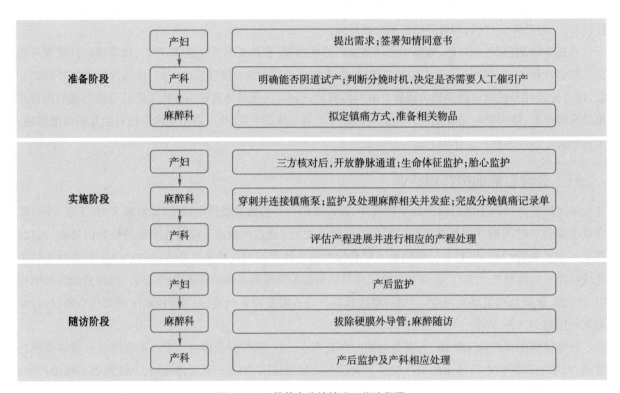

图 14-4-1 椎管内分娩镇痛工作流程图

(二)实施阶段

1. 对产妇进行三方核对后,开放静脉通路,并进行持续生命体征监测、鼻导管给氧及胎心监测。对于妊娠期高血压的产妇应持续关注其血压变化,妊娠合并糖尿病的产妇推荐每小时监测血糖。

2. 实施椎管内穿刺置管并实施持续镇痛 持续镇痛阶段建议采用病人自控镇痛泵。镇痛泵的输注模式可选择连续输注或脉冲式给药。

3. 分娩镇痛期间,配合产程进展和产程处理,进行相应的镇痛管理,包括运动神经阻滞及疼痛评分,根据产妇疼痛情况调整镇痛药的剂量及浓度。

4. 完成分娩镇痛的记录 椎管内分娩镇痛操作完成后应进行详细记录。记录内容应涵盖评估、操作、镇痛效果和安全性评价、并发症及随访。记录内容应持续至分娩镇痛结束。在椎管内分娩镇痛给予试验量和负荷剂量的 30 分钟内,应每 5~10 分钟记录产妇的生命体征,之后应每 0.5~2 小时视产妇情况记录生命体征。此记录应作为病历的一部分进行保存。

(三)结束和随访

1. 分娩镇痛的结束时机可依据病人需求而定,多数在出产房时或分娩结束后 2 小时后拔除硬膜外导管。分娩结束后,仍需监护观察至少 2 小时,尤其是有产后出血风险的产妇,必要时保留硬膜外导管。

2. 分娩镇痛后当日即次日进行床边随访,了解产妇对镇痛的满意度和可能的并发症,注意观察镇痛后恢复情况,包括下肢感觉、运动恢复情况及排尿情况等。

二、分娩镇痛期间的镇痛和产程管理

(一)镇痛管理

1. 镇痛要求　实现有效的分娩镇痛需要了解不同产程分娩痛的传入路径。第一产程的疼痛是由子宫收缩和宫颈口扩张引起的,内脏伤害性感受器经 T_{10}~L_1 将神经冲动传递至脊髓,其本质是内脏痛,定位不确切,可表现下腹痛,伴有腰痛,也可放射至髂嵴、臀部及大腿。第一产程末和第二产程时,随着胎头下降,阴道、外阴发生扩张和短暂性缺血,疼痛刺激经阴部神经(S_{2-4})传递至脊髓,其本质是躯体痛,疼痛定位更明确。因此,第一产程需要至少 T_{10}~L_1 阻滞,第二产程需要 T_{10}~S_4 的阻滞,方能提供有效镇痛。理想的分娩镇痛是在提供良好镇痛的同时,不影响产程和分娩。椎管内分娩镇痛开始后,应根据产妇镇痛效果及其他相关情况随时进行镇痛管理,理想状况下宜将分娩疼痛控制在 VAS≤3 分,产妇仅能感受到宫缩压迫感。

在使用旧产程标准时,产科医师及助产士在宫口开全后往往倾向于暂停硬膜外给药,即第二产程停止镇痛,来增加产妇用力,以期缩短第二产程及减少器械助产,尽快娩出胎儿。第二产程暂停硬膜外镇痛后,骶神经阻滞不全,产妇腰骶部及会阴部疼痛加剧,若会阴损伤需要修复时疼痛更为剧烈;同时循证医学证据显示,第二产程暂停镇痛对最终分娩方式无显著影响。采用新产程标准以来,推荐对分娩镇痛的产妇实施全产程持续镇痛。

2. 镇痛不全或偏侧阻滞的处理　疼痛 VAS>3 分,产妇会感到明确的疼痛,应及时处理。检查左右两侧的阻滞平面,判断硬膜外导管是否在硬膜外隙及是否打折受压,或调整硬膜外导管位置,同时检查镇痛泵的功能状态。必要时需重新进行硬膜外隙穿刺置管。随产程进展、宫缩强度递增或使用缩宫素促进宫缩,宫缩疼痛强度也会增加,可硬膜外隙追加补充剂量的局部麻醉药物或上调镇痛泵的脉冲剂量,或增加局麻药浓度。若第二产程镇痛不足,可给予额外的局麻药可增加会阴部镇痛,也有观点认为产妇坐位可缩短会阴镇痛的起效时间。较大容量的局麻药有助于骶部镇痛,但也会导致较高的感觉阻滞平面,应观察产妇的血流动力学和呼吸的变化。

某些产科因素,如持续枕后位、持续枕横位,可发生持续的镇痛不足,需要相应的产科处理。当产科需要施行会阴侧切、器械助产时,往往需要追加局麻药(如 1%~2% 利多卡因或 1%~3% 氯普鲁卡因 5~10ml)以达到更好的镇痛效果。

3. 爆发痛的处理　爆发痛是指分娩镇痛期间突然出现的、短暂性的剧烈疼痛。应对产妇疼痛的性质和部位进行评估;评估硬膜外导管的位置和给药设备的运行情况;检查阻滞的感觉平面是否足够。同时,根据产程进展及产妇需求,决定是否需要调整硬膜外隙药物剂量和浓度或追加剂量。追加剂量应避免使用高浓度局麻药物,以免产生运动神经阻滞,如上调罗哌卡因浓度至 0.125%,追加 8ml。

(二)产程中母体监护及管理

分娩镇痛期间应当全程监测产妇的生命体征。从给予试验剂量到首剂后 0.5 小时,应每 5~10 分钟监测并记录一次心率和血压;此后可每隔 0.5~2 小时监测记录一次心率和血压;若中途给予追加剂量,应每 5~10 分钟监测一次直至 0.5 小时。

产程的正确处理对促进自然分娩,降低产时剖宫产率至关重要。目前新产程的概念较以往的产程管理较大限度地减少了人为干预,在母婴安全的前提下,密切观察产程的进展,为自然分娩预留了更为充足的时间机会。分娩镇痛期间的镇痛管理应积极配合产程进展及相应的产程管理,促进阴道分娩,降低剖宫产率,最大程度为孕产妇的安全提供保障。产程中产科相关的处理包括:①潜伏期延长不作为剖宫产术的指征,但并非消极等待,而应根据具体情况进行相应的干预;②宫口开大 3~6cm 都有可能是活跃期的起点,新产程共识强调 6cm 为活跃期起点,旨在避免活跃期停滞的过度或过早诊断;③延长了第二产程的时限,目的是增加阴道分娩、减少产时剖宫产,同时第二产程延长对母儿有潜在风险,应积极处理,包括静脉滴注缩宫素加强宫缩、手转胎位、产钳助产或胎头吸引助产等。

（三）产程中胎儿监护及管理

分娩期间应全程常规进行胎儿监测。胎心率（FHR）是目前最普遍和有效的胎儿检测方式,可在宫缩间歇期听诊胎心,也可行电子胎心监测,了解胎儿心率、基线变异及其于宫缩的关系。其他监护方法还包括胎动、胎儿超声监护、胎儿头皮血样分析等。FHR 分析和变异性是筛查是否存在低氧和酸血症的主要方法,但预测价值有限。椎管内分娩镇痛可能导致胎儿心率过缓,表现为胎心监测变异减少、加速降低、早期减速、变异减速,甚至晚期减速等,一般在镇痛后最初的 20~40 分钟内,原因尚不清楚。

如果 FHR 异常或怀疑胎儿宫内窘迫,可启用胎儿宫内复苏措施,包括:①停止屏气、暂停催产素以降低腹压、减弱子宫收缩,无效时可使用子宫松弛剂;②改变产妇体位,避免仰卧位低血压综合征和脐带受压;③高流量面罩给氧;④开放静脉输液,给予麻黄碱或去氧肾上腺素,以增加胎盘血流灌注;⑤产科检查以排除脐带受压。采取上述措施后,需持续观察胎心变异情况,若无改善可能需要进行紧急剖宫产。

第五节　合并产科问题的分娩镇痛问题

一、异常胎位和异常先露

大多数单胎分娩都是顶先露、枕前位,除此之外的先露或胎位都被认为是异常的。异常胎位和异常先露显著增加母胎并发症的风险,也是对分娩镇痛的巨大挑战。美国和英国的产科专家共识推荐对足月但异常胎位或异常先露、无禁忌证的产妇实施外倒转术。临产前对胎位不正的产妇实施腹壁外徒手外倒转,能够增加头先露的阴道分娩,可减少剖宫产率和母胎不良事件的发生率。循证医学证据显示,在椎管内镇痛下,可增加外倒转术的成功率和产妇满意度;同时,如果出现胎盘早剥等并发症时,可为即刻剖宫产提供麻醉保障,也提高了外倒转术的安全性。

持续的枕后位因胎头对骶神经的压迫可发生低位腰背痛和骶部疼痛,分娩镇痛需要更早实现骶神经阻滞,也可能需要更高的局麻药浓度或同时复合阿片类药物。枕后位也增加了器械助产率,在助产过程中,可能需要松弛盆底来协助放置产钳或减少阴道及胎头损伤,因此可能需要提高局麻药浓度来产生更强的阻滞效果,可使用的局麻药浓度和种类取决于紧急程度和工作条件。

不论分娩方式如何,异常胎位和异常先露可能与低 Apgar 评分和新生儿不良结局有关,必须做好新生儿复苏的准备。

二、瘢痕子宫

随着我国全面放开"三孩"政策,有剖宫产史再次妊娠的妇女人数逐年增加,瘢痕子宫的妊娠分娩成为当今产科领域的研究热点。剖宫产术后再次妊娠时存在瘢痕子宫妊娠、凶险性前置胎盘、子宫破裂等风险。关于剖宫产术后再次妊娠的分娩方式有选择性再次剖宫产（elective repeat cesarean section,ERCS）和剖宫产术后再次妊娠阴道试产（trial of labor after cesarean section，TOLAC）两种。TOLAC前应充分评估，严格掌握并充分分析TOLAC的适应证及禁忌证，提倡多学科协作，提高TOLAC的成功率并减少并发症的发生。国内外指南对于计划TOLAC的孕妇均建议应早期采用椎管内分娩镇痛，以减轻孕妇疼痛，或满足试产失败中转剖宫产的麻醉需求。分娩镇痛宜尽量通过最小的剂量达到满意的镇痛效果。分娩镇痛可增加产妇阴道分娩的信心，且不会增加TOLAC产妇并发症的发生率，通常不会掩盖子宫破裂的症状和体征，但可能延长第二产程时限和增加器械助产率。

TOLAC应在有母婴急救措施和剖宫产条件成熟的医院开展。子宫破裂通常是突然发生的，尚无准确的预测因子，但70%的子宫破裂病例早期出现胎心异常。因此，TOLAC分娩镇痛期间必须持续进行胎心监护。硬膜外镇痛药物剂量需求的增加也可能是子宫破裂即将发生/发展的一个警报。疑诊先兆子宫破裂或子宫破裂时，应立刻启动即刻剖宫产终止妊娠，同时严密监测产妇的生命体征、出血等情况，维持生命体征稳定，纠正出血相关并发症，必要时输血治疗，并积极预防感染。

三、妊娠期高血压疾病和子痫前期

妊娠期高血压疾病是指妊娠与高血压并存的一组疾病，可增加胎盘早剥、弥散性血管内凝血、胎儿生长受限、死产等风险，是孕产妇和胎儿死亡的重要原因。对于所有妊娠期高血压疾病和子痫前期的产妇都应进行母胎监护，以早期发现重症表现；对于重度子痫前期产妇，应严密监测发现器官功能的恶化。对于非重度子痫前期的产妇，需要查看至少1周以内的实验室检查结果，对于重度子痫前期的产妇需查看每天或隔天的血红蛋白、血小板、肝功能、肌酐和凝血功能的检查结果。由产科根据孕产妇与胎儿的情况决定分娩方式和终止妊娠的时机。一般无重度症状的子痫前期产妇，若无其他手术指征，均可阴道试产；剖宫产适于因母胎并发症需即刻终止妊娠或存在其他剖宫产指征者。可行阴道试产、血小板计数 $\geq 80 \times 10^9/L$ 或无凝血障碍的产妇，优先选择椎管内分娩镇痛，有效镇痛亦有助于分娩期间的血压管理。麻醉前评估重点关注产妇血压、凝血功能和体液平衡等。

分娩期管理的目标是预防惊厥抽搐、控制血压、优化血管内容量。围产期有可能出现子痫前期的并发症，如肺水肿、HELLP综合征（即溶血、肝酶升高、血小板计数下降）、胎盘早剥等，严重高血压也可能发生高血压脑病、脑出血、心肌缺血和充血性心衰等，增加麻醉管理的难度。具体请参见第二十四章相关内容。

四、双胎妊娠

依据ACOG的实践指南，双胎妊娠的分娩方式由胎方位、产程中胎儿的能力、母体的健康状况综合决定。目前双胎阴道试产的可能性还受限于医疗资源，很难常规开展。顶先露的双胎妊娠有可能尝试阴道分娩，而多胎妊娠、单绒双胎妊娠应该剖宫产。双胎分娩时硬膜外镇痛可以使产妇更加松弛，从而避免过早屏气及体力消耗，同时也利于实施臀位外倒转，当需要器械助产或转为剖宫产时，也可由硬膜外镇痛迅速转换为硬膜外麻醉。麻醉科医师参与双胎分娩时，应全程在场，随时做好紧急剖宫产的准备。双胎分娩应准备两套新生儿复苏区域和复苏人员。双胎妊娠发生产后出血的可能性较大，产后也应严密监护。

第六节　分娩镇痛期间产科紧急情况的处理

对于高危妊娠，施行剖宫产快速终止妊娠常作为抢救危重孕产妇和胎儿生命的有效手段。按照紧急程度可将剖宫产分成4类：①一级急诊剖宫产，又称即刻剖宫产，是指存在即刻威胁母体和/或胎儿生命的情况，需即刻实施剖宫产手术；②二级急诊剖宫产，指孕妇或胎儿存在合并症、但并非即刻威胁母儿生命的情况，需要30分钟内终止妊娠；③计划性剖宫产，指不存在母胎合并症、但需要提早终止妊娠；④选择性剖宫产,指可根据患者或医疗机构的需要来选择时间施行的剖宫产。

一、顺产转剖宫产的麻醉管理

使用硬膜外分娩镇痛的产妇在试产过程中,若需转为剖宫产终止妊娠,根据剖宫产的紧急程度及硬膜外隙分娩镇痛的效果选择紧急剖宫产的麻醉方式。

1. 麻醉前准备　无论采取哪种麻醉方式,均需要做好麻醉前准备,包括:

(1)检查麻醉机,准备好麻醉和复苏相关药品。

(2)常规监测心电图、无创血压和氧饱和度,必要时可能需要监测有创血压。

(3)常规开放静脉通道,并输注晶体液 500~1 000ml。

(4)产妇鼻导管或面罩吸氧,左倾 15° 体位等。

2. 椎管内麻醉　分娩镇痛转剖宫产者,首选硬膜外麻醉。可选择从现有硬膜外导管给予碳酸利多卡因、利多卡因或氯普鲁卡因进行硬膜外隙麻醉;若镇痛效果不佳或导管定位不确切,而且剖宫产不紧急,可考虑重新穿刺进行蛛网膜下隙麻醉或联合阻滞。

3. 全身麻醉　适于情况较紧急,如母胎情况不稳定、经产科评估不能耐受椎管内麻醉时间者,或者术中需要抢救和确保安全的可选择全身麻醉。

具体麻醉实施方法请参见第五篇剖宫产麻醉等相关内容。

二、急诊剖宫产启动标准和流程

分娩镇痛期间,产妇发生危急情况者,由产科医师决定立即启动急诊剖宫产流程。目前,英美的产科共识均建议,对于急诊剖宫产,自决定手术至胎儿娩出的时间间隔(decision to delivery interval,DDI)应控制在 30 分钟内。缩短 DDI 可明显改善新生儿的预后并提高生存能力,特别在产妇心搏骤停情况下,紧急抢救时在 5 分钟内把胎儿从产妇腹中取出,可大大减少新生儿脑部并发症。目前,30 分钟原则为专家共识推荐,还缺乏循证医学证据,也不意味超过 30 分钟一定会导致新生儿并发症甚至死亡。但分娩机构都应该有能力进行紧急剖宫产,在保证安全的前提下,竭尽所能地做到缩短时间,最快娩出新生儿。

(一)急诊剖宫产启动标准

1. 即刻剖宫产指征　包括:①产妇心搏骤停或临终前剖宫产;②脐带脱垂或严重胎儿宫内窘迫;③羊水栓塞;④子宫破裂大出血;⑤危及母胎生命安全的情况。

2. 急诊剖宫产指征　包括:①胎盘早剥;②急性胎儿窘迫,如 FHR 频发晚减、重度变异减速;③前置胎盘伴出血;④产程中发现无法经阴道分娩的胎位异常,如横位、胎头高直后位、前不均倾位、臀位(足先露)、面先露等;⑤产程异常,如胎头下降停滞、潜伏期延长、活跃期停滞、第二产程停滞等;⑥羊水指数 <2cm;等。

(二)急诊剖宫产实施流程

1. 当产科医师决定立即启动急诊剖宫产时,由助产士发出紧急信号,通知救治团队(麻醉科、新生儿科与手术室等相关医护人员);同时安置产妇于左侧卧位,吸氧并快速转送至产房手术室。

2. 麻醉方式的选择取决于手术的紧急程度、母胎的生命体征、医生和患者的倾向性以及医疗安全。由分娩镇痛中转为急诊剖宫产者,麻醉医师接到危急情况信号后,第一时间经硬膜外导管内快速注入 3% 的氯普鲁卡因 15~30ml 或者 2% 利多卡因或 1.73% 碳酸利多卡因 15~25ml,可考虑局麻药复合 50~100μg 芬太尼,3~5 分钟内全部给完,快速起效后可开始剖宫产手术。对于没有放置硬膜外导管或硬膜外未完全起效而产妇情况极为危急,应快速实施全麻插管,同时立即静脉给予 H_2 受体拮抗剂(如雷尼替丁 50mg)和/或甲氧氯普胺 10mg 等。必要时考虑静脉注射咪哒唑仑以防术中知晓。产妇视为饱胃,可留置胃管持续胃肠减压,并清醒拔管。

3. 硬件设施、团队协作、模拟演练是急诊剖宫产顺利进行的重要保障。主要包括以下几点：①产房应设置手术室或者转运通道通畅、能快速转运至手术室；②麻醉机、监护仪、抢救药品和设备等随时处于备用状态；③产房安置有呼叫报警系统或建立"紫色代码"制度，能迅速启动快速反应团队到场；④由产科、麻醉科、新生儿科、手术室等相关医护人员组成的团队定期进行模拟演练，提高技能，能够快速准确反应等。

临床病例 1

患者：女，28 岁，身高 162cm，体重 68kg，BMI 25.9kg/m²。

主诉：孕 2 产 0，孕 40 周先兆临产。

现病史：此孕经过顺利，规律产检。凌晨 2:00 开始自觉不规则下腹痛，无阴道出血及流液，胎动好，现急诊扶行入院。

既往史：平素体健，无传染病史、手术史、过敏史、家族遗传史。

既往孕产史：孕 2 产 0。既往孕早期自然流产 1 次。

查体：T 36.9℃，P 99 次/min，R 20 次/min，BP 134/84mmHg。心肺未见明显阳性体征，腹部膨隆，可触及规律宫缩，胎心 145 次/min。内诊：宫颈居中、薄、软，开大 2cm，先露头，S-2。

辅助检查：血常规、凝血功能正常。宫内超声示：晚孕，单活胎，头位，胎盘成熟度Ⅱ⁺；BPD 9.17cm，AC 33.6cm，S/D 2.1。胎心监测未见异常。

入院经过：先兆临产急诊入院，因宫缩疼痛加剧，产妇难以忍受，要求分娩镇痛。

麻醉管理

1. 分娩镇痛前准备

（1）产科评估：初产妇已有规律宫缩，现宫口开大 2cm，宫缩 3~4 次/min，每次持续 20 秒，宫缩强度好；宫颈条件可，先露头，胎心监护未见异常，可行阴道试产。

（2）麻醉前评估：产妇有镇痛需求，经过询问病史、体检、查阅辅助检查结果后未发现椎管内麻醉禁忌证。

（3）拟定分娩镇痛方案：产妇及家属经告知椎管内麻醉分娩镇痛风险后，签署知情同意书。拟定行椎管内麻醉分娩镇痛。

2. 分娩镇痛的实施

（1）开放静脉及生命体征监测：三方核对后，开放静脉通道，同时鼻导管吸氧（2L/min），并持续生命体征监测及胎心监测。

（2）椎管内穿刺置管：患者取左侧卧位，行 L$_{3-4}$ 间隙穿刺，操作顺利，头向置管 4cm，妥善固定硬膜外导管。经硬膜外导管给予试验量（含 1：20 万肾上腺素的 1% 利多卡因 3ml），观察 5 分钟无腰麻征象及明显心率增快、血压升高，连接病人自控镇痛泵。

（3）硬膜外镇痛方案：罗哌卡因 100mg 与舒芬太尼 50μg，加生理盐水配制到 125ml（即终浓度 0.08% 罗哌卡因+0.4μg/ml 舒芬太尼）。镇痛泵设置为持续有背景剂量输注模式，负荷量 8ml，背景量 6ml/h，单次追加量 5ml，锁定时间 30 分钟。

（4）镇痛经过：

负荷剂量：罗哌卡因 0.062 5%~0.15%，10~15ml；舒芬太尼，10~25μg/10ml；维持剂量：罗哌卡因 0.062 5%~0.125%，8~15ml/h；舒芬太尼：0.3~0.5μg/ml。硬膜外首剂注入 15 分钟后，麻醉平面达 T$_{10}$，VAS 评分 4 分。20 分钟后，VAS 评分降至 3 分以下，此后一直维持在此水平。

（5）镇痛管理：对产妇持续心电监护并监测胎心、宫缩。分娩镇痛开始后记录生命体征、VAS 评分、感觉平面、Bromage 运动阻滞评分。

（6）产程管理：分娩镇痛实施2小时后，宫口开大5cm，胎心150次/min，宫缩4~5min/次，持续15秒，宫缩强度差。产科医师检查及内诊后决定使用缩宫素增强宫缩。2.5U缩宫素加入生理盐水500ml，用7号头皮针静脉滴注，调整滴速为8滴/min。使用缩宫素期间持续吸氧，监测宫缩及胎心的变化。使用缩宫素10分钟后宫缩2~3min/次，持续25~30秒，宫缩强度好，胎心监护未发现异常。

3. 分娩经过

（1）产程时间：第一产程10小时15分钟，第二产程2小时17分钟，第三产程10分钟。

（2）胎儿情况：女婴，1分钟、5分钟的Apgar评分为9分、10分，体重3 400g。

4. 分娩镇痛的结束和随访

（1）胎儿娩出后，产妇在产房观察2小时，无异常阴道出血后拔除硬膜外镇痛泵，送回病房。

（2）第2天随访下肢感觉运动无异常，无瘙痒、恶心呕吐、发热、尿潴留等不良反应。

相关要点及解析

1. 潜伏期分娩镇痛　分娩镇痛实施早期认为过早实施分娩镇痛会导致产程延长，宫缩乏力，甚至导致试产失败，剖宫产或器械助产率升高。随着国内外大量循证医学证据表明，在潜伏期使用低浓度罗哌卡因复合阿片类药物进行分娩镇痛，在达到满意的镇痛效果的同时把运动神经阻滞降至最低，从而最大程度地减少对产程的影响，对分娩结局并无影响。2016版和2020版分娩镇痛专家共识中均提出不再以产妇宫口大小作为分娩镇痛开始的时机，产妇进入产房后只要有镇痛的需求即可实施分娩镇痛。

2. 分娩镇痛期间缩宫素的使用　缩宫素作用时间短，半衰期5~12分钟，静脉滴注缩宫素推荐使用低剂量开始，根据宫缩调整用药剂量保持有效宫缩，有条件最好使用输液泵（参见2014版《妊娠晚期促子宫颈成熟与引产指南》）。缩宫素个体敏感度差异大，使用应从小剂量开始逐渐增量。例如，2.5U缩宫素溶于乳酸钠林格注射液500ml，起始剂量从8滴/min开始，根据宫缩、胎心情况调整滴速，一般每隔20分钟调整1次。缩宫素最常见的副反应是宫缩过频和胎心率异常。宫缩过频会导致胎盘早剥或子宫破裂。因此，使用缩宫素时需要专人观察宫缩强度、频率、持续时间以及胎心率变化并及时记录。如果出现宫缩过强应及时停用缩宫素，必要时使用宫缩抑制剂。

临床病例2

患者：女，36岁，身高162cm，体重83kg，BMI 31.6kg/m^2，ASA分级Ⅱ级。

主诉：孕2产1，孕39^{+3}周要求入院待产。

现病史：此孕经过顺利，规律产检。孕37周时曾以"臀位，单胎，脐带绕颈1周"入院，在超声引导下行"臀位外倒转术"将胎位转为头位LOA。出院后无特殊。

既往史：平素体健，无传染病史、手术史、过敏史、家族遗传史。

既往孕产史：孕2产1。首胎自然分娩，经过顺利。

查体：T 36.8℃，P 80次/min，R　20次/min，BP 130/80mmHg。常规体格检查和产科检查无特殊。

辅助检查：血常规、凝血功能、心脏彩超、宫内超声及胎心监测等均无异常。

麻醉管理：

1. 孕晚期事件

（1）孕37^{+4}周在静脉硫酸镁条件下，行臀位外倒转术转为LOA位。现孕39^{+3}周入院，无产兆，要求催产。

（2）入院查体示：无宫缩，宫口1cm；胎心率125次/min，胎膜未破。超声检查示：LOA、脐带绕颈1周、羊水过少。

2. 产科处理

（1）促宫颈成熟：行水囊促宫颈成熟，球囊放置12小时后，宫颈开大2cm，软，先露头-3，无宫缩。予以缩宫素滴注，逐渐出现规律宫缩，要求分娩镇痛。

（2）查体：宫缩规律，每2~3分钟一次，持续40秒；胎位LOA，胎心率134次/min，宫口3cm，胎膜未破，先露头-2。予以分娩镇痛下继续阴道试产。

（3）镇痛后1小时，胎头迅速下降，达+2，自然破膜，胎儿及胎盘顺利娩出。会阴及阴道I度裂伤，常规缝合。

3. 分娩镇痛

（1）经积极引产，产妇逐渐出现规律宫缩，自诉宫缩痛剧烈，要求分娩镇痛。经产科与麻醉前评估，无禁忌证，拟行椎管内分娩镇痛。签署知情同意书。

（2）因患者疼痛剧烈（VAS评分8分），强迫体位，不能配合穿刺，肌注盐酸纳布啡10mg，15分钟后疼痛有所缓解（VAS评分6分），可配合穿刺。

（3）静脉通道建立成功后，患者取左侧卧位，行$L_{2~3}$常规穿刺，操作顺利，置管通畅。经硬膜外导管给予试验量（1.5%利多卡因3ml），观察5分钟无特殊，接镇痛泵。

（4）硬膜外镇痛泵的配制：罗哌卡因100mg与舒芬太尼50μg，加生理盐水配制到100ml（即终浓度0.1%罗哌卡因+0.5μg/ml舒芬太尼）。

（5）硬膜外镇痛泵的参数设置：持续有背景剂量输注模式，负荷剂量10ml，背景剂量5ml/h，自控量4ml。

（6）镇痛经过：硬膜外首剂注入15分钟后，麻醉平面达T_{10}，VAS评分4分；20分钟后，VAS评分维持在3分，此后一直维持在此水平。分娩结束后继续行硬膜外镇痛，第2天访视后拔除硬膜外导管。

（7）不良反应：分娩期间未见药物过敏、低血压、呼吸抑制及胎心率异常等，分娩后24小时随访未见瘙痒、恶心呕吐、发热、尿潴留、宫缩痛等不良反应。

4. 分娩经过

（1）产程时间：第一产程+第二产程共4小时28分钟，第三产程5分钟。

（2）胎儿情况：男婴，1分钟、5分钟的Apgar评分为8分、9分，体重3 350g。

5. 小结

（1）此例为经产妇，有强烈的自然分娩意愿，孕37周时仍为臀位，成功实施外倒转术。因羊水过少，39周予以宫颈促熟，催产素引产。使用了机械和药物方法最终得以顺利经阴道分娩。

（2）麻醉科医师自患者提出需求（宫口2cm）即开始给予多模式镇痛（罗哌卡因+舒芬太尼连续硬膜外阻滞、联合纳布啡肌注），及时有效减轻产妇分娩疼痛；因会阴有侧切，连续硬膜外镇痛持续到次日。

（3）以麻醉科医师、产科医师、助产师及相关护理人员相互配合为基础的各学科协作，为产妇创造了良好的分娩环境，实现安全分娩和舒适分娩。

相关要点及解析

1. 外倒转术　外倒转术常用于胎儿横产式或臀先露的产妇，在产程发动前可将胎位转变为纵产式和顶先露。ACOG建议对产前确诊臀先露、孕周36周及以上的产妇可考虑行外倒转术。成功实施外倒转术是本例产妇能顺利阴道分娩的前提。有研究提示，外倒转术时采用硬膜外麻醉可以提高外倒转术的成功率。若转位成功可以继续阴道分娩，若转位不成功，应选择剖宫产。也有研究发现，椎管内麻醉下行外倒转术时，产妇疼痛减轻可导致过度用力而增加产妇和胎儿的并发症。ACOG2014年意见推荐，区域麻醉可提高转位成功率;若转位成功,可继续阴道分娩。本例在孕37周行外倒转术时,产妇为经产妇,腹部松弛,在静脉使用硫酸镁条件下,成功外倒转为头位;足月后因羊水过少行催产素引产后,因疼痛剧烈产妇提出分娩镇痛需求,后在硬膜外镇痛复合全身使用阿片类镇痛药实现舒适分娩。

2. 妊娠晚期引产　妊娠晚期引产是在自然临产前通过药物等手段使产程发动,达到自然分娩的目的。引产是否成功主要取决于宫颈成熟程度。促宫颈成熟的方法有药物(如前列腺素制剂),也有机械性扩张(如低位水囊)。其他引产方法,还包括缩宫素静脉滴注、人工破膜术引产等。引产是产科处理高危妊娠常用手段之一,可提高自然分娩成功率,但如果应用不得当,将增加剖宫产率、胎儿窘迫发生率等,因此需严格掌握指征,严格遵循操作规程,密切观察产程进展,积极处理危急情况。

临床病例 3

患者:女,21岁,身高158cm,体重62kg,BMI 24.8kg/m^2。

主诉:孕2产0,孕39^{+4}周,见红伴不规则宫缩6小时。

现病史:此孕经过顺利,规律产检。自觉孕32周后,体力活动轻度受限制,休息时无自觉症状,一般体力活动引起疲劳、心悸。当时曾行心脏超声检查,显示"左房稍大、左房内异常回声(考虑黏液瘤)、左心功能未见明显异常",未予特殊处理。今晨发生见红,并逐渐出现不规则宫缩,持续数秒。现急诊扶行入院。

既往史:平素体健,无传染病史、手术史、过敏史、家族遗传史。

既往孕产史:孕2产。既往孕早期自然流产1次。

查体:T 36.9℃,P 80次/min,R 20次/min,BP 130/80mmHg。常规体检及产检无特殊。

辅助检查:血常规、凝血功能正常。院外宫内超声示:晚孕,单活胎,头位,胎盘成熟度Ⅱ$^+$;BPD 9.17cm,AC 33.6cm,S/D 2.1。胎心监测未见异常。

心脏超声:①孕32周时显示左房前后径3.7cm,余各房室腔大小正常;左房内见大小约2.7×1.7cm的稍高回声,与左房前壁相连,舒张期进入左室,收缩期返回左房,余室内未见明显异常回声;EF60%。②孕39周显示左房前后径3.7cm,余房室腔未见明显增大;左房内见3.9×2.5cm稍高回声团,边界清楚,根部位于房间隔及二尖瓣前叶瓣根部,活动度大,舒张期经瓣口进入左室,收缩期返回左房;EF 65%。

麻醉管理:

1. 多学科会诊

(1)心血管外科意见:①尽量卧床休息,避免突然体位改变;②告病重,向家属告知如心脏卡瓣或其他心脏急诊情况,不排除行心脏急诊手术可能;③建议分娩后尽快实施心脏手术。

(2)产科意见:①先兆临产初产妇,分娩方式可选择继续阴道试产或急诊剖宫产,但两种分娩方式在围产期均存在心房黏液瘤相关的心血管风险;②若产程进展不顺利或出现心脏急诊情况,可能需要急诊剖宫产,甚至同期完成急诊心脏手术。

(3)麻醉科意见:①产妇合并心血管高危因素,心功能Ⅱ级,ASA分级Ⅱ~Ⅲ级;②无椎管内麻醉禁忌,可行硬膜外穿刺置管,既满足阴道试产期间的分娩镇痛,也可在急诊剖宫产时转换为硬膜外麻醉完成剖宫产手术;③产时和产后有可能发生心血管不良事件,有不良母婴结局的风险。

(4)患者及家属意愿:了解风险后,决定先分娩镇痛下阴道试产,若有危急情况,愿意接受急诊剖宫产和急诊心脏手术,并签署知情同意书。

2. 产科处理

(1)入院后常规心电监护,10小时后宫缩逐渐规律,疼痛逐渐加剧。

（2）入产房查体：宫缩规律，每3~4分钟一次，持续40~60秒，宫口3cm，疼痛逐渐加剧；胎位LOA，胎心率140次/min。

（3）建立静脉通道，严格控制液体入量。

（4）宫口3~4cm时实施分娩镇痛，1小时后宫口开大4cm，缩宫素以2.5 mU/min速度起静滴，根据宫缩强度和频率调整滴速，3小时35分钟宫口开全，胎儿以LOA娩出。胎儿娩出后20分钟胎盘完整娩出。胎儿前肩娩出时，静脉缓慢滴注卡贝缩宫素加强宫缩。

3. 分娩镇痛

（1）除常规心电监测及鼻导管低流量给氧之外，局麻下行左桡动脉穿刺置管，连续监测有创血压。分娩镇痛期间持续胎心监测。尽量避免突然改变体位。

（2）硬膜外穿刺前患者疼痛剧烈（VAS评分10分），肌注盐酸纳布啡10mg，15分钟后疼痛有所缓解（VAS评分6分）。行$L_{2~3}$常规穿刺置管，试验量（1.5%利多卡因3ml）未见全脊髓麻醉征象，连接硬膜外镇痛泵。

（3）硬膜外镇痛泵的配制：罗哌卡因100mg与舒芬太尼50μg，加生理盐水配制到100ml（最终浓度0.1%罗哌卡因+0.5μg/ml舒芬太尼）。

（4）硬膜外镇痛泵的参数设置：持续有背景剂量输注模式，首剂10ml，背景剂量5ml/h，Bolus 5ml，锁定时间20分钟。

（5）镇痛经过：硬膜外首剂注入15分钟后，麻醉平面达T_{10}，VAS评分4分。20分钟后，VAS评分维持在3分。1小时后静滴缩宫素，VAS评分升至6分，按压一次Bolus 5ml，后VAS评分维持在3分。分娩结束后拔除硬膜外导管。

（6）催产素使用期间的监护和管理：使用催产素之前，产妇有创血压（100~110）/（60~80）mmHg，心率65~80次/min；使用催产素之后，血压变化不大（110~115/70~80mmHg），心率显著增加（100~110次/min）。但产妇未诉不适，能配合宫缩进行屏气用力，持续严密监护，未予特殊处理。持续胎心监护亦正常。

（7）出入量：分娩期间静脉输入复方电解质约500ml，出血量约200ml，尿量约50ml。

4. 分娩经过

（1）产程时间：第一产程13小时30分钟，第二产程38分钟，第三产程20分钟。

（2）胎儿情况：男婴，1分钟、5分钟的Apgar评分为8分、9分，体重2 800g。

5. 小结

（1）本例合并心血管疾病的高危产妇，心血管疾病目前处于稳定期且心功能尚可，已先兆临产且经产科评估可行阴道分娩，尽管在严密的心血管监测、完备的产科与心血管急诊预案、急诊手术的人力物力有保证的情况下，分娩镇痛风险仍较高，对于技术条件、硬件设施和多学科协作不完备的医院不推荐。

（2）本例产妇为控制产程时长，避免长时间屏气用力加重心脏负荷和增加黏液瘤卡顿风险，谨慎使用了催产素引产。但合并心血管疾病的产妇使用催产素引产需谨慎。此例按照中华医学会产科学组（2008）推荐的低剂量方案，即初始2.5mU/min静脉滴注，间隔15~30分钟调节1次滴速，每次调整2.5mU/min，直至出现有效宫缩。使用期间严密监测患者心率、血压及自觉症状。分娩过程及产后严格实施液体管理。

相关要点及解析

1. 催产药物及其心肺不良反应　催产药物常用以增加子宫张力，通常使用的有3类药：缩宫素、麦角碱类、前列腺素类。

（1）缩宫素：是一种肽类激素，是目前催产引产的首选药物，可快速作用于子宫，高亲和力缩宫素受体发挥作用，起效快、作用时间短暂，需要持续输注才能达到持续的子宫收缩作用。不良反应包括血管平滑肌松弛导致血管扩张、低血压和反射性心动过速。妊娠合并心脏病的产妇需注意缩宫素的使用总量和滴速，可考虑长效缩宫素，如卡贝缩宫素。

（2）麦角碱类：常用有甲麦角新碱，通过激活α肾上腺素能受体发挥即刻和持续的子宫平滑肌收缩作用，不良反应包括恶心呕吐和α受体介导的血管收缩反应，如动脉压、中心静脉压、肺动脉压升高，重者可发生肺水肿、高血压危象、心肌梗死和脑卒中。对于合并高血压或子痫前期的产妇风险高，必要时可能需要配合扩血管药物来控制其缩血管作用。

（3）前列腺素类（PGE）类：如米索前列醇（PGE$_1$）、地诺前列酮（PGE$_2$）等，可增加子宫平滑肌的收缩活性，使宫颈结缔组织软化从而促进宫颈成熟，并可减少后续缩宫素的用量，但可能出现宫缩过频、胎儿窘迫、先兆子宫破裂等风险，还可能出现发热、高血压、腹泻和哮喘等前列腺素相关不良反应，前列腺素禁忌证者、瘢痕子宫孕妇禁用。

2. 妊娠合并心脏疾病的产妇行分娩镇痛的处理原则　因疾病原因、病理生理改变及代偿情况不同，妊娠合并心血管疾病的产妇围产期处理不同，有各自的处理要点。总体而言，处理原则有：推荐实施多种监测手段，包括有创血流动力学、超声心动图等，对围产期的血流动力学变化提供及时、准确的评估；尽量避免体循环和肺循环阻力发生显著波动，如避免显著影响心率、血压、外周血管和肺血管阻力、静脉回流和心脏充盈的药物或临床处理；若存在心功能代偿不全，尽量避免任何抑制心脏功能的药物等。麻醉医师要参与分娩时机和分娩方式的多学科临床决策，也要参与分娩期和分娩后产妇的综合管理。此外，妊娠合并心脏疾病的产妇增加新生儿不良事件的发生率，应做好胎儿宫内复苏和新生儿复苏的相关预案。

思考题

1. 简述分娩镇痛的适应证和禁忌证，何时可以开始实施分娩镇痛。

2. 简述分娩镇痛的实施流程以及镇痛管理的基本要求，若发生镇痛不全或爆发痛，可采取哪些处理措施。

3. 实施分娩镇痛的产妇在试产过程中，因活跃期停滞需转为剖宫产终止妊娠，如何选择麻醉方式，需要哪些麻醉前准备，有哪些措施可保障急诊剖宫产的母胎安全？

（伍　静）

推荐阅读

［1］ 中华医学会妇产科学分会产科学组，中华医学会围产医学分会. 对"新产程标准及处理的专家共识（2014）"的理解和说明. 中华围产医学杂志，2018，21（2）：81-83.

［2］ 中华医学会麻醉学分会产科学组. 分娩镇痛专家共识（2016 版）. 临床麻醉学杂志，2016，32（8）：816-818.

［3］ 中华医学会妇产科学分会产科学组. 新产程标准及处理的专家共识（2014）. 中华妇产科杂志，2014，49（7）：486.

［4］ BAYSINGERCL，BUCKLIN BA，GAMBLING DR. 产科麻醉学.2 版. 陈新忠，黄绍强，译. 北京：中国科学技术出版社，2020，157-183.

［5］ SURESH MS.，SEGAL B.S，PRESTON RL.，et al. 施耐德产科麻醉学.5 版. 熊利泽，董海龙，路志红，译. 北京：科学出版社，2018，109-126.

［6］ AMERICAN COLLEGE OF OBSTETRICIANS AND GYNECOLOGISTS' COMMITTEE ON PRACTICE BULLETINS—OBSTETRICS. ACOG Practice Bulletin No. 209：Obstetric Analgesia and Anesthesia. Obstet Gynecol，2019，133（3）：e208-e225.

第十五章

非药物镇痛

本章要求

1. 了解非药物镇痛在产科分娩中的作用。
2. 了解经皮电神经刺激、音乐疗法、导乐和自由体位的原理、适应证和操作要点。

正如国际疼痛组织描述分娩疼痛为"与实际潜在组织损害相关的不愉快的感觉和情感体验"一样,分娩疼痛是一种涉及生理、认知、情绪、感觉和社会因素的多维体验。女性对分娩疼痛的体验也可能受到环境和背景因素的影响,这些因素可能会改变她们对疼痛的感知。产时管理作为产科医师、麻醉科医师和助产士的共同目标,不仅应该管理产妇的生理,也应该顾及其情绪,降低其对疼痛的感知。药物镇痛通过药物直接减轻生产疼痛;非药物镇痛通过对孕产妇进行分娩的解剖学、生理学等方面知识的讲授,使其理解分娩是一个自然的生理过程,同时,在分娩过程中结合心理暗示、自我安慰、与分娩相关的技巧指导和相应设备的应用等手段,使其在分娩过程中消除未知和恐惧等不良情绪、积极面对困难、提高疼痛阈值,从而达到减轻分娩疼痛的效果。椎管内镇痛目前被认为是减轻分娩疼痛的金标准,但是在影响认知维度方面的作用有限,各个国家椎管内分娩镇痛率的差异较大。临产的护理学指南支持的非药物镇痛方法,包括经皮电神经刺激、音乐疗法、Doula 陪伴分娩、自由体位、水中分娩、皮内水注射、按摩镇痛、催眠镇痛等,本章重点讲述前四种方法。

第一节　经皮电神经刺激

经皮电神经刺激(transcutaneous electrical nerve stimulation,TENS),又称为仪器镇痛法,将可调节的低压电脉冲通过电极传递至皮肤表面,刺激脊柱两旁 $T_{10} \sim L_1$ 及 $S_2 \sim S_4$ 脊神经根区域,达到降低疼痛程度的目的。

一、经皮电神经刺激的作用机制

TENS 起源于 20 世纪 70 年代,最早应用于急性或者慢性疼痛的治疗,后来在瑞典斯堪的纳维亚地区首次应用于产科分娩镇痛,逐渐流传至世界范围。镇痛机制主要有几种理论:①闸门控制学说,脊髓背角的胶质细胞对脊髓背角第二级神经元 T 细胞存在一种类似闸门的神经控制机制,闸门的开闭决定疼痛信息能否继续向上传输。A_β 神经纤维传导时,兴奋胶质细胞,使该细胞释放抑制递质,以突触前方式抑制脑传导细胞的传导,形成闸门关闭效应;而 A_δ 和 C 神经纤维传导则抑制胶质细胞,使其失去脑传导细胞的突触前抑制,形成闸门开放效应。因此,触觉刺激输入,A_β 纤维兴奋,闸门关闭,实现镇痛;痛觉刺激输入,A_δ 和 C 纤维兴奋,闸门开放,产生疼痛知觉。总的来说,痛觉的传导与进入脊髓的 A_β、A_δ、C 神经纤维之间的平衡有关。②促进内源性镇痛物质内啡肽、去甲肾上腺素、多巴胺以及 5-羟色胺等神经递质的产生。内啡肽广泛分布于调节摄食行为的神经网格中,进行情绪控制。血浆中 β 内啡肽含量越高,情绪越稳定。神经电刺激通过皮肤感受器将末梢神经的兴奋性电活动传至外周传入神经,通过脊髓丘脑束传递至大脑疼痛中枢,激活自身镇痛系统,最大限度地促进体内中枢性镇痛物质内源性阿片肽的合成和释放,提高产妇的痛阈,减轻疼痛。③经皮电神经刺激法与祖国传统医学的"穴位"刺激相结合,通过穴位法,达到减轻疼痛的效果。最常见的为"夹脊"和"三阴交"。国外使用较多的部位为 T_{10}~L_1 和 S_2~S_4,恰好与夹脊穴与相对应;"三阴交"则位于足部。

二、经皮电神经刺激的疗效

TENS 有一定减轻急慢性疼痛的效果,有助于减少止痛剂的使用,但其止痛效果差异较大。2009 年一篇系统评价纳入了 17 项实验,比较了 TENS 与常规护理、其他非药物疼痛治疗或安慰剂装置对临产疼痛的效果,发现虽然 TENS 使用组较对照组疼痛评分无明显差异,但发生剧烈疼痛的可能性低,且多数产妇表示在下一次分娩时,仍然会选择这一镇痛方式;2020 年 Thuvarakan 等对这一问题再次进行了系统评价,纳入 26 项随机对照试验,3 348 位产妇,比较了 TENS、假 TENS(Sham)、常规法和其他镇痛方法。结果发现 TENS 与对照组相比,能轻微减轻分娩疼痛强度(有统计学差异),且对胎儿无影响。与单纯使用 TENS 相比,将合谷穴、三阴交与 TENS 结合,可明显降低第一产程的疼痛程度,因此,目前有越来越多的研究开始将不同穴位与 TENS 结合,以期得到更好的减痛效果。

产妇对 TENS 的满意度不仅来自止痛效果,还来源于使用期间产妇活动不受限制,不会对精神状态造成影响,母婴副作用小,同时 TENS 为那些希望避免或者推迟药物镇痛的人提供了一个选择。

三、经皮电神经刺激仪的使用

目前采用 TENS 原理的产品很多,包括产妇分娩专用的类型,具有使用简单、终止方便、无创伤性的优点。电流的强度、波形、频率和脉冲波形均为模式化选择,使用时可不依赖助产士,由产妇进行选择。

TENS 适用于妊娠 28~42 周,可自然分娩的孕妇,其禁忌证包括:①对生物波极度敏感;②安装有心脏起搏器者;③局部皮肤破溃;④过敏体质。TENS 通常仅在第一产程使用。由于第二产程,疼痛信号沿阴道神经传入 S_2~S_4 脊髓节段,因此使用 TENS 效果往往不明显。

第二节　音乐疗法

美国著名音乐治疗家布鲁士 1989 年首次提出音乐疗法的概念,即治疗师运用各种形式的音乐体验进行系统性干预,帮助治疗对象达到健康的目的。音乐干预的主要内容包括肌肉渐进放松、系统脱敏、音乐镇痛、音乐催眠、音乐减压放松、投射性音乐聆听等。接受音乐疗法的人只需具有集中注意力和接受音乐的能力,就能从音乐中受益。分娩待产过程中恰当的音乐刺激可消除产妇的紧张、焦虑情绪,使其心情舒畅,精神放松,有效减轻分娩疼痛。

音乐的减压作用和医护人员语言上的引导,可直接作用于产妇大脑中相应的区域,形成兴奋、愉悦的感觉,调整情绪和精神状态,消除产妇的紧张,减轻烦躁不安的情绪,使呼吸、血压、心跳保持平稳,肌肉放松。音乐疗法在减轻疼痛、缓解产妇的压力与焦虑的同时还能提高自然分娩率。音乐疗法的分类主要有以下几种:①聆听法,包括歌曲讨论、音乐回忆、音乐同步、音乐想象;②主动参与法,包括参与简单的演唱、演奏,亲自感受音乐的律动,将身心融入音乐中,激起活力,触发情感;③即兴法,即选择简单的乐器,由治疗师引导,家庭成员一起参与演奏,互动式地反映情绪,改善情绪。分娩过程中,产妇的疼痛刺激持续存在,其直接参与音乐的能力下降,以聆听为主。

人类欣赏音乐的习惯和风格受多种因素的影响，包括受教育程度、年龄、性格、社会阶层、家庭背景。分娩过程应选择产妇平时喜欢的音乐，对于无指定音乐的产妇，尽量避免使用尖锐的重音乐，可以播放一些舒缓的音乐，比如流行音乐、古典音乐、钢琴曲、轻音乐等。目前主流的观点认为轻松舒缓的音乐有利于分娩，尤其是轻音乐。除了音乐种类的选择，音乐播放的工具、播放的时长、音量大小也会对音乐疗法的效果带来影响。播放音乐的工具尽量选择产妇常用的设备，如果产妇平常没有倾听音乐的习惯，可以优先采用小型播放器，如耳塞、耳机等。音乐播放的时间根据产妇的需求来决定。音量大小要根据产妇需求来进行选择，通常在 40~50dB。在播放音乐过程中可随时询问产妇的意见，根据产妇不同时间的心情以及疼痛程度来进行音乐的调节，音乐一般要求节拍较慢，60~80 次/min，没有强节奏或者击打声。音乐疗法在何时介入，国内外差异较大。国外多为时段性干预，一般从潜伏期或者活跃期开始；国内无统一的标准，有从临产开始的，也有从第二产程开始的。由于缺乏一致的干预时间的标准，现有研究的结果偏倚较大。

音乐疗法除了音乐和聆听音乐的产妇以外，还有一个主体——音乐实施者。在国外，音乐疗法的实施者既有专门的音乐治疗师又有助产士，而国内的现状是以助产士为主体。专业的音乐治疗师能评估产妇的实际情况，采取适宜的干预措施并及时反馈效果。以助产士为主体的音乐疗法，则会因为助产士水平的参差不齐，造成疗法效果的差异。如何训练助产士的这个技能，是目前国内非药物镇痛面临的一个问题。

由于音乐疗法成本低，不受人为资源限制，尚无已知的不良影响，是一种值得推广的辅助分娩镇痛疗法。

第三节　Doula 陪伴分娩

Doula 陪伴分娩能缓解产妇的恐惧、紧张和焦虑的情绪及疼痛感，是常用的非药物镇痛方法之一。"Doula" 一词出自希腊文，直译为 "导乐"，医学界习惯将有过生育经历、富有奉献精神和接生经验的女性称为 "导乐"，现在更常称她们为 "导乐师"，其主要职责是在产妇待产、分娩直到产后的一段时间内陪伴左右，给予产妇 "一对一" 的精神鼓励、心理支持及生理支持，这些支持均是非医疗性质的。20 世纪 60 年代末以前，产妇的陪伴者很少有分娩学习班可以参加，也很难亲眼见证孩子的出生，自 1968 年开始美国的物理治疗师佩妮·西姆金（Penny Simkin）开设了分娩课程，填补了分娩陪伴领域的空白。作为生育教育领域泰斗级的人物，她是国际生育教育和非创伤性分娩支持的开创者，防御和治疗分娩创伤协会联合创始人，她创办了目前全球第一家也是最大的导乐陪伴分娩认证机构——DONA International（国际导乐协会）。从 1983 年开始，美国著名的儿科医师马歇尔·克劳斯（Marshall Klaus）及其团队进行了与导乐陪伴分娩相关的研究，他于 1993 年出版了 *Mothering the Mothers* 一书，详细介绍了导乐师在分娩过程中的陪伴方式及意义。自此以后，导乐师陪伴分娩得到了大力的倡导与发展。

产程中医疗性质的工作由专门的医护人员（包括产科医师、助产士和产科护士）执行，导乐师只能协助医护人员照顾产妇，她们不负责监测母胎的安全，不能执行临床医学方面的操作，不提供医学建议和干预临床处理。尽管如此，2017 年一项纳入了 17 个国家，针对 15 858 名产妇的 26 项研究的系统评价，比较了在任何情况下，与常规护理相比，持续的 "一对一" 产时支持对母婴的影响。结果显示 "一对一" 的导乐师陪伴能减少镇痛药物的需求，增加阴道分娩率，降低阴道器械助产率、剖宫产率、新生儿窒息发生率，缩短产程，降低不良分娩体验。导乐师熟知产程的进展，能正确判断宫缩的强度与时间，在产程中能指导产妇正确用力，她们是将心理支持疗法、呼吸调节、音乐疗法、按摩、洗浴、热敷和冷敷等非药物镇痛方式进行整合和灵活应用的专业人员。根据提供的支持活动的差异，导乐师的工作逐渐细化，被分为分娩导乐师、产前导乐师、母乳喂养导乐师和流产导乐师等。在当前的临床实践中，仍以分娩导乐师为主，她们在分娩前，分娩过程中以及分娩后为产妇提供帮助。

一、导乐师在分娩前的准备

了解产妇的身体和精神状态,陪伴产妇准备分娩期间的母婴用品,聆听产妇的担忧并给予情感上的支持,给产妇详细讲解就医及分娩的常识,包括就医流程、镇痛措施、分娩过程、医疗操作,医疗术语以及可能发生的临床或分娩并发症。分娩前,导乐师能正确判断产妇承受疼痛程度的极限,知道产妇对镇痛方式的偏好。

二、导乐师全程参与分娩过程

导乐师指导产妇在宫缩期和间歇期尽量放松,通过心理暗示、音乐疗法、按摩疼痛的部位、淋浴、会阴热敷等方式来安慰产妇。当宫缩来临,导乐师对产妇的宫缩可做出迅速的反应,比如指导产妇有节奏地呼吸或移动,集中注意力,采用合适的动作和体位缓解分娩疼痛。每次宫缩来临时,重复做对产妇有效的、仪式性的和有节奏的活动。佩妮·西姆金发现大多数能对宫缩应对自如的产妇都能很好地执行"3Rs"策略,即放松(relaxation)、节奏(rhythm)和仪式(ritual)。导乐师通过良好的沟通,得到产妇的信任,让产妇相信分娩过程中可以获得体贴的照顾与尊重,产妇对分娩过程知情,对干预措施具有选择权和控制权,并可参与临床决策。除了对上述方面的关注外,当产妇感觉饥饿和疲惫的时候,导乐师给予其一些水和食物,帮助产妇恢复体力。

三、导乐师在分娩后提供帮助

分娩完成后的 2~4 小时内,产妇容易出现疲劳、疼痛和沮丧的感觉,导乐师可对产妇进行持续的心理支持,回答产妇的问题,提出喂养建议,帮助产妇和家人识别新生儿身体语言的暗示,提出产后康复和护理新生儿的建议,帮助新生儿父母完成角色的转换。

目前国内导乐师培训与认证尚未发展完善,部分公立医院培养的导乐师大多数是具有医学背景的非全职女性,这些导乐师可随时转换为产科护士或助产士进行工作。

第四节　自由体位

在产程中适宜的体位可缓解疼痛,包括宫缩痛、背痛、腰骶部疼痛和痔疮痛。1996 年 WHO 在《正常分娩临床实用指南》中提出,自由体位分娩更符合生理体位,使产妇更舒适,有利于自然分娩,应鼓励产妇自愿选择舒适的体位进行分娩。经过 20 多年的发展,自由体位的理念逐渐被接受及应用,相关研究日趋成熟。2020 年中华医学会妇产科学分会产科学组和中华医学会围产医学分会撰写的《正常分娩指南(2020版)》中指出:在产程中不必限制产妇的体位,应根据产妇意愿选择舒适的体位。

传统的全程仰卧位分娩模式在我国应用多年,此体位利于医护人员观察会阴情况、监测宫缩和胎心,利于阴道和胎位检查,利于接生及抢救突发情况(例如产后大失血、胎儿宫内窘迫等)。然而仰卧位的弊端也很明显,首先该体位下妊娠子宫压迫腹主动脉及下腔静脉,导致母体回心血量及胎盘灌注量减少,容易造成仰卧位低血压综合征,导致胎儿缺血缺氧。其次,该体位不易扩张骶尾关节,限制了骨盆的可塑性,容易导致产道狭窄及骶尾部疼痛。第三,该体位无法借助重力的作用,不利于胎儿的下降,容易导致产程延长和宫缩乏力。合适的体位改变,带来的优势显著。第一,缓解疼痛;第二,加强宫缩质量,利于胎头的下降及旋转,缩短产程;第三,改善子宫胎盘供血,减少胎儿窘迫发生率;第四,通过骨盆径线和倾斜度的改变,有利于纠正异常的胎方位;第五,缓解宫颈水肿,减少会阴损伤及降低会阴侧切率。

《正常分娩指南(2020版)》指出,应根据产程的进展、产妇的体力、环境、设备配置等让产妇自愿选择令其感觉舒适且利于促进分娩进程的体位,包括站立位、坐位、蹲位、跪位、侧卧位等。自由体位原则上没有明确的禁忌证,但胎膜早破过去被认为是绝对卧床的指征,因为胎膜早破后若胎儿头浮或臀位时,产妇随意活动容易导致脐带脱垂。然而,目前国内已有研究已证实,当头先露已经充分衔接的前提下,足月孕的胎膜早破的产妇可以做出适当的体位改变。由于此时胎头在重力的作用下紧贴宫颈口,羊水流失量少,自由体位利于排空膀胱和直肠,能够有效增强宫缩、缩短产程和减轻疼痛。但需要注意的是,给已经使用了药物分娩镇痛的患者实施自由体位需更加谨慎,警惕坠床或跌伤。以下对产妇常用的体位做简单介绍。

1. 站立位　优势:①利用重力的作用促进胎头下降,胎头直接作用于宫颈,此体位下,子宫收缩的强度最大,宫颈扩张的效率最高,且此体位可使宫缩规律,增加宫缩频率,从而缩短第一产程;②减轻胎先露对骶骨的压迫,从而减轻腰骶部的疼痛;③在第二产程时,站立位可增加产妇向下屏气的力量,缩短产程,降低会阴侧切及阴道助产的风险;④站立时可以趴在陪伴者身上或者床边,利于陪伴者进行背部按摩缓解背痛。劣势:①助产士控制胎头娩出速度较其他的体位困难,有新生儿坠地的风险;②一旦胎儿娩出的速度过快,脐带牵拉可能造成子宫内翻及会阴的严重裂伤,产后出血的风险增加。

2. 跪位　优势:跪位利用重力的作用,促进胎头下降,尤其在跪位弓箭步状态下,很大程度增加骨盆入口平面的径线,利于胎儿及胎头旋转。当采用手膝跪位时,便于骶尾骨的按摩及骨盆摆动,减轻骶尾部疼痛。国外研究发现正确使用手膝位可使枕后位转为枕前位。劣势:长时间跪位容易导致疲劳。

3. 坐位　优势:①利用重力作用,促进胎头下降;②可减轻子宫对腹主动脉及下腔静脉的压迫;③有利于减轻腰骶部疼痛,是产妇比较容易维持的一种体位。劣势:坐位容易导致宫颈及会阴水肿,在第二产程接生时增加会阴侧切率及宫颈裂伤的风险。

4. 蹲位　优势:蹲位时对腹压的应用与排便时对腹压的应用类似,有利于产力的加强,同时蹲位使胎轴与产轴一致,可显著增加中骨盆和骨盆出口平面的横径和前后径,有利于胎头下降,缩短产程和缓解产痛。劣势:蹲位分娩容易造成会阴严重裂伤。

5. 侧卧位　优势:侧卧位减轻胎头对宫颈和骶尾骨的压迫。统计表明,在分娩过程中,侧卧位是保持会阴完整性最高、总体的会阴损伤程度最小的分娩体位,其会阴切开率低于截石位。劣势:侧卧位可能延长产程。

6. 胸膝卧位　优势:胸膝卧位虽然体位夸张,但适用于临时处理紧急情况下的胎儿脐带脱垂;在产妇宫颈水肿或前唇未消失时,采用该体位可以减轻宫颈压力,有助于减轻骶尾部疼痛。劣势:长时间胸膝卧位容易导致疲劳。

临床病例 1

患者,女,29岁,身高160cm,体重68kg,BMI 26.56kg/m²,ASA I 级。

主诉:第 1/0 孕 40^{+2} 周,先兆临产。

现病史:孕期规律产检,妊娠过程顺利。凌晨1:00 出现规律下腹部疼痛,疼痛间歇6~8分钟,每次疼痛持续1分钟,急诊查体:宫口开一指尖入院。

既往史:平素体健,无传染病史、手术史和过敏史。

既往孕产史:孕1产0。

家族史:父母均无高血压、糖尿病等病史,否认明显遗传病史。

查体:T 36.3℃,P 96 次/min,R 20 次/min,BP 126/84mmHg。步入待产室。体表皮肤无破损,心肺查体无特殊。腹部膨隆,可触及规律宫缩,胎儿方位为枕左前位,胎心140 次/min。宫高 33cm,腹围92cm,内诊:宫颈居中、薄、软,开大 3cm,头先露,S-2。

辅助检查:血常规、凝血功能急诊抽取,未出结果。宫内超声示:晚孕,单活胎,头位,胎盘成熟度

Ⅱ⁺;BPD 9.28cm,AC 32.3cm,S/D 2.1。胎心监测未见异常。

入院诊断:孕 1 产 0 宫内妊娠 40^{+2} 周,枕左前位单活胎临产。

宫缩疼痛加剧,产妇难以忍受,要求分娩镇痛。

（一）分娩镇痛前准备

1. 产科评估 初产妇已有规律宫缩,现宫口开大 3cm,宫缩每 2~3 分钟一次,每次持续 30 秒,宫缩强度好,胎监变异良好;宫颈条件可,头先露,枕左前,可行阴道试产。

2. 麻醉科评估 产妇有镇痛需求,询问病史和体格检查无特殊,因无血常规和凝血功能结果,暂不考虑椎管内麻醉镇痛,可根据孕妇需求,进行其他药物镇痛或非药物镇痛。

3. 拟定分娩镇痛方案 向产妇及家属交代,需等待实验室结果完善后,方可行椎管内镇痛,可先行其他药物镇痛或者非药物镇痛。产妇选择行经皮电神经刺激。

（二）分娩镇痛的实施

1. 经皮电神经刺激仪开机检测。

2. 酒精清洁电极片安置的位置 嘱产妇坐位,将腰部传导粘贴于产妇腰部 T_{12}~S_4,具体方法:髂嵴最高点划水平线至 $L_{3~4}$ 腰椎棘突位置,将电极片粘贴于此。根据经皮电神经刺激仪生产厂商的差异,选择是否连接手部电极。

3. 镇痛经过 通电,由产妇的自身感受选择不同的模式。

4. 镇痛管理 对产妇实行连续胎心、宫缩的监护。仪器使用后每 30 分钟记录产妇的生命体征、疼痛视觉评分,根据产妇疼痛的分级调整参数。

5. 产程管理 经皮电神经刺激实施后 30 分钟,血常规和凝血功能结果报告正常,麻醉科医师告知可行椎管内分娩镇痛。产妇自觉实施经皮电神经刺激后,宫缩疼痛减轻,能耐受,但腰背部酸胀感明显,暂时不考虑椎管内分娩镇痛,而行皮内注水法和经皮电神经刺激联合使用。3 小时后重复进行皮内水注射,经皮电神经刺激实施 5 小时后,产妇有便意。查体:宫口开全,宫缩每 2~3 分钟一次,每次持续 30~50 秒,宫缩强度好。停止经皮电神经刺激,推入产房。

（三）分娩经过

1. 产程时间 第一产程 5 小时 15 分钟,第二产程 1 小时 10 分钟,第三产程 10 分钟。

2. 分娩期间的麻醉 进入产房后,1% 利多卡因 20ml,超声引导下下行双侧阴部神经阻滞。

3. 胎儿情况 自然分娩一活男婴,1 分钟、5 分钟、10 分钟 Apgar 评分分别为 10 分、10 分、10 分,体重 3 420g,身长 49cm。

（四）分娩镇痛的结束和随访

1. 观察贴电极的部位有无皮肤红肿。

2. 胎儿娩出后产妇在产房观察 2 小时,无异常阴道出血后送回病房。

相关要点及解析

1. 经皮电神经刺激适用产程的阶段 经皮电神经刺激适用于经医护人员判定正式临产的孕妇。第一产程开始至结束均能使用,一般推荐从产程进入活跃期(宫口开 3cm)开始使用,到第一产程结束。潜伏期使用,可能出现镇痛疲劳,从而影响产程进展。第二产程为胎儿娩出期,痛源主要来自下产道肌肉、筋膜、皮肤的伸展、牵拉和撕裂,信号沿阴道神经传入 S_2~S_4 脊髓段。第二产程的完善镇痛,关键在于成功的阴部神经阻滞。

2. 皮内注水法 腰骶区皮内注射无菌水可以激活弥漫性伤害抑制性控制（diffuse noxious inhibitory control，DINC）从而减轻疼痛,缓解第一产程腰痛。操作过程如下:以第五腰椎棘突为中心点,左右旁开

2cm,为上两点注射区;以第五腰椎棘突向下 2cm 的点为中心点,左右旁开 1cm 为下两点注射区,分别在四个点皮内注射无菌用水 0.1ml,形成 4 个小皮丘。注射时机一般选择宫缩期,以减轻注射时针刺感。注射时可引起一阵强烈的锐痛或烧灼感,一般持续 20~30 秒,注射后 2 分钟内产妇腰部疼痛减轻,其作用持续时间 45 分钟~3 小时不等。

临床病例 2

患者,女,32 岁,身高 163cm,体重 72kg,BMI 27.1kg/m²,ASA Ⅰ级。

主诉:第 3/0 孕 40⁺² 周,先兆临产。

现病史:孕期顺利,规律产检。晚上 23:00 开始自觉不规则下腹痛,无阴道出血及流液,胎动好,急诊步行入院。

既往史:平素体健,无传染病史、手术史和过敏史。

既往孕产史:孕 3 产 0。既往孕中期因胎儿发育不良引产 2 次。

家族史:父母均无高血压、糖尿病等病史,否认明显遗传病史。

查体:T 36.6℃,P 72 次/min,R 20 次/min,BP 120/68mmHg。心肺未见明显阳性体征,腹部膨隆,可触及规律宫缩,胎儿方位为枕左前位,胎心 145 次/min。内诊:宫颈居中、薄、软,开大 1cm,先露头,S-1。

辅助检查:血常规、凝血功能正常。宫内超声示:晚孕,单活胎,头位,胎盘成熟度Ⅲ;BPD 9.23cm,AC 33.8cm,S/D 2.1。胎心监测未见异常。

入院诊断:孕 3 产 0 宫内妊娠 40⁺² 周,枕左前位单活胎临产。

(一)入院前的准备

1. 导乐师在预产期以前陪伴产妇准备了分娩期间使用的母婴物资。

2. 导乐师在预产期之前与产妇多次沟通,了解到该产妇担心分娩期间胎儿的安全及分娩疼痛。导乐师向产妇详细介绍分娩的过程及镇痛措施,产妇首选的镇痛方式是硬膜外分娩镇痛。

3. 当产妇在家中感受到不规律宫缩,未破膜破水,胎动正常时,导乐师判断产妇进入产程,需要尽快赶往医院急诊科。产妇的陪伴者快速办理入院手续,导乐师陪伴产妇入住病房。

(二)导乐师全程陪伴产妇分娩

1. 初产妇的宫缩变得规律,宫口开大 1cm,宫缩 5min/次,每次持续 30 秒,宫缩强度好;宫颈条件可,先露头,胎心监护未见异常,助产士建议行阴道试产。

2. 导乐师与产科医师、助产士及麻醉科医师沟通后,请麻醉科医师预先进行麻醉前评估,经过询问病史,体检,查阅辅助检查结果后未发现椎管内麻醉禁忌证。产科医师告知产妇可由麻醉科医师行椎管内分娩镇痛,也可以肌注杜非合剂行药物分娩镇痛。产妇得知可以实施硬膜外分娩镇痛后,心里不再害怕分娩疼痛,获得了极大的顺产信心。由于产妇目前宫口开大 1cm,疼痛感尚在承受的范围内,导乐师鼓励产妇,在自己能够承受的疼痛范围内先尝试非药物镇痛下的顺产。

3. 在宫缩期间,产妇表示需要将疼痛的感觉传递出去得到心理的安慰。一旦宫缩来临,产妇紧握住导乐师的手,通过增加握手的力量将疼痛的感受传递给导乐师,导乐师在语言上给予产妇支持与鼓励。

4. 随着宫缩加强,产妇希望在宫缩期间转移注意力,想听一些轻快的音乐。导乐师用产妇的手机播放其平时喜欢的音乐,并扶着产妇在音乐的伴奏下轻轻摆动腰部和走动,当产妇疲惫时,导乐师扶产妇躺下,进行腰背部疼痛点的按摩和会阴的热敷。同时,导乐师适时给产妇一些水和巧克力,让其恢复体力。

5. 当进入产程 8 小时后,宫口开全,胎心 146 次/min,宫缩 3min/次,持续 30 秒,宫缩强度好,未破膜破水,胎心监护未发现异常。产妇表示疼痛感可以接受,可以上产床娩出胎儿。

（三）分娩经过

1. 产程时间　第一产程 8 小时 20 分钟,第二产程 30 分钟,第三产程 5 分钟。

2. 胎儿情况　女婴,1 分钟、5 分钟的 Apgar 评分为 10 分、10 分,体重 3 305g。

（四）导乐师在胎儿娩出后的陪伴

1. 当胎儿娩出后,导乐师将胎儿抱至产妇枕边,进行母婴接触。

2. 分娩完成后,导乐师陪同产妇回到病房,教产妇正确的哺乳姿势,教产妇及其陪伴者给婴儿换尿不湿。导乐师给予产妇安慰和鼓励,教新手父母识别新生儿的啼哭信号,导乐师指导产妇正确使用吸奶器。

（五）小结

1. 此例为初产妇,经过导乐师的产前沟通与准备,产程陪伴及产后帮助,初产妇获得了良好的非药物镇痛下的自然分娩体验。

2. 进入产程时,通过导乐师的良好沟通,邀请麻醉科医师提前评估硬膜外分娩镇痛事宜。当得知自己满足硬膜外分娩镇痛的条件后,产妇获得了极大的信心,不再害怕分娩疼痛。

3. 导乐师在分娩过程中综合应用持续性的语言支持、有仪式性和节奏性的肢体接触、音乐疗法、按摩和热敷等方法减轻产妇的痛苦,有利于产程进展,为产妇顺产打下了良好的基础。

相关要点及解析

1. 潜伏期使用杜非合剂　杜非合剂指的是哌替啶和异丙嗪的混合药剂,常用于第一产程潜伏期的镇静镇痛。哌替啶具有很强的镇痛、抗惊厥和松弛平滑肌的作用,该药用于第一产程的潜伏期时,有利于加强宫缩的强度和频率,调整不协调的子宫收缩。使用镇痛剂量的哌替啶不会抑制宫缩,但在产程中反复给药可产生蓄积作用,产妇容易出现嗜睡或烦躁不安,从而影响宫缩,故不宜过早给予哌替啶,反复使用的总剂量不得超过 100mg。在分娩前 4 小时应用,对足月新生儿呼吸几乎无抑制作用;在分娩前 4 小时内应用,则可产生新生儿呼吸抑制,延长新生儿复苏时间。哌替啶的不良反应主要是恶心、呕吐、口干和便秘等,因此常常和异丙嗪混合使用。异丙嗪属于组胺 H_1 受体拮抗剂,具有抗组胺、中枢抑制及抗胆碱作用,主要用于治疗过敏性疾病及镇静催眠。与哌替啶合用时,对分娩镇痛起到协同作用,缩短第一产程,减少剖宫产率及阴道助产率。

2. 产时胎心监护仪　产时胎心监护仪能实时监测胎心状态,是及时发现产程中胎儿是否缺氧的重要手段。20 世纪 60 年代,美国率先使用电子胎儿监护仪(electronic fetal monitoring,EFM)。20 世纪 80 年代,EFM 引入我国,并迅速普及于产科临床。产时胎心监护仪上有两条线,上面一条表示胎心率,正常情况下胎心率波动于 110~160 次/min 之间,一般表现为一条波形线,出现胎动时心率会增快 10~20 次/min,出现一个向上突起的曲线,胎动结束后会慢慢下降,节律整齐、强弱适中,是胎儿健康良好的表现。下面一条表示宫内压力,在宫缩时宫内压力才会增高,随后会保持在 20mmHg 左右。子宫收缩过频是导致胎儿缺氧的常见原因。正常宫缩频率定义为 10 分钟内宫缩次数在 5 次或 5 次以下,需要观察 30 分钟宫缩图形,取 10 分钟的平均宫缩次数。如果宫缩次数每 10 分钟超过 5 次,则定义为子宫收缩过频。

临床病例 3

患者,女,26 岁,身高 160cm,体重 68kg,BMI 26.6kg/m²,ASA I级。

主诉:第 1/0 孕 39⁺⁵ 周,先兆临产。

现病史:孕期顺利,规律产检。中午 12:00 开始自觉不规则下腹痛,无阴道出血及流液,胎动好,急诊步行入院。

既往史:平素体健,无传染病史、手术史和过敏史。

既往孕产史:孕 1 产 0。

家族史:父母均无高血压、糖尿病等病史,否认明显遗传病史。

查体:T 36.3℃,P 72 次/min,R 20 次/min,BP 119/68mmHg。心肺未见明显阳性体征,腹部膨隆,可触及规律宫缩,胎儿方位为枕左前位,胎心 135 次/min,胎膜未破。内诊:宫颈居中、薄、软,开大 1cm,先露头,S-1。

辅助检查:血常规、凝血功能正常。宫内超声示:晚孕,单活胎,头位,胎盘成熟度Ⅲ;BPD 9.05cm,AC 33.9cm,S/D 2.1。胎心监测未见异常。

入院诊断:孕 1 产 0 宫内妊娠 39^{+5} 周,枕左前位单活胎临产。

(一)进入产程

产妇宫缩逐渐规律,自觉腰骶部疼痛明显,助产士建议在陪伴者的搀扶下缓慢走动或轻轻摆动腰部。产妇开始行走,陪伴者间断按摩产妇的腰骶部,放松肌肉。当产妇疲惫时,回床上自由体位休息。待休息一段时间,感觉体力恢复一些后再次下床走动。产妇仍觉得腰骶部疼痛不易缓解,助产士指导产妇在床上改为手膝位,摆动骨盆数次后,疼痛感明显缓解。当产妇疲惫时,改为侧卧位休息。由于胎头下降较慢,助产士建议尝试蹲位。在助产士的指导下,陪伴者坐在凳子上分开大腿,产妇背对着陪伴者,站在陪伴者的两侧膝盖之间,然后蹲下,手臂放在陪伴者的大腿上获得支撑,当产妇疲惫时,陪伴者扶产妇回床上取坐位或侧卧位休息。经助产士观察后发现,蹲位后产程进展明显加快。

(二)胎膜早破

产妇坐位休息时,突然发现阴道流水,助产士检查发现胎膜早破,无脐带脱垂,宫口开大 4cm,先露头,S+1,告知产妇可采用左侧或右侧卧位,在两腿之间可以垫一个大的枕头。助产妇建议陪伴者给产妇播放平时喜欢的音乐,进行腰骶部的按摩,间断给产妇的腰骶部和会阴部进行热敷,以产妇的舒适度为准。

(三)宫口开全

经过 8 小时后,产妇的宫口开全,补充能量后,产妇有少许疲惫感,被推入产房,最终在半卧位下娩出胎儿。

(四)分娩经过

1. 产程时间 第一产程+第二产程共 8 小时 45 分钟,第三产程 10 分钟。

2. 胎儿情况 男婴,1 分钟、5 分钟的 Apgar 评分分别为 10 分、10 分,体重 2 880g。

(五)小结

1. 此例为初产妇,预计胎儿不大,有强烈的自然分娩意愿,充分使用了体位变化来缓解疼痛,在分娩过程中采用了站立位、手膝位、蹲位、坐位,侧卧位和半卧位利于产程的进展与分娩。

2. 当宫口开全,推入产房时,产妇觉得疲惫,采用半卧位下娩出胎儿。

3. 助产士根据产妇的临床特点、产程进展及产妇的体力,灵活运用体位的改变帮助产妇完成了自然分娩。

相关要点及解析

热敷和冷敷　产妇在自然分娩期间一般使用热敷来缓解不适。热敷的优点包括缓解疼痛和松弛紧张的肌肉和关节。当产妇感觉冷的时候可以选择热敷,将热毛巾或者暖水袋等热敷产妇的下腹部、大腿、骶部或者会阴部，帮助产妇放松产道，缓解宫口扩张引起的疼痛。冷敷的优点是促进毛细血管收缩、减少出血和缓解疲劳。当产妇感觉痔疮疼痛或产后会阴部疼痛，可将冷的湿毛巾放入塑料袋中，将袋子放在会阴周围缓解疼痛。热敷和冷敷需要注意的是温度不要太热或太冷，以免造成皮肤的烫伤或冻伤。

思考题

1. 简述非药物镇痛的主要目的，以及非药物镇痛主要包括的种类。
2. 简述导乐分娩的意义和如何实施导乐分娩。

（吴　兰　柳　慧　林雪梅）

推荐阅读

［1］高天. 接受式音乐治疗方法. 北京：中国轻工业出版社，2011：164.

［2］佩妮. 西姆金. 分娩陪伴. 5 版. 朱云霞，译. 北京：科学技术出版社，2020：41-150.

［3］中华医学会妇产科学分会产科学组，中华医学会围产医学分会. 正常分娩指南（2020 版）. 中华围产医学杂志，2020，23（6）：365.

［4］BERTA M，LINDGREN H，CHRISTENSSON K，et al. Effect of maternal birth positions on duration of second stage of labor：systematic review and meta-analysis. Cochrane Database Syst Rev，2019，19（1）：466.

［5］BOHREN MA，HOFMEYR GJ，SAKALA C，et al. Continuous support for women during childbirth. Cochrane Database Syst Rev，2017，7（7）：CD003766.

［6］DOWSWELL T，BEDWELL C，LAVENDER T，et al. Transcutaneous electrical nerve stimulation（TENS）for pain relief in labour. Cochrane Database Syst Rev，2009，15（2）：CD007214.

［7］HOSSEINI SE，BAGHERI M，HONARPARVARAN N. Investigating the effect of music on labor pain and progress in the active stage of first labor.Eur Rev Med Pharmacol Sci，2013，17（11）：1479-1487.

［8］MERRER J，CHANTRY AA，KHOSHNOOD B，et al. Determinants of the use of nonpharmacological analgesia for labor pain management：a national population-based study. Pain，2020，161（11）：2571-2580.

［9］THOMSON G，FEELEY C，MORSN VH，et al. Women's experiences of pharmacological and non-pharmacological pain relief methods for labour and childbirth：a qualitative systematic review. Reprod Health，2019，16（1）：71.

［10］THUVARAKAN K，ZIMMERMANN H，MIKKELSEN MK，et al. Transcutaneous Electrical Nerve Stimulation As A Pain-Relieving Approach in Labor Pain：A Systematic Review and Meta-Analysis of Randomized Controlled Trials. Neuromodulation，2020，23（6）：732-746.

第十六章

药物镇痛

本章要求

1. 掌握椎管内分娩镇痛的方法,椎管内分娩镇痛穿刺技术和常规给药方案,椎管内分娩镇痛常见并发症及其处理,分娩镇痛各类常用药物。
2. 熟悉区域阻滞分娩镇痛。
3. 了解吸入性分娩镇痛方法。

1874 年,James Young Simpson 率先使用乙醚为一位产妇实施了药物镇痛,从此开启了系统性全身用药缓解分娩疼痛的先河。但是,人们逐渐意识到系统性用药影响新生儿及产妇自身参与分娩过程的主动性,因此分娩期间使用深度镇静和全身麻醉已经逐渐被摒弃。目前,椎管内麻醉镇痛是分娩镇痛的金标准,它不仅能够提供有效的镇痛,而且对母体和新生儿的不良反应少,有取代全身用药镇痛的趋势,成为目前首选的分娩镇痛方法。在欧美发达国家,硬膜外镇痛的使用率高达 61%。尽管全世界硬膜外分娩镇痛的使用率在不断增加,但是,在分娩过程中使用全身镇痛药仍然很普遍。2005—2006 年在英国国家医疗服务体系(national health service,NHS)产科统计数据表明,分娩过程中只有 1/3 的产妇使用区域阻滞镇痛技术。

药物性分娩镇痛主要是通过全身或局部使用相关镇痛药物或局麻药物,从而达到减轻分娩疼痛的目的,是目前分娩镇痛最为常用的方法之一。本章主要介绍吸入性镇痛、全身使用阿片类药物、椎管内分娩镇痛及区域性神经阻滞等药物性镇痛方法。

第一节　吸入性镇痛法

吸入麻醉历史悠久,是常用的成熟手术麻醉方法。对于分娩,已经尝试将大多数吸入麻醉药用于分娩镇痛,当椎管内分娩镇痛无效时,吸入性镇痛是可行的方法之一。

一、吸入性麻醉药物

19 世纪 40 年代,乙醚作为第一个吸入麻醉药,被 2 名英国产科医师报道用于分娩镇痛。1853 年,John Snow 医生用氯仿为英国维多利亚女王实施分娩镇痛。1881 年,氧化亚氮(N_2O)用于产科镇痛,并持续使用超过一个世纪。如今,在某些国家,氧化亚氮普遍应用于临床麻醉和产科镇痛,一些卤族麻醉药也可以有效减轻分娩疼痛。

氧化亚氮(N_2O)又称笑气,是毒性最小的吸入性镇痛及麻醉剂,无色、带有甜味、无刺激性,在常温常压下为气态,常温 50 个大气压下为液态。对呼吸道无刺激,亦不引起呼吸抑制,但对于术前使用镇痛药的患者,吸入 N_2O 可加重硫喷妥钠诱导时的呼吸抑制作用。对肝、肾、子宫和胃肠道无明显影响,但肌松作用差。

卤族麻醉药主要包括七氟醚、异氟醚、地氟醚、恩氟醚等。

1. 七氟烷是无色透明、带香味的无刺激性液体，化学性质不稳定，遇钠石灰可分解，代谢产物无肝毒性。对中枢神经系统的抑制与用量相关，对心血管系统有一定的抑制作用，对心率的影响不明显，对呼吸呈剂量依赖性抑制。目前尚无七氟烷造成严重肝肾损害的报道。

2. 异氟烷有辛辣刺激性气味，化学性质非常稳定，由肝脏代谢，产物经尿排出。对中枢神经系统的抑制与用量相关，对心功能的抑制小于恩氟烷，异氟烷呼吸抑制与剂量相关，可明显降低通气量。对子宫肌肉收缩的抑制与剂量相关，深麻醉时明显抑制子宫收缩力、收缩频率和最大张力，分娩时用异氟烷，麻醉较深时易引起子宫出血，同时由于子宫血流灌注降低，对胎儿可产生不良影响。

3. 地氟烷化学性质非常稳定，有刺激性气味。麻醉强度小，成人最低有效肺泡浓度（minimum alveolar concentration，MAC）高达 7.25%，血/气分配系数仅 0.42，是现有吸入全麻药中最低者，故诱导、苏醒非常迅速。对中枢神经系统的抑制作用与剂量相关，可降低心肌收缩力、心排血量、外周血管阻力和平均动脉压，升高静脉压，并呈剂量依赖性，很少引起心律失常。地氟烷抑制呼吸，其抑制作用与剂量有关，但程度不如氟烷、异氟烷强。

4. 恩氟烷性质稳定，无明显刺激气味，麻醉强度中等，诱导、苏醒较快。吸入 3%~3.5% 的恩氟烷，可产生爆发性中枢神经抑制，临床上可伴有面及四肢肌肉强直性阵挛性抽搐。对循环系统抑制作用较氟烷轻，不明显增加心肌对儿茶酚胺的敏感性，应用常规剂量的儿茶酚胺不增加心律失常的发生率。有较强的呼吸抑制作用，有松弛子宫平滑肌的作用，无论处于产程的任何阶段，均可出现剂量相关的宫缩减弱，甚至出现宫缩无力或产后出血。

所有的吸入性麻醉药均可通过胎盘作用于胎儿，对胎儿的抑制程度与母体肺泡药物质量分数、肺的通气量和心排血量有关，质量分数大，通气量大，血药质量分数高，持续时间长，对胎儿抑制重。

二、应用时机及效果评估

氧化亚氮是最常用于分娩镇痛的吸入麻醉药，世界许多国家都开展氧化亚氮吸入分娩镇痛，如英国、瑞典、挪威、芬兰、澳大利亚、新西兰和加拿大等。氧化亚氮副作用少，不显著增加产妇恶心呕吐的发生率，与其他分娩镇痛方法相比，具有下列优点：①镇痛效果可，能缩短产程；②不影响分娩方式，不抑制胎儿呼吸和循环功能，不增加产后出血量，安全，无明显副反应；③产妇可保持清醒，能主动配合完成分娩；④起效快，作用消失也快，无蓄积作用；⑤有甜味，无呼吸道刺激性，产妇乐于接受；⑥使用方便，不需要特殊设备和专职麻醉科医师。挥发性卤素麻醉药在分娩中的潜在研究价值也得到了研究，有单独使用的，也有作为笑气的辅助用药使用的，但大部分研究都集中在七氟烷。

吸入 50%~70% 氧化亚氮，镇痛作用可达轻度至中度，具有良好的母婴安全性。氧化亚氮难溶于血，所以其起效及消除时间短且适合自控给药，其主要的优点是对宫缩及新生儿无不良影响。吸入氧化亚氮 50 秒，其镇痛效应达到峰值，而宫缩开始后 30 秒宫缩强度最强。因此，在宫缩开始时自控间断吸入氧化亚氮难以达到良好的镇痛效果，要想获得满意的镇痛效果，产妇必须配合，需要产妇在宫缩刚开始时持续吸入 Entonox（50% 氧化亚氮和 50% 氧气混合气体）直至宫缩结束为止。

卤族麻醉药呈剂量依赖性松弛子宫平滑肌。有研究表明，能引起子宫肌肉收缩功能被 50% 抑制的 MAC 有异氟醚 2.35MAC、地氟醚 1.4MAC、七氟醚 1.7MAC。目前尚不清楚异氟醚对子宫平滑肌收缩性的影响有多大，但卤族吸入麻醉药浓度 <0.5MAC 对产后子宫收缩是安全的。

有研究显示，在第二产程使用氧化亚氮和安氟醚进行分娩镇痛，对产妇遗忘的发生率、新生儿 Apgar 评分和脐带血血气分析、产妇和麻醉科医师满意度的影响均没有统计学差异。异氟醚可以单独或混合氧化亚氮用于分娩镇痛，与单独使用 Entonox 相比，25% 异氟醚和 Entonox 混合气体不增加新生儿复苏率、无严重产妇镇静及大出血发生。

地氟醚与其他许多卤族麻醉药不同，起效及消除迅速，代谢产物很少。在分娩镇痛中，吸入 30%~60% 氧化亚氮与吸入 1%~4.5% 地氟醚相比，产妇疼痛评分、血气分析结果、新生儿 1 分钟和 5 分钟 Apgar 评分、2 小时和 24 小时神经及适应能力评分均无显著性差异。

七氟醚对呼吸道刺激性小，起效快，所以广泛用于全身麻醉的吸入诱导。在一项自身对照试验中，间断吸入 2%~3% 七氟醚，视觉模拟评分（visual analogue scale，VAS）（0~10）比吸入前显著降低，无异常胎心率、缺氧及意识丧失发生，新生儿 1 分钟和 5 分钟 Apgar 评分分别为 9 分和 10 分，表明七氟醚可以为分娩提供有效的镇痛。

使用吸入麻醉药进行分娩镇痛时，要特别注意的是保护产房的人员不要暴露于药物中，能避免过量吸入的精准给药系统、安全阀门和废气清除系统是必不可少的。对于产妇和麻醉科医师而言，吸入麻醉药行分娩镇痛最大的益处是给药方便，然而，由于其镇痛效果较弱，并可能产生潜在的严重不良反应等缺点，故限制了其广泛应用。如今在某些西方国家，仍然有单独使用一种吸入麻醉药或复合其他方法或药物进行分娩镇痛，随着新药物和镇痛技术的发展，椎管内镇痛已经部分地取代了吸入分娩镇痛。然而，我们不应该忽视吸入麻醉药的益处，在某些情况下，如产妇拒绝硬膜外镇痛或有椎管内镇痛禁忌证，吸入分娩镇痛仍然是减轻分娩疼痛的有效方法。

第二节　全身使用阿片类药物

分娩期阿片类镇痛药应用于缓解疼痛一直是几十年来的研究目标，阿片类药物的全身使用能有限的缓解分娩期产妇的疼痛，目前还未广泛应用于分娩镇痛，对于不能实施椎管内分娩镇痛的产妇如合并凝血功能异常、腰椎手术史、拒绝接受椎管内镇痛等情况下，应该考虑替代的方法进行分娩镇痛。目前，常用的阿片类药物有吗啡、哌替啶、芬太尼、瑞芬太尼等。

一、吗啡

吗啡是典型的 μ-阿片受体激动剂，呈低脂溶性，组织穿透力弱，静脉注射后仅有不到 1% 能够透过血—脑脊液屏障发挥镇痛作用，通过选择性激活脊髓胶质区、丘脑内侧、脑室及中脑导水管周围灰质的阿片受体，产生镇痛作用。吗啡激动边缘系统和蓝斑核的阿片受体，能显著改善疼痛所引起的焦虑、紧张、恐惧等异常情绪，产生欣快感甚至出现嗜睡、精神朦胧、神志障碍等，安静时易诱导入睡，但易唤醒。大剂量吗啡（15~20mg）镇痛镇静作用更明显，且无封顶效应。吗啡有显著的呼吸抑制作用，表现为呼吸频率减慢。治疗剂量的吗啡对血容量正常者的心血管系统一般无明显影响，对心肌收缩力没有抑制作用，有时可使心率减慢。同时，吗啡可降低子宫张力，对抗催产素对子宫的收缩作用，延长产程，因此禁用于临产产妇。

吗啡和东莨菪碱曾合用于"午夜休眠法"达到分娩镇痛的目的，虽然取得了良好的镇痛效果，但是母体过度镇静和新生儿呼吸抑制也比较常见，因此分娩时使用吗啡不常见。北美一些医院在分娩早期使用吗啡进行分娩镇痛，剂量为 5~10mg 肌内注射或 2~5mg 静脉注射，起效时间分别为 20~40 分钟和 3~5 分钟，作用持续 3~4 小时。吗啡可迅速通过胎盘屏障，给药 5 分钟后胎儿和母体的血药浓度比为 0.96，在新生儿体内其消除半衰期（6.5 小时 ± 2.8 小时）比成年人长（2.0 小时 ± 1.8 小时），与其他阿片类药物类似，吗啡可以使胎心率（fetal heart rate，FHR）变异性降低。将吗啡用于病人自控静脉镇痛（patient controlled intravenous analgesia，PCIA）最大的顾虑是其活性代谢产物吗啡-6-葡萄糖苷酸的蓄积，这可能会增加新生儿不良事件的发生率，目前尚无分娩中吗啡的用药模式的相关研究。

二、哌替啶

研制于 1938 年的盐酸哌替啶为 μ 受体激动药,对 κ 和 δ 受体有中度亲和力,镇痛作用强度约为吗啡的1/10,治疗剂量的哌替啶可产生镇静、困倦、缩瞳、瘙痒、恶心、呕吐和呼吸抑制效应,对心肌有直接的抑制作用,尤其在代偿机制受到削弱的情况下更为明显。对血压一般无明显影响,但有时可因外周血管扩张和组胺释放而致血压下降,甚至引起休克。哌替啶对中枢神经系统内的阿片受体亲和力高,静脉注射或肌内注射给药后迅速进入脑组织很快出现中枢神经系统的抑制作用,从而减轻产妇由于强烈宫缩对大脑皮层的不良刺激。其应用于产科镇痛的剂量为单次肌内注射 50~100mg 或静脉注射 25~50mg,最强的镇痛效应出现在肌内注射给药后 40~50 分钟或静脉给药后 5~10 分钟,作用时间一般为 3~4 小时。哌替啶是否对母体、胎儿和新生儿有不良影响一直为人们所担忧,哌替啶通过被动扩散穿过胎盘,6 分钟内在母体和胎儿的血浓度达到平衡,新生儿并发症与总剂量和给药—分娩时间有关。孕妇肌内注射哌替啶 2~3 小时后胎儿的药物摄取量最大,并且研究表明肌内注射哌替啶用药至胎儿娩出的时间间隔在 1 小时之内或 4 小时以上的新生儿和正常未用药的新生儿无明显差异。所以,估计胎儿娩出在 2~3 小时内则禁忌使用哌替啶,否则新生儿发生呼吸抑制的概率明显增加,且可延长发作时间。在胎儿窘迫时不建议应用哌替啶。

尽管哌替啶在分娩镇痛中的使用存在争议,但由于其能够提高痛阈,使疼痛感觉减弱,通过镇静作用消除产妇烦躁、恐惧不安的心理,使产妇在相对安静的情况下进行分娩,并能增强子宫平滑肌的收缩力,仍然是国内产科医师常用的镇痛药物。

三、芬太尼

芬太尼主要是通过激活 μ 型受体介导,同时也激活部分 μ_2 型受体和 δ 受体。临床上芬太尼的镇痛强度约为吗啡的 100 倍,哌替啶的 800 倍。芬太尼的脂溶性很强,分子量小,易于透过血脑屏障而进入中枢神经系统,也易从中枢神经系统重新分布到体内其他各组织,尤其是肌肉和脂肪组织。芬太尼容易通过胎盘,但是平均脐带-母体血药浓度比低达 0.31。有研究显示,静脉注射 1μg/kg 芬太尼可以产生很好的镇痛效果,并且对血流动力学没有明显的影响,对 Apgar 评分、酸碱状态及 2 小时和 24 小时的神经行为学评分也没有不良影响。

芬太尼的药动学特点是起效快(3~4 分钟达峰)、作用强、作用时间短且没有活性代谢产物,这使得它特别适合 PCIA 给药模式,因此,也成为分娩 PCIA 中常用的阿片类药物。在英国使用 PCIA 分娩镇痛的医院选择芬太尼占 26%。

四、瑞芬太尼

大量研究表明,静脉输注瑞芬太尼可以有效减轻分娩疼痛。瑞芬太尼起效迅速,t1/2keo[效应室浓度(一般指大脑)达到血浆浓度一半的时间]仅 1.3 分钟,可快速经血浆和组织脂酶降解为非活性代谢物,终末消除半衰期为 9.5 分钟,时量相关半衰期为 3.2 分钟。与绝大多数静脉镇痛药一样,瑞芬太尼静脉分娩镇痛可能产生不良反应,如产妇镇静过度、缺氧、胎心率减速等,取决于给药剂量及方法。

尽管有研究不同的瑞芬太尼分娩镇痛方案,但是给药剂量和模式仍存在争议,瑞芬太尼静脉分娩镇痛最佳方案尚未明确。一般而言,瑞芬太尼静脉分娩镇痛模式包括:连续输注(continuous infusion,CI)、PCIA、CI+PCIA。

近年来,瑞芬太尼连续输注是常用的静脉分娩镇痛方法。随着产程的进展宫缩痛逐渐加剧,分娩镇痛时瑞芬太尼 CI 剂量需要逐渐增加。推荐使用初始瑞芬太尼 CI 剂量 0.025μg/(kg·min),根据产妇疼痛程度逐级增加剂量的方式给药,最大剂量 0.15μg/(kg·min)。

子宫收缩是有节律的,因此瑞芬太尼 PCIA 给药的时间对于镇痛效果非常重要。推荐瑞芬太尼 PCIA 剂量 0.5μg/kg,锁定时间 2~3 分钟,快速静脉给药后瑞芬太尼效应室浓度一般在 1.2 分钟时达到峰值。有研究结果显示在宫缩间隔时段时给予瑞芬太尼并不比宫缩开始时给予瑞芬太尼能产生更好的镇痛效果。

在瑞芬太尼静脉分娩镇痛中,最为常用的方法是联合使用瑞芬太尼 CI+PCIA,推荐瑞芬太尼 PCIA 分娩镇痛剂量为 0.25μg/kg,锁定时间为 2 分钟,瑞芬太尼 CI 剂量为 0.025~0.1μg/(kg·min)。

单独或复合使用瑞芬太尼、芬太尼、哌替啶等静脉阿片类药物或者其他镇痛药可以用于分娩镇痛。尽管绝大多数研究表明其对母婴是安全的,但对于潜在的呼吸抑制、心律失常、缺氧等风险仍需警惕。

第三节 椎管内分娩镇痛

分娩镇痛的方式有许多种,包括椎管内神经阻滞、静脉分娩镇痛、阴部神经阻滞、水中分娩、腰骶椎无菌生理盐水注射、催眠和针灸等。其中椎管内神经阻滞能提供最佳镇痛效果,对产妇和胎儿的抑制最小,是目前最安全、效果最确切的分娩镇痛方法。

一、椎管解剖结构

在实施椎管内分娩镇痛前,首先需要了解椎管的解剖结构,这将有助于我们更好地解决椎管内分娩镇痛过程中出现的常见问题,提高椎管内分娩镇痛的成功率。

骨性脊柱由内到外包绕脊髓的三层膜为软脊膜、蛛网膜和硬脊膜,脑脊液位于软脊膜和蛛网膜之间的腔隙,这一腔隙即蛛网膜下隙。软脊膜是一层紧密覆盖于脊髓和脑实质表面富含血管的膜,脑室的脉络膜每天大约产生 500ml 的脑脊液,从 T_{11}~T_{12} 以下的蛛网膜下隙内含 30~80ml 脑脊液。蛛网膜是一层很薄的非血管膜,是药物进出脑脊液的主要屏障,占药物转移阻力的 90%。最外层的是硬脊膜,硬膜外隙从枕骨大孔延伸到骶裂孔,包绕于硬脊膜前、侧、后方,硬膜外隙前方是后纵韧带,侧方被椎间孔和椎弓根围绕,后方是黄韧带。硬膜外隙的内容物有神经根、脂肪、蜂窝组织、淋巴管和血管。

就椎管内麻醉而言,药物结合的靶部位是脊髓和位于蛛网膜下隙及硬膜外隙内的脊神经根,局麻药与神经组织结合后阻断神经传导,从而产生神经阻滞作用。与被硬脊膜包绕的硬膜外隙的神经相比,蛛网膜下隙内的神经更易被小剂量的局麻药迅速阻滞,神经阻滞的快慢取决于神经纤维髓鞘的粗细、表面积以及与局麻药直接接触的程度。解剖研究发现,S_1 和 L_5 的后根最粗,因此在硬膜外麻醉中最难阻滞,在感觉纤维中,传导温度觉的 C 纤维比传导针刺觉 A-δ 纤维更容易或更早被阻滞,传导触觉的 A-β 纤维在感觉神经中最后被阻滞,与所有感觉纤维相比,更大的 A-α 运动纤维最后被阻滞。阻滞作用消退(恢复)的顺序则相反,运动功能最先恢复,随后触觉、针刺觉、温度觉最后恢复。局麻药效应相对敏感性的差异,其另一表现为根据每种感觉的阻滞来确定的最高阻滞平面是不同的,称之为不同的感觉阻滞。例如,温度觉的阻滞平面最高,平均高于痛觉的阻滞平面 1~2 节段,而痛觉的阻滞平面则高于触觉的阻滞平面 1~2 节段。

二、连续硬膜外镇痛

将局麻药物和镇痛药物通过硬膜外导管注入硬膜外隙,阻滞脊神经传导,使其支配的区域产生暂时性的疼痛阻断,称为硬膜外镇痛。将硬膜外导管连接一个可定时定量输注药物的镇痛泵,并且产妇可以自控给药,连续输注镇痛药物,称为连续硬膜外镇痛。

(一)操作方法

1. 准备 实施操作前应履行知情同意步骤,并详细告知相关风险,签署分娩镇痛同意书。开放静脉通路,监测产妇的脉搏、血氧饱和度、无创血压和心电图。目前,一次性硬膜外穿刺包较为常用,它包括中央有孔的灭菌单、消毒刷、注射器、穿刺针、过滤器和硬膜外导管，还应备有生理盐水、用于皮肤浸润麻醉的局麻药。实施硬膜外分娩镇痛应严格执行无菌操作技术，麻醉科医师应正确佩戴口罩，常规消毒。

2. 产妇体位　要求产妇腰背屈曲，尽量双手抱膝关节，让腰部椎间隙显露更清楚以便于操作，可根据麻醉科医师的习惯选择侧卧位或坐位。

当采取侧卧位椎管内穿刺时，产妇脊柱与操作床成水平位。为使椎间隙增宽利于穿刺，产妇尽量向胸部屈膝，头向胸部屈曲使腰背部弯曲（侧屈曲位）。

对于肥胖产妇，通常采用坐位，这种体位可以更好地保持产妇呼吸道通畅，有利于辨别中线和骨性标志，同时提高产妇放置硬膜外导管时的舒适度。产妇于坐位时易出现体位性低血压和头晕等，然而，极为肥胖产妇仍然首选坐位穿刺操作，因为此类患者坐位更易辨别身体中线，提高穿刺成功率。另外，病理性肥胖产妇在侧卧屈曲位时易出现低氧血症等。

3. 穿刺方法　嵴间线是两侧髂嵴间的连线，通常对应 L_4 棘突或 $L_{3\sim4}$ 棘突间隙，硬膜外分娩镇痛穿刺部位通常选择 $L_{2\sim3}$ 间隙或 $L_{3\sim4}$ 间隙，通常建议选择 $L_{2\sim3}$ 间隙进行穿刺，可以为待产过程中一旦施行剖宫产手术提供较好的麻醉平面。

穿刺前须严格消毒皮肤 3 遍，消毒范围上至肩胛下角，下至尾椎，两侧至腋后线，消毒后穿刺点处需铺孔巾或无菌单。在选定合适的椎间隙后，在椎间隙使用局部浸润麻醉，将硬膜外穿刺针以轻微斜向头侧 $10°\sim15°$ 的角度通过皮肤、皮下组织、棘上韧带、棘间韧带、黄韧带到达硬膜外隙。穿刺过程中穿刺针应带有针芯，进入黄韧带后可拔出管芯并连接注射器，测试是否到达硬膜外隙。

生理盐水测试阻力消失是判断到达硬膜外隙最常见的方法，2ml 的生理盐水混入少许的气泡（0.25ml），当穿刺针进入硬膜外隙时，施加于注射器活塞的压力使溶液无阻力地进入硬膜外隙，表示穿刺成功。目前不推荐采用硬膜外注气试验确定硬膜外隙，有报道称，通过注射空气来判断硬膜外隙并不可靠，注射空气会使阻滞不完全的机会增加，还可能导致罕见的颅腔积气（可引起头痛）和静脉空气栓塞。另一种判断硬膜外隙的方法是悬滴法，穿刺针进入黄韧带后，在针的尾部放一滴溶液（如盐水），当穿刺针进入硬膜外隙时，这滴溶液即被"吸入"，表示穿刺成功。

正中入路法穿刺时，皮肤至黄韧带的距离通常是 4cm，大多数患者为 3.5~6cm，在肥胖或者体型瘦小产妇中，此距离分别为更长或更短。用硬膜外穿刺针逐层穿透皮肤、棘上韧带、棘间韧带、黄韧带，当有落空感或阻力突然降低时，表示穿刺针针尖穿破黄韧带，用注射器回抽无脑脊液，注射生理盐水无阻力或出现负压现象时，表示穿刺成功。

旁正中入路穿刺时，穿刺针应该在预想间隙的上位椎体相对应的棘突下缘外侧 1~2cm 进针，并沿着水平方向进入直至椎板，然后向正中和头侧方向推进。当针尖通过黄韧带时有阻力突然消失或落空感，用注射器回抽无脑脊液，注射生理盐水无阻力时，表示穿刺成功。

4. 置管　当穿刺针确认进入硬膜外隙后，移除注射器，记录穿刺针进入的深度，轻柔地将硬膜外导管置入 15~18cm，以保证有足够长的导管进入硬膜外隙，小心拔出穿刺针，然后将导管退至留有 3~4cm 导管在硬膜外隙的长度。硬膜外隙的导管长度 <3cm 时可能会增加导管移位和镇痛不全的风险，而导管留置过长可能会增加导管偏向一侧或打折的可能。置管时若导管通过针尖阻力较大，切不可暴力置入，可将穿刺针旋转或调整方向后再次尝试置入硬膜外导管。为了降低导管置入血管的风险应在宫缩间歇期置管，置管前可推注 5~7.5ml 生理盐水，增加硬膜外针的润滑度及增大硬膜外隙的空间，从而降低导管置入血管的风险。另外，有研究表明应用钢丝加强型导管可以减少置入血管的可能。硬膜外置管完成后，用透明贴膜贴好穿刺点，并用黏性好的宽胶布牢固地固定导管。

（二）常用分娩镇痛的药物浓度及剂量

目前，临床上分娩镇痛常用的药物包括局麻药及阿片类药物，其中局麻药主要是丁哌卡因和罗哌卡因，阿片类药物主要是芬太尼和舒芬太尼。局麻药的浓度范围在 0.04%~0.15%,推荐与阿片类药物联合使用。常用分娩镇痛的药物浓度及剂量见表 16-3-1。

表 16-3-1　常用分娩镇痛的药物浓度及剂量

药物	负荷剂量	维持剂量
丁哌卡因	0.04%~0.125%,10~15ml	0.04%~0.125%,8~15ml/h
罗哌卡因	0.062 5%~0.15%,10~15ml	0.062 5%~0.125%,8~15ml/h
芬太尼	50~100μg/10ml	1~2μg/ml
舒芬太尼	10~25μg/10ml	0.3~0.5μg/ml

(三)推荐给药方案

1. 试验剂量　硬膜外置管完成后,应在产妇宫缩间歇期给予试验剂量(避免宫缩疼痛导致的心率增快的干扰),以确定硬膜外导管位置,排除导管误入血管或蛛网膜下隙而造成的局麻药中毒或全脊麻等不良反应。试验剂量为含 1:20 万肾上腺素的 1.5% 利多卡因 3ml,是判断硬膜外导管是否在血管内的金标准。若硬膜外导管置入血管内则可以观察到产妇心率在 45 秒内快速增加至少 15 次,此时应重新穿刺置管。需要注意的是,应充分评估试验剂量本身的风险,仍需结合产妇其他临床表现进行判断,合并妊娠期高血压疾病的产妇谨慎使用硬膜外试验剂量。

2. 负荷剂量　给予负荷剂量 8~10ml,参考药物浓度见表 16-3-1,可根据产妇疼痛具体情况做相应的浓度调整。以产妇宫缩时疼痛评分(VAS)降低至 3 分及以下为宜,且不影响宫缩。通常采用的负荷剂量方案为 0.125% 罗哌卡因+0.4μg/ml 舒芬太尼混合液 8~10ml。

3. 给药模式　常用的给药模式包括间断推注(manual intermittent bolus)、硬膜外持续输注(continuous epidural infusion,CEI)、产妇自控硬膜外镇痛(patient controlled epidural analgesia,PCEA)、硬膜外间断脉冲输注(programmed intermittent epidural bolus,PIEB)和计算机辅助硬膜外间断脉冲输注(computer integrated programmed intermittent epidural bolus,CIPIEB)。

(1)间断推注:产妇疼痛出现时,通过硬膜外导管间断推注镇痛药,能有效缓解疼痛。但该方案易导致爆发痛反复出现,患者满意度低,医务人员工作量大。

(2)硬膜外持续输注(CEI):CEI 可以提供充足的、平稳的镇痛,且可借助输注泵设置个体化输注方案。但是 CEI 方案药物用量偏大,镇痛药物不易扩散,增加了运动阻滞及器械助产的概率。

(3)产妇自控硬膜外镇痛(PCEA):该模式允许产妇根据疼痛程度自行给药,提高了产妇满意度,减少临床医师干预,与 CEI 相比,可以减少麻醉药用量及运动阻滞的发生。

(4)硬膜外间断脉冲输注(PIEB):该模式镇痛效果明显优于传统 CEI 方案,规律间断脉冲式注药速度较快,使药物在硬膜外隙扩散更加广泛,获得更满意的镇痛平面。具有镇痛药物用量少,运动阻滞低,镇痛效果佳,产妇满意度高的特点。

(5)计算机辅助硬膜外间断脉冲(CIPIEB):是一种新的给药方法,通过计算机分析前 1 小时镇痛药消耗量,相应调整下次脉冲量,实现个体化用药,该方案显著降低爆发痛的发生率,不增加镇痛药消耗及副作用。

4. 镇痛泵设定模式　目前临床上常用的镇痛泵设定模式一般有两种,硬膜外持续输注(CEI)联合产妇自控硬膜外镇痛(PCEA)和硬膜外间断脉冲式输注(PIEB)联合 PCEA。以镇痛泵内药物为 0.08% 罗哌卡因+0.4μg/ml 舒芬太尼混合液为例:

(1)硬膜外持续输注:负荷剂量为 0.125% 罗哌卡因+0.4μg/ml 舒芬太尼 8~10ml,泵内药物背景剂量可设置为 10ml/h，产妇自控剂量为 8ml/次，锁定时间为 30 分钟。

（2）硬膜外间断脉冲式输注：泵内药物可设置负荷剂量为 5ml，脉冲剂量为 10ml，间隔时间 45~60 分钟，产妇自控剂量为 8ml/次，锁定时间为 30 分钟。

近年来的研究发现，间断脉冲式输注的镇痛效果明显优于持续注药方式，这是由于间断脉冲式注药方式速度较快，压力较大，可以使药物在硬膜外隙分布更加广泛和均匀。间断脉冲式输注可以减少药物用量，对母婴安全可靠，产妇满意度高，是一种更科学合理的方法，值得临床推广应用。基于目前已有的循证医学证据，推荐的给药方案为：负荷剂量为 0.125% 罗哌卡因或 0.1% 丁哌卡因 +2μg/ml 芬太尼或 0.4μg/ml 舒芬太尼 8~15ml，维持药物浓度为 0.08% 罗哌卡因或 0.062 5% 丁哌卡因 +2μg/ml 芬太尼或 0.4μg/ml 舒芬太尼，单次剂量 8ml/h 或持续剂量 8ml/h，产妇自控镇痛每次 8ml，锁定时间 30 分钟。

三、腰硬联合镇痛

腰硬联合镇痛是单次腰麻镇痛与连续硬膜外镇痛的联合应用，其优点是镇痛作用起效快，镇痛完善，通过硬膜外留置导管，能够提供分娩所需的足够镇痛时间。缺点是与单纯连续硬膜外镇痛相比，较快的起效可能与胎儿心率减慢有关，另外由于穿刺点比较低，产程中一旦需要实施剖宫产手术，麻醉平面过低的发生率增加。

（一）操作方法

1. 产妇体位　侧卧位或坐位。

2. 穿刺方法　硬膜外穿刺方法同连续硬膜外分娩镇痛。进入硬膜外隙后，选择 22~27G 腰麻针经硬膜外针穿刺进入蛛网膜下隙，确认有脑脊液流出后，注入分娩镇痛药物，注入完毕退出腰麻针，经硬膜外穿刺针向头端置入硬膜外导管 3~5cm，然后自导管内注入 1ml 生理盐水，证实导管通畅后固定导管。当镇痛效果不理想时，可通过硬膜外导管追加镇痛药物。在硬膜外隙注药前一定要先注入试验剂量，观察无异常情况后，再注入负荷剂量，连接镇痛泵。

（二）常用分娩镇痛用药方案

蛛网膜下隙用药为：舒芬太尼 5~7.5μg 或芬太尼 15~25μg，或丁哌卡因 2~2.5mg 或罗哌卡因 2.5~3mg，或芬太尼 10~20μg+丁哌卡因 2mg。镇痛药物注入后，连接硬膜外镇痛泵，泵内药物同连续硬膜外镇痛药浓度及维持剂量。

四、连续蛛网膜下隙镇痛

连续蛛网膜下隙镇痛是将导管置入蛛网膜下隙，分次或持续注入小剂量局麻药或阿片类药物从而达到镇痛效果的方法。

（一）操作方法

1. 产妇体位　侧卧位或坐位。

2. 穿刺方法　常规消毒铺巾后，选择 L$_{3-4}$ 或 L$_{4-5}$ 间隙作为穿刺点，使用 28G 导管通过 22G 穿刺针置入蛛网膜下隙。穿刺针应保持在棘突间隙中点，与产妇背部垂直进针，然后逐层穿刺直至进入蛛网膜下隙。通常，当穿刺针穿破黄韧带时，会有明显的落空感，然后向前继续进针，第 2 次出现落空感，表示针进入蛛网膜下隙。退出针芯，观察有无脑脊液从针尾流出。一旦穿刺针尾有脑脊液流出，置入 28G 导管，植入深度为 1~2cm，退出腰麻针固定导管。退针时一边转动穿刺针一边置入导管，可以避免导管打折等问题。置管成功后，固定导管并做好明显的标识，通过导管注入镇痛药物进行分娩镇痛。

（二）常用分娩镇痛用药方案

目前连续蛛网膜下隙镇痛主要用药方案为：

1. 间断推注　根据产妇需要或间隔 1~2 小时,间断蛛网膜下隙注射丁哌卡因(1.5~2.5mg)联合芬太尼(15~20μg)混合液或单次蛛网膜下隙注射舒芬太尼 5.0~7.5μg 作为首剂量,并根据产妇需要重复给予。

2. 连续输注　用 0.05%~0.125% 丁哌卡因联合芬太尼(2~5μg/ml)混合液,以 0.5~2.0ml/h 的速度持续输注,或舒芬太尼 2.5~5.0μg/h 速度输注,感觉阻滞平面可以达到 $T_{8~10}$。

五、分娩镇痛期间管理

产妇一旦进入产房待产,直到离开产房均要监测血压、心率、呼吸频率、脉搏氧饱和度及体温,胎儿娩出前要连续监测宫缩及胎心。另外,产妇镇痛前后的疼痛 VAS 评分及改良 Bromage 运动阻滞评分也要在整个产程中观察记录。VAS 评分:0 分为无痛,1~3 分为轻度疼痛,4~6 分为中度疼痛,7~10 分为重度疼痛。改良 Bromage 运动阻滞评分:1 分代表完全运动阻滞,脚趾和膝关节不能动;2 分代表接近完全运动阻滞,脚和脚趾能动;3 分代表部分运动阻滞,膝关节能动;4 分指仰卧、屈膝时,抬高髋部有肌力减退;5 分指仰卧、屈膝时,抬高髋部没有肌力减退。

分娩镇痛操作成功后,产妇回到待产室继续待产,体位以侧卧位或半坐位为宜,以防仰卧位低血压综合征导致的胎盘血流灌注不足而发生胎儿缺血缺氧。麻醉科医师应根据产妇镇痛效果及其他相关情况随时调整处理,将分娩期疼痛控制在 VAS 评分≤3 分。当产妇出现爆发痛时,应查找原因对产妇疼痛的性质和部位进行评估,评估硬膜外导管的位置和给药设备的功能状况,检查阻滞的感觉平面。根据产程进展及产妇需求,决定是否需要调整硬膜外隙药物剂量和浓度或给予硬膜外隙追加剂量,追加剂量应避免使用高浓度局麻药物,以免产生运动神经阻滞,若硬膜外导管问题必要时重新穿刺更换硬膜外导管。椎管内分娩镇痛穿刺操作完成,在首次剂量、处理爆发痛后,给予的追加剂量注入后的前半小时内,麻醉科医师应严密观察有无全脊麻、局麻药毒性反应及其他异常情况,每隔 5 分钟监测生命体征一次。

椎管内分娩镇痛宜实施全产程镇痛,分娩结束后观察 2 小时,产妇无异常情况离开产房时,拔除硬膜外导管返回病房。

第四节　局部阻滞镇痛

局部麻醉药是分娩镇痛中最常用和最重要的药物,局部麻醉药可用于外周神经阻滞、局部浸润麻醉或者神经轴阻滞。当这些药物以足够浓度在作用部位发挥作用时,可阻断神经和肌肉细胞膜上的神经电冲动的传导。

一、局部麻醉药物

局部麻醉药是分娩镇痛中最常用和最重要的药物,局部麻醉药物可用于椎管内镇痛,也应用于外周神经阻滞镇痛,如阴部神经阻滞以及皮下浸润麻醉等。妊娠期间的生理改变可影响局部麻醉药物的药理学特性,妊娠相关的生理性适应也可影响局部麻醉药物的代谢。局部麻醉药物的毒性反应可以是局部的也可以是全身的,这些镇痛药物对母体和胎儿也会产生影响。因此,麻醉科医师需要对这些局部麻醉药物有足够的认识,对局部麻醉药在缓解分娩疼痛时的作用,及对母体和胎儿的副作用的了解是十分重要的。

(一)局部麻醉药药理

目前临床上普遍使用的局部麻醉药有相似的化学结构,局麻药分为酯类化合物和酰胺类化合物。酯类局麻药包括普鲁卡因、氯普鲁卡因和丁卡因(可卡因由于其致畸性不能用于产妇),酰胺类局部麻醉药包括利多卡因、丁哌卡因、左丁哌卡因、罗哌卡因、甲哌卡因。酯类局麻药在经过血浆胆碱酯酶(假性胆碱酯酶)的水解形成一种为过敏原的派生物—对氨基苯甲酸,因此酯类局麻药过敏反应常见,酰胺类局麻药经由肝脏代谢极少触发过敏反应的代谢产物。局部麻醉药的血药浓度受多种因素的影响,例如注射剂量、药物在注射部位的吸收速率、组织分布速率、对特定药物的生物转化和排泄速率。妊娠伴随的多种生理性适应,亦可影响局部麻醉药的性质及代谢产物的血药浓度(表16-4-1)。

表 16-4-1　常见局麻药理化性质和分娩过程中母婴血浆浓度比(F/M)

	分子量/Da	pKa(解离常数)	脂溶性	蛋白结合率/%	F/M
酯类					
氯普鲁卡因	271	8.7	0.14	—	—
丁卡因	264	8.5	4.1		
酰胺类					
利多卡因	234	7.8	2.9	64	0.5~0.7
甲哌卡因	246	7.6	0.8	78	0.7
丁哌卡因	288	8.1	28	96	0.2~0.4
罗哌卡因	274	8.1	3	90~95	0.2

(二)局部麻醉药与妊娠

孕妇在第二和第三产程时鞘内给予重比重局部麻醉药比非妊娠妇女可能出现更高阻滞平面,且硬膜外麻醉也出现了同样的结果。妊娠对局部麻醉药的影响主要包括两个方面:①中枢神经轴的解剖改变促进了局部麻醉药向头侧扩散;②神经元对局部麻醉药的敏感性增加。

磁共振成像(magnetic resonance imaging,MRI)显示妊娠期子宫压迫腔静脉出现硬膜外静脉充血,导致椎管硬膜外隙变小或后移位,进而导致脑脊液容量减少。同样剂量的局部麻醉药注入,产妇的阻滞节段比非产妇要高,由于硬膜外隙静脉怒张管腔间隙变小,局麻药扩散更广泛。除以上解剖因素外,激素和孕期的生理变化增加了神经对局部麻醉药物的敏感性。一项研究发现,接受剖宫产的女性与非孕期女性相比,脑脊液呈现较高的pH和较低的碳酸氢盐含量,高的pH可使更多的局部麻醉药保持原形并且有助于药物透过细胞膜。基于以上,对于处于各个孕期的女性使用局部麻醉药时可能要适当减量(表16-4-2)。

表 16-4-2　产科常用局部麻醉药的最大推荐剂量

单位:mg/kg

局部麻醉药	最大推荐剂量(有肾上腺素)	最大推荐剂量(无肾上腺素)	局部麻醉药	最大推荐剂量(有肾上腺素)	最大推荐剂量(无肾上腺素)
利多卡因	7	5	罗哌卡因	2	2
丁哌卡因	3	3	2-氯普鲁卡因	14	11

(三)局部麻醉药毒性反应

当局部麻醉药意外注入血管或血管内吸收了中毒剂量的局部麻醉药,将影响中枢神经和心血管系统,带来严重的后果。局部麻醉药对中枢神经系统的危害程度与其血药浓度成正比,在低血药浓度时,局部麻醉药阻滞中枢神经系统抑制性神经元,因此会产生一段时间的兴奋,可表现为舌麻木、头晕目眩、视物模糊和耳鸣,随即会有焦虑和肌肉抽搐,并且最后会发生强直性阵挛发作。在血药浓度进一步增加时,抑制和兴奋传导通路均被抑制,致使中枢神经系统抑制,可能产生昏迷、惊厥和脑干循环呼吸中枢抑制,过量时可诱发致命惊厥发作。在应对中枢神经毒性反应时,迅速提供辅助通气和循环支持至关重要。因此,麻醉科医师在实施硬膜外分娩镇痛时,要确保急救设备和急救药物能随取即用。

（四）常用局部麻醉药物

1. 利多卡因　中效酰胺类局部麻醉药，具有起效快、穿透性强、弥散广的特点，心脏毒性小，故对母婴影响小，用于硬膜外分娩镇痛，不影响子宫收缩，是产科麻醉中常用的局部麻醉药。1.5%~2% 的利多卡因用于硬膜外麻醉，对母婴安全有效，但久用后易出现快速耐药性。当硬膜外分娩镇痛改为剖宫产麻醉时，常用浓度为 2%，碱化局部麻醉药可使起效更快，加入肾上腺素能增强麻醉效果并延长麻醉时间。

2. 丁哌卡因　长效酰胺类局部麻醉药，起效快，作用时间长，可通过改变药液浓度而产生感觉与运动神经分离阻滞，是产科麻醉和椎管内分娩镇痛中常用的局部麻醉药，分娩镇痛时常用 0.04%~0.125% 丁哌卡因+1~2µg/ml 芬太尼或 0.4~0.6µg/ml 舒芬太尼。丁哌卡因毒性较大，尤其是心脏毒性，如误入静脉或用药量过大，可致心搏骤停，且难以复苏，尤其对产妇更是如此，需特别注意。

3. 罗哌卡因　长效酰胺类局部麻醉药，麻醉效能与丁哌卡因相似，但其对运动神经的影响比丁哌卡因更小，心脏毒性和神经毒性也低于丁哌卡因，对子宫胎盘血流无影响，故对母婴更安全可靠，常用于产科麻醉和椎管内分娩镇痛。低浓度罗哌卡因具有显著的运动感觉分离的特点，产生有效镇痛的低药物浓度（0.062 5%~0.15%）对运动神经阻滞作用较弱，对产妇行走影响小，更加适用于分娩镇痛。硬膜外分娩镇痛时常用浓度为 0.062 5%~0.10% 罗哌卡因+1~2µg/ml 芬太尼或 0.4~0.6µg/ml 舒芬太尼。

4. 左旋丁哌卡因　左旋丁哌卡因是盐酸丁哌卡因的 S 异构体（即左旋体），其临床药效与丁哌卡因相似，但左旋丁哌卡因毒性作用明显比丁哌卡因弱，尤其在心脏毒性方面更小，因此左旋丁哌卡因是丁哌卡因较合适且毒性更低的替代品。

5. 氯普鲁卡因　短效酯类局部麻醉药，特点为起效迅速，作用时间短暂，水解速度快，在体内迅速代谢，胎儿体内蓄积小，具有全身毒性低于其他局部麻醉药的优点，尤其适用于紧急剖宫产硬膜外麻醉。

二、局部麻醉方法

局部麻醉药物可用于椎管内麻醉，也应用于外周神经阻滞，如阴部神经阻滞以及皮下浸润、表面麻醉等。局部麻醉药物的药理作用在于阻断神经冲动从而抑制感觉的产生，如果在作用部位使用足够浓度的局部麻醉药物，可阻断肌肉细胞膜和神经组织神经电冲动的传导。

（一）局部浸润麻醉

通过逐层注射局部麻醉药物，阻滞其中的神经末梢，从而达到镇痛作用。已实施硬膜外分娩镇痛的产妇，一般不需要辅助额外的镇痛方法，当硬膜外分娩镇痛作用减弱或消退时，可能有会阴撕裂痛或侧切痛，此时需要辅助局部浸润麻醉。产科中常用的是宫颈旁浸润麻醉或会阴局部浸润麻醉，常用局部麻醉药物为 0.25%~0.5% 利多卡因，作用持续 120 分钟，一次用量不应超过 400mg（7mg/kg），或 0.20%~0.25% 丁哌卡因，作用持续时间可达 5~7 小时，一次最大剂量不应超过 150mg（1.75~2mg/kg），以上局麻药中均加入 1∶200 000 肾上腺素。

宫颈旁浸润麻醉的操作方法为：患者取截石位，穿刺针经阴道黏膜到达宫颈旁 3 点钟处，回抽无血后，注射 5~10ml 低浓度局部麻醉药，如果无胎儿心动过缓，再用相同剂量进行对侧宫颈 9 点钟处封闭。封闭后 10 分钟之内，需密切监护胎儿心律和产妇血压。操作时先以 24~25G 皮内注射针刺入皮内，推注局部麻醉药物造成橘皮样皮丘，然后用 22G 长 10cm 穿刺针经皮丘刺入，分层注药。注射局麻药液时应加压，使其在组织内形成张力性浸润，与神经末梢广泛接触，以增强麻醉效果。

局部浸润麻醉可重复进行，其间隔时间取决于局部麻醉药的作用时间。当宫颈口扩张达到 8cm 时，阻滞时需特别小心，以免注射到胎儿头皮内。在注入局部麻醉药时，要逐层浸润，因皮内、腹膜、肌膜下等处神经末梢丰富，每次注药前应回抽，以防局麻药液注入血管内，局部感染部位不宜用局部浸润麻醉。

（二）表面麻醉

将渗透性能强的局部麻醉药用于黏膜表面,使其穿透黏膜作用于黏膜下神经末梢而产生的局部麻醉作用称为表面麻醉。根据作用部位的不同,表面麻醉有多种给药方法,如吸入可挥发制剂、局部应用凝胶、乳剂及喷雾等。临床上常用的表面麻醉药有 1%~2% 丁卡因和 2%~4% 利多卡因,具有应用方便且价格便宜的特点。尽管局部麻醉药可进入乳汁,但治疗剂量对新生儿并无风险,这意味着局部应用局部麻醉药对缓解会阴痛是安全的。

第五节　区域神经阻滞法

将局部麻醉药注射至神经干、神经丛或神经节旁,暂时地阻断该神经的传导功能,使受该神经支配的区域产生麻醉作用称为区域神经阻滞,可产生感觉神经的阻滞或感觉和运动神经共同阻滞。区域神经阻滞既可单独使用,也可与其他麻醉方法联合应用。虽然现阶段,椎管内镇痛已广泛应用于产妇的分娩镇痛,但对会阴区域的镇痛仍不够完善,如阴部神经阻滞能够明显缓解会阴侧切术后或会阴撕裂后的疼痛,减轻产妇在坐位或者行走的痛苦,有利于产妇分娩后的快速康复。因此,若将硬膜外分娩镇痛与阴部神经阻滞联合应用,可更好地缓解产妇分娩期的疼痛,减轻会阴部的不舒适感。

阴部神经阻滞

会阴区有 3 对神经支配,即髂腹股沟神经、股后皮神经和阴部神经。阴部神经是会阴部神经中最粗大神经,由 S_2~S_4 脊神经前支组成,具有感觉、运动和自主神经功能,常与阴部内动脉和静脉伴行,经过坐骨大孔的梨状肌下孔穿出骨盆腔,位于梨状肌与尾骨肌之间,然后绕过骶棘韧带下,再经坐骨小孔又进入骨盆达坐骨直肠窝内,行进至坐骨结节内侧下方进入阴部神经管,分成 3 支,即下直肠神经、阴蒂背神经、会阴神经,分别支配肛门周围皮肤、肛提肌及大小阴唇。阴部神经阻滞通过阻断两侧阴道神经传导,阻断了阴道和会阴疼痛传导,且使盆底肌肉组织完全放松,在起到分娩镇痛的同时又减少了胎儿娩出的阻力,减少会阴侧切率,对子宫自律神经无影响,不影响宫缩。

阴部神经阻滞(pudendal nerve block,PNB)是一种安全有效的缓解阴道分娩疼痛的方法,主要为外阴和肛门提供镇痛,常用于阴道分娩会阴切开术或自发性阴道分娩撕裂及其修复。研究发现阴部神经阻滞联合硬膜外分娩镇痛,不仅利用了硬膜外分娩镇痛的优点,大大减轻了第一产程的疼痛,而且在第二产程中对会阴侧切术的镇痛效果明显更好,同时减轻了产妇在第二产程中会阴部的不舒适感。阴部神经阻滞具有创伤小、镇痛效果好、操作简单、不影响宫缩、减少产道损伤、对呼吸循环影响轻微等优点,特别在第二产程,对减轻会阴部的疼痛更有优势。也可用于凝血功能异常而不适宜进行椎管内穿刺以及腰椎畸形、肥胖、水肿等椎管内穿刺困难的产妇。

（一）操作方法

阴部神经阻滞的重要标志为坐骨棘和骶棘韧带,阴部神经在坐骨结节后内侧易被阻滞。

1. 盲法阴道神经阻滞　患者取截石位,常规皮肤消毒,术者一手食指和中指轻轻插入阴道摸及坐骨棘区域,另一手持 8~12cm 长 22G 穿刺针,沿食指、中指间,于坐骨结节至肛门中点处进行穿刺,将针尖抵达坐骨棘阴道壁,再向前进 1~1.5cm 刺入坐骨棘后侧的骶棘韧带。当穿刺针穿破韧带时,会有明显的阻力消失感,其前方即为阴部神经,抽吸无回血后注入 10ml 局部麻醉药,然后再同法操作阻滞对侧。

2. 超声引导下阴道神经阻滞　患者取侧卧位,髋和膝微屈,阻滞侧在上,消毒后,将超声低频凸阵探头置于髂后上棘与大转子连线的内半侧,髋骨表现为连续的高回声线,探头平行向内下方移动,探及坐骨大切迹,探头进一步平移,到坐骨棘尾侧时,会探及呈平滑弧形的坐骨小切迹,此时可见阴部神经及动静脉在阴部管入口汇集。将穿刺针从探头内侧进针直到针尖邻近阴部神经,穿刺针穿过骶结节韧带时会有明显的阻力消失感,此时回抽无血,注射局麻药10ml,再同法操作阻滞对侧。

3. 神经刺激仪引导的阴部神经阻滞　患者取截石位,穿刺部位是从肛门和坐骨内侧的边缘线的交点对应的皮肤点,皮肤消毒后,连接到神经刺激仪的神经阻滞针,针的方向在各个平面上都垂直于皮肤,在1Hz下使用2mA电流0.1毫秒刺激,若肛门括约肌收缩、外阴收缩肌收缩或阴蒂运动则表明成功刺激阴部神经。当神经刺激仪的电流在最低强度(0.5~0.6mA),相应的肌肉收缩反应最强烈时,回抽无血即可推注局麻药,再同法操作阻滞对侧。

(二)并发症及注意事项

由于个体差异和解剖变异,阴部神经阻滞过程中盲探穿刺容易损伤阴部内动静脉,不仅会导致阻滞失败,甚至出现局麻药误入血管引起毒性反应、坐骨神经损伤、阴部神经损伤、坐骨直肠血肿、感染以及深度脓肿等并发症,对产妇和胎儿而言,都是危险因素。超声能够直观地观察到神经、周围组织以及药物的扩散,明确穿刺效果,及时发现局部解剖变异,有效避免阻滞失败,减少局麻药用量,降低药物不良反应发生率,提高病人满意度。因此,推荐超声引导下进行阴道神经阻滞。

在穿刺过程中,应防止进针过深刺入直肠引起感染,注药前应常规反复回抽,确认无血后方可注药,以防局麻药误注入血管内。

(三)局麻药浓度及剂量

当局部麻醉药达到一定浓度时,在作用部位才能发挥作用,阻断神经和肌肉上的神经电冲动的传导,而妊娠期间的生理改变可影响局部麻醉药物的药理学特性和代谢,易发生局部麻醉药中毒。因此,产程中实施阴部神经阻滞时,临床常用的局麻药为1%~2%利多卡因5~10ml或0.25%~0.5%罗哌卡因10ml或2%~3%氯普鲁卡因10ml。

第六节　椎管内分娩镇痛的并发症与处理措施

用于缓解产痛的镇痛措施所导致的并发症很常见。尽管现代药理学和麻醉学有了很大的进步,然而在过去的几十年里,各种并发症的发生率变化不大。即使是很小的并发症也可能导致长期的情绪和身体影响,对并发症的防治可以改善产后恢复过程以及提升产妇的满意度,在临床实践中应关注常见并发症的预防和治疗。

一、低血压

妊娠期增大的子宫压迫下腔静脉,回心血量和心排出量减少,孕产妇易出现血压下降、胸闷、心悸、出冷汗、恶心等症状。硬膜外阻滞后血管扩张,回心血量进一步减少,可加重仰卧位低血压综合征的发生,主要原因是交感神经阻滞及子宫压迫下腔静脉的双重作用。分娩镇痛期间应常规予以心电监护,密切观察血压变化情况,若产妇发生低血压,可加快补液扩充血容量,同时要求产妇左侧卧位。排除产科因素后,根据产妇血压改善情况使用麻黄碱或去氧肾上腺素等血管活性药物纠正低血压。

二、瘙痒

瘙痒是椎管内分娩镇痛副反应中较为常见的一种,与其他人群相比,产妇应用阿片类药物有更高的瘙痒发生率,其原因为阿片受体和雌激素相互作用所致。多数瘙痒症状可在分娩镇痛结束后自行消失,轻度瘙痒可不做特殊处理,严重者可给予小剂量阿片受体拮抗剂进行治疗,如纳洛酮40~80μg等。

三、寒战

硬膜外分娩镇痛过程中发生寒战的原因有环境温度低、精神紧张、交感神经阻滞、冷的消毒液直接刺激以及局麻药毒性反应等。研究结果表明，仅中心温度降低即可发生寒战，硬膜外镇痛后寒战是由于机体中心低温与血管收缩的体温调节反应，通过未阻滞节段的骨骼肌收缩增加产热，血管收缩减少散热，以使体温保持恒定。硬膜外注药前注意室内环境保温，或静脉注射曲马多等药物有助于预防硬膜外镇痛过程中发生寒战。

四、恶心呕吐

恶心和呕吐在分娩过程中较为常见，可能的原因包括妊娠、疼痛、低血压、阿片类药物对极后区催吐化学感受区和前庭器官的直接作用，或阿片类药物引起的胃排空延迟。接受椎管内镇痛的产妇较静脉应用阿片类药物镇痛的产妇恶心呕吐的发生率显著降低。分娩过程中发生恶心呕吐首先需要排除低血压、疼痛等原因，需积极对因治疗。目前并没有关于椎管内分娩镇痛相关的恶心呕吐防治研究，借鉴剖宫产或孕期非产科手术的经验，对于持续性的恶心呕吐，可以给予甲氧氯普胺或昂丹司琼等治疗。

五、胎心率异常

腰硬联合或硬膜外分娩镇痛后可观察到胎儿心动过缓，通常是在最初的 20~40 分钟，原因尚不清楚，可能与子宫张力增加或仰卧位低血压综合征导致的子宫胎盘血流灌注降低（子宫灌注是在子宫舒张期），胎儿发生缺血缺氧有关。椎管内镇痛使产妇循环中肾上腺素的水平突然降低，肾上腺素通过激动 β_2-肾上腺素受体发挥抑制宫缩的作用，因此，肾上腺素水平的下降可能导致子宫收缩过频及子宫胎盘灌注减少。胎儿心动过缓首先通过一系列宫内复苏的保守治疗来处理。①治疗产妇低血压：改变产妇体位以缓解腹主动脉和下腔静脉的压迫、静脉输液、应用升压药；②给产妇吸氧；③抑制过强的子宫收缩：停止给予外源性缩宫素，持续的子宫收缩过频可以通过特布他林皮下注射（0.25mg）、硝酸甘油静脉注射（50~100μg）或舌下含服（400~800μg）来治疗；④胎儿头皮刺激。如果宫内复苏无效，需要产科医师及时启动即刻剖宫产流程。

六、尿潴留

膀胱和尿道括约肌受下胸段和上腰段交感神经纤维以及骶尾部副交感神经支纤维的支配。椎管内使用局麻药阻滞骶部神经根，可能影响膀胱逼尿肌和内外括约肌的功能，引起尿潴留。椎管内使用阿片类药物抑制逼尿肌收缩，并通过抑制骶尾部副交感神经的传出以减少尿急的感觉。目前还不清楚什么程度的椎管内镇痛会引起分娩过程中尿潴留，没有进行椎管内镇痛的产妇也经常需要导尿。观察性的研究提示，椎管内镇痛的产妇产时及产后尿潴留发生率高于非椎管内镇痛或未进行镇痛的产妇，然而，是否存在因果关系目前尚不清楚。行椎管内镇痛的产妇应定期评估尿潴留，特别是出现爆发痛时，应注意鉴别诊断。多数产妇当膀胱充满时可以自行排尿，但有些可能需要导尿。

七、产间发热

无论是前瞻性观察性研究还是随机对照研究都显示，与未接受硬膜外镇痛的产妇相比，接受硬膜外镇痛的产妇发热（体温 >38℃）的发生率增加，报道的发生率为 1%~46% 不等。硬膜外分娩镇痛引起的发热病因并不清楚，和感染似乎无关，因为预防性应用抗生素并不能降低发热的发生率。目前认为发热可能与非感染性炎症反应有关，在这些发热的产妇中，炎症因子 IL-6 的基线水平较未发热产妇高，最终的 IL-6 水平与硬膜外镇痛的持续时间相关。对于体温升高的产妇,需加强监测,包括产妇体温和胎心率。可通过改善产房室温及物理降温等措施来控制产妇体温。物理降温的措施主要包括大血管处冰袋降温、头部冷敷降温、温水擦浴降温等,以上措施仍不能控制发热,必要时应用药物降温。对于发热的产妇,需要检查血常规、C反应蛋白和降钙素原等来判断是否需要抗生素治疗。持续发热时,产科医师需评估阴道分娩条件,必要时和产妇及家属沟通相应的产科处理。

八、呼吸抑制

无论何种给药途径,给予阿片类药物都可能发生呼吸抑制,并且是剂量依赖性的。椎管内给予阿片类药物引起呼吸抑制的危险因素包括药物的选择和剂量,与静脉给予阿片类药物和其他中枢神经抑制剂之间的相互作用。美国麻醉科医师协会关于预防、监测和管理椎管内阿片类药物相关呼吸抑制的临床指南规定,椎管内注射脂溶性阿片类药物后,最初20分钟应持续监测,之后每小时应监测一次,至少2小时,持续输注时也应至少每小时监测一次呼吸。椎管内注射亲水性药物如吗啡,呼吸抑制是迟发性的,药物会停留在脑脊液中几个小时后向头侧迁移到达呼吸中枢,因此注射药物6~12小时后可能发生呼吸抑制。阿片类药物的剂量对呼吸抑制的发生起决定性作用,如果在椎管内应用阿片类药物前胃肠外已经使用了该类药物,呼吸抑制的风险就更大,需避免这种情况。

九、意外穿破硬脊膜

有研究显示意外穿破硬脊膜的发生率是1.5%,分娩镇痛期间意外穿破硬脊膜的高危因素主要有产妇在穿刺过程中高度紧张或由于疼痛不能配合、反复的腰椎穿刺、产妇体重指数过大等(表16-6-1)。

表16-6-1 意外穿破硬脊膜的高危因素

确定的危险因素	不确定的危险因素
操作过程中产妇高度紧张	医务人员经验水平
由于疼痛不能配合麻醉科医师操作	妊娠本身
高体重指数	疲劳、睡眠不足或夜间工作
脊柱及椎间隙异常	
多次腰椎穿刺	

有研究表明,意外穿破硬脊膜后,阴道分娩改剖宫产并不能显著降低硬脊膜穿破后头痛(post-dural puncture headache,PDPH)的发生率,因此分娩镇痛意外穿破硬脊膜后,不需要更改分娩方式。麻醉科医师可以按蛛网膜下隙注药方案实施镇痛或重新选择上一间隙穿刺行硬膜外镇痛,首次剂量分次注药,严密观察生命体征变化,备好急救物品、药品,加强镇痛期间管理。特别在产妇改紧急剖宫产的情况下,应做好交接班,最好有明显的标记,以免注入高浓度局麻药时,发生全脊麻。分娩过程中,产妇应避免下床活动、使用分娩球、长时间截石位及过度增加腹压等,以减少脑脊液的外漏。硬脊膜穿破后PDPH的发生率高达50%。因此,在发生意外硬脊膜穿破时,麻醉科医师应严密观察,积极预防处理PDPH的发生。

PDPH具有自限性,因此首选保守治疗,保守的治疗措施包括使用腹带、卧床、适当补液等,对严重头疼产妇应口服镇痛药如NSAIDs、对乙酰氨基酚或阿片类药物等对症治疗。有研究表明,加巴喷丁、普瑞巴林和氨茶碱治疗PDPH是有效的。如保守治疗无效,可以考虑抽产妇静脉血进行硬膜外血补丁治疗,血补丁的最佳容量是20ml,但如果在缓慢硬膜外注射过程中产妇主诉背痛,则应停止注入。

十、局部麻醉药全身中毒反应

由于椎管内分娩镇痛使用的是低剂量局麻药,因此极少发生局部麻醉药全身中毒反应。如果产妇出现了局部麻醉药中枢神经系统中毒的症状和体征,应立即停止注入局部麻醉药物,使用苯二氮䓬类药物治疗抽搐发作,同时给氧,严密观察产妇生命体征变化。如出现局部麻醉药心血管毒性反应,应启动复苏流程,静脉用 20% 脂肪乳剂是局部麻醉药心血管毒性反应的有效解毒剂,可及时使用。根据产妇和胎儿情况,必要时考虑行紧急剖宫产终止妊娠,并开始新生儿复苏。

十一、高位脊髓阻滞

高位脊髓阻滞见于以下几种情况:高剂量局麻药误入蛛网膜下隙或硬膜下腔;硬膜外隙注射过高剂量的局麻药;硬膜外导管移行到蛛网膜下隙或硬膜下腔;局部麻醉药通过硬膜外穿刺针在硬脊膜上造成的破孔进入蛛网膜下隙,导致高平面阻滞。临床表现包括躁动、严重低血压、呼吸困难、失声、意识丧失。症状通常出现在意外鞘内注射几分钟内,但也可能发生在硬膜外或意外的硬膜下腔注射后 10~25 分钟。因此椎管内注射局麻药后,麻醉科医师应密切观察产妇是否有高平面阻滞的表现。成功置管后给予适当的试验剂量,并仔细评估产妇对试验剂量的反应,将风险降到最低。当发生高位脊髓阻滞时应立即给予呼吸与循环支持,加强生命体征的观察,随时启动心肺复苏流程。

临床病例 1

患者:女,33 岁,身高 164cm,体重 74kg,BMI 27.5kg/m²。

主诉:停经 39^{+1} 周,下腹坠胀 2 小时。

现病史:自然受孕,规律产检。14:00 自觉下腹部有坠胀感,伴有不规律宫缩,少量见红,无流液,胎动好,急诊推床入院。

既往史:3 年前行子宫下段剖宫产术,平素体健,无传染病史、过敏史、家族遗传史。

既往孕产史:孕 2 产 1,3 年前阴道试产过程中因"胎儿宫内窘迫?"行剖宫产术,娩出一女婴。余无不良孕产史。

查体:T 36.5℃,P 90 次/min,R 22 次/min,BP 127/74mmHg。腹部膨隆,规律宫缩,胎心 138 次/min。内诊:宫颈居中、薄、软,宫口开大 1cm,先露头,S-2。

辅助检查:血常规、凝血功能无异常。宫内超声示:晚孕,单活胎,头位,胎盘成熟度Ⅱ⁺,胎儿体重 3 100g,胎心监测未见异常。

产妇规律宫缩,经产科医师评估可以阴道试产,进入产房待产,宫缩时疼痛剧烈,VAS 评分 9 分,产妇难以忍受,要求分娩镇痛。

(一)分娩镇痛前准备

常规评估产妇,查看实验室检查结果,充分告知风险,并签署分娩镇痛知情同意书,拟实施连续硬膜外分娩镇痛。

(二)分娩镇痛的实施

1. 开放静脉及生命体征监测 开放上肢静脉通道,持续输注乳酸林格液 500ml,连续监测生命体征、胎心及宫缩。

2. 硬膜外穿刺置管 产妇移至分娩镇痛操作间,取左侧卧位,确定穿刺点,严格消毒后,行 L₂₋₃ 间隙穿刺,生理盐水测试阻力消失明显,向头端置入硬膜外导管,留置 3cm,妥善固定。回抽无血和脑脊液后,经硬膜外导管给予试验量 1.5% 利多卡因 3ml(含 1:20 万肾上腺素),观察 5 分钟无腰麻征象及明显心率增快、血压升高等体征后,连接产妇自控镇痛泵。

3. 硬膜外镇痛泵的设置 硬膜外镇痛泵的注药方式为脉冲式,内含 0.08% 罗哌卡因 +0.4μg/ml 舒芬太尼。镇痛泵设置为首剂 5ml,脉冲剂量 10ml/h,单次追加剂量 5ml,锁定时间 30 分钟。

4. 镇痛过程 硬膜外首剂注入 15 分钟后,VAS 评分降至 3 分以下。2 小时后,VAS 评分为 5 分,产妇自控镇痛效果无明显改善,关停硬膜外镇痛泵,予 0.125% 罗哌卡因 +0.4μg/ml 舒芬太尼 10ml,15 分钟后疼痛明显缓解,1 小时后重启硬膜外镇痛泵,此后 VAS 评分无高于 3 分时段。该产妇实施全程分娩镇痛,镇痛泵一直维持至分娩结束。

(三)分娩镇痛的结束和随访

1. 胎儿娩出后产妇在产房观察 2 小时,无异常阴道出血后拔除硬膜外导管,送回病房。

2. 第 2 天随访 下肢感觉运动无异常,无瘙痒、恶心呕吐、发热、尿潴留等不良反应。

相关要点及解析

1. 瘢痕子宫阴道试产的适应证 瘢痕子宫妊娠是子宫破裂的常见原因,在妊娠晚期或分娩期由于子宫压力的增高,可使子宫瘢痕处破裂。瘢痕子宫妊娠发生子宫破裂与前次剖宫产的方式、前次手术伤口的愈合情况、瘢痕厚度、剖宫产术后间隔时间等因素有关。因此,在评估瘢痕子宫产妇是否合适阴道试产时,需要综合考虑以上因素。瘢痕子宫阴道试产的适应证包括以下各个因素:上一次剖宫产切口在子宫下段,是横切口;术中无切口撕裂、术后切口愈合好且无感染;上一次剖宫产距此次妊娠时间 2 年以上(研究表明子宫瘢痕愈合最佳时期是术后 2~3 年,其间子宫瘢痕肌肉化处于最佳状态、弹性最好,之后瘢痕组织会随着时间推移而逐渐失去弹性);二次妊娠临产时不存在上一次剖宫产指征,且此次无新的剖宫产指征;无其他妊娠合并症;产前超声扫描测量子宫下段瘢痕厚度在 3mm 以上,无瘢痕缺陷;孕妇及家属了解阴道试产与剖宫产的利弊,自愿选择阴道试产;医疗机构具有良好的监护设备,具备随时手术、抢救、输血的条件。

2. 瘢痕子宫产妇的分娩镇痛 瘢痕子宫阴道试产的产妇能否使用分娩镇痛一直是产科医师热议的话题。随着瘢痕子宫阴道试产的开展和分娩镇痛率的提高,瘢痕子宫阴道试产的分娩镇痛也在逐步提高。产科医师担心疼痛的减轻会掩盖子宫破裂的临床症状也是一个原因。随着产科监测设备的逐步完善,瘢痕子宫阴道试产的产妇也将越来越多的享受到分娩镇痛。瘢痕子宫一直不是分娩镇痛的禁忌证,相反瘢痕子宫阴道试产的产妇应比正常分娩的产妇更早的接受椎管内分娩镇痛。当出现意外情况时可以直接通过硬膜外导管追加局麻药物,从而缩短从决定剖宫产到胎儿娩出的时间,提高母婴安全性,减少全身麻醉下剖宫产对母婴的风险。

临床病例 2

患者:女,28 岁,身高 160cm,体重 72kg,BMI 28.1kg/m^2。

主诉:停经 37^{+6} 周,血糖高 2 个月,胎动频繁 1 天。

现病史:因"双侧输卵管通而不畅"在我院行胚胎移植术,停经早期经过顺利,规律产检,产前检查无异常。10:30 自觉下腹部有坠胀感,未见红,无阴道流水,入院观察。

既往史:3 年前因"稽留流产"检查发现"抗磷脂综合征",口服硫酸羟氯喹治疗 2 年后停药。此次胚胎移植前半年服用硫酸羟氯喹至孕 15 周,胚胎移植术前 1 周口服阿司匹林至今,50mg/d,胚胎移植术当天开始使用低分子量肝素(low molecular weight heparin,LMWH)至今,2 500U/d。否认有高血压、糖尿病病史。

既往孕产史:孕 1 产 0,三年前"稽留流产"1 次,后未避孕一直未孕,此次妊娠为胚胎移植术后。

查体:T 36.5℃,P 85 次/min,R 21 次/min,BP 124/75mmHg。常规体格检查和产科检查无特殊,

皮下无出血。

辅助检查:血常规、心脏彩超、宫内超声及胎心监测等无异常。凝血功能检查示:纤维蛋白原4.483g/L,凝血酶时间23秒。超声示:胎盘位置后壁,成熟度Ⅱ,单胎,头位,估计胎儿大小2750g。

诊断:妊娠糖尿病A₂级,珍贵儿(胚胎移植术后),抗磷脂综合征,二胎零产,左枕前,孕37⁺¹周。

产妇要求阴道试产,现规律宫缩,宫口1cm,进入产房待产。疼痛剧烈,VAS评分9分,产妇难以忍受,强烈要求分娩镇痛。

（一）分娩镇痛前准备

1. 麻醉前准备　询问病史,查看实验室检查结果,拟实施静脉分娩镇痛。告知产妇分娩镇痛方案、镇痛质量评估及注意事项,指导产妇正确使用静脉分娩镇痛泵,签署分娩镇痛知情同意书。

2. 多学科协作　助产士指派专人实施一对一助产护理,告知产科医师和助产士拟实施的镇痛方案、镇痛过程中的关注重点及注意事项。

3. 拟定分娩镇痛方案　该产妇妊娠后联合使用阿司匹林和低分子量肝素至今,拟对该产妇实施CI+PCIA静脉分娩镇痛。

（二）分娩镇痛的实施

1. 开放静脉及生命体征监测　开放上肢静脉通道,连接三通管,将乳酸林格液调至适当滴速,鼻导管吸氧(2L/min),持续生命体征监测及胎心监测。

2. 镇痛泵的配制及参数设置　瑞芬太尼2mg加生理盐水配制至200ml(10μg/ml瑞芬太尼)。镇痛泵设置为CI+PCIA,持续量11ml/h,单次量2ml,锁定时间2分钟。

3. 镇痛过程　连接静脉镇痛泵后首先给予一次PCIA,30分钟后VAS评分为4~5分,按压次数减少,此后一直维持在此水平。镇痛过程中有一过性的SpO₂降低和轻度嗜睡,均发生在按压后,最低SpO₂为95%,唤醒后SpO₂达100%。

4. 镇痛管理　指定助产士一对一管理,发现嗜睡或SpO₂降低随时叫醒产妇。镇痛过程中严密监测产妇生命体征,监测胎心、宫缩情况,并详细记录。

5. 不良反应　分娩期间未见瘙痒、恶心呕吐、低血压及胎心率异常等,有轻度呼吸抑制,唤醒后可自行消失,未进行特殊处理。

（三）分娩经过

1. 产程时间　第一产程8小时30分钟,第二产程1小时15分钟,第三产程15分钟。

2. 胎儿情况　女婴,1分钟、5分钟Apgar评分为9分、10分,体重2830g。

（四）分娩镇痛的结束和随访

1. 胎儿娩出后1小时关停静脉镇痛泵,产妇在产房继续观察1小时,经麻醉科医师评估,患者完全清醒,无呼吸抑制风险后送回病房。

2. 第2天随访　无瘙痒、恶心呕吐等不良反应,镇痛效果满意。

相关要点及解析

1. 椎管内分娩镇痛与肝素　产科病人最常用的抗凝剂是普通肝素和LMWH,如果产妇应用<5000U的预防剂量的普通肝素,行椎管内分娩镇痛的出血风险较低,>15000U的普通肝素会导致出血风险明显增加。无论是皮下预防还是静脉治疗剂量,都应在行椎管内分娩镇痛前4小时停用并监测活化部分凝血酶原时间(activated partial thromboplastin time,APTT)正常。行椎管内分娩镇痛前,预防剂量的LMWH需停药至少12小时,治疗剂量的LMWH需停药至少24小时。椎管内分娩镇痛12小时内,不建议重启LMWH治疗。若椎管内穿刺较困难,患者出血偏多,LMWH需延迟到24小时启用。

2. 静脉分娩镇痛不良反应与防护　瑞芬太尼静脉分娩镇痛除了产生由阿片类药物引起的一般不良反应，如恶心、呕吐、瘙痒等以外，还增加呼吸抑制、镇静和眩晕的发生率，但并不导致其他严重的不良反应。静脉单次给予 0.5μg/kg 瑞芬太尼后 30 秒开始出现呼吸抑制，2.5 分钟时达到峰值。与哌替啶相比，瑞芬太尼引起胎心率和新生儿 Apgar 评分异常等不良反应更少，这可能是由于其作用时间较短的缘故。镇静和眩晕较为常见但不甚严重，产妇仍然清醒并具备应答能力。静脉分娩镇痛时应严密、连续监测 $P_{ET}CO_2$、SpO_2，实行一对一助产士陪伴，防止发生呼吸抑制的风险。必要时应对瑞芬太尼静脉分娩镇痛的产妇给予氧气吸入，对缺氧的病例给予 2L/min 经鼻导管吸氧可有效恢复 SpO_2。

临床病例 3

患者：女，30 岁，身高 158cm，体重 93kg，BMI 37.3kg/m^2。

主诉：停经 40^{+2} 周，感胎动 4 个月余。

现病史：自然受孕，妊娠经过顺利，规律产检，产前检查无异常。9:00 自觉下腹部坠胀感，有不规律宫缩，遂来院待产，产程中无阴道出血及流液，胎动无异常。

既往史：平素体健，无麻醉手术史，无传染病接触史，否认有过敏史及家族遗传史。

既往孕产史：孕 1 产 0，无不良孕产史。

查体：T 36.2℃，P 82 次/min，R 19 次/min，BP 119/77mmHg。常规体格检查未见阳性体征，产科专科检查无异常。

辅助检查：血常规、凝血功能正常。产科超声示：晚孕，单胎，头位，胎心监测未见异常。

现产妇宫缩逐渐规律，疼痛剧烈，产妇难以忍受，要求分娩镇痛。

（一）分娩镇痛前准备

经产科医师评估可行阴道试产，现产妇规律宫缩，宫口 2cm，胎心监护无异常。查看实验室检查结果无异常，签署分娩镇痛知情同意书，拟行连续硬膜外分娩镇痛。

（二）分娩镇痛的实施

1. 穿刺前的准备　常规开放静脉通道，监测产妇生命体征及胎心。

2. 硬膜外穿刺置管　患者取左侧卧位，常规消毒，拟行 $L_{2~3}$ 间隙穿刺，麻醉科医师在操作过程中发现意外穿破硬脊膜，有少量脑脊液经硬膜外穿刺针流出。遂退出硬膜外穿刺针，调整穿刺角度，谨慎进针，顺利进入硬膜外隙，向头端置管 4cm，妥善固定。

3. 意外穿破硬脊膜后的镇痛处理　回抽硬膜外导管无血和脑脊液后，经导管注入试验量（含 1:20 万肾上腺素的 1.5% 利多卡因 3ml），观察无腰麻体征和误入血管。注入 0.08% 罗哌卡因 +0.4μg/ml 舒芬太尼 15ml，分 3 次注入，间隔 5 分钟。密切关注产妇 VAS 评分、麻醉平面及 Bromage 运动阻滞评分。如无运动阻滞和麻醉平面过高可在 1~1.5 小时后连接产妇自控镇痛泵。镇痛泵设置为，脉冲剂量 10ml/h，单次追加剂量 5ml，锁定时间 30 分钟。镇痛泵内含 0.08% 罗哌卡因 +0.4μg/ml 舒芬太尼 120ml。

4. 镇痛过程　硬膜外注入镇痛药物 10 分钟后，麻醉平面达 T_{10}，VAS 评分 3 分，此后一直维持在此水平。

5. 镇痛管理　密切监护产妇生命体征，持续监测胎心、宫缩。重点关注感觉阻滞平面、Bromage 运动阻滞评分、VAS 评分并详细记录。

（三）分娩经过

1. 产程时间　第一产程 11 小时 20 分钟，第二产程 1 小时 45 分钟，第三产程 15 分钟。

2. 胎儿情况　男婴，1 分钟、5 分钟的 Apgar 评分为 10 分、10 分，体重 3 850g。

（四）分娩镇痛结束和随访

1. 胎儿娩出后　产妇在产房常规观察2小时,保留硬膜外导管,拔除硬膜外镇痛泵,妥善固定,送回病房,嘱其去枕平卧,禁止下床活动。

2. 第2天随访　下肢感觉运动正常,半卧位后有轻微头痛,平卧后好转,予氟比洛芬酯50mg静注,拔除硬膜外导管,嘱多喝水,严格卧床。

3. 第3天随访　产妇诉半卧位时头痛症状减轻,但仍有不适。

4. 第4天随访　产妇短时间下床活动后无明显不适,嘱其出院。电话随访7天后完全恢复正常。

（五）小结

1. 本例产妇体重指数（BMI）较大,加之穿刺时产妇疼痛难耐导致意外穿破硬脊膜。意外穿破硬脊膜后如无产科因素可继续阴道试产,无须更改分娩方式。意外穿破硬脊膜后可调整硬膜外进针方向在原间隙谨慎穿刺置管,或在上一间隙穿刺置管,继续行连续硬膜外分娩镇痛。首次剂量宜采用"滴定疗法",分次给药,密切关注麻醉平面和运动神经阻滞程度,警惕硬膜外镇痛药从破损的硬脊膜渗漏至蛛网膜下隙,可酌情减少硬膜外镇痛药物容量,依据VAS评分实施个体化镇痛方案。

2. 本例产妇在分娩过程中应避免下床活动、使用分娩球、长时间截石位,避免长时间屏气,过度增加腹部压力,以免增加脑脊液外漏。麻醉科医师应告知产科医师和助产士镇痛过程中的穿刺情况。严格执行交接班,详细告知接班医师处理情况。在产妇床头及镇痛泵贴注明显的标识。有轻度低颅压症状的产妇可正常出院,嘱其多喝水,避免长时间下床活动,可在麻醉门诊随访。

相关要点及解析

1. 意外穿破硬脊膜与头痛　意外穿破硬脊膜的一种常见并发症是PDPH,其危险因素主要包括女性、年龄、穿刺针的垂直斜面方向、有无PDPH既往史、反复硬膜外穿刺、穿刺针规格与设计和妊娠,这些因素与PDPH的发生显著相关。脑脊液漏被认为是导致PDPH的主要原因,不同技术已被应用来减少脑脊液漏,小尺寸的脊髓穿刺针、平行斜面方向、硬脊膜穿破后使用液体对抗阻力损失和预防性使用硬膜外血补丁都是减少PDPH的预防因素。在治疗方面,对症治疗,鞘内注射生理盐水、可重复应用的硬膜外血补丁和代偿性的鞘内置管给予药物或液体都是治疗PDPH的手段。

2. PDPH与硬膜外血补丁　理论上,硬膜外血补丁通过增加脑脊液压、刺激纤维蛋白和血小板形成而产生作用,其次,注入硬膜外隙的血液发生凝结,通过封闭破孔继而防止脑脊液漏发挥填塞作用。硬膜外血补丁操作的禁忌证如下:

（1）一般绝对禁忌证包括:①患者拒绝;②凝血障碍;③抗凝治疗;④注射部位皮肤感染;⑤腰部局限性脓毒症;⑥颅内压增加;⑦血容量不足;⑧不能解释的神经症状;⑨活动的神经系统疾病;⑩全身脓毒症。

（2）一般相对禁忌证包括:①不能合作;②既往存在的神经系统疾病;③固定的心输出状态;④脊柱解剖异常;⑤预防性低剂量肝素。

（3）特殊禁忌证:①白细胞计数增加和发热;②伴有其他细菌或病毒性疾病的人类免疫缺陷病毒阳性患者;③肿瘤(此类患者实施硬膜外血补丁潜在增加肿瘤细胞沿轴索播种的机会)。

思考题

1. 简述药物性分娩镇痛的分类及其常用药物。

2. 简述椎管内分娩镇痛的方法及其常规用药方案。

3. 简述椎管内分娩镇痛常见并发症有哪些？在分娩镇痛过程中,出现并发症时如何处理?

4. 如何为有椎管内穿刺禁忌证的产妇实施分娩镇痛?

(雷黎明　沈晓凤)

推荐阅读

［1］ 姚尚龙,沈晓凤.分娩镇痛技术与管理规范.北京:科学技术文献出版社,2020.

［2］ 中华医学会麻醉学分会产科学组.分娩镇痛专家共识(2016 版).临床麻醉学杂志,2016,32(8):816-818.

［3］ COLLIS RE,BAXANDALL ML,SRIKANTHARAJAH ID,et al. Combined spinal epidural analgesia with ability to walk throughout labour. Lancet,1993,341(8847):767-768.

［4］ HAWKINS JL. Epidural analgesia for labor and delivery. N Engl J Med,2010,362(16):1503-1510.

［5］ HEESEN M,BÖHMER J,KLÖHR S,et al. The effect of adding a background infusion to patient-controlled epidural labor analgesia on labor,maternal,and neonatal outcomes:a systematic review and meta-analysis. Anesth Analg,2015,121(1):149-158.

［6］ LIKIS FE,ANDREWS JC,COLLINS MR,et al. Nitrous oxide for the management of labor pain:a systematic review. Anesth Analg,2014,118(1):153-167.

第五篇

剖宫产麻醉

第十七章

剖宫产麻醉概况

■ 本章要求

1. 掌握剖宫产的常用麻醉方法。
2. 熟悉目前国内剖宫产麻醉的现状及热点问题。
3. 了解剖宫产麻醉的发展变迁。

剖宫产术是解决难产、产科合并症,挽救产妇和围产儿生命的有效手段,而麻醉是开展这类手术并保障孕产妇/胎儿安全的基本条件。随着麻醉药物及技术的发展,以及对孕妇胎儿病理生理的深入了解,麻醉方式在不断改进优化。本章主要就剖宫产麻醉的历史及现状作一简要介绍。

第一节　剖宫产麻醉的发展史

在剖宫产术出现和发展的过程中,麻醉技术也在争论中不断改进优化,有多种麻醉方式可用于剖宫产术,我们应对不同历史时期麻醉的发展变迁有所了解。

一、剖宫产术简介

剖宫产术是医学发展史上最古老的外科手术,早在公元前,罗马帝国即颁布了关于剖宫产的法令:孕妇在妊娠后期死亡或行将死亡时,医生必须将胎儿从母亲的腹中取出;公元 15 世纪,医生开始对难产的产妇施行剖宫产术,并取得了初步成功;1892 年,剖宫产术在中国出现。剖宫产术系由英文 cesarean section 翻译而来,是通过手术在保证母亲安全的前提下,使胎儿安全娩出或避免胎儿损伤。但国内外对其定义较笼统,我国江森教授 1978 年倡议"凡诊断为 28 周以上的妊娠而行剖腹、切开子宫,娩出胎儿"为剖宫产术。

剖宫产的手术指征取决于孕妇、胎儿及社会因素等,按手术时机可分为:

(一) 择期剖宫产

孕妇有剖宫产指征,但尚未临产,暂时无母婴危害,具备选择最佳时机的剖宫产。如产妇骨盆狭窄、产道异常、双胎或多胎及胎儿巨大等。

(二) 急诊剖宫产

孕妇或胎儿病情严重,从决定剖宫产术到胎儿娩出需在 <75 分钟内完成。如前置胎盘反复阴道流血、胎盘早剥、各种原因产程无进展、胎儿窘迫及先兆子宫破裂等情况均应行急诊剖宫产手术。

(三) 紧急剖宫产

也称为抢救剖宫产。指病情危重,危及孕妇及胎儿安全,从决定剖宫产术至胎儿娩出需在 <30 分钟内完成,甚至几分钟内完成。如脐带脱垂、子宫破裂、胎儿窘迫及胎盘早剥等。

（四）围死亡期剖宫产

对于濒临死亡及心搏骤停的孕 28 周以上的孕妇进行紧急剖宫产,以利于母体实施心肺复苏和胎儿的抢救。对此类孕妇,需把握黄金 5 分钟原则,即心肺复苏开始 5 分钟内取出胎儿,若预见的母体无生存机会(严重创伤),则需更早实施剖宫产。

了解剖宫产的手术指征及手术时机对麻醉科医师选择麻醉方式至关重要。

二、剖宫产麻醉的发展

剖宫产麻醉在技术上并不十分复杂,但关系母婴两者的生命安危,风险较大。自 1847 年 James Y. Simpson 首先应用乙醚用于分娩镇痛以来,产科麻醉一直存在争论和分歧,焦点在于麻醉对产妇的安全性和对胎儿/新生儿的影响。

目前,适用于剖宫产的麻醉方式有全身麻醉、椎管内麻醉(蛛网膜下隙麻醉、硬膜外麻醉、腰麻—硬膜外联合麻醉)、局部浸润麻醉。

（一）全身麻醉

全身麻醉用于剖宫产历史悠久,也曾是剖宫产麻醉的首要技术,早在 19 世纪,乙醚吸入麻醉就被应用于剖宫产。全麻起效迅速,效果可靠,实施方便。但在早期全身麻醉下剖宫产的孕产妇及新生儿病死率极高,主要原因为新生儿出现不同程度的缺氧或肺误吸,以及新生儿受到药物的影响等。国外一项资料显示,1979—1990 年,美国剖宫产麻醉中全身麻醉占 41%,区域阻滞 55%;而麻醉相关的产妇死亡中,全身麻醉占比 52%,主要是呼吸道管理的问题;其他发生率较高的并发症还有术中知晓、反流误吸及产后出血等。曾经应用于全身麻醉的药物有吸入麻醉药氯仿、环丙烷、氟烷及氧化亚氮等;静脉麻醉药有硫喷妥钠及其他巴比妥酸盐等。20 世纪 50 年代,发现肌肉松弛药(右旋筒箭毒碱)几乎不通过胎盘屏障,并开始在麻醉诱导前放置胃管排空胃内容物。随着认识的深入,各类气道管理工具及新型药物的使用,剖宫产全麻安全性逐渐提高。现今椎管内麻醉技术发展成熟,剖宫产全身麻醉的比例明显下降,20 世纪 90 年代,在美国全麻占比约为 16%。现今,全麻在剖宫产麻醉的整体比例为 3%~5%,而在急诊剖宫产中占 13%~15%,在紧急剖宫产中占比更高。近期由于我国"三孩"政策的实施,高龄及高危产妇的增加,使全麻比率明显上升。

（二）椎管内麻醉

椎管内麻醉源于 20 世纪 40 年代,但由于局部麻醉药、穿刺技术及工具局限等,使得局麻药中毒和麻醉平面过高引起的呼吸循环抑制等并发症发生率较高,导致了较高的麻醉相关死亡率,从而限制了这一技术的广泛应用。1984 年,美国 FDA 批准硬膜外 0.75% 丁哌卡因用于产科麻醉,而后罗哌卡因问世,加之穿刺技术和器具的进步,使得此后数十年中,椎管内麻醉在剖宫产中逐渐占据统治地位。1990 年后,椎管内麻醉在剖宫产麻醉中占比达 80% 以上。由于硬脊膜穿破后头痛发生率较高,硬膜外阻滞一度占主导地位。但随着腰麻穿刺针的改进,使硬脊膜穿破后头痛发生率下降至 1% 以下,2001 年后,蛛网膜下隙麻醉慢慢成为剖宫产手术主导的麻醉方式。

1. **蛛网膜下隙麻醉**　通过向蛛网膜下隙内注射药物,可快速获得确切的麻醉效果,也称腰麻。腰麻并发症少,患者感觉舒适,同时具备局部麻醉药用量少,局部麻醉药吸收入母体循环最少的特点,从而使胎儿对局部麻醉药的暴露概率降至最低。目前最常用的为单次腰麻技术,但缺点是作用时间有限,为了弥补这个不足,连续腰麻技术问世并陆续开展,但其临床效果及由此带来的风险尚需进一步认证。腰麻的主要不良反应为低血压及腰麻后头痛。

2. **硬膜外麻醉**　硬膜外麻醉是在腰麻基础上发展起来的一种椎管内穿刺技术。随着腰麻的普及,硬膜外麻醉在择期剖宫产的应用有所下降,采用硬膜外麻醉实施分娩镇痛中转剖宫产,可直接应用留置的硬膜外导管实施剖宫产麻醉。与腰麻相比,硬膜外麻醉起效慢、用药量大、母体局麻药中毒及胎儿接触局部麻醉药风险高、并有可能出现阻滞不完善。但其最大的优点在于通过留置硬膜外导管加药,可以持续维持麻醉效果。主要并发症为局麻药中毒、全脊麻、硬膜外血肿、阻滞平面过高导致的呼吸循环抑制等。有报道显示,接受区域阻滞麻醉的产妇中,硬膜外麻醉相关并发症为腰麻的 2 倍。

3. 腰硬联合麻醉 既有腰麻起效迅速的优点,又可通过硬膜外导管持续给药来维持麻醉效果。如果预计手术时间较长的复杂剖宫产,可以选择腰硬联合麻醉。该技术可以分别在两个椎间隙操作,也可在同一椎间隙进行操作。与腰麻相比,腰硬联合麻醉并不能改善麻醉效果,但可以按需要延长麻醉作用时间;与硬膜外麻醉相比,则大大缩短了麻醉至切皮的时间,保障了麻醉效果。在腰硬联合麻醉基础上,又开发了一些不同的给药模式,以期达到更好的麻醉效果。如硬膜外容积扩散(epidural volume extension, EVE):蛛网膜下隙注药后,立即向硬膜外隙注入一定容积的任何液体(生理盐水或局部麻醉药),从而影响腰麻的阻滞平面及效果。序贯腰硬联合麻醉:有意降低蛛网膜下隙内注射药物剂量,使得麻醉所需阻滞平面必须通过硬膜外导管注射药物来扩展,据报道其优点在于血流动力学更稳定。

(三)局部浸润麻醉

对于有椎管内麻醉禁忌,而又有全麻顾虑的患者,在胎儿取出前常会应用局部浸润麻醉,既往在我国较常应用。局部浸润麻醉通常由产科医生实施,在没有进一步辅助麻醉的情况下,只有 37% 的患者能忍受手术。由于局部浸润麻醉无法阻滞内脏牵拉痛,而内脏牵拉痛可造成疼痛性休克,因此常需辅助吸入或静脉麻醉(如氯胺酮)进行补救。在使用过程中局部麻醉药用量过大也有引起母胎中毒的可能。

上述麻醉方法,在剖宫产麻醉发展的不同阶段,交替占有主导地位。美国疾控中心的数据显示,1979—1981 年,美国全麻产妇死亡率为椎管内麻醉的 2.3 倍。而 1985—1990 年,随着美国 FDA 批准 0.75% 丁哌卡因应用于产科椎管内麻醉,以及对于局麻药中毒的认识及处理的提高,椎管内麻醉开始在产科麻醉中占主导,而且椎管内麻醉的产妇死亡率下降,导致全麻产妇死亡率仍高于椎管内麻醉。1997—2002 年,随着困难气道用具和全麻技术的普遍提高,剖宫产全麻与椎管内麻醉产妇死亡率的差别无统计学意义。早期导致全麻高死亡率的数据准确性受到质疑:如早期全身麻醉可能被用于情况更紧急危重的产妇。现今气道工具和监测手段的改进,也大大降低了全麻剖宫产产妇的死亡率。为剖宫产手术选择最适合的麻醉药物取决于许多因素,不仅仅是孕妇及胎儿状况的紧急程度,而且还涉及产妇的医疗状况及任何特定技术的禁忌证等多方面因素。随着对母胎状况及风险和收益认识的进一步提高,加之产科技术也日臻完善,使得椎管内麻醉成为剖宫产术最常用的麻醉方式,而全身麻醉在剖宫产术麻醉中的安全性也被充分肯定。

第二节　剖宫产麻醉的现状

近年来,由于多方面因素,剖宫产率居高不下,且高危产科手术也不断增加,给麻醉科医师的工作带来了严峻挑战。麻醉科医师应熟悉目前麻醉发展的现状及热点,掌握不同麻醉方法的适应证、实施过程中的操作要点、各种麻醉药物的不同特性、麻醉并发症及常见的术后镇痛技术等。

一、剖宫产手术现状

世界卫生组织建议的剖宫产率为 10%~15%,但剖宫产率在过去几十年呈爆发式增加,尤其在发达国家,美国近年来总剖宫产率在 30% 左右,并有持续增长的趋势。导致剖宫产率增加的原因有产妇年龄增长、妊娠肥胖及要求增高,产妇合并症和产科临床实践改变(产钳使用减少和无指征的择期剖宫产)、诉讼增加等。在我国,由于"三孩"政策的实施,高龄、高危产妇增多,试管婴儿技术的发展使多胎产妇逐年增多。近年来,我国剖宫产率为 40% 左右,部分地区甚至高达 70%~80%,超出世界警戒线 3~5 倍之多。与经阴道生产相比,剖宫产术明显增加麻醉相关不良事件以及非麻醉相关围手术期并发症及死亡率。因此剖宫产手术的麻醉管理将会越来越受到重视。

二、剖宫产麻醉的现状

2010—2015 年,美国全麻剖宫产率为 5.8%,占紧急剖宫产的 14.6%,而我国大型妇产科专科医院,全麻剖宫产率为 2%~5%。目前国内剖宫产手术的麻醉方式以椎管内麻醉占主导,即采用腰硬联合麻醉技术,应用腰麻的麻醉效果完成手术,预防性置入硬膜外导管,灵活调整麻醉平面及时间,并可进行术后椎管内镇痛。近年来,随着我国高龄、高危孕妇的增加,全麻下剖宫产术亦有上升的趋势,而且多见于综合实力较强的医院及 ASA III 级以上的高危产妇。不断有新的技术在产科麻醉中充分应用和优化,剖宫产手术麻醉相关的热点问题主要集中在以下几个方面:

(一)腰麻在剖宫产术应用中的热点问题

1. 腰麻穿刺间隙　腰麻仍然是剖宫产麻醉的最主要方式之一。既往推荐腰麻穿刺点为 L_{2-3} 间隙,但研究发现,传统定位加人工触摸法确定脊椎间隙有一定的误差,尤其对于孕妇,由于其骨盆改变、肥胖及穿刺时体位的要求,实际穿刺间隙往往高于预判间隙,约 40% 的临床触摸法的定位比超声定位高 1 个节段以上;且脊髓圆锥低于 L_2 的比例为 5%,在 L_{2-3} 间隙行腰麻穿刺损伤脊髓圆锥的理论概率高达 4%~20%,腰麻穿刺点选择 L_{3-4} 椎间隙或以下更为安全。超声引导可视化技术可增加定位成功率,推荐尤其对于肥胖孕妇,选择超声定位椎间隙。

2. 腰麻药物的选择　在酰胺类局麻药中,罗哌卡因神经毒性最低,心脏毒性亦较低,并可产生显著的感觉—运动神经阻滞分离,加之其特殊的包装,应用于腰麻安全性更高。推荐腰麻下剖宫产术,蛛网膜下隙罗哌卡因的剂量为 10~13mg。同时,在蛛网膜下隙应用小剂量不含防腐剂的阿片类药物,可减少局麻药用量,并可改善和延长麻醉效果,提供完善的术后镇痛,降低恶心呕吐及寒战的发生率,缺点是增加瘙痒发生率。

3. 腰麻后低血压的治疗　腰麻最大的不良反应为低血压。麻黄碱曾是产科腰麻后低血压的一线用药,但可使产妇心率增快导致心肌耗氧量增加,以及容易通过胎盘进入胎儿体内,两者均可增加新生儿酸中毒的发生率。现在临床已将去氧肾上腺素作为低血压的一线治疗用药。去氧肾上腺素可提升血压、减慢心率、降低心肌耗氧,对胎儿影响小,可作为不伴心动过缓产妇的首选药物。去甲肾上腺素与去氧肾上腺素在剖宫产术腰麻中维持血压的效能相当,但去甲肾上腺素与去氧肾上腺素相比,能维持较高的心排血量和心率,两者对新生儿的其他评价指标无显著差异,对于去甲肾上腺素是否可能是去氧肾上腺素的合理替代,尚需进一步研究论证。此外,在蛛网膜下隙辅助应用不含防腐剂的小剂量阿片类药物,可在保证麻醉效果的同时,减少局部麻醉药用量,从而减少腰麻后低血压的发生。

4. 硬脊膜穿破后头痛的防治　硬脊膜穿破后头疼(post dural puncture headache,PDPH)是腰麻后常见的并发症,通过改变穿刺针的针头形状及型号可在一定程度上减少该类并发症。单纯腰麻包内的腰穿针为 22G,PDPH 发生率为 5.4%~26%,而 25G 穿刺针及笔式腰椎穿刺针(Sprotte,Whitacre)可使 PDPH 的发生率明显降低。国内常用的腰硬联合包内的腰穿针为 25G 笔尖式穿刺针,术后 PDPH 的发生率 <1%。因此临床上可应用联合包来操作,以减少术后头痛并发症。此外,蛛网膜下隙应用吗啡可预防头痛,静脉应用促肾上腺皮质激素或氨茶碱,均能在一定程度上降低硬脊膜穿破后头痛的发生率。

(二)全麻在剖宫产术中的应用

在过去 20 年,各类气道管理工具,新型药物的出现使全身麻醉的总体安全性明显改善。虽然较多研究显示:相对于区域阻滞麻醉,全麻发生严重的母体并发症的发生率更高,但这种比较是建立在不同麻醉选择适应证基础上,存在选择偏倚。目前认为,与区域阻滞麻醉相比,无适应证全麻的不良结局风险可能增加。现今,全身麻醉更多地被用于合并症较多的危重产妇或紧急剖宫产术产妇。

1. 全身麻醉药物的选择 长期以来,应用硫喷妥钠和琥珀酰胆碱实施快速序贯诱导气管插管一直是剖宫产全麻的标准方法。而现今丙泊酚、罗库溴铵、瑞芬太尼是产科全麻诱导时最常用的药物组合。虽然丙泊酚和瑞芬太尼均极易通过胎盘屏障,但胎儿对其具有很强的代谢能力。瑞芬太尼 2μg/kg 仅导致轻微的一过性新生儿呼吸抑制,但却可有效减弱产妇的心血管应激反应,因此可安全用于胎儿娩出前孕妇的麻醉诱导。丙泊酚注射剂量 <2.5mg/kg 或输注 <6mg/(kg·h),对新生儿评分无明显影响。罗库溴铵较大剂量起效迅速,且有特异性拮抗用药,因此可安全用于产科快速序贯麻醉诱导。但值得注意的是,对于应用硫酸镁治疗的妊娠高血压疾病产妇,肌松药的作用时间会明显延长。采用 MAC<0.75 的吸入麻醉药,能够保证新生儿安全的基础上维持麻醉深度,且不增加术后及产后出血,因此推荐 0.5MAC 的吸入麻醉药可用于产科全麻的维持。在全身麻醉过程中,主张复合用药,应用药物的最小有效剂量,避免单一用药过高透过胎盘屏障影响新生儿,尽量缩短诱导—胎儿娩出时间,一般 <10 分钟对新生儿没有不良影响。

2. 困难气道管理 产科气道管理一直以来都是麻醉科医师关注的重要问题,但近期一项大样本调查显示,产妇全身麻醉困难气道的发生率约为 0.4%,与普通人群没有区别。产妇困难气道更多与肥胖及合并阻塞性睡眠呼吸暂停综合征有关。随着对困难气道相关问题识别的增加,各类先进气道工具及药物的使用,以及困难气道处理流程的普及,相关并发症有减少的趋势。为了防止产妇反流误吸,推荐使用气管内插管。既往声门上气道装置(喉罩)在产科相对禁忌,仅用于困难气道的备选手段,不主张作为剖宫产全麻的常规气道维持工具。快速序贯诱导仍是麻醉诱导的首选,丙泊酚 + 罗库溴铵 + 瑞芬太尼是较好的药物组合。

3. 误吸的预防 既往认为孕妇胃排空时间延长,均应按饱胃患者处理,而现今研究结论不一致,认为仅肥胖及伴糖尿病的孕妇可能伴有胃排空延迟;进入产程的产妇,由于宫缩疼痛刺激,胃排空速度才会减慢;硬膜外分娩镇痛应用 >100μg 芬太尼可显著影响胃排空速度,需按饱胃患者处理。预防反流误吸的措施包括:术前 6 小时禁固体食物,2 小时禁清亮液体;术前应用药物以降低胃液酸度,并促进胃液排空,如柠檬酸钠、H_2 受体拮抗剂、甲氧氯普胺等;对饱胃患者应在插管后考虑置入胃管,在气管拔管前尽量吸尽胃内容物。而对诱导过程中是否需实施环状软骨压迫存在争议,焦点集中于按压是否有效,是否增加额外的不良反应等。

4. 术中知晓的预防 剖宫产全麻的术中知晓率为 0.9%~12%,与麻醉诱导及胎儿娩出前,因顾虑麻醉药及镇痛药对胎儿的影响,导致麻醉深度不够有关。推荐应用脑电双频指数(bispectral index,BIS)监测,维持 BIS 值 40~60。建议通过联合用药,维持足够的麻醉深度以避免术中知晓,使各类全麻药对新生儿的影响最小化。在妊娠期间药物剂量选择方面应因人而异,对于肥胖孕妇,推荐按标准体重计算给药量,而对于标准体重的孕产妇则按其实际体重给药。

三、多模式镇痛

剖宫产术后疼痛主要包括切口痛、宫缩痛、腰背痛和盆腔痛,麻醉科医师通过多模式镇痛来缓解产妇疼痛。多模式镇痛的理念体现在镇痛技术及镇痛药物的复合应用。近年来,随着切口局部浸润麻醉、腹横肌平面阻滞及腰方肌阻滞等镇痛技术的推广应用,剖宫产术后镇痛效果大大改善。上述神经阻滞方法的镇痛持续时间可达 6~12 小时,对宫缩及全身无影响。椎管内镇痛,如鞘内单次注射吗啡 50~100μg,镇痛可持续 9~26 小时,但国内因为尚无不含防腐剂的吗啡注射液,因此很少蛛网膜下隙内注射;硬膜外吗啡 1~2mg,亦可提供长时间的镇痛。此外,除了阿片类药物,其他全身性镇痛药物通过口服或静脉使用可有效缓解疼痛,如非甾体抗炎药(nonsteroidal antiinflammatory drugs,NSAIDs)和对乙酰氨基酚等。

四、促进剖宫产术后快速康复

近年来,加速产科术后康复理念在不断推广,以规范孕产妇围手术期的管理,孕产妇及新生儿的并发症发生率和死亡率逐渐降低。其措施涵盖术前、术中及术后全过程。具体包括完善术前准备,如宣教、术前禁食,术前2小时可饮用无颗粒碳水化合物饮料及优化术前血红蛋白;优化术中处理,如预防性应用抗生素、液体和血压管理、体温管理、降低围手术期恶心呕吐、子宫收缩剂使用及预防栓塞事件;加强术后恢复,如早期母婴接触、早期活动、早期进食水、控制血糖及多模式镇痛等综合措施。

思考题

1. 剖宫产手术常用的麻醉方法有哪些?现阶段主导的麻醉方式是什么?
2. 剖宫产腰麻及全身麻醉的热点问题有哪些?

（时文珠　米卫东）

推荐阅读

[1] CURTIS L.BAYSINGER.BRENDA A.BUCKLIN.DAVID R. 产科麻醉学.2版.陈新忠,黄绍强,主译.北京:中国科学技术出版社,229-247.

[2] SURESH MS.,SEGAL B.S,PRESTON RL.,et al. 施耐德产科麻醉学.5版.熊利泽,董海龙,路志红,译.北京:科学出版社,2018:147-177.

[3] DEVROE D,MARC V,REX S. General anesthesia for caesarean section. Current Opinion in Anaesthesiology,2015,28(3):240-246.

[4] LIM G,FACCO FL,NATHAN N,et al. A review of the impact of obstetric anesthesia on maternal and neonatal outcomes. Anesthesiology,2018,129:192-215.

[5] MARONGE L,BOGOD D. Complications in obstetric anaesthesia. Anaesthesia,2018,73(suppl.1),61-66.

[6] MASSOTH C,TOPEL L,WENK M. Hypotension after spinal anesthesia for cesarean section:how to approach the iatrogenid sympathectiomy. Current Opinion in Anaesthesiology,2020,33:291-298.

第十八章

术前准备

本章要求

1. 掌握剖宫产术前评估和准备的内容；术前禁食水原则；产前麻醉会诊的常见情况；剖宫产术前知情同意的告知内容。

2. 熟悉剖宫产围手术期血管活性药物的使用；剖宫产围手术期低血压的液体治疗；预防反流误吸的药物使用；剖宫产术前特殊监测的准备。

3. 了解胎心监护的原理、目的；异常的胎心监护；不同的胎心监护结果对剖宫产手术紧急程度的影响。

剖宫产产妇通常健康，只需常规准备，如常规病史及体格检查、必要的实验室检查、术前知情同意、风险评估和麻醉方案等。进入手术室后，需要再次确认必要的实验室检查结果、术前禁食禁饮细节、确保可靠静脉通路的建立、必要的血管活性药物准备以及一些特殊术前药（如抗生素）的使用。对于合并有其他基础疾病的患者，需要针对其特殊病史做出更多准备，这跟其他外科麻醉术前准备遵循相同原则。剖宫产术前还需重点评估胎儿是否合并胎儿窘迫等情况。

第一节 术前评估

术前评估是麻醉科医师根据产妇目前的一般情况、病史、体格检查、实验室检查和特殊辅助检查，再结合外科手术对产妇机体可能的病理生理影响对产妇耐受手术麻醉风险的程度做出评估，并根据评估结果制订术前进一步诊疗计划和麻醉管理方案的过程。术前评估是临床麻醉工作的重要环节，也是保障后续麻醉管理顺利完成的基础。

一、术前访视

所有产妇都有面临紧急剖宫产的潜在风险，所以麻醉科医师在初次接触产妇时，应尽快完善各项评估。合并重要器官系统疾病或病理产科的产妇，理想的麻醉前评估最好在妊娠中期或晚期进行，从而有相对充裕的时间进行必要的多科会诊或者有针对性地完善所需检查，进一步针对具体病例建立一个多学科协作团队，加强团队交流，提前制定好围产期抢救计划。表 18-1-1 列出了建议产前麻醉科会诊的常见情况。

表 18-1-1 建议产前麻醉科会诊的常见情况

产妇应在妊娠 32 周前进行麻醉会诊（如存在早产情况，应更早进行）
1. 心脏疾病
（1）瓣膜疾病（如主动脉瓣和二尖瓣狭窄、三尖瓣中-重度反流和肺动脉瓣狭窄）
（2）无心脏相关检查的胸痛史
（3）心律失常病史（特别是室上性心动过速、房颤、室性心动过速）

产妇应在妊娠 32 周前进行麻醉会诊（如存在早产情况，应更早进行）

（4）先天性心脏病

（5）安装有起搏器

（6）心肌病/特发性肥厚型主动脉瓣下狭窄

（7）肺动脉高压与艾森门格综合征

2. 肺部疾病

（1）哮喘—怀孕期间控制不良或恶化

（2）肺动脉高压

（3）其他影响日常生活能力的肺部疾病（如胸部手术、囊性纤维化、肿瘤等）

3. 神经系统疾病

（1）中枢神经系统问题，如动静脉畸形、动脉瘤、Arnold-Chiari 畸形、出血、肿瘤或其他占位性病变或脑室腹腔分流术后

（2）既往脊髓损伤

（3）多发性硬化症（影响日常生活能力评分）

（4）脊柱疾病或解剖异常：有症状的腰椎间盘突出或椎管狭窄、异物置入（如腰椎引流管、慢性疼痛的神经刺激器）、既往手术史（包括放置 Harrington 固定棒）、脊柱畸形、严重或轻微瘫痪、脊柱裂、神经纤维瘤病、严重影响日常生活能力的腰背痛

（5）影响日常生活能力评分的神经肌肉疾病（如多发性硬化症或重症肌无力）

4. 血液系统疾病

（1）血小板减少（计数 <100×10⁹/L）

（2）出血性疾病

（3）接受抗凝治疗

5. 严重肝肾疾病

（1）肾功能不全

（2）合并显著肝功能异常或凝血功能障碍的肝炎或肝硬化

6. 既往出现麻醉并发症或合并麻醉并发症危险因素

（1）气道问题（如困难插管、颌面部手术史）

（2）睡眠呼吸暂停

（3）既往神经阻滞困难或失败

（4）恶性高热

（5）对局部麻醉药或阿片类药物过敏

7. 可能会影响麻醉管理的产科情况

（1）胎盘植入

（2）瘢痕子宫

（3）前置胎盘

（4）妊娠期高血压疾病

（5）妊娠期间接受非产科手术

（6）计划剖宫产同时接受其他大的腹部手术

8. 可能影响麻醉管理的各种医疗情况

（1）重度肥胖

（2）头面颈部烧伤史

（3）器官移植史

（4）侏儒

（5）镰状细胞贫血

9. 慢性疼痛病史（包括长期疼痛门诊或神经科门诊复诊的患者）

10. 产妇本身存在特殊疑问或需求、严重焦虑

11. 拒绝输血（如有特殊的宗教信仰）

12. 阿片类药物滥用史

二、病史采集

术前访视产妇,应复习全部住院病史、现病史、既往史、手术史及麻醉类型、有无麻醉相关并发症、过敏史等。确认合并疾病的严重程度、疾病稳定性及治疗方案。同时要对各个器官系统进行全面回顾。例如,询问患者是否曾有心、肺、肝、肾或神经系统的疾病,是否有肿瘤、贫血或出血性疾病,是否由于任何原因住过院,近期或既往是否使用特殊药品等。系统回顾尤其有助于筛查出某些症状从而发现未曾诊断的疾病。妊娠糖尿病和妊娠期高血压疾病是妊娠期间常见的合并症,需要了解此类产妇术前血压、血糖控制情况,术前药物治疗情况,妊娠期高血压疾病尤其要了解孕期是否采用抗血小板或抗凝治疗,有无重要器官(如心脏和肾脏)受累。

除上述系统排查外,无论择期还是急诊剖宫产,即使在有限时间内,都应该重点了解产妇以下情况:既往妊娠和分娩史(包括分娩方式、分娩结局和麻醉史)、抗凝治疗史(包括抗凝原因、抗凝药物、抗凝时间、术前停药时间)、孕晚期活动耐量和心肺功能情况、困难气道史、脊柱畸形或手术史、过敏史。

三、体格检查

大多数产妇都是健康的育龄期女性,合并异常疾病者,仅占小部分,体格检查并不复杂。即便时间紧迫(如急诊剖宫产),麻醉前最基本的体格检查信息也应当进行采集:生命体征(血压、心率、呼吸频率、血氧饱和度)、身高、体重、气道情况、心肺系统情况和腰背部情况。

对麻醉科医师而言,了解气道情况是最基本和重要的部分,即使是择期剖宫产也存在突发情况需紧急全麻的风险,妊娠的生理改变导致孕产妇全呼吸道黏膜毛细血管充血扩张,声门口变小、舌体肥大和肥胖等因素增加了气管插管的困难性,因此术前完善的气道评估十分必要。

呼吸系统检查应包括听诊呼吸音,有无呼吸道不通畅或胸廓活动异常和畸形、有无发绀等。心血管系统除检查血压、脉搏、皮肤黏膜颜色和温度等外周循环指标外,要注意心脏听诊和叩诊,有无心律失常,建立外周静脉通道有无困难;如需行有创血流动力学监测,还需要检查外周桡动脉,做 Allen 试验。椎管内麻醉,尤其是腰麻对于母体血压可能会有明显影响,因此了解产妇孕期的基础血压有助于将术中母体血压维持在合理水平。

腰背部检查要了解脊柱有无病变、畸形,穿刺点邻近组织有无感染;是否存在出血性疾病或使用抗凝药物治疗;是否经常有头痛史;是否存在隐形脊柱病变。如果存在或怀疑有上述情况,为避免加重脊髓病变或椎管内血肿形成继发截瘫等并发症,应进一步明确诊断,调整麻醉前药物治疗方案或更改麻醉方式。术前评估应触诊穿刺部位的腰椎间隙是否清楚,重度肥胖孕妇由于背部脂肪堆积过多,重度子痫前期孕妇由于背部皮肤的水肿,往往会造成穿刺间隙触摸不清,可提前做好在可视化设备(如超声)定位下进行穿刺的准备。

四、胎心监测

目前还没有专门用于分娩期间检测胎儿状况最理想的方法。最先进和最常用的方法是评估胎儿心率,即胎心监测,多普勒超声或电子胎儿监护(electronic fetal monitoring,EFM)仪都可以用于间断或持续地监测胎儿心率,最常用的是宫外电子胎儿监护仪。电子胎儿监护仪可以同步记录胎儿心率和宫缩,通常有两个信号输入通道,一个记录宫缩,一个可接受胎儿心电图信号。最常见的胎儿心率(fetal heart rate,FHR)信号输入是通过一个外置于产妇腹部且对准胎心部位的无创多普勒探头传输,即宫外监测。或通过一个胎儿头皮电极(fetal scalp electrode,FSE)——插入胎儿头皮表面皮肤的螺旋形心电图电极来提供胎儿心率信号,即宫内监测。胎心监测的结果通常要与此时间段内的宫缩情况相结合,因此大多数监护仪配置有外置的宫缩感应探头，同样放置于产妇腹部，可以显示宫缩的时间、频率和粗略的宫缩强度，临床上产科医生也经常通过在宫缩时触诊产妇腹壁，来粗略判断宫缩的强度。内置监护仪器（FSE）仅限于胎膜破裂的产妇使用，并有一定并发症风险。

胎心监测的结果需要从以下几方面进行评估：基线值、变异性（心率即时和延迟的变化）、加速性、减速性以及它们与宫缩的关系。正常的胎心率基线在 110~160 次/min，它是以 10 分钟为周期取样的平均值；心动过缓为任何情况下胎心率降至 110 次/min 以下，而心动过速是指胎心率在 160 次/min 以上。基线变异性是指在 10 分钟的窗口期，胎心率基线出现不规则的振幅或者频率的波动，并排除加速和减速。正常的胎心率变异反映了正常、完整的胎儿大脑皮质—中脑—迷走神经和心脏传导系统；临床上，正常的胎儿心率变异预示着新生儿早期是健康的，变异性是目前对于胎儿健康最敏感的指标。胎心加速是指胎心率突然加快高于基线，胎心减速分为早期减速、晚期减速和变异减速，胎心加速和减速的临床意义需要结合当时具体临床情况由专业产科医生进行判断。

判断胎心监测结果的正常与否，需要专业知识储备，通常由产科医生判断，但由于胎心监测结果与围产期结局有密切关系，因此麻醉科医师也应当对此有所了解。产前和产时胎心监测的目的是改善新生儿预后，希望通过胎心监测发现胎儿氧合异常的征象，从而允许实时的介入干预治疗，通过各种手段（如吸氧、改变母体体位、改善母体循环等）来增加胎儿氧合，或及时娩出胎儿。剖宫产术前的胎心监测可以监护和评估胎儿的健康情况和判断是否存在异常情况，从而决定最佳分娩时机，后者对于提高新生儿存活率有明显关系，因此术前胎心监测结果往往对剖宫产的紧急程度有明显影响。

五、术前常规检查的评估

2017 年版的《中国产科麻醉专家共识》提到剖宫产术前检查包括血常规、尿常规、出凝血时间、血型交叉检查。此外，应根据产妇的病史或临床情况进行个体化检查。任何剖宫产都有潜在大出血的风险，因此基础血红蛋白数值或红细胞比容的检查是合理的；同时，完成血型筛查和在血库留取血液样本以备不时之需也是合理的。但出于安全角度考虑，尽管术前实验室检查的必要性是个体化的，在国内的产科麻醉临床实践中，术前完善血常规和凝血功能检查必不可少。

血小板计数高低与椎管内麻醉实施有关。为防止硬膜外血肿的发生，血小板计数的下限为多少才是硬膜外操作的禁忌一直是麻醉科医师关心的问题。现在大多数麻醉科医师认为，当血小板数值在 80×10^9/L 以上，通常是安全的。2019 年版的美国妇产科医师协会（American College of Obstetricians and Gynecologists，ACOG）在《产科镇痛和麻醉实践指南》中提到，当血小板数值在 70×10^9/L 以上时，只要血小板水平稳定，没有其他获得性或先天性的凝血功能障碍，血小板功能正常，产妇没有接受任何抗血小板和抗凝治疗，硬膜外麻醉、腰麻和全麻都可以作为麻醉备选方式。另外，尽管血小板数值可以定量测定，但目前依然没有建立可以评估血小板功能的床旁检查，无论是血小板功能分析仪（platelet function analyzer，PFA）还是血栓弹力图（thromboelastogram，TEG）都缺乏足够的研究设计和样本量来证实其有效性。结合产妇的具体临床病史，比如是否经常容易牙龈出血、鼻出血或皮肤瘀斑，凝血五项的检查，是否服用某些特殊的抗血小板药物或抗凝药物？有助于我们进一步确定所需术前检查的种类以及实施椎管内操作的安全性。

六、特殊检查的申请和评估

有合并症的高危产妇需要更多的检查和评估，如合并重要器官系统疾病（心血管系统疾病、呼吸系统疾病或中枢神经系统疾病等）或合并病理产科（中央型前置胎盘、胎盘植入或多次子宫手术史等）。除常规术前检查以外，合并子痫前期、HELLP 综合征或急性脂肪肝的产妇还需要重点关注肝肾功能、凝血功能、血小板数值的变化趋势及心脏功能,这些产妇需有术前即刻的血常规和凝血功能检查结果。其他,如合并心血管系统疾病的产妇根据合并症特点可能需要完善心电图、心脏彩超、动态心电图、动态血压检查等;合并病理产科,如胎盘植入的产妇,则需要术前核磁和超声检查,评估胎盘植入程度。总之,特殊检查的申请和评估取决于产妇的临床病史,而比特殊检查更为重要的是,根据需要,针对这些产妇建立一个多学科的围产期救治团队,尽早多学科会诊,制订详细的救治计划。

第二节 知情同意

医学知情同意是指医生向患者解释某项医疗操作的必要性、风险、利益和可能的其他选择。麻醉前的医学知情同意包括 5 个方面:介绍麻醉方案、讨论所选麻醉方案的风险和益处、介绍备选麻醉方案、给患者机会让她提出问题并解答其问题、直至患者满意并与患者就接下来的医疗选择达成一致。由于产科的特殊性,获得产妇同意书的伦理问题具有一定挑战性,临床中会遇到的情况包括:①产妇处于分娩疼痛和应激状态,疼痛、精疲力竭和镇痛药物的使用可能会部分限制产妇的认知功能,产妇能否理智地作出知情决定;②围产期做出的知情决定通常还需要考虑对胎儿的影响,即可能出现母体利益与胎儿利益有一定冲突的情况,这是其他外科领域的手术不需要考虑的;③母体和胎儿情况可能会出现各种超出产妇预期的紧急变化。

一、麻醉方式及风险

结合产妇具体病史,向产妇交代所选的麻醉方式及其相关的利益和风险是术前知情同意的重点内容。剖宫产的麻醉选择包括椎管内麻醉(腰麻、腰硬联合麻醉和硬膜外麻醉)和全身麻醉等,麻醉方式的选择应基于母体和胎儿的状况、合并症、预期的手术难度和时间、是否术前已经有硬膜外导管的置入以及产妇的个人意愿。研究提示绝大多数的产妇都希望了解椎管内麻醉和全身麻醉在围手术期的潜在风险。

与全麻相比,根据目前的研究结论,椎管内麻醉具有一定的优势,如降低母体并发症发生率、让产妇在清醒状态下感受到新生命的诞生、减少全身麻醉药物的使用以及到达胎儿的可能性、避免气道操作、有利于多模式术后镇痛而减少全身阿片类药物的使用及有可能减少术后静脉血栓的发生和手术部位感染,因此椎管内麻醉是剖宫产麻醉的主流方式。针对英国和爱尔兰麻醉科医师的调查显示,他们一致认为以下几种椎管内麻醉的风险应该在术前访视时告知患者:①术中不适、阻滞效果欠佳或阻滞失败;②有可能改为全身麻醉;③下肢无力;④低血压;⑤穿破硬脊膜从而导致术后头痛。可以有选择地告知患者术后可能出现腰背疼痛和尿潴留等并发症,但没必要向患者告知可能会发生截瘫,除非患者专门询问此情况。

全身麻醉应用于以下情况:急诊剖宫产没有足够的时间进行椎管内操作、产妇拒绝或者不能配合椎管内操作、椎管内麻醉禁忌或失败以及合并严重出血等。计划实施全身麻醉除需要向患者交代采取全身麻醉的原因外,通常需要交代的麻醉风险包括:①全身麻醉药物透过胎盘进入胎儿体内可能造成分娩后早期新生儿呼吸抑制而需要医疗干预;②未预期的困难气道,插管失败后低氧窒息的可能性;③反流误吸的可能性。

二、术前禁食禁饮及注意事项

禁食的目的是在尽量不口渴、不脱水的情况下确保相对排空的胃部条件。近年来,术前禁食水指南在妊娠和非妊娠患者中均有所放宽,一项 Cochrane 系统评价在缩短的禁食水时间与传统的禁食水时间两种不同干预方式下,对比了围手术期并发症的发生率,发现两组患者插管时胃内容量与胃 pH 均无显著差异。此外,术前喝水的患者胃内容量较小,pH 也较高。尽管传统观念认为妊娠会显著改变胃排空时间,但现有多种方法学的研究数据都不支持妊娠会导致胃排空明显延迟,因此剖宫产术的术前禁食水时间与非妊娠患者的其他外科手术应保持一致。美国麻醉医师协会(American Society of Anesthesiologists,ASA)在2017年发布了针对无合并症患者择期手术术前禁食及降低肺部误吸风险的药物使用的新版实践指南,参照该指南,表18-2-1列出了无合并症患者择期手术的禁食水标准及推荐意见,该推荐意见可用于所有年龄的患者,包括孕妇,但不适用于已经进入产程的产妇。

表 18-2-1　择期手术的禁食水标准推荐意见

禁食	推荐时间/h	禁食	推荐时间/h
清亮液体	2	牛奶等液体乳制品	6
母乳	4	淀粉类固体食物	6
婴儿配方奶粉	6	油炸、脂肪及肉类食物	8(可能更久)

　　还有一部分产妇是在产程发作后中转剖宫产,研究提示分娩显著地改变了胃肠道生理,尤其是胃排空,尽管机制不清,可能是由于分娩导致的疼痛和应激;此外,任何途径给予的阿片类药物均可进一步延迟胃排空。因此应该劝阻产妇在生产时进食固体食物,因为进食固体食物并没有对产科预后显示出优势,并且增加了后续中转急诊剖宫产时反流误吸的风险,如果某些医疗单位在急诊剖宫产中较多实施全麻,则也不应该允许产妇在产程中进食固体食物。危重产妇、重度肥胖或困难气道的误吸风险明显增加,这部分患者应该更严格地把握禁食原则。

第三节　反流误吸及预防

　　胃内容物反流导致的吸入性肺炎是指吸入胃内酸性和/或颗粒性物质导致的急性肺损伤,严重者可导致患者窒息死亡。胃内的流质或者固体物质均可导致误吸,固体物质误吸可引起窒息导致死亡;流质误吸可分为吸入性肺炎和吸入性肺部感染,后者指吸入有菌落的口咽部物质引起的呼吸道感染。

　　产科误吸的风险多发生在接受全身麻醉的产妇,主要发生在麻醉诱导和拔管时期;而接受区域阻滞麻醉的产妇,即使术中发生呕吐或反流,但产妇处于清醒状态,仍对自身气道具有保护作用。与其他外科手术的普通患者相比,产妇吸入胃内容物的风险增加,特别是在插管困难或失败的情况下,接受面罩通气时更易发生。为预防围手术期反流误吸,ASA2017年新版实践指南中制定了术前禁食和药物干预的推荐意见,并被临床实践广泛采纳,但这些意见主要是基于胃部生理学和专家意见,有限的证据表明这些干预措施可以改善预后。吸入颗粒物、酸性物质和大量胃内容物可能会引起严重后果,因此预防误吸的目标是在麻醉诱导时尽量消除颗粒性胃内容物,并降低胃内容物的容积和提高胃内容物的 pH。

　　目前的研究并不支持妊娠会明显延迟胃排空,因此在良好禁食的择期剖宫产手术中,误吸的发生风险极低。但进入产程后的产妇,胃排空明显延迟,因此产程发作后中转剖宫产的急诊全身麻醉手术误吸风险最高。预防反流误吸的终极目标是不要发生误吸,全身麻醉时意识消失和反射抑制意味着患者在胃内容物反流到咽喉部时无法保护自身气道。因此,最有效地防止反流误吸的策略是在剖宫产手术中尽量避免全身麻醉。临床实践中,大多数急诊剖宫产手术都发生于产程中,研究表明,此类急诊手术如果是由有经验的产科麻醉医师管理,能明显降低全身麻醉的实施比率;但因威胁母体或胎儿性命的紧急情况随时可能发生,为了尽快娩出胎儿或处理产妇的紧急状况,有经验的产科麻醉医师,仍不可完全避免全身麻醉。因此针对所有产妇执行术前禁食原则和药物预防措施在围手术期误吸的预防中具有重要意义。

一、术前禁食

术前禁食,是降低围手术期误吸发生率的先决条件。禁食适当时间有利于胃内容物排空,这是减少颗粒性胃内容物和胃内容积的首要措施。目前没有充分证据表明妊娠会延缓胃排空,因此择期剖宫产手术患者的禁食时间同其他外科手术患者,具体推荐意见和注意事项请见本章第二节。

二、药物预防

药物预防的目标是降低胃液酸度(即提高胃液 pH)、促进胃排空和抑制恶心呕吐。针对择期和急诊剖宫产的药物干预有所区别。ASA 针对产科麻醉的实践指南建议,术前应及时给予抗酸剂、H_2 受体拮抗剂和/或甲氧氯普胺,同时也推荐使用质子泵抑制剂。择期手术患者术前应定期或根据需要服用抑酸药物(包括质子泵抑制剂和 H_2 受体拮抗剂)。

建议在麻醉诱导前使用抗酸或抑酸药,以提高胃内容物的 pH。即使发生误吸,其肺部损伤也较轻。表18-3-1 列出了择期和急诊剖宫产预防反流误吸药物的推荐意见,通常使用以下几类药物:

1. 透明、无颗粒的口服抗酸剂 如柠檬酸钠,诱导前立即口服 30ml,可增加胃内容物的 pH。因口服抗酸药物的起效时间差异很大,应在诱导开始前 20 分钟内使用。口服抗酸药主要用在急诊手术或同时使用 H_2 受体拮抗剂尚未起效时。因口服抗酸药作用时间太短,且可引起部分女性恶心,加之择期手术可能改期等原因,不适合在择期和限期手术前服用。因颗粒性抗酸药不慎吸入会引起类似吸入酸性物质的误吸综合征,不宜术前使用。

2. H_2 受体拮抗剂 如法莫替丁 20mg 静脉注射,麻醉诱导前 40~60 分钟给药。H_2 受体拮抗剂可以阻断分泌胃酸细胞上的组胺受体,减少胃酸分泌;在禁食患者还可轻度降低胃内容量。静脉注射时,通常30min 起效,但达峰效应需要 60~90 分钟;口服 60 分钟后,60% 患者胃内 pH 可 >2.5,90 分钟后,90% 患者胃内 pH 可 >2.5,此段药物作用时间足够维持到全身麻醉下的剖宫产手术患者术后苏醒。

3. 质子泵抑制剂 如奥美拉唑、兰索拉唑可抑制胃表面胃泌细胞上的质子泵,其作用特征与 H_2 受体拮抗剂类似,研究表明质子泵抑制剂在减少胃容积和提高胃内 pH 方面更有效。

4. 促胃动力药物 如甲氧氯普胺。静脉注射甲氧氯普胺可增加食管下段括约肌张力,诱导胃肠道蠕动,增强胃排空,从而减少胃容积和反流的风险。甲氧氯普胺对接受全身麻醉的胃轻瘫患者特别有效。同时,它也具有镇吐作用,可能有助于防止术后恶心和呕吐。

表 18-3-1 择期和急诊剖宫产预防反流误吸药物的推荐意见 *

	口服抗酸药(柠檬酸钠)	H_2 受体拮抗剂(雷尼替丁)	促胃动力药物(甲氧氯普胺)
择期剖宫产	否	术前夜 150mg 手术当日清晨 150mg	术前夜 10mg 手术当日清晨 10mg
急诊剖宫产	全麻诱导前口服 30ml	术前 50mg(静脉注射)	
高危产妇	否	产程中 150mg/6h	

注:*.除特殊说明外,均为口服用药。

第四节 应急药物的准备

提前准备应急药物目的是在围手术期能及时应对各种可预期的或意外的紧急情况,稳定患者呼吸循环和挽救患者生命。除此之外,剖宫产手术常用麻醉方式为区域阻滞麻醉(腰麻、腰硬联合麻醉和硬膜外麻醉),这些麻醉方式,尤其是腰麻,会对母体循环系统造成一定的影响。联合预防性使用血管升压药的液体治疗方案是目前预防腰麻后母体低血压的指南推荐意见,这也是剖宫产围手术期常备有血管升压药物的原因之一。

一、肾上腺素

(一)作用机制

肾上腺素是一种内源性儿茶酚胺,能兴奋所有的肾上腺素能受体(α_1、α_2、β_1 和 β_2)。小剂量时主要兴奋 β 受体,舒张压可下降(骨骼肌 β_2 受体兴奋产生的血管舒张作用);随剂量的增加出现 α 受体兴奋作用,外周血管收缩。大剂量时收缩压、舒张压均升高。其 β_1 受体兴奋可加快心率,增强心肌收缩力,提高心肌自律性,使心室细颤变粗颤有利于除颤起搏,为恢复心搏的首选药物。其 β_2 受体兴奋可舒张支气管,缓解痉挛,作用快而强,维持时间短。此外,肾上腺素还可以增加冠状动脉血流量、脑和肾上腺血流量。

(二)临床使用

临床最常见的包装是 1ml 安瓿中含有 1mg 肾上腺素,采用生理盐水根据需要稀释至 10ml 或 100ml,即相当于 100µg/ml 或 10µg/ml,可单次给药也可以持续泵注。心肺复苏时,成人剂量 1mg 或 0.02mg/kg,可反复给药。过敏性休克,0.5~1mg 皮下或肌注,或 10~100µg 稀释后缓慢静推。支气管哮喘,皮下注射 0.25~0.5mg,也可肌注。需要持续泵入时,常用剂量为 2~20µg/min。

(三)不良反应和注意事项

1. 大剂量或快速静推,可出现血压骤然升高,引起脑出血或严重心律失常,甚至室颤。

2. 少数高敏患者可出现面色苍白、头痛、震颤、不安。

3. 复苏时尽量不采用心内注射;复苏时如多次使用无效,应考虑改用去甲肾上腺素。

4. 甲状腺功能亢进、高血压、器质性心脏病和糖尿病患者禁用。

二、去氧肾上腺素

(一)作用机制

去氧肾上腺素是一种人工合成的非儿茶酚胺类药物,主要选择性激动肾上腺素能 α_1 受体。其主要作用是引起外周血管明显而持久的收缩,从而使收缩压和舒张压升高,反射性心率减慢,后者由迷走神经介导,心排血量可以维持不变或下降。

(二)临床使用

临床最常见的包装是 1ml 安瓿中含有 10mg 去氧肾上腺素,采用生理盐水稀释到 100µg/ml。小剂量单次静脉推注 50~100µg 去氧肾上腺素可迅速逆转腰麻所导致的外周血管扩张而产生的低血压。去氧肾上腺素单次推注作用时间较为短暂,约持续 15 分钟。预防腰麻导致的低血压,也可以从腰麻给药即刻开始持续输注去氧肾上腺素[0.25~1µg/(kg·min)],配合液体治疗,可以在胎儿娩出前有效维持动脉血压。去氧肾上腺素持续输注会发生快速耐受,需要上调输注剂量。

(三)不良反应和注意事项

1. 可使肾血管强烈收缩。

2. 左心室功能差的患者,使用后有时可出现心排血量显著降低。

3. 甲状腺功能亢进、高血压、心动过缓、急性心肌梗死等严重心脏病、动脉硬化和糖尿病患者慎用或禁用。

4. 小儿患者易出现反射性心动过缓,应慎用。

三、麻黄碱

（一）作用机制

麻黄碱也是一种人工合成的非儿茶酚胺拟交感神经药物，它的心血管作用类似肾上腺素，可以直接激动 α 和 β 受体，使皮肤、黏膜及内脏小血管收缩（冠脉和骨骼肌血管扩张），心肌收缩力加强，心率加快，引起血压升高（以收缩压升高为主），其升压作用弱而持久。此外，麻黄碱对支气管也有较弱的舒张作用。但麻黄碱和肾上腺素仍有差别，麻黄碱作用时间较长，具有间接和直接的兴奋中枢神经系统的作用。麻黄碱的间接激动剂特性，可能是由于兴奋中枢、增加外周突触后去甲肾上腺素释放，或通过抑制去甲肾上腺素再摄取的结果。

（二）临床使用

临床最常见的包装是 1ml 安瓿中含有 30mg 麻黄碱，可根据需要，采用生理盐水稀释到 2ml、3ml 或 5ml。纠正椎管内麻醉后的低血压，可每次缓慢静注 5~30mg，必要时可重复使用，最大用量为 60mg。

（三）不良反应和注意事项

1. 可引起精神兴奋、失眠、不安和震颤。

2. 高血压、动脉硬化、甲状腺功能亢进、冠状动脉粥样硬化性心脏病患者慎用或禁用，以免血压骤升引起心脏和脑血管意外。

3. 使用时应补足液体容量。

4. 短期内反复使用，易出现耐药性。

四、去甲肾上腺素

（一）作用机制

去甲肾上腺素也属内源性儿茶酚胺，小剂量输注时主要兴奋 β_1 受体，使心肌收缩力增强，心率加快，传导加速。输注速率较大时主要兴奋 α_1 受体，血管收缩，收缩压和舒张压均升高，反射性心率减慢，几乎不激活 β_2 受体。大剂量使用时，心脏负荷和心肌耗氧量增加，肾脏等重要脏器的血流减少。对于高排低阻类型的休克是首选药物。

（二）临床使用

临床最常见的包装是 1ml 安瓿中含有 2mg 去甲肾上腺素，可根据需要，采用生理盐水将 3mg 去甲肾上腺素稀释到 50ml，泵速 1ml/h 相当于 1μg/min。去甲肾上腺素作用时间短暂，通常采用持续输注的方式。可用于未能及时补充血容量的各型休克、腰麻或全麻引起的严重血管扩张性低血压的暂时性急救。用于危及生命的严重低血压状态，且对其他缩血管药物反应欠佳时。常用剂量为 2~20μg/min。

（三）不良反应和注意事项

1. 不易长时间、大剂量、高浓度使用，可降低肾脏血供和末梢血供，使用期间尿量至少保持在每小时 25ml 以上。

2. 建议中心静脉持续泵入，防止药液外漏。

3. 甲状腺功能亢进、心脏病、高血压和动脉硬化患者禁用。

五、防治椎管内麻醉后低血压的升压药物选择

应随时准备血管升压药物。2017 年版《中国产科麻醉专家共识》中提到去氧肾上腺素和麻黄碱均可用于治疗椎管内麻醉引起的低血压，对无复杂情况的妊娠，如孕妇无心动过缓应首选去氧肾上腺素。

最初人们认为麻黄碱是治疗剖宫产术中低血压的最优药物，因为与直接兴奋 α_1 受体的激动剂不同，麻

黄碱作为混合型激动剂被认为不会引起子宫血流减少,但随后的研究并没有证实 α 受体激动剂对子宫血流产生影响。研究表明与麻黄碱相比,使用去氧肾上腺素可以明显提高脐动脉血 pH,但其临床意义尚不明确。去氧肾上腺素和麻黄碱均可用于治疗低血压。如果需要反复多次给药,使用去氧肾上腺素效果更佳。去氧肾上腺素可持续输注给药,特别适合椎管内麻醉应用持续输注,通常血流动力学更平稳,产妇发生恶心、呕吐的比例较少,建议在腰麻给药同时开始输注。若产妇心率较慢,脊髓麻醉平面较高,为避免去氧肾上腺素可能进一步降低产妇心率,可选择麻黄碱。

在使用药物纠正剖宫产术中椎管内麻醉后低血压方面,除麻黄碱和去氧肾上腺素以外,临床上还有其他可供选择的药物,如去甲肾上腺素、甲氧明、间羟胺等。研究表明,这些药物同样有效,并且在提高脐动脉血 pH 和改善新生儿酸碱状态中具有一定优势,但由于研究证据有限,目前尚未在产科麻醉指南中得到广泛推荐。

第五节 液体治疗

低血压是椎管内麻醉,尤其是腰麻后的常见并发症,其定义为血压下降幅度超过基础血压的 20% 或收缩压 <100mmHg。鉴于母体低血压会带来不良影响,如影响子宫胎盘血供、导致产妇恶心、呕吐等,无论是液体治疗,还是本章第四节中提到的升压药物的使用,目的都是维持合适目标的母体血压。早期研究认为腰麻后低血压,主要是静脉系统血管扩张,导致回心血量降低所致。但后期的研究通过心排血量监测,表明动脉系统的血管扩张带来的外周血管阻力降低是腰麻后低血压的重要成因。目前,防治腰麻后低血压的理念已逐渐从补充液体治疗向使用血管升压药物的方向转变。如本章第四节所述,联合预防性使用血管升压药的液体治疗方案是目前预防腰麻后母体低血压的指南推荐意见。尽管如此,液体治疗可纠正椎管内麻醉后静脉系统血管扩张导致的回心血量降低,增加静脉回流,是稳定循环确保组织血液灌注的前提条件,在预防剖宫产围手术期低血压的综合措施中具有重要的地位和作用。

一、建立静脉通路

剖宫产手术最常见的并发症是产后出血,因此建立功能性静脉通路是成功液体治疗和围手术期抢救的基础。考虑到出血的风险,建议术前建立 16~18G 外周静脉导管。在大流量外周静脉通路建立困难,或者预期需要输注多种血液制品时,应建立中心静脉通路。

二、静脉液体预充

为预防椎管内麻醉后低血压,传统观点认为应当在椎管内麻醉给予局部麻醉药之前进行静脉液体预充,即液体预扩容,来增加循环血量,代偿椎管内麻醉后外周静脉系统扩张造成的回心血量减少。静脉液体预充可采用胶体液,也可采用晶体液,通常是在麻醉开始前半小时给予静脉液体预充,静脉液体预充的量在各个研究中差异较大,波动于 500~1 500ml 之间。但目前的研究显示晶体液预充在预防腰麻后低血压方面基本无效,而胶体液预充具有明显效果,这种差异与晶体液和胶体液在循环内的停留时间有关,进入体内的晶体液很快会从血管内转移到血管外组织间隙中,因此预充晶体液达不到预防腰麻后低血压的良好效果。

三、液体治疗时机与剂量

尽管静脉液体预充也许可以降低椎管内麻醉相关性低血压的发生,但不应该为了等待输入一定量的液体而推迟麻醉。特别是面临紧急剖宫产时,保障母婴生命安全此时更为重要。目前的研究提示预防腰麻后低血压,在同样建立有效的静脉通路前提下,补充液体的种类和时机十分重要。研究表明在局部麻醉药给药同时开始液体补充,即液体同步扩容,具有更好的预防低血压效果。网络荟萃分析提示在预防腰麻后低血压,液体治疗方案的效果排序为:胶体液同步扩容 > 胶体液预扩容 > 晶体液同步扩容 > 晶体液预扩容,值得注意的是该网络荟萃分析中纳入的原始研究绝大多数并没有按照目前指南推荐的最优方案执行,即液体治疗联合预防性使用血管升压药物,血管升压药物绝大多数是在治疗低血压情况下使用的。

目前常用的胶体液(羟乙基淀粉,HES)在某些地区(如欧洲)存在使用限制,针对健康产妇,推荐在椎管内麻醉给药同时快速输注平衡盐溶液(如乳酸钠林格注射液)500~1 000ml用以预防麻醉后低血压。对于低血压高风险或已发生低血压的患者,也可以考虑在麻醉诱导前适当输注胶体液,或配合血管升压药的预防使用。晶体液或胶体液的种类、容量、输注时机、输注速度和升压药物的使用,对于维持血压的稳定性都有明显影响,但这些细节的实施最重要的是取决于各医疗机构自己的临床实践经验和当时患者的具体临床表现,对于危重患者,尤其是重要脏器功能受损的患者,液体治疗应当在血流动力学监测参数下谨慎进行。

第六节 高出血风险剖宫产术前准备

出血是剖宫产手术最常见的并发症,是全世界孕产妇死亡最常见的原因之一,也是产科患者转入重症监护室最常见的原因和围产期心肌缺血、梗死和脑卒中的危险因素。大多数因为出血所导致的严重后果是可以预防的,治疗围产期大出血时,医护人员的常见问题是:没有提前充分地认识到孕产妇出血的危险因素,和出血后没能准确地评估出血的程度并及时治疗。医护人员需要意识到任何一位稳定的孕产妇,在分娩过程中都有可能迅速出现循环衰竭;麻醉科医师往往是产房中唯一接受过复苏和重症医学专业培训的医疗人员。因此,麻醉科医师应尽早参与到大出血孕产妇的抢救。对于那些在术前评估就存在高出血风险的孕产妇,应该做好更充分的麻醉前准备和术前治疗。

术前预计高出血风险的剖宫产主要来自两类产妇:一类是妊娠合并产科异常情况,如胎盘位置异常(胎盘植入、前置胎盘、低位胎盘)、合并巨大子宫肌瘤或子宫肌瘤位于切口处、多胎妊娠、多次子宫手术史、既往有产后出血史或输血史(由于子宫收缩乏力、胎盘残留或遗传因素)等;另一类是合并系统器官异常情况,如术前贫血、血小板减少、纤维蛋白原减少或其他凝血功能障碍等。针对高出血风险产妇的剖宫产手术,术前准备除本章前几节提到的注意事项以外,需要额外注意以下术前准备内容:

一、多学科会诊团队和围手术期抢救人员准备

针对高出血风险产妇,根据出血的具体危险因素,应在孕晚期尽早建立多学科会诊救治团队并加强交流,这些多学科会诊救治团队通常包括产科、麻醉科、重症医学科、儿科、护理团队、输血科、检验科、妇科(考虑有子宫切除风险时)、血管外科(考虑需要放置腹主动脉或髂内动脉球囊导管时)、泌尿外科和普通外科(考虑有泌尿系统和肠道损伤可能时)以及孕产妇合并的内科疾病所涉及科室(如合并心力衰竭、肺动脉高压的产妇分娩前需要心内、心外科的干预)。总之,需要在术前有针对地明确各个医疗团队在围手术期救治中的作用和所负责的具体流程和细节。

二、术前特殊操作和仪器的准备

(一) 建立大口径静脉通道

建立有效且快速的静脉输液通路是抢救大出血产妇的必备条件,是有效容量治疗的保障。针对高出血风险的剖宫产手术,建议术前建立两条及以上的大口径外周静脉通路(14~16G),同时根据出血的风险程度,应考虑提前建立中心静脉输液通路,不仅有利于术中液体复苏,还有利于有创血流动力学监测和血管活性药物输注。同时应提前备好可以随时使用的输血装置和液体加温装置。

（二）建立有创血流动力学监测

大出血产妇围手术期血流动力学可能出现剧烈波动,除常规无创监测外,应根据具体临床情况,提前准备好可以监测心排血量等血流动力参数的有创监测设备,利于进行目标导向的液体治疗。同时动脉预置导管可实施动态的有创血压监测,利于围手术期随时进行动脉血气分析,利于调节大出血患者内环境的稳定。

（三）回收式自体输血

回收式自体输血在临床实践中具有安全有效、操作简单、快速获取血液资源等特点,尽管该技术在产科领域的普遍推广仍然存在一定争议,但现有指南和研究证据都推荐在高出血风险剖宫产中应用该技术,从而有利于节约异体用血、提高抢救效率和改善产妇预后。在实施过程中,区别于普通外科,应当根据具体情况考虑分步安装、双管吸引、双倍抗凝、采用白细胞滤器等操作步骤。

（四）预置动脉球囊导管

针对部分出血风险极高的患者(如合并凶险性前置胎盘、胎盘穿透性植入等),可以考虑术前在腹主动脉或双侧髂内动脉预先放置球囊,从而在剖宫产术中行临时的腹主动脉球囊阻断或双侧髂内动脉阻断,达到减少术中出血的目的。

（五）特殊实验室检测

当产妇发生大出血时,为了解出血的程度和对机体内环境的影响,会频繁地采集血样进行血液检查,除动脉血气、血常规、凝血功能和肝肾功能检查外,还可进行血栓弹力图监测。血栓弹力图是反映血液凝固动态变化的指标,比传统的凝血功能检测能更真实、更直接地反映患者体内综合凝血情况(高凝、低凝、纤溶功能),有利于指导抢救期间更合理地使用血液制品、补充纤维蛋白原和凝血酶原复合制剂。

（六）全身麻醉物品和药品

针对高出血风险的剖宫产,根据产妇具体临床表现,经验丰富的团队可能为有良好术前准备的患者选用椎管内麻醉,但随着出血程度的升级,为更好地稳定患者血流动力学和保护患者气道,椎管内麻醉更改为全身麻醉的可能性极大。因此,须提前准备好全身麻醉的药物和设备,特别是对预期困难气道的产妇更应做好充分的术前准备。

临床病例

患者,女,28 岁,身高 158cm,体重 65kg,BMI 26.0kg/m²。ASA 分级Ⅲ级。

主诉:孕 36 周,阴道出血 3 天。

现病史:患者孕期外院产检,多次不规则阴道出血,量少,超声提示胎盘低置。现停经 36 周,3 天前出现阴道出血,量多,如月经量,当地医院超声提示中央型前置胎盘,胎盘植入,Hb 83g/L,为进一步诊治急诊转入我院。

既往史:平素体健,否认高血压、糖尿病、肝肾疾病,否认传染病史,否认外伤史,否认输血史,否认药物食物过敏史。

既往孕产史:孕 4 产 1,7 年前曾有一次剖宫产史,4 年前和 3 年前各有一次人工流产史。

家族史:父母均无高血压、糖尿病等病史,否认明显遗传病史。

查体:T 36.9 ℃,P 89 次/min,R 20 次/min,BP 119/68mmHg,常规体格检查和产科检查无特殊。

辅助检查:Hb 83g/L(外院),凝血功能、心脏彩超及胎心监测等均无异常。

入院诊断:中央型前置胎盘合并胎盘植入。

术前经过:入院后,急查血常规提示 Hb 97g/L,余肝肾功能及凝血功能指标无明显异常。急诊建立两条 18G 静脉输液通路。腹部磁共振和超声检查均提示中央型前置胎盘合并胎盘植入,可疑侵袭膀胱。入院第 2 天组建多学科诊疗团队,包括产科、麻醉科、重症医学科、妇科、泌尿外科、血库、新生儿科和放射科,决定充分准备后行限期剖宫产,并做好大出血抢救措施。准备期间密切监测阴道出血情况。

考虑患者年轻健康,无系统合并症,术前未再进一步做其他特殊辅助检查。充分准备后,入院第3天行剖宫产术。术前常规禁食禁水。术晨,于放射科放置腹主动脉球囊。患者入手术室前,联系血库提前领取4单位浓缩红细胞送至手术室内。温毯、输液加温器、自体血液回收装置、血管活性药物、全身麻醉药物和器械等均于术前准备妥当。考虑患者既往曾有剖宫产史,盆腹腔内可能存在粘连或手术困难风险导致胎儿娩出时间延长,且剖宫产术前需行膀胱镜检查和输尿管支架放置,故决定椎管内麻醉下实施膀胱镜检查并放置输尿管支架,待娩出胎儿后再根据术中情况决定是否转换为全身麻醉。术前充分履行知情告知,向患者及家属告知围手术期大出血风险和相应抢救措施以及麻醉方式的选择和变更。

麻醉管理:入手术室后复查胎心140次/min,在原有两条18G静脉输液通路基础上,再建立了一条16G静脉输液通路和18G静脉留置针通路(该通路不用于静脉输液,以肝素盐水封管,主要用于术中化验采取血样)。常规无创监护(心电图、无创血压和脉搏血氧饱和度),行右侧颈内静脉置管和左侧桡动脉穿刺置管,连接Flotrac Vigileo心排血量监测仪。

产妇取左侧卧位,消毒铺巾后于 $L_{2\sim3}$ 间隙逐层穿刺,到达硬膜外间隙后留置3cm硬膜外导管。翻身平卧,垫高产妇右侧臀部,通过硬膜外导管回吸无血、无液体后,给予试验剂量1.5%利多卡因3ml;观察5分钟无异常后,再次通过硬膜外导管追加1%利多卡因+0.5%罗哌卡因合剂10ml。15分钟后测产妇躯体双侧阻滞平面为 T_6,开始膀胱镜检查,并放置双侧输尿管支架,耗时约1小时20分钟。切皮前,检查双侧阻滞平面后(此时为 T_8),通过硬膜外导管追加2%利多卡因10ml,10分钟后测双侧阻滞平面为 T_4,开始手术。首次麻醉诱导到胎儿娩出前即刻,共输注胶体液(羟乙基淀粉)500ml和晶体液(乳酸钠林格注射液)1 000ml,无创血压波动于110~130/60~80mmHg,心率波动于80~110次/min,未使用血管活性药物。考虑患者术前存在贫血,在切皮同时开始了浓缩红细胞输注。

术中可见大小约10cm×12cm的胎盘组织紧密黏附于子宫下段。胎儿娩出后,剥离胎盘前,为控制手术创面出血,进行了腹主动脉球囊充气以阻断血流,同时行气管插管全身麻醉。全身麻醉诱导药物为丙泊酚50mg,依托咪酯10mg,咪达唑仑2mg,舒芬太尼15μg,罗库溴铵35mg,可视喉镜下声门暴露良好,插管顺利。术中以丙泊酚和瑞芬太尼持续泵注维持麻醉深度,根据需要间断追加罗库溴铵。术中结合心排血量等血流动力学参数来指导液体复苏、输血治疗和血管活性药物使用,维持循环稳定。根据出血情况,及时监测出入量、血常规、凝血功能和肝肾功能。术中两次实验室检查,测Hb最低6.1g/L,FIB最低1.53g/L,APTT最长124.10秒,PT最长15.3秒。患者及家属保留子宫意愿强烈,拒绝切除子宫。在反复缝合子宫创面以及后续检查缝合效果的过程中,根据创面出血情况,按需进行腹主动脉球囊充气以阻断子宫血流,术中共阻断4次,每次时长不一,最长不超过15分钟。为控制出血,关腹前进行了子宫腔纱布填塞。

手术结束前半小时通过硬膜外导管给予吗啡2mg,同时连接硬膜外镇痛泵,镇痛药液配方为0.15%罗哌卡因复合0.5μg/ml舒芬太尼(背景剂量2ml/h,自控0.5ml/次,间隔15分钟)。术中估计出血量4 000ml。共输入乳酸钠林格注射液2 100ml,羟乙基淀粉1 500ml,0.9%氯化钠注射液700ml,自体血700ml,浓缩红细胞10U,新鲜冰冻血浆800ml,纤维蛋白原6g,凝血酶原复合物600IU。患者入室到出室共3小时30分钟,尿量1 630ml。

关腹完毕后,为进一步控制出血,患者带气管导管从手术室转入放射科接受双侧子宫动脉栓塞的介入手术。操作顺利,后转入PACU进行麻醉苏醒。待患者意识清醒,肌力恢复,顺利拔除气管导管。离开PACU前,患者血压105/65mmHg,心率85次/min,Hb 77g/L。

术后产妇返回普通病房,加强护理,同时麻醉科和手术室重点交班该患者,随时做好产后再次大出血的抢救准备工作。病房内重点监测产妇阴道出血情况、出入量、有无心衰和肺水肿表现、血常规、肾功能和凝血功能。返回病房9小时后,实验室检查提示凝血功能指标(APTT和PT)恢复正常,术后第2天取出宫腔内填纱,术后第8天母婴顺利出院。

相关要点及解析

1. 多学科协作　本例产妇为中央型前置胎盘合并穿透性胎盘植入,围手术期大出血风险极高,一旦明确诊断,应当启动医院危急重症孕产妇抢救程序;术前建立多学科会诊团队至关重要,有助于明确手术和麻醉方案,落实人员责任和抢救细节。

2. 充分的术前评估和准备　此类产妇出血通常开始于胎儿娩出和胎盘剥离同时,出血特点是短时汹涌,因此,充分的术前评估和准备是成功应对围产期大出血抢救的先决条件,预先准备好有效的止血措施,如本例采用了低位腹主动脉球囊放置,在胎儿娩出后,立即充气阻断子宫动脉血流,为缝合创面赢得了宝贵时间,是减少围手术期出血的重要措施。

(赵　娜　徐铭军)

思考题

1. 重度子痫前期产妇剖宫产术前评估和准备的注意事项有哪些?
2. 紧急剖宫产(如脐带脱垂、胎盘早剥和胎儿宫内窘迫等)的术前评估和准备的注意事项有哪些?

推荐阅读

[1] CHESTNUT DH.,DOLLEY LS.,TSEN LC.,et al. Chestnut 产科麻醉学:理论与实践. 5 版. 连庆泉,姚尚龙,译. 北京:人民卫生出版社,2017:79-107,124-136,449-493,543-559,627-644.

[2] BAYSINGER CL.,BUCKLIN BA.,GAMBLING DR. 产科麻醉学. 2 版. 陈新忠,黄绍强,译. 北京:中国科学技术出版社,2019:69-79,95-115,229-247.

[3] SURESH MS.,SEGAL B.S,PRESTON RL.,et al. 施耐德产科麻醉学. 5 版. 熊利泽,董海龙,路志红,译. 北京:科学出版社,2018:49-74,147-163,368-374,623-631.

[4] 曲元,刘志强,刘野,等. 中国产科麻醉专家共识(2017). (2018-06-25)[2020-2-15]. http://www.xqnmz.com/article-761-1.html.

[5] AMERICAN COLLEGE OF OBSTETRICIANS AND GYNECOLOGISTS' COMMITTEE ON PRACTICE BULLETINS—OBSTETRICS. ACOG Practice Bulletin No. 209:Obstetric Analgesia and Anesthesia. Obstet Gynecol,2019,133(3):e208-e225.

[6] Practice Guidelines for Preoperative Fasting and the Use of Pharmacologic Agents to Reduce the Risk of Pulmonary Aspiration:Application to Healthy Patients Undergoing Elective Procedures:An Updated Report by the American Society of Anesthesiologists Task Force on Preoperative Fasting and the Use of Pharmacologic Agents to Reduce the Risk of Pulmonary Aspiration. Anesthesiology,2017,126(3):376-393.

[7] RIJS K,MERCIER FJ,LUCAS DN,et al. Fluid loading therapy to prevent spinal hypotension in women undergoing elective caesarean section:Network meta-analysis,trial sequential analysis and meta-regression. Eur J Anaesthesiol,2020,37(12):1126-1142.

[8] SINGH PM,SINGH NP,RESCHKE M,et al. Vasopressor drugs for the prevention and treatment of hypotension during neuraxial anaesthesia for Caesarean delivery:a Bayesian network meta-analysis of fetal and maternal outcomes. Br J Anaesth,2020,124(3):e95-e107.

第十九章

麻醉方式选择

本章要求

1. 掌握椎管内麻醉的优缺点、适应证、禁忌证以及实施方法。
2. 熟悉全身麻醉的优缺点和实施方法。
3. 了解局部麻醉的优缺点以及实施方法。

产妇、胎儿和产科因素,手术的紧迫性和预期手术持续时间是决定剖宫产麻醉选择的重要因素。在产科急诊情况下,麻醉科医师进行麻醉评估的同时,也要快速采集产妇相关信息,如既往史、麻醉史、过敏史、气道评级等,并且与产科团队进行有效的沟通。剖宫产麻醉视不同情况可以选择椎管内麻醉(蛛网膜下隙麻醉、硬膜外麻醉、腰硬联合麻醉)、全身麻醉、局部浸润麻醉等,建议将椎管内麻醉作为剖宫产的首选方法。

第一节 椎管内麻醉的技术概况

椎管内麻醉是将局部麻醉药物注入椎管内的不同腔隙,可逆性地阻断或减弱相应脊神经传导功能的一种麻醉方法,包括蛛网膜下隙麻醉、硬膜外麻醉和腰硬联合麻醉。每种麻醉方式各有优缺点,麻醉科医师可根据手术的紧迫性以及技术水平进行选择(表 19-1-1)。

表 19-1-1　椎管内麻醉的适应证和禁忌证

椎管内麻醉的适应证	椎管内麻醉的禁忌证
1. 椎管内分娩镇痛 2. 剖宫产手术 3. 其他下腹部与下肢手术	1. 精神病、严重神经症以及小儿等不能合作的患者或拒绝者 2. 严重低血容量患者 3. 凝血功能异常患者 4. 穿刺部位感染患者 5. 中枢神经系统疾病,特别是脊髓或脊神经根病变者 6. 脊椎外伤或有严重腰背痛病史以及不明原因脊神经压迫症状者 7. 全身感染患者

第二节 蛛网膜下隙麻醉

在剖宫产手术中可以实施蛛网膜下隙麻醉(spinal anesthesia,SA),也称腰麻、脊麻。蛛网膜下隙麻醉是通过麻醉科医师穿刺技术,将局部麻醉注入蛛网膜下隙,使脊神经根、背根神经节及脊髓表面部分产生不同程度阻滞的一种麻醉方法。

一、蛛网膜下隙麻醉的优缺点

蛛网膜下隙麻醉的优缺点见表 19-2-1。

表 19-2-1　蛛网膜下隙麻醉的优缺点

蛛网膜下隙麻醉的优点	蛛网膜下隙麻醉的缺点
1. 起效快,麻醉效果良好,局部麻醉药使用剂量小 2. 理论上不发生局部麻醉药中毒 3. 通过胎盘进入胎儿的剂量少 4. SA 失败率较低,在 1.5% 左右 5. 理论上不发生局部麻醉药意外血管内注射,或大量注入蛛网膜下隙造成全脊麻	1. 麻醉维持时间有限 2. 容易出现低血压

二、蛛网膜下隙麻醉的实施及注意事项

(一)蛛网膜下隙麻醉的实施

1. 评估患者状态并征得患者同意,检查复苏设备和供氧系统。确保通畅快速的静脉通路(推荐 16G 静脉留置针)。穿刺过程中监测患者的生命体征。

2. 穿刺体位可以是坐式(对于过度肥胖患者较为适合)或侧卧位,护士可以安慰患者、监护患者、限制患者活动,为操作者提供良好的穿刺体位。

3. 消毒范围　穿刺区域消毒范围为两侧到腋后线,尾端到尾骨,头端到肩胛骨下角连线。

4. 选择 L_{2-3} 或 L_{3-4} 间隙,确定穿刺点并实施局部麻醉。用左手中、示两指固定穿刺点皮肤。将腰麻针(24~25G)在棘突间隙中点,与患者背部垂直缓慢刺入,并仔细体会针尖处的阻力变化。当针穿过黄韧带时,有阻力突然消失"落空"感觉,继续推进常有第二个"落空"感觉,提示已穿破硬脊膜与蛛网膜而进入蛛网膜下隙。如果进针较快,常将黄韧带和硬脊膜一并刺穿,则往往只有一次"落空"感觉。观察脑脊液回流是否通畅,是否清亮。衔接注射器,回抽通畅后,推注局部麻醉药。

(二)蛛网膜下隙麻醉的注意事项

1. 腰麻针主要有两类　一类是尖端呈斜口状,可切断硬脊膜进入蛛网膜下隙,如 Quincke 针;另一类尖端呈笔尖式,可推开硬脊膜进入蛛网膜下隙,如 Sprotte 针和 Whitacre 针。应选择尽可能细的穿刺针,24~25G 较为理想,可减少穿刺后头痛的发生率。笔尖式细穿刺针已在临床上广泛应用,穿刺后头痛的发生率较尖端呈斜口状腰麻针明显降低。

2. 患者体位可采用侧卧位或坐位　对于肥胖患者,坐位是蛛网膜下间隙穿刺的较佳体位。

三、局部麻醉药

(一)蛛网膜下隙麻醉常用局部麻醉药

蛛网膜下隙麻醉较常用的局部麻醉药(表 19-2-2)有普鲁卡因、丁卡因、布比卡因和罗哌卡因。其作用

表 19-2-2　蛛网膜下隙麻醉常用局部麻醉药

局部麻醉药	成人用量/mg	常用浓度/%	起效时间/min	维持时间/h
普鲁卡因	100~150	5	1~5	0.75~1.5
布比卡因	8~12	0.5~0.75	5~10	2~2.5
丁卡因	10~15	0.33	5~20	2~3
罗哌卡因	5~15	0.375~0.5	5~10	1~1.5

时间主要取决于局部麻醉药的脂溶性及蛋白结合力。产科麻醉常用布比卡因和罗哌卡因。

1. 布比卡因（bupivacaine） 其氮己环上加 3 个甲基侧链，使其脂溶性与蛋白质结合力增加，其代谢分解是先除去氮己环侧链，分解产物为哌可二甲代苯胺（pipecolyl xylidine，PPX），毒性反应明显降低。PPX 与原型丁哌卡因较缓慢地从尿液排出。正常人的消除半衰期（$t_{1/2}\beta$）约为 8 小时，新生儿达 9 小时。布比卡因对温度较稳定，可行高压灭菌。

布比卡因的镇痛作用时间比利多卡因长 2~3 倍，比丁卡因长 25%。布比卡因适用于外周神经麻醉、硬膜外麻醉和蛛网膜下隙麻醉。

用法与剂量：0.5% 布比卡因 6.5~7.5mg 用于蛛网膜下隙麻醉可满足剖宫产手术要求。

2. 罗哌卡因（ropivacaine） 其化学结构与丁哌卡因相似，在其氮己环的侧链被丙基所取代。与多数酰胺类局部麻醉药不同，它不是消旋混合物而是单一对映结构体。罗哌卡因脂溶性高于甲哌卡因和利多卡因，但低于布比卡因；神经阻滞效能大于利多卡因而小于布比卡因。罗哌卡因对 A_δ 和 C 神经纤维的阻滞比布比卡因更为广泛。罗哌卡因对心脏兴奋和传导抑制均弱于布比卡因。利多卡因、布比卡因和罗哌卡因的惊厥量之比，相当于 5：1：2；致死量之比约为 9：1：2。临床上 1% 罗哌卡因与 0.75% 布比卡因在起效时间和运动时间阻滞的时效没有显著差异。

用法与剂量：0.5% 罗哌卡因 10~14mg 用于蛛网膜下隙麻醉可满足剖宫产手术要求。

（二）药物配制

局部麻醉药可配制成重比重液、等比重液或轻比重液以利药物的弥散和分布。重比重液是临床上常用的腰麻药配方，其比重大于脑脊液，容易下沉，向尾侧扩散，常通过加 5%~10% 葡萄糖溶液实现。轻比重液比重 < 脑脊液，但由于轻比重液可能导致麻醉平面过高，目前已很少采用。

最常使用的药物是丁哌卡因，常用剂量为 7.5mg，起效时间为 5~10 分钟，可以维持 1.5~2 小时，这和大多数剖宫产所需时间相当。盐酸罗哌卡因在剖宫产腰麻中应用越来越多，常用剂量为 12mg。

四、蛛网膜下隙麻醉的管理

1. 增加腰麻用药量可以升高麻醉平面，但低血压的发生率明显升高及麻醉平面可能过于广泛。低血压可通过预先给予一定量的液体、子宫移位（通常是左移）以及升压药如麻黄碱、去氧肾上腺素或多巴胺来预防或纠正。

2. 麻醉平面的高低与患者身高、体重等因素有一定关系，尤其是与局部麻醉药剂量呈明显的正相关。重比重药物比等比重药物更容易预测和调整麻醉平面的高度。

3. 剖宫产术双侧麻醉平面需达 T_6 水平。因为腹腔和盆腔脏器的传入神经与 T_5~L_1 交感神经干的上下行纤维伴行，所以国外要求剖宫产术麻醉平面需要达到 T_4 水平。但是，心脏交感神经的节前神经元位于脊髓第 1~5 胸段的中间外侧柱，节后纤维来自脊椎旁的星状神经节或颈交感神经节，调节心脏及其他内脏器官的活动。心脏交感神经全部或部分被阻滞会引起心动过缓，严重低血压的症状，麻醉平面不宜高于 T_5。国内研究认为麻醉平面达 T_6 可以满足剖宫产手术要求。

4. 在剖宫产中，尽管麻醉平面已达 T_6，仍有少部分产妇会产生不同程度的内脏不适，尤其是当产科医生牵拉子宫时。局部麻醉药中加入少量阿片类药物如芬太尼（15~25μg）、舒芬太尼（2.5~7μg）、吗啡（0.1~0.2mg）等能减少术中牵拉不适的发生。用药后要加强监护以防止迟发性呼吸抑制的发生。

5. 防腐剂在椎管内可能会引起有害作用，亚硫酸钠和乙二胺四乙酸盐可以在蛛网膜下隙激活炎症，使软脑膜和脊髓麻醉出现纤维化改变；甘氨酸作为瑞芬太尼的保存剂，禁用于椎管内。配制药物时，尽量使用无防腐剂药物。

第三节 连续硬膜外麻醉

连续硬膜外麻醉(continuous epidural anesthesia,CEA)是国内外施行剖宫产术的首选麻醉方法之一。硬膜外麻醉定义为麻醉科医师通过穿刺技术,将局部麻醉药注入硬膜外间隙,阻滞脊神经根,使其支配的区域产生暂时性麻痹的一种麻醉方法。硬膜外麻醉用于剖宫产术,穿刺点多选用 L_{2-3} 或 L_{3-4} 间隙。

一、硬膜外麻醉的优缺点

连续硬膜外麻醉的优缺点见表 19-3-1。

表 19-3-1 连续硬膜外麻醉的优缺点

连续硬膜外麻醉的优点	连续硬膜外麻醉的缺点
1. 镇痛效果可靠 2. 麻醉平面和血压的控制较容易。控制麻醉平面至 T_6,宫缩痛可获解除,宫缩无明显抑制,腹壁肌肉松弛,对胎儿呼吸循环无抑制 3. 可以持术中麻醉效果 4. 可以持续术后镇痛	1. 麻醉起效较慢 2. 硬膜外导管可能置入血管,发生局部麻醉药中毒 3. 通过胎盘进入胎儿的剂量较多 4. 麻醉失败率较高,在 3% 左右

二、硬膜外麻醉的实施

(一)硬膜外麻醉的实施

1. 评估患者状态并征得患者同意,检查复苏设备和供氧系统。确保通畅快速的静脉通路(推荐 16G 静脉留置针)。穿刺过程中监测患者的生命体征。

2. 穿刺体位可以是坐位(对于过度肥胖患者较为适合)或侧卧位,护士可以安慰患者、监护患者、限制患者活动,为操作者提供良好的穿刺体位。

3. 穿刺区域消毒范围为两侧到腋后线,尾端到尾骨,头端到肩胛骨下角连线。

4. 选择 L_{1-2} 或 L_{2-3} 间隙,确定穿刺点并实施局部麻醉。按照常规进行硬膜外穿刺,垂直正中穿刺最常用。硬膜外穿刺常用方法包括注射器正压法和玻管负压法。

(1)注射器正压法:使用装有盐水或空气的无阻力注射器连接硬膜外针尾部,进针过程中,注射器推注压力骤然消失时,回吸无液体回流,可以确定进入硬膜外间隙。

(2)玻管负压法:穿刺过程中,在硬膜外针尾部连接负压玻管,并在玻管内滴入局部麻醉药或者生理盐水,形成水柱,当硬膜外针进入硬膜外间隙时,由于负压作用,立即将玻管内水柱吸入,可以确定进入硬膜外间隙。

5. 通过硬膜外针向头侧置管 3~4cm。

6. 硬膜外试验　常用 2% 利多卡因 3ml,也可以应用含有 1:20 万(5μg/ml)肾上腺素的利多卡因作为试验剂量。观察 60 秒内无血压心率上升或在 3~5 分钟无脊髓麻醉的征象。如果硬膜外试验阴性,再分次注射剩余的药物,直至达理想的麻醉平面。

7. 硬膜外麻醉用药　局部麻醉药,常选用 1.5%~2% 利多卡因或 0.5% 丁哌卡因。也可以应用局部麻醉药合剂,如 1% 罗哌卡因和 2% 利多卡因 1:1 混合成利罗合剂,根据麻醉平面的上升速度分次推注,用药剂量可比非孕妇相应减少。用药的总和即首次总量,也称初量,一般需要 15~20ml,之后每 40~60 分钟给予 5~10ml 或追加首次量的 1/2~1/3,麻醉平面到 T_6 水平,直至手术结束。

(二)硬膜外麻醉常用局部麻醉药

硬膜外麻醉常用局部麻醉药见表 19-3-2。

表 19-3-2　硬膜外麻醉常用局部麻醉药

局部麻醉药	浓度/%	用量/mg	局部麻醉药	浓度/%	用量/mg
利多卡因	1.5~2	300~400	氯普鲁卡因	2~3	600~800
丁哌卡因	0.25~0.5	50~100	罗哌卡因	0.5~0.75	100~150
左旋丁哌卡因	0.5	75~150			

三、硬膜外麻醉的管理

1. 与蛛网膜下隙麻醉相比,硬膜外麻醉需要使用大剂量局部麻醉药才能达到剖宫产手术所需麻醉的平面,容易发生局部麻醉药中毒。

2. 产妇硬膜外血管常处于充盈状态,穿刺置管应小心,以免误入血管。可在置管前,在硬膜外间隙推注 5ml 生理盐水或局部麻醉药,可以减少硬膜外导管置入血管的发生率。

3. 硬膜外导管有移动的可能,因此即使采用负压回抽试验也不能完全排除导管进入蛛网膜下隙或血管的可能。有多种措施可以减少局部麻醉药中毒的危险。首先在注药前应回吸,然后给予试验剂量(如 2% 利多卡因 3~5ml)并观察产妇的反应;其次应分次给药;最后应选择更安全的药物(如氯普鲁卡因和利多卡因)或较新的酰胺类局部麻醉药(如罗哌卡因和左旋丁哌卡因)。

4. 局部麻醉药中添加少量芬太尼(2μg/ml)或舒芬太尼(0.5μg/ml)有助于改善麻醉效果。

5. 对丁哌卡因是否加用肾上腺素的问题,尚有争论。加用肾上腺素可进一步提高麻醉效能,降低血内浓度。临床常用浓度为 0.25%~0.75% 溶液,成人安全剂量为 150mg,极量为 225mg。胎儿/母血的浓度比率为 0.30~0.44,故对产妇的应用较为安全,对新生儿无明显的抑制。

6. 硬膜外分娩镇痛的产妇,拟行急诊剖宫产时,可直接利用硬膜外导管有效地实施硬膜外麻醉。注意事项:①检查硬膜外导管深度,防止分娩镇痛期间硬膜外导管已经滑出;②实施硬膜外试验;③使用高浓度局部麻醉药或者局部麻醉药合剂,比如 0.75% 罗哌卡因;④硬膜外麻醉失败率为 3.15%,做好重新穿刺或改全身麻醉准备。

7. 预防仰卧位低血压综合征　妊娠晚期产妇仰卧位时,妊娠子宫的压迫可完全或部分阻闭下腔静脉,引起右心静脉回流减少。产妇出现低血压、面色苍白、出汗、头晕、恶心、呕吐,精神状态改变,当转为侧卧位或解除子宫压迫后,上述症状即减轻或消失的一组综合征。严重者可危及母胎的生命。约 50% 产妇于临产期取平卧位时出现"仰卧位低血压综合征"。

平卧位时腹主动脉也可受压,影响肾和子宫胎盘血流灌注,妨碍胎盘的气体交换,甚至减损胎盘功能。为了预防仰卧位低血压综合征,产妇最好采取左倾 15° 体位,或垫高产妇右髋部,使子宫向左倾斜 15°,以减轻巨大子宫对腹后壁大血管的压迫。常规开放上肢外周静脉,给予预防性输注晶体液 200~300ml,可以根据血压静脉注射或持续泵注去氧肾上腺素。

第四节　腰硬联合麻醉

腰硬联合麻醉即联合蛛网膜下隙麻醉与硬膜外隙麻醉(combined spinal and epidural anesthesia, CSEA),是将蛛网膜下隙麻醉与硬膜外隙麻醉联合使用的麻醉技术。主要用于下腹部及下肢手术的麻醉与镇痛,也包括产科麻醉与镇痛。

一、CSEA 的优点

既具有蛛网膜下隙麻醉起效快、效果确切、局部麻醉药用量小的优点，又有硬膜外间隙麻醉可连续性、便于控制平面和可用作术后镇痛的优点。

二、CSEA 的实施

（一）CSEA 技术常用单点穿刺技术

该技术使用硬膜外穿刺针刺入硬膜外间隙，然后从硬膜外穿刺针内或硬膜外穿刺针头端侧孔（轨道式穿刺针）插入细的腰穿针穿破硬脊膜后进入蛛网膜下隙注药实施蛛网膜下隙麻醉，退出腰穿针后通过硬膜外穿刺针向头端置入硬膜外导管 3~4cm。

（二）目前国内外 CSEA 穿刺包

其中包括 17G 硬膜外穿刺针，25G 蛛网膜下隙穿刺针，以尖端为笔尖式为宜，如 Sprotte 针或 Whitacre 针。蛛网膜下隙穿刺针完全置入硬膜外穿刺针后突出硬膜外穿刺针尖端一般约 1cm。

（三）CSEA 的实施步骤

1. 评估患者状态并征得患者同意，检查复苏设备和供氧系统。确保通畅快速的静脉通路（推荐 16G 静脉留置针）。穿刺过程中监测患者的生命体征。

2. 穿刺体位为侧卧位或坐位（对于过度肥胖患者较为适合），护士协助提供良好的穿刺体位，护士还应安慰患者、监护患者、限制患者活动。穿刺区域消毒范围为两侧到腋后线，尾端到尾骨，头端到肩胛骨下角连线。

3. 选择 L_{2-3} 或 L_{3-4} 间隙，确定穿刺点并实施局部麻醉。穿刺点可用 1%~2% 利多卡因作皮内、皮下和韧带逐层浸润。硬膜外穿刺针（17~18G）常规进行硬膜外间隙穿刺，直入法最常用。一般使用装有盐水或空气的注射器连接硬膜外隙置针尾部，当进针过程中，有突破感，注射器推注阻力消失，回吸无液体回流，可以确认进入硬膜外间隙。从硬膜外针内置入腰穿针，检查腰穿针内脑脊液性状和回抽通畅情况，如果脑脊液清亮且回流通畅，可向头端推注局部麻醉药（见上节蛛网膜下隙麻醉的用药），推药毕，拔出腰穿针，向头端置入硬膜外导管 3~4cm。硬膜外给予试验剂量局部麻醉药。

4. 剖宫产手术麻醉时，为了防止庞大子宫压迫腹主动脉—下腔静脉，可在产妇右侧髂骨下垫起使子宫左倾 15° 左右。密切关注患者生命体征检查，及时纠正。如果发生低血压（收缩压较基础水平降低超过 20%~30% 或 <100mmHg）。应保证子宫左倾，加快输液速度，必要时静脉注射麻黄碱 5~15mg 或去氧肾上腺素 50~100μg。如果低血压持续存在，需持续输注去氧肾上腺素，根据血压调整速度 0.2~2μg/（kg·min）。当需要硬膜外追加局部麻醉药前，仍然需要做硬膜外试验。在每次追加剂量之前都要回抽检查有无血液和脑脊液，局部麻醉药追加剂量 3~5ml。完成手术或镇痛后，拔出导管，要检查导管的尖端是否完好无损。

（四）CSEA 的用药方案

1. 蛛网膜下隙麻醉用药　剖宫产手术麻醉时，可选用 0.5% 丁哌卡因 6.5~7.5mg 或 0.5% 罗哌卡因 10~14mg。可复合少量无防腐剂的吗啡、芬太尼或舒芬太尼（表 19-2-2）。

2. 硬膜外麻醉用药　当蛛网膜下隙麻醉 10~15 分钟时，麻醉平面低于 T_8 或未达到手术要求的麻醉水平，或不能满足手术时长或应用硬膜外镇痛时，需经硬膜外导管给局部麻醉药（表 19-3-2）。

（1）硬膜外试验：蛛网膜下隙麻醉后 15 分钟，平面低于 T_8 或未达到手术要求的麻醉水平，可经硬膜外导管给予 2% 利多卡因 3ml，观察 5 分钟。①如果平面上升仅为约 2 个脊椎平面，提示硬膜外导管位置合适；②如果导管在蛛网膜下隙，则麻醉平面升高明显，但该试验剂量一般不会引起膈肌麻痹。

（2）确认硬膜外导管在硬膜外间隙后可每 5 分钟给予 2% 利多卡因 3~5ml，直至麻醉达到理想平面。

一般每次升高 1~2 个脊椎平面。

（3）当肌松效果不佳时,需经硬膜外导管追加局部麻醉药,如 2% 利多卡因或 1% 罗哌卡因 5ml,注意测量麻醉平面。

三、CSEA 的管理

1. 如果蛛网膜下隙麻醉平面能满足整个手术要求,则术中硬膜外间隙不需要给药,或仅作为术后镇痛。

2. 硬膜外导管可能会经蛛网膜下隙麻醉穿刺孔误入蛛网膜下隙,此时可能有脑脊液经导管流出。上述试验剂量可初步判断导管是否在蛛网膜下隙,因此启用硬膜外麻醉或镇痛时必须给予试验剂量,并且每次经硬膜外导管给药时均须回抽确认有无脑脊液。

3. CSEA 时蛛网膜下隙麻醉用药量以及硬膜外麻醉用药量均较小,但是麻醉平面往往较单纯蛛网膜下隙麻醉或硬膜外麻醉的范围广。主要原因可能包括:①硬膜外穿刺后硬膜外间隙的负压消失,使脊膜囊容积缩小,促使脑脊液内局部麻醉药易于向头侧扩散;②注入硬膜外间隙的局部麻醉药挤压硬脊膜,使蛛网膜下隙的局部麻醉药随脑脊液向头侧扩散;③注入硬膜外隙的局部麻醉药经硬脊膜破损孔渗入蛛网膜下隙(称为渗漏效应);④体位改变等。研究提示,前两个因素可能是 CSEA 时平面容易扩散的主要原因。

4. 硬膜外间隙置管困难,导致蛛网膜下隙麻醉后恢复仰卧位体位延迟,结果出现单侧蛛网膜下隙麻醉或蛛网膜下隙麻醉平面过高或过低。一般要求蛛网膜下隙注药后 3~4 分钟内应完成硬膜外间隙置管。

5. CSEA 时可出现单纯蛛网膜下隙麻醉或硬膜外麻醉可能出现的并发症,同样需引起高度重视。

第五节　全身麻醉

椎管内麻醉是剖宫产麻醉的首选方法,使得近几十年来在剖宫产中使用全身麻醉已经明显减少。但是每种技术的优缺点、麻醉科医师的水平和手术要求决定着最终的麻醉选择。脐带脱垂、前置胎盘、胎盘植入、子痫前期等已经不是全身麻醉的绝对适应证。自 1992 年以来,剖宫产术应用椎管内麻醉超过 80%,其原因如下:①椎管内分娩镇痛的广泛应用;②全身麻醉时,产妇呼吸道并发症风险较高,有研究提示全身麻醉的死亡率比椎管内麻醉高出 16.7%;③椎管内麻醉技术质量的提高;④减少药物对新生儿的影响;⑤产妇可以清醒参与分娩的过程;⑥椎管内麻醉的并发症低于全身麻醉。

少数情况下剖宫产麻醉仍需施行全身麻醉,全身麻醉一般在椎管内麻醉或局部浸润麻醉有禁忌或时间不容许行椎管内麻醉时方采用。

一、全身麻醉的优缺点

全身麻醉的优缺点见表 19-5-1。

表 19-5-1　全身麻醉的优缺点

全身麻醉的优点	全身麻醉的缺点
1. 可消除产妇紧张恐惧心理,适用于精神高度紧张的产妇或合并精神病 2. 诱导迅速 3. 较少发生血压下降和心血管系统不稳定 4. 能够保证呼吸道通畅并控制通气 5. 适用于腰椎疾病或感染的产妇	1. 容易反流而致误吸 2. 全身麻醉的操作管理较为复杂,要求麻醉者有较全面的技术水平和设备条件 3. 麻醉用药不当或维持过深有造成新生儿呼吸循环抑制的危险 4. 苏醒须有专人护理 5. 麻醉后并发症较硬膜外麻醉多

二、全身麻醉的适应证和禁忌证

(一) 全身麻醉的适应证

1. 不适合行椎管内麻醉的产妇。
2. 产妇大出血、凝血功能障碍、威胁胎儿生存。
3. 产妇拒绝椎管内麻醉。

(二) 全身麻醉的禁忌证

1. 产妇拒绝全身麻醉。
2. 麻醉科医师不具备较全面的全身麻醉技术,难以保证母儿安全。
3. 麻醉科医师不具备困难气道处理技术。

三、全身麻醉药物

(一) 麻醉性镇痛药

麻醉性镇痛药如吗啡、哌替啶、芬太尼等,都极易透过胎盘,且对胎儿产生一定的抑制。

1. 吗啡　新生儿的呼吸中枢对吗啡的敏感性很高,等效剂量的吗啡引起的新生儿呼吸抑制多于哌替啶。由于吗啡用于分娩镇痛时起效慢、作用时间长而新生儿抑制的发生率高,已被哌替啶或芬太尼替代。

2. 芬太尼　用于分娩镇痛的常用剂量为 25~50μg 静脉注射,峰效应在 3~5 分钟内出现,作用时间约 30~60 分钟。芬太尼经胎盘转运的速度很快。达到平衡后母亲血药浓度是胎儿的 2.5 倍。芬太尼静脉镇痛可导致胎儿抑制,表现为短暂的胎动减少、呼吸动作消失和胎儿心率变异性降低。分娩早期单次静脉注射常规剂量芬太尼一般不会对新生儿造成不良影响,但反复静脉用药可能导致新生儿抑制。芬太尼静脉镇痛还可能导致母亲镇静和呼吸抑制,从而间接影响胎儿和新生儿。

3. 瑞芬太尼　强效的超短效的 μ-阿片受体激动剂,临床上其效价与芬太尼相似,为阿芬太尼的 15~30 倍。瑞芬太尼注射后起效迅速,药效消失快,是较理想的短效阿片类药。

瑞芬太尼可被非特异性酯酶所水解,消除不依赖于肝、肾功能,代谢产物无活性。孕妇瑞芬太尼平均消除率[93.1ml/(kg·min)]是非孕妇[4.2ml/(kg·min)]的 2 倍,瑞芬太尼起效时间 30 秒,峰效应时间为 1 分钟,作用时间为 5~10 分钟,血浆时量相关半衰期(context-sensitive half time)为 3~5 分钟,长时间滴注无蓄积顾虑。Kan 研究了 19 例在硬膜外麻醉下实施择期剖宫产术的病人(无并发症),术中持续输注瑞芬太尼,发现脐带静脉(UV):孕母动脉(MA)内药物比率为(0.88 ± 0.87);脐带动脉(UA):静脉(UV)中比率为(0.29 ± 0.07):1。证明了瑞芬太尼容易通过胎盘,并且胎儿对瑞芬太尼有一定的代谢能力,可以在体内快速代谢,不引起胎儿的呼吸抑制。

在全身麻醉中瑞芬太尼的维持输注速度范围是[0.1~1.0μg/(kg·min)]。由麻醉医师根据手术刺激程度的大小和患者反应程度的强弱来调节。由于起效快,加深或减浅麻醉十分迅速,安全性也得以提高。瑞芬太尼麻醉苏醒迅速且可预测,瑞芬太尼苏醒迅速(5~15 分钟),无术后呼吸抑制。在瑞芬太尼麻醉苏醒期,其缺点是手术结束停止输注后没有镇痛效应,需要及时使用替代性镇痛治疗。

(二) 静脉全身麻醉药

1. 氯胺酮　一种 NMDA 受体拮抗剂,可引起分离麻醉,常用于伴有血容量降低、哮喘的产妇,有轻微的呼吸抑制作用,并能使动脉血压升高 10%~25%。1968 年用于产科,具有催产、消除阵痛增强子宫肌张力和收缩力的作用。氯胺酮静脉注射 1.5mg/kg 可作为全身麻醉诱导,或在胎头娩出时静脉注射 0.25mg/kg,或在会阴侧切时静脉注射 0.6~0.7mg/kg。氯胺酮禁用于有精神病史、高血压患者或先兆子宫破裂的产妇。

氯胺酮是由左氯胺酮[R-ketamine]和右氯胺酮[S-ketamine]等量混合而成的消旋混合物。S-氯胺酮为右氯胺酮,其消除速度更快,镇痛作用比氯胺酮强,副作用较小。全身麻醉剖宫产术推荐剂量为:诱导可以静脉给予 S-氯胺酮 0.5mg/kg 联合丙泊酚使用。或静脉注射 S-氯胺酮剂量为 1.0mg/kg。

椎管内麻醉行剖宫产阻滞不全可静脉给予约 0.3mg/kg 的 S-氯胺酮完善麻醉,缓解产妇紧张焦虑情绪。

2. 丙泊酚　具有诱导迅速、维持时间短、苏醒迅速的优点。该药可透过胎盘,大剂量使用(用量超过 2.5mg/kg)可抑制新生儿呼吸。丙泊酚在母体静脉使用后 1~2 分钟出现在胎儿血中,15 分钟之内达到平衡。丙泊酚诱导时(2mg/kg),子宫血流没有变化。丙泊酚维持麻醉时,也不会影响子宫血流,对胎儿影响很小,整个麻醉期间可以保持平稳。目前为产科全身麻醉常用的诱导药物。

3. 依托咪酯　依托咪酯是咪唑羧化物,常用的麻醉诱导剂量(0.3mg/kg)对心肺功能影响小。依托咪酯水解迅速、所用时间短,易发生不自主肌肉收缩。其可以快速通过胎盘,在母体与胎儿的代谢和分布速率类似。尽管有研究认为依托咪酯抑制新生儿肾上腺皮质醇的合成,但是该药仍然可以安全用于剖宫产麻醉。

(三)吸入性全身麻醉药

吸入麻醉对子宫胎盘循环及胎儿的影响仍有争议。有导致胎儿缺氧的报道,也有研究认为,控制良好的吸入麻醉对胎儿或子宫胎盘循环没有不良影响。

1. 氧化亚氮　氧化亚氮是产科麻醉最常用的吸入性麻醉药。可迅速透过胎盘,母胎间的血浓度差为 55%~91%,且随吸入时间延长而成比例增加。氧化亚氮对母体的呼吸、循环、子宫收缩力有增强作用,使宫缩力与频率增加。用于产科多取半紧闭法作间歇吸入,可在分娩第一期末宫缩前 20~30 秒吸入。使用高浓度氧化亚氮时,应警惕缺氧的发生。氧化亚氮 3L/min,氧气 3L/min,氧化亚氮浓度最高不超过 70%。

2. 卤化剂　卤化剂有以下优点,减少产妇术后不良记忆;允许高浓度氧气吸入;增加子宫血流量;不增加子宫出血;对新生儿抑制作用不明显。

(1)七氟烷(sevoflurane):是麻醉诱导最常用的挥发性药物。为无色透明、带香味无刺激性液体,血/气分配系数为 0.63。七氟烷化学性质不够稳定与碱石灰接触可产生 5 种分解产物,麻醉科医师在半紧闭法时不出现、全紧闭法需加注意。七氟烷起效快,恢复快,对气道的刺激非常小,经常通过面罩吸入进行麻醉诱导。七氟烷麻醉后肝血流量下降,但麻醉结束后迅速恢复正常。但七氟烷较氟烷和异氟烷对肝损害少。

临床应用时需注意其禁忌证:①1 个月内施用吸入全麻,有肝损害者;②本人或家属对卤化麻醉药有过敏或有恶性高热因素者;③肾功能不全者慎用。

麻醉方法:可用静脉诱导插管或用七氟烷—氧、七氟烷—氧—氧化亚氮面罩诱导插管后用高流量 10~20min 后改用低流量吸入麻醉维持。

(2)地氟烷(desflurane):地氟烷具有组织溶解度低、麻醉诱导快、苏醒快、对循环功能影响小和在机体内几乎无代谢产物等特点备受青睐。其缺点为:①沸点低,室温下蒸气压高,需用特殊的电子装置控制温度的挥发器;②有刺激气味;③药效低,价格昂贵。

由于地氟烷对气道的刺激性,临床上很少单独加氧气用于麻醉诱导。麻醉维持用 2.3%~3.0% 地氟烷加 60% 氧化亚氮和 O_2,也可并用静脉麻醉药、阿片类镇痛药或相应部位的硬膜外阻滞,均可降低地氟烷的使用量及单独应用所引起的副作用。

吸入性麻醉药是子宫收缩的抑制剂,故胎儿剖出后即须降低吸入浓度或停止吸入,以避免宫缩乏力导致的产后出血。

(四)肌肉松弛药

产科使用的理想肌肉松弛药应具有起效快,持续时间短,很少通过胎盘屏障,新生儿排除该药迅速等特点。

1. 琥珀酰胆碱　为去极化肌松药,其脂溶性低,离解度高,且可被胆碱酯酶迅速分解,故在常用剂量时,极少向胎儿转运,但用量在300mg以上或一次大量使用,仍会转运至胎儿,3.5分钟后即可与母血浓度相平衡。动物实验已证明琥珀酰胆碱可向胎儿转运。如果孕妇胆碱酯酶活性异常,使用琥珀酰胆碱后,偶可引起母子呼吸抑制。

2. 非去极化肌松药 非去极化肌松药常用于气管插管及术中维持肌肉松弛。

(1)维库溴铵:维库溴铵是单季铵甾体类中时效肌松药,它与潘库溴铵不同,仅保留与肌松作用有关的甾核D环上的季氨基,而在甾核A环上与心血管作用有关的季氨基经去甲基成叔氨基。这种改变的结果使其起效增快,药效增强,脂溶性增高,肝脏的代谢与消除增加,以及解迷走神经作用明显减弱。维库溴铵的肌松强度较潘库溴铵强,时效比潘库溴铵缩短1/3~1/2。维库溴铵在溶液中不稳定,因此其制剂为冻干粉。

维库溴铵不促进组胺释放,所以特别适用于心肌缺血和心脏病患者。由于维库溴铵在临床剂量没有潘库溴铵的解心脏迷走神经作用,所以在术中应用迷走兴奋药、β受体阻断药或钙通道阻断药时,容易产生心动过缓,甚至可发生心搏骤停。

维库溴铵主要在肝脏代谢和排泄,其代谢产物中3-羟基维库溴铵的肌松作用最强,为维库溴铵的50%~60%,而另两个代谢产物17-羟基和3,17-二羟基维库溴铵几乎没有肌松作用。维库溴铵15%~25%经肾排泄,肾脏衰竭时可通过肝消除来代偿,因此可应用于肾脏衰竭患者。

维库溴铵ED95为0.04mg/kg,起效时间4~6分钟。增加药量可缩短起效时间,剂量增加到3倍或5倍ED95量时,起效时间可分别缩短至2.8分钟和1.1分钟左右,用预给药量法也可缩短起效时间。静脉注射ED95剂量,其恢复指数为10~15分钟,90%肌颤搐恢复时间为30分钟,气管插管量0.07~0.15mg/kg,追加药量在神经安定镇痛麻醉时为0.02mg/kg,吸入麻醉时为0.015mg/kg。

(2)罗库溴铵:罗库溴铵作用强度为维库溴铵的1/7~1/6,时效为维库溴铵的2/3,起效时间虽不及琥珀酰胆碱,但罗库溴铵是至今临床上广泛使用的非去极化肌松药中起效最快的一个,其强度弱可说明其起效快。罗库溴铵有弱的解迷走神经作用,但在临床应用剂量并无明显的心率和血压变化。其药代动力学与维库溴铵相似,消除主要依靠肝脏,其次是肾脏,肾脏衰竭时虽然血浆清除减少,但并不明显影响其时效,而肝功能障碍可延长时效达2~3倍。

罗库溴铵ED95为0.3mg/kg,起效时间3~4分钟,时效10~15分钟,90%肌颤搐恢复时间30分钟,临床肌松维持45分钟。如作快速气管插管用量增至1.2mg/kg,60~90秒即可插管,临床肌松时效延长达75分钟。此药可以代替琥珀酰胆碱作为产科全身麻醉快速气管插管的诱导药物。

(3)阿曲库铵:阿曲库铵的理化特点接近产科使用的理想肌肉松弛药应具有的条件,它是大分子量的季胺离子,在体内消除不依赖肝肾功能,而是通过非特异性酯酶水解和Hofmann消除自行降解。脂溶性低,50%与蛋白结合,所以通透胎盘屏障受限。阿曲库铵的ED95量为0.2mg/kg,起效时间为4~5分钟,恢复指数为10~15分钟,90%肌颤搐恢复时间为30分钟。增加剂量可缩短起效时间和延长时效,复合给药或持续静脉滴注无蓄积作用。恢复指数不受用药总量影响,肌颤搐一旦开始恢复其恢复指数相对恒定,儿童及老年人肌力的恢复与成人一样,不因持续用药而要降低药量或延长注药间隔时间。气管插管量为0.4~0.5mg/kg,时效维持25~40分钟,追加量在神经安定镇痛麻醉时为0.1mg/kg,吸入麻醉时为0.07mg/kg。此药消除虽不受肝肾功能影响,适用于肝肾功能不全患者,但肾功能不全患者和长时间或反复用药时,其恢复时间可能延长。剖宫产的产妇使用阿曲库铵0.3mg/kg,肌松满意,作用持续时间短,仅微量通过胎盘。

产科常用药物硫酸镁与肌肉松弛药都是作用于神经肌肉接点的,若应用了硫酸镁的产妇,剖宫产全身麻醉应用肌肉松弛药要适当减量。

四、全身麻醉的实施

（一）麻醉前访视

大多数产科手术属急症性质,麻醉科医师首先应详细了解产程经过,对母胎情况做出全面估计。了解既往病史,药物过敏史及术前进食、进饮情况。除了一般的病史采集外,还应关注孕妇保健以及相关的产科病史、麻醉史、气道情况、妊娠后心、肺功能、基础血压等。在解释操作步骤和可能发生的并发症后,获得患者的知情同意。化验检查血、尿常规,肝、肾功能,出凝血时间。对患有妊娠相关高血压、HELLP综合征和其他凝血障碍相关疾病,有可能出现产后出血情况。麻醉科医师应与产科医师就胎儿的宫内状况,术前要进行相互沟通。胃动力和胃食管括约肌功能的减退以及胃酸分泌过多使产妇具有较高的反流误吸的风险,所以无论是否禁食,所有产妇均应视为饱胃患者。

（二）术前准备

1. 要充分认识产科麻醉具有相对较高的风险,妊娠期间呼吸、循环都发生了一系列的改变,特别是心血管系统改变最大。

2. 预防反流误吸　产妇入院后,对估价有手术可能者尽早开始禁食禁水,并以葡萄糖液静脉滴注维持能量。麻醉前可以口服柠檬酸合剂,或静脉用药甲氧氯普胺,法莫替丁等;对于饱胃产妇,应设法排空胃内容物。

3. 评估气道情况　产妇气管插管困难或失败是麻醉科医师关注的主要问题,做困难气道或插管失败的应对策略,可以尝试清醒气管插管,遵循困难气道管理流程。

4. 对子痫前期及引产期产妇或有大出血可能的产妇,麻醉前应总结术前用药情况,包括药物种类、剂量和给药时间,以避免重复用药的错误。并做好新生儿急救及异常出血处理的准备。

5. 麻醉前应准备好麻醉机、吸氧装置和相应的麻醉器械和药品,以应对潜在的并发症,如插管失败、呼吸抑制、低血压、镇痛效果不佳及呕吐等。

6. 不论选择哪种麻醉方法,麻醉后都应尽量保持子宫左侧移位。

（三）全身麻醉的实施

1. 麻醉前准备

（1）麻醉前评估,签署知情同意书。

（2）准备必要的药物和设备。

（3）为了防止庞大子宫压迫腹主动脉—下腔静脉,可在产妇右侧髂骨下垫起使子宫左倾15°左右。

（4）开放16G静脉通路。

（5）诱导前30分钟可以静脉给予甲氧氯普胺10mg或雷尼替丁30mg。

（6）麻醉科医师主持麻醉、护士和产科医师三方核查患者信息。

（7）产科医师完成手术区域消毒并站好手术位置,等待麻醉科医师诱导完成实施手术。

2. 诱导

（1）给氧去氮:面罩给100%纯氧3分钟给氧去氮,或者嘱产妇诱导前进行4~8次深呼吸。

（2）腹部消毒铺巾完毕后,确认产科医师准备好开始手术。

（3）压迫环状软骨,产妇清醒时力度为10牛顿力(1千克力=1公斤力≈9.8牛顿),产妇意识消失后加强到30牛顿力直至气管插管确认成功。此方式可以通过环状软骨压迫食道,防止反流的发生。

（4）药物诱导:丙泊酚(1~2mg/kg)或氯胺酮1.5mg/kg、琥珀酰胆碱(1~1.5mg/kg)或者罗库溴铵(0.6mg/kg)静脉注射,60秒后施行快速诱导插管。

（5）气管插管:一定要在加腹压胎儿娩出前完成气管插管。随时启动困难气道处理预案(具体可参照困难气道部分内容)。喉罩不能替代气管插管,但可以作为插管失败的抢救设备使用。

3. 麻醉维持

(1)静脉麻醉维持:丙泊酚和瑞芬太尼泵注维持麻醉,丙泊酚恒速泵注:100~200μg/(kg·min);采用 TCI 模式时,血浆靶浓度:3~5μg/ml。瑞芬太尼恒速泵注:0.2~0.4μg/(kg·min);采用 TCI 模式时,血浆靶浓度应在(3.0~5.0ng/ml)维持,需根据手术刺激反应随时调整注药速度。必要时追加肌松药。

(2)吸入麻醉维持:50% 氧化亚氮混合氧气和低浓度吸入麻醉药(1% 七氟烷或 0.75% 异氟烷或 3% 地氟烷。

4. 麻醉苏醒　可以拮抗肌肉松弛剂,待产妇完全清醒后拔出气管插管。

(四)全身麻醉的管理

1. 插管失败或插管困难是麻醉相关性孕妇死亡的首要原因。假声带黏膜毛细血管充血,要求在孕妇中需要选用较小号的气管插管。对于大多数孕妇来说,最好选用 6.5 或 7.0 号带套囊的气管插管。经鼻插管或插入鼻胃管,均可能导致出血。

2. 防止胃内容物反流及误吸的措施　①气管插管迅速有效;②插管前避免正压通气压力超过 20cmH$_2$O;③气管插管时压迫环状软骨(Sellick 手法);④待患者完全清醒,喉反射恢复后拔管。

3. 麻醉医生在剖宫产全身麻醉时,要掌握 3 个时间,这 3 个时间与胎儿的转归息息相关。

(1)决定紧急剖宫产到分娩的时长(dicision-to-delivery interval,DDI):一般 DDI 为 30 分钟内完成,DDI 是由团队优化来缩短的,而与所使用的麻醉技术无关。

(2)麻醉诱导到胎儿娩出的时长(induction to delivery interval,IDI):即麻醉诱导开始到胎儿娩出时的时长,一般是 10 分钟内完成。

(3)子宫切开到胎儿娩出的时长(uterine incision-to-delivery interval,UDI):UDI 一般要求在 3 分钟内完成。

第六节　局部浸润麻醉

局部浸润麻醉是指沿手术切口分层注射局部麻醉药,麻醉组织中的神经末梢。此法优点为简单、快速,对母儿安全,不受餐后的限制。但是,此种方法镇痛差、肌松不足,会影响手术操作,而且局部麻醉药用量过大可以引起母胎中毒。

一、适应证和禁忌证

(一)适应证

适用于母儿情况紧急,产妇餐后和基层医院的剖宫产术。

(二)禁忌证

重度子痫前期、高血压产妇局部麻醉药中毒发生率高,且疼痛刺激易诱发产妇抽搐,故应慎用。

二、局部浸润麻醉的药物和实施

(一)局部浸润麻醉的实施

以安全有效剂量的局部麻醉药,于产妇下腹部手术切口范围行菱形或扇形的皮下、筋膜以及腹膜的浸润麻醉,剖宫娩出胎头后,给产妇加以其他麻醉方式以满足需要。

(二)局部麻醉药

①0.25%~0.5% 利多卡因;②0.3%~0.5% 罗哌卡因。

患者,女,30 岁,身高 162cm,体重 75kg,BMI:28.6kg/m²。

主诉:停经 35⁺周,发现血压升高 3 周,头痛 1 天。

既往史:平素体健,无传染病史、手术史、过敏史。

家族史:父母均无高血压、糖尿病等病史,否认明显遗传病史。

现病史:此次怀孕经过顺利,规律产检,孕 32 周发现血压 155/98mmHg,孕 35 周发现产妇血压不稳定,出现头痛,烦躁症状。血小板减少,尿蛋白(+),接受住院治疗。

查体:T 36.3℃,P 90 次/min,R 20 次/min,BP 165/105mmHg,SpO₂:97%。胎心监护显示:126 次/min。

辅助检查:

血常规:Hb 116g/L,HCT 34.50%,WBC 8.50×10⁹/L,PLT 83×10⁹/L。

凝血功能:FIB 5.28g/L,INR 0.89,PA 123.6%,TT:15 秒,APTT 27.4 秒。

肾功能:BUN 2.2mmol/L,UA 284.3mmol/L,CRE 41.6mmol/L。

肝功能:ALT<6U/L,AST 7.6U/L,TP 56.5g/L,ALB 30.8g/L。

尿常规:蛋白定性(+)。

经腹超声显示胎盘位置正常,无胎盘早剥迹象。

入院诊断:孕 1 产 0,孕 35⁺周 双胎妊娠,子痫前期,妊娠糖尿病。

术前经过:患者入室 BP 165/105mmHg,HR 90 次/min,SpO₂ 97%,静脉输注硫酸镁解痉,口服拉贝洛尔降压。产妇无椎管内麻醉禁忌,拟行"腰硬联合麻醉"。签署知情同意书。

麻醉管理:麻醉前输注乳酸林格注射液 200ml 后缓慢维持。产妇左侧卧位,予以面罩吸氧,常规消毒,选择 L₃₋₄ 间隙进行穿刺,硬膜外针顺利进入硬膜外间隙,置入腰麻针无异感,脑脊液回流通畅,推注 0.5% 罗哌卡因 2.4ml,置入硬膜外导管 3cm,固定。产妇平卧后,右臀下垫起,使子宫左倾 15°。输注去氧肾上腺素维持血压不低于平素血压的 20%。给予腰麻药后 10 分钟,麻醉平面达 T₆ 水平。

开始手术,胎儿娩出顺利,血压维持在 120~130/70~80mmHg。产妇无不适主诉,硬膜外试验阴性后接硬膜外镇痛泵,药物配方 0.125% 罗哌卡因+1μg/ml 舒芬太尼。手术时长 40 分钟,手术顺利。出血 500ml,尿量 100ml,输注晶体液 800ml。

相关要点及解析

1. 中枢神经系统   中枢神经系统的表现为难以忍受的头痛、烦躁、反射亢进和昏迷等,这可能与脑血管自动调节能力丧失和血管压力损伤有关。

2. 气道   由于黏膜毛细血管充血,特别是咽喉部的水肿,使得气道内径减少。此种病理改变可能会造成困难气道。

3. 肺部   肺水肿是子痫前期并发症,发生率接近 3%,特别是高龄产妇。当血浆胶体渗透压下降,伴随血管通透性增加,血管内液和蛋白渗出,增加了发生肺水肿的风险。

4. 心血管系统   子痫前期产妇血管紧张度升高,导致高血压、血管痉挛、终末气管缺血。子痫前期的特点为严重的血管痉挛和对循环中儿茶酚胺的过度血流动力学反应。子痫前期患者血浆容量降低了 40%。椎管内麻醉后,容易造成低血压。麻醉前可进行晶体液预扩容 100~300ml,密切关注产妇的血压、心率和中心静脉压,防止肺水肿的发生,术中可用血管升压素进行调节血压。

5. 血液系统   常表现为血小板减少,而且血小板计数与疾病进展的严重程度相关;进行凝血功能的持续监测是有意义的。椎管内麻醉时,血小板要求在 80×10^9/L 以上,而且未接受抗凝治疗。

6. 肝脏 肝脏损害主要包括门静脉周围出血和肝血窦纤维沉淀。产妇表现为右上腹部疼痛。重者可发展为 HELLP 综合征。

7. 肾脏 表现为持续性蛋白尿,肾小球滤过率改变和高尿酸血症。

本患者出现了血压不稳定情况,并且出现中枢神经系统症状(头痛)、烦躁症状。化验也发现血小板减少,尿蛋白(+)。产科医生决定立刻结束妊娠,如果再恶化可能会出现肝功、肾功损害,重者发展为 HELLP 综合征。

HELLP 综合征以溶血、肝酶升高和血小板减少为特点,是妊娠期高血压疾病的严重并发症。其确诊主要依靠实验室检查。溶血、肝酶升高、低血小板 3 项指标全部达到标准为完全性,其中任 1 项或 2 项异常,未全部达到上述标准的称为部分性 HELLP 综合征。诊断标准:

1. 血管内溶血 外周血涂片见破碎红细胞、球形红细胞,胆红素 $\geqslant$20.5μmol/L 或 1.2mg/dl,血清结合珠蛋白<25mg/dl。

2. 肝酶升高 ALT$\geqslant$40U/L 或 AST$\geqslant$70U/L,LDH$\geqslant$600U/L。

3. 血小板计数减少 血小板计数<100×10^9/L。

思考题

1. 子痫前期的定义?

2. 妊娠期高血压疾病产妇的病理特点?

3. 妊娠期高血压疾病产妇的麻醉选择?

4. 妊娠期高血压疾病产妇的麻醉管理要点?

(张青林 徐铭军)

推荐阅读

[1] CHESTNUT DH.,DOLLEY LS.,TSEN LC.,et al. Chestnut 产科麻醉学理论与实践. 5 版. 连庆泉,姚尚龙,译. 北京:人民卫生出版社,2017:449.

[2] BAYSINGER CL.,BUCKLIN BA.,GAMBLING DR. 产科麻醉学. 2 版. 陈新忠,黄绍强,译. 北京:中国科学技术出版社,2019:229-248.

[3] SURESH MS.,SEGAL B.S,PRESTON RL.,et al. 施耐德产科麻醉学. 5 版. 熊利泽,董海龙,路志红,译. 北京:科学出版社,2018:147.

[4] 邓小明,姚尚龙,于不为,等. 现代麻醉学. 4 版. 北京:人民卫生出版社,2019:1380.

[5] 陈亮,于铁英,董有静,等. 硬膜外预先注射生理盐水对剖宫产术患者硬膜外置管误入血管的影响. 中华麻醉学杂志,2011(02):253-254.

[6] HALPERN SH,SOLIMAN A,YEE J,et al. Conversion of epidural labour analgesia to anaesthesia for Caesarean section:a prospective study of the incidence and determinants of failure. Br J Anaesth. 2009;102(2):240-243.

第二十章

剖宫产术后镇痛

本章要求

1. 掌握剖宫产术后疼痛治疗原则、目的和常用的镇痛方法及实施管理。
2. 熟悉疼痛评估的常用方法、剖宫产术后急性疼痛特点、慢性疼痛高危因素及防治措施。
3. 了解慢性疼痛发生的高危因素及临床防治措施。

剖宫产术是孕产妇常见的手术类型之一,随着近几年我国生育政策的开放,剖宫产率也有所上升。术后疼痛是术后并发症之一,不仅影响患者的产后康复,还影响产妇对新生儿的照护和产后早期哺乳,术后急性疼痛如未得到及时有效控制,则会增加产后抑郁和慢性疼痛发生的风险。因此麻醉科医师应充分认识到剖宫产术后疼痛治疗的重要性,术后镇痛方案需兼顾母婴双方的安全。本章主要介绍剖宫产术后疼痛评估方法、疼痛特点和治疗原则、多模式镇痛管理中常用的镇痛方法、以及慢性疼痛发生的高危因素和防治措施。

第一节 剖宫产术后多模式急性镇痛管理

剖宫产术后急性疼痛包括以切口痛为主的躯体痛、以宫缩痛为主的内脏痛以及手术部位损伤引起的炎性疼痛。疼痛为主观感受,不同个体之间存在差异,麻醉科医师应熟知剖宫产术后疼痛特点,熟练使用疼痛评估工具,对疼痛做出正确诊断,并掌握术后急性疼痛治疗原则和常用镇痛方法,针对不同产妇联合不同药物和镇痛方法实施多模式镇痛。

一、剖宫产术后急性疼痛发生机制

剖宫产术后急性疼痛主要来自手术部位创伤所致的躯体痛和以子宫收缩为主的内脏痛。躯体痛是由手术部位皮肤、肌肉、筋膜等组织的直接损伤和后续的因手术部位损伤后释放的炎性介质激活外周伤害性感受器引起的;子宫内脏的伤害性疼痛由产妇自发和促进子宫收缩的药物共同作用,引起子宫收缩,导致子宫神经末梢受压、局部组织缺血缺氧,释放的炎性介质激活了子宫内伤害性感受器。伤害性信息经较细的有髓鞘的 A_δ 纤维和无髓鞘的 C 类神经纤维将信号传递到脊髓背角,痛觉纤维在脊髓背角与二级神经元连接,继而经脑干、丘脑等多级中继站到达皮层,产生痛觉。C 纤维传递由温度、压力及化学刺激引起的电冲动,传递速度慢,多为钝痛,A_δ 纤维则传递锐痛。引起感觉神经伤害性兴奋的递质包括前列腺素、P 物质、H^+、谷氨酸、降钙素基因相关肽等,这些递质可与伤害性感受纤维上的受体结合,引起除极,在将信号传递至中枢的同时,释放神经递质到外周,引起炎症反应和血管舒张。痛觉刺激在中枢传导时可通过包括乙酰胆碱、腺苷、脑啡肽、孤啡肽、神经肽、甘氨酸等数十种神经递质,通过不同的通路介导,触发和传递不同时程的疼痛和疼痛自身调控。

阿片类受体及配体存在于脊髓背角和大脑,中枢神经系统有多种类型的阿片受体,每个受体还有不同亚型。阿片类药物通过 G 蛋白耦联受体在神经系统许多部位对突触传递有突触前和突触后易化和抑制作用。阿片类药物与不同类型的受体结合,通过不同效应器系统如包括钾离子和钙离子的瞬时效应器或包括第二信使如环腺苷酸的长时效应器抑制疼痛信号传递,发挥镇痛作用。

在外周至中枢疼痛传导通路的不同部位,通过不同作用机制的药物阻断伤害性神经通路的兴奋或传导,如抑制前列腺素释放、神经阻滞等,可达到有效镇痛的目的。

二、剖宫产后急性疼痛主要表现和特点

剖宫产术后疼痛是指产妇手术后即刻发生的急性疼痛,通常持续时间不超过 7 天。躯体痛又分为浅表痛和深部痛,浅表痛由手术切口处皮肤和周围体表组织的损伤所致,为尖锐、易定位的疼痛;深部痛来自手术部位的肌肉、肌腱、筋膜、血管等,为定位不太精确的钝痛。宫缩痛多属于内脏痛,以下腹部正中为主,可放射到腰部和会阴,呈持续性疼痛阵发加重,使用子宫收缩药物或者按摩子宫时疼痛会明显加重,可伴有恶心呕吐。

剖宫产术后疼痛程度可达中至重度(NRS 4~8 分),术后 24 小时疼痛最强,之后会明显缓解。

三、剖宫产后疼痛常用评估方法

疼痛是一种主观感受,不仅与生理、病理相关,还受情绪、心理、个人经历和社会文化等多方面因素的影响,定量比较困难。目前尚无一种评估工具可以完全准确地评估疼痛。实际工作中疼痛可以通过自评量表、行为测试和生理测量的方法评估,其中自评量表是最为快捷、方便的评估方法。

国际上常用的评估量表有单维度疼痛量表、多维度疼痛综合量表、神经病理性疼痛筛查专用量表。单维度量表的测量基于患者自我疼痛感觉,具有较强的主观性,但内容简洁、患者容易理解、评估快速,便于临床应用,最常用于剖宫产术后急性疼痛的评估;多维度量表测量从主观和客观两方面进行评估,包括生理和行为多个指标,如对生活、工作、社交、情绪、睡眠等的影响程度,虽然耗时较长,但可更好地、更全面地对疼痛进行描绘,因此,更适用于慢性疼痛的评估。另外,神经病理性疼痛筛查专用量表有助于后续针对性的治疗。

(一)产科常用单维度疼痛量表

1. 视觉模拟评分(visual analogue scale, VAS) 是最常用的疼痛强度评估工具之一。疼痛评估时使用一条长 100mm 的游动标尺,一端为"0",代表无痛,一端为"100",代表难以忍受的最剧烈的疼痛,两端之间有一可滑动的标定物,标尺正面无刻度,背面有"0~100"的刻度,数字越大,疼痛强度越大。检查时将有刻度的一面背向患者,患者根据疼痛强度滑动标定物至最能代表其疼痛程度的位置,医生可以根据标定物的位置直接读出标尺背面相应的数值,即为疼痛评分。VAS 准确、简便易行、灵敏度高,数值是连续变化的,能很好反映疼痛的细微变化,是临床科研的首选。

2. 数字评定评分(numeric rating scale, NRS) 曾被美国疼痛学会视为疼痛评估的金标准,是临床中术后疼痛评估应用最多的方法。用 0~10 之间的数字表示疼痛强度,由患者根据自己的疼痛感受打分,0 为无痛,1~3 为轻度疼痛,4~6 为中度疼痛,7~10 为重度疼痛。NRS 分类清晰客观,还可用于口头采访。

3. 面部表情疼痛评分(Wong-Baker faces pain scale, FPS) 提供了 6 张从微笑、悲伤到痛苦流泪的不同面部表情图片,患者通过自我判定与图片面部的表情相对应评分来评估疼痛程度。此方法适用于交流困难或不能用语言准确表达的产妇。

4. 语言等级评分(verbal rating scale, VRS) 被测试者在数个(无痛、轻度、中度、重度、极度)或更多个描述疼痛的形容词中,挑选一个来描述他们对疼痛感受的程度。VRS 易被医务人员或病人理解,但影响因

素较多,如文化程度、方言等,精确度较差。

（二）多维度疼痛综合评估量表

1. 简明疼痛量表（brief pain inventory,BPI） 最常用的多维度疼痛评估工具之一。BPI包括对疼痛部位、疼痛程度、疼痛性质（如刀割痛和闪电痛）及疼痛对日常生活或情感等影响的评价,采用NRS描述各项目的严重程度,简单易懂,便于完成评估。

2. 疼痛问卷 如简式McGill疼痛问卷（short-form of McGill pain questionnaire,SF-MPQ）,SF-MPQ是在McGill疼痛问卷基础上简化而成,内容简洁,由11个感觉类和4个情感类的疼痛描述词、VAS及现时疼痛强度组成。具有较高的信效度。

3. 利兹神经病理性疼痛症状和体征评价量表（Leeds assessment of neuropathic pain symptoms and signs,LANSS） LANSS是对于慢性疼痛的疼痛性质的判定,是目前临床上常用的信效度较高的测量工具。改良后的简版S-LANSS问卷共有7个评估项目,包括5项症状项和2项体检项,总分24分,分值≥12分即认为属于神经病理性疼痛。S-LANSS目前在临床领域使用率很高。

除上述单维度和多维度评估方法外,还可以借助一些客观检查方法如热辐射法、电刺激法、机械刺激法等来辅助疼痛阈值的评估,一些生理指标如潮气量、心率、血压、心电图、血糖、激素水平和诱发电位等,在疼痛评估时也有一定参考价值。剖宫产术后疼痛评估除了常规评估静息痛和活动痛外,还需要区分切口痛和宫缩痛的程度,以及关注其他产后相关但是非手术部位的疼痛,如腰腿痛、肩痛。

四、剖宫产术后急性疼痛治疗的目的和原则

剖宫产术后急性疼痛的治疗目的是缓解或控制疼痛,减少或消除疼痛对机体造成的短期或长期不利影响,从而减轻患者痛苦,提高舒适度,促进术后快速康复。治疗原则以加速康复为目标,在关注疼痛控制和产妇快速康复的同时,还要关注母婴的安全。

术后疼痛短期内对产妇可造成以下不利影响:交感神经兴奋,机体耗氧量增加;心率增快、血管收缩,心肌耗氧量增加,心脏负荷增加;呼吸浅快,肺部并发症发生率增加;胃肠蠕动减少,胃肠功能恢复延迟;尿道及膀胱肌运动力减弱,尿潴留发生率增加;疼痛限制术后活动;深静脉血栓甚至肺栓塞的发生风险增加;疼痛还可致焦虑、恐惧、无助、忧郁、不满等不良心理或情绪的变化。急性疼痛如未得到及时控制,可增加慢性疼痛及产后抑郁的发生率。

20世纪90年代提出了加速康复外科的概念,加速康复外科（enhanced recovery after surgery,ERAS）是指在围手术期实施各种已证实有效的方法以减少手术患者的生理、心理的创伤应激及并发症,降低病死率和缩短住院时间,加快患者的康复速度。剖宫产术后的快速康复备受关注。剖宫产术后急性疼痛的有效控制有利于产妇的加速康复,疼痛治疗方案的制定,应考虑有利于产妇术后尽早恢复活动、减少恶心呕吐和尿潴留等并发症、降低下肢血栓和肺栓塞发生风险,还应兼顾新生儿的安全,最大限度地减少对新生儿的不良影响。因此,剖宫产后疼痛治疗涉及母婴双方安全,推荐在采用多模式镇痛方式,在安全和最低副作用的前提下达到良好的镇痛。

五、剖宫产术后急性疼痛常用镇痛方法

理想的剖宫产术后镇痛方案应满足以下条件:连续高质量地缓解疼痛,满足不同产妇间的个体差异,降低产妇和新生儿的不良反应和并发症发生率,同时应当提高成本效益,便于实施且对工作人员工作量影响最小。但目前为止尚未有满足所有条件的理想镇痛方法。剖宫产术后疼痛是由切口痛、炎性痛和内脏痛等组成的复合痛,疼痛发生机制不同,单一的药物或方法难以达到完善镇痛。同其他外科手术一样,多模式镇痛是目前剖宫产术后镇痛的理想方式。

多模式镇痛的理念源自 19 世纪 90 年代中期,目前已广泛应用于临床。多模式镇痛是将两种或两种以上不同作用机制的镇痛方法和/或镇痛药物联合使用,作用于疼痛传导通路的不同靶点,镇痛作用协同或相加,每种药物剂量减少,不良反应相应降低,以达到最佳镇痛效果。

剖宫产术后常用的多模式镇痛方式有椎管内镇痛复合口服非甾体抗炎药(和/或对乙酰氨基酚),或神经阻滞、切口浸润复合静脉镇痛、口服镇痛药等方法。

术后多模式镇痛方式的选择受手术中所用麻醉方式的影响,如蛛网膜下隙麻醉的手术常用蛛网膜下隙单次吗啡复合口服药物;硬膜外或硬膜外—蛛网膜下隙联合麻醉下的手术多选择局部麻醉药复合阿片类药物的硬膜外镇痛;全身麻醉下行剖宫产手术的患者则可选择神经阻滞或切口阻滞复合静脉 PCIA 镇痛。当然,镇痛方式选择还需要结合患者状况、剖宫产术后的后续治疗要求等做适当调整。

来自美国和英国的数据显示,超过 90% 剖宫产是在椎管内麻醉下实施的,国际、国内的多个指南和专家共识均推荐剖宫产手术时首选椎管内麻醉。椎管内麻醉下进行的手术术后可用椎管内(包括硬膜外隙或蛛网膜下隙)镇痛,椎管内镇痛被认为是剖宫产术后镇痛的金标准。相比阿片类药物全身用药,椎管内用药镇痛完善,不影响神智,阿片类药物不良反应相对少,利于肠蠕动和胃肠功能的恢复;对于母乳喂养的产妇,更小剂量的阿片类药物通过乳汁对新生儿的影响相对很小,母婴更为安全。

(一) 蛛网膜下隙镇痛

阿片类药物,尤其是不含防腐剂的吗啡,是蛛网膜下隙镇痛方案的常用药物。其主要作用机制是通过进入脑脊液的药物直接作用于脊髓背角胶质层中的阿片受体,阻滞 A 纤维和 C 纤维,从而减少脊髓背角神经元的传入冲动,达到镇痛的作用。药物的脂溶性决定了脊髓背角从脑脊液中吸收药物的程度。吗啡为水溶性阿片类药,起效慢;在脑脊液中滞留时间长,清除缓慢,单次给药后作用持续时间长;在脑脊液中更易于向头端扩散,对于需要高平面阻滞或较大范围阻滞的情况可提供良好的镇痛,但在用量大时呼吸抑制等并发症也相应增加。而脂溶性的芬太尼、舒芬太尼等易于透过硬膜和蛛网膜,蛛网膜下隙注射后可迅速穿过硬膜,被硬膜外脂肪吸收,进入全身循环,亦可迅速穿透软膜进入脊髓,因此起效迅速,在脑脊液中的药物浓度很快下降,减少了药物向头端的扩散,降低了延迟性呼吸抑制的危险,但镇痛范围相对较窄,迅速入血则使药物镇痛作用时间变短。

蛛网膜下隙镇痛常用单次给药方式,留置导管连续用药也可选用,但因增加马尾综合征及腰麻后头痛等并发症发生的风险,导致美国食品药品监督管理局(FDA)于 1992 年公布了禁止使用 <24G 微导管行连续蛛网膜下隙麻醉的禁令。国内有报道证实其在循环稳定、镇痛完善等方面有其独特优势,但其相关并发症、高质量导管生产工艺、术后护理及管理的高要求等限制了其临床实际应用。

蛛网膜下隙镇痛常用阿片类药物见表 20-1-1。

1. 吗啡　吗啡是美国 FDA 首个批准的可经蛛网膜下隙给药的阿片类药物,也是剖宫产术后快速康复指南中推荐的最常用镇痛方法。常用剂量 50~100μg 时,达峰时间为 45~60 分钟,镇痛持续时间可达 14~36

表 20-1-1　单次椎管内使用阿片类药物用于剖宫产术后镇痛的推荐剂量

药物	蛛网膜下隙用药		硬膜外隙用药	
	剂量/μg	作用时间/h	剂量	作用时间/h
吗啡	50~100	14~36	1~3mg	12~24
氢吗啡酮	40~60	24	0.6~1.0mg	12~24
芬太尼	10~15	2~4	50~100μg	2~3
舒芬太尼	2.5~5	2~6	20~30μg	2~3

小时。剖宫产术后蛛网膜下隙镇痛理想的吗啡剂量仍有较大争议,但有研究显示镇痛作用呈现封顶效应,没有必要使用超过300μg的更大剂量,加大剂量不能增加镇痛效果反而增加不良反应发生率,临床用药原则为选择有效作用的最小剂量。吗啡蛛网膜下隙用药在国际上应用已久,被用来作为剖宫产术后镇痛的金标准。

蛛网膜下隙注射吗啡的不良反应包括瘙痒、恶心、呕吐、尿潴留及呼吸抑制。瘙痒最常见,严重程度也会因剂量增加而增加。早期或延迟性的呼吸抑制虽不常见却是非常严重的不良反应。由于蛛网膜下隙注射吗啡的反应不同,有些患者可能出现镇痛不足和/或阿片类药物相关的不良反应,因此将有效的低剂量蛛网膜下隙注射作为多模式镇痛的一部分,以最低风险获得最佳镇痛。

2. 芬太尼和舒芬太尼 与吗啡相比,芬太尼和舒芬太尼脂溶性高,起效迅速,不易向头端扩散,作用可局限于相应节段。临床用量较吗啡副作用小,恶心、呕吐发生率低,延迟呼吸抑制的风险小,芬太尼的瘙痒发生率更低。常用剂量芬太尼10~15μg、舒芬太尼2.5~5μg,镇痛作用持续2~4小时。与局部麻醉药联合应用,可有效改善术中镇痛(尤其是子宫外置手术),延长局部麻醉药作用时间。用于术后镇痛时因作用时间短,单次使用几无帮助。术后常需联合其他的多模式镇痛方式。

3. 氢吗啡酮 近年来有氢吗啡酮蛛网膜下隙用于剖宫产术后镇痛的研究报道,氢吗啡酮镇痛效能更强,用量仅为吗啡的1/5,患者的满意度与吗啡相似,副作用较吗啡小,因亲水性不如吗啡,推测作用时间可能较吗啡短。其临床应用尚待更多研究证据支持。

（二）硬膜外镇痛

根据硬膜外给药方式的不同可分为单次硬膜外镇痛、连续硬膜外镇痛或患者自控硬膜外镇痛(patient-controlled epidural analgesia,PCEA)。常用药物为阿片类药物复合局部麻醉药。硬膜外或腰硬联合麻醉下行剖宫产手术,可于术后通过留置的硬膜外导管单次或连续输注给药用于术后镇痛治疗。剖宫产术后硬膜外留置导管,使用低浓度局部麻醉药联合阿片类药物,连续输注,尤其是PCEA长时间以来一度是剖宫产术后最常用的镇痛方式。优点是镇痛效果确切,阿片类药物不良反应较静脉用药发生率低,阿片类药物具有局部麻醉药用量节约效应,使用小剂量低浓度的局部麻醉药可降低运动阻滞的发生率。但另一方面,所用药物的副作用及潜在的操作并发症也有其缺点。复合使用阿片类药物虽然降低了局部麻醉药的用量和浓度,但并不能完全避免运动阻滞的发生,下肢感觉运动阻滞会影响尽早恢复正常活动;阿片类药物的加入增加了眩晕、瘙痒、尿潴留等副作用的发生;硬膜外导管的护理增加了医护工作量以及有可能延迟出院时间。合适的硬膜外药物配伍及用药方案有待进一步探讨,以更好发挥其临床优势。

1. 硬膜外镇痛给药方式

（1）单次硬膜外镇痛:吗啡特有的药理特性,使其常用于单次硬膜外镇痛。同蛛网膜下隙镇痛一样,吗啡硬膜外用药镇痛作用持续时间长。作用机制为吗啡硬膜外给药后渗透硬脊膜、软脊膜和蛛网膜到达脊髓,作用于脊髓背角的阿片受体发挥镇痛作用。亲水性的吗啡脑脊液生物利用度高,容易渗入脑脊液,全身吸收少。

吗啡单次硬膜外给药同样有封顶效应,常用剂量1~3mg,有研究显示3mg吗啡硬膜外给药与100μg吗啡蛛网膜下隙给药效果相当。更大剂量时镇痛作用无增加但阿片类药物相关副作用如恶心呕吐、瘙痒、低血压、嗜睡、早期的呼吸抑制等会增加。最近的一项随机对照研究显示,硬膜外注射1.5mg吗啡可获得与3mg硬膜外吗啡相同的镇痛效果,而恶心、瘙痒等副作用的发生率却明显更低。硬膜外小剂量推注吗啡似乎更好地权衡了镇痛效果与副作用,但最佳的用药剂量还有待更多的研究进一步探讨。

（2）连续硬膜外镇痛:硬膜外麻醉下进行的剖宫产手术,术后如留置硬膜外导管持续输注镇痛药,可满足术后48小时甚至更长时间的镇痛需求。连续镇痛时的药物常以低浓度局部麻醉药为主,辅以阿片类和/或其他镇痛药,既可改善镇痛效果又可降低局部麻醉药和阿片类药物相关的副作用。与单次反复推注阿片类药物相比,利用注射泵或镇痛泵通过硬膜外导管实施连续镇痛效果更稳定,运动阻滞更少,而脂溶性阿片类药物(如芬太尼)减少了局部麻醉药向头端的扩散,可降低呼吸抑制等不良反应的发生,较单次给药更加安全有效。但相比PCEA,不能很好地满足不同患者的个体化需求。

(3)患者自控硬膜外镇痛(PCEA):不同时间、不同个体、不同病情对镇痛需求差异很大,镇痛药过量或相对不足的情况比较多见,镇痛用药的个体化能保证术后镇痛的安全性和有效性。留置硬膜外导管的患者,PCEA较连续输注能更好地满足个体化需求,此外,可增加患者对自身疼痛管理的参与感。局部麻醉药及阿片类药常用浓度及方式见表20-1-1和表20-1-2。

2. 硬膜外镇痛常用药物

(1)局部麻醉药:单纯输注局部麻醉药可用于术后镇痛,但完善的镇痛需要的局部麻醉药浓度较高。高浓度除容易引起患者感觉减退外,还会引起难以接受的运动阻滞和低血压,不利于术后的快速康复;而过低的浓度镇痛效果有限,因此低浓度局部麻醉药复合小剂量的阿片类药物是硬膜外镇痛的常用选择。常用局部麻醉药为丁哌卡因、左旋丁哌卡因或罗哌卡因等长效药物,低浓度时均有感觉运动分离特点,罗哌卡因更为显著,且较丁哌卡因对中枢神经和心脏的毒性低,用于术后镇痛更具优势(常用药物及浓度见表20-1-2)。

表20-1-2 剖宫产术后镇痛常用局部麻醉药浓度及用药方式

药物	硬膜外		神经阻滞		伤口局部浸润	
	浓度/%	用药方式	浓度/%	用药方式	浓度/%	单次限量/mg
丁哌卡因	0.1~0.125	芬太尼2μg/ml或舒芬太尼0.4~0.5μg/ml,连续泵注或PCEA:背景量:3~5ml/h,PCA 2~5ml,锁定时间10~20min	0.25~0.375	TAP或QLB阻滞:2~30ml/侧 IH/Ⅱ神经阻滞:15~20ml/侧	0.25~0.375	150
左旋丁哌卡因	0.1~0.2		0.25~0.5		0.25~0.5	200
罗哌卡因	0.1~0.2		0.25~0.5		0.25~0.5	200

(2)阿片类药物:硬膜外术后镇痛常用阿片类药物包括吗啡、芬太尼、舒芬太尼。吗啡椎管内镇痛作用时间长,可单次用药,持续输注或PCEA可改善镇痛效果、降低不良反应发生率。芬太尼、舒芬太尼为脂溶性阿片类药物,常用于连续输注或PCEA时,较吗啡的不良反应发生率低,芬太尼的瘙痒发生率更低。其他阿片类药也有用于剖宫产术后硬膜外镇痛的报道,如氢吗啡酮,与吗啡相比,起效快、镇痛效能强,瘙痒、恶心呕吐、组胺释放、呼吸抑制等不良反应发生率低,作用时间持续短,可单次或持续泵注。

(三)全身性用药

1. 静脉镇痛 阿片类药物仍是静脉镇痛的主要用药。用药方式包括单次或间断用药、患者自控静脉镇痛(patient-controlled intravenous analgesia,PCIA)用药,前者多用于术后爆发痛时的镇痛补救,PCIA则为剖宫产术后阿片类药物静脉镇痛的优选方式,尤其在未进行椎管内镇痛的患者,如有些剖宫产患者因存在椎管内麻醉禁忌证或紧急剖宫产来不及实施椎管内麻醉时而在全身麻醉下手术的产妇。

阿片类药物使用目标是达到最低的有效镇痛浓度和最少的副作用,但其镇痛效果存在巨大的个体差异,所以给药应个体化。按需给药可最大限度地减少患者接受不安全剂量阿片类药物的可能性。相比护士给药,PCIA效果更佳,具有起效快、血药浓度相对稳定、可通过冲击量及时控制爆发痛等优势,因此产妇满意度高,是目前术后镇痛最常用和最理想的方法。临床常用PCIA用药推荐见表20-1-3。

表 20-1-3　剖宫产术后阿片类镇痛药临床常用 PCIA 用药推荐剂量

药物	浓度	负荷剂量	PCIA 剂量	锁定时间 /min
吗啡	0.5~1mg/ml	1~4mg	0.5~2mg	6~10
氢吗啡酮	0.1~0.2mg/ml	0.2mg	0.1~0.2mg	6~10
芬太尼	10~20μg/ml	25~75μg	10~30μg	6~10
舒芬太尼	1~2μg/ml	2~4μg	2~4μg	6~10

非阿片类药物如对乙酰氨基酚或非甾体抗炎药常作为多模式镇痛时阿片类镇痛药的辅助用药,静脉剂型(如酮咯酸、布洛芬、氟比洛芬酯、帕瑞昔布等)常用于术中、术后早期未恢复进食或因合并症无法进食的产妇,口服剂型因价廉且方便使用常用于恢复进食后。常用的注射用 NSAIDs 药物见表 20-1-4。

表 20-1-4　注射用对乙酰氨基酚和 NSAIDs 药物

注射液	常用剂量/mg	持续时间/h	用法和用量
对乙酰氨基酚	500~1 000	4~6	500~1 000mg/6h,可从术中开始使用,最大量每天 2g
酮咯酸	15~30	6	15~30mg/6h,可从术中开始使用,最大量每天 120mg,连续用药不超过 3d
布洛芬	400~800	6	每次 400~800mg/6h 稀释至 200ml 静脉滴注 15~30min
氟比洛芬酯	50~100	8	静脉滴注,每次 50~100mg,2~3 次/d;也可 50mg 首剂之后 100~150mg/d 连续泵入
帕瑞昔布	40	12	肌内注射/静脉滴注,首次剂量 40mg,随后 40mg/12h,连续用药不超过 3d

2. 肌内或皮下注射镇痛　阿片类及其他静脉制剂也可经肌肉或皮下注射用药,给药方便安全,应用历史悠久,价格低廉,但药物吸收延迟,镇痛效果不稳定。仅适用于无其他有效给药途径时的补救镇痛。

3. 口服药物镇痛　口服镇痛作为多模式镇痛的一部分,可用于术后患者恢复经口进食后。口服给药使用方便、无创、患者可自行服用。一般多用于严重术后疼痛已有所缓解并恢复进食后,可用于剖宫产术后第 1 天的镇痛方案。根据疼痛强度评估选择对乙酰氨基酚和/或 NSAIDs 药物,可联合吗啡、羟考酮、氢吗啡酮等阿片类药物,目前尚无推荐的最佳口服用药方案,临床应用应根据疼痛强度评估遵循个体化用药原则。

2019 年美国加速康复学会的剖宫产术 ERAS 管理指南推荐术后口服对乙酰氨基酚或非甾体抗炎药,作为多模式镇痛的重要组成部分,可减少阿片类药物用量,降低阿片类药物相关副作用,有利于术后快速康复。非阿片类镇痛药在手术室内关腹后即可开始静脉使用,如酮咯酸 15~30mg,或对乙酰氨基酚或布洛芬(表 20-1-4),之后继续口服对乙酰氨基酚 650~1 000mg/6h 或布洛芬 600mg/6h,如疼痛强度大或不缓解可应用羟考酮,每 4h 或必要时口服 2.5~5mg。但哺乳的产妇不建议使用,一旦使用应注意调整用药和哺乳的时间并加强对新生儿的监测和照护。

(四)躯干区域阻滞镇痛

随着超声技术的广泛应用,区域阻滞技术也在不断发展。区域阻滞可以在超声引导下更精准、安全地实施,将局麻药注射在特定神经周围或筋膜层面以达到阻断特定区域感觉的作用。随着多模式镇痛理念的不断发展,超声引导下的多种躯干区域阻滞镇痛技术也在剖宫产术后镇痛中得以应用。

1. 腹横肌平面阻滞(transversus abdominis plane,TAP)　2001 年,Rafi 首次描述了 TAP 阻滞,将局麻药注入腹内斜肌与腹横肌之间的腹横肌平面内,以阻滞 T_7~L_1 神经前皮支,为一侧相应神经支配的前外侧腹壁的皮肤、肌肉和壁腹膜提供有效镇痛。

2. 髂腹下-髂腹股沟神经阻滞（iliohypogastric/ilioinguinal，IH/II） 髂腹下和髂腹股沟神经均是腰丛的分支，起自 L_1 神经根，T_{12} 的神经纤维也加入其中，支配与剖宫产腹壁切口相对应的腹壁皮肤，超声引导下将局部麻醉药注射在腹内斜肌和腹横肌间走行的髂腹下-髂腹股沟神经周围，可降低术后切口痛。

3. 腰方肌阻滞（quadratus lumborum block，QLB） 2007 年 Blanco 首次描述了超声引导下腰方肌阻滞，之后不同入路（外侧入路阻滞 QLB1，后路阻滞 QLB2，前路阻滞 QLB3）的超声引导下腰方肌阻滞也用于剖宫产术后镇痛中，有研究显示腰方肌阻滞相较 TAP 和 IH/II 两种阻滞技术，镇痛效果更好，尤其 QLB3 入路，药物可能更易扩散至椎旁，对内脏痛有一定作用，但此结论尚需更多临床研究支持。

以上超声引导下各种区域阻滞均需行双侧阻滞，为达更长镇痛作用时间，也可留置导管，但会增加操作和术后管理的难度。现有研究结果并不完全一致，尚需要更多、更高质量的研究进一步探讨具体阻滞方法、用药浓度和剂量。已有的研究结果更多提示在已经接受椎管内吗啡的剖宫产患者，上述阻滞并未减少术后阿片类药物用量，也未带来额外的镇痛效果；但对无法实施椎管内吗啡镇痛的剖宫产术患者可以减少静脉吗啡用量，减少相关副作用。

（五）伤口部位局部浸润

伤口局部浸润是多模式镇痛中相对简单的组成部分，已在多模式术后镇痛方面广泛应用，在更长效的局部麻醉药研制并于临床应用前，通过导管链接伤口输注局部麻醉药的方法可提高镇痛效果并延长镇痛持续时间。但局部麻醉药连续伤口输注的确切疗效目前仍存在争议。大多数研究结果显示，连续伤口浸润的镇痛效果并不优于蛛网膜下隙注射吗啡甚至安慰剂。也有研究结果却截然相反，认为剖宫产术后连续伤口输注罗哌卡因 48 小时的镇痛效果要好于硬膜外注射吗啡，且副作用的发生率更低，对护理的需求相应减少，留置导管的时间也更短。综合既往的研究发现，局部麻醉药的浓度、剂量、导管放置的位置以及局部麻醉药是通过导管连续输注还是间断推注，都可能是影响镇痛效果的相关因素。局部麻醉药伤口浸润只能作为剖宫产术后镇痛的辅助方式之一。

（六）非药物性镇痛

非药物性干预如针灸、手足按摩、心理干预等在剖宫产术后镇痛管理中也有一定作用，但因未经严格观察并未得到推荐，且镇痛效果有限，针对剖宫产术后的中重度疼痛仍以药物治疗为主。

六、剖宫产术后镇痛与母乳喂养

母乳喂养是最佳的新生儿喂养方式，世卫组织提倡分娩或剖宫产后尽早开始母乳喂养。良好的术后镇痛可促进母乳喂养的成功和母婴良好关系的建立，但因术后镇痛药有可能随乳汁进入母乳喂养的新生儿体内，从而对新生儿产生不良影响，所以剖宫产术后镇痛临床应用也受到一定影响。目前认为椎管内镇痛对母乳喂养影响很小，全身应用的阿片类药物对母乳喂养新生儿影响的客观证据很少。与成熟乳相比，初乳脂肪含量低、偏碱性，大部分阿片类药物为弱碱性，在相对偏酸的成熟乳中浓度更高，脂溶性的阿片类药相对更易集中于脂肪含量高的成熟乳中。

全身用药后新生儿的药物暴露以相对婴儿摄取量（relative infant dose，RID）表示，（$RID=\dfrac{乳汁中药物浓度（\mu g/L）× 乳汁摄取量（L/kg/d）}{新生儿或母亲治疗剂量（\mu g/kg）}$），通常 RID<10% 被视为相对安全。RID 的影响因素很多，如药物的分子量、蛋白结合率、脂溶性及酸碱度等。药物相对分子量越大、蛋白结合率越高、脂溶性越低或药物越偏碱性，RID 越低。芬太尼的 RID 很低，仅为 0.9%~1.7%，羟考酮 RID 较高，约为 8%。目前为止，常用麻醉镇痛药物的 RID 相关临床研究较少，可根据药物的理化特性参考已知 RID 的药物推算不同药物的 RID。美国 FDA 哺乳期用药分级中，吗啡和芬太尼为安全等级，美国儿科学会药品委员会列举出吗啡、芬

太尼和布托啡诺可用于母乳喂养期的产妇。

上述阿片类药物常规剂量单次使用时对哺乳新生儿是安全的,多次或连续使用时,应考虑其他因素。新生儿对镇痛药物吸收量与母体的血药浓度、乳汁摄取量、药物的生物利用度有关,大剂量全身用药或连续多次用药时应当监测新生儿是否出现镇静及呼吸抑制等状况。母亲出现副作用时,新生儿出现症状的可能性大。因此哺乳的产妇阿片类药物 PCIA 不设持续输注,并限定每小时的用药总量,向产妇宣教尽可能在前次哺乳结束时用药,下次哺乳前不用药,降低对新生儿的影响。阿片受体激动-拮抗剂如布托啡诺镇痛有封顶效应。剖宫产术后镇痛应结合产妇哺乳情况、疼痛强度、联合的其他多模式镇痛方式谨慎进行个体化选择。

NSAIDs 类药物(阿司匹林除外,RID 为 9%~21%)具有低脂溶性和高蛋白结合率,转运到乳汁中的量很少,可联合用于多模式镇痛,但在具有导管依赖性心脏病变的婴儿的母亲应避免使用。

七、术后镇痛相关不良反应及防治

术后镇痛不良反应与所用镇痛药物及镇痛方式相关。阿片类药物副作用包括呼吸抑制、头晕嗜睡、皮肤瘙痒、恶心呕吐、尿潴留等;局部麻醉药鞘内或硬膜外镇痛可致下肢感觉运动阻滞、尿潴留、麻醉阻滞平面过高、全脊麻或局部麻醉药毒性反应;还有不同区域神经阻滞穿刺相关神经并发症或局部麻醉药毒性反应;口服药物相关不良反应等。

(一)呼吸抑制

阿片类药物相关的呼吸抑制在剖宫产术后镇痛时发生率很低,但却是最严重的并发症,尤其在合并高危因素的患者(如肥胖、呼吸暂停综合征或呼吸系统合并症),一旦发生有可能致呼吸暂停、缺氧甚至死亡。因此应评估识别高危因素,辅助多模式非阿片类镇痛,用药过程中加强监测以降低发生可能。不同用药方式所致呼吸抑制的发生率不同,依次为静脉 > 硬膜外 > 鞘内,椎管内水溶性吗啡较脂溶性阿片类药物作用时间长,临床应用时应对患者进行更长时间的监测,PCIA 时设置为无背景输注的模式可降低不良事件的发生率。同时关注对哺乳新生儿的影响,其发生呼吸抑制与母体血药浓度及乳汁摄取量有关。

(二)瘙痒

瘙痒是椎管内阿片类镇痛药常见的不良反应,蛛网膜下隙较硬膜外隙发生率更高,且与用药剂量相关。因发生机制不清,尚无特效治疗方法,公认的最有效的治疗方法是给予阿片类药物拮抗剂,包括纯阿片受体拮抗剂(如纳洛酮)或激动拮抗剂(如纳布啡),但应小剂量观察性应用,否则可拮抗镇痛作用。其他如抗组胺药苯海拉明、5-羟色胺受体拮抗剂、丙泊酚等也有临床应用,但临床研究结果不一致。

(三)胃肠道不良反应,包括恶心呕吐、肠麻痹

剖宫产术后恶心呕吐的原因是多方面的,治疗药物也是多方面的,应该从术前、术中即开始关注恶心呕吐的发生及预防和治疗,识别高危患者,选用不同作用机制的药物(5-羟色胺拮抗剂、地塞米松、甲氧氯普胺、氟哌利多等)单独或联合用药。阿片类药物的使用可影响胃肠功能,反复多次应用可致腹胀甚至肠麻痹,通过增加胃肠动力药,如甲氧氯普胺或新斯的明治疗。

(四)尿潴留

阿片类药物影响排尿功能的机制还不完全清楚,有研究显示硬膜外吗啡相较罗哌卡因—芬太尼镇痛在剖宫产术后有更高的尿潴留和留置尿管发生率,但因产后尿潴留的定义没有一致意见,所以尚缺乏基于证据的尿潴留与阿片类药物用药种类和剂量的指导意见。一些产科因素或患者自身因素也可导致尿潴留。椎管内镇痛时为减少尿潴留发生率,可延长尿管留置时间至硬膜外导管拔除后。术后发生尿潴留时可通过心理护理、指导患者饮水、听流水声、腹部热敷、按摩等非药物方法或肌肉、穴位注射新斯的明,穴位按压及

针灸(如足三里)等方法促进排尿。

（五）下肢运动功能减弱或感觉异常

下肢肌力减弱致影响尽早下地活动是椎管内应用局部麻醉药时常见的不良反应。通过选用感觉运动分离作用更好的罗哌卡因、降低局部麻醉药浓度、复合其他药物或镇痛方式的多模式镇痛可减少对下肢肌力和活动的影响，以利于术后加速康复。椎管内镇痛期间可发生相应脊髓节段支配区域的皮肤感觉异常，通常表现为痛觉、温度觉减退，在拔除导管后随局部麻醉药作用消除会逐渐恢复正常。应与由穿刺或置管时神经损伤造成的痛觉过敏或减退相鉴别。一旦怀疑发生神经损伤后疼痛，应及时予以消炎镇痛及神经营养治疗。术前评估时还需仔细询问是否存在疼痛病史。由于孕期腰椎负担过重及激素水平改变，导致产妇产后下肢神经症状发生率较非产妇高。

（六）器官功能损害

口服对乙酰氨基酚及非甾体抗炎药用于剖宫产术后多模式辅助镇痛，用药疗程短，不良反应低。但也应关注治疗药物相关器官功能损害的副作用，如对乙酰氨基酚大剂量（每日剂量超过 2g）使用时或特异体质患者，可产生肝损害，非甾体抗炎药可有过敏反应、胃肠道反应、肾脏功能损害及抑制血小板聚集功能等副作用。因此不宜长时间应用。

第二节　剖宫产术后慢性疼痛防控

剖宫产术后慢性疼痛发生率不同研究报道不一，持续的慢性疼痛在较长时间内影响产妇的生活质量、母婴关系，甚至造成产后抑郁。慢性疼痛的发病原因及机制尚不完全清楚，其发生与术前、术中和术后的多种因素相关，麻醉科医师应了解术后慢性疼痛的危险因素，早期预防和干预，降低其发生率。必要时及时转诊疼痛专科医生进行治疗。

一、剖宫产术后慢性疼痛的定义与特点

国际疼痛研究协会对术后慢性疼痛（chronic-postsurgical pain，CPSP）的定义：手术后出现的与手术相关的持续或间歇性疼痛，持续时间为 3 个月以上，疼痛性质与术前不同并排除其他原因如恶性肿瘤、慢性感染等造成的疼痛及术前已存在的疼痛。

剖宫产术后慢性疼痛（chronic post-cesarean section pain，CPCSP）的定义与其他类型手术后慢性疼痛的定义相似，是剖宫产的术后并发症之一。Weibel 等的一项 Meta 分析显示，术后 3~6 个月及 1 年以上的 CPCSP 发生率分别为 15.4% 和 11.2%，其中术后 6 个月有 9.6% 产妇发生了严重的疼痛，轻度和中度疼痛比率各占 49.2% 和 23.5%。CPCSP 的发生可影响母婴交流及产妇应对压力的能力，并且常与产后抑郁共存，两者相互影响。产妇作为社会和家庭的重要角色，其身心健康将影响到家庭及下一代的健康。

CPCSP 的疼痛部位主要位于手术切口及周围，是以刺痛为主要特征的神经病理性疼痛，由神经损伤或神经卡压所致，可从急性疼痛迁延而来，或在急性疼痛消失数月后再次出现。剖宫产术后也可致慢性盆腔痛，表现为盆腔、下腹部、腰骶部或臀部的非周期性坠胀痛，反复发作，迁延不愈，时间超过 6 个月，其发生可能与术后盆腔粘连、感染、手术损伤、子宫内膜异位等有关。其中，粘连是主要原因，当粘连引起脏器受压或活动障碍时，可致其功能障碍和疼痛。此外，手术损伤血管及神经可影响邻近组织的血供而致下腹部坠胀或腰骶部疼痛。

二、剖宫产术后慢性疼痛的危险因素

剖宫产术后慢性疼痛的发生与术前、术中及术后的多种因素有关，目前病因尚未完全清楚，一般认为与

伤害性刺激、神经损伤、炎症机制及术后粘连等有关。确定剖宫产术后慢性疼痛的高危因素有助于加强产妇围产期的管理,预防慢性疼痛的发生,从而提高产妇及新生儿的生活质量。

(一) 孕产妇相关因素

1. 遗传因素 遗传易感性与术后疼痛程度相关,普通 μ-阿片受体基因多态性、儿茶酚-O-甲基转移酶基因多态性、钠离子通道基因多态性、四氢生物蝶呤基因等可能影响疼痛的敏感性,疼痛敏感性与 CPCSP 是复杂的多基因遗传性状,其对剖宫产术后慢性疼痛的作用尚未明确,目前尚无任何一项特异性遗传因素可预测 CPCSP。

2. 术前病史 手术部位及非手术部位的术前疼痛均可能增加罹患 CPCSP 的风险。无论是孕前的慢性疼痛或是孕期出现的疼痛均为 CPCSP 的危险因素,其中背痛和偏头痛是 CPCSP 产妇较常见的两种术前疼痛,术前病史与 CPCSP 发生的关系可能与个体遗传易感性和心理学因素有关。

3. 年龄 高龄产妇有可能因合并更多的并发症和更倾向并存慢性疼痛而更有可能成为 CPCSP 的高危人群。

4. 肥胖 肥胖患者的手术难度增加,可能导致更多的组织或神经损伤,以及肥胖患者长期处于炎症前状态,痛觉敏感性增强,可能成为产妇发生 CPCSP 的危险因素。

5. 母乳喂养 研究发现,母乳喂养可减少 CPCSP 的发生,这可能与哺乳过程中体内 β 内啡肽、催乳素瘤和催产素等分泌增多有关,这些激素有助于调节负性情绪并且 β 内啡肽具有抑制疼痛传递的作用。

(二) 麻醉和手术相关因素

1. 麻醉方式 接受全身麻醉剖宫产的患者术后发生 CPCSP 的比例较施行椎管内麻醉者明显增高,但其具体机制不清,可能与施行全麻患者术前较差的状态、未做好充分的心理准备以及术后急性疼痛控制不佳等多种因素有关。

2. 手术因素 手术切口的方式及长度、手术时长、手术中对髂腹下神经和髂腹股沟神经的损伤等均可增加 CPCSP 的发生风险。

3. 术后急性疼痛 术后重度疼痛是 CPSCP 的独立危险因素。在急性疼痛初期如能及时控制,可降低 CPSCP 的发生率。

三、剖宫产术慢性疼痛的临床防控措施

临床上慢性疼痛的发生危险因素众多,发生机制复杂,除了手术创伤引起的伤害性疼痛,还伴随着炎症反应及神经损伤所致的炎性痛和神经病理性疼痛。防治措施应以预防为主,尤其是做好急性疼痛的管理。从上面的高危因素中可以看出,大部分为不可控因素,如年龄、手术史、术前疼痛等,但有些是可以积极干预和管理的。

术前识别急慢性疼痛的高危患者,制订完善的麻醉和镇痛方案,通过降低术后急性疼痛,减少向慢性疼痛转变概率。多模式镇痛被认为是降低 CPCSP 发生率的标准模式,围手术期多模式镇痛包括联合使用多种不同机制的镇痛药物和使用不同的镇痛方法,以获得更好的镇痛效果和更少的药物副作用。阿片类药物仍然是剖宫产术后镇痛的基础,结合麻醉方式个体化选择给药方式,包括蛛网膜下隙、硬膜外或静脉给药,在此基础上联合使用对乙酰氨基酚、非甾体类抗炎药或神经阻滞等,协同阿片类药物的镇痛作用,同时减少阿片类药物剂量及相关并发症。

此外,产前做好心理疏导,以解除孕产妇焦虑、抑郁等不良情绪;鼓励母乳喂养,给予孕产妇更多的支持;术中产科医生更精细的操作和分离组织,减少组织和神经损伤。

总之,CPCSP 可影响产妇的生活质量、影响母婴关系、与产后抑郁互为因果。麻醉医师应识别存在高危因素的产妇,早期干预,根据产妇的特点制定合适的麻醉方法和有效的急性疼痛管理策略,预防 CPCSP

的发生。一旦怀疑发生了 CPCSP 可及时转诊至疼痛专科医生进行系统治疗。有关 CPCSP 的治疗请参看相关疼痛专著。

患者：女，35 岁，身高 154cm，体重 64kg，BMI 27.0kg/m²，ASA Ⅱ级。

主诉：停经 38^{+3} 周，自觉不规律下腹痛 1 小时。

现病史：此次怀孕经过顺利，规律产检。

既往史：3 年前痔疮切除史，余无特殊。

既往孕产史：孕 2 产 1，6$^+$ 年前因"臀位"于外院行剖宫产术娩出一女婴，产后恢复顺利，术后静脉镇痛泵效果好（具体配方不详），无剖宫产后慢性疼痛。

查体：BP 120/75mmHg，P 80 次/min，SpO₂ 97%，R 20 次/min。胎心监护示 126 次/min。

辅助检查：血常规、凝血功能未见明显异常。

拟行手术：急诊剖宫产术。

麻醉管理：

完善术前准备后于 21：00 入手术室，L$_{2~3}$ 椎间隙行腰硬联合麻醉，蛛网膜下隙用药 0.5% 重比重罗哌卡因 2.5ml，置入硬膜外导管。因术中粘连重、胎盘娩出后子宫收缩欠佳，致手术历时 1 小时 35 分钟。术中胎儿娩出后，硬膜外给予试验量 2% 利多卡因 3ml，之后共计追加 0.75% 罗哌卡因 8ml 完成手术。

术后镇痛方案：

术毕出室前 20 分钟硬膜外给予 0.2% 罗哌卡因+吗啡 2mg 共计 8ml，连接 100ml 一次性便携式硬膜外镇痛泵，输注速度为 2ml/h，药物配方：0.15% 罗哌卡因+吗啡 4mg/100ml。返病房后 2 小时诉腹部渐延至全身瘙痒，逐渐加重，NRS 评分：静息 1 分，被动翻身活动时 4 分，产科护士予以夹闭镇痛泵。术后 10 小时，患者诉疼痛渐加重，难以耐受，NRS 评分：静息 6 分，翻身活动时 9 分。

APS（acute pain services）小组应对处理：

①评估疼痛强度、瘙痒缓解情况、连接监护仪，NRS 评分如前，瘙痒已缓解，无恶心呕吐等其他不适，测血压 125/78mmHg，脉率 98 次/min、SpO₂ 98%，患者静脉留置针未拔除；②硬膜外 0.2% 罗哌卡因 10ml 推注，5 分钟后疼痛渐缓解，至 15 分钟后患者诉 NRS 静息时 2 分，Bromage 分级 0~1（能抬下肢，但感觉肌力稍差），血压 120/72mmHg、脉率 85 次/min、SpO₂ 98%；③医嘱：芬必得 1 片，口服，q.12h.；④嘱产妇暂缓至下肢肌力完全恢复后下地活动，如下地活动需护士或家属在场辅助确保安全后方可进行。

APS 小组随访：

疼痛减轻后产妇可坐起喂奶并照顾新生儿，逐渐恢复饮食及下地活动。口服镇痛药期间仅在产科医护按压宫底时疼痛明显，其余时间 NRS 4 分以下，镇痛满意度评分 10 分，夜间睡眠可，术后第 3 日出院。

相关要点及解析

1. APS 小组或专人随访　剖宫产术后镇痛应有 APS 小组或专人随访，便于密切关注镇痛效果，及时发现并处理镇痛不全和相关并发症，提高患者满意度。

2. 关注镇痛效果，及时处理爆发痛　随访时遇镇痛不全时评估患者疼痛性质和强度，及时处理爆发痛，个体化调整镇痛方案，将疼痛强度降至轻度以下，预防产后抑郁和慢性疼痛发生。

3. 采取多模式镇痛方式　阿片类药物椎管内镇痛较静脉用药量小，血药浓度低，呼吸抑制发生率低，对新生儿影响小,但瘙痒、尿潴留的发生率较静脉用药高,硬膜外局部麻醉药、口服对乙酰氨基酚和/或NSAIDs 药物的联合应用可减少阿片类药物用量,降低阿片类药物相关副作用发生率。

剖宫产术后疼痛在 24 小时内最重,一般 24 小时后疼痛会明显减轻。此例患者术后 10 小时对阿片的不良事件瘙痒不能耐受,改用单次硬膜外联合口服 NSAIDs,明显好转。

临床病例 2

患者:女,28 岁,162cm,78kg,BMI 29.7kg/m²,ASA Ⅱ级。

主诉:发现血小板减少 6 年,停经 35 周,阴道排液 3 小时。

现病史:本次自然受孕,早孕期检查发现血小板 65×10⁹/L,凝血功能大致正常。孕 30 周因血小板减少至 33×10⁹/L 转诊至我院,查相关免疫指标未见明显异常,孕 31⁺⁵ 周超声提示胎儿偏小 2 周,脐动脉 S/D 增高,孕 33 周复查胎儿偏小 1 周,脐动脉血流正常。孕 32 周开始口服醋酸泼尼松 15mg q.d. 至今。

既往史:患者 6 年前因早孕期检查发现血小板低(40×10⁹/L 左右),于当地医院行骨穿未提示异常(自述未见报告),自行口服中药治疗,血小板波动在 50×10⁹~80×10⁹/L。

查体:BP 130/80mmHg,HR 90 次/min,SpO₂ 98%,RR 20 次/min。

辅助检查:血常规示血红蛋白 95g/L,血小板 35×10⁹/L;凝血分析示纤维蛋白原 468mg/L,D-二聚体 649ng/ml(正常值 0~243ng/ml)。

入院诊断:胎膜早破、妊娠合并血小板减少、轻度贫血。

拟行手术:急诊剖宫产术。

麻醉管理:

患者入手术室后开放两路静脉通路,即刻输注血小板 1U 后,消毒铺巾,丙泊酚 160mg、罗库溴铵 60mg 静注后气管插管开始手术,术中丙泊酚、七氟醚静吸复合维持麻醉,胎儿娩出后至手术结束分次追加舒芬太尼 35μg。手术时间 40 分钟,生命体征平稳,出血约 700ml,尿量 200ml。

术后镇痛方案:

术毕行超声引导双侧 TAP 阻滞,(0.3% 罗哌卡因 30ml+地塞米松 5mg)/侧,操作完成后待患者清醒,拮抗肌松,拔除气管导管;连接静脉吗啡镇痛泵,吗啡 100mg 稀释至 200ml,镇痛泵设置:无背景量输注,PCA 2ml,锁定时间 8 分钟,1 小时限量 8mg。嘱患者按需按压镇痛泵,在喂奶结束后按压镇痛泵,避免喂奶前按压。术后医嘱:对乙酰氨基酚 650mg 口服 q.6h.。

术后镇痛随访:

术后第一天:NRS 评分静息 1 分,活动 5 分,宫缩时 7 分(宫缩痛明显时预防性按压镇痛泵,按压后宫缩痛明显缓解),无皮肤瘙痒和恶心呕吐,术后 10 小时拔除尿管并下地走动,正常照护新生儿并哺乳,恢复正常饮食,镇痛泵按压次数 10/13(有效按压次数/总按压次数)。术后第二天:NRS 评分静息 1 分,活动 3 分,宫缩时 5 分,无其他不良反应,睡眠好。镇痛泵按压次数 5/5(有效按压次数/总按压次数)。静脉镇痛泵用至术后第 3 天撤除,口服镇痛药自行减量,镇痛效果满意。

相关要点及解析

1. 制订个体化多模式镇痛方案 本例患者全身麻醉下手术,无椎管内阿片类药物镇痛,为达到更好的镇痛效果,需据患者病情制定个体化多模式镇痛方案。因患者合并血小板减少,出血风险高,利用超声引导可视化技术筋膜间隙行区域阻滞如 TAP 或髂腹下/髂腹股沟神经阻滞,可降低出血风险,提供手术切口部位镇痛,局部麻醉药加用地塞米松可能会延长阻滞作用时间,且激素对本患者原发合并症治疗有利。针对宫缩痛,加用静脉吗啡 PCA 泵,患者自控给药,可有效缓解疼痛,合理安排按压时间和哺乳时间,以对新生儿影响降到最低。

2. 尽快复合口服镇痛药　恢复进食后尽快复合口服镇痛药,以防止神经阻滞作用消失后切口疼痛。口服药物的选择应充分考虑适应证和禁忌证,避免非选择性非甾体抗炎药对凝血功能影响。本例患者选择对乙酰氨基酚,术后按时常规用药,可优化镇痛效果。

思考题

1. 简述剖宫产术后镇痛方式如何选择?
2. 简述剖宫产术后镇痛目的和原则有哪些?
3. 简述剖宫产术后镇痛有哪些常见的并发症? 应如何处理?

（张　红　冯　艺）

推荐阅读

［1］中华医学会麻醉学分会. 成人手术后疼痛处理专家共识. 2017 版. 临床麻醉学杂志,2017,33（9）:911-917.

［2］BAYSINGER CL.,BUCKLIN BA.,GAMBLING DR. 产科麻醉学. 2 版. 陈新忠,黄绍强,译. 北京:中国科学技术出版社,2019:157-183.

［3］SURESH MS.,SEGAL B.S,PRESTON RL.,et al. 施耐德产科麻醉学. 5 版. 熊利泽,董海龙,路志红,译. 北京:科学出版社,2018:109-126.

［4］AMERICAN COLLEGE OF OBSTETRICIANS AND GYNECOLOGISTS' COMMITTEE ON PRACTICE BULLETINS—OBSTETRICS. ACOG Practice Bulletin No. 209:Obstetric Analgesia and Anesthesia. Obstet Gynecol,2019,133（3）:e208-e225.

［5］MITCHELL J,JONES W,WINKLEY E,et al. Guideline on anaesthesia and sedation in breastfeeding women 2020:Guideline from the Association of Anaesthetists. Anaesthesia. 2020 Nov,75（11）:1482-1493.

［6］SHARPE EE,MOLITOR RJ,ARENDT KW,et al. Intrathecal morphine versus intrathecal hydromorphone for analgesia after cesarean delivery:A randomized clinical trial. Anesthesiology,2020,132（6）:1382-1391.

［7］HUANG CY,LI SX,YANG MJ,et al. A comparative study of three concentrations of intravenous nalbuphine combined with hydromorphone for post-cesarean delivery analgesia. Chin Med J,2020,133（5）:523-529.

第六篇

高危妊娠孕妇的麻醉

第二十一章

产科麻醉危机管理概论

本章要求

1. 掌握产科麻醉危机管理原则。
2. 熟悉产科麻醉危机管理培训。
3. 了解产科麻醉危机的定义和特点。

麻醉科医师在危机管理中扮演着关键的角色,危机模拟培训最先被麻醉学专家关注并引入医学教育。1950 年美国匹兹堡大学麻醉系主任 Peter Safar 教授和 Bjorn Lind 教授与挪威 Laerdal 公司合作成功研制了最早的心肺复苏模型 Anne。1980 年斯坦福大学的麻醉系 David Gaba 团队以及佛罗里达大学的 Michael Good 和 John Gravenstein 团队开发出交互式仿真模拟患者。Gaba 等人于 1990 年 9 月在英国首次开办麻醉危机资源管理课程,这被认为是麻醉教学培训中引入危机资源管理的开端,正式的麻醉危机资源管理导师培训课程则始于 1995 年。目前麻醉危机管理课程在欧美国家已经相当成熟,主要包括美国的麻醉危机资源管理(anesthesia crisis resource management,ACRM)和澳大利亚及新西兰联合开发的麻醉危机应急管理(effective management of anaesthetic crisis,EMAC)。这些管理课程均拥有系统的教材、完善的模拟病例库及专业的教师团队,每年定期举办培训班,为全球麻醉科及相关医护人员处理危机事件提供技能和团队合作训练。产科麻醉危机管理是麻醉危机管理重要的组成部分,关乎围产期孕产妇和新生儿的安全,是人类生存繁衍的重要环节,本章将围绕产科麻醉危机的定义、管理原则和管理培训 3 个方面进行阐述。

第一节　产科麻醉危机管理定义

一、产科麻醉危机的定义

危机(crisis),源于希腊文的分离(krinein),其含义是有危险、祸害的时刻,是决定事件变好或者变坏的转折点。在现代医学领域中,危机是指由一些短暂、紧急的事件构成,对病人造成显著危害的时刻。危机及时得当的处理能够减少甚至消除对患者带来的伤害,直接决定患者的预后。麻醉危机的含义是在临床麻醉实施过程中,由于各种因素导致围手术期患者情况突发恶化,并可能对患者的健康及生命产生严重威胁的特殊情况。产科麻醉危机特指产妇在围产期的麻醉中突发的危及产妇及胎儿安全的事件。与其他麻醉危机相比,产科麻醉危机除了具备高风险性、不确定性、复杂性和突发性的特点,同时又有其特殊性,麻醉科医师需要考虑孕产妇及胎儿的安全。

二、产科麻醉危机的特点

麻醉学本质上是一门蕴含危机的学科。在美国产科麻醉被认为是一个高风险和高法律诉讼的专业。

据美国公布的调查结果显示,1979—1990年,因麻醉引起的产妇死亡排在产科总死亡原因的第6位。随着科学的发展和技术的进步,麻醉不良事件的发生率大大降低。据我国卫生健康委、国家妇幼卫生监测显示,2014年我国孕产妇死亡率下降至21.7/10万,较1990年下降了75.6%。但产科麻醉的风险性仍然是至关重要的问题。麻醉科医师常常需要在极大的压力下,快速诊断和处理孕产妇及胎儿的问题,所以要求麻醉科医师必须对孕产妇的生理改变及可能合并的病理改变充分了解,并熟悉各种麻醉方法和麻醉药物对孕产妇和胎儿的影响。随着近年来危急重症产妇增加,国内剖宫产全身麻醉的比例也在相应增加,使得危机更容易发生,也更难处理,由此可见麻醉是一个"复杂、动态的世界"。总之,产科麻醉危机包含以下几个特点:

（一）突发性

产科麻醉过程中,孕产妇的身体状态是不断变化的,不可预料的事件频频发生,很多超过了麻醉科医师的可控范围,例如孕妇在剖出胎儿后突发羊水栓塞、大出血等高危事件。此外,外科是治疗主体,麻醉是为治疗创造平台。外科治疗过程中意外制造的危机,例如无意中切断大血管,引起大出血,这使麻醉科医师在处理过程中变得十分被动。危机的发生常常很突然,即使常规的工作中也会发生。

（二）复杂性

系统的复杂性源于大量相互关联的组件。在产科麻醉中,麻醉科医师最关注的系统就是患者。患者是个极其复杂的系统,包含很多子系统,比如循环系统、呼吸系统和神经系统等,而这些系统由多个器官构成,这些复杂系统的功能至今还没有被完全了解。与工业系统不同的是,人体系统无法设计、制造,也不可单独拿出来检测,更没有操作手册可参考。患者的某些生理变化可以靠自身系统进行调节,而麻醉会减弱甚至消除了患者自身的保护性和补偿性的生理机制,并将内部系统和外部系统紧密联系在一起,例如使用呼吸机连接患者的呼吸系统,血管活性药物输注用以调整循环系统功能等。用于患者的仪器设备通常由许多独立组件构成,由不同的工程师设计,不同的厂商生产,不同的人使用,导致设备与设备之间,设备和患者之间,设备与操作者之间的相互关联和作用变得相当复杂。

（三）不确定性

患者本身就包含许多不确定性。现代医学对人体的研究尚不完善,许多机理尚不明确,存在很多无法解释和无法预测的情况。患者的真实状态通常不是直接测出的,而是从临床表现和监护仪的数据推测出来,然而这些数据并不完美,与工业系统不同的是,患者的监测数据主要来源于非侵入性且比较容易获得的方法,这些容易受到各种各样的干扰,例如心电图是通过体表的微弱电信号采集生成的,电刀等设备对其干扰很大。即使是有创监测也受到人为和患者生理因素影响,例如桡动脉测压时未排空管道内空气造成压力读数失真。即使麻醉科医师知道患者的真实状态,不同患者对干预措施的反应也是不一样的。因为患者在反应敏感性、药代动力学、药效学等方面存在先天因素或后天获得性差异,所以对相同剂量的药物或常规操作会产生不同程度的反应。在创伤、危重紧急情况下,这些反应会出现明显差异,可表现为反应过度或反应不足,例如同样是置入喉镜,反应各不相同。

（四）高风险性

麻醉是高风险的医疗行为,麻醉科医师的决策和处理直接影响患者的愈后。即使是相对健康的患者进行择期手术,也可能出现死亡、神经系统损害等永久性灾难性的后果。每一种干预措施,即使是适当的,都伴有不同程度的副作用发生,其中有一些是灾难性的,例如大剂量使用缩血管药物维持循环可能造成肾功能衰竭。此外,很多风险是无法预测和避免的,与其他工作不同的是,如果出现问题,可以停止或取消生产,但急诊手术本身就是挽救生命,此时要评估和平衡手术风险、麻醉风险和患者自身的风险,难度非常大。

（五）特殊性

妊娠是女性的特殊生理时期,妊娠虽不属于疾病范围,但是在妊娠过程和围产期会出现一系列特殊的生理改变:例如孕产妇脊柱正常生理弯曲发生改变,增加了椎管内穿刺的难度,而且麻醉平面控制也更加困难;孕妇呼吸道黏膜充血、肿胀,使插管失败率高达1/300,比非产妇困难插管发生率高7~8倍;胃排空延迟、胃酸分泌增加等生理功能改变使误吸风险增加;产妇由于膨大的子宫压迫下腔静脉,容易发生仰卧位低血压综合征,增加围手术期麻醉管理的难度等。同时,孕妇可能合并其他系统疾病,例如风湿性心脏瓣膜病、肺动脉高压、艾森门格综合征和子痫等,除应考虑产妇的生理特点外,还应考虑产妇的病理变化。除此之外,麻醉科医师还应考虑胎儿安全,熟悉掌握各种麻醉方法和麻醉药物对胎儿的影响,在保证孕妇安全的基础上,尽量选用对胎儿影响较小的药物。在妊娠期间因妊娠妇女、胎儿或胎盘的各种高危因素引起胎儿出现宫内窘迫,脐带异常(如脐带打结、绕颈、扭转、脱垂、过长或过短)、胎盘异常(如胎盘早剥、前置胎盘大出血)或子宫破裂等,胎儿的胎心率及一系列代谢和反应都会发生改变,麻醉科医师应采取措施尽快改善胎儿缺氧状态,同时做好新生儿窒息的抢救准备。

三、产科麻醉危机管理

产科麻醉危机管理是一个过程管理,包括产科危机发生前的准备管理,危机发生过程中的应急管理以及危机发生后的恢复和评估管理,其目的在于控制、减少乃至消除危机可能对孕产妇及胎儿带来的伤害。研究的内容包括以下3个方面:产科麻醉危机为什么(why)会发生;什么样(what)的步骤或方法可以避免产科麻醉危机发生;如何(how)控制产科麻醉危机的发展及恶化。

产科麻醉危机管理应该遵循"观察→程序性决策→实施→再评估"闭环(图21-1-1)。其中,假设—演绎法和自然反应(或事件驱使)临床决策法是进行程序性决策的基础。假设—演绎法是最高层级、最常用的方法,这需要决策者通过有意识地整合分析先前掌握的知识和技能,建立新的解决问题的方案。其优点是弹性强,能产生新的诊断假设,而缺点是不易用于教学,过早产生错误的(诊断)假设或下结论和终诊断假设,会使患者陷入危险的境地。自然反应临床决策法的特点是医生在患者诊断还没有确定之前就给予患者症状或体征针对性治疗。这要求麻醉科医师在围手术期处理突发或紧急事件时快速评估和稳定患者,当干预措施有一个令人满意的反应后再作出明确诊断,进行针对性处理。例如一个行剖宫产术的患者,在术中观察到产妇血压下降,心率增快,产妇已经处于休克状态,麻醉科医师一方面要对症支持治疗(快决策),制

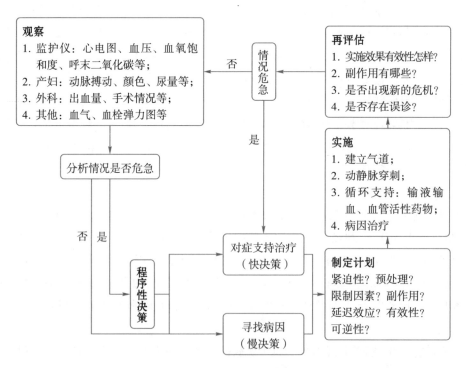

图21-1-1 产科麻醉危机管理流程图

定抢救计划,例如实施气管插管保证气道通畅、动脉穿刺监测血压、深静脉穿刺和循环支持(输液输血和血管活性药物的使用)等处理,另一方面要寻找病因(慢决策),是由于什么因素(失血性? 过敏性? 心源性?)引起休克,并进行病因排除与治疗。在经过积极处理后,应该再次评估患者(实施效果是否有效? 是否出现其他并发症?),再次进入"观察→程序性决策→实施→再评估",直至患者危机解除。

第二节　产科麻醉危机管理原则

麻醉危机管理原则包括尽早识别并宣布紧急情况、尽早寻求帮助、指明领导者、明确人员角色、分配工作与有效的沟通交流、参与患者的后续治疗及报告和总结。这七大原则同样适用于产科麻醉危机管理,具体如下(表 21-2-1):

表 21-2-1　产科麻醉危机管理基本原则

基本原则	具体做法
尽早识别并宣布紧急情况	尽早识别危机事件,并启动危机处理程序
尽早寻求帮助	寻找其他麻醉医师、新生儿科医师及其他人员的帮助
指明领导者	通常麻醉医师是危机处理团队领导者
明确人员角色	明确每位人员的工作和职责,避免职责不清导致工作混乱、重复
分配工作与有效的沟通交流	合理分配工作,做到闭环式沟通
参与孕妇及胎儿的后续治疗	帮助转运产妇和新生儿,并为产科医师和 ICU 医师后续治疗提供意见
报告和总结	疑难危重病例讨论,总结经验,优化方案

一、尽早识别并宣布紧急情况

处理危机最好的方法就是预防危机发生,早期识别危机是处理危机的重要环节之一。对于潜在性问题要高度警惕,潜在性问题经过某件事件触发,可能会演变成严重问题,导致术中危机的发生。围产期应根据孕产妇的病史、体格检查、辅助检查、术中生命体征变化及手术情况分析可能发生的危机。例如对有宫缩乏力、软产道损伤、胎盘因素和凝血障碍的孕产妇,要高度警惕剖宫产术中可能发生大出血,尽早启动危机处理程序,可以避免严重事件发展成危机,减少对孕产妇及胎儿造成更严重的危害。

在进行剖宫产手术过程中,发现产妇情况已经恶化,麻醉科医师应提高警惕,尽早通知团队所有成员危机即将发生,需启动危机处理程序,调动所需资源,而不应顾虑寻找帮助显得自己能力不足或担心影响产科医师手术而隐瞒真实情况,耽误处理危机的最佳时机。当然也不应过早或频繁的宣布进入紧急情况,一旦确定病情危急,初步处理效果不满意,应当机立断宣布进入紧急情况。例如当产妇在剖宫产术中突然出现严重的低血压伴呼吸窘迫时,需要正确运用临床知识,及时识别是否发生羊水栓塞,尽早宣布紧急情况。

二、尽早寻求帮助

麻醉危机处理过程中,团队合作必不可少,因此应当尽早寻求帮助。对于低年资麻醉科医师,通常发生危机后会尽早寻求帮助,但对于高年资麻醉科医师,特别是工作 5~10 年的麻醉科医师,可能认为自己有足够能力处理危机且认为寻求帮助是件丢人的事,呼叫帮助的次数偏少,且时机偏晚,错过危机处理的最佳时刻,会对产妇和胎儿带来更严重的伤害。

尽管有经验的麻醉科医师比新手独自处理问题的能力更强,但当孕妇出现以下情况应立即寻求帮助:①已经出现严重问题(例如心搏骤停、大出血等);②情况恶化(例如存在困难插管的孕妇通气越来越困难);

③对常规处理没有反应(例如孕妇持续低血压,用缩血管药物没反应);④病情本身就需要多人来处理的情况(例如羊水栓塞,需要团队救治)。

对于低年资麻醉科医师,以下情况需要寻找帮助:①需要短的时间完成较多的任务,例如发生羊水栓塞时,需要同时进行呼吸循环支持、纠正凝血功能及保证胎儿安全;②不确定发生了什么情况,需要别人的意见,如孕妇不明原因出现顽固性低氧血症;③当其他人发现你可能需要帮助时。

三、指明领导者

团队合作是处理产科危机的关键,为提高团队的工作效率,明确领导者至关重要。领导者的主要职责是决策、安排、分配以及监督任务。产科危机管理团队一般包括麻醉科医师、产科医师、新生儿科医师、手术室护士、助产士等,而麻醉科医师往往是危机处理的领导者。具有领导能力的麻醉科医师必须具备足够的知识和技能,同时必须保持冷静,组织明确、条理清晰,具备良好的沟通能力。领导者不但要把握全局,还要充分参与团队工作,能够接受团队成员的建议。

四、明确人员角色

一旦宣布产科危机,启动应急程序,每个团队成员应当明确自己担任的角色。
1. 领导者 充分、合理利用现场资源,统筹全局,分配任务,监督任务执行。
2. 操作者 包括麻醉科医师、产科医师、新生儿科医师和助产士,对孕妇及新生儿实施治疗和操作。
3. 辅助者 帮助搬运仪器设备,拿取物品,电话沟通等。
4. 记录者 记录任务的分配和完成情况,患者的病情变化,用药情况和操作等。

五、分配工作与有效的沟通交流

麻醉危机发生时,需要团队合作,领导者需专注全局,但是在产科麻醉危机中,麻醉科医师有其特殊性,通常发生危机时,麻醉科医师需同时关注产妇及婴儿安全,且担任领导者及操作者,工作负荷相当大。另外领导者需要根据团队成员的专业能力,进行工作分派。任务的分派不能超出能力范围,最好能平衡每个人的工作负荷。一般来说,有经验的人应该执行关键的任务,产科危机情况不适合实习生或没有经验的人进行操作,但他们可以通过危机模拟培训来获得相关经验。执行者完成指令后,要反馈给领导者,告知完成步骤,以确保没有遗漏。

麻醉危机处理过程要确保沟通信息的正确、完整与及时性,是处理危机的基本保证,其中跨学科专业方面沟通很特殊,也特别重要。以下列举几条沟通原则:①不要提高嗓门,现场安静才能很好地发出指令和接收反馈;②清晰准确的表达命令和要求;③有目标的发出指令,例如进行羊水栓塞抢救时,需推注肾上腺素,不可说"现在需要推注肾上腺素",而应指定目标说"某医师,现在从中心静脉推注肾上腺素1mg";④直接沟通,例如判断产科大出血抢救效果时,不可说"某医师,去问问护士,产妇的尿量多少?",而是直接与护士沟通说"某护士,观察产妇的尿量多少?";⑤时刻把病人安全放在首位,不讨论与处理危机无关的事情。

六、参与孕妇及胎儿的后续治疗

在抢救成功后,孕妇转入病房或ICU,新生儿转入NICU,麻醉科医师应参与后续治疗,为其他医师提供抢救过程中的重要信息,协助患者进一步治疗。

七、报告和总结

麻醉科医师应该对每次发生的麻醉危机进行分析,调查危机发生的原因,以采取必要的防范措施,尽可能消除危机的潜在隐患,防止再次发生。此外,评估每次危机预案是否合理、处理方式是否有效、方法及流程是否需要改进、是否需要制定新的预案,以提高麻醉危机处理效率及成功率。

第三节　产科麻醉危机管理模拟培训

一、产科麻醉危机管理模拟培训的发展历程

产科模拟培训通常被认为是一个相对较新的领域,但实际上首次产科模拟培训要早于书面记载。有考古记录表明,西伯利亚曼塞人的祖先曾制作女童出生模型以演习如何辅助生育。在 18 世纪,法国国王的助产士 Du Coudray 制作了分娩模型,对女性进行分娩管理教育,据报道,这降低了婴儿和产妇的死亡率。但是,直到 20 世纪 90 年代末至 21 世纪初,产科模拟培训才开始被科学化和系统化。现在国家和国际层面都开始认识到产科模拟培训的重要性。美国妇产科医师协会(American College of Obstetricians and Gynecologists,ACOG)和美国母胎医学学会(Society for Maternal Fetal Medicine,SMFM)都成立了模拟培训委员会,以促进产科模拟培训发展。实际上,自 2008 年以来,ACOG 每年都举办一次产科危机模拟培训课程。最近,名为"提倡分娩中优质服务"的联合出版物得到了包括 ACOG 和 SMFM 在内的 7 个协会的认可,该出版物建议可以采用演习、模拟训练和危机资源管理培训等方式确保产妇得到最佳围产期管理。

产科麻醉危机管理模拟培训目的包括提升专业技能、培养沟通和团队合作能力、评估团队培训效果以及护理系统和环境安全性的评估。目前椎管内麻醉已经成为剖宫产术的主要麻醉方式,对于需要进行紧急全身麻醉以进行剖宫产术的案例,麻醉住院医师很少有机会组织抢救,更谈不上熟练。而产科麻醉危机管理模拟培训可以填补这种临床空白。Scavone 研究发现,通过剖宫产全麻模拟培训后,麻醉住院医师的危机处理能力得到提升。Daniels 等人研究了由 2~3 名护士,1 名麻醉科医师和 1~2 名妇产科住院医师组成的产科危机模拟团队,此案例中产妇发生了椎管内麻醉后低血压,随后发生羊水栓塞。结果发现,领导者统筹能力差、团队沟通能力欠缺以及专业技能薄弱等不足。此外,也表明麻醉科医师在处理产科危机过程中起着关键作用。多个机构强烈要求定期组织产科麻醉危机管理模拟培训,例如产妇大出血、子痫、肩难产、产妇气管插管失败和心搏骤停等。通过培训,不仅可以提高专业技能,还能发现处理过程中潜在的错误,提高产科麻醉危机处理效率及成功率。近期,Lipman 等人在产妇心搏骤停模拟案例中发现了许多缺陷与不足。在另一项关于产妇心搏骤停的模拟培训中,将研究小组随机分组,一组留在分娩室,另一组将患者转移到手术室进行进一步抢救,转移到手术室的团队中只有 14% 能够在 5 分钟内进行剖宫产手术。此外,转移到手术室的团队暴露出许多缺陷:如进行低质量心肺复苏,气管插管延迟,未及时与新生儿科医生取得联系等。

二、人员能力模拟培训

(一) 学员的要求

对领导者的要求:①麻醉科医师在手术室工作时常常承担术中危机管理的领导者;②在危机发生时可以组织并协调任务,包括分配工作、执行规则和程序;③必须具备足够的知识和技能,同时性格沉着冷静,逻辑清晰,沟通能力强;④不但要把握全局,还要参与团队工作,能够接受团队成员的信息和建议;⑤应该避免过多亲自动手参加执行抢救步骤,而应该多担任协调工作。

对于其他成员的要求:①任务管理方面,在模拟前备好所需的药品和设备,每次开始前检查麻醉机器,用药前交叉检查药物标签。与其他学员沟通治疗方案并在情况发生变化时重新审查治疗方案。善于抓住模拟案例中的重要事项,和产科医师协商病例可能发生的各种后果,按照危急情况调整次序。准确记录抢救过程,遵循已发表的流程和指南。②团队合作,能与产科医师及其他同事讨论病例,与团队成员合作完成

目标。能发出清晰的指令,能及时更新、报告产妇病情变化,且确认分享的信息能被理解和准确记录。表现要自信,根据需要可随时接手作为任务的领导者。③情势判断觉察,善于收集信息,包括在剖宫产术时产妇病情变化,手术操作情况以及周围环境等。了解并识别产妇对治疗的反应并解释情况。能预测潜在问题。④决策,能根据不同治疗方案的风险及产妇状况,选择并实施合适治疗方案。评估治疗后效果,并列出进一步治疗方案。

(二) 教员的要求

教员在产科模拟培训中起着举足轻重的作用。一个合格的教员应该具备以下特点:①拥有扎实的产科麻醉临床知识;②拥有丰富的教学经验及扎实的教学理论基础;③熟练操作产科模拟教学设备和软件。

如何整合模拟课程到临床教学中、强化课后反馈和评估是教员的主要职责,具体包括:

1. 设计产科模拟病例　教员可以按照发生过的临床案例编写产科模拟病例,好的模拟病例一般具备危机感、符合临床病理生理变化、诊疗过程包含技术性能力和非技术性能力、难度与学员水平相符;

2. 模拟病例运行　教员为了营造投入的学习环境,在产科模拟病例运行中要做到高仿真度(包括临床环境、设备、模拟人生理变化、学员的心理准备)、后台控制的同步性、模拟病例发展节奏及时间的把控性并适当引导学员;

3. 组织和协调　在产科模拟培训过程中,教员应该为学员建立一个良好的学习氛围,为学员提供讨论的机会及最新的文献知识,促进学员之间进行知识共享,缓和学员之间的矛盾分歧,适当表扬学员在演练中的贡献并留意演练中沮丧的学员,帮助他们融入培训中;

4. 复盘(debriefing)　复盘是教员主持的、和学员一起重新审视模拟活动的过程,以便朝着共同的教学目标和未来的学习状态进行的学习。在产科模拟培训中,建设性的复盘是至关重要的。复盘过程能够培养临床逻辑思维和提高批判式思维能力,鼓励学员对其在模拟活动中的各种表现和情况进行反思和反馈,与学员探讨他们的情绪,并相互提出问题,进行反思、给予反馈意见(引导性反思)。所以复盘不是为了批评,而是理性分析、有效率地总结演练的收获。

三、团队合作模拟培训

在过去,人们都是通过提高个人临床知识及技能以改善围产期产妇的预后。现在已经认识到,大多数产妇围产期并发症和发病率与团队合作效率低下相关。美国的联合委员会(the Joint Commission)于2004年发布的报告称,产妇围产期的并发症和死亡大多数情况是由于危机发生时团队沟通合作失败引起的。2005年,另一份报告指出,随着对改善产妇安全性的认识度提高,产科相关医疗失误导致的死亡率并没有下降。同时,他们也指出,随着人们重视产科团队培训后,围产期产妇及早产儿相关死亡率有所下降,例如早产儿不良事件减少了50%。在产科麻醉危机培训中暴露出许多问题,包括团队沟通和配合欠缺、领导者领导及分配工作能力不佳等。对于小型医院的危机模拟培训,通过电话沟通被认为是一个有效的方式。

2010年,一篇关于产科多学科团队模拟培训的系统性回顾分析纳入了97篇文章,作者对其中8篇文章了进行分析后发现,团队模拟培训在预防产科急诊中发生的失误和提高产妇安全性是有效的,但建议需要更多的研究来支持这个结果。此后,Riley等人发表了一篇关于团队模拟培训与提高产妇安全性关系的研究,这篇研究选择调查不同医院的三个围产期单位,第一家医院没有经过任何危机模拟培训,第二家医院仅实施了个人危机模拟培训,而在第三家医院进行多学科团队模拟培训。在3年的时间里,他们分别测量了三家医院的加权不良结局评分(weighted adverse outcomes score, WAOS),发现第一家和第二家医院产妇围产期失误及死亡率对比无明显差异,但第三家医院经过产科团队模拟培训后围产期发病率降低了37%。尽管这个结果可能受到多个因素的影响,但很明显我们可以得出结论,产科团队模拟培训会影响围产期产妇的发病率。

对于麻醉科医师来说,他们的非技术性技能因素很多情况下已经成为制约麻醉安全质量的瓶颈。关注麻醉科医师非技术性技能的发展和培养,并逐渐建立独立的培训系统日趋必要。而提高麻醉科医师非技术性技能的方法和措施主要是加强模拟和临床培训中的非技术性技能培训。欧洲非技术性技能研究小组提出了非技术性技能系统(non-technical skill system,NOTECHS System)的概念,认为非技术性技能主要包括四类技能:合作、领导与管理、情境意识和决策。其中合作技能包括团队建设和维系,体谅他人,支持他人,人际冲突的解决。良好的人际关系和协调能力的培训主要是指培养麻醉科医师通过情感、态度、思想、观点等各种信息的交流来控制、激励和协调他人的活动,从而与他人建立相互配合、相互协作关系的能力。建立具有高度合作和良好人际关系的团队,以应对复杂的麻醉手术环境,尤其是紧急情况时的特殊环境。主要有以下几个要求:

1. 麻醉科医师之间应该建立良好的同事关系,因为现代麻醉科的工作不是一个人能完成的。必要时应请上级医师协助处理疑难和危重病例。

2. 麻醉科医师还应和其他科室医师建立良好的合作关系,例如术前和外科医师商量,术中及术后密切配合互相协助,否则无法在同一台手术形成一个有力的医疗整体。处理遇到分歧时,态度不卑不亢。

3. 一个人只有把自己融入集体中,才能最大限度地实现个人价值,麻醉科医师要实现自身价值,就必须培养团队精神。

4. 沟通能力也是至关重要的。一个全面的麻醉科医师必须学会沟通表达,这是培养麻醉科医师的必备素质。众多的手术科室,纷杂的人员结构,复杂的事件,作为麻醉科医师应该怎样去应对,怎样去沟通,可以通过自身的言谈举止和适宜的表达方式来实现。与他人进行沟通交流,其目的都是为了双方增进了解、增加友谊,达成工作中的默契与协调。

四、产科麻醉危机情境模拟培训

情境模拟培训是利用角色扮演和临床情境来进行危机模拟培训的方法,倡导以贴近临床的真实环境开展培训,培养医生在病情动态变化中的把控和应对,特别适用于产科麻醉危机培训。根据临床中最常发生的产科麻醉危机,选择产科麻醉中发生的真实危机案例,创建模拟病例,模拟教学团队事后进行演练,必要时请专家评审,主要对模拟病例的真实性及可行性进行评估。培训前宣布主题,学员提前自行学习相关知识及技能。制定模拟培训目标及程序,将围产期中发生的危机结合到模拟过程中,由学员发现危机,并决定处理方案,实施抢救。使用情境模拟培训进行抢救模拟演习,可使学员直接参与"抢救工作",锻炼临床逻辑思维能力,在实践中强化记忆,增强急救意识、技术,能提高学员急救能力,有利于学员的专业能力培养和综合能力的培养。目前,欧美70%以上的医学院早已将模拟教学纳入医学生及住院医师、专科医师的临床实践教学、培训及考核。医学生的智能模拟考核结果是决定其能否进入临床的一项重要指标,也是维持医师证书资格和专业继续教育的必须程序。由于实践性较强的特点,产科学也成为模拟培训中最先扩展到的领域之一。

近年来,国内各大医学院校也逐渐重视模拟教学,自2004年首都医科大学宣武医院率先引进我国首台专为支持麻醉和医用气体而设计的仿真综合模拟人(the human patient simulator,HPS),国内各大医院购买的模拟医疗设备呈几何级增长,且越来越多的医学院校创建了硬件设备一流的临床技能和模拟中心,但真正意义上的临床模拟教学并未广泛开展,加拿大CAE公司的HPS和挪威Laerdal公司SimMan 3G只被当作简单的功能训练器使用,部分中心甚至空有先进的设备和宽阔的场地,真正的情境模拟教学无法开展,更无规范的危机处理模拟培训课程。据权威调查报告显示:将模拟教学方式运用到麻醉教学当中只占46%,模拟设备的使用率仅为52.1%,且大多数还只是集中在局部功能训练水平,上述数据表明我国的模拟医学教育仍然处于起步阶段。另外,危机资源管理模拟培训的核心之一是培训导师和设计病例。国外模拟中心尤其强调模拟课程知识产权的保护,其课程及模拟病例无法在国内复制和嫁接。因此,培养具有丰富的临床经验,能设计符合临床疾病发展规律的典型病例、又兼具教学经验并能合理运用的教学方法、同时谙熟计算机知识,能通过数据库构建和计算机编程实现临床病例高仿真模拟培训的团队,是我国危机管理模拟培训的首要任务。

自2009年起,香港中文大学威尔斯亲王医院和华中科技大学协和深圳医院深度合作《麻醉危机模拟培训》项目,大力推动麻醉危机管理模拟培训事业在国内发展。香港中文大学威尔斯亲王医院麻醉与深切治疗系陈德威教授在麻醉危机模拟培训方面近十年的鼎力相助,无条件提供模拟实验室、高仿真模拟人等硬件和技术上的支持,并协助培养模拟运营专员,搭建了一个相互交流的平台。从2010-2020年华中科技大学协和深圳医院已经举办了12届深港合作麻醉危机模拟培训班,范围涉及全国20多个省份地区,导师团队赴北京、上海、广州、武汉等城市进行模拟培训教学,共培训学员超过300人,使得更多的麻醉科医师接触到真正的情境模拟教学。近5年在全国和广东省麻醉年会上举办了麻醉危机模拟专场,参会人员近2 000人,国内首先实现了实验室外的高仿真情境模拟培训。

一般情境模拟培训基本流程包括确定培训的目标、明确培训对象、模拟案例设计、情境搭建、情境模拟及复盘(表21-3-1)。

表21-3-1 情境模拟培训基本流程

基本流程	具体做法
确定培训目标	例如进行羊水栓塞抢救,需要掌握的技术性技能和非技术性技能
确定培训对象	例如住院医师、主治医师或高年资医师,专科医师或全科医师培训
模拟案例设计	包括案例的背景资料、发展变化过程、处理过程、结局及相关参考资料
场景搭建	包含场地、时间、设备、助演及相关影音支持设备
情境模拟案例演绎	学员在教员的组织和协调下演绎模拟案例
复盘	结构化复盘:常有模式 GAS model 和 Debriefing with good judgement

1. 培训目标　培训目标是模拟培训的核心思想,包括综合能力考核、临床知识、操作技能、处理方式或处理流程、团队配合能力等。

2. 培训对象　一般培训对象可分为住院医师(包括规培医师)、主治医师、副主任医师及主任医师,还可以培训麻醉科护士,手术室护士,外科医师及相关人员。明确培训对象,病例编写设置合适的难度,才能有针对性地进行培训。

3. 模拟案例设计　教员可以根据临床真实发生过的案例为设计蓝本,好的情境模拟病例一般具备危机感、符合临床病理生理变化、演绎过程中具有病情变化的曲折性,对学员有一定的挑战性,同时能针对不同层级的培训对象具备可拓展性。

4. 情境搭建　根据病例的情况,设置发生的环境、设备及助演等。地点选择手术室、复苏室、急诊科、ICU病房或普通病房;时间节点选择麻醉前、手术中、手术结束后或者交接班时;手术类别选择择期手术、急诊手术。

5. 情境模拟案例演绎　在案例演绎运行中要做好6点:①临床环境及设备仿真度;②模拟人生理仿真度;③后台控制的同步性(是否存在不同程度滞后);④模拟病例发展节奏及时间把控;⑤心理仿真度,即能否激发出类似真实场景下行为;⑥在适当时间用适当的方法给予学员提示和引导,例如教员扮演不同角色介入到演绎当中。

6. 复盘　复盘是一项总结性分析,被称为模拟医学教育中最重要的元素之一。由教员引导参与演练的学员根据刚才的记忆,重新描述一遍演练的过程,从开放性对话中反思问题及解决办法。这样的反馈可以识别哪些知识或技能可能丢失,以便将来真实情况时可以纠正。

复盘是模拟教学中的最佳实践操作,使得教学过程中知识得以连接,参与者可能"顿悟",参与者能学习到多少,随后的实践中能运用多少,复盘的有效性至关重要。参与者的能力和课程安排直接影响复盘的有效性,教员的专业水平、人数及有效使用现有设备和技术的能力决定复盘的计划和实施,模拟情境的设计关系着复盘的形式和方法。

过去十几年期间涌现出许多有关复盘的技术和方法。2009 年,匹兹堡大学 Peter Winter 模拟教育研究所(the Peter M. Winter Institute for Simulation, Education, and Research, WISER)与美国心脏协会(American Heart Association, AHA)合作,开发结构化和支持性复盘模型,用于高级心脏生命支持和新生儿高级生命支持方案。这种模型很容易扩展到不同场合及一些模拟事件中,满足各种复盘需求。复盘通过结构性框架 GAS 工具进行具体层面操作,GAS 是搜集(gather)、分析(analyze)和总结(summarize)的首字母缩写,这种高度结构化的复盘形式完全标准化,很容易传授给不同专业水平的导师,并且以学习者为中心,引导他们做出积极反应,促进自我反思,他们做了什么,什么时候做的,如何做的,为什么会做,如何改进,与情景的结果是否形成因果关系。模拟也是一种经验性学习,教员在设计课程时重点在于创造与临床实践足够相似的情境,更利于学习和获得技能,高效的复盘让模拟经验更有机会应用于临床,以提升参与者在真实临床工作的诊疗能力。这种结构性复盘模型在实际应用可能存在一些变化。

在收集阶段(gather)教员通过仔细聆听和针对性提问,可以分析出可能存在的认知差距。认知差距是参与者自己对表现的总体评价与教员的评价之间的差距。在分析阶段(analyze)深入讨论观察到的认知差距,尤其对产生这种认知差距的驱动因素(想法、感觉、信念、假设、知识和情景感知等)深入分析,通过巧妙提问参与者理解和认识差距形成的基础,使他们确定个人或团队需要学什么,再通过讨论和刻意训练来清除这些差距。分析阶段可能谈到许多问题,有经验的教员必须牢记学习目标,对参与者进行持续性引导和重定向,使谈话不偏离主题;训练有素的引导可以通过持续性提问,激发参与者对模拟情景进一步反思,促进自我发现决策,营造和谐讨论氛围,对类似的真实临床情境,讨论什么才是正确的处理方式,还有什么更好的处理手段。总结阶段(summarize)非常重要,它让参与者清楚表达关键性的学习要点,明白自己在模拟情景中的整体表现,强化优势、改进不足。

模拟教员在复盘过程中必须提高观察和访谈能力,刻意练习和自我反思有助于技能的不断提高。GAS 工具能有效地帮助新手教员面对复盘时的压力。为了提高复盘的有效性,教员需要坚持将许多关键元素纳入模拟教学环节中:①建立和维持一种有吸引力、有挑战性、有能力和支持性的学习环境;②让复盘过程结构化,以促进讨论并对模拟教学中的表现进行反思;③确定和探索参与者表现之间的差距,以加速刻意训练技巧学习周期;④帮助参与者达到和维持优良的模拟学习表现。

临床病例

患者,女性,30 岁,身高 155cm,体重 59kg,BMI 24.6kg/m²。

主诉:停经 38 周,阴道流血流水 1 小时。

现病史:患者 1 小时前无诱因出现阴道大量流液,色淡红,无下腹痛,胎动好,遂于我院就诊,孕期体力轻度下降,体重增加 15kg。

既往史:平素月经正常,既往体健,否认乙肝、结核等传染病史,否认高血压、冠心病、糖尿病等病史,否认重大外伤史,否认食物、药物过敏史。

既往孕产史:孕 2 产 1,首胎 3 年前行剖宫产分娩,过程顺利。

家族史:父母均无高血压、糖尿病史,否认明显遗传病史。

查体：双肺呼吸音清，未闻及干湿啰音；心率 85 次/min，律齐，各瓣膜听诊区未闻及杂音。麻醉专科检查：头颈活动度正常，张口度 3 横指，颏甲距 3 横指，无松动牙齿或假牙，张口可见软腭、硬腭、悬雍垂，Mallapati 分级 I 级，患者平素活动良好，心功能分级 I 级，ASA 分级 I 级。

辅助检查：血细胞分析示血红蛋白 128g/L，血小板 161×10^9/L。凝血功能示 PT 12.0s，APTT 41.4s。肝、肾功能，电解质正常。心电图示窦性心律，心室率 85 次/min。腹部彩色超声示宫内妊娠，单活胎 BPD 9.12cm，FL 6.67cm，AC 32.08cm，AFV 6.12cm，胎盘 II 级，位于前壁。

术前诊断：①G_2P_1 宫内妊娠 38 周 LOA 单活胎临产；②胎盘早剥；③瘢痕子宫。

麻醉管理：入手术室时脉搏 85 次/min，呼吸 20 次/min，血压 130/72mmHg，脉搏氧饱和度 99%，患者在左侧卧位下于 $L_{3\sim4}$ 间隙穿刺行腰硬联合麻醉，穿刺顺利，推注 0.5% 布比卡因 10mg，测量平面达 T_4 水平，麻醉效果良好。手术开始 6 分钟后娩出一女活婴，Apgar 评分 10 分。术中血压波动在 115~100mmHg/70~60mmHg，心率 80~100 次/min，脉搏血氧饱和度 98%~100%。术者在缝合子宫时发现宫缩乏力，出血量约 1 000ml，给予缩宫素 10U 静滴。5 分钟后患者主诉寒战、恶心，考虑为缩宫素引起的不良反应，立即鼻导管吸氧改为面罩吸氧 3L/min。1 分钟后，患者出现抽搐，呼之不应，测量血压 75/45mmHg，血氧饱和度进行性下降，心电图显示心律不齐，心率逐渐降至 40 次/min。

相关要点及解析

一、如何尽早识别并处理产科麻醉危机事件？

在此案例中，患者有瘢痕子宫和胎盘早剥，是发生羊水栓塞的高危因素之一。胎儿娩出后先出现寒战、恶心症状，之后出现抽搐、意识消失。且有明显低氧血症及血压下降，考虑发生羊水栓塞的可能性大，在充分排除其他医疗解释后（需要与产科大出血相鉴别），方可诊断为羊水栓塞。羊水栓塞的治疗主要包括：①呼吸循环监测及支持；②有效的心肺复苏；③使用血管活性药物稳定血流动力学；④及时启动大量输血方案，纠正贫血和凝血功能紊乱；⑤应用糖皮质激素缓解过敏症状及肺动脉高压。

二、如何将产科麻醉危机处理流程运用于此病例中？

患者在胎儿娩出后发生羊水栓塞，出现危机，可参考麻醉危机管理原则处理：

1. 尽早识别　患者有瘢痕子宫和胎盘早剥，是发生羊水栓塞的高危因素之一，应当警惕出现羊水栓塞，做好麻醉预案。

2. 呼叫　产妇出现抽搐、血氧饱和度下降及心电图显示心律不齐等表现后，应及时呼叫上级并启动危机处理程序。

3. 明确角色及分配任务　麻醉科医师担任领导者及操作者，完成人员分配，同时完成气管插管、动静脉穿刺及下达医嘱（血管活性药物的使用；改善失血及凝血；其他措施如头部降温、抗炎抗过敏、降低颅内压、抑酸保护胃黏膜、术中保温、抗感染、维持内环境稳定等）；产科医师行双侧子宫动脉上行支结扎、B-Lynch 缝合、宫腔填塞纱条及子宫横行捆绑术等方式止血；新生儿科医师和助产士需配合完成对新生儿的复苏抢救；手术室护士需配合手术，配合抢救，执行抽药、给药、拿血制品等医嘱。

4. 参与后续治疗　麻醉医生协助手术后产妇转运，给 ICU 医师提供救治信息。

5. 复盘　复盘的内容包括对此次发生的产科麻醉危机进行分析，调查危机发生的原因，以采取必要的防范措施，尽可能消除危机的潜在隐患，防止再次发生；同时评估此次危机预案是否合理、处理方式是否有效、方法及流程是否需要改进、是否需要制定新的预案，以提高产科麻醉危机处理效率及成功率。可采用 GAS 模型，搜集（gather）："你们感觉怎么样？手术中发生了什么？你是如何诊断和处理的？"；分析（analyze）："我注意到你在低血压时使用了 XX 药物，你是怎么思考的？如果这样做，会导致怎样的结果？

针对这个病例处理没有绝对的对错，只是当时对于这个患者是否最合适？除了这些，你还有什么想法？";总结(summarize):"本次是羊水栓塞的危机处理，你们合作表现非常好，尤其是 XX 提出的方案很有借鉴意义，处理十分到位，但某些处理方面是不是还有改进的空间？今后遇到这类事件应该如何预防？"。

三、如何设计情境模拟培训案例用于产科麻醉危机培训？

此模拟案例适合对麻醉科医师培训，同时也适合对麻醉科医师、产科医师、新生儿科医师、助产士和手术室护士团队培训。场景设置在手术室，可以通过模拟人模拟产妇监护仪数值变化，同时应用道具如人工血，血纱布表现出血的情况。在模拟培训中教员应尽量提高整个过程的仿真度，营造出具有紧迫感和危机感的氛围，同时要善于引导学员完成羊水栓塞的诊断和处理。危机管理流程应紧紧围绕处理基本原则：尽早识别危机、呼叫帮助、明确角色及分配任务、参与后续治疗及复盘，只是具体危机处理方式略有不同，在处理过程中不断"评估—实施—再评估—再实施"循环，及时优化处理行为，通过情境模拟教学提升麻醉危机处理能力，提高危重产妇救治成功率。

思考题：

1. 产科麻醉危机的特点是什么？
2. 产科麻醉危机的处理原则有哪些？

（张　杰　李朝阳）

推荐阅读

[1] 李朝阳,左明章. 麻醉危机管理. 北京:人民卫生出版社,2020.

[2] SURESH MS.,SEGAL B.S.,PRESTON RL.,et al. 施耐德产科麻醉学. 5 版. 熊利泽,董海龙,路志红,译. 北京:科学出版社,2018:109-126.

[3] GABA DM,FISH KJ,HOWARD SK,et.al. Crisis Management in Anesthesiology. 2nd ed,Philadelphia:Ersevier saunders,2015:265-302.

[4] MARYNEN F,GERVEN EV,VELDE M VD. Simulation in obstetric anesthesia:an update. Current Opinion in Anesthesiology,2020,33(3):1.

[5] NOEL OR. The Comprehensive Textbook of Healthcare Simulation. Springer New York,2014.

[6] PRATT SD. Simulation in Obstetric Anesthesia. Anesthesia & Analgesia,2012,114(1):186-190.

第二十二章

妊娠期心搏骤停与心肺复苏

■ 本章要求

1. 掌握妊娠期心搏骤停复苏流程及注意事项。
2. 熟悉妊娠期心搏骤停的病因、发生机制和围死亡期剖宫产麻醉注意事项。
3. 了解妊娠期心搏骤停心肺复苏团队的人员构成。

　　妊娠期心搏骤停（pregnant cardiac arrest，PCA）是极具有挑战性的临床危机事件之一，发病率据估计约为 1∶30 000 次分娩。PCA 尽管少见，一旦发生，可能会导致较高的孕产妇和围产儿死亡率。孕产妇发生PCA 后需要实施紧急心肺复苏（cardiopulmonary resuscitation，CPR）。虽然妊娠期女性心肺复苏的大多数操作与普通成人相似，但亦有其特别之处，最明显的不同点是同时抢救两位患者：产妇和胎儿。加之此类危机事件罕见、复杂，相应的处理也更加棘手。PCA 预后取决于原发病因和心肺复苏的及时性、有效性等多种因素。早期识别并进行胸外心脏按压及气道管理对于改善母婴预后非常重要，必要时需根据孕周考虑实施剖宫产手术。

第一节　妊娠期心搏骤停的病因及机制

　　导致 PCA 的病因既有产科因素，又有非产科因素。产科因素主要包括血栓栓塞、产科出血、妊娠期高血压疾病、羊水栓塞及医源性因素等。在非产科因素中，主要病因为创伤、感染性休克和基础心脏病，这与普通人群的心搏骤停的病因一致。上述病因也是孕产妇死亡的常见病因。

一、血栓栓塞

　　血栓栓塞的发生机制主要有以下几点：首先，妊娠时子宫增大压迫盆腔及下腔静脉，在妊娠过程中体内激素作用下，静脉张力降低，血液回流缓慢。其次，妊娠时体内凝血系统发生改变，凝血因子 Ⅱ、Ⅶ、Ⅹ 和纤维蛋白原明显升高，而抗凝血酶和蛋白 S 水平降低，导致血液处于高凝状态。最后，分娩或剖宫产时易使血管内壁受损。此外，某些遗传因素、抗磷脂抗体综合征、长期卧床、肥胖、吸烟、多产、高龄等也是血栓栓塞的危险因素，孕期发生血栓栓塞的风险是正常人的 5~10 倍。

　　血栓栓塞会引起肺组织释放 5-羟色胺、组织胺、前列腺素等物质，使支气管平滑肌和肺毛细血管收缩，血流阻力增加，导致肺通气阻力增高、肺动脉压升高；肺毛细血管通透性增加，血浆渗出增加，造成肺水肿，引起呼吸困难，患者表现为呼吸急促、低氧血症、发绀及低血压等。若发现不及时或处理不当，可能迅速发展为循环衰竭，其中 20%~30% 的患者可能会发生心搏骤停甚至死亡。

二、产科出血

　　产科出血常见于异位妊娠破裂、前置胎盘、胎盘早剥、子宫破裂等。异位妊娠中输卵管妊娠最为常见，约占95%。尤其当输卵管妊娠发生在间质部时,由于该处血运丰富,一旦妊娠囊破裂,出血极为严重,患者常在短时间内出现低血容量性休克甚至心搏骤停。子宫破裂大多发生于足月妊娠或产后,多胎妊娠、瘢痕子宫、滥用宫缩药是子宫破裂的危险因素。子宫破裂可引起大出血,孕妇快速处于失血性休克状态,如抢救不及时,极易发生心搏骤停。

三、妊娠期高血压

妊娠期高血压的病理生理改变为全身小动脉痉挛,造成血管外周阻力增加、血压上升,全身各系统、各脏器血液灌注不足。此外,血管内皮细胞受损、血液凝固性增加、血细胞比容和血液黏滞性增高,继而导致重要脏器损害,如脑卒中和心血管系统病变,从而引发心搏骤停。

四、严重感染

严重感染可引起感染性休克,导致组织灌注不良、缺氧和器官损伤等,是诱发心搏骤停的重要非产科因素。常见的孕产妇严重感染包括产褥感染、手术感染、胎膜早破并发急性绒毛膜羊膜炎等,常见的病原菌为厌氧菌、链球菌、金黄色葡萄球菌等。

五、羊水栓塞

羊水栓塞(amniotic fluid embolism,AFE)是产科罕见的并发症,以突然发作的低血压、低氧血症及凝血功能障碍为主要表现,是孕产妇死亡的重要原因之一。尽管 AFE 的名称中包含"羊水"和"栓塞",但 AFE 可能与羊水或栓塞没有直接关系。2017 年,Tamura 等曾介绍羊水栓塞的组织学特征,并提出了 AFE 的类过敏反应机制(anaphylactoid mechanism)。死于羊水栓塞的患者尸检组织学显示肺脏和子宫组织中肥大细胞增多、CD88 免疫组织化学染色阳性,支持 AFE 是一种由肥大细胞介导的机体对羊水中抗原产生的类过敏反应。

六、创伤

创伤是导致 PCA 的最常见非产科因素。跌倒、故意伤害、机动车事故、烧伤是造成大部分妊娠女性严重创伤的原因。导致创伤性 PCA 的病理原因有呼吸衰竭、严重出血和缺氧,或重要器官发生严重的不可逆的损伤。

七、心脏原发/基础疾病

心脏原发/基础疾病是导致 PCA 的主要非产科因素之一。妊娠、分娩及产褥期的心血管系统改变可加重孕产妇的心脏负担而诱发心衰。合并心脏病的孕产妇在围产期可能因为基础疾病的恶化和发展,出现室性快速心律失常,继之转为慢性心律失常或心搏停顿等恶性心律失常,甚至发生心搏骤停,导致孕产妇猝死。

第二节 妊娠期心搏骤停复苏流程

孕产妇发生心搏骤停后需要紧急实施 CPR,以使患者及胎儿获益。早期识别并进行胸外心脏按压及气道管理对于改善母婴预后非常重要,同时需要根据孕周考虑剖宫产手术。本节主要概述院内孕产妇复苏流程。

一、心肺复苏团队

(一)院内 PCA 心肺复苏团队的人员构成

1. 成人复苏团队 根据医院科室设置可包括危重症医学科医师和护士(和/或急诊科医师和护士,

和/或内科医师和护士,或者其他医护如普通外科或创伤科)。

2. 产科团队　产科医师 1 名,产科护士 1 名。

3. 麻醉团队　麻醉科医师 1 名,麻醉助理 1 名。

4. 新生儿团队　医师 1 名,护士 1 名,1 名新生儿呼吸治疗师或等同人员。

(二)院内 PCA 心肺复苏团队的特点

4 个团队间需要经常沟通,事先确定一名领导者,保障团队间的有效沟通。PCA 救治的时效性要求更高,可通过电话联系迅速启动 PCA 团队,通知所有人员并确定所有专家立刻到场。

二、心搏骤停高危孕产妇,提前预警做好紧急应对准备

(一)事件前计划

1. 对全体医务人员进行针对妊娠期患者的 CPR 培训。

2. 做好剖宫产的准备,确定细节,调动心肺复苏的应急队伍;保证剖宫产设备和新生儿复苏设备及时到位;将有严重创伤的孕妇转入到创伤中心接受系统性救护;预先签署剖宫产麻醉手术的知情同意书等。

3. 准备处理产科并发症、治疗休克的药物和产科常用设备。

4. 产科医师、新生儿专家根据孕龄和新生儿的发育情况判断其生存能力,并与产妇家庭成员沟通。

(二)妊娠期的危险分层

早期识别妊娠期女性潜在的、威胁生命的疾病非常重要。包括取得详细的病史,特别是妊娠情况和相关妊娠并发症;密切关注隐匿性休克和腹部损伤;若高度怀疑或证实有严重的创伤,应积极进行骨盆相关的影像学检查。

(三)病情不稳定孕产妇的处理

为预防心搏骤停,须对病情不稳定的孕产妇做出快速反应。为了减少对主动脉和下腔静脉的压迫,应将患者置于左侧卧位,积极治疗低氧血症。对创伤患者不仅要采取有效措施,立即止住外源性出血,还要查明是否有内源性出血,必要时进行影像学辅助检查。不能因顾虑胎儿受照射而放弃必要的诊断性放射性检查。应尽早建立静脉通路及时输液和/或血液制品以优化母亲的血流动力学指标,静脉通路要建立在膈肌以上,以避免液体通路被子宫压迫。

三、心搏骤停的处理

(一)基础生命支持(basic life support,BLS)

BLS 在救治中起着决定性作用。任何医院工作人员一旦发现心搏骤停者均应立即开始紧急抢救,同时快速启动专业复苏团队。BLS 通常需要 4 个人来完成。应遵循 AHA 成人复苏指南,根据妊娠期病理生理学改变做出调整,包括将患者放在硬质平台上进行心脏按压,保证气道通畅,必要时电除颤,以及手法将子宫推向左侧(left uterine displacement,LUD),如图 22-2-1 所示。

(二)孕妇基础生命支持的特点

1. 孕妇心外按压的特点　①胸外按压速度为 100~120 次/min,深度 5~6cm,尽量减少中断时间,按压部位为胸骨下段中点。②产科医师在手法 LUD 时确定孕龄。③如果宫底在脐水平或脐水平以上,应当持续 LUD 以减轻主动脉腔静脉压迫(aortocaval compression,ACC)。既往认为体位倾斜也可用来降低心肺复苏中的 ACC,然而即使体位倾斜度 >30°,仍然会压迫下腔静脉。而且随着体位倾斜度增高,人体可能会从斜面滑下;同时,心脏会出现横向移动,胸外按压的有效力度也因此而减小。因此,倾斜位患者胸外按压的效率较低,可能影响心肺复苏的成功率。此外,手法 LUD 时,更方便进行气道管理和电除颤。④警惕过度肥胖女性可能难以通过触诊判断孕周和手法 LUD。⑤体格检查和快速超声评估可提供最有价值的评

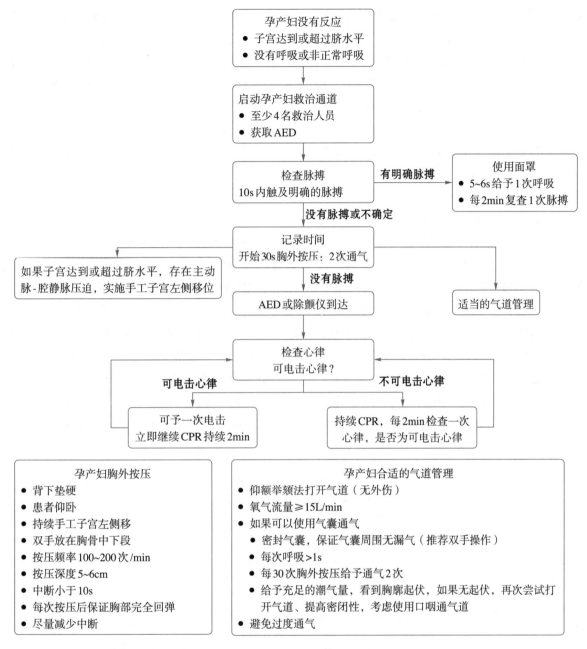

图 22-2-1　孕产妇 BLS 流程:立即启动 C-A-B-U

(实时胸外按压-开放气道-呼吸-子宫移位)

估,但需要尽量减少胸外按压的中断,中断时间应 <10 秒。

2. 孕妇心搏骤停人工通气的特点　①孕妇氧储备少,而代谢需氧量较非妊娠患者大,PCA 可继发于缺氧(如重症肺炎、窒息、羊水栓塞、急性呼吸窘迫综合征),因此需要早期关注气道并进行通气。②球囊面罩通气氧气流量至少 15L/min,按压通气比为 30 : 2,并且与胸外按压同时进行。对于经验较少的抢救人员而言,100% 氧气的面罩通气是最有效的无创通气措施。双手面罩通气效率高于单手操作,因此在第 2 个施救者到达后要及时进行双手面罩通气。对于孕龄 >24 周或者肥胖的孕妇,如果发生急性呼吸道异物阻塞,膈下腹部冲击手法(Heimlich 手法)可能会导致子宫破裂,因此应避免使用 Heimlich 手法而应采用胸部按压法。

(三) 孕妇高级生命支持

1. 高级气道的建立　PCA 发生后应尽早建立高级气道。在建立高级气道的过程中需尽量减少按压中断。气管插管是高级气道的首要选择,但妊娠期的生理改变增加了气管插管的难度,因此需要由有经验的麻醉科医师进行气管插管操作。创伤患者进行气管插管时需要固定头颈部。如果 PCA 是由麻醉并发症(如呼吸抑制)所致,及时进行气管插管能够减少窒息风险。直接喉镜下气管插管最好不要超过 2 次,如果失败可放置声门上气道装置。如果气管插管失败,且面罩通气困难,推荐建立急诊有创气道,不推荐环状软骨压迫。气管插管操作时间过长或 长时间中断胸外按压容易导致缺氧及出血风险。气管插管后通气频率为 8~10 次/min,应警惕过度通气所致的胸膜腔内压增加和循环受阻。连续呼气末二氧化碳波形监测可以明确气管内插管的位置是否合适,监测心肺复苏的质量,优化胸外按压,并可以提示患者是否恢复自主循环(restoration of spontaneous circulation,ROSC)。呼气末二氧化碳分压水平持续升高或 >10mmHg,则提示胸外按压充分和/或 ROSC。

2. 除颤 心律分析和电除颤与非妊娠患者操作相同。选择合适的能量,双向波的初始能量为 120~200J。第 2 次可考虑使用更高能量。单向波的能量为 360J。电除颤后立即恢复胸外按压。如果医生不具备识别心电图节律的能力,或者缺乏经验,可考虑使用自动体外除颤仪。推荐除颤电极放在胸前及胸侧部,侧位电极应放在乳房下面。推荐使用电极黏合剂来固定电极位置。电除颤时传递给胎儿的电量非常小,妊娠的任何阶段进行电除颤对胎儿都是安全的。操作者不应考虑胎儿安全而延迟或拒绝电除颤。

3. 药物 CPR 时,应优先考虑母亲是否获益,不应顾虑药物的致畸可能而不使用复苏药物。虽然妊娠期生理变化影响药物代谢、分布容积及药物的清除,但目前没有相关数据证明复苏药物的临床不良反应,也没有证据支持改变用药剂量。因此,孕产妇的复苏药物应用和一般成人相同。CPR 时可使用肾上腺素 1mg/(3~5)min 经静脉(intravenous,IV)/经骨髓(intraosseous,IO)使用一次。对于难治性室颤或室性心动过速,可使用胺碘酮 300mg 快速静脉注射,必要时可重复 150mg。2020 年 AHA 心肺复苏指南中推荐的孕产妇 ACLS 流程如图 22-2-2 所示。

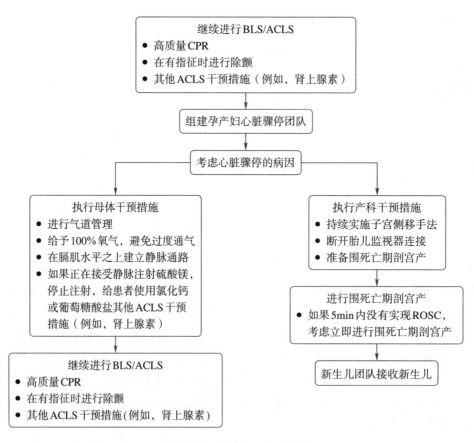

图 22-2-2 孕产妇 ACLS 流程

第三节 妊娠期心搏骤停复苏注意事项

孕产妇一旦发生心搏骤停,不仅要遵循初级复苏和进一步生命支持的基本救治原则,并且应根据其解剖和生理改变要进行相应调整。

妊娠妇女子宫增大,胎盘循环建立,引起血容量与血流动力学等方面的变化;代谢率增高,再加上内分泌系统的变化,导致母体对氧和循环血量的要求大大增加;由于肺功能残气量减少及需氧量增加等生理改变,会在更短的时间内出现缺氧性损害;气道和胸部解剖学的改变,导致困难气道的风险增加,且误吸的危险性增加。这些生理改变使孕产妇心肺复苏不同于一般患者,需注意以下几点:

一、体位

妊娠 20 周以后,子宫增大,压迫主动脉和下腔静脉,静脉回流受阻,回心血量减少,引起低血压,仰卧位时更明显,并可能诱发心搏骤停。孕龄 <20 周时也可能出现 ACC,主要取决于妊娠子宫增大及大血管受压程度。一般情况下,宫底平脐及以上可认为存在明显压迫,对心血量和心排血量影响较大。完全左侧位时可明显改善孕妇的血流动力学,增加心排血量和每搏输出量等,但会增加建立人工气道的难度,也不易固定体位,甚至中断心脏按压,影响复苏效果。尽管倾斜位复苏存在巨大争议,指南推荐孕龄 20 周以上孕妇心肺复苏体位为左侧倾斜位,倾斜角度为 27°~30°,以减少妊娠子宫造成的 ACC 效应。但由于倾斜位时按压力将受影响,也没有专门针对心搏骤停的孕产妇按压体位的研究,临床上常采用平卧位复苏,即仰卧位时行双手或单手将妊娠子宫推向左侧,以期能减轻妊娠子宫对动、静脉的压迫。

二、胸外按压部位

妊娠中后期孕妇肋骨胸廓变形、横膈上抬、肥胖以及乳腺增大等因素均增加了 CPR 的难度。胎儿娩出后产妇腹压及脏器解剖位置逐渐恢复至孕前,但妊娠期高血压及原有肝脏疾病的患者可能出现自发性肝破裂,CPR 按压时可能造成肝脾损伤,因此按压部位不宜靠下,尤其在产后 48 小时内的产妇心搏骤停,按压部位应遵循标准 CPR 时的原则。

三、充分评估气管插管的困难性

妊娠妇女由于体内激素的改变导致胃食管括约肌功能不全,增加了反流的危险,如果患者饱胃,误吸风险增大。因此,在气管插管前和插管后,应对环状软骨持续加压,推荐产妇意识消失前环状软骨压迫的力量为 10 牛顿,意识消失后增加到 30 牛顿。孕妇可能因气道水肿而出现狭窄,因此插管时需选择内径较同样体形未孕妇女小 0.5~1.0mm 的插管,尽量由有经验的人员施行气管插管。

应选择在横膈以上水平建立静脉通路;如果患者在心搏骤停前接受了静脉/口服的硫酸镁,应立即停用硫酸镁并静脉推注 10% 氯化钙溶液 10ml。

四、尽快施行围死亡期剖宫产术

围死亡期剖宫产术(perimortem cesarean section,PMCS)定义为心肺复苏后开始的剖宫产术。研究显示,PMCS 是减轻下腔静脉压迫、改善母体血流动力学、增加复苏成功率的重要措施。相关指南认为,孕 20 周以内发生心搏骤停的孕妇无须行 PMCS,孕 20 到 24 周行 PMCS 的目的是抢救孕妇,而孕 24 周以上行 PMCS 则对抢救孕妇和胎儿均有利,有时甚至需要同时行紧急子宫切除术。

（一）实施 PMCS 的时间

施行 PMCS 的时间越早越好。在妊娠 24~25 周，孕妇心搏骤停 5 分钟之内分娩，即术者在心搏骤停 4 分钟内施行剖宫产术，婴儿存活率最高。国外有报道，妊娠 >30 周的孕妇心搏骤停 5 分钟之后分娩，胎儿仍然能够存活。Katz 等总结了 1984 年至 2004 年文献报道的 38 例 PMCS，13 例孕产妇最终存活；所有孕产妇均未因 PMCS 导致循环恶化，12 例行 PMCS 后自主循环恢复，血流动力学得到改善。因此，孕产妇心搏骤停后应尽早行 PMCS。此外，国外有报道胎儿窒息 10min 仍可能在宫内存活，对于心肺复苏后脑死亡的孕妇，如果经评估胎儿正常，可以酌情继续妊娠。

（二）PMCS 注意事项

1. 院内心搏骤停者，应就地实施剖宫产术，不建议转运孕妇。

2. 有手术刀即可实施手术，不必等待外科装置。

3. 只需简单的消毒处理，不必进行长时间无菌消毒。

4. 手术期间保持子宫左侧移位，直至胎儿成功分娩。

5. 如果评估存在手术操作困难，如病理性肥胖，建议产科医师进行最佳评估后，决定是否行手术。针对这类患者，床旁超声有助于制定治疗决策。

心搏骤停对于孕产妇而言是罕见的灾难性事件，当妊娠合并失血性休克、重度子痫前期及子痫、羊水栓塞、血栓性栓塞、感染性休克或心脏病时易诱发心搏骤停，因此在临床工作中需要严密监测和防治妊娠合并症。为提高心搏骤停孕妇抢救成功率，改善母婴结局，应定期组织多学科联合演练，加强孕产妇复苏的培训。在孕产妇发生心搏骤停时，应充分考虑孕产妇的生理特点，兼顾母亲及胎儿的安全，多学科协作，积极实施复苏处理和 PMCS。PMCS 是孕产妇心搏骤停的高级生命支持中的重要手段，及时实施 PMCS 不仅能抢救新生儿，更能提高孕产妇的抢救成功率，是产科急救技术中的重要内容。应加强产前检查，重视易发生心搏骤停的高危孕妇。一旦发生心搏骤停，应早期识别，立即开始心肺复苏，尽快实施 PMCS，以降低孕产妇及围生儿死亡率，改善母亲及胎儿的预后。

临床病例

患者，女，36 岁，身高 159cm，体重 70kg，BMI 27.7kg/m²，ASA Ⅱ级。

主诉：停经 25 周，下腹坠胀 8 小时余，晕厥 3 次。

现病史：入院 8 小时前无明显诱因出现下腹坠胀感，呈阵发性，无明显阴道流血流液，就诊途中晕厥 3 次，晕厥时自觉头晕、心慌，无呕吐，每次持续数十秒，呼叫后意识能恢复清醒。

既往史：既往身体健康，否认高血压、糖尿病等病史。

既往孕产史：孕 5 产 2。（2 次剖宫产术史，2 次清宫术史。）

家族史：父母均无高血压、糖尿病等病史，否认明显遗传病史。

查体：T 36.7℃，P 132 次/min，R 35 次/min，BP 109/43mmHg。常规体格检查：患者意识清醒，面色苍白伴出汗，贫血貌。产科检查：阴道窥器检查见宫口有血凝块。

入院诊断：宫内孕，子宫破裂？

术前经过：患者出现烦躁、意识丧失。呼吸 44 次/min，心率 123 次/min，血压 73/41mmHg。急诊床边 B 超提示：腹腔大量积液（子宫破裂？），此时血压、脉搏无法测及，立即行气管插管，多巴胺 180mg 静脉推注升压治疗，迅速召集手术团队准备在急诊室行剖宫产术。

麻醉管理：心电监护提示心室率约 60 次/min，呈多元、多形、宽大的室性期前收缩二联律波形，患者血压、脉搏一直无法测及达 18 分钟，此时虽然患者生命体征极度不稳定。09:49 在准备切开皮肤时，患者心搏骤停，立即给予肾上腺素 1mg 静脉推注、胸外按压等处理。在决定心肺复苏的同时，即刻开腹手术,此时心跳停止近 3 分钟。进入腹腔见子宫前壁自宫底至子宫下段原瘢痕处有一纵形裂口,长 20cm,有活动性出血,快速取出死胎及胎盘,此时血压 43/23mmHg,心率 45 次/min,在 5 分钟内切下子宫。术中患者一度出现发绀,血氧饱和度下降,最低达 44%,予快速补液输血、多巴胺静脉泵入,头部佩戴冰帽。手术中患者血压波动于 79~125/38~75mmHg,心率 67~112 次/min,术中实验室检查:白细胞 $70.7 \times 10^9/L$,中性粒细胞比值 71.0%,血红蛋白 95.0g/L,血小板 $147.0 \times 10^9/L$,凝血酶原时间 22.8秒,活化部分凝血活酶时间 114.0 秒,凝血酶时间 23.3 秒,纤维蛋白原 1.86g/L;动脉血气分析:pH6.89,PO_2 65mmHg,PCO_2 49mmHg,剩余碱(BE)-24.1mmol/L。术中盆腹腔积血 4 500ml,手术过程中出血550ml,尿量 200ml;术中共输乳酸钠林格液 1 000ml,5% 碳酸氢钠注射液 250ml,悬浮红细胞 10U,新鲜冰冻血浆 1 200ml,纤维蛋白原 12g。

术后转入外科 ICU 继续输血、补液等对症支持治疗。患者在术后 4h 出现应激反应和多器官功能受损表现,血淀粉酶水平最高达 2 869U/L,血丙氨酸转氨酶(ALT)水平最高达 1 495U/L,肌酐水平最高达 259μmol/L,并出现显著低血钾、低血钙情况,予以保护胃、肝、肾功能及补钾补钙等对症治疗,同时注意患者出入量平衡,严格控制每日补液量与出量正平衡在 500ml 以内,术后次日开始使用低分子量肝素钙以预防血栓。患者在术后第 3 天病情趋于平稳,血生化指标逐渐恢复正常水平;术后未出现感染、血栓等并发症,术后第 9 天患者康复出院。

相关要点及解析

1. 实施 PMCS 的时机　结合本例情况,根据其病史、临床表现做出子宫破裂的诊断并不困难,但患者在进入急诊室后生命体征急转而下,在实施手术之前出现心搏骤停。此刻,如仅进行心肺复苏不施行手术并不能解除心搏骤停的原因。本病例说明,在积极进行心肺复苏的同时,须果断决定实施剖宫产手术,以拯救母亲和胎儿的生命,把握住最后仅有的抢救机会。事实上,孕妇因某些紧急状态,如创伤、短时大量失血等导致的心搏骤停,行 PMCS 挽救母儿生命的有效性明显优于因慢性疾病导致的心搏骤停者。随着心肺复苏技术的日臻成熟和正确应用,施行 PMCS 后孕产妇存活可能越来越大。孕产妇心搏骤停至手术施行的间隔时间越短越好,最佳时间控制在 4~5 分钟内,本例为 3 分钟。

2. PMCS 的围手术期管理　对于 PMCS 患者,如何进行科学的围手术期管理至关重要,也是决定PMCS 患者预后结局的重要环节。此类患者在经历过心搏骤停后,全身重要组织器官如脑、肝、肾等遭受一定时间的组织缺血状态,当细胞恢复血流(即再灌注)后,可导致组织损伤程度迅速加剧,即缺血—再灌注性损伤,由此引起的临床疾病称为再灌注综合征。其主要致病机制是氧自由基生成增多、细胞内钙超载和中性粒细胞活化。本例患者术后出现肝酶、淀粉酶水平显著升高,可能与此机制有关。因此,在抢救休克患者时应尽量缩短及减轻组织缺血时间及程度,尽早启用脑保护及其他重要器官如肝、肾等的前瞻性保护措施,本例患者术中冰帽的应用可显著减少脑组织缺血缺氧程度,减轻术后神经系统后遗症。此外,应注意水、电解质平衡,及时复查监测血生化指标并进行对症处理等综合抢救措施,均是围手术期麻醉管理的重点。

思考题

1. 妊娠期心搏骤停复苏有哪些注意事项?
2. 围死亡期剖宫产手术的注意事项?
3. 妊娠期心搏骤停的病因有哪些?

(曾　鸿　李正迁　郭向阳)

推荐阅读

［1］ SURESH MS.,SEGAL B.S.,PRESTON RL.,et al. 施耐德产科麻醉学. 5 版. 熊利泽,董海龙,路志红,译.北京:科学出版社, 2018:646-658.

［2］ CREANGA AA,SYVERSON C,SEED K,et al. Pregnancy-Related Mortality in the United States,2011-2013. Obstet Gynecol,2017,130(2):366.

［3］ FARINELLI CK,HAMEED AB. Cardiopulmonary resuscitation in pregnancy. Cardiol Clin,2012,30(3):453.

［4］ JEEJEEBHOY FM,ZELOP CM,LIPMAN S,et al. Cardiac Arrest in Pregnancy:A Scientific Statement From the American Heart Association. Circulation,2015,132(18):1747.

［5］ KOREN G,PARIENTE G.Pregnancy-Associated Changes in Pharmacokinetics and their Clinical Implications. Pharm Res, 2018,35(3):61.

［6］ MONTUFAR-RUEDA C,GEI A. Cardiac arrest during pregnancy. Clin Obstet Gynecol,2014,57(4):871.

第二十三章

妊娠合并心脏病剖宫产麻醉

■ **本章要求**

1. 掌握妊娠合并各类心脏病的麻醉选择原则,掌握妊娠合并心脏病潜在风险,尤其需要识别重症,明确术中及术后可能发生的心血管事件并制定应对措施。
2. 熟悉妊娠合并各类心脏病的血流动力学特点,熟知各类血管活性药物在各类心脏病中的应用特点,并做到有针对性的目标管理。
3. 了解同期进行心血管外科手术时麻醉管理要点。

随着我国"三孩"政策的开放及高龄产妇的增加,合并心脏病的产妇数量也在增加。合并心脏病的产妇根据病情严重程度,大部分需要剖宫产终止妊娠,其预后与麻醉处理是否得当密切相关。对于这类患者,麻醉医生首先要具备心血管手术麻醉知识,同时又能熟练掌握产科手术麻醉技能,并熟知妊娠合并心脏病接受剖宫产手术中可能出现的病情变化及预防策略,做到术前仔细评估,术中精准管理,力求以稳定血流动力学状态完成麻醉管理并转运至重症监护病房,为后续治疗奠定良好基础。

第一节　妊娠合并心脏病术前总体评估

妊娠合并心脏病的临床处理需要强大的多学科管理团队,包括产科医师、麻醉科医师、重症医学科医师,以及在先天性心脏病、瓣膜病、主动脉病变、心律失常、冠心病、心力衰竭等不同方面具备专长的心内科或心外科医师。当产科医师接诊妊娠合并心脏病孕产妇时,即启动全院会诊流程。对所有接受产科手术的心脏病孕产妇,麻醉科医师均参与术前多学科会诊。首先明确是否继续或终止妊娠? 是否需要术前进行调整治疗? 在此基础上进行麻醉方法的选择及术前准备。

加拿大妊娠合并心脏病(cardiac disease in pregnancy,CARPREG)风险评估系统常作为临床风险初步评估的依据。欧洲心脏病协会(European Society of Cardiology,ESC)于2018年重新修订了指南,细化了心脏病种类,更利于临床应用。术前总体评估要点如下:

一、妊娠合并心脏病术前风险评估

(一) CARPREG 评分

孕产妇CARPREG(cardiac disease in pregnancy)风险评分是由加拿大学者 Siu SC 提出的,4 项高危因素各 1 分,评分法较为粗略,但代表了妊娠合并心脏病的重症类型,简单实用。这 4 项高危因素包括:

1. 心脏功能分级 >Ⅱ级或有发绀。
2. 妊娠前有心律失常、心力衰竭或脑血管意外病史。
3. 心室收缩功能下降　EF<40%。

第二十三章　妊娠合并心脏病剖宫产麻醉 | 233

4. 左心梗阻　超声心动图示主动脉瓣膜口面积 <1.5cm², 左室流出道压差 >30mmHg, 或二尖瓣膜口面积 <2cm²。

术前评分 ≥1 分者, 需要充分告知家属风险, 并启动多学科会诊。若评分为 0 分者, 患者心血管风险为 5%; 1 分为 27%; >1 分为 75%。

（二）CARPREGⅡ风险评分

CARPREGⅡ风险评分在 CARPREG 基础上的进一步完善, 与改良版世界卫生组织（modified world health organization, mWHO）产妇心血管风险评估互为补充, 临床常规使用, 适合于产前、产后及产后 6 个月风险评估（表 23-1-1）, 产妇围产期心血管事件风险分别为 5%（评分 0~1 分）、10%（评分 2 分）、15%（评分 3 分）、22%（评分 4 分）和 41%（评分 >4 分）。

表 23-1-1　孕产妇 CARPREGⅡ风险评分表

风险因素	分值	风险因素	分值
曾有过心血管事件或心律失常	3	肺动脉高压	2
基础心功能 NYHA Ⅲ~Ⅳ 或发绀	3	高危主动脉病变	2
机械瓣膜置换术后抗凝者	3	冠心病	2
心室功能不全	2	未经过治疗的心脏病	1
高危左右室流出道梗阻	2	孕期合并心脏病就诊晚	1

二、欧洲心脏病学会妊娠合并心脏病指南

该指南建议采用改良版世界卫生组织（mWHO）孕产妇心血管风险分类法进行评估。对于 ≥mWHO 分级Ⅱ~Ⅲ级者, 建议转诊到具有心血管专科处理能力的医院并启动多学科会诊。

妊娠合并心脏病改良版世界卫生组织（mWHO）风险评价分级标准如下：

（一）mWHO Ⅰ（2.5%~5% 产妇心血管事件）

1. 成功修复的房室间隔缺损、动脉导管未闭、肺静脉畸形引流。

2. 单纯二尖瓣脱垂无明显反流。

3. 轻度肺动脉瓣狭窄、动脉导管未闭。

4. 单纯房性或室性异位搏动。

（二）mWHO Ⅱ（5.7%~10.5% 产妇心血管事件）

1. 未接受手术的房缺或室缺。

2. 法洛四联征术后。

3. 大多数心律失常（室上性）。

4. 无主动脉扩张的 Turner 综合征。

（三）mWHOⅡ~Ⅲ（10%~19% 产妇心血管事件）

1. 肥厚性心肌病。

2. 大量左向右分流。

3. 无主动脉扩张的马方综合征。

4. 先天性组织瓣膜病（轻度二尖瓣狭窄, 中度主动脉瓣缩窄）。

5. 主动脉瓣二叶畸形, 主动脉直径（<45mm）。

6. 矫治后的主动脉狭窄。

7. 轻度左心室功能异常　左室射血分数（left ventricular ejection fraction, LVEF）>45%。

（四）mWHO Ⅲ（19%~27% 产妇心血管事件）

1. 中度左心室功能损害（LVEF 30%~45%）。

2. 无左室功能损害的围生期心肌病史。

3. 机械瓣置换术后应用抗凝药物。

4. 轻度右心功能不全。

5. Fontan 循环（患者心功能状态良好）。

6. 未矫治的发绀型先天性心脏病。

7. 其他复杂心脏病。

8. 中度二尖瓣狭窄/无症状的重度主动脉瓣狭窄。

9. 室性心动过速。

10. 中度主动脉扩张　马方综合征主动脉直径（40~45mm），主动脉瓣二叶畸形主动脉直径（45~50mm）。

（五）mWHO Ⅳ（40%~100% 产妇心血管事件）

1. 重度肺动脉高压。

2. 严重左心室功能异常（LVEF<30%，NYHA Ⅲ~Ⅳ）。

3. 有左室功能损害的围生期心肌病史。

4. 重度二尖瓣狭窄、有症状重度主动脉瓣狭窄。

5. 中—重度右室功能不全。

6. 重度主动脉扩张　马方综合征主动脉直径 >45mm，主动脉瓣二叶畸形主动脉直径 >50mm。

7. 发绀型先天性心脏病。

8. 未矫治的重度主动脉缩窄。

9. 有并发症的 Fontan 循环。

在上述评估指南指导的基础上，结合妊娠合并心脏病孕产妇的具体问题，补充要点如下：

1. 术前有心力衰竭症状的产妇，若无急诊产科处理指征，建议在重症监护室先调整心功能状态，再决定产科手术时机。

2. 对具有心外科手术指征的产妇接受剖宫产手术时，要求相应专业的心外科医师参与，同时心肺转流管路预充，以备出现意外情况时即刻开胸建立心肺转流。术前心功能极差、重度肺动脉高压和/或艾森门格综合征者，术前征得家属同意，做体外循环膜肺（extracorporeal membrane oxygenation，ECMO）准备。

3. 如无椎管内麻醉禁忌，首选椎管内麻醉。对于需要同期进行心脏手术的产妇，则直接进行全身麻醉。

4. 根据指南建议及多家医院经验，下列情况应行剖宫产娩出胎儿：具有剖宫产指征；所有 mWHO Ⅲ~Ⅳ 的孕产妇；肥厚性梗阻性心肌病；左房或右房肿瘤有血流动力学不稳定者；顽固性室性及室上性心律失常。

三、妊娠禁忌证

1. 重度肺动脉高压及艾森门格综合征。

2. 伴有中度以上右室功能不全和/或重度三尖瓣反流的大动脉转位。

3. 有心功能降低、中至重度房室瓣反流、发绀等情况的单心室。

4. 有明显梗阻症状的主动脉缩窄。

5. B 型主动脉夹层，Ehlers-Danlos 综合征Ⅳ型夹层、主动脉直径 $>27mm/m^2$ 的 Turner 综合征，升主动脉直径 >45mm 的马方综合征，升主动脉直径 >50mm 主动脉瓣二叶畸形。

6. 心功能Ⅲ~Ⅳ级,严重的二尖瓣、主动脉瓣狭窄,心功能差或曾经有心衰病史的重度二尖瓣或主动脉瓣反流。

7. Fontan 术后患者以及有相关并发症的患者。

四、合并心脏病孕产妇干预心血管问题的时机

1. 接受介入治疗的最佳时机为孕 4~7 个月,如二尖瓣球囊扩张、肺动脉狭窄球囊扩张、恶性心律失常的射频消融治疗、B 型夹层腔内修复等。

2. 药物或介入手术失败而母亲生命受到威胁时,建议行心脏手术,最佳时机是孕 4~7 个月,但心肺转流中应监测胎心率及子宫音调,并尽量缩短心肺转流术时间。需要注意体外循环对胎儿的影响(后述)。

3. 当孕期超过 28 周并且继续妊娠会造成母婴生命安全问题时,应考虑心脏问题干预前进行产科手术,之后酌情分期或同期进行心脏疾病的救治。

五、是否需要进行同期心脏手术

目前尚无询证医学方面支持,结合国内外文献报道及我国多家医院经验,对于危及产妇生命的心脏疾病,宜考虑同期行心脏手术,如:

1. 主动脉病变(后述)。

2. 重度主动脉瓣狭窄致晕厥,和/或心功能 NYHA 分级Ⅲ~Ⅳ级者。

3. 风湿性心脏病二尖瓣重度狭窄 + 重度肺动脉高压心功能 NYHA 分级Ⅲ~Ⅳ级者,首选经皮二尖瓣球囊扩张术,不能行经皮二尖瓣球囊扩张术者,宜考虑同期进行瓣膜置换术。

4. 心内膜炎有赘生物脱落危险者也可考虑同期手术。

5. 心脏肿瘤影响流出道并且有脱落风险者。

第二节　妊娠合并心脏瓣膜病剖宫产麻醉管理

一、妊娠合并主动脉瓣狭窄

主动脉瓣狭窄是瓣膜性心脏病中对麻醉耐受性差、对围手术期管理要求相对高的一类瓣膜性心脏病。尤其妊娠合并主动脉瓣重度狭窄,围产期处理极为棘手,猝死率高,围产期血流动力学目标管理原则及细节问题尤其重要,需要多学科进行综合评估及准备。

(一)主动脉瓣狭窄(aortic stenosis,AS)及分级

正常成人主动脉瓣瓣口面积为 $3.0~4.0cm^2$。当瓣口面积小于正常的四分之一时,会出现症状。经胸超声心动图(transthoracic echocardiography,TTE)是诊断 AS 的基本方法,用以评价主动脉瓣狭窄程度常用的超声指标为最大跨瓣流速(m/s)、平均跨瓣压差(mmHg)、瓣口面积(cm^2)、瓣口面积/体表面积(cm^2/m^2)。

1. 轻度 AS　最大跨瓣流速 2.0~2.9m/s,平均跨瓣压差 <20mmHg,瓣口面积 $1.5~2.0cm^2$,瓣口面积/体表面积 $>0.85cm^2/m^2$。

2. 中度 AS　最大跨瓣流速 3.0~3.9m/s,平均跨瓣压差 25~50mmHg,瓣口面积 $1.0~1.5cm^2$,瓣口面积/体表面积 $0.60~0.85cm^2/m^2$。

3. 重度 AS　最大跨瓣流速 ≥4.0m/s,平均跨瓣压差 ≥50mmHg,瓣口面积 $≤1.0cm^2$,瓣口面积/体表面

积 $<0.6cm^2/m^2$。

（二）主动脉瓣狭窄的病理生理改变

狭窄的主动脉瓣使左室排血受阻，压力负荷增加，需增加收缩力维持心排血量，逐渐出现心肌向心性肥厚，心室壁僵硬、顺应性降低，出现心脏舒张功能障碍，左心室舒张末压力升高，心腔变小，心排出量降低。轻度主动脉瓣膜狭窄的发生及发展为渐进过程，左室有足够时间适应，因此患者已经合并严重 AS 时，仍然可以长时间无临床症状。轻度狭窄时，心室通过增强心肌收缩力和改变心脏几何形态以适应后负荷的升高，尚可维持正常的心排出量，重度狭窄时左室压力明显增高，左室与主动脉的跨瓣压差增大，逐渐出现心排血量和每博心排出量下降、平均左心房压和肺动脉楔压升高、肺淤血，最终引起右心室衰竭。

此外，AS 患者由于心肌向心性肥厚减少了冠状动脉的血流储备，因此患者即使没有梗阻性冠状动脉病变，也容易在心肌耗氧量增加的情况下发生心肌缺血，易于发生心内膜下心肌缺血及心肌梗死，可发生室颤而猝死。出现心绞痛症状的患者预期寿命约 5 年。一旦发生晕厥，平均生存期为 3~4 年。一旦出现充血性心力衰竭的症状，平均的生存期为 1~2 年。

（三）妊娠对主动脉瓣重度狭窄患者的影响

妊娠期主动脉瓣狭窄主要原因为二叶畸形，其次为风湿性瓣膜病、主动脉瓣上及瓣下狭窄。风湿性主动脉瓣狭窄常合并二尖瓣病变。

妊娠期血容量、心排血量、心率均增加，而外周血管阻力下降，同时胎盘循环的参与，患者血压会下降，尤其以舒张压显著。妊娠期子宫增大、横膈上升、心脏向左上移位，心脏负荷增加。这些血流动力学的变化特点与主动脉瓣狭窄所要求的理想状态正好相反。对于轻至中度的 AS 患者，尤其活动耐量正常者，往往能够耐受妊娠，但对于合并主动脉瓣重度狭窄的孕产妇，由于主动脉瓣开口面积狭窄，加之回心血量和心排血量的增加，可导致跨瓣压差增高，同时由于外周血管阻力下降，心率增加，导致心力衰竭、肺水肿、心律失常的可能性增加。产妇心衰发生的中位孕周一般为 28 周左右。

（四）AS 患者孕前及孕期干预指征

轻至中度 AS 无症状、心功能正常的患者往往能够耐受妊娠。对于无症状的重度 AS 患者，采用运动试验进一步评价其风险。重度 AS 但平板运动试验中活动耐量好并且无血压下降者，也能很好耐受妊娠，如果左室大小及功能正常，可继续妊娠，但需要每 1~2 个月进行超声评估。

妊娠前或妊娠期 AS 运动试验的目的是判断心功能储备，从而决定患者是否能耐受继续妊娠及是否需要孕前干预。但有症状的重度 AS 患者、最大跨瓣流速≥4.0m/s 或瓣口面积 $<1.0cm^2$ 患者、有症状的中度 AS 患者及无症状但最大跨瓣流速≥5.5m/s 者，禁忌运动试验。运动试验中测定每分钟血压，如果低负荷运动即出现疲乏、眩晕、气短并伴有血压下降者（下降幅度≥10mmHg）及 S-T 段变化（≥0.1mv）时，要终止运动并视为运动试验阳性，列为高危。

ESC 早期指南推荐，重度 AS 患者无论有无症状，均需要孕前干预。2018 年更新指南推荐，运动试验中存在一次血压下降的无症状重度 AS 者，建议先干预心脏问题。2017 年美国心脏病协会（AHA）同样不建议无症状重度 AS 患者妊娠。AS 患者存在如下情况，AHA/ACC 指南建议孕前先行处理心脏问题：

1. 有症状的 AS。

2. AS 合并 LVEF<50%。

3. 平板运动试验中出现症状。

4. 无症状的重度 AS。

（五）合并主动脉瓣狭窄孕产妇的麻醉管理

1. 术前准备　术前判断病情，多学科会诊判断是否有心脏外科手术指征至关重要，以便做好相应的术前准备。

术前首先了解患者的活动耐量,获得患者在最舒适状态下的血压和心率,以此为患者围手术期维护血流动力学的目标值。注意 AS 妊娠期间失代偿心衰的表现,若出现与正常妊娠无关的呼吸困难及心动过速、新发心绞痛、肺水肿、晕厥、新发 ST 段压低等,产妇可能存在心力衰竭。结合术前 BNP 结果,对患者进行术前治疗,包括休息、吸氧及应用 β-受体阻滞剂,同时心电监测,关注血压变化,采用左侧卧位防止仰卧位低血压。应用利尿剂时注意对电解质及容量的影响。

2. 麻醉方式选择　麻醉方式是否能决定围产期合并主动脉瓣重度狭窄孕产妇的转归至今没有循证医学数据,存在争议。无论全麻、椎管内麻醉、神经阻滞、伤口局部浸润麻醉,均需维持循环动力学稳定,同时对胎儿影响小。围手术期必须做好紧急预案。临床上由于患者各自特点不同,需要对各种麻醉方式权衡利弊,做出合理选择。不提倡局部麻醉或不完善的神经阻滞下进行手术,因为重度 AS 患者难以耐受疼痛导致的血压心率的剧烈波动。

（1）全身麻醉:对有凝血功能障碍、心衰极其严重及不能配合的产妇,考虑采用全身麻醉。若术前拟行同期心脏手术,则直接进行全身麻醉。注意药物对心肌收缩力的抑制和降低体循环阻力的作用,要合理匹配血管活性药物,将对循环影响降至最低。全身麻醉药物基本上均可到达胎盘循环,有可能对新生儿的 Apgar 评分产生影响,尤其对于非足月妊娠者,尽可能缩短全麻药物应用与胎儿娩出时间。

（2）椎管内麻醉:临床上多选用,尤其连续硬膜外麻醉是临床最常采用的麻醉方式,对新生儿的 Apgar 评分没有影响。轻至中度 AS 孕产妇可选择单次腰麻或腰硬联合麻醉。Miller 麻醉学将腰麻列为重度 AS 禁忌证,但临床中尤其可能需要术中进行同期心脏手术的患者,为防止心脏手术肝素化带来的硬膜外血肿风险,对于术前心功能状态良好的患者,在密切监测加血管活性药物的辅助下,可采用单次腰麻完成手术。

硬膜外麻醉相对于腰麻血流动力学更稳定,若术中因意外进行心脏手术,需要注意后期硬膜外导管拔管时间。

3. 麻醉及术中管理　对于存在中重度 AS 的患者,入室后局麻下进行有创动静脉置管监测,将血管活性药连接至中心静脉通路(根据患者心功能及心率快慢选择不同缩血管药)后待用,之后进行麻醉。

AS 患者围手术期管理的核心为保证心肌氧供降低氧耗,维持良好的冠脉灌注,避免低血压。维持适宜的心排血量,维持窦性心律,避免心率过快或过慢,慎用或不用正性肌力药。具体方法如下:

1）建议选择去甲肾上腺素、去氧肾上腺素、甲氧明维持椎管内麻醉后的低血压,采用"预防性""低浓度高泵速"的模式输注,即于单次腰麻或椎管内麻醉给药后,发生低血压前开始连续输注升压药物,避免血压下降后再提升血压。对于心功能良好、心率>术前者,术前配制去氧肾上腺素(5mg/50ml)或甲氧明(10mg/50ml);心率<术前者,配制低浓度去甲肾上腺素泵注,酌情调节泵注速度。

2）维持有效循环血量,避免仰卧位低血压。此类患者由于合并左室肥厚,导致左室舒张末容积减小、舒张末压力增加,对前负荷非常敏感。椎管内麻醉起效后及时采用子宫左倾 30° 体位,应用 CVP 监测和术中 TTE 可以起到很好的指导治疗作用。硬膜外麻醉药起效、胎儿胎盘娩出以及术中出血量增加时,需要及时调整输液速度,并配合以调节体位控制有效回心血量。对于重度 AS 患者,胎儿胎盘娩出后,采用头高脚低位、延迟娩出胎盘等措施减缓回心血量增加的速度。

3）缩宫素会导致一过性血压下降和心率加快,对于主动脉瓣重度狭窄患者的循环维护极为不利,并且缩宫素有收缩冠脉的作用,在可能的情况下应该尽量避免使用。若必须应用缩宫素,建议缓慢静脉滴注,总量在 5~10U 以内,在保证宫缩的情况下,最大程度避免血流动力学波动。

4）备好全麻药物及气管插管器具,若有心外科手术指征,建议心脏外科医生备台,体外循环机预充完毕,计划同期手术者,同时进行剖宫产术和开胸手术区域的消毒,以备不测时即刻开胸抢救。

5）预计可能需要同期心脏手术的患者,尽可能单次腰麻下完成手术,若接受硬膜外麻醉,因硬膜外置管 1 小时后才可使用肝素,为尽量延长间隔时间,建议入室后先行有创动脉测压,硬膜外穿刺置管后再进行中心静脉穿刺。也可选择手术前提前 6 小时置入硬膜外导管。若接受了同期心脏手术,使用肝素 4 小时后方可拔除硬膜外导管,拔除后 1 小时方可使用肝素。

由于心脏手术后影响出凝血的因素较多,因此拔管前要测定 APTT、ACT 及血小板计数,也可以借助血栓弹力图判断出凝血功能。建议术中术后尽可能避免联合使用其他类抗凝药物。术后观察硬膜外导管出血情况,观察患者下肢活动情况,及时发现神经麻痹等异常,尤其对于硬膜外置管过程中有出血者,建议术后留置硬膜外导管观察。

4. 术后管理　分娩后数小时至数天,因子宫和第三间隙的液体回流体循环系统而使孕妇循环血量增加明显,对于合并主动脉瓣重度狭窄的产妇,分娩后和产后一周均应进行严密的循环监测,最好行 TTE 监测主动脉瓣跨瓣压差,如进行性增高要考虑是否予以干预治疗(主动脉瓣球囊扩张或主动脉瓣置换),请心外科医生继续评估瓣膜治疗方案。

临床病例 1

患者:女,28 岁,身高 159cm,体重 61kg,ASA Ⅲ级。

主诉:孕 34 周合并主动脉瓣狭窄,伴头晕。

现病史:患者自幼发现先天性主动脉瓣二叶畸形、主动脉瓣狭窄,未手术治疗。平素偶有活动后心慌胸闷。孕期不规律产检,无明显胸闷心悸等不适主诉。孕 34 周自诉有体位变动后头晕,于外院行超声心动图示:主动脉瓣二叶畸形,主动脉瓣狭窄(重度),射血分数(LVEF)62%。遂由下级医院转入院。

既往史:无手术、外伤史,无药物过敏史。

既往孕产史:孕 1 产 0。

查体:T 36.4℃,P 79 次/min,R 15 次/min,BP 104/71mmHg,律齐,心脏主动脉瓣听诊区可闻及收缩期Ⅲ级以上隆隆样杂音,向颈部传导。SpO₂ 98%(未吸氧),双肺未闻及干湿啰音。双下肢无水肿。

辅助检查:

ECG 示:窦性心律,T 波改变。

心脏彩超示:主动脉瓣三窦两叶畸形,主动脉瓣重度狭窄,主动脉瓣上最大流速 611cm/s,最大跨瓣压差(peak transprostheticgradient,PPG)146mmHg,平均跨瓣压差(mean transprostheticgradient,MPG)90mmHg,二尖瓣、三尖瓣轻度反流;左房增大,LVEF 66%。

血常规、肝肾功能和凝血功能未见异常。BNP 124pg/ml。肌钙蛋白(TNI)及心肌酶结果无异常。

入院诊断:孕 34^{+2} 周,妊娠合并主动脉瓣重度狭窄,心功能Ⅱ级。

术前多学科会诊意见:患者孕 34^{+2} 周,为血容量增加高峰期,合并主动脉瓣重度狭窄,尽管活动后无胸闷憋气,但近期出现体位变动后头晕症状,随孕期进展前负荷的增加将明显影响心功能,增加围手术期急性心衰风险。目前胎儿已成熟,应考虑尽快进行剖宫产终止妊娠。患者目前心功能Ⅱ级,可择期行主动脉瓣置换手术,但患者主动脉平均跨瓣压差大,麻醉风险高,若术中出现不可逆转的血流动力学变化,需紧急行体外循环下心脏瓣膜手术。做好相关术前准备。

麻醉及术中管理:患者入手术室吸氧,SpO₂ 100%,神清合作,连接 5 导联心电图。在局部麻醉下行有创脉压穿刺置管,BP 104/65mmHg,HR 81 次/min,并在局部麻醉下行右颈内静脉穿刺置入四腔中心静脉导管,测定中心静脉压 CVP 6cmH₂O,中心静脉管连接去甲肾上腺素[去甲肾上腺素0.03mg×体重(kg)/50ml]待用。

麻醉前准备急救药品:去氧肾上腺素、去甲肾上腺素,并备单次给药。其他急救药品包括肾上腺素、多巴胺、艾司洛尔、山莨菪碱、氯化钙等。麻醉前行床旁 TTE 监测,主动脉平均跨瓣压差88.7mmHg,最大跨瓣流速 6.21m/s。体外循环及心外科医生均准备到位。

左侧卧位行连续硬外麻醉,于 $L_{1\sim2}$ 间隙穿刺,头侧置管,2% 利多卡因 3ml 作为试验剂量,并使子宫左侧倾斜 30 度。5 分钟后追加 1% 利多卡因与 0.5% 罗哌卡因合剂 10ml,血流动力学稳定再次追加合剂 5ml。同时泵注去甲肾上腺素 0.02~0.05μg/(kg·min),并配合间断给予少量去氧肾上腺素,维持 ABP 在 105~115/62~68mmHg,HR 为 70~80 次/min,SpO$_2$ 为 100%,适量补液。

待麻醉平面达 T_6~S、血流动力学无明显变化,手术开始前再次行 TTE 检查,容量适中,平均跨瓣压差为 89mmHg。术中羊水清,胎儿头位娩出顺利,Apgar 评分 8-10-10。缓慢娩出胎盘。产科医生予持续按摩子宫,子宫收缩好,未使用催产素。术中调节去甲肾上腺素剂量在 0.02~0.05μg/(kg·min),维持血流动力学状态稳定。手术过程总入液量为 700ml,尿量 100ml,出血 200ml。

术前、胎儿娩出后及术毕均行动脉血气分析,适当补充门冬氨酸钾镁,血电解质水平在正常状态。

术毕泵注去甲肾上腺素 0.03μg/(kg·min),携带氧气及监护仪安返 ICU。

术后管理:术后血流动力学稳定,行床旁 TTE 检查,容量负荷、心脏功能及主动脉瓣状况均与术前基本相同。去甲肾上腺素逐渐减量,2 小时后停用。维持出入平衡,循环平稳。术后 24 小时转回产科病房,7 天后出院。

该患者产后 50 天接受主动脉瓣置换手术,术后恢复顺利。

相关要点及解析

(一) 妊娠合并重度 AS 是否需要同期手术

孕期重度主动脉瓣狭窄伴有血流动力学不稳定或存在进行性心衰症状,NYHA Ⅲ~Ⅳ级,AHA/ACC 指南建议进行主动脉瓣置换或球囊主动脉瓣成型。2018 年 ESC 建议,对于重度 AS 有症状孕 28 周以上孕产妇,推荐椎管内或全身麻醉下剖宫产结束妊娠。总结我国多家医院经验,建议如下:

1. 对于妊娠期间出现充血性心力衰竭等循环失代偿的表现,当孕周≥28 周,同期行剖宫产及主动脉瓣手术;当孕周 <28 周,产妇坚决要求继续妊娠者,可先行保留胎儿的球囊主动脉瓣成形术、主动脉瓣置换或经导管主动脉瓣植入术(transcatheter aortic valve implantation,TAVI)以挽救孕妇生命,待胎儿足月再终止妊娠。

2. 对于不伴有或仅有轻微临床症状,以及经药物治疗未出现心功能失代偿的妊娠合并重度 AS 的患者,若≥28 周,提倡于完善的血流动力学监护下先进行剖宫产手术,产后再转诊心脏外科制订下一步治疗方案。

3. 主动脉瓣重度狭窄孕期危险性高,临床中要在指南指导的基础上进行多学科评估。一般不主张终止妊娠和瓣膜置换同期手术,除非产科手术中出现不可逆转的血流动力学恶化。

(二) 妊娠合并 AS 术中血管活性药的选择

重度 AS 患者围手术期管理的核心是避免低血压,尽可能维持术前的血压状态,发生低血压的时间点多为椎管内麻醉起效后、胎儿胎盘娩出后及应用缩宫素等。预估血压有下降趋势时,需要提前采用血管活性药进行处理,多采用缩血管药如去甲肾上腺素、去氧肾上腺素、甲氧明提高外周血管阻力,保证灌注压力。因 AS 患者常合并心肌肥厚,往往心肌收缩力正常,需慎用正性肌力药,防止提升血压的同时增快心率。注意即使存在心肌缺血,禁用扩血管药物,因此类患者的左室后负荷是由瓣膜狭窄病变本身引起的,使用扩血管药物并不降低后负荷,反会增加主动脉瓣跨瓣压差,降低冠脉灌注压,加重心肌缺血。

重度 AS 患者需要维持窦性心律,以维持术前平静状态心率为宜。窦性心动过速会导致舒张期缩短,每搏输出量减少;窦性心动过缓会导致左室舒张末容积增加、左室舒张末压力增加,诱发心内膜下心肌缺血。

(三) 妊娠合并 AS 容量管理特点

AS 患者由于合并左室肥厚,导致左室舒张末容积减小、舒张末压力增加,对前负荷非常敏感,容量不足及容量过负荷均可带来严重后果,适时调整恰当的有效循环血量至关重要。在硬膜外麻醉药起效时、胎儿胎盘娩出时以及术中出血量增加时,需要及时调整输液速度,并配合体位调节,来控制有效回心血量,防止低血压。建议术中应用 CVP 监测和术中 TTE 指导补液(如本例),全麻的病患考虑应用 TEE,不仅可以对瓣膜的状态和心脏做功的情况进行实时的检查,同时还可以掌握病患当时的容量负荷状态。

分娩后数小时至数天,因子宫和第三间隙的液体回流体循环系统而使孕妇循环血量增加明显,对于合并主动脉瓣重度狭窄的产妇,最好行 TTE 监测主动脉瓣跨瓣压差,如进行性增高要考虑是否予以干预治疗(主动脉瓣球囊扩张或主动脉瓣置换)。分娩后请心外科医生继续评估瓣膜治疗方案。

二、妊娠合并二尖瓣狭窄

二尖瓣狭窄(mitral stenosis,MS)是由于各种原因致二尖瓣结构改变,使开放幅度变小、开放受限或梗阻,引起左心房血流受阻、左心室回心血量减少、左心房压力增高等一系列心脏结构和功能的改变。二尖瓣狭窄多由风湿热所致。风湿性心脏病二尖瓣狭窄患者在妊娠期间可发生严重的并发症。在无任何干预治疗条件下,孕期二尖瓣狭窄心功能Ⅰ~Ⅱ级者孕产妇病死率为 0.4%,心功能Ⅲ~Ⅳ级者孕产妇病死率为 6.8%,孕妇和胎儿均面临高度危险,重度二尖瓣狭窄患者禁忌妊娠。

（一）二尖瓣狭窄的病理生理学改变

正常二尖瓣瓣口面积 4~6cm²,瓣孔长径 3~3.5cm。左心室由于狭窄二尖瓣的阻挡而影响其充盈,常常处于相对欠负荷状态,导致左心室变小、心脏每搏量下降,使脏器供血严重不足,而瓣膜狭窄致左房扩大,血液在左房内潴留,最终致左房容量超负荷及左房压(left atrial pressure,LAP)升高。因左心房内压力和容量显著增加引起肺淤血水肿,久之产生淤血型肺动脉高压、房颤等,并通过肺循环向后传导,导致右心室压力超负荷而产生代偿性右心室肥厚和劳损。肺动脉高压的形成和严重程度是反映瓣膜口进行性狭窄和肺血管床发生不可逆改变的指标。后负荷的增加可导致右心室功能障碍。三尖瓣环的扩张和关闭不全标志这种恶性血流动力学变化已经到了顶点。房颤的发生进一步影响有效射血,从而导致脏器灌注不足。

（二）二尖瓣狭窄程度、分期及相关治疗

二尖瓣狭窄程度以二尖瓣口平均面积分度:>1.5cm² 为轻度狭窄;1.0~1.5cm² 为中度狭窄;<1.0cm² 为重度狭窄。

2014 年 AHA/ACC 心脏瓣膜病患者治疗指南中关于 MS 的分期见表 23-2-1。

表 23-2-1 MS 分期简化表

分期	定义	瓣膜病变程度	血流动力学结果及症状
A	有 MS 风险	舒张期轻度瓣膜穹隆样改变 正常跨瓣流速	无
B	进展型 MS	跨瓣流速增高 MVA>1.5cm² 舒张期减半时间 <150ms	轻至重度左心房增大 休息时 PASP 正常 无症状
C	无症状性重度 MS	MVA≤1.5cm² MVA≤1.0cm² 及极重度 MS 舒张期减半时间≥150ms 舒张期减半时间≥220ms 及极重度 MS	重度左心房增大 PASP>30mmHg 无症状
D	有症状 MS	MVA≤1.5cm² MVA≤1.0cm² 及极重度 MS 舒张期减半时间≥150ms 舒张期减半时间≥220ms 及极重度 MS	重度左心房增大 PASP>30mmHg 活动耐量下降 劳累性呼吸困难

MVA:二尖瓣瓣口面积;MS:二尖瓣狭窄;PASP:肺动脉收缩压

指南指出对于 A 期、B 期患者,一般无须治疗;对于 C 期无症状性重度 MS,瓣口面积 <1.0cm² 者,如瓣膜形态好或合并房颤可考虑行二尖瓣球囊成形术,存在肺动脉高压也作为可考虑行球囊二尖瓣成形术的因素。利尿剂可降低 D 期患者左房压并减轻症状,症状严重和肺动脉高压患者,解除瓣膜机械梗阻是唯一有效的治疗方法,可采用二尖瓣球囊扩张术、外科瓣膜成型术或二尖瓣置换术。

（三）妊娠对二尖瓣狭窄患者血流动力学的影响

二尖瓣狭窄是孕期女性最常见的风湿性瓣膜病,孕妇伴二尖瓣狭窄多会在妊娠中期出现症状。妊娠期孕妇血容量、心排血量、肺血容量增加,外周血管阻力会下降,尤其妊娠晚期,高血流量、低外周阻力为其血液循环特点,增加的血容量可能使肺淤血加重,且增大的子宫使膈肌上升,心脏向左、向上移动,大血管屈曲至右心室后负荷也增加,进一步增加了重度二尖瓣狭窄伴肺动脉高压患者的风险,而且造成了治疗上的矛盾,即过分限制容量又会使左心室舒张末期容量减少,从而使左心室充盈进一步下降,每搏量下降、心率反射性增快、舒张期缩短,最后导致循环衰竭。因而,对于妊娠合并重度二尖瓣狭窄的产妇,尽可能在血容量达到最高峰前终止妊娠。

（四）妊娠合并二尖瓣狭窄患者麻醉方式的选择

全身麻醉对重度二尖瓣狭窄伴肺动脉高压患者有较高风险,气管插管及拔管过程的刺激,心率增快时舒张期缩短,回心血量进一步减少。椎管内麻醉不仅可以避免对这类患者循环系统的刺激,同时外周血管扩张会减轻肺淤血程度,也避免了全身麻醉对胎儿的影响。但需要注意椎管内麻醉引起阻滞平面的血管扩张,导致有效循环血量下降的风险。若为轻至中度二尖瓣狭窄或患者血流动力学许可的重度二尖瓣狭窄,可以在密切监护下采用单次腰麻完成手术,尤其对于可能需要同期二尖瓣手术的患者。但需要严密监护下补充液体,并同时通过中心静脉泵滴注缩血管药,以预防外周血管阻力的下降。

（五）妊娠合并二尖瓣狭窄患者麻醉管理原则

1. 术前评估及准备　术前卧床休息,避免情绪紧张导致心率增快。无肺动脉高压的轻至中度二尖瓣狭窄对麻醉及手术相对耐受性好,重度二尖瓣狭窄合并中重度肺动脉高压为妊娠禁忌,孕晚期随着血容量的进一步增加,往往出现肺淤血加重,心衰加重,并且 BNP 增高,在抗心衰治疗的同时积极准备剖宫产。抗心衰治疗的药物包括:地高辛、螺内酯、呋塞米等,期间注意监测血钾、血镁、血钙浓度。同时注意孕产妇心功能不全会导致胎盘供血差出现胎儿宫内窘迫、胎死宫内,需要加强胎心监测,一旦发现异常,需要及时终止妊娠。同时避免仰卧位低血压造成的容量不足。

此外重度二尖瓣狭窄左房大,房颤发生率高,若存在快速房颤,因其导致舒张期缩短,减少左室充盈,出现心排血量进一步下降,术前尽可能控制心室率在 100 次/min 以下,最佳心率应控制在 70~90 次/min 范围内。可采用地高辛、β-受体阻滞剂治疗。同时,为避免房颤患者血栓形成,往往需要接受抗凝治疗,多为低分子量肝素,注意与椎管内麻醉的间隔时间。

2. 麻醉及术中管理　对于中重度 MS 患者,麻醉前均做好动脉、中心静脉穿刺置管。首选椎管内麻醉。可选择单次腰麻或硬膜外麻醉。椎管内麻醉给药前,将所选血管活性药物(去甲肾上腺素)连接于中心静脉。管理原则如下:

（1）椎管内麻醉起效前开始泵注小剂量去甲肾上腺素,心率快者可适当配合去氧肾上腺素或甲氧明维持血压,无心功能不全的患者一般使用正性肌力药。升压药物一般不选择麻黄碱、多巴胺、肾上腺素等具有 β-受体效应的血管活性药,防止心率增快。椎管内麻醉起效后及时采用左倾 30° 体位,防止仰卧位低血压。

（2）若二尖瓣狭窄合并重度肺动脉高压、心功能不全,术中(胎儿胎盘娩出后)可酌情考虑应用正性肌力药。可选用多巴胺或多巴酚丁胺,注意二者造成的心率增快,尽可能剂量 <5μg/(kg·min)。尤其注意胎盘娩出后回心血流增加问题,需根据血压心率情况,加用正性肌力药或缩血管药进行调整。

（3）二尖瓣狭窄的患者前向血流有赖于足够的前负荷，但对于重度二尖瓣狭窄，左房压处于引起充血性心力衰竭的边缘，输液过多过快易诱发急性肺水肿。整个术程需要维持合适的血容量，防止胎盘娩出后回心血量骤增，适时置产妇头高位，必要时延迟娩出胎盘，并结合 CVP 的动态变化，精确进行容量管理，必要时借助 TTE。

（4）术中根据患者子宫出血程度、血压、心率及心功能状态，决定是否应用缩宫素及用量，避免一次性宫腔注射缩宫素。

（5）避免心动过速：二尖瓣狭窄患者对快速心率的耐受性较差，并且二尖瓣狭窄往往合并房颤，术前需要控制心室率。但同时需要避免心动过缓导致的每分钟心排血量下降。术中若出现快速房颤，可考虑选择应用毛花苷 C 0.2~0.4mg。若心功能良好，也可选用小剂量 β-受体阻滞剂。纠正电解质紊乱。

（6）胎儿娩出后可给予适当镇静，可给予小剂量咪达唑仑 1~2mg 和/或舒芬太尼 2.5~5μg。

（7）有心外科手术指征者，体外循环机预充待用，心脏外科医生准备就绪，儿科做好新生儿复苏的准备。

3. 术后管理　术后逐渐调整血管活性药，特别注意容量管理。胎儿娩出后数小时至数天，因子宫及血管外的液体均会回流循环系统使孕妇循环血量增加，术后仍需要严格限制入液量及入液速度，特别是在产后最初的 48 小时之内，仍需要预防急性肺水肿的发生。术前合并心衰者尽快恢复口服抗心衰治疗药物。

临床病例 2

患者：女，34 岁，身高 156cm，体重 58kg，ASA Ⅲ 级。

主诉：孕 30⁺ 周，心悸、乏力 2 天。

现病史：患者自幼活动不受限，可从事家务劳动，无晕厥史及心慌等不适。7 年前自然分娩一活女婴。此次怀孕期间可进行日常活动，可上二楼及平卧入睡，2 天前出现心慌、乏力，当地医院行超声心动提示二尖瓣狭窄（重度），肺动脉高压（重度），房颤心律，予毛花苷 C 0.2mg 静注两次，改善不明显，即转至上级医院。

既往史：无外伤及手术，无药物过敏史及家族遗传史。

既往孕产史：孕 2 产 1。

查体：T 36.8℃，P 90 次/min，R 20 次/min，BP 101/65mmHg，SpO₂ 96%，神清，二尖瓣面容，平卧位，口唇无明显发绀，双肺呼吸音粗，律齐，肝-颈静脉回流征（-），四肢未见杵状指/趾，双下肢水肿（-）。

辅助检查：

ECG 示：室上性期前收缩，低电位压，右心电轴偏转。

心脏彩超示：风湿性心脏病，二尖瓣狭窄（重度，瓣口面积 0.9cm²）并二尖瓣反流（中度），三尖瓣反流（中度），肺动脉高压（TI 法估测 SPAP 87mmHg），肺动脉增宽，左房扩大（53×75×78mm）。

化验检查：血常规、肝功、肾功、凝血功能、血气分析及电解质均在正常范围之内。BNP 612pg/ml。

术前多学科会诊意见：本例产妇孕 30⁺ 周，若妊娠至 32 周后分娩可大大提升新生儿存活率，但合并重度二尖瓣狭窄及肺动脉高压（重度），为避免孕妇血容量达高峰期，兼顾孕妇病情及新生儿的存活能力，孕 31 周左右终止妊娠为宜。患者曾有房颤病史，目前患者为窦性心律，不排除围产期再发房颤，出现血栓导致重要脏器栓塞梗死，如脑卒中等。术前积极纠正心功能不全。终止妊娠后复查超声心动了解心脏情况，择期行心脏瓣膜手术治疗。术前向家属交代风险，做好术中可能紧急进行心脏手术的准备。

该患者经过 1 周的抗心衰治疗,孕 31⁺ 周时,BNP 下降为 314pg/ml,考虑终止妊娠。

麻醉及术中管理:患者平卧位入手术室,神清合作,连接 5 导联心电图,窦性心律,106 次/min,开放外周静脉。局部麻醉下行有创动脉压穿刺置管,血压 102/56mmHg,局部麻醉下行右颈内静脉穿刺置入四腔中心静脉导管,测中心静脉压 CVP 7cmH$_2$O。同时进行动脉血气分析。中心静脉管连接去甲肾上腺素[0.03mg × 体重(kg)/50ml]待用。并补充门冬氨酸钾镁注射液 30ml(血气显示血 K⁺:3.4mmol/L,血 Mg²⁺:0.39mmol/L)。

麻醉前备急救药品:去甲肾上腺素、去氧肾上腺素、肾上腺素、山莨菪碱、艾司洛尔等。

患者左侧卧位,经 L$_{1~2}$ 间隙行硬膜外穿刺,向头侧置管 4cm,改仰卧位后使患者向左侧倾斜 30°,同时予 2% 利多卡因 3ml 作为试验剂量,5 分钟确定效果后追加 1% 利多卡因与 0.5% 罗哌卡因合剂 10ml,密切观察患者血流动力学情况,血压和心率稳定无明显改变,5 分钟后再次追加合剂 5ml,10 分钟后测定麻醉平面 T$_6$~S$_4$,麻醉效果确切,开始手术。椎管内给麻醉药物同时开始泵注去甲肾上腺素 0.03~0.05μg/(kg·min),并根据血压情况调整去甲肾上腺素用量。

术中严格控制输液速度及入液量,术者选用横切口行子宫下段剖宫产,术中羊水清亮,胎儿臀位娩出顺利,Apgar 评分 6-9-10 分,新生儿娩出后,立即清理呼吸道,保暖,气管插管,插管气管内给予柯立苏 70mg,转入新生儿病房。胎儿娩出后改变产妇体位至头高位,产科医生压迫下腹部约 6 分钟后娩出胎盘,胎盘娩出后即刻增加去甲肾上腺素剂量至 0.08~0.1μg/(kg·min),并加用多巴酚丁胺 3μg/(kg·min),血流动力学基本平稳。术中子宫收缩尚好,胎盘胎膜娩出完整,未应用缩宫素。术毕血流动力学状态基本稳定,吸氧状态及监护下安返监护室。本例患者总入液量为 600ml,尿量 200ml,出血量 200ml。

术后管理:患者入 ICU 情况稳定,可平卧,治疗同前,遵循量出为入的原则,维持电解质在正常范围,并逐渐减量血管活性药物,血流动力学平稳,无房颤发生。术后第 2 天完全停用血管活性药物,并拔除中心静脉导管,术毕第 3 天返回普通病房。

该患者与产后 2 个月接受二尖瓣置换加三尖瓣成形手术,术后恢复良好。

相关要点及解析

(一)二尖瓣狭窄孕前干预指征及孕期处理

综合 2018ESC 及 2014AHA/ACC 有关妊娠合并心脏病评估指南,二尖瓣狭窄患者孕前心外科干预指征(即妊娠禁忌)如下:

1. 合并二尖瓣狭窄,瓣口面积(MVA)<1.0cm²。

2. 有症状的二尖瓣狭窄,瓣口面积 ≤1.5cm²。

3. 无症状的二尖瓣狭窄,瓣口面积 ≤1.5cm²,建议行经皮二尖瓣球囊交界分离术(percutaneous mitral balloon commissurotomy,PMBC)。

妊娠时由于血容量、心排血量、肺血容量增加,更增加了重度二尖瓣狭窄伴发肺动脉高压患者的风险,因此一旦妊娠应及时终止。对于坚决要求妊娠者,在充分告知风险的基础上,于 4~7 个月间考虑进行二尖瓣球囊扩张术。对于孕周 >28 周者,视产妇情况决定是否继续妊娠,无心衰者可进行观察,择期先进行剖宫产,之后酌情进行心脏手术。

(二)孕期二尖瓣狭窄孕产妇心外科干预指征

孕期尽可能先通过 PMBC 进行干预。外科干预指征如下:

1. 经过药物治疗,产妇仍然有心衰症状,NYHA Ⅲ~Ⅳ 或肺动脉收缩压(PASP)>50mmHg。

2. 经过治疗,仍有症状的严重二尖瓣狭窄(MVA≤1.5cm²),且 NYHA Ⅲ~Ⅳ。

3. 二尖瓣形态不适合 PMBC,经过治疗产妇仍有心衰症状,NYHA Ⅳ,且 MVA≤1.5cm²,建议尽快行心外科手术干预,挽救产妇生命。

三、妊娠合并主动脉瓣关闭不全

(一) 妊娠合并主动脉瓣关闭不全的主要病理生理学改变

妊娠合并主动脉瓣关闭不全(aortic insufficiency,AI)是由舒张期瓣叶不能对合或关闭不充分所致,射出的血液又回流至左心室,造成有效搏血量减少,使得左心室处于压力和容量的双过负荷状态。多有先天性心脏病、马方综合征、心内膜炎及风湿性瓣膜病导致。

急性 AI 多由主动脉根部夹层或心内膜炎导致,左心室没有时间代偿扩张,无法适应大量反流,即使反流量很小,左心室舒张末压也会急剧升高,当左心室不能代偿性扩张时,有效心排血量减小,心率代偿性增快维持暂时平衡,当左心室充盈和心率发生轻微改变时,即可发生急性充血性心力衰竭。慢性 AI 的左心室可以发生离心性肥厚以适应由于血液回流引起的容量和压力的增高,因此患者左心室舒张末容积增大,左心室壁顺应性正常,心室内舒张末压力并无明显变化,与主动脉舒张压存在差异,出现较大的脉压,这是慢性主动脉瓣关闭不全的重要体征。

慢性 AI 的患者有很长的代偿期,处于代偿期者可以长时间无临床症状,当大量反流导致左心室失代偿后,可出现心悸、心尖部抬举性搏动和不典型胸痛综合征。左心室功能失代偿的主要症状则是心力衰竭、心律失常和肺淤血。妊娠期间的高代谢状态和血容量的增加,则进一步加重心脏容量负荷,导致发生心力衰竭、肺水肿、心律失常的风险明显增加。

(二) 慢性主动脉瓣关闭不全严重程度及分期

临床上,患者有无临床表现是判断病情及是否需要外科干预的重要依据,超声心动图可以客观评价 AI 的严重程度(表 23-2-2)。

表 23-2-2　AI 严重程度的超声心动图特征

指标	轻度	中度	重度
反流束宽度/LVOT 直径	<25%	25%~64%	≥65%
反流束缩流颈宽度	<0.3cm	0.3~0.6cm	>0.6cm
多普勒压力降半时间	>500ms	200~500ms	<200ms
左室舒张末径(LVESD)	normal	5~6cm	>6cm
反流量	<30ml	30~59ml	≥60ml
反流分数	<30%	30%~49%	≥50%
有效反流口面积	<0.1cm²	0.1~0.29cm²	≥0.3cm²

注:LVOT 左室流出道

慢性主动脉瓣关闭不全分为 4 个时期,对临床治疗可提供参考依据。

1. A 期(stage A)　存在 AI 风险(如二瓣畸形、主动脉瓣硬化)但无主动脉瓣反流。

2. B 期(stage B)　进展期,主动脉瓣轻至重度反流。

3. C 期(stage C)　无症状的重度 AI。

(1) C1:LVEF 正常(≥50%)伴轻至中度的左室扩张(LVESD≤50mm)。

(2) C2:LVEF(<50% =或中度左室扩张(LVESD>50mm)。

4. D 期(stage D)　有症状的重度 AI,LVEF 可正常(LVEF≥50%),或轻至重度下降(LVEF 40%~50%),或严重左室功能不全(LVEF<40%),合并中至重度左室扩张。

（三）妊娠合并 AI 心外科干预指征

AI 心外科手术指征如下：

1. 重度 AI（如感染性心内膜炎）及心源性休克者。

2. 有症状的重度 AI，即 D 期。

3. 重度 AI，左室收缩功能不全，并且 LVEF<50%。

4. 无症状的重度 AI，LVEF>50%，但存在左室扩张:(LVESD)>50mm 或舒张末期内经（LVEDD）>65mm。

有临床症状、左室功能差的重度 AI，曾经有过心衰病史的 AI 者，建议孕前先行处理心脏问题。对于主动脉瓣轻中度反流的患者，妊娠期间每 3 个月复诊一次，而主动脉瓣重度反流的患者，慎重考虑妊娠，一旦妊娠，需要专科医生进行评估，并增加复诊次数。若经过内科严格治疗，仍有严重心衰、NHYA Ⅳ者，无论孕周，建议心外科干预挽救产妇生命。

（四）AI 接受剖宫产麻醉管理要点

妊娠合并主动脉瓣重度关闭不全，若心功能良好，产妇无症状，往往耐受性较好，但由于产科手术的特殊性，术前仍需要做好评估，做好围手术期准备工作，多学科协助。麻醉管理要点如下：

1. 术前准备　术前着重关注产妇主动脉瓣反流程度及是否同时合并主动脉根部病变，有无心功能不全症状，对于已经出现心功能不全的患者，应于术前进行强心、利尿等治疗纠正心衰，改善心功能，同时积极准备终止妊娠。注意主动脉瓣反流引起的左心扩大导致患者易发生室性心律失常，因此术前注意内环境的维护，避免出现低钾、低镁等电解质的异常。若重度 AI 合并妊高征，需要积极进行降压治疗，防止高血压导致的主动脉瓣反流增加，诱发心功能不全。

2. 麻醉及术中管理　不存在相关禁忌证时，剖宫产手术首选椎管内麻醉。若心功能尚好，硬膜外麻醉、腰硬联合麻醉均可。除基本监测外，建议中至重度 AI 患者选用有创血压、中心静脉压监测，重症产妇可加用经胸超声心动图（TTE）监测。

术中以患者术前血流动力学状态为基准，遵循原则如下：

（1）维持心肌收缩力及心率:AI 患者往往由于左心室明显扩张，离心性肥厚，对于重度 AI 会存在心肌收缩力降低，胎儿娩出前多需要泵注正性肌力药，如多巴胺、多巴酚丁胺，促进前向血流。同时可应用适宜剂量的去甲肾上腺素收缩血管床，以应对麻醉引起的外周血管扩张，也可选用麻黄碱。避免应用去氧肾上腺素及甲氧明，因其升压的同时会引起反射性的心率减慢，导致心脏舒张期延长而致反流量增大。较快的心率可降低舒张期充盈时间，降低反流，增加前向血流，增加舒张压，利于心内膜下心肌供血，多选择山莨菪碱、阿托品适当提升心率，积极处理因挤压、牵拉等手术操作引起的心率减慢，必要时采用小剂量山莨菪碱预防迷走反射。

（2）维持适当的外周血管阻力:椎管内麻醉起效时、胎儿胎盘娩出后及应用缩宫素等均可能导致血压下降。尽管后负荷降低能改善前向血流，减少反流，但要注意低血压时同时出现的舒张压降低影响冠脉供血。术中需要参考术前血压基础值，处理低血压要缓和，避免血压骤升导致反流增加。常选择去甲肾上腺素、麻黄碱。

（3）保证合适的血容量:以术前测定的基础中心静脉压作为参考进行容量调整。AI 患者由于前向血流减少，容量不足有降低心排出量的风险，若有出血，应积极补充血容量。但对于重度 AI 孕产妇，胎儿及胎盘组织娩出后回心血量显著增多可能会导致容量过负荷，易发生心功能恶化、心力衰竭等心血管事件。建议胎儿娩出前借助血管活性药物并辅以适量的容量输注维护血流动力学平稳，根据出血量、调节体位及 CVP 的变化，必要时借助经胸超声监测进行容量管理。

（4）缩宫素:术中如果出现宫缩乏力，可适量应用缩宫素，存在心功能不全的患者，应减量（5~10U）并经静脉缓慢给予,以避免血流动力学的剧烈波动。

（五）术后管理

分娩后数小时至数天,因子宫内的血液及血管外液均会回流循环系统使循环血量增加,对于合并主动脉瓣关闭不全的产妇可因容量负荷过重而致心力衰竭。因此术后仍需监护室的精准管理,合理调整血管活性药物的使用,尤其缓慢停用正性肌力药,监测液体平衡,避免容量过荷。

四、妊娠合并二尖瓣关闭不全

慢性二尖瓣关闭不全一般对妊娠的耐受性相对较好,但随着孕周增加,心力衰竭是其严重并发症。

（一）二尖瓣关闭不全（mitral regurgitation,MI）的主要血流动力学变化

慢性原发性 MI 常见原因包括二尖瓣脱垂、风湿性瓣膜病二尖瓣关闭不全。慢性继发性 MI 如扩张型心肌病、心脏慢性缺血性疾病等,急性 MI 往往由于心内膜炎、乳头肌断裂或功能障碍、继发于心肌梗死二尖瓣腱索断裂等。妊娠合并 MI 往往由于心肌病、风湿性瓣膜病等导致。

MI 的基本病理生理改变为收缩期二尖瓣闭合不全,致使血液由左心室向左心房反流,左心房收缩期负荷和左心室舒张期负荷加重。慢性 MI 时左心室发生代偿性肥大,前向心搏血量和射血分数增加,后期失代偿时,持续严重的过度容量负荷终致左心室衰竭,前向心搏血量和射血分数下降,左心室舒张期末容量和压力及左心房压力明显增加,临床上出现肺淤血和体循环灌注低下等左心衰竭的表现,晚期可致肺动脉高压和右侧心力衰竭发生。急性 MI 时,如二尖瓣腱索断裂、乳头肌断裂或功能不全、心内膜炎等,左心室来不及代偿,左心房容量负荷骤增导致肺淤血,甚至急性肺水肿,并可致肺动脉高压和右心衰竭。

（二）MI 严重程度的超声心动图表现

术前对瓣膜病患者病情的判断,很大程度是依赖超声心动图结果,并结合临床表现进行术前评估（表 23-2-3）。

表 23-2-3　MI 严重程度的超声心动图指标

指标	轻度	中度	重度
反流面积/左房面积	<20%	20%~49%	>50%
反流束缩流颈宽度	<0.3cm	0.3~0.69cm	≥0.7cm
左房大小	正常	正常或扩大	扩张
左室大小	正常	正常或扩大	扩张
反流量	<30ml	30~59ml	≥60ml
反流分数	<30%	30%~49%	≥50%
有效反流口面积	<0.2cm^2	0.2~0.39cm^2	≥0.4cm^2

尽管超声心动图是心血管疾病患者术前评估的重要手段,但对于 MI 患者,术前超声显示的射血分数（LVEF）不能正确反应左室输出功能。若超声提示 EF 降低,表明其左室功能已有明显损害,是围手术期发生心脏并发症的最危险因素。

从 LVEF=[左室舒张末容量（EDV）-收缩末期容量（ESV）]/EDV 公式可知,EF 值是前向每搏量（FSV）与 EDV 比值。对于 MI 病人,特别是中度—重度 MI 时,左室射血部分进入升主动脉形成真正的 FSV,而另一部分射血返回至左房形成反流量。常规心脏超声测定 EF 值时,依旧采用了上述公式,造成了 EF 值的"虚高",需要进行校正。一般对于中度—重度 MI 患者,校正 EF 值约为实测值减去 10%~15%。

急性重度 MI 时,容量超负荷导致前负荷增加及（EDV）的增加,由于部分血液大量反流到左心房,因此,降低了后负荷收缩末期压力和收缩末期容量（ESV）,导致 LVEF 计算偏高。代偿期的慢性 MI,EDV 增

加,并由于长久病变导致的心肌肥厚,心肌收缩力会相应增加,左室前向血流可正常,左房增大也使得左房压相对正常甚至偏低,因此尽管 LVEF 表现正常或偏高,但已经出现明显的心脏损害。失代偿期慢性 MI,由于心肌收缩力下降,前向血流减少,导致 ESV 增加,再加左心室扩大导致的 EDV 增加,二尖瓣反流也进一步增加,才会显示 LVEF 的降低。因此,MI 的患者一旦出现 LVEF 降低,往往提示病情严重,需要高度重视。

（三）妊娠对 MI 患者血流动力学的影响

血容量增加是妊娠期最主要的血流动力学改变,孕 32~34 孕周达高峰,平均增加 40%~50%。心排出量增加,至孕 13~23 孕周达高峰,外周血管阻力呈现下降趋势。慢性 MI 一般对妊娠的耐受性相对较好,随着妊娠期间血容量的增加,二尖瓣反流加重,进一步导致左房压增高,随之肺静脉压力增高,随着时间延长,肺血管阻力增高,右心负担加重,进而出现代偿性三尖瓣关闭不全。分娩后由于膈肌下移、腹压降低、右心负担减轻,产后三尖瓣反流可得到改善。

妊娠合并重度 MI 尤其伴随心衰症状者属于高危,若心功能不全无法纠正,要尽快剖宫产终止妊娠,否则,随着孕期增大,心脏负担进一步加重,易出现失代偿导致心功能不全,危及母婴安全。

（四）妊娠合并二尖瓣关闭不全分娩方式的选择

妊娠合并 MI 患者常常可以耐受,心功能Ⅰ~Ⅱ级并无产科手术指征时,一般主张阴道分娩。但临产后宫缩对子宫血窦的挤压,回心血量增加,对心功能是很大的冲击,需要密切监护。相对于正常分娩,剖宫产对患者血流动力学的变化干扰小,同时通过缩短产程降低二尖瓣关闭不全患者急性肺水肿或心力衰竭出现的可能性。对于心功能Ⅲ~Ⅳ级孕产妇或有产科手术指征时,则主张采用剖宫产术终止妊娠。如果患者出现心力衰竭的症状,在产科情况允许的情况下,首先选择控制心力衰竭 24~72 小时后剖宫产手术终止妊娠。

（五）二尖瓣关闭不全孕产妇剖宫产麻醉管理要点

术前通过患者活动耐量评估心功能,若术前存在心功能不全表现,建议卧床休息,限制活动,应用强心类、利尿类药物积极纠正心衰,尽可能使 BNP 呈降低趋势,并调节血气电解质及酸碱平衡。

若无椎管内麻醉禁忌,多选硬膜外麻醉、腰硬联合麻醉或单次腰麻。建议除基本生命体征的监测包括心电图、指脉搏血氧饱和度外,中至重度 MI 患者麻醉前建立有创动脉及中性静脉压监测,重症患者可借助 TTE 监测指导,不主张使用 Swan-Ganz 导管。有心外科手术指征者,心脏外科医生备台,体外循环机预充待用。患者入室前备好急救药品(多巴胺、肾上腺素、去甲肾上腺素、山莨菪碱、氯化钙、麻黄碱等),并配制泵注多巴酚丁胺[3mg× 体重(kg)/50ml],多巴胺[3mg× 体重(kg)/50ml]待用。麻醉管理要点如下:

1. 维护心脏功能　维持心肌收缩力,增加前向血流,促进二尖瓣瓣环收缩,降低二尖瓣反流量。对于重度 MI 患者或合并心功能不全者,可考虑采用正性肌力药物,建议多使用多巴酚丁胺和/或多巴胺,以维持合适的心率及心肌收缩力。注意胎儿胎盘娩出后回心血量骤增导致心衰,必要时可采用头高位调节缓解,同时防止低血容量。多巴酚丁胺还可以降低肺血管阻力,对于术前合并肺动脉高压及右心功能不全的患者有益。

2. 维持或适当降低外周血管阻力　后负荷下降有利于增加前向血流,减小瓣膜反流面积和反流血量,但要注意椎管内麻醉后全身血管阻力的明显下降,对于椎管内麻醉导致的低血压,可根据患者当时的血流动力学状态适当提升血压,注意采用缩血管药处理低血压要适度,血管收缩引起的后负荷增加会增大瓣膜口面积和反流血量,可应用麻黄碱、去甲肾上腺素,注意用药剂量,防止血压升高过度及过快,强调使用达到效果的最小剂量。

3. 维持窦性心律和术前心率水平　稍快的心率可以减少左心室容量和二尖瓣反流量,心动过缓增加心室的充盈量,有加大左心室和瓣环扩张从而导致反流增加的可能,尤其避免血压增高的情况下心率减慢,尽可能不采用去氧肾上腺素及甲氧明提升血压。该类患者心率应控制在正常或基础稍高水平。

4. 维持适宜的前负荷　以术前测定基础中心静脉压作为参考。防止容量不足,防止补液过多,否则将导致二尖瓣瓣环扩大,加重二尖瓣反流。

5. 合理使用缩宫素　此类患者原则上缩宫素不禁忌,但要避免外周血管阻力的明显下降,主张经静脉缓慢给予并且总量控制,避免一次性静脉或子宫注射。

（六）术后管理

分娩后数小时至数天,因子宫及血管外的液体均会回流循环系统使孕妇循环血量增加,术后仍需要监护室精准管理,缓慢撤退血管活性药,管理原则同术中。监测液体平衡和避免容量负荷过重,特别是在产后最初的 48h 之内,可以有针对性地使用利尿剂治疗。

五、妊娠合并三尖瓣反流

原发性三尖瓣关闭不全较少见,有临床意义的三尖瓣关闭不全最常见于左侧心脏疾病和/或肺动脉高压进而导致右心室扩张所致。孕期由于右心容量超负荷及三尖瓣瓣环扩大引起的功能性三尖瓣反流,通常较瓣叶结构破坏或功能性损害所致三尖瓣病变更为常见。单纯三尖瓣关闭不全的临床症状多较轻微,并且出现右心衰多为慢性过程,通常对麻醉耐受较好,但因左心衰、肺动脉高压等导致的三尖瓣反流,需掌握原则,实施精准麻醉管理,预防病情恶化。

（一）三尖瓣关闭不全病因

三尖瓣由瓣环、两个乳头肌、腱索及三个瓣叶组成。解剖上它将右心房与右心室分隔开,正常瓣口面积 $6\sim8cm^2$,跨瓣压差应 <2mmHg。三尖瓣反流(tricuspid regurgitation,TR)依据病因可分为器质性与功能性两种,其中以功能性三尖瓣反流(functional tricuspid regurgitation,FTR)最为常见。FTR 多继发于左心瓣膜病、充血性心力衰竭、肺源性心脏病以及妊娠等,由于右室扩大,三尖瓣瓣环扩大,导致三尖瓣瓣叶对合不良,引起 TR。器质性 TR 则较 FTR 少见,包括 Ebstein 畸形、风湿性心脏病与感染性心内膜炎侵袭三尖瓣、三尖瓣脱垂、胸部外伤、类癌综合征等。

（二）单纯三尖瓣重度反流的病理生理学改变

由于右心房和腔静脉顺应性较好,病程早期随右室舒张末容积的增加,代偿了反流回来的容量,同时维持了有效的前向血流,平均右房压和中心静脉压仅出现轻度升高,故早期单纯三尖瓣反流时患者往往无症状。随着反流增加,右心功能无法代偿,射血功能受到明显影响,出现右心力衰竭使左心充盈不足,进而导致左心衰竭。右心房与右心室的明显扩张也可使室间隔左移,进一步妨碍左室的充盈。若合并心房纤颤,则进一步降低心排血量。

（三）三尖瓣反流的心外科手术指征

临床上可根据超声心动图进行定性、半定量及定量评估,以明确 TR 诊断及严重程度分级。轻度 TR 三尖瓣瓣膜正常,中心反流面积 $<5.0cm^2$;中度三尖瓣瓣膜可正常或出现轻度异常,反流中心面积 $5\sim10cm^2$,无右室扩张,无或轻度右房、下腔静脉扩张,右房压力正常;重度反流时可见三尖瓣瓣环严重扩张,反流中心面积 $>10cm^2$,右室、右房、下腔静脉扩张,右房压增高。

重度三尖瓣反流有临床症状,尤其伴有右心室扩大和/或右心功能障碍者,建议外科手术治疗。参照2014 年美国心脏协会(AHA)/美国心脏病学会(ACC)瓣膜病治疗指南推荐:

1. 对于药物治疗不能缓解症状的重度单纯 TR 患者,应行三尖瓣成形术或置换术。

2. TR 多为功能性且常合并左心系统疾病,对于合并中、重度 TR 的患者,应在行左心手术的同时行三尖瓣手术。合并肺动脉压力增高的中度以上三尖瓣反流患者在行左心手术时,可考虑同时行三尖瓣成形术。

3. 左心手术后出现的持续性单纯 TR,如果患者出现 TR 导致的相关症状且患者不合并肺动脉压力增高及右心室收缩功能不全,可考虑行三尖瓣手术。

4. 无症状或症状轻微的重度原发性 TR、进展性中重度右心室扩张和/或右心室收缩功能障碍导致的重度 TR,应根据患者全身状况,酌情考虑是否行三尖瓣手术。

若产妇达到上述三尖瓣病变程度,同时进行剖宫产终止妊娠时,术前要进行心外科手术及体外循环备台准备。但需要与妊娠高血容量导致的三尖瓣重度反流做鉴别。

（四）妊娠对三尖瓣反流的影响

单纯三尖瓣反流较少,往往会与妊娠互为因果。妊娠期尤其孕晚期,血容量的增加进一步加重右心室容量,会导致原有的三尖瓣反流进一步加重。当达到右室容量代偿的极限时,会出现急性右心衰甚至全心衰的表现,产妇往往情况危急,若积极纠正心衰效果不理想,在抗心衰治疗的同时尽快终止妊娠。

（五）合并三尖瓣反流孕产妇接受剖宫产麻醉管理要点

1. 术前准备　合并右心衰竭的三尖瓣重度反流产妇,可能在完善术前检查的同时,于妊娠血容量高峰时期前终止妊娠。术前应当进行强心、利尿、补充电解质等处理,调整心功能状态,尽可能达到最佳状态接受手术。若心衰纠正治疗效果不佳,应尽快剖宫产终止妊娠。

2. 麻醉方法　选择大多数三尖瓣反流患者都能很好地耐受椎管内麻醉。实施任何区域阻滞前,都应排除由于右心功能不全导致肝功能障碍而继发的凝血功能异常。若存在椎管内麻醉禁忌,则需要选择全身麻醉。

3. 术中监测　除常规心电图、有创动脉压、指脉搏血氧饱和度监测外,建议持续动态监测中心静脉压,在维护血流动力学平稳的状态下,尽可能不增加中心静脉压。由于三尖瓣的大量反流以及极度扩大的右心房,Swan-Ganz 导管很难到达肺动脉,并且导丝和导管等操作刺激右房的过程中极易诱发恶性心律失常,故不推荐使用。术中可酌情采用经胸超声心动图监测（TTE）。

4. 术中管理

（1）容量管理:单纯三尖瓣反流的处理原则主要是降低右心室压力,减少反流量,维持正常及较低的肺血管阻力,维持心率正常至稍偏快的范围,维持正常的血容量以保证足够的前负荷与右心室每搏量。但需要注意胎儿娩出后,子宫收缩及下腔静脉压迫解除后回心血量增加,会增加右房压力,导致三尖瓣反流进一步增加而加重右心衰。因此胎儿娩出前一方面适当控制容量,另一方面胎儿娩出后置产妇头高位。

（2）血管活性药物应用:由于椎管内麻醉,尤其是蛛网膜下隙阻滞会导致外周血管阻力下降,该类患者建议采用去甲肾上腺素维持血压,并采用适当剂量正性肌力药如多巴胺或多巴酚丁胺维护心功能,也可采用麻黄碱,不建议采用去氧肾上腺素及甲氧明。

（3）缩宫素:缩宫素不禁忌,若合并右心功能不全,要预防缩宫素引起的血压下降及肺阻力升高,可采用经静脉缓慢滴注总量控制的方式给予,同时应用去甲肾上腺素应对其对血压的影响。

（4）产科医生配合:对于合并心衰的三尖瓣重度反流产妇,产科医生术中需控制好胎儿及胎盘娩出的时间和速度,避免胎儿娩出后快速娩出胎盘。

（六）术后管理

术后密切监测液体出入量,避免容量负荷过重,尤其产后最初 48h 之内,同时注意监测 BNP 变化,缓慢撤退血管活性药,及时补钾补镁维持内环境稳定。

六、瓣膜置换术后剖宫产麻醉管理

（一）瓣膜置换术后的抗凝治疗

随着人造瓣膜设计的改进、手术技术的发展以及血流动力学监测与治疗方法的改善,与人造瓣膜有关的并发症已显著降低。影响远期疗效的主要因素是瓣膜置换术前的心功能状态、心肌肥厚程度及与抗凝有关的并发症,晚期死亡的主要原因为心源性或抗凝不当引起的并发症。根据所置换瓣膜材料不同,患者需要接受 3 个月至终生的抗凝治疗。迄今为止,维生素 K 拮抗剂(VKA)华法林一直是瓣膜置换术后抗凝治疗的标准,但华法林本身存在诸多缺点,例如治疗窗比较窄,需要频繁监测凝血功能,药物反应的个体差异大,药物效应难以预期,仍有血栓栓塞风险(1%~4%)及出血风险(2%~9%)。

根据患者所接受的术式及自身状态,个体化调整围手术期抗凝方案。2017 年 AHA/ACC 瓣膜病患者管理指南中提出:

1. 对于创伤小,出血可控的手术或操作,无须中断华法林治疗,较大手术可以中断华法林使 INR 略低于临床治疗水平而无须桥接。但对于合并有其他血栓风险、使用老一代机械瓣或二尖瓣置换,则需要进行桥接。

2. 接受生物瓣置换术后的患者,指南建议进行 3~6 个月抗凝,择期手术尽可能推至 3 个月后进行。若为急诊手术,暂停华法林,无须桥接治疗,但若合并高血栓风险(见后述),需要根据临床状况进行判断。

(二)合并瓣膜置换手术后孕产妇抗凝治疗

对于孕产妇,指南建议在孕 4~9 个月内服用华法林,并进行 INR 监测(维持 INR2~3)。孕早期及孕 36 周后,可用普通肝素或低分子量肝素替代。为防止产程出血,推荐足月后剖宫产终止妊娠,并注意与抗凝药物肝素的间隔时间。

(三)合并瓣膜置换手术后孕产妇剖宫产关注要点

瓣膜置换术后的孕产妇,往往心功能状态尚可,但仍需术前行超声心动图、心电图与胸部 X 线检查,了解心功能变化与瓣膜活动情况,了解患者的用药史及实验室检查结果,测定 BNP 及 NT-proBNP(N 末端 B 型利钠肽原),合并房颤者应控制心室率 <100 次/min,术前关注血钾血镁水平。

对于人工瓣膜置换术后的产妇,建议围生期皮下注射肝素来替代华法林,分娩时停止所有抗凝治疗。由于华法林 36~48 小时达到抗凝高峰,5~7 天后疗效才肯定。因此术后无产科出血的前提下恢复华法林使用,按照术前剂量进行给药,同时视产科出血情况于术后 48~72 小时开始使用低分子量肝素治疗剂量,直至 INR 达到治疗范围后停止低分子量肝素。

接受抗凝治疗患者椎管内麻醉注意事项可参考美国局部麻醉和疼痛医学协会(ASRA)于 2003 年发布的《椎管内阻滞与抗凝专家共识》及 2008 年发布的《椎管内麻醉并发症防治专家共识》。

1. 普通肝素

(1)静脉注射肝素:至少停药 4 小时,凝血指标恢复正常之后方可行椎管内穿刺、置管或拔管;椎管内穿刺、置管或拔管 1 小时后方可静脉应用肝素;长期抗凝治疗,特别是与其他抗凝剂和溶栓剂联合应用,会增加椎管内血肿形成的风险。

(2)皮下注射肝素:每日大于 10 000 单位则处理同静脉应用肝素;皮下应用肝素 5 天以上应于椎管内麻醉和导管拔除之前进行血小板测定,保证血小板计数正常。

2. 低分子量肝素 低分子量肝素与抗血小板药物或口服抗凝药联合应用会增加椎管内血肿的风险。术前应用低分子量肝素的患者,施行单次脊麻相对安全。低分子量肝素预防剂量给药后至少 12 小时或治疗剂量给药后 24 小时,方可施行椎管内麻醉(穿刺、置管或拔管)。术前 2 小时应用低分子量肝素的患者抗凝活性正值高峰,应避免施行椎管内麻醉。术后需用低分子量肝素预防血栓形成的患者,应于椎管内穿刺 24 小时以后且导管拔除 2 小时以上方可开始应用低分子量肝素。

3. 口服抗凝药 椎管内麻醉前应停用口服抗凝药,并确认凝血酶原时间(PT)和国际标准化比值(INR)恢复正常。术前口服华法林治疗超过 36 小时者,应每日监测 PT 和 INR。长期口服华法林的患者停药后 3~5 天,凝血酶原时间(PT)和 INR 方可恢复正常。术前 36 小时内开始华法林治疗者,不影响患者的凝血状态。椎管内留置导管拔除时机为 INR<1.5。

4. 抗血小板药物　单独应用阿司匹林或非甾体抗炎药（NSAIDs）不增加椎管内麻醉血肿发生的风险，但阿司匹林或非甾体抗炎药与其他抗凝药物（如肝素、低分子量肝素、口服抗凝剂）联合应用则增加出血并发症的风险。

施行椎管内麻醉前推荐的停药时间如下：噻氯匹定（ticlopidine）为 14 天、氯吡格雷（clopidogrel）为 7 天、血小板糖蛋白Ⅱb/Ⅲa 受体拮抗剂依替非巴肽（eptifibatide）和替罗非班（tirofiban）为 8 小时，麻醉前监测凝血功能，必要时监测血栓弹力图。

5. 溶栓药和纤维蛋白溶解药　应用溶栓药和纤溶药的患者尽量避免施行椎管内麻醉，溶栓治疗 10 天内椎管内麻醉应视为禁忌，在椎管内麻醉后 10 天内应避免应用该类药物。对已施行椎管内麻醉者，应至少每隔 2 小时进行神经功能评估，何时拔出椎管内留置导管可参考纤维蛋白原的测定结果。

第三节　妊娠合并肺动脉高压的剖宫产麻醉

妊娠合并肺动脉高压是妊娠合并心脏病中死亡率最高的类型，不同类型的肺动脉高压具有不同的特点。妊娠合并重度肺动脉高压及艾森门格综合征为妊娠禁忌，一旦妊娠应及时终止。该类患者围产期处理极为棘手，猝死率高。围产期血流动力学目标管理原则及落实细节尤其重要，需要多学科参与诊治，麻醉管理更是重中之重。

一、肺动脉高压的分类及分级

（一）肺动脉高压的分类

2013 年法国尼斯肺动脉高压会议上对肺动脉高压的分类进行了更新，分为 5 类，即动脉型肺动脉高压、左心疾病相关肺动脉高压、慢性缺氧性疾病相关肺动脉高压、慢性血栓栓塞性肺动脉高压及由多种未知因素导致的肺动脉高压。孕产妇合并的肺动脉高压多为动脉性肺动脉高压，如先心病导致的肺动脉高压、特发性肺动脉高压等，也有部分患者合并左心系统疾病如瓣膜病及心功能不全导致肺动脉高压。

（二）肺动脉高压的分级标准

正常人静息状态下的平均肺动脉压为（14±3）mmHg，正常上限为 20mmHg，在海平面、静息状态下，右心导管测定的平均肺动脉压≥25mmHg，即定义为肺动脉高压（pulmonary artery hypertension，PAH）。多普勒超声心动图估测三尖瓣峰流速（V）>3.4m/s 或肺动脉收缩压 >50mmHg 的患者可诊断为肺动脉高压。

三尖瓣估测肺动脉压力的方法可采用公式：肺动脉压力 $=4V^2+5mmHg$（三尖瓣少量反流）$+10mmHg$（中量反流）$+15mmHg$（三尖瓣大量反流）。三尖瓣反流法估测肺动脉收缩压，反流压差 >30mmHg 开始计算肺动脉收缩压，小于 30mmHg 不予计算。以三尖瓣反流法估算肺动脉收缩压≥90mmHg 为重度升高，60~89mmHg 为中度肺动脉收缩压，30~59mmHg 为轻度肺动脉高压。

估测肺动脉压力还可以采用三尖瓣反流压差法，即肺动脉压力＝右心室收缩压＝三尖瓣最大反流压差+右心房收缩压（无右室流出道及肺动脉狭窄）。出现室水平分流时，肺动脉收缩压＝右心室收缩压＝肱动脉收缩期压－室缺分流压差。出现大动脉水平分流时：肺动脉收缩压＝肱动脉收缩期压－PDA 分流压。

二、肺动脉高压的临床表现

肺动脉高压的症状是非特异的，早期可无症状，随病情进展可有如下表现：
1. 呼吸困难　最早出现，也最常见，表现为进行性活动后气短，病情严重的在休息时也可出现。
2. 运动耐量降低。
3. 晕厥　心排血量下降导致脑组织供血不足。

4. **心绞痛或胸痛** 是由右心缺血所致,与右心室肥厚冠状动脉灌流减少,心肌相对供血不足有关。

5. **咯血** 肺毛细血管前微血管瘤破裂所致。

6. **声音嘶哑** 肺动脉扩张压迫喉返神经所致。

7. **右心衰的症状** 如食欲缺乏、恶心、呕吐、上腹胀痛,双下肢、腰骶部水肿,胸、腹水,口唇、指尖、耳郭发绀症状等。

注意部分肺动脉高压即使达到中重度时仍然无临床表现,尤其孕期,容易与妊娠导致的胸闷憋气症状混淆,要仔细询问病史,必要时行超声心动图检查排除。

肺动脉高压患者的心电图改变包括:心电轴右偏,肺型 P 波、V_1~V_3 大 R 波、T 波倒置与 ST 段降低。心电图显示右心室肥厚则提示肺动脉压力已经超过 30mmHg。

三、妊娠对肺动脉压力的影响

正常妊娠后产妇的耗氧量最高比基线状态增加 15%~30%,血容量、心排血量、肺血容量等均增加,外周血管阻力下降。孕前左向右分流的心脏病随着妊娠的进展及血容量的增加,大量左向右分流致肺循环血流量增加,使肺动脉高压逐渐加重并加快出现双相分流或右向左分流的进程。孕妇合并肺动脉高压代偿高血容量的能力比正常人显著下降,易于发生急性右心衰竭和全心衰。

妊娠期高凝状态特别是产后,可促进肺循环原位血栓形成,促进肺血管阻力(pulmonary vascular resistance,PVR)增加,使 PH 病情恶化。妊娠期由于胎盘和胎儿血管生成的需要,母体和胎盘血管源性生长因子表达水平增高,可能参与了肺动脉高压的发病。

四、妊娠合并肺动脉高压的麻醉管理

妊娠合并肺动脉高压尤其重度肺动脉高压及艾森门格综合征是对整体医疗管理团队的考验,每一个环节的管理至关重要。

(一)术前准备

肺动脉高压的围手术期管理需要遵循一定的管理原则,妊娠合并轻至中度肺动脉高压麻醉管理相对容易,但术前需要仔细评估。动脉性肺动脉高压若存在以下征象,提示病情严重:

1. 有咳血病史,氧合差,血氧饱和度(SpO_2)<90%。

2. 右房压 >14mmHg,CI<2.0L/(min·m²),SvO_2<60%。

3. 右心房面积 >26cm²,三尖瓣环收缩期位移(TAPSE)<1.5cm,并有心包积液者。

4. 有心衰症状、晕厥、6 分钟步行试验 <165m。

5. BNP>300ng/L、NT-proBNP>1 400ng/L。

6. 超声心动图提示左心室 "D" 字形改变,提示右心室压力高。

若存在上述病情特点,术前需要吸纯氧提高氧分压解除肺血管痉挛。无产科急症术前应首先积极抗心衰治疗(强心、利尿)。无低血压者口服降低肺动脉压力的药物(西地那非)。维持血电解质平衡,防止酸中毒使肺血管收缩,防止利尿期间低钾、低镁等发生。安抚情绪。术前尽可能降低心衰指标如脑钠肽(BNP)或脑钠肽前体 N-末端片段(NT-proBNP)水平。此外,对于术前非窦性心律或合并其他类型的心律失常的患者亦要引起重视,左心室相对较小的肺动脉高压患者,也是高危因素。

(二)麻醉方式选择

目前国内外专家多倾向于椎管内麻醉。为避免血流动力学的波动,重度肺动脉高压者避免采用腰麻方式。建议没有椎管内麻醉禁忌者选择椎管内麻醉,但需要经验丰富的麻醉医生全程精准管理,合理应用血管活性药物多会安全度过手术。如需要全身麻醉,应尽可能避免全麻气管插管及拔管导致的血流动力学变

化,尤其避免吸痰刺激,可选择深麻醉下拔除气管插管。

（三）术中管理原则

防止低血压、避免肺血管阻力进一步增高为该类患者管理的核心。

1. 预防麻醉后外周血管阻力明显降低和心脏功能抑制　由于硬膜外麻醉或腰硬联合麻醉不可避免导致外周血管阻力下降,因此多需要使用血管收缩药物来维持血压。

若为轻至中度肺动脉高压,多使用小剂量去甲肾上腺素、去氧肾上腺素、甲氧明和/或麻黄碱即可。若为重度肺动脉高压,多选择去甲肾上腺素和/或加压素,但需要注意二者对肺血管阻力的影响。对于重度肺动脉高压及艾森门格综合征患者,建议酌情持续泵注曲前列尼尔注射液以及吸入伊洛前列腺素扩张肺动脉,降低肺血管阻力,降低右心后负荷。但要注意曲前列尼尔及伊洛前列腺素均可降低外周血管阻力导致低血压,注意输注及吸入剂量的控制。正性肌力药多选择多巴酚丁胺,心衰严重时加用肾上腺素。

2. 胎儿娩出后,改变产妇体位为头高位,预防产妇血容量的迅速增加　胎儿胎盘娩出后子宫收缩及下腔静脉梗阻解除,可导致产妇回心血量增加,使心脏负荷加重。另一方面可能由于少量羊水入血导致的肺血管收缩反应或全身过敏样反应,患者表现为憋气,主、肺动脉压力倒置,氧饱和度下降等,艾森门格综合征孕产妇往往会出现情况恶化。一旦发生多需要紧急吸入用伊洛前列素溶液、加大升压药物剂量并双下肢驱血带充气,若效果不佳,多需紧急气管插管,小潮气量高频率通气,同时吸入一氧化氮,并使用血管收缩药物、正性肌力药物、扩张肺血管药物维持血流动力学平稳。如果情况继续恶化,需要紧急体外循环膜肺（extracorporeal membrane oxygenation,ECMO）维持,此时患者往往预后较差。

3. 胎儿娩出前控制容量输入,遵循量出为入或负平衡的原则。

4. 维持窦性心律,及时纠正酸中毒及电解质紊乱。

（四）术中监测

除常规心电图、指脉搏血氧饱和度外,中重度肺动脉高压建议有创动脉压及中心静脉压监测,酌情考虑是否进行 Swan-Ganz 导管置入。Swan-Ganz 导管可实时监测肺动脉压力,同时经 Swan-Ganz 导管可直接输入扩张肺血管的药物,利于围手术期及时进行血流动力学指标的调控,但如果置入困难或诱发心律失常严重,建议放弃。经胸超声监测（TTE）的应用具有重要意义,可直视心脏收缩功能,辅助判断容量状态,及时发现肺动脉高压危象前驱表现,建议采用。

（五）产科医生的配合

对于重度肺动脉高压及艾森门格综合征孕产妇,建议产科医生于胎儿娩出后压迫下腹部,待血流动力学平稳后缓慢娩出胎盘,防止回心血量骤增使病情恶化。胎儿娩出采用子宫按摩等促进宫缩,避免宫体直接注射缩宫素。若有严重宫缩乏力,催产素总量要控制在 5U 以下,并且需要经静脉缓慢滴注,发现异常立即停止应用。对于合并艾森门格综合征的孕产妇,建议禁忌使用缩宫素。

五、术后管理

重度肺动脉高压及艾森门格综合征患者需要术后监护室精准管理,缓慢降低血管活性药剂量,避免容量负荷过重,特别是在产后最初72小时之内,可针对性使用利尿剂。如果病人出现血压下降、混合静脉氧饱和度下降、右心房压力上升等均提示患者病情恶化,需要及时调整血管活性药。需要注意,产妇术后由于血容量增加会持续到产后24周,因此有必要对孕妇进行数月的监测以提高生存率。术后尽快恢复口服降低肺动脉压的治疗药物。

加强术后镇痛,注意预防恶心呕吐。

患者:女性,31 岁,身高 158cm,体重 62kg,ASA Ⅳ级。

主诉:停经 33 周,心慌、憋气,无法平卧 1 周。

现病史:停经 20 周出现咯血。超声心动图检查结果:先天性心脏病—室间隔缺损,室水平双向分流,肺动脉高压(重度),三尖瓣反流(重度),艾森门格综合征。紧急组织全院专家会诊,一致建议立即终止妊娠,但患者拒绝。孕 28 周时因活动后心慌、憋喘再次入院,超声心动图 TI 法估肺动脉收缩压(SPAP)为 131mmHg,三尖瓣重度反流,指脉搏氧饱和度(SpO$_2$)87%(吸氧后)。因告知立即手术终止妊娠并不能保证胎儿存活,心衰纠正好转后患者及家属强烈要求出院并签字。33 周时患者心慌、憋气加重并且呈端坐状态再次入院。

既往史:患者出生后发现先天性心脏病—室间隔缺损,因经济困难未行处理。自幼无心慌、憋气等不适。无孕产史。

查体:T 36.9℃,P 116 次/min,R 31 次/min,BP 124/78mmHg,SpO$_2$ 88%(吸氧),神清,重病容,坐位,呼吸急促,发绀,杵状指/趾。

辅助检查:

心电图(ECG)示:窦性心律过速,右室肥厚,ST-T 改变。

心脏彩超示:先心病-室间隔缺损,艾森门格综合征,肺动脉高压(重度),测肺动脉压 128mmHg,右心左房增大,三尖瓣反流(重度),左心室呈现"D"字形改变,心包少量积液。

胸部 X 线片:肺动脉高压,肺动脉段显著突出,两肺血增多,肺血管呈树根状增厚,右心房、右心室增大。

术前血气结果:pH:7.41,PCO$_2$:26mmHg,PaO$_2$:48mmHg,SpO$_2$ 84%,Hb 17.8g/L,乳酸:1.3mmol/L,Mg$^+$:0.51mmol/L,Ca$^+$:1.15mmol/L,K$^+$:3.76mmol/L。

BNP 565ng/L,NT-proBNP 1 685ng/L。

入院诊断:孕 33 周,合并艾森门格综合征,心功能Ⅳ级。

术前多学科会诊及准备:该产妇合并艾森门格综合征,孕 33 周胎儿存活的可能性增加,继续妊娠产妇随时会有发生肺动脉高压危象甚至危及生命,经全院多学科讨论,决定积极控制心衰的同时尽快进行剖宫产终止妊娠。围手术期风险如下:

1. 术前积极纠正心衰的同时,需要口服降低肺动脉高压的药物,但降肺压治疗的同时会降低体循环压力,出现病情恶化。

2. 硬膜外麻醉导致的低血压增加患者出现意外的风险。但若椎管内麻醉效果不佳需要改为全身麻醉,或出现意外需要紧急气管插管,可因插管刺激及正压通气诱发肺动脉高压危象,或术后难以脱离呼吸机。

3. 仰卧位低血压引起的血压降低也可使体肺循环压力倒置,出现肺动脉高压危象。

4. 胎儿胎盘娩出后回心血量突然增加会导致肺动脉高压危象、急性右心衰和全心衰危及生命。产后回心血量的增加导致容量负荷过重加重心衰,特别手术过程中血流动力学不稳定或有右心衰竭的患者,术后发生心血管意外风险大大增加。

5. 患者高凝状态,围手术期还会出现血栓栓塞并发症。

术前准备:该患者病情严重,心衰,存在多种肺动脉高压高危因素。因无产科急症,术前进行积极治疗。干预措施包括:安抚情绪,吸纯氧,口服地高辛、螺内酯、呋塞米等积极抗心衰治疗,口服西地那非降低肺动脉压力,适当补钾、补镁。尽可能左侧卧位防止仰卧位低血压。术前治疗 3 天后,复查

BNP及NT-proBNP均呈现下降趋势(BNP 233ng/L,NT-proBNP 864ng/L),决定尽快手术终止妊娠。

此外,术前行股动脉及股静脉超声检查,以备体外膜肺氧合(ECMO)使用,必要时术前放置鞘管,紧急情况可以即刻进行急救。

麻醉及术中管理:患者半卧位入手术室,面罩吸氧SpO₂ 88%。连接5导联心电图,局部麻醉下行桡动脉穿刺置管,血压125/66mmHg,并在局部麻醉下行右侧颈内静脉穿刺置入四腔中心静脉导管,测定中心静脉压4cmH₂O。同时放置Swan-Ganz导管,肺动脉压力为123/64mmHg。中心静脉管连接去甲肾上腺素[0.03mg×体重(kg)/50ml],肺动脉导管端连接多巴酚丁胺[0.03mg×体重(kg)/50ml]、曲前列尼尔注射液[0.03μg×体重(kg)/50ml]待用。双下肢膝关节以上置驱血带备用。

于L₁₋₂间隙穿刺行连硬外麻醉,头侧置管,2%利多卡因3ml作为试验剂量,5min后追加1%利多卡因与0.5%罗哌卡因合剂10ml,血流动力学稳定再次追加合剂5ml。同时泵注去甲肾上腺素0.05μg/(kg·min)、多巴酚丁胺2μg/(kg·min)、曲前列尼尔1ng/(kg·min)。

麻醉平面确定后双侧大腿中上1/3扎止血带待充气,并备好吸入依洛前列腺素雾化吸入装置(5μg/10ml生理盐水),控制输液速度,10min后测阻滞平面T₆~S₄,血流动力学无明显变化手术开始。术中羊水清亮,胎儿头位娩出顺利,Apgar评分5分,经吸痰等处理后Apgar评分7分,但新生儿反应差,呼吸弱,予以气管插管辅助呼吸后转入新生儿病房。胎儿娩出后即刻置产妇头高位控制回心血量,静脉缓慢给予舒芬太尼5μg,产科医生压迫下腹部约8分钟后娩出胎盘,胎盘娩出后血压有下降趋势,并出现体肺动脉压力倒置,立即行双下肢止血带充气,压力130mmHg(稍高于主动脉压力),并增加去甲肾上腺素剂量至0.1μg/(kg·min),加用垂体后叶激素5U/h,加大多巴酚丁胺剂量至5μg/(kg·min),并吸入伊洛前列腺素,血压及肺动脉压力均增高趋势,血氧饱和度79%。待循环稳定后缓慢将双下肢止血带放气(每次每侧释放50mmHg的压力)。术中子宫收缩好,胎盘胎膜娩出完整,未使用缩宫素。术毕血流动力学状态基本稳定,血压134/67mmHg,肺动脉压力132/71mmHg,SpO₂ 80%(吸100%氧)。血气分析同术前,吸氧状态及监测下安返监护室。术程总入液量为350ml(乳酸林格液),尿量250ml,出血量200ml。

术后管理:患者入监护室情况稳定,治疗同前,继续间断吸入伊洛前列腺素(5μg/d)。积极纠正酸中毒,利尿,镇静镇痛,并口服西地那非、地高辛,术后第2天床旁超声估测肺动脉压力134mmHg。术后第3天逐渐减量血管活性药物,确定无产科活动性出血后,应用小剂量低分子量肝素0.5mg/(kg·min)。术后第5天循环稳定,血气值基本满意,少量去甲肾上腺素及多巴酚丁胺维持血压。第6天嘱患者屏气状态下拔除Swan-Ganz导管(防止反常气栓),返回普通病房。

相关要点及解析

1. 艾森门格综合征(Eisenmenger syndrome)概念 艾森门格综合征最早在1897年被描述,Wood在1958年重新定义,是指各种左向右分流的先天性心脏病的肺血管阻力增高,肺动脉压达到或超过体循环压力时,导致血液通过心内或心外异常通路产生双向或反向分流的一种病理生理综合征。常见的先天性心脏病包括房、室间隔缺损,动脉导管未闭等,临床表现为呼吸困难、伴有肺血管扩张试验阴性的低氧血症、发绀、活动耐量下降等。该类患者往往已经失去手术机会。强调通过采用降低肺动脉压力的靶向药物治疗,达到延缓肺动脉高压进展、改善症状、延长寿命的目的。

2. 艾森门格综合征孕妇剖宫产时机是什么?

(1)艾森门格综合征患者原则上禁止妊娠,若孕12周前发现应尽早终止。

(2)坚决继续妊娠的患者,应加强肺动脉高压相关治疗,以改善预后。

（3）孕28周以前胎儿出生后存活率极低，对于出现心衰、重度肺动脉高压及血氧饱和度低下者(任何一种情况)，予强心、利尿等纠正心衰后，应以产妇为主，控制病情后及时终止妊娠，行剖宫取胎术，可提高孕妇存活率。

（4）妊娠晚期至孕32周后新生儿成活率明显提高，对难以控制的严重心衰，特别是危及孕妇生命或估计胎儿能够成活时，可积极治疗，尽量降低心功能恶化程度，剖宫产结束分娩。

3. 艾森门格综合征孕妇围手术期血管活性药如何选择　防止低血压、避免肺血管阻力进一步增高为该类患者管理的核心。由于硬膜外麻醉不可避免导致外周血管阻力下降，几乎所有患者均需要使用血管收缩药物来维持血压。注意血管活性药物要采用能发挥作用的最低剂量，缩血管药物同时增加肺动脉压力，需要精细调节。注意降肺压治疗的同时导致的外周血管阻力降低，需要注意速度及剂量。研究报道，加压素在升高体循环阻力的同时不增加肺血管阻力，该患者在硬膜外麻醉起效之前即使用小剂量去甲肾上腺素和加压素，防止出现低血压后采用单次注射升压药。麻醉前持续泵注曲前列尼尔注射液，并结合吸入伊洛前列腺素扩张肺动脉，降低肺血管阻力，降低右心后负荷。选择小剂量正性肌力药多巴酚丁胺适当强心，以应对胎儿胎盘娩出后血容量增加，防止不必要的强心治疗使心脏做功增加而进一步增加肺动脉压力。

4. 妊娠合并艾森门格综合征缩宫素应用观点　缩宫素是治疗产科宫缩乏力的首选，其加强子宫收缩、迅速关闭子宫肌层创面的血窦、阻断血流的效果确切，但缩宫素有其固有的副作用，通过直接(包括反射)或间接作用可导致产妇显著短暂的低血压、心动过速和或心律失常，缩宫素还有直接抑制心脏收缩力及导致冠脉痉挛的作用。对于心肺功能较差的产妇无相应的代偿性反应，尤其对于肺动脉高压者，往往会导致体、肺循环压力倒置，出现肺动脉高压危象。如果胎盘娩出后即应用缩宫素，子宫血窦内的血液回流至体循环，回心血量骤然增加，右心难以承受前负荷的突然增加，会导致即刻出现右心衰。

因此，对于妊娠合并艾森门格综合征的患者，建议缩宫素列为禁忌。产科可采用子宫按摩或宫腔水囊压迫来缓解产科出血。

5. 肺动脉高压危象及防治　肺动脉高压危象是指肺动脉压力急剧增高，达到或超过主动脉压力水平，导致严重的低血压及低氧血症的严重综合征，即肺动脉高压、缺氧、心衰。常见于2周内肺循环阻力尚未下降的新生儿、术前双向分流并发重度肺动脉高压者或特发性肺动脉高压患者。任何微小刺激(如缺氧、酸中毒、气管吸引等)均可诱发急性肺动脉高压危象的发生。其病理生理特点是肺小动脉痉挛引起肺小动脉前充血，压力增高，右心的血液不能顺利通过肺循环进入左心系统，从而引起左心系统缺血，低血压。

肺动脉高压危象小发作时，除肺动脉压升高外，其他表现不明显，易被忽视。肺动脉高压危象急性发作时表现为血压急剧下降，血氧饱和度降低，肺动脉压和右室压上升，甚至猝死。为避免围手术期发生肺动脉高压危象，要遵循一定的管理原则，具体措施如下：

（1）吸纯氧提高血氧分压解除肺血管痉挛，降低肺血管阻力。

（2）若采用全身麻醉或抢救性插管，要采用肺保护性通气策略，潮气量对肺血管阻力(PVR)的影响呈"U"字形改变，过低或过高的潮气量均致PVR增加，同时避免吸痰刺激呛咳。

（3）使用血管收缩药物(去甲肾上腺素、加压素)、正性肌力药物(多巴酚丁胺、肾上腺素及左西孟旦)、扩张肺血管药物曲前列尼尔，同时吸入一氧化氮，维持血流动力学及内环境稳定。

（4）采用超声心动图(TEE或TTE)检查指导治疗，适当控制容量。

（5）出现肺动脉高压危象经上述积极治疗仍未奏效，考虑ECMO治疗暂缓病情。

ECMO通过将静脉血由静脉插管引出体外，氧合和排出CO_2后泵回体内而替代心肺功能，是缓解严重心肺功能不全的有效方法。当心肺功能逐渐恢复能承担全身的呼吸与循环功能时，再逐渐撤离ECMO。但ECMO虽可改善低氧，降低肺动脉压力，减少血管活性药物应用剂量，促进心脏功能的恢复，但ECMO不能治愈严重肺动脉高压导致的肺血管不可逆的病变。

6. 肺动脉高压产妇围产期抗凝治疗　合并特发性肺动脉高压（idiopathic pulmonary hypertension，IPAH）、低氧性肺动脉高压（hypoxic pulmonary hypertension，HPAH）和先天性心脏病导致的肺动脉高压如艾森门格综合征、慢性血栓栓塞性肺动脉高压（chronic thromboemboembolic pulmonary hypertension，CTEPH）的孕产妇，需要酌情考虑抗凝治疗，通常使用低分子量肝素，但注意分娩时间及用药间隔，方便麻醉选择及防止产科出血。产前华法林由于致畸作用为妊娠期禁忌。新的口服抗凝血剂（例如达比加群酯、利伐沙班、阿哌沙班）在 PAH 患者中的使用无系统性研究，不建议使用。

7. 孕产妇围手术期降低肺血管阻力的方法　孕期肺动脉高压新疗法的出现对于提高产妇生存率极其重要，但特别注意降低肺血管阻力原则上不应大幅度降低主动脉血压，治疗前若产妇血压偏低，降肺压治疗需要格外慎重，并且密切监护，根据既往史、体格检查、影像学（超声心动图）和实验室测试评价及时调整用药。

（1）前列腺素类：按世卫组织功能分类（FC）第Ⅳ类或有严重右心功能损害的产妇，建议使用肠外前列腺素类药物。国外目前应用最多的是静脉注射应用依前列醇（epoprostenol sodium，即 Flolan）。曲前列尼尔是一个新型稳定的前列环素类似物，可舒张肺血管，抑制血小板聚集及平滑肌细胞增生，半衰期较长，改善肺动脉高压患者心功能及降低死亡率，可在术前、术中及术后通过皮下、静脉持续应用。建议合并重度肺动脉高压及艾森门格综合征的孕产妇应用此药。也可吸入伊洛前列腺素。

（2）磷酸二酯-5 抑制剂：磷酸二酯-5 抑制剂可用于有正常右心室功能的产妇，多用西地那非，注意需要密切随访。

（3）钙通道阻滞剂：无右心功能不全且肺血管舒张反应阳性的产妇，可采用钙通道阻滞剂治疗。

（4）内皮素受体拮抗剂：禁用于妊娠后。

（5）一氧化氮：气管插管者可吸入低浓度一氧化氮扩张肺动脉，但需要专用的特殊装置，并且有撤离后肺动脉高压反跳现象。

（6）正性肌力药物：可考虑使用多巴酚丁胺、米力农、左西孟旦等降低肺血管阻力。

第四节　妊娠合并非发绀型心脏病的剖宫产麻醉

非发绀型心脏病亦称左向右分流型的先天性心脏病，是指在心脏左、右心腔间存在异常通道，导致血液出现由左至右的分流，在临床上没有"发绀"表现的先天性心脏病。非发绀型心脏病在先心病中最为常见，其中又以室间隔缺损（ventricular septal defect，VSD）、房间隔缺损（atrial septal defect，ASD）、动脉导管未闭（patent ductus arteriosus，PDA）、心内膜垫缺损（endocardial cushion defct，ECD）等多见，可单发，亦可同时合并其他心内畸形。非发绀型先天性心脏病常合并其他类型心脏畸形：如主动脉瓣狭窄、主动脉缩窄等。术前需要仔细判断分辨。若不合并肺动脉高压，相对发绀型心脏病病人来说，非发绀性心脏病临床症状较轻，部分病例术前容易漏诊，要高度重视，仔细询问病史，即使无临床表现，围手术期仍需要遵守管理原则。

一、常见非发绀型心脏病的病理生理学特点

（一）室间隔缺损（VSD）

正常情况下，左心室收缩压可达 120mmHg，而右心室收缩压仅 30mmHg，压差悬殊，血流通过 VSD 形成左向右分流（简单分流），引起肺血流、左房容量和左室做功增加，导致肺顺应性降低，呼吸做功增加。VSD 分流量小时肺血增加量少，对肺血管阻力影响较小，代偿期长。

（二）房间隔缺损（ASD）

单纯房间隔缺损早期往往不易被发现，随着年龄增加，症状逐渐明显。ASD 基本的血流动力学特点是

房水平左向右分流,右室容量超负荷,分流量的大小取决于缺损大小和左、右心房间的压力差(简单分流生理)。房水平左向右分流,流经右心和肺部的血液远较左心为多,使右心房、室和肺动脉扩大,而左心房、室和主动脉相应较小。缺损较大的 ASD,左向右分流量大,随年龄增长肺小动脉发生痉挛,内膜和中层增生,肺动脉压力会逐渐增加,左向右分流量会逐渐减少,当右心房压力升高到一定限度时,将出现右向左分流和发绀。由于肺动脉高压形成,右心室后负荷增加,最终可以引起右心衰竭。ASD 直径 >1.0cm、腔静脉窦型 ASD、右心室增大及 6 岁以上的 ASD 自然愈合机会小。ASD 的存在增加了心内膜炎和异常栓子的发生率,应尽早进行手术修补。

(三)心内膜垫缺损(ECD)或房室间隔缺损(AVSD)

指房室瓣水平上下的间隔组织发育不全或缺如,同时伴有不同程度的房室瓣异常,使心腔之间相互交通。部分型心内膜垫缺损为原发孔 ASD 合并二尖瓣大瓣裂,完全型心内膜垫缺损为原发孔 ASD、二尖瓣大瓣和三尖瓣隔瓣发育不全及 VSD 并存。

完全性房室通道仅有一个共用房室瓣,部分房室通道房室瓣可有一个连续体,从一个共用瓣膜到通常的两瓣排列,房室瓣通常是完整的,瓣膜反流对预后不利。由于 4 个心腔间均有交通,房、室间交叉分流及房室水平双向分流及房室瓣反流,病理改变差别各不相同。通常多引起肺血流增多,右室负荷过重,早期即可出现肺动脉高压或心力衰竭。

(四)动脉导管未闭(PDA)

PDA 为胎儿时期主动脉与肺动脉之间的生理性血流通道,通常在生后 2~3 周自动关闭,如持续开放即为动脉导管未闭。由于 PDA 的存在,主、肺动脉之间构成异常交通,产生左向右分流,分流量的大小随导管的粗细和肺循环的阻力而变化。PDA 的病程发展因动脉导管的粗细、分流量的大小而不同,左向右分流类似于 VSD 的发展,主要并发症为肺动脉高压和心衰。

二、妊娠合并常见非发绀型心脏病的剖宫产围手术期管理要点

(一)术前评估

建议术前测量四肢血压,除外可能合并的其他心血管系统畸形,如主动脉弓离断和弓缩窄。若患者活动耐量差或有憋喘症状,往往提示病情较重,需要术前进一步完善检查,若出现中-重度肺动脉高压者,要按照肺动脉高压相关要求进行相应的术前准备(见第二节)。

(二)麻醉实施及管理

1. 无椎管内麻醉禁忌者尽可能避免全身麻醉,若不可避免采用全身麻醉,建议采用慢诱导方法,注意左向右分流对静脉用药的稀释作用导致起效延迟,防止药物过量。气管插管前可采用气管表面麻醉的方式降低插管反应。术中采用小潮气量适当增加频率的通气方式,维持肺-体循环阻力平衡,避免过度通气增加肺血。

2. 建议建立有创动脉压力监测,有弓缩窄或弓离断者监测右桡动脉及下肢动脉为宜。根据术前心功能状态,酌情决定是否进行中心静脉监测。

3. 注意房缺患者左室相对较小,对容量负荷耐受性差。适当控制液体摄入,注意胎儿胎盘娩出后容量调整。

4. 缩宫素不禁忌,但建议缓慢滴注。

5. 注意反常性栓塞(paradoxical embolism,PE)。

(三)PE 的发生及预防

PE 是指来自右心或静脉系统的栓子,由右心系统通过心内缺损到达左心,再进入体循环系统,特别是进入冠状动脉及中枢神经系统,会导致致命性并发症。PE 包括反常性血栓栓塞、反常性气栓。存在心内缺

损如动脉导管未闭、房间隔缺损、室间隔缺损、肺动静脉畸形、卵圆孔未闭等,右心压力持续性或短暂性增高如 Valsalva 动作或咳嗽,即可导致右向左分流的发生,尤其是已经存在右向左分流患者,是发生反常性栓塞的基础。目前认为 TEE 是检查卵圆孔未闭最敏感的方法(金标准),经胸超声心动图(TTE)敏感性低于TEE。

因此,对于存在心内分流的患者,尤其右向左分流者,特别注意避免气体或其他颗粒进入静脉系统。合理使用肌松药物,避免麻醉诱导时呛咳及人机对抗导致的肺动脉压力过高,从而避免或减少反常性栓塞的发生。

第五节　妊娠合并发绀型心脏病的剖宫产麻醉

右向左分流伴肺血流减少和心腔内氧合血与未氧合血混合是引起发绀的 2 种主要发生机制,临床上根据肺血流情况将发绀型先心病分为肺血流正常或增多以及肺血流减少 2 类,在麻醉管理、药物选择以及围手术期体、肺血管阻力的调控等方面,均应根据各类病变的特点采取相应措施(表 23-5-1)。

表 23-5-1　发绀型先心病根据肺血流分类

分类	生理	病种
正常肺血流或肺血流增多	心腔内动静脉血混合	单心室(SV) 左心发育不良综合征(HLHS) 右心室双出口(DORV) 大血管转位(TGA) 永存动脉干(PTA) 完全性肺静脉异位连接(TAPVC)
肺血流减少	肺血流梗阻导致在动脉或心室水平的分流	法洛四联症(TOF) 肺动脉闭锁(PA) 三尖瓣闭锁(TA)

一、发绀型先心病的病理生理特点

发绀型先天性心脏病的基本病理生理有 3 类情况:

1. 肺血流不足,如法洛四联症、肺动脉瓣闭锁、三尖瓣闭锁等。

2. 肺静脉血与周围静脉血心内混合,如共同心房,共同心室和房室通道等。

3. 周围静脉血回心后不通过肺氧合直接入主动脉,如大动脉转位。

正常情况下肺循环阻力(PVR)低于体循环阻力(SVR),所以在共同心腔时,有完全性的混合血但没有流出道的梗阻,肺循环和体循环的血流主要取决于 PVR/SVR 比值。当有混合血存在时,动脉血氧饱和度与肺循环血流(Qp)和体循环血流(Qs)的比值(Qp/Qs)有关,右向左分流引起的低氧血症,即使增高吸入氧浓度也难以改善。

心内分流同时伴有流出道的部分性或完全性梗阻可发生于心房或心室水平。TOF 因流出道肥厚而致,右室流出道梗阻的动态变化可能增加或减少右向左分流,并因而加重或减轻低氧血症。肺动脉瓣狭窄(pulmonary valve stenosis,PS)因瓣膜狭窄而致,流出道梗阻使得分流趋向非梗阻的一侧,当梗阻相对轻微时,分流量取决于 SVR/PVR 的比值。如法洛四联症患者常采用蹲踞姿势以缓解气急,机制为下蹲时体动脉阻力增高,而狭窄的肺动脉口的阻力无变化,因而可增加左向右的分流,使动脉血氧饱和度增高,并且下蹲时腹压增加,下肢静脉回流减少,右向左分流减少,体动脉血氧饱和度增加。因此该类患者维持 SVR 及灌注压尤为重要。

二、发绀型先心病的主要继发性改变

红细胞增多是长期慢性低氧血症对红细胞刺激增生的一种生理性反应,随着年龄的增长,血红蛋白浓度可进行性升高,血液黏滞度不断增加,导致全身氧运输能力的下降。红细胞增多和血液黏滞度增高是导致凝血异常的主要原因。在 HCT>60% 的患者,PT、APTT 延长、血小板计数降低,实施椎管内麻醉的患者需要格外注意。

肺静脉回流受阻及右向左分流常可伴有呼吸性酸血症和氧分压降低。严重的发绀型先心病患者,外表发绀并常伴有杵状指/趾,系由于指/趾终末部分毛细血管数量增加、广泛的动静脉瘘中血流量增加,结缔组织增生而致。

三、法洛四联症及缺氧发作机制

临床中妊娠合并法洛四联症较为常见。法洛四联症是一种先天性心脏病,心脏畸形包括:室间隔缺损(VSD)、右心室流出道梗阻、主动脉骑跨和右心室肥厚。临床表现取决于右心室流出道梗阻的程度。发绀为法洛四联症的主要体征,未经治疗的法洛四联症可出现杵状指/趾、气促、运动耐力差、脑脓肿和红细胞增多症。超声心动图能够明确诊断。

妊娠合并法洛四联症核心问题是避免出现缺氧发作。缺氧发作是以肺循环血流的极度减少和心室水平的右向左分流增加,使低氧血大量流入主动脉为病理特点,也有认为是右心室流出道痉挛的继发反应。缺氧发作的机理尚未完全明确,法洛四联症缺氧发作是由于突发右心室流出道痉挛、心动过速使梗阻加剧和/或体循环阻力降低造成一过性肺血流量减少引起,其结果是体循环动脉血氧饱和度明显降低,药物治疗往往不能起到根本作用。易引起缺氧发作的原因包括应激导致的儿茶酚胺水平升高、酸中毒、心率增快、脱水、贫血等。长期 β-受体阻滞剂治疗可降低心肌收缩及减少缺氧发作的频率和强度。

四、妊娠合并发绀型心脏病的剖宫产围手术期麻醉管理要点

发绀型心脏病病情复杂,再加产科本身特点,麻醉风险高,需要关注的环节多,管理要点如下:

(一)术前准备

首先术前明确发绀型心脏病种类,由肺血减少导致的疾病如法洛四联症患者由于长期缺氧出现红细胞增多、血液黏稠、肝脏淤血等,使得血液中血浆含量少,有效凝血因子缺乏,并易启动纤溶进一步消耗凝血因子,并且发绀患者红细胞携氧能力差,对缺血的耐受性差,容易导致缺氧。此类患者术前可适当补液,缓解血液黏稠并以减少禁食水造成的体循环容量不足。出现产科出血,要积极输血,术前还需要准备足够的异体血。若合并肺血多的发绀型心脏病,如 TAPVC 等,尤其孕晚期产妇血容量的增加,容易加重肺动脉高压及急性右心衰,术前若产妇有心功能不全表现,并且无产科急症,尽可能先纠正心衰,包括口服地高辛、利尿剂,并纠正电解质紊乱。

合并重度肺动脉瓣狭窄产妇,妊娠之前应进行处理。妊娠期间如果肺动脉瓣狭窄的症状进行性加重,可以在孕 16~28 周考虑行球囊扩张术。

(二)麻醉方式及监测

尽可能选择椎管内麻醉,尤其合并重度肺动脉高压者,以选择硬膜外麻醉较稳妥。术前排除凝血功能障碍,必要时行血栓弹力图检测。

(三)麻醉实施及术中管理

1. 所有患者据需要建立有创动脉压及中心静脉压监测,麻醉前准备抢救药物,包括碳酸氢钠、去氧肾上腺素、去甲肾上腺素、β-受体阻滞剂、多巴胺、肾上腺素等。

2. 肺血流量少的患者如法洛四联症及肺动脉瓣狭窄等患者,需要维持体循环阻力,防止低血压,并保证足够的血容量,积极改善缺氧、酸中毒状态。术中需要采用缩血管药预防性纠治低血压,如采用去氧肾上腺素和/或去甲肾上腺素(根据心功能及心率状态决定)提高外周阻力以提高左心室压力,减少右向左分流。无心功能不全表现者,避免应用正性肌力药。

3. 发绀患者积极输血补液,防止低血容量及贫血。发绀患者红细胞增生并且体积增大变形,其携氧能力下降,故发绀型患者的血红蛋白浓度要高于正常才能确保机体组织氧供。对于术前动脉血氧分压低且红细胞比容偏低的患者要积极输血,提高红细胞的携氧能力。

4. 肺血流量多的发绀型心脏病,若合并肺动脉高压,按照前述肺动脉高压的原则进行处理,但需要结合不同的心脏病种类进行合理的容量管理。术前合并心功能不全及肺动脉高压者,胎儿胎盘娩出后适当置产妇头高位,以减少回心血量。

5. 发绀型心脏病患者由于外周组织乏氧,乳酸堆积,可造成酸性内环境,输注碳酸氢钠可以纠正酸中毒,使氧合曲线左移,有利于红细胞释氧,可根据血气结果进行纠正酸中毒治疗,预防及缓解缺氧状态。

6. 注意右向左分流的先天性心脏病,静脉注射药物都可直接通过心内缺损,作用于体循环系统而使起效时间加快,因此注意缓慢用药。

(四)缺氧发作的预防及处理

多发生于合并法洛四联症的孕产妇,为该类患者最紧急状态,多出现在情绪波动、浅麻醉刺激和/或低血压时发生,因此重在预防。处理原则包括安抚患者紧张情绪,术前及行椎管内麻醉时尽可能左侧卧位,避免硬膜外阻滞不全导致疼痛刺激,尽可能避免全身麻醉,预防和积极处理麻醉药物、低血容量及手术刺激导致的低血压,术中适当采用缩血管药物提高外周阻力防止低血压,并且去氧肾上腺素可反射性降低心率可预防右心室流出道痉挛,无心功能不全者避免采用增加心肌收缩力的药物。一旦出现缺氧发作,处理原则为:

1. 纯氧通气,血管收缩药提升体循环阻力。

2. 排除低血容量,积极纠正容量不足,尤其有出血时。

3. 采用碳酸氢钠纠正酸中毒。

4. 同时考虑采用β-受体阻滞剂艾司洛尔(esmolol)0.5~1mg/kg缓慢静注,以减少心脏交感神经张力,减慢心率及降低心肌收缩力,缓解右心室流出道痉挛,并通过减慢心率,增加心室容量,改善心脏舒张功能和增加左室射血分数(LVEF),促进左向右分流,增加肺血流量。艾司洛尔为选择性β1-受体阻滞剂,小剂量不会引起外周血管扩张,且半衰期为8~10分钟,是比较安全的选择。需要注意β-受体阻滞剂的负性肌力作用,要在严密监测下由经验丰富的医师应用。

5. 若仍然无效,需紧急行体外循环膜肺(ECMO)维持呼吸循环功能或体外循环下进行心脏手术,以挽救生命。

第六节　妊娠合并主动脉夹层的剖宫产麻醉

妊娠合并主动脉夹层或动脉瘤病情凶险,产妇及围产儿死亡率极高,尤其A型夹层是产妇猝死的原因之一,通常发生于怀孕最后3个月(约占50%)或产后早期(约占33%)。由于主动脉夹层常被漏诊,故怀孕期间所有有胸痛症状者均应考虑该诊断的可能。妊娠合并A型主动脉夹层多急诊入院,需要紧急进行主动脉手术,若需要同期进行剖宫产手术,对麻醉极具挑战性,既要保证麻醉深度,防止瘤体破裂,又需要保证麻醉药物对胎儿影响最小。同时也是对医院多学科团队救治能力的重大考验。

随着大血管手术在国内不断推广,逐渐规范普及,妊娠合并主动脉夹层手术的报道也不断增多,但手术方式尚无共识,术前由心外科、妇产科、麻醉科、体外循环科共同商讨决定围手术期配合细节。

一、主动脉夹层概念

主动脉夹层(aortic dissection)即主动脉动脉壁夹层形成,系指由各种原因造成的主动脉壁内膜破裂,血流进入主动脉壁内,导致血管壁分层,剥离的内膜片分隔形成"双腔主动脉"。原因为主动脉中层囊性变性导致主动脉反复屈曲、高血压施加于主动脉的血流动力学作用及外伤等因素,使主动脉内膜撕裂形成夹层血肿。

主动脉夹层的自然经过十分凶险,如果未能及时诊断治疗,病死率极高。临床表现主要为突发剧烈疼痛,难以忍受,疼痛为前胸部及肩胛间区。促使夹层血肿扩展的是脉搏陡度(dp/dt),即心肌收缩力及血压,因此急性主动脉夹层药物治疗首先是降压并适当降低心率。需要注意,夹层分离导致的心脏压塞、胸膜腔或腹膜腔破裂时会出现低血压及休克,夹层累及头臂血管使肢体动脉损害或闭塞时,则不能准确测定血压而出现假性低血压。

二、主动脉夹层的分型

国际上经典的临床上常用2种分型:DeBakey分型和Stanford分型(图23-6-1)。DeBakey分型有3型:

1. Ⅰ型胸主动脉夹层　起源于升主动脉并向远端延伸,至少累及主动脉弓部。

2. Ⅱ型胸主动脉夹层　起源并局限于升主动脉。

3. Ⅲ型胸主动脉夹层　起源于降主动脉,很少向近端延伸,但可能会累及血管远端,DeBakey ⅢA仅累及胸主动脉,DeBakey ⅢB累及胸腹主动脉。

Stanford分型分为A型和B型,并且分为多种亚型,临床上更为常用。

1. A型主动脉夹层　涉及升主动脉和/或主动脉弓,降主动脉也有可能累及。此分型相当于DeBakey Ⅰ型、DeBakey Ⅱ型和逆行DeBakey Ⅲ型(主动脉夹层起源于降主动脉并向近端延伸,累及升主动脉)。

2. B型主动脉夹层　涉及降主动脉和/或延伸至腹主动脉,但不累及升主动脉和主动脉弓。此分型相当于DeBakey Ⅲ型未逆行累及升主动脉的病例。

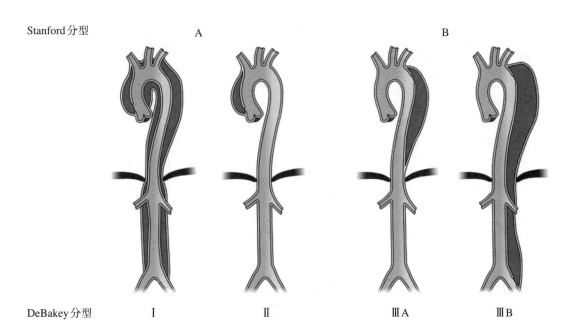

图 23-6-1　DeBakey 分型和 Stanford 分型

三、主动脉夹层对孕产妇及胎儿的影响

孕产妇发生 A 型主动脉夹层后,升主动脉与窦管交界急性扩张可以导致主动脉瓣急性大量反流、急性左心衰及肺水肿。累及升主动脉根部时,可以累及左右冠状动脉开口,导致冠状动脉夹层、冠状动脉开口狭窄、血栓形成或闭塞,导致急性大面积心肌梗死,血性渗出液可渗出到心包腔内,影响心脏的收缩与舒张功能,母婴常常预后不良。若出现心脏压塞,如果不及时缓解心脏压塞症状并急诊手术,往往造成严重后果。

子宫动脉由双侧髂内动脉供血。主动脉夹层累及胸主动脉或腹主动脉时,尤其当真腔细小,假腔巨大,真假腔没有足够的交通通道时,容易发生下半身血压低于上半身血压现象,上下肢血压倒置,子宫动脉灌注不足及胎儿缺血缺氧症状。如果夹层累及髂内动脉,可以导致死胎发生。

四、妊娠期发生主动脉夹层的病因及干预

妊娠期间由于激素水平、血管壁微结构、血流动力学以及血液流变学改变,主动脉内膜本身有发生撕裂产生夹层的风险。

1. 若合并有马方综合征、先天性主动脉瓣二叶瓣畸形伴升主动脉扩张、高血压、Ehlers-Danlos 综合征、Loeys-Dietz 综合征、Turner 综合征等,更容易在妊娠期发生主动脉夹层。妊娠前需要干预,为妊娠禁忌。

2. 若是妊娠后发现主动脉病变,尤其为 A 型夹层,需要立即终止妊娠,并且依据妊娠时间决定具体手术方案。

3. 若妊娠期短时间主动脉直径增加 5mm 者,也应考虑终止妊娠。坚决要求继续妊娠者,要采用药物控制,密切监测血压及心率。每 4~12 周进行主动脉超声检查,有主动脉弓、胸腹主动脉扩张者,建议 MRI 检查。

4. 服用 β-受体阻滞剂者,建议行胎儿超声检查。

5. B 型夹层建议进行规律的 MRI 检查。

6. 合并 Ehlers-Danlos 综合征、Loeys-Dietz 综合征、马方综合征者,若主动脉直径 >45mm,主动脉瓣二瓣畸形 >50mm 者,需要剖宫产终止妊娠。

妊娠前需要干预指征见表 23-6-1,也为妊娠禁忌。

表 23-6-1　妊娠前需要干预的主动脉病变

主动脉病变	升主动脉直径
马方综合征,家族性主动脉夹层	40~45mm
Loeys-Dietz 综合征	42~45mm
血管 Ehlers-Danlos 综合征	≥45mm
主动脉瓣二瓣畸形	≥50mm
Turner 综合征	升主动脉直径指数 25~27mm/m^2
主动脉瓣膜手术后	≥45mm
主动脉瘤	≥55mm
其他原因	≥50mm

五、孕妇合并主动脉夹层终止妊娠时机、方式的选择

2010 年美国心脏病学会基金会及心脏协会等共同制定了《胸主动脉疾病诊治指南》。2014 年欧洲心脏协会发布了新的主动脉疾病诊治指南。妊娠期主动脉夹层的治疗在遵循非孕期疾病诊疗指南的基础上,

需要综合考虑对胎儿造成的风险。

（一）妊娠合并 A 型主动脉夹层

妊娠合并 A 型主动脉夹层患者一般需要实施大血管手术。需要根据夹层的类型、孕龄选择。

1. 如果胎龄 <28 周，胎儿娩出后不易存活，需要实施保留胎儿的大血管手术。

2. 如果胎龄在 16~24 周，家属术前要求放弃胎儿者，可以实施同期剖宫取胎术 + 大血管手术，或先实施体外循环下的大血管手术，之后再根据情况实施同期或择期剖宫取胎术。

3. 要求保留胎儿者，可先行大血管手术后，部分胎儿仍正常存活，可予足月后进行剖宫产娩出胎儿。但需要告知随时有胎死宫内、早产等风险。

4. 对于胎龄 >28 周的孕妇，胎儿可存活，一般在全麻下先剖宫产娩出胎儿，再实施同期大血管手术。

（二）妊娠合并 B 型主动脉夹层

B 型主动脉夹层孕妇需要继续妊娠者，可行经股动脉胸主动脉或腹主动脉覆膜支架置入介入治疗。麻醉选择可以采用局麻强化、腰硬联合麻醉或全身麻醉等，术中均需要实施控制性降压，使收缩压控制在 100~120mmHg 左右，防止血压过高加剧夹层撕裂或主动脉破裂猝死，同时也要避免血压过低影响胎盘血流灌注导致胎儿缺血缺氧。术中需要尽量减少放射次数及剂量，用铅板遮盖孕妇腹部，等待胎龄足够胎儿能够存活或足月后行剖宫产术。

1. 孕期 >24 周者，术中需要监测胎心变化，如发现胎儿心率变慢，应给予孕妇吸入高浓度的氧气，提高孕妇血压以增加胎儿的血流灌注。

2. 胎龄达 28 周胎儿娩出后能够存活且孕妇病情稳定，可在椎管内麻醉下先娩出胎儿终止妊娠，可选择采用药物保守治疗主动脉夹层，严格控制血压，待围产期过后再实施介入治疗下的经股动脉胸主动脉或腹主动脉覆膜支架置入术，若病情严重，可同期实施胸主动脉或腹主动脉腔内覆膜支架植入术，等待围产期过后根据情况决定是否实施胸腹主动脉人工血管置换术。

六、妊娠合并 A 型主动脉夹层麻醉管理要点

（一）术前多学科会诊及术前准备

孕产妇发生主动脉夹层急诊入院后，首诊心血管外科大夫应进行详细的术前检查与准备，相关科室如产科、麻醉科、监护室与体外循环科进行全院会诊，根据患者超声心动图、主动脉 CT 加强血管造影（CTA）、胎儿超声等检查全方位评估孕产妇的心功能及夹层累及范围与类型、胎儿状况、是否病情稳定等是否需要紧急干预。了解患者的颈部重要血管、腹部重要脏器血供情况以及肺功能、肝、肾、肠等重要脏器功能。分别测量患者上下肢血压，监测胎儿心率，以了解胎儿目前的状况以及夹层对胎儿的影响。必要时建立直接动脉测压并采用使用硝普钠、硝酸甘油、尼卡地平、艾司洛尔等进行控制性降压。适当镇静解除患者的紧张情绪，防止血压过高致夹层撕裂加剧或夹层破裂等意外发生。向患者及其家属解释目前的病情，拟采取的治疗措施及存在的风险。根据夹层的类型与孕龄决定手术名称与方式，决定麻醉方法、体外循环灌注方法以及产科治疗方法。

此类患者一旦明确诊断，应缩短病房术前准备时间，尽快手术，避免可能导致产妇血压升高的任何刺激，充分安抚，必要时使用硝普钠 0.3~2μg/（kg·min）、硝酸甘油 0.5~2μg/（kg·min）或尼卡地平 0.5~2μg/（kg·min）、艾司洛尔 50~200μg/（kg·min）等进行控制性降压，采用小剂量咪达唑仑（1mg）适当镇静，维持收缩压 100~120mmHg 之间，心率 70~80 次/min 左右，以防止血压过高致夹层撕裂加剧或夹层破裂等意外发生。

术前备好充足的异体血，包括红细胞、血浆及血小板。

（二）麻醉管理要点

需要根据夹层的类型、孕龄、手术部位与手术方式选择麻醉方法及围手术期管理。对妊娠禁忌的主动

脉病变产妇,均应以保证产妇生命为首选,妊娠合并 A 型主动脉夹层患者一般需要在全身麻醉及体外循环下实施大血管手术。

1. 保胎的大血管手术　若孕 28 周前家属强烈要求保留胎儿者,先行心脏手术,待足月择期进行剖宫产。孕期接受心脏手术对胎儿的影响多由于体外循环导致的胎盘低灌注有关,并可导致胎儿低心排血量、缺氧,甚至胎死宫内,术前尽可能纠正孕妇心功能状态。保胎孕妇实施体外循环下的大血管手术,其麻醉诱导与普通心血管手术麻醉无异。注意要点如下:

(1)一般可采用常规大血管上手术麻醉诱导及管理方式,可使用芬太尼或舒芬太尼进行麻醉诱导及维持。术前合并心衰或心脏压塞的孕妇,若时间许可,可以在诱导前先局麻下中心静脉穿刺置管,泵注多巴胺 3~5μg/(kg·min) 后再开始麻醉诱导。

(2)术中维持血流动力学稳定,上肢收缩压需要维持在 100~130mmHg,下肢平均动脉压需要维持在 60~80mmHg,以保证胎儿的血流供应。孕期 >20 周者,术中将孕妇右侧臀部垫高 30° 左右,可以避免仰卧位低血压发生。妊娠 >24 周需要进行胎心监测,术中注意保护孕妇腹部,避免手术器械与术者不小心压迫下腹部,影响胎儿。

(3)术中低血压、低温、孕妇血红蛋白浓度过低、血钾浓度异常、血镁浓度异常、$PaCO_2$ 均可以影响胎儿血供,诱发脐血管痉挛,从而导致胎儿缺血缺氧。体外循环期间血细胞比容 >25%,孕妇足够的氧合,体外循环灌注流量 >2.5L/(min·m²),并采用波动灌注,灌注压 >70mmHg,尽可能减少体外循环时间。采用 α-稳态管理 pH;采取抑制子宫收缩的措施如硫酸镁、黄体酮补充等。注意电解质浓度变化尤其血钾浓度变化对胎儿心率及节律的影响,注意体外循环灌注的心脏停搏液,尤其是含血高钾停跳液对胎儿心率与节律的影响。晶体心肌停跳液,尤其是高钾停跳液,使用后采用外吸引将其吸出体外。

(4)累及主动脉弓部的保胎孕妇的体外循环插管需要采取上半身与下半身同时插管灌注的方法,用股动脉插管灌注来保证胎儿术中的正常血供。需要深低温停循环的保胎孕妇,术中等待直肠温度达到 25~22℃,在左锁骨下动脉开口水平横断主动脉,置入术中支架后,可以经术中支架向降主动脉置入球囊堵塞导管,使用生理盐水充起球囊堵塞降主动脉以后,下半身即可以恢复循环,再进行主动脉弓部的人工血管重建术。这样可以减少深低温停循环时间,尽量减少深低温停循环对胎儿血供的影响。

(5)主动脉开放后心室纤颤时可以使用心内电除颤,成人常用的心内电击能量对胎儿心律无显著影响。

(6)保胎孕妇围手术期应慎用垂体后叶激素。因垂体后叶激素中含有催产素,后者可以选择性地兴奋子宫平滑肌,引起子宫收缩,导致早产。

(7)体外循环停机后,如果经过干预孕产妇的下肢血压仍然过低,应及时行主动脉到该侧下肢的血液转流手术,以减少该侧下肢缺血,并增加髂内动脉与子宫的血流灌注,保证胎儿的血供与良好发育。

(8)术中胎儿心率一般随降温过程逐渐下降,至深低温时出现胎儿心跳停搏。等到复温过程中,胎儿心跳会自动恢复,当孕妇体温恢复正常时胎儿心率与节律也会随之恢复正常。麻醉过程中需要持续或间断监测胎心变化。一般可以使用胎心监测仪经腹连续或间断监测胎心变化,也可以采用最基本方法如听诊器间断监测胎心变化。较小胎儿只能间断监测胎心,因为胎儿在子宫内容易变换位置。较大的胎儿由于胎位较为固定,可以在术中连续监测胎心变化。使用经阴道超声探头可以连续监测胎心搏动、脐动脉血流速度、搏动指数与阻力指数,有利于尽早发现胎儿血供变化及胎儿宫内窘迫,术中可以使用超声多普勒监测脐动脉血流变化,及时采取相应的处理。为麻醉医师及时处理提供指导。

导致胎儿心率减慢的原因一般与胎儿缺氧、酸中毒、母体低温、母体低血糖以及能透过胎盘屏障的药物的作用等有关。胎儿低氧可能是由于孕妇低氧、子宫灌注压力过低以及子宫动脉阻力增加所致。与胎儿心动过缓一样,胎儿代偿性心动过速也可由于胎儿低氧导致胎儿宫内窘迫所致。体外循环前或停机后如果胎心低于 100 次/min,有可能发生胎儿宫内窘迫,需要分析原因,立即予以处理。如维持较高血红蛋白水平,维持孕妇体温不低于 35℃。胎儿心率过慢时也可以使用阿托品或山莨菪碱处理。山莨菪碱具有解痉及改善微循环作用,且其作用比阿托品更温和,效果更持久,故更常用。如考虑子宫动脉痉挛,可以使用硝酸甘油及硫酸镁解痉,避免使用硝普钠,因其可以导致胎儿发绀。纠正母体低灌注压,因部分术中胎儿心动过缓是胎儿对子宫—胎盘血流灌注减少以及子宫收缩的反应,在体外循环时能通过提高体外循环灌注流量与平均动脉压而增加胎盘血流灌注而予以纠正。拟交感胺类药物如麻黄碱及去氧肾上腺素在剖宫产手术椎管内麻醉中可以改善胎儿酸碱状态,一般认为可以在妊娠期间安全使用,但应注意这些药物在升高母体血压的同时,均可以增加子宫动脉及脐动脉的血管阻力。

（9）术后需要每天多次监测胎心,及早发现胎儿宫内窘迫并积极处理。积极纠正孕妇术后低血压、贫血、低血糖以及低氧血症对胎儿的影响。术后孕妇需要每天肌内注射黄体酮 20mg,连续一周,以抑制子宫收缩,防止胎儿早产发生。

（10）保胎手术要考虑围手术期用药对胎儿发育的影响。临床上许多药物在孕期使用可对胎儿发育产生严重影响。不同孕龄的胎儿对围手术期用药的敏感性不同。麻醉药物应以简单、安全、有效为原则,尽量避免麻醉药物、心血管活性药物及其他辅助用药对胎儿发育造成影响。

（11）如果胎龄在 16~24 周,家属在术前坚决要求放弃胎儿的患者可以先实施剖宫取胎术,再实施同期体外循环下的大血管手术,或先实施体外循环下的大血管手术,之后再根据情况实施同期或择期剖宫取胎术。

2. 剖宫产加同期大血管手术　妊娠晚期合并主动脉夹层病变凶险,施行同期手术,即先行剖宫产娩出胎儿,之后再行大血管手术,血压波动大,主动脉随时有破裂的可能,造成产妇、胎儿的死亡。而麻醉过程不平稳,尤其麻醉诱导期,极易导致主动脉破裂出现恶性事件。

麻醉前准备抢救药品,建立外周粗大静脉通路。准备变温毯、冰帽、冰袋,监测鼻温、肛温、膀胱温。备血液分离装置以及血液回收装置。备好抢救新生儿的吸引器,氧气及紧急插管等设备。监测胎儿心率。麻醉前体外循环装机待用,产科及心外科医生均准备就绪。麻醉管理原则如下:

（1）由于大血管手术需在上肢、下肢同时监测动脉压力以及中心静脉压力,为减小对产妇的刺激,麻醉前可先行监测上肢压力,同时局麻醉下置入中心静脉导管,胎儿娩出全麻插管后再进行下肢动脉置管测压。心外科及产科手术术野均消毒铺单,待产科手术开始即刻进行全身麻醉诱导。

（2）全麻既要防止血流动力学波动导致瘤体破裂,又要保证对胎儿影响最小,尽可能缩短用药与胎儿娩出时间,因此类产妇胎儿多不足月且发育不良,胎儿娩出前尽可能少用或不用阿片类药物,或选择短效阿片类药物,辅以气管表面麻醉、腹部切口采取局部麻醉等方法,待胎儿娩出后加用阿片类镇痛药物。常用诱导药物包括小量丙泊酚、依托咪酯,辅以低浓度吸入麻醉药物如异氟烷、七氟醚等,镇痛药物可以选择小剂量氯胺酮 0.5~1mg/kg、瑞芬太尼 10~40μg/(kg·min)静注,并泵注雷米芬太尼 0.1μg/(kg·min)维持,肌松药推荐采用快速起效的罗库溴铵。气管插管时可根据有创动脉压力监测采用硝酸甘油、艾司洛尔单次应用或联合注射控制血压,使气管插管时收缩压控制在 100~120mmHg 之间,以避免血压过高导致夹层撕裂加重或夹层破裂致孕妇死亡。

（3）胎儿娩出后,产科医生轻柔操作,缓慢娩出胎盘,防止回心血量增加过快。催产素可以使用,注意其导致的循环波动。胎儿胎盘娩出后彻底清除子宫内膜,让子宫充分收缩复原,然后经阴道将球囊导管置入子宫腔内,球囊内注入 150~170ml 生理盐水压迫止血。对于难以止血的患者,可考虑同时行子宫切除手术。产科术后注意观察阴道出血情况。

（4）胎儿娩出后可常规加深麻醉,出现血压搏动时,可首选体位调节,通过改变产妇体位的方式调节回心血量必要时辅助血管活性药物,但调节需谨慎,防止血压的骤升骤降。

（5）心外科主动脉手术同常规非产妇手术方式，术后注意产后出血。

（6）此类患者主动脉破裂最容易出现在麻醉诱导期间、气管插管刺激及胎儿娩出压迫腹部时。一旦破裂，外科医师即刻开胸并建立体外循环为首要处理，是挽救产妇生命的关键。紧急情况可采取股动、静脉体外循环方式，之后可应用选择性脑灌注。麻醉医生迅速静脉注射肝素 3mg/kg，全速开放液体，维护血流动力学水平，同时进行脑保护，头枕冰帽，激素、脱水等。产科医师快速取胎完成产科手术。体外循环医师需密切关注 ACT 数值的变化，防止血栓形成。

（7）产科手术结束后，若产妇血流动力学稳定，要重新消毒铺巾，及时完善麻醉监测，适度加深麻醉，稳定循环状态。头枕冰帽，达到降低脑耗氧，给予甲泼尼松龙 500mg，以进行脑保护。酌情进行血液保护，可采用等容血压稀释或血液分离技术，同时开始持续泵入氨甲环酸 10~30mg/(kg·h) 抑制纤溶亢进。肝素化 ACT 达到 400 秒后，尽可能快速建立体外循环进行大血管手术。

（三）术后管理

1. 原则上应尽早让其清醒，观察患者意识水平，注意双下肢肌力情况，及早发现脊髓缺血表现。

2. 术后早期患者收缩压可维持于 100~120mmHg，中心静脉压维持 6~8cmH_2O。等待胸腔引流较少后，可将收缩压维持于 130~140mmHg，以预防脊髓缺血并发症。

3. 注意产后出血，术后 24 小时经阴道引流量一般在 150~350ml 左右。产科大夫需要密切观察产科术后情况，尤其注意观察产后出血情况，并采取相应处理。阴道球囊堵塞导管一般于术后 24 小时拔除，并积极预防产后感染。如果宫腔引流过多，部分需考虑行子宫切除。

4. 注意术后实验室指标，如心肌酶、肌钙蛋白、BNP 等指标的变化趋势，及时进行针对性处理。

5. 复查超声心动图，观察机械瓣功能，人工血管血流情况。

6. 应用双下肢穿弹力袜，鼓励产妇下肢活动，预防静脉血栓形成。术后应用小剂量肝素［0.5mg/(kg·d)］抗凝，第 3 天开始根据凝血监测检查结果进行口服华法林衔接治疗。

7. 出院前复查胸主动脉磁共振。

临床病例

患者，女，31 岁，身高 172cm，体重 76kg，ASA Ⅳ 级。

主诉：胸部持续剧烈疼痛，伴大汗、恶心、呕吐 1 天。

现病史：患者孕 26 周时，因胸痛在当地医院行心脏超声检查发现为"主动脉夹层"，病史不详，予镇痛、止吐等治疗，症状逐渐缓解，建议进一步检查治疗，患者本人拒绝，自动出院。本次入院前 1 天，患者突发胸痛，再次入当地医院就诊，诊断为："宫内孕 33⁺ 周，急性主动脉夹层"，即刻转入上级医院治疗。

既往史：孕 1 产 0。否认高血压、冠心病、糖尿病史。否认家族性遗传病史。

查体：自主体位，血压 110/47mmHg，心率 89 次/min，律齐，呼吸 22 次/min，呼吸音清，未闻及干湿性啰音，SpO_2 100%（吸 100% 氧）。主动脉瓣膜听诊区可闻及舒张期杂音。

辅助检查：心电图（ECG）示窦性心动过速，ST-T 改变。超声心动图示主动脉根部内径明显增宽约 57mm，主动脉根部可见撕脱内膜回声，舒张期主动脉瓣下可见大量反流信号。胸骨上窝切面可见主动脉弓内撕脱内膜回声，由主动脉根部撕脱至头臂干内，降主动脉内似可见剥脱内膜回声。左室舒张末期内径 58cm，LVEF：65%。心包腔未见明显游离液性暗区，提示主动脉夹层（A_3），主动脉瓣反流（重）。胸部大血管 CTA 示主动脉窦及升主动脉瘤样扩张，可见多发内膜破口，累及至主动脉弓腔内，可见内膜片。降主动脉管壁规则。冠状动脉起自真腔。右无名动脉、右侧颈总动脉受累，可见游离内膜片，左颈总动脉开口骑跨于真假腔。左锁骨下动脉起自真腔。腹主动脉 CTA 未见明显异常。

实验室检查:术前血常规示白细胞增高,14.32×10⁹/L,余正常。心肌酶及肌钙蛋白、血生化、血气检查基本正常。凝血五项示凝血酶原时间(PT)9.7秒,凝血酶原活动度(PT%)150.0,国际化标准比值(INR)0.97,活化部分凝血酶时间(APTT)31.7秒。纤维蛋白原定量(FBG)6.88g/L,D-Dimer(D-二聚体HS)987ng/ml,纤维蛋白降解产物(FDP)8 795μg/ml。

入院诊断:宫内孕33⁺周,主动脉夹层A3C,主动脉瓣关闭不全(重度)。

术前多学科会诊及术前准备:本例产妇孕33⁺周,主动脉夹层A3C,主动脉瓣重度关闭不全,目前胸痛频繁发作,考虑主动脉内膜剥脱的范围在加大,动脉瘤破裂风险增加,考虑尽快进行剖宫产终止妊娠,同期进行主动脉夹层手术。围手术期主要风险为瘤体破裂危及生命,胎儿无法存活,心功能不全的风险,产后大出血、休克,深低温停循环重要脏器容易出现功能受损如肺损伤、脊髓功能异常、脑梗死。术前采用尼卡地平降压治疗。

麻醉管理:产妇入室前备好急救药品(硝酸甘油、硝普钠、尼卡地平、肾上腺素、去甲肾上腺素、艾司洛尔、山莨菪碱),并配制多巴胺200mg/50ml待用。

未用术前药,术前备血的同时快速入手术室,缓慢移位于手术床,面罩吸氧,SpO₂ 99%,神清合作,连接5导联心电图。采用16G静脉针开放肘静脉。局部麻醉下行有桡动脉有创动脉压穿刺置管,血压155/56mmHg,心率102次/min,给予丙泊酚30mg静脉注射,血压降至131/51mmHg,心率降至82次/min。迅速在局部麻醉下行右颈内静脉穿刺置入四腔中心静脉导管,测定中心静脉压CVP 6cmH₂O。同时体外循环装机完毕、心外科及产科医生均准备就绪。

产科手术:胸腹部同时消毒铺单后,于剖宫产下腹部切皮即刻,依次缓慢给予丙泊酚70mg、罗库溴铵20mg、雷米芬太尼20μg,意识消失后面罩辅助给氧,并吸入2MAC的七氟烷,气管插管顺利。为尽量减少全麻用药与胎儿娩出的时间间隔,在麻醉诱导给药的同时,产科医生于腹部正中切口给予1%的利多卡因局麻并快速进腹,气管插管后即刻剖宫取出胎儿,女婴体重1 080g,轻度窒息,吸痰、胸外按压、气管插管,Apgar评分6-7-9分,转入新生儿病房。

胎儿娩出后给予舒芬太尼50μg、罗库溴铵30mg、咪达唑仑5mg加深麻醉,血流动力学无明显变化,维持血压120/58mmHg,心率81次/min左右。胎儿娩出后置产妇头高位,缓慢剥离胎盘。术中见子宫收缩欠佳,胎盘胎膜娩出完整,子宫体注射缩宫素5U,子宫收缩加强,宫腔内放置球囊,注水180ml压迫止血,逐层缝合。

麻醉维持采用持续丙泊酚0.2g/h、舒芬太尼1μg/(kg·h)输注,复合吸入1~1.5MAC七氟烷,维持BIS值在40~56之间。间断静脉给予罗库溴铵。手术时间56min,术中出血280ml,入液800ml,尿量250ml。未用血管活性药。

A型夹层手术:产手术完成后,血流动力学平稳,血压121/54mmHg,心率78次/min,维持原麻醉状态。再次消毒胸部正中切口,铺单,头枕冰帽,在深低温停循环下行"全主动脉弓置换+降主动脉支架象鼻"手术。考虑到需要快速开胸肝素化,未进行血液分离。开胸及建立体外循环过程顺利。体外循环前5分钟给肝素220mg,ACT达487秒,采用右腋动脉插管。患者在深低温停循环、选择性脑灌注下实施了Bentall+全弓置换+降主动脉术中支架植入术。静脉给予甲泼尼龙,术中静脉持续滴注氨甲环酸。

体外循环时间178分钟,心肌血运阻断时间78分钟,鼻咽温最低22.9℃,低流量时间(即选择性脑灌注与下半身停循环时间)14分钟。术毕鼻咽温复温至36.5℃,肛温36.3℃,调整离子及酸碱平衡,血气值满意,血流动力学状态稳定,多巴胺6μg/(kg·min)持续泵入,顺利停止体外循环。止血关胸,携带氧气及监护仪安返监护室。

手术时间共505分钟。术中共输悬浮红细胞6U,血浆800ml,血小板1U,输洗涤红细胞600ml。输注纤维蛋白原2.0g,凝血酶原复合物800IU。术中输液2 400ml,尿量1 500ml,出血量700ml。

（四）术后管理及转归

患者入 ICU 情况稳定,双下肢穿弹力袜,预防静脉血栓形成。床旁胸片显示气管导管、中心静脉导管位置正确,两肺正常,心影不大。患者术后 4h 清醒,术后 6 小时拔除气管导管。术后第 1 天,胸腔引流 360ml,腹腔引流 30ml,宫腔引流量少,取出填塞纱布及水囊(压迫通常不超过 24 小时)。神志清醒,双下肢肌力正常,无脊髓缺血表现,积极补液治疗,血流动力学状态稳定,逐渐停止多巴胺泵注。术后第 2 天床旁超声提示:Bentall+Sun's 术后,人工机械瓣功能正常,未见瓣周漏,人工血管血流通畅,第 3 天返回普通病房。术后第 3 天开始口服华法林抗凝,每日检测凝血指标 PT、APTT、INR,鼓励下肢活动。术后产妇恢复顺利,无心、肺、脑、脊髓等并发症发生,术后第 10 天痊愈出院。

相关要点及解析

1. **A 型主动脉夹层对孕产妇心血管系统的影响**　孕产妇发生 A 型主动脉夹层后,升主动脉与窦管交界急性扩张可以导致主动脉瓣瓣环急性扩张以及主动脉瓣急性大量反流。急性主动脉瓣大量反流可以导致左室容量迅速扩张,患者可以发生急性左心衰及肺水肿。夹层撕裂累及升主动脉根部时,可以累及左右冠状动脉开口,冠状动脉开口撕脱,严重者可以导致冠状动脉夹层、冠状动脉开口狭窄、血栓形成或闭塞,导致急性大面积心肌梗死,母婴常常预后不良。急性 A 型主动脉夹层累及升主动脉根部时,血性渗出液可经主动脉根部血管外膜渗出到心包腔内或血液经夹层破口流到心包腔内,导致心包腔内压力逐渐增加,影响心脏的收缩与舒张功能,以及血液从外周向心脏的回流,导致心脏压塞症状,患者可以发生严重低血压与外周血流淤滞症状。此类孕产妇如果不及时缓解心脏压塞症状并急诊手术,后果严重。

2. **主动脉夹层对子宫及胎儿血供与氧合的影响**　子宫动脉由双侧髂内动脉供血。主动脉夹层累及胸主动脉或腹主动脉时,尤其当真腔细小,假腔巨大,真假腔没有足够的交通通道时,容易发生下半身血压低于上半身血压现象,上下肢血压倒置,子宫动脉灌注不足及胎儿缺血缺氧症状。如果夹层累及髂内动脉,可以导致死胎发生。在术前及术中控制血压防止夹层破裂时,应注意避免下半身血压过低,导致胎儿血供不足。主动脉夹层导致急性心脏压塞时如果发生低血压可以导致胎儿缺血缺氧发生。术前常规监测胎心,可以及时发现胎儿宫内窘迫。急性主动脉夹层容易诱发全身炎性反应,尤其肺部炎性反应重,肺组织水肿,可伴发单侧或双侧胸腔积液,影响肺氧合功能,导致低氧血症和胎儿缺氧。

3. **A 型夹层孕产妇同期手术血液保护**　孕产妇合并主动脉夹层可以在麻醉诱导后或胎儿娩出关腹后实施自体等容血液稀释或自体血液分离,时间许可,血小板分离是大血管手术行之有效的血液保护措施,即将放出的自体血液分离成红细胞悬液、血浆与血小板三部分,或分成红细胞悬液、富含血小板血浆两部分,在鱼精蛋白中和肝素外科无活动性出血后逐渐回输。体外循环停机后尽可能将机器余血回输至体内,其余机器余血可以回收到干净的输液袋中直接回输的情肝素中和。术野经外吸引丢弃的血液以及含血纱布可以经洗血球回收机洗涤后回输,以尽量减少血液丢失,保护血液,减少异体输血及相关并发症发生。可使用抗纤溶药物如氨甲环酸。

由于育龄期妇女平均年龄较小,其造血组织功能活跃,围手术期对失血及贫血的耐受能力较强,术中患者在体外循环中血红蛋白浓度达到 7.0g/L,停机后血红蛋白浓度维持 8.0g/L 以上均较安全。

4. **保胎孕妇体外循环方式**　单纯 Bentall 术或升主动脉人工血管置换术一般采用股动脉插管。累及主动脉弓部及降主动脉者术中需要深低温停循环,需要采取上半身与下半身同时灌注的方法,上半身经右腋动脉插管,下半身经右股动脉插管灌注,以保证子宫动脉的血流供应。术中深低温停循环时,在左锁骨下动脉开口水平横断主动脉,置入术中支架后,可以经切口向降主动脉置入球囊堵塞导管,使用生理盐水充起球囊堵塞降主动脉以后,下半身可以恢复循环,再进行主动脉弓部人工血管重建术,以减少深低温停循环时间,尽量减少深低温停循环对胎儿的血供影响。转机中应根据孕妇体温变化,维持下肢平均动脉压在70~50mmHg以内,以保障子宫及胎儿的血流供应。

5. 妊娠合并主动脉病变类型及处理 妊娠合并主动脉病变具体处理方式见表23-6-2。

表23-6-2 妊娠合并主动脉病变类型及处理

妊娠合并主动脉病变类型	孕期处理及分娩方式
MFS(主动脉直径正常) TS(主动脉直径指数<2.0cm/m²)	每季度随访检查
MFS(主动脉直径<40mm) BAV(主动脉直径<45mm) TS(ASI<2.0~2.4cm/m²)+BAV和/或COA	每4~6周随访检查,阴道分娩
MFS(主动脉直径40~45mm) BAV(主动脉直径45~50mm)	每月检查,剖宫产结束妊娠
MFS(主动脉直径>45mm) BAV(主动脉直径≥50mm TS(ASI≥2.5cm/m²)	孕前手术或孕期行保留或非保留胎儿主动脉手术
A型夹层	急诊行主动脉手术,视情况保留或不保留胎儿
B型夹层	有并发症者需处理如腔内修复,保留或不保留胎儿,无并发症者密切观察,严格控制血压

注:MFS. 马方综合征;TS.Turner综合征;BAV. 主动脉瓣二叶畸形;COA. 主动脉缩窄;ASI. 主动脉直径指数。

6. 孕期用药对胎儿的影响 吸入麻醉药物如氟烷、异氟醚等具有胚胎毒性,应尽量避免在孕早期使用。所有的阿片类药物均能透过胎盘屏障,导致胎儿呼吸抑制,心动过缓,并丧失心率变异性。依托咪酯对子宫血流及胎儿的影响最小,其血流动力学稳定,常用于心脏病孕产妇患者的麻醉诱导。长时间服用苯二氮䓬类药物可以导致早产、出生低体重及唇腭裂发生。血管紧张素转换酶抑制剂、血管紧张素受体阻滞剂、肾素抑制剂可以导致死胎及胎儿肾功能衰竭。降压药硝普钠可以导致胎儿氰化物中毒,可以用硝酸甘油替代。阿替洛尔可以导致胎儿出生后体重偏低。胺碘酮长期使用可以导致胎儿甲减、甲亢、生长发育迟缓以及早产。对于需要抗凝的孕妇,使用华法林可以导致胎儿先天畸形、流产、死胎以及胎儿颅内出血,应在孕13周内避免使用,改用低分子量肝素或普通肝素抗凝。利尿药应避免使用螺内酯,其具有抗雄激素作用,对男性胎儿的孕早期发育具有较大影响。孕期常用的心血管药物对胎儿的影响见表23-6-3。

表23-6-3 孕期心血管用药对胎儿的影响

药物	证据等级	对胎儿影响
阿托品		不清楚,心肺复苏时用
腺苷		孕期使用安全,对胎儿心率无影响
胺碘酮	D	孕期紧急情况下可短期使用,可致胎儿心动过缓,长期使用可导致胎儿甲减或甲亢、胎儿发育迟缓、早产
β受体阻滞剂	C	避免孕早期使用阿替洛尔,可致胎儿发育迟缓,其他β受体阻滞剂可导致胎儿低体重、低血糖、心动过缓
地高辛	C	孕期使用安全
利多卡因	B	孕期使用安全
奎尼丁		孕期使用安全
普鲁卡因胺	C	孕期使用安全

药物	证据等级	对胎儿影响
普罗帕酮		孕期安全未知
维拉帕米		孕期使用安全
血管紧张素转换酶抑制剂	D	死胎、胎儿肾衰、肾发育不良发生率高
血管紧张素受体阻滞剂	D	死胎、胎儿肾衰发生率高
阿司匹林	B	孕期低剂量使用安全
钙通道阻滞剂	C	地尔硫䓬可增加胎儿出生时先天畸形发生率
氯吡格雷	B	高危孕妇中使用益处可能大于其对胎儿危险的弊处
袢利尿剂	C	致低血容量时导致胎盘灌注减少
低分子量肝素及普通肝素	C	每周检测血清Xa因子水平,孕期可产生浓度波动
硝酸酯类	B	孕期使用安全,但应注意低血压
螺内酯	D	对男性胎儿可能具有抗雄激素作用
他汀类药物	X	动物实验表明致骨骼异常,增加胎儿及新生儿死亡率
噻嗪类利尿剂	B	孕期可安全使用,但注意低血容量导致胎盘低灌注
多巴胺	C	孕期使用安全
多巴酚丁胺	B	孕期使用安全
肾上腺素	C	孕期使用安全
硝普钠	C	可能导致胎儿发绀,避免长时间使用
肼屈嗪	C	孕期可安全使用,无致畸性
美托洛尔	C	胎儿心动过缓
拉贝洛尔	C	胎儿宫内发育迟缓、小胎盘
麻黄碱		孕期可安全使用
苯妥英钠	D	致畸性

注:美国食品与药品管理局(FDA)证据等级分级。证据等级A:充足的临床资料及严谨的临床对照研究均没有证实在孕早期用药对胎儿有影响(也没有对孕中期、孕晚期影响的证据)。证据等级B:动物生殖实验没发现对胎儿的影响,临床上尚缺乏该药在孕期使用充足的资料及严谨的对照研究。证据等级C:动物生殖实验已证实对胎儿的不利影响,临床上缺乏孕期使用的充足的资料及严谨的对照研究,但尽管其有潜在的风险,孕妇在某种情况下使用该药有可能得到某种益处(需要使用该药)。证据等级D:临床使用已发现了对胎儿有风险的阳性证据,但孕妇在某种情况下使用该药有可能得到某种益处(需要使用该药)。证据等级X:动物实验或临床上发现可以导致胎儿异常,或临床使用已发现了对胎儿有风险的阳性证据,孕妇使用该药的风险大于益处

第七节　妊娠合并围生期心肌病的剖宫产麻醉

围生期心肌病严重危害孕产妇健康,甚至危及母婴生命。此类患者往往存在严重的心衰,需要剖宫产终止妊娠,术前需要积极准备,保障此类患者的围产期安全有赖于对病理生理学的认识及恰当的血流动力学管理理念。

一、围生期心肌病的定义

围生期心肌病(peripartum cardiomyopathy,PPCM)是指既往无心脏病史,于妊娠最后3个月至产后6个月内首次出现,以呼吸困难、血痰、肝大、水肿等心力衰竭症状为表现,类似扩张型心肌病。危险因素主要有:高龄孕妇(30岁)、多次妊娠、营养不良、妊娠高血压等。病因、发病机制未明。2001年美国国家心肺血液及罕见疾病研究院提出该病的四条诊断标准:

1. 围产期超声心动图　左室收缩功能减退,左室射血分数(LVEF)<45%,缩短分数<30%左室舒张末径≥27 mm/m²。

2. 心力衰竭　发生于妊娠期最后3个月或产后6个月内。

3. 排除其他原因引起的心力衰竭。

4. 孕前无诊断先心病、心肌梗死、肺动脉高压或心脏瓣膜疾病等依据。

围生期心肌病容易合并的心律失常主要有窦性心动过速、房性心动过速、室性心动过速、心房扑动、心房颤动、室性期前收缩、Wolfe-Parkinson-White综合征等。预后与左室大小及产后半年左室恢复程度有关。此外该类产妇常伴有血清BNP或NT-proBNP升高,并且升高程度与预后相关。

二、围生期心肌病的临床表现

(一) 症状

以左心衰症状为主要表现,心慌、气短是最早出现的症状,以活动和平卧为著,常伴有咳嗽、咳痰,严重时出现端坐呼吸,咳粉红色泡沫痰。

(二) 体征

心界多向左下或双侧扩大,心率偏快,安静时心率>100次/min,心音低钝,心尖区可及病理性第三心音或奔马律,多个瓣膜区可听到柔和的收缩期杂音,是心腔扩大导致瓣膜相对关闭不全的特征表现,双肺听诊可有散在湿啰音。

(三) 辅助检查

心电图:缺乏特异性,常见为ST段异常,T波低平或倒置,Q-T间期延长,有异常Q波,提示心肌损害及左心室肥大,可见各种心律失常,以室性期前收缩、左束支传导阻滞及房颤为多见。

胸部X线:可见肺淤血,心影普遍增大而张力较低是本病的特征性改变。若并发肺栓塞,可见栓塞影,可伴肺间质或实质性水肿。

超声心动图:常显示心脏呈普遍性扩大,心腔扩大,左室流出道增宽,左室射血分数下降。约25%~42%的患者由于心腔内附壁血栓脱落,可导致肺动脉或体循环的栓塞,以肺动脉栓塞多见。其典型症状为突发胸痛,咳暗红色血痰。

三、围生期心肌病患者行剖宫产手术的术前准备

围生期心肌病孕产妇,随着妊娠时间延长心功能有恶化风险,若LVEF 30%~35%、缩短分数20%是高危预测指标,孕妇死亡率高,在积极纠正心衰的同时,尽快终止妊娠。术前检测BNP及NT-ProBNP基础值,并观察围产期变化趋势。

1. 术前纠正心功能状态　用药包括利尿剂、硝酸酯类、地高辛、吗啡等,胎儿娩出前避免应用ACEI及ARB类降压药,建议产后使用。

2. 心衰产妇术前往往合并快速性心律失常,术前纠正心律失常时,谨慎选用β-受体阻滞剂。注意合并房颤患者是否有抗凝治疗,未接受抗凝治疗的患者禁止采用复律治疗,防止栓塞并发症。同时注意心功能不全产妇术前抗凝和麻醉方法之间的衔接。

3. 产妇置左侧卧位,低流量吸氧,补钾补镁,限制液体,与心内科医生严格把关术前是否有心内植入性除颤器(intracardiac implantable defibrillator,ICD)及心脏再同步治疗(cardiac resynchronization therapy,CRT)指征。

四、围生期心肌病患者行剖宫产手术的麻醉管理

(一)麻醉方式选择

尽量采用椎管内麻醉,避免全身麻醉。可选择硬膜外麻醉、腰硬联合麻醉、单次腰麻。椎管内麻醉阻滞交感神经,可以降低心脏的前后负荷,有利于改善心功能。而全身麻醉气管插管后正压通气会增加右心后负荷,全麻药物对产妇心功能也会产生抑制作用,并且对胎儿呼吸产生影响。但对于术前心衰严重、呼吸急促等危重症患者,全身麻醉可降低呼吸做功,会对心功能产生有利作用。

(二)术中管理原则

1. 增强心肌收缩力　为避免胎儿胎盘娩出后因回心血量骤然增加导致心脏负担加重而诱发心衰,在开放颈内静脉后即给予小剂量的正性肌力药(多巴胺、多巴酚丁胺),术中根据情况调整或加用其他强心药,如肾上腺素、毛花苷C。若血压下降严重,同时为防止硬膜外麻醉后血管扩张性低血压导致重要脏器的低灌注,可考虑给予少量升压药物(去甲肾上腺素)维持血压。

2. 减轻心脏后负荷　硬膜外麻醉有利于降低心脏后负荷,降低心脏做功,减轻合并的瓣膜反流,但注意血压不能太低,以免影响冠脉灌注而影响心功能。合并妊高征者,可选择硝酸酯类适当降压。

3. 维持合适的血容量　合并心功能不全,围手术期应适当限制液体入量,积极强心、利尿治疗。整个术程适当控制液体输入量,术前测定基础中心静脉压作为参照,对于术中有产科出血要遵循量出为入的原则,尤其在胎儿娩出后要防止回心血量骤增导致急性心力衰竭,要及时调整头高脚低位减少回心血量,根据体位及中心静脉压及心率的变化,对容量做出正确判断,既要防止容量超负荷,又要防止血容量不足。

4. 纠正心律失常　纠正电解质紊乱,防止恶性心律失常。术前合并快速心律失常者,备体外除颤电极。

5. 缩宫素的使用　可以合理适当应用缩宫素,缩宫素不存在禁忌,但对于严重心功能不全患者,注意其导致的低血压及心率增快,可考虑缓慢静脉滴注的方式。

(三)术中监测

除常规心电图、指脉搏血氧饱和度外,需在麻醉前建立有创动脉压及中心静脉压监测,并将配制好的正性肌力药多巴胺或多巴酚丁胺连接于中心静脉导管。经胸超声监测(TTE)的应用具有重要意义,可直视心脏收缩功能,辅助判断容量状态,建议采用。

五、围生期心肌病患者行剖宫产手术的术后管理

术后需要继续抗心衰治疗,原则同术中。需要术后镇痛完善,并酌情进行抗凝治疗预防血栓栓塞,可采用低分子量肝素,也可过渡到口服华法林。术后需要随访治疗半年。

临床病例

患者,女,34岁,身高165cm,体重80kg。

主诉:孕33$^+$周,胸闷、心悸加重不能平卧3天。

现病史:孕20周产检时,心电图提示:窦性心动过速;超声心动图提示:左室舒末内径65mm,左室射血分数(LVEF)30%,二尖瓣轻度关闭不全,未行治疗。孕31周时,自觉活动后以及平卧时喘憋,急诊就诊,考虑心功能不全。心电图提示快速房颤,遂给予强心、利尿等治疗后症状好转,拒绝终止妊娠要求出院。近3日感胸闷、心悸加重,轻微活动受限,夜间不能平卧,出现双下肢水肿,感头晕眼花。

既往史:孕4产1,5年前孕足月剖宫产1男婴,产后2天急性左心衰,诊断围生期心肌病,预后良好。

查体:神清,重病容,半坐位,呼吸浅快,双下肢凹陷性水肿。血压105/65mmHg,心率160次/min,呼吸20次/min,SpO$_2$ 95%(吸100%氧)。

辅助检查:心电图示窦性心律过速,心率 162 次/min,ST-T 改变,Ⅰ度房室传导阻滞。超声心动图示全心增大,左室舒末内径 68mm,收末内径 59mm,LVEF27%,二尖瓣反流(重度)。胸部 X 线片示心影增大,右肺内大片阴影,左肺纹理重,心影增大明显,双侧胸腔积液,右侧肋膈角变钝。

血气结果:pH 7.427,PCO$_2$ 25.5mmHg,SaO$_2$ 94%,PaO$_2$ 90mmHg,Hb 10.9g/L,LAC 1.8mmol/L,Mg$^+$ 0.43mmol/L,Ca$^+$ 1.14mmol/L,K$^+$ 3.56mmol/L。

生化检查:轻度低蛋白血症,总蛋白 63g/L,白蛋白 32g/L。NT-ProBNP 4 318ng/mL。

入院诊断:宫内孕 33$^+$周,孕 4 产 1,LOA;围生期心肌病;心律失常,窦性心动过速;心力衰竭,心功能Ⅳ级。

术前多学科会诊:产妇孕 33$^+$周,围生期心肌病,心功能Ⅳ级,病情危重,孕期血容量处于高峰,随时可能出现心衰加重、恶性心律失常而威胁母婴生命,需要尽快实施剖宫产结束妊娠。围手术期风险如下:

1. 产妇心功能极差,术中术后因回心血量的增加会加重左心衰,出现肺水肿,使心功能进一步恶化,可能需要采用心脏机械辅助(如 ECMO)。

2. 患者术前心率达 160 次/min,合并Ⅰ度房室传导阻滞,并且孕期有快速房颤经历,术中及术后有出现恶性心律失常可能,甚至导致室颤。

3. 胎儿未足月,产妇血流动力学变化会波及胎儿,出现胎儿宫内窘迫,甚至胎死宫内。

4. 产后 24~72 小时是心脏病孕产妇死亡的高发期,尤其合并重症心衰的产妇,由于子宫收缩及血管外液体的转移,仍会出现血容量的增加,诱发心衰。

术前准备:主要任务是调整心功能和改善内环境。经强心、利尿、补钾 3d 后,心功能较前改善,血压 120/75mmHg,心率 130 次/min。NT-ProBNP 2 314ng/ml。床旁超声心动结果:左室舒末内径 60mm,LVEF 35%,二尖瓣关闭不全(中度)。

麻醉及术中管理:患者半卧位入室,神清合作,面罩吸氧,连接 5 导联心电图,在局部麻醉下行有创动脉压穿刺置管测压,血压 131/82mmHg,心率 123 次/min,SpO$_2$ 98%。并在局部麻醉下行右颈内静脉穿刺置入四腔中心静脉导管。中心静脉管连接多巴胺[多巴胺 3mg×体重(kg)/50ml]待用。血气结果基本正常。麻醉前备急救药品:多巴胺、去甲肾上腺素、肾上腺素、麻黄碱、氯化钙、山莨菪碱等。贴好体外除颤电极,做好紧急体外循环膜肺(ECMO)治疗准备。

于 L$_{1~2}$ 间隙穿刺行连硬外麻醉,头侧置管,2% 利卡因作为试验量,平卧后置产妇左倾位 30°,5 分钟后追加 1% 利多卡因与 0.5% 罗哌卡因合剂 10ml,血学流动力学平稳后再追加 5ml,同时给予试验量之前开始泵注多巴胺 5μg/(kg·min)。

15 分钟后测阻滞平面 T$_6$~S$_4$。手术开始,术中适当控制输液速度,维持有创动脉血压于 105~130/60~70mmHg 之间,心率 100~125 次/min。剖出 1 活男婴,体重 2 105g,Apgar 评分为 9,将产妇置于头高位 30°,缓慢剥离胎盘顺利,血流动力学较平稳。术中见子宫收缩好,胎盘胎膜娩出完整,缓慢静脉滴注缩宫素 5U。术前、胎儿娩出后及术毕均进行动脉血气分析,调整电解质在理想状态。术毕出室血压 130/65mmHg 之间,心率 110 次/min。多巴胺剂量 5μg/(kg·min)。

术程手术时间 65 分钟,总入液量为 400ml,尿量 250ml,出血量 200ml。术毕产妇无不适,安全转入重症监护病房。

术后管理:患者术后转入重症监护病房,继续术中治疗,并吸氧,仔细调整血容量,术后第 2 天逐渐减少多巴胺剂量并停用,并予预防性低分子量肝素抗凝。术后继续口服地高辛、利尿剂,并加用 ACEI 类药物,补充白蛋白,心力衰竭逐渐好转。次日床旁超声心动检查,结果示左室舒末内径 62mm,LVEF

40%,二尖瓣反流(中度),三尖瓣反流(轻度),SPAP 49mmHg,左室收缩功能下降。床旁胸片仍显示双侧胸腔积液,测定 NT-ProBNP 2 845ng/mL。继续强心利尿、抗感染及调整内环境等治疗,产妇渐好转,于术后第 12 天出院,门诊继续随诊。

相关要点及解析

1. 围生期心肌病患者的分娩方式 围生期心肌病患者采用何种分娩方式仍存在争议。自然分娩时的疼痛、Valsalva 动作将增加心脏负荷,而剖宫产增加出血、产后感染、肺部并发症等的发生率。对于急性或严重心衰,药物治疗较差并且心功能Ⅲ~Ⅳ级者,以及接受抗凝治疗以防胎儿颅内出血风险者,均建议采用剖宫产手术。

2. 围生期心肌病导致心力衰竭的药物治疗方案 围生期心肌病在早期无心力衰竭表现时,采用 β 受体阻滞剂、ACEI 类药物治疗;中期 LVEF 降低并有心力衰竭表现时加用利尿剂、螺内酯、地高辛等;晚期心脏扩大、LVEF 明显降低并有顽固性终末期心力衰竭表现时,在上述治疗的基础上,考虑短期应用正肌力药物如多巴酚丁胺及磷酸二酯酶抑制剂米力农。必要时考虑阿司匹林预防附壁血栓。

3. 突发事件的应急处理方案 产妇出现意外情况往往使胎儿胎盘娩出后,由于胎儿娩出后回心血量增加,或合并产科大出血、羊水栓塞等。表现为难以控制的低血压、心率减慢或增快、烦躁、憋气等。首先维持血压、心率(律),加大正性肌力药物、血管收缩药的剂量,适度镇静,并针对性应用抗心律失常药物及抗过敏药物如钙剂、苯海拉明、激素类等,对快速心律失常者可考虑电复律。若对上述治疗措施效果差并持续恶化者,需要借助体外循环膜肺(ECMO)、左心室辅助装置、主动脉内气囊反搏等度过急性期。

第八节 妊娠合并冠心病的剖宫产麻醉管理

妊娠期急性心肌梗死(AMI)发生率为(3~100)/10 万,产妇病死率高达 11%,与之相关的胎儿死亡率为 9%。国内有关妊娠合并缺血性心脏病的报道少,国外报道相对较多。随着我国"三孩"政策开放、高龄产妇增多及冠心病的年轻化,妊娠合并缺血性心脏病会逐渐增多,该类患者往往需要剖宫产终止妊娠。妊娠期冠心病有其自身特点,以冠状动脉夹层发生率最高,病情凶险,处理棘手,为临床医生带来挑战。

一、妊娠合并冠心病的特点

妊娠期出现急性心肌梗死可能与高龄产妇、口服避孕药、雌孕激素改变、妊娠期高血压等因素有关系,其中冠状动脉自发性夹层的发生占比最大,其次是冠状动脉粥样硬化、栓塞和痉挛,部分产妇的冠脉检查正常,还有极少数应激性心肌病表现为心肌缺血症状。其中妊娠期自发性冠脉夹层的风险大、处理棘手、死亡率高,常常发生心衰、心源性休克及室性心律失常,波及胎儿安全。

孕期由于冠脉夹层及冠脉痉挛导致的急性心肌梗死多发生在妊娠晚期及产后,由动脉硬化导致者可发生在孕期任何时间,冠脉血栓者多发生在孕中期及产后。

二、妊娠合并冠心病的处理流程

随着高龄产妇的增多,所有孕妇出现胸痛症状时均应进行心电图、肌钙蛋白检查。需警惕自发性冠状动脉夹层可发生在妊娠期妇女。孕期出现冠脉病变,需严格按照非孕产妇冠脉病变处理原则,以保证孕妇安全为第一考虑。

若产妇发生急性冠脉综合征,尤其明显为 ST 段抬高型心肌梗死(ST segment elevation myocardial infarction,STEMI)及非 ST 段抬高型心肌梗死(Non ST segment elevation myocardial infarction,NSTEMI),

应即刻需要专科医院进行冠脉造影。冠状动脉造影碘化造影剂有导致胎儿先天性甲状腺功能减退症的临床风险,分娩第1周内对胎儿甲状腺功能进行评估。若产妇情况稳定,可先行考虑冠脉CT或多巴酚丁胺应激试验。

(一)药物治疗

孕期冠心病的药物治疗如阿司匹林、β-受体阻滞剂及抗血小板治疗同非孕期,其他药物如吗啡、硝酸甘油、肝素等均可在孕期应用。不推荐母乳喂养期间服用氯吡格雷。血管紧张素转换酶抑制剂(ACEI)、血管紧张素受体阻滞剂(ARB)、肾素抑制剂、盐皮质激素受体拮抗剂为妊娠期禁忌。血管紧张素转换酶抑制剂可以在产后哺乳期间应用。他汀类药物由于抑制DNA合成与胎儿先天性消化道异常有关,目前孕期和哺乳期禁忌。

溶栓药组织纤溶酶原激活物不通过胎盘,但会导致胎盘出血,除非危及生命,一般不选择。并且因孕产妇冠脉自发夹层发生的概率较大,盲目溶栓会使夹层范围更大。

(二)冠脉再通

冠脉再通指征同非孕妇,但孕期支架置入种类要考虑分娩时间,距离分娩3~6个月者,可考虑药物洗脱支架。临近分娩者,可考虑金属裸支架,双抗时间较短,但再狭窄风险高,目前无系统性研究。若为冠脉夹层导致的心肌梗死,慎重接受PCI治疗。若为左主干右主干病变或冠脉开口近端狭窄,应考虑外科冠脉搭桥实现再通。

妊娠合并冠心病处理流程图见图23-8-1。

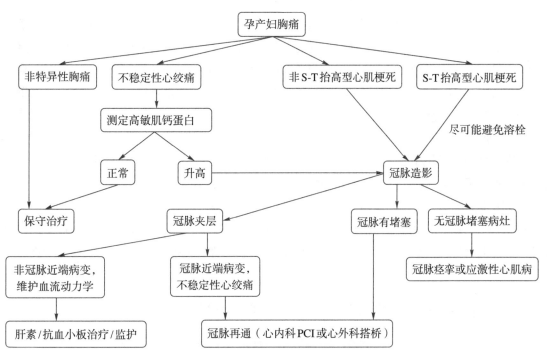

图23-8-1 妊娠合并冠心病诊治流程

三、妊娠合并冠心病患者行剖宫产术前准备

术前明确冠脉病变程度,并确定是否需要术前冠脉再通及再通方式,了解患者术前心功能状态,若为急性心肌梗死,且非产科急症,建议尽可能2周后考虑分娩。

1. 若采取保守治疗,尽可能采用药物改善心功能状态,>20周者尽可能采用左侧卧位,减少子宫对下腔静脉的压迫。

2. 药物保守治疗包括阿司匹林、氯吡格雷、肝素钠、硝酸甘油和适当剂量的β-受体阻滞剂。注意各类药物与麻醉的协同作用,尤其注意抗血小板药物与椎管内麻醉的冲突,术前做好衔接。

3. 术前行股动脉超声,以备围手术期使用主动脉内球囊反搏(intra-aortic balloon pump,IABP)进行辅助。

4. 关注术前肌钙蛋白及高敏感肌钙蛋白的升高程度,若有升高趋势,需高度警惕,尽可能推迟分娩时间。

四、妊娠合并冠心病患者行剖宫产手术的麻醉管理

(一)麻醉方式选择

通常选择椎管内麻醉作为首选,尽量避免全麻。若产妇心功能状态良好,可考虑进行单次腰麻,以减少硬膜外血肿的风险。注意局麻药不加肾上腺素。

(二)术中管理原则

1. 维持灌注压,防止低血压 无论全麻还是椎管内麻醉,预防低血压是整个围手术期管理的核心。严重低血压降低心肌氧供,血压维持在基础值 ±20% 范围内。同时防止血压过高导致左室舒张末期压力增加,增加心肌氧耗,诱发心内膜下心肌缺血。

2. 防止心动过速 保持心率在较低及正常范围内(50~80 次/min),慎用缩宫素,因其可导致血压降低心率增快,并且可能导致冠脉痉挛,需要做好预防。

3. 维持合适的血容量 孕晚期产妇血容量增多,在保证正常灌注的基础上防止液体负荷过重导致的左室过度扩张而增加收缩期室壁压力及心肌氧耗,术中采用连续观察中心静脉压变化趋势判断容量状态,尤其注意胎儿胎盘娩出后导致回心血量增加对心功能的影响。及时补充血液制品,若合并产科出血,要积极输血,防止产科大出血导致的心肌氧供不足,尽可能维持血红蛋白含量≥100g/L 以维持心肌氧供。维持血钾、血镁、血钙在正常范围。

4. 血管活性药物的应用 血压下降多选用缩血管药物提升血压,如去甲肾上腺素、去氧肾上腺素、甲氧明。若存在低心排,可谨慎选择小剂量正性肌力药物。若出现血压增高或明显 ST 段改变,可酌情输注硝酸酯类及钙通道阻滞剂,如硝酸甘油、尼卡地平、地尔硫草等,注意其导致的低血压。

(三)术中监测

所有产妇接受剖宫产手术均要进行直接动脉测压,需要多导联心电图,以便发现心肌缺血,同时建议置入中心静脉导管,便于监测以及血管活性药物的应用。不推荐置入 Swan-Ganz 导管,可考虑经胸超声心动图监测。

五、妊娠合并冠心病患者行剖宫产手术的术后管理

术后心血管事件多发生在术后 24~72 小时,尤其产后血容量急性增多,心肌耗氧量增加,需要格外注意。

1. 术后镇痛完善 要避免因术后疼痛导致的交感神经兴奋而诱发心血管事件。提倡多模式镇痛,若术后伤口局部应用长效局麻药加用 PCA,慎用或禁用非甾体类消炎药物(NSAIDs),尤其选择性环氧合酶-2(COX-2)抑制剂。

2. 术后加强监测 持续监测心电图及血压,必要时进行 12 导联心电图监测,及时发现并处理心肌缺血、心律失常和低血压,尤其防止低血压。术后床旁心脏超声有助于早期发现心肌缺血表现。早期检测肌钙蛋白及 BNP 动态变化,做到早期发现和预防。

3. 尽快恢复术前用药 术前接受双抗桥接者,尽可能早期恢复双抗治疗,无产科出血,尽可能术后24小时内恢复双联抗血小板治疗(dual antiplatelet therapy,DAPT),恢复其他术前口服用药如β-受体阻滞剂、硝酸酯类等。

临床病例

患者,女,35岁,身高161cm,体重76kg。

主诉:孕32周,间断胸闷胸痛10周,加剧4小时。

现病史:10周前,孕22周时,饱餐后出现胸闷胸痛症状,每次持续30分钟可自行缓解,未予治疗。4小时前患者餐后再次出现明显胸闷、胸骨后绞痛持续不缓解,伴大汗,遂即120送至就近医院。查ECG示Ⅱ、Ⅲ、AVF、V_3R~V_5R、V_7~V_9导联ST段抬高,给予吗啡3mg静注后患者胸痛症状缓解,建议转诊。入我院急诊,查ECG示Ⅱ、Ⅲ、AVF导联ST段回落基线水平,V_3R~V_5R呈QS型,心肌标志物升高,考虑"孕32周,冠心病、急性心肌梗死"。

既往史:孕2产0,既往体健,否认高血压、冠心病、糖尿病病史。

查体:神清合作,急性面容,左侧卧位,血压110/82mmHg,心率95次/min,律齐,呼吸20次/min,无双下肢水肿。

辅助检查:心电图:窦性心律过速,心率92次/min,Ⅱ、Ⅲ、AVF导联ST段基线水平,V_3R~V_5R呈QS型。

超声心动图示:节段性室壁运动异常,二尖瓣轻度反流,三尖瓣中度反流。双股动脉超声检查未见异常。

心肌损伤指标:肌酸激酶(CK):2 009U/L,乳酸脱氢酶(LDH):706U/L,肌酸激酶同工酶(MMB):221.9ng/ml,肌钙蛋白(TNI):49.7ng/ml。BNP 195pg/ml。血常规、肝功、肾功、血气分析均在正常范围。

入院诊断:宫内孕32周;妊娠合并冠心病,急性心肌梗死;心功能Ⅱ级。

术前多学科会诊:患者入院后收治于重症监护室,先给予1次阿司匹林100mg和氯吡格雷300mg双联抗血小板治疗,之后衔接短效抗血小板药物替罗非班持续泵注,以备随时进行急诊产科手术,并密切监测心电图、超声心动图及各项生化指标变化。启动全院会诊,一致认为病情稳定2周后行剖宫产手术终止妊娠。拟于孕34周行剖宫产手术,防止孕晚期血容量进一步增加导致心肌梗死再次发作。拟安排杂交手术室进行手术,产科术后即行冠脉造影,以确立进一步治疗方案。

患者已发生急性心肌梗死,虽然患者症状明显缓解,但由于冠脉情况尚未证实,围手术期仍存在再发心肌梗死的风险,并可导致急性心力衰竭,引起恶性心律失常、心源性休克及猝死。短效抗血小板药物持续泵注,有导致自发性出血如脑出血、眼底出血等风险,并且产科手术出血风险增加。

术前再次复查心肌损伤指标:MMB 3.7ng/ml,TNI 0.70ng/ml。BNP 109pg/ml。术前6小时停用替罗非班。术晨凝血功能检查结果:凝血酶原时间(PT)14.1秒,凝血酶原活动度(PT%)66%,国际化标准比值(INR)1.17,纤维蛋白原(FDP)4.01g/L,活化部分凝血活酶时间(APTT)32.5秒,凝血酶时间(TT)17.7秒。

麻醉及术中管理:患者接入杂交手术室,吸氧,SPO_2 100%,神清合作,连接5导联心电图。局部麻醉下行有创动脉压穿刺置管,血压128/72mmHg,心率85次/min,并在局部麻醉下行右颈内静脉穿刺置入四腔中心静脉导管,测定中心静脉压CVP 8cmH₂O,将配制好的去甲肾上腺素和多巴胺分别连接到中心静脉待用。同时体外循环备主动脉内球囊反搏(IABP)机器,心内科、心外科及产科医生均准备就绪。

取左侧卧位,于 $L_{2~3}$ 间隙穿刺,行单次腰麻,给予 0.5% 丁哌卡因 12mg。同时泵注去甲肾上腺素 0.02~0.05μg/(kg·min),维持血流动力学稳定。麻醉操作结束后,调节麻醉平面($T_6~S_1$)以满足手术需要,并将手术床调至左倾 30° 位置直至手术开始,以避免仰卧位综合征。血压无波动。

胎儿娩出前,持续泵注去甲肾上腺素以纠正麻醉引起外周血管扩张所致的血压降低,患者血压稳定在 120~130/60~70mmHg 水平,心率 80~85 次/min,SpO_2 100%。手术开始胎儿取出时,在泵注去甲肾上腺素的基础上,泵注多巴胺 2μg/(kg·min)以维护心功能。顺利剖出胎儿,新生儿 Apgar 评分均为 10。子宫收缩尚可,缓慢滴注缩宫素 5U。待血流动力学稳定后逐渐减量至停用去甲肾上腺素。

产科手术结束后,重新消毒铺巾行冠脉造影检查,提示:右冠状动脉开口处 90% 狭窄,冠脉血流正常 TIMI3 级,未予处理。拟于 2 周后行心内介入治疗。术程总入液量为 1 200ml,尿量 400ml,出血量 500ml。术毕行血气分析,均在正常范围。

术后管理:患者安返重症监护室,生命体征平稳,持续面罩吸氧,继续泵入多巴胺 2μg/(kg·min),2h 后停药,维持出入平衡,病情稳定。术后无产科出血,12 小时开始口服阿司匹林和氯吡格雷双联抗血小板治疗,第 2 天加用阿托伐他汀和 β-受体阻滞剂。复查 ECG 和超声心动图较前无变化。心肌损伤指标:MMB 1.1ng/ml,TNI 0.04ng/ml。BNP 55pg/ml。术后 3 天回产科病房,术后 8 天出院。

患者术后 2 周来院复诊,收入心内科行冠脉介入治疗,于右冠开口处置入覆膜支架一枚,术后规律口服双联抗血小板治疗,门诊随诊。

相关要点及解析

1. 妊娠合并冠心病患者的分娩方式 孕产妇合并冠心病,目前尚未有指南明确何种分娩方式更好,需要根据产妇心功能、冠脉病变严重程度等具体情况进行个体化处理。若产妇冠心病状况稳定,尽可能心肌梗死后 2 周考虑分娩,但对于心肌梗死严重,尤其由于冠脉夹层导致的反复发作不稳定型心绞痛者,建议提前终止妊娠,争取经阴道分娩,但避免应用米索前列醇和地诺前列酮促进宫缩,因其可致冠脉痉挛。

2. 手术中突发事件的应急处理方案 重在预防,术前即确定出现意外的干预策略。若术中出现不可逆转的血流动力血状态恶化,即刻采取的措施包括:

(1)紧急气管插管全麻,紧急加用各种急救药物,紧急 IABP 辅助。术前心功能差者,可预先置入股动脉鞘管。

(2)若术前确定心内科干预,则即刻进行造影及冠脉介入治疗再通冠脉。

(3)若术前为左主干、复杂的多血管疾病或失败的 PCI,需要进行冠状动脉旁路移植(coronary artery bypass grafting,CABG)手术者,应即刻开胸心内按压的同时建立体外循环进行抢救性手术。

(4)若心血管意外发生在胎儿娩出前,紧急心外按压同时快速娩出胎儿,利于产妇进一步抢救,后行冠脉处理。

3. 妊娠期的抗血小板治疗 妊娠期急性冠脉综合征或心肌梗死均需要进行抗血小板治疗,但需要兼顾孕周及对胎儿的影响,同时还要考虑分娩时机。

(1)孕产妇阿司匹林每日剂量 80~150mg,未报道相关副作用,应用优势大于风险。氯吡格雷仍旧是孕期抗血小板药物的最广泛用药,替格瑞洛及普拉格雷由于较高的出血风险应用较少。不推荐应用比伐卢定。短效抗血小板药物糖蛋白受体拮抗剂如替罗非班、阿昔单抗等,在产妇应用中未报道有相关副作用,但由于其高出血风险,应用中要特别慎重,除非是接受了复杂类型 PCI 或存在高血栓风险。

(2)对于接受 PCI 治疗后孕产妇分娩期中断 DAPT 治疗目前尚无指南,一般需要沿用非孕产妇中断双抗治疗的原则,即接受椎管内麻醉的剖宫产孕产妇,氯吡格雷术前停药 5~7 天,低分子量肝素 24 小时,普通肝素 12 小时。目前常采用的方式为分娩前停止氯吡格雷 5 天,继续应用阿司匹林并加肝素抗凝,或存在支架内高血栓风险者,采用短效抗血小板药物替罗非班替代,术前 4~6 小时停药,分娩后根据产妇出血状态个体化调整。建议 24 小时内经多学科评估后尽快恢复氯吡格雷治疗。

（3）目前对于肝素替代治疗的抗栓作用及短效抗血小板药物在孕产妇应用中的出血风险无系统性评价结果,据报道,阿昔单抗(Abciximab)替代较替罗非班出血风险更小,但术前需要停药 24~48 小时。肝素对孕产妇是最安全的抗凝药,静脉应用普通肝素通过胎盘很微量,大大降低了胎儿畸形及出血风险,起效快、半衰期短、易于剂量调整,常用于妊娠期。

4. 妊娠期的影像学检查　美国放射学会(American college of radiology,ACR)和美国儿科放射学会(American society of pediatric radiology,SPR)共同指南认为,电离辐射可能产生不良影响,始终需要在必要的辐射诊断造影的益处和不执行辐射诊断造影的风险进行权衡。辐射剂量 <50mGy 的检查对先天畸形、智力发育、生长迟缓及流产无直接风险,但 >100mGy 一定会导致对胎儿的伤害,50~100mGy 属于不安全范围。但绝大多数常规诊断成像(包括核医学成像)通常对子宫辐射剂量远低于 20mGy。胸部 X 线片辐射量为 0.01mGy,胸部 CT 为 0.3mG,冠脉 CT 在 1~3mGy 之间,孕妇冠脉造影胎儿受到的辐射量为 1.5mGy,接受 PCI 为 3mGy。

孕产妇是否可以接受有电离辐射的影像学检查如胸部 X 线或造影等,要权衡疾病风险,如与产妇安全有关的必须检查,无论孕周,以考虑产妇安全为主。若非急症,要考虑孕周及胎儿可承受的辐射剂量,尽可能在孕 12~24 周后接受相关有辐射的检查,尤其在孕 14d~12 周之间尽可能避免。孕期超声波及磁共振检查是安全的。

第九节　妊娠合并常见心律失常的剖宫产麻醉

一、妊娠合并室上性心动过速

阵发性室上性心动过速属于快速心律失常的主要类型,而妊娠合并阵发性室上性心动过速临床上尽管不常见,但对孕妇及胎儿影响大,部分呈持续性发作者可导致母体及胎儿缺氧,出现严重后果,处理不及时会危及母婴安全甚至生命。

（一）室上性心动过速及常规处理

室上性心动过速(supraventricular tachycardia,SVT),简称"室上速"是指起源于希氏束分支以上部位的快速性心律失常,发病机制多为折返。折返涉及心房、房室交界、希氏束及心室。绝大多数的室上性心动过速表现为窄 QRS 波室上性心动过速,少数表现为宽 QRS 波心动过速。种类包括房性心动过速、房室折返性心动过速及房室结折返性心动过速,房颤和房扑也属于室上速范畴,但由于其明确的心电图特点,临床上往往单独叙述。

室上性心动过速治疗的目的是中止折返。对于发作性室上性心动过速,首先评估血流动力学状态,若出现血流动力学不稳定,立即采用电复律治疗。若血流动力学稳定,窄 QRS 波室上性心动过速,首先使用迷走神经刺激法,如果无效可以给予腺苷,也可考虑静脉应用 β-受体阻滞剂或钙通道阻滞剂,但注意外周血管扩张和负性肌力作用导致的血压下降。宽 QRS 波心动过速,不选择 β-受体阻滞剂、钙通道阻滞剂及毛花苷 C 等,可以静脉给予普罗帕酮。

（二）妊娠对室上速发作的影响

妊娠期随雌/孕激素、血浆儿茶酚胺、血容量及心率的增加,导致心肌的应激性增高,可能会改变了折返环路上的不应期,同时情绪紧张导致的交感张力增高亦增加了心肌的自律性和传导性。因此妊娠期可使原有的 SVT 的发作频率和程度加重,或诱发出现心律失常。

（三）妊娠合并室上速患者行剖宫产手术的术前准备

妊娠合并室上速产妇行剖宫产手术前需要仔细采集病史,记录孕产妇室上速发作次数、频率、持续时间、是否晕厥和妊娠终止方式等。应完善必要术前检查,包括血气电解质分析、心肌酶谱、BNP 等。术前 24 小时动态心电图提供异常节律、预激、QT 间期、窦性心律过速、ST 段异常等可能存在问题。心脏超声检查可排除心脏器质性病变引起的阵发性室上速及心律失常性心肌病。

注意产妇术前采用的抗心律失常药物,术前准备可能室上速发作所需药物(利多卡因、腺苷、普罗帕酮、维拉帕米、β-受体阻滞剂等),并准备其他急救药物(去甲肾上腺素、肾上腺素、多巴胺、去氧肾上腺素、山莨菪碱等)。术前贴好体外除颤电极。

（四）妊娠合并室上速患者行剖宫产手术的麻醉管理

1. 麻醉方式　选择麻醉方式多采用椎管内麻醉,无心功能不全者可选择腰硬联合麻醉或单次腰麻,注意局麻药不加肾上腺素。椎管内麻醉禁忌者采用全身麻醉,但确保麻醉深度,避免气管插管及拔管时的强刺激。

2. 术中管理原则

（1）避免心动过速:因部分室上性心动过速的诱发是由于原位的自律性增高诱发的,因此窦性心动过速可能诱发室上性心动过速,需要高度重视。术中注意补充容量,避免贫血,防止因容量不足及贫血导致的心动过速。

（2）血管活性药物:推荐选择 α 受体阻滞剂类药物—去氧肾上腺素或甲氧明进行纠正由麻醉导致的外周血管阻力降低和仰卧位综合征引起的血压降低、心率增快。麻黄碱类药物有诱发室上性心动过速可能,故不推荐该类产妇使用。若患者合并有心功能不全,可考虑酌情使用去甲肾上腺素升高血压,但需要从小剂量开始,防止去甲肾上腺素的 β_1-受体效应引起心动过速。

（3）缩宫素:缩宫素的应用也是导致出现室上速的重要原因,需要高度警惕,建议采用缓慢静脉滴注的方式给予。

（4）电解质维护:麻醉前及术中进行血气分析,维护电解质在正常范围,保持血钾、血镁、血钙在正常范围,避免缺氧酸中毒。

3. 术中监测　麻醉监测包括 5 导联心电图、血氧饱和度、有创动脉血压。若术前超声提示有心脏结构性问题和/或室上速发作频繁的产妇,建议麻醉前建立深静脉通路(特别注意在深静脉置管时,避免深静脉管触碰心脏诱发心律失常)。若发作较轻,可考虑开放 2 条外周静脉通路,备室上速发作时分别进行药物治疗及补液。

4. 术中室上性心动过速发作的治疗　室上性发作重在预防,若不可避免出现,尤其对血流动力学有影响者,需要尽快转律,必要时紧急电复律。

（1）若术中出现室上性心动过速发作,首先在抢救的同时,紧急娩出胎儿,解除子宫对下腔静脉的压迫,利于保证回心血量及产妇室上速发作的终止。

（2）若为窄 QRS 波形的室上速,伴有血压下降者,首先采用去氧肾上腺素或甲氧明提升血压,部分室上速可由于去氧肾上腺素反射性心率减慢而使发作终止。若同时术前合并心功能不全者,适当加用正性肌力药。同时紧急采用迷走神经刺激(如颈动脉窦按摩)。若上述方法无效,血压尚可接受,可采用药物治疗如腺苷、钙通道阻滞剂维拉帕米、普罗帕酮、β-受体阻滞剂等,同时适当采用药物处理低血压及心动过速状态。若以上治疗无效,尽快采用同步直流电复律。

（3）若为宽 QRS 型室上性心动过速发作,血流动力学不稳定者,立即行直流电复律。若血流动力学尚稳定,可选用抗心律失常药物,无器质性心脏病可选用普罗帕酮、β-受体阻滞剂。对左心室功能损害或有心衰征象者,胎儿娩出后可考虑胺碘酮。

5. 术后管理　术后注意血容量的变化,术后因用药,可请心脏电生理医生进行详细评估,决定进一步药物治疗或心内消融治疗。

相关要点及解析

(一)妊娠期间心脏电复律

妊娠期期间各个阶段直流电复律都是安全的,孕产妇血流动力学不稳定时直接行电复律,不影响胎儿血供,但需要注意以下问题:

1. 因子宫肌层和羊水都是电流良导体,妊娠晚期行电复律可能诱发早产,需同时行胎心监护,部分产妇电复律后出现明显的子宫张力增加,胎儿心动过缓,严重者胎儿可出现心室颤动。

2. 电极板在肋骨上的位置向下不要超出心尖范围,否则电流容易到达增大的子宫,造成胎儿窘迫。

3. 电复律时产妇置于子宫体左倾体位以免主动脉和腔静脉受压。

(二)妊娠期间心律失常类药物的选择

孕期抗心律失常药物的选择受到限制,尤其早期,由于药物对胎儿的致畸等不确定作用,往往给治疗选择带来困难。

1. 孕期安全或相对安全的抗心律失常药物:地高辛、腺苷、利多卡因、β受体阻滞剂、普罗帕酮临床应用相对安全,但都可轻易通过胎盘。

2. 孕期相对不安全抗心律失常药物:胺碘酮可通过胎盘,用后胎儿不良反应发生率较高,如胎儿发生宫内发育迟缓、早产、心动过缓、胎儿甲状腺功能减退等,因此只有危及生命的情况下才能使用。钙通道阻断药维拉帕米对胎儿无不良反应,地尔硫䓬在怀孕3个月内应用可能导致新生儿缺陷。

二、妊娠合并频发室性期前收缩

室性期前收缩(PVC)是围手术期很常见的一种心律失常,可由多种原因诱发。无论是否合并器质性心脏病,室性期前收缩均需要引起临床医生的注意。频发室性期前收缩(frequent premature ventricular contractions,FPVCs)是指1分钟内有5次以上的室性期前收缩。这类患者行剖宫产手术时,需要术前评估同时存在的心脏疾患,并做术中意外情况的应对准备。

(一)频发室性期前收缩的临床表现及心电图特征

临床表现差异也很大,可以无症状,也可引起心悸、胸闷、心跳停搏感,也可引起血流动力学障碍,甚至心源性猝死。

频发室性期前收缩的心电图有以下特征:提前出现的宽大的QRS波群,QRS波群间期>0.11秒,其前无P波出现,P波与提前的QRS波无关,1分钟内5次以上。ST段及T波方向常与QRS波方向相反,通常有完全性代偿间歇。注意多源性室性期前收缩、成对或连续出现的室性期前收缩及室性期前收缩出现于前一心搏的T波上(即R on T现象),联律间期<0.40秒者,易诱发室性心动过速或室颤,必须及时处理。

(二)妊娠合并频发室性期前收缩患者行剖宫产手术的术前准备

首先确定有无器质性心脏病,评价心功能状态,寻找发生频发室性期前收缩的原因及诱因。术前患者心电图提示频发室性期前收缩,建议行24小时动态心电图及超声心动图进行进一步检查,以评判其严重程度及治疗方案。对于术前提示左室收缩功能下降或心室容量增加的患者,即使无症状亦需要术前予以重视,尤其对于室性期前收缩>10 000次/24h的患者。术前治疗应首先排除电解质紊乱。药物治疗需要在心内科医生的指导下进行。术前服用抗心律失常药物者应继续服用。

(三)妊娠合并频发室性期前收缩患者行剖宫产手术的麻醉管理

1. 麻醉方式选择　优先选择硬膜外麻醉。连续硬膜外麻醉在有效控制应激的前提下对机体血流动力学影响小,并且硬膜外利多卡因少量吸收入血对室性心律失常有治疗作用。

2. 术中监测 除基本生命体征监测外,需要建立有创动脉压监测,必要时建立中心静脉通路(注意置管深度,导丝不触碰心脏)。心电图结合有创动脉压波形可鉴别脉率次数及判断室性期前收缩是否为插入性室性期前收缩(无射血功能)。同时有创动脉压波形可帮助判断异常的 ECG 波形是否为电刀等干扰的结果。

3. 术中管理原则 术前积极纠正低钾、低镁等电解质紊乱。若频发室性期前收缩对血流动力无影响,并且没有持续加重,一般不需积极处理。若术中频发室性期前收缩影响血流动力学稳定或为新发室性期前收缩,应寻找原因,积极处理。

(1)如出现每分钟 6 个或更多的室性心律失常,并反复出现或者呈现多源性室性异位节律,则发生致命性室性心律失常的可能性增加,应即刻处理,保证除颤仪随时可用。

(2)若出现低血压,应在积极查找原因的同时及时提升血压。若频发室性期前收缩与心动过缓有关,慎用去氧肾上腺素或甲氧明提升血压,可选择去甲肾上腺素。若存在心功能不全且心率较慢,可采用小剂量多巴胺维持血流动力学平稳。

相关要点及解析

非心血管手术患者频发室性期前收缩的术前干预

1. 抗心律失常药物 目前指南给出的建议和推荐大多为症状引导性治疗:无症状或症状轻微的患者,排除结构性心脏病和遗传性心律失常后,仅需安慰,无须治疗;无论是否合并结构性心脏病,如有明显症状,可考虑 β-受体阻滞剂、非二氢吡啶类钙通道阻滞剂、普罗帕酮和胺碘酮等抗心律失常药。

2. 术前内科射频消融治疗 对于室性期前收缩次数 >10 000 次/24h 者应予重视。若频发室性期前收缩症状明显,并且抗心律失常药物治疗无效、患者不能耐受药物治疗、频发室性期前收缩导致心律失常心肌病或者室性期前收缩导致局灶触发性室颤需要考虑孕期或产前进行导管消融治疗。

三、妊娠合并Ⅲ度房室传导阻滞

Ⅲ度房室传导阻滞又称完全性房室传导阻滞,全部冲动不能下传,症状取决于是否建立了心室自主节律及心室率,严重心动过缓的患者,可出现急性心源性脑缺氧综合征(即阿斯综合征),甚至猝死。妊娠合并Ⅲ度房室传导阻滞接受剖宫产手术面临巨大的手术和麻醉风险,处理不当会造成母婴严重并发症。

(一)房室传导阻滞的分类

房室传导阻滞(atrioventricular block,AVB)是指冲动在房室传导过程中受到阻滞。分为不完全性和完全性两类,前者包括Ⅰ度和Ⅱ度房室传导阻滞,后者又称Ⅲ度房室传导阻滞,阻滞部位可在心房、房室结,希氏束及双束支。

Ⅱ度房室传导阻滞又分为莫氏Ⅰ型(文氏型,传导时间进行性延长,直到一次冲动不能传导)和莫氏Ⅱ型(间歇出现的传导阻滞)。Ⅲ度房室传导阻滞指全部冲动不能被传导,其症状取决于是否建立了心室自主节律及心室率和心肌的基本情况,如心室自主节律未及时建立则出现心室停搏。自主节律点较高,如恰位于希氏束下方,心室率较快达 40~60 次/min,病人可能无症状,有双束支病变者,心室自主节律点甚低,心室率慢在 40 次/min 以下,可出现心功能不全和脑缺血综合征(Adams-Stokes syndrome)或猝死。

(二)妊娠对房室传导阻滞患者的影响

无器质性心脏病孕妇的Ⅲ度 AVB 多为先天性,其阻滞部位多在希氏束上,没有症状或以前未诊断的完全心脏传导阻滞的患者一般可以很好地耐受妊娠。研究报道,妊娠合并Ⅲ度 AVB 围生期出现心血管事件的发生率达 14.3%。

该类孕妇早期心率通常会增加 10~20 次/min,随着孕期增加,孕妇循环血容量相应增加,子宫增大使横膈抬高,心脏向左移位,右心室压力增大,心脏负荷增加,但心率却不再增加。因此,心功能好的孕妇,能代偿性地增加心率及每搏量来满足身体需求,而患有严重心动过缓、Ⅲ度 AVB 的孕妇若不能相应地提高心率及增强心脏舒缩功能,可使心功能恶化,容易导致心衰,甚至加重已有的传导阻滞,出现意外。

(三) 妊娠合并Ⅲ度房室传导阻滞患者行剖宫产手术的术前准备

严格掌握术前安装起搏器指征,术前若明确诊断Ⅲ度房室传导阻滞者,并伴有心动过缓(心率 <50 次/min)、晕厥史、家族史、心脏手术史之一者,建议术前安置临时或永久起搏器。关注心脏超声是否有心功能不全,术前尽可能予以纠正。手术术前贴好体外除颤电极,必要时经胸体外起搏。准备急救药物:异丙肾上腺素。

(四) 妊娠合并Ⅲ度房室传导阻滞患者行剖宫产手术的麻醉管理

1. 麻醉一般选择椎管内麻醉。

2. 术中监测除五导联心电图、血氧饱和度等,还需要有创动脉压监测,及时处理低血压。建议中心静脉穿刺置管,便于血管活性药在紧急情况下及时到位。但特别放置起搏器产妇的意穿刺部位,要避开放置起搏器的通路,并且注意放置导丝及置管深度,避免触碰起搏电极。

3. 术中管理原则

(1) 控制椎管内麻醉平面,防止交感神经广泛阻滞而发生低血压以及房室传导抑制,适当减少腰麻剂量并减慢注药速度,配合左倾体位及血管收缩药维护血流动力学平稳。

(2) 血管活性药可选用麻黄碱、去甲肾上腺素,不建议采用去氧肾上腺素及甲氧明。

(3) 保证血电解质在正常范围,防止高钾、低钾影响起搏器起搏功能。

(4) 胎儿胎盘娩出前适当控制容量,维持一定水平的心室率。防止胎儿及胎盘娩出后回心血量急剧增加导致的左室容量过负荷,要适当增加心率,积极处理心动过缓,并采用头高脚低位防止回心血量骤增。

(5) 防止产科医生手术操作强刺激,避免牵拉腹膜及盆腹脏器引起迷走神经兴奋导致心率降低甚至停搏。严格遵循放置起搏器后电刀电凝使用规则。

4. 术后管理 注意液体出入量及酸碱平衡,镇痛完善,并请心内科医生调整起搏模式,决定是否撤除临时起搏器及撤除时机。对于未安置起搏器的Ⅲ度房室传导阻滞者产妇,心血管事件的发生往往在产后,可能与手术打击及术后回心血量的增加等有关,仍需要仔细管理。

相关要点及解析

(一) **房室传导阻滞的诊断**

房室传导阻滞主要靠心电图诊断,主要特征为:

1. Ⅰ度房室传导阻滞 P-R 间期 >0.20 秒,无 QRS 波群脱落。

2. Ⅱ度Ⅰ型房室传导阻滞特征 P-R 间期逐渐延长,直至 P 波后 QRS 波群脱落,之后 P-R 间期又恢复以前时限,如此周而复始。Ⅱ度Ⅱ型房室传导阻滞的 P-R 间期固定(正常或延长),每隔 1~2 个或 3 个 P 波后有 QRS 波群脱落。

3. Ⅲ度房室传导阻滞的心房和心室独立活动,P 波与 QRS 波群完全脱离关系,P-P 距离和 R-R 距离各自相等,心室率慢于心房率。

(二) **房室传导阻滞患者妊娠期的干预**

Ⅲ度 AVB 心房、心室各按自身节律搏动,出现意外情况时如产科大出血、仰卧位低血压、羊水反应等,代偿能力有限,会出现严重心动过缓、低血压,并且对药物治疗反应差等,以致引起子宫缺血缺氧,导致胎儿的一系列并发症。并且临产后先露下降,压迫盆底以及胎儿娩出时,腹内压突然下降,均会通过迷走神经反射作用,使Ⅲ度 AVB 患者心率更减慢,导致阿斯综合征发生,甚至猝死。

临床上,对于伴有心动过缓的Ⅱ度Ⅱ型或Ⅲ度 AVB 行剖宫手术前的产妇,需要安置临时起搏器,若伴晕厥、阿斯综合征或心力衰竭,用药物治疗无效的持久性Ⅱ度Ⅱ型或Ⅲ度 AVB 产妇,或有心脏手术史的高度 AVB,考虑安装永久性起搏器。对已妊娠的有症状的严重心动过缓孕产妇,建议尽早安置心脏起搏器,使心功能改善后有利于继续妊娠至足月后终止妊娠。早期发病的高度传导阻滞的育龄妇女,尤其伴有症状,建议安装起搏器,改善心功能后再考虑妊娠较为安全。

存在以下情况时,综合产科情况,尤其妊娠晚期,考虑安置临时起搏器:

1. Ⅲ度房室传导阻滞。

2. 症状性Ⅱ度Ⅱ型(莫氏Ⅱ型)房室传导阻滞。

3. 病态窦房结综合征(sick sinus syndrome,SSS)致心动过缓者,有晕厥发作史。

4. 完全性左束支阻滞合并Ⅰ度房室传导阻滞。

5. 双束支阻滞伴有间歇性完全阻滞或晕厥发作者。

6. 心房颤动、心房扑动,或阵发性室上性心动过速合并完全性或高度房室传导阻滞,或心动过速终止时有 >3 秒的心室停搏者。

7. 存在扩心病、传导束硬化症并伴有Ⅱ度房室传导阻滞、双束支传导阻滞、完全左后分支阻滞三者之一时。

8. 心内手术及心脏介入治疗后并发的高度或完全性房室传导阻滞。

注意已置永久性起搏器患者,术前应请心内科医生检测起搏器功能是否正常。

(三)临时起搏器置入的注意事项

临时起搏为非永久性置入起搏电极的一种起搏方法,通常使用双极起搏导管电极,起搏电极放置时间一般不超过 4W。起搏器连续发放脉冲的频率一般为 40~120 次/min,通常取 60~80 次/min 为基本频率。起搏阈值即引起心脏有效收缩的最低电脉冲强度要求电流 3~5mA,电压 3~6V。起搏器心室感知灵敏度值一般为 1~3mV。注意事项如下:

1. 放置临时起搏器并发症 起搏器导管移位,心电图表现为不起搏或间歇性起搏。此外还包括心肌穿孔、导管断裂、心律失常、及穿刺并发症(锁骨下静脉、颈内静脉、股静脉),需要有一定经验的医生操作。

2. 已经安置临时心脏起搏器者,搬动病人要小心,防止电极脱开或刺破右心室。

3. 避免应用琥珀胆碱,避免高钾血症、代谢性酸中毒等因素,以防提高心肌起搏阈值,减弱起搏效果。缺氧和低钾血症,可降低心肌起搏阈值,从而可诱发心室颤动,应预防。

4. 手术中应尽量不用电灼,以免干扰起搏器。如必须使用,应用非同步心脏起搏,缩短每次使用电刀时间,降低电刀的电流强度,并备好异丙肾上腺素,以防起搏器失效。

目前术前临时起搏多采用体表心电图指引下应用漂浮电极导管进行床旁心脏起搏,简单适用省时,并且不需要应用肝素,不影响麻醉方式的选择,但需要麻醉医生熟悉临时起搏器,发挥其在围手术期中保驾护航的作用。

四、妊娠合并长 Q-T 综合征

长 Q-T 综合征(long Q-T syndrome,LQTS)分为获得性和先天性,先天性 LQTS 为常染色体遗传性心脏病,以反复发作晕厥、抽搐,甚至猝死为临床特征,心电图以 Q-T 间期和/或校正 Q-T 间期(QTc)延长为特征。该病往往容易被临床忽略,并且围手术期各种刺激触发的室性心动过速可引起尖端扭转型室速(torsade de pointes,TdP),导致猝死。因此术前要识别并做好相应的术前准备及围手术期急救。

(一)Q-T 间期、长 Q-T 综合征(long Q-T syndrome,LQTS)

Q-T 间期代表心室的除极和复极全过程。Q-T 间期的测量是从 QRS 波群起点至 T 波终点,取 Q-T 间期最长的导联中 3~5 个测量值的平均值,通常选Ⅱ或V₅导联。因为 24 小时动态心电图的长 Q-T 间期没有相关诊断标准,因此动态心电图不作为 LQTS 的诊断评估标准。由于 Q-T 间期受心率影响较大,故 Q-T 间期延长定义取心率校正后的指标,称为校正 Q-T 间期(QTc)。

Q-T 间期延长综合征是一种常染色体遗传性心脏病,分为获得性和先天性。先天性 Q-T 间期延长综合征以反复发作晕厥、抽搐、甚至猝死为临床特征。心电图(通常在Ⅱ和V₅)出现校正 Q-T 间期(QTc)延长(女性 QTc>480 毫秒,男性 QTc>470 毫秒),T 波双向,双峰,切迹及宽大等表现。QTc>500 毫秒为高危象,QTc>600 毫秒者为极高危。LQTS 使复极延长导致心肌细胞不应期的不均一,可引起后除极化触发的室性心动过速,在一定情况下,触发的 PVCs 引起折返性心室节律,表现为多形性室性心动过速,也叫做尖端扭转型室速(TdP),并可能恶化为心室颤动。诊断依据为心电图表现、病史(晕厥、耳聋)及家族史,部分静息心电图没有表现。

临床角度,长 Q-T 综合征分为肾上腺素能依赖型及心搏骤停依赖型,不同类型的治疗原则不同。

(二)妊娠合并长 Q-T 综合征患者行剖宫产手术的术前准备

术前积极纠正导致 Q-T 间期延长的因素,纠正电解质异常,尤其是镁、钾和钙离子的异常,保证处于正常范围高限。避免应用导致 Q-T 间期延长的任何药物。避免紧张、激动等交感神经兴奋因素。明确起搏器及 ICD 指征,预防 TdP 发作,防治心源性猝死。接受 β-受体阻滞剂治疗后仍有症状(伴晕厥史)者,可辅以永久性起搏器,如经 β-受体阻滞剂抑制心室率仍然出现症状或反复发作 TdP 时,应考虑应用 ICD。

接受 β-受体阻滞剂持续至手术当天并维持整个围手术期。接受起搏器治疗的患者,术前需对起搏器进行相应的调整及检查,防止起搏器失灵。术前贴好体外除颤电极,并做好心肺复苏准备。

(三)妊娠合并长 Q-T 综合征患者行剖宫产手术的麻醉管理

1. 麻醉方式选择　在满足手术需求的基础上且无区域阻滞及椎管内麻醉禁忌者,尽可能避免全麻。椎管内麻醉时,局麻要中不加肾上腺素,避免阻滞平面过低或阻滞不全导致的镇痛不全而出现交感神经兴奋,诱发 TdP。

2. 术中管理原则

(1)维护血流动力学稳定:维持合适的灌注压、血容量及心率,及时补充血容量,必要时结合血管活性药物。当血压低时,建议应用去甲肾上腺素,避免应用去氧肾上腺素和甲氧明,以免心动过缓。

(2)避免应用导致 QTc 延长的任何麻醉药物。

(3)积极纠正任何原因导致的心动过缓,避免任何原因引起的迷走反射,如内脏牵拉、腹膜牵拉、按压颈动脉窦等。当发生心动过缓时(心率 <50 次/min),可考虑应用小剂量麻黄碱及异丙肾上腺素进行纠正。安装起搏器的患者可在术前将起搏器起搏频率设定到较高的水平,既可防止心动过缓导致 TdP 的发生,还能终止心律失常。

(4)避免酸中毒、高钾血症等提高心肌起搏阈值的因素,同时避免缺氧和低钾血症降低心肌起搏阈值而诱发心室颤动。保证足够通气,充分供氧。

3. 术中发生尖端扭转型室速的处理　以预防为主,一旦发生尖端扭转型室速,处理方法如下:

(1)如患者血流动力学不稳定,应立即电复律(1~2J/kg)。如血流动力学稳定,肾上腺素能型长 Q-T 综合征者静脉用 β-受体阻滞剂可作为首选药物,利多卡因可作为辅助用药

(2)静脉补钾(氯化钾,使血钾水平达到 4.5mmol/L 以上)、补镁(硫酸镁)可抑制触发激动。

(3)无论患者血清镁高低,心搏骤停型长 Q-T 综合征患者都应立即静脉给予硫酸镁,首选缓慢静推硫酸镁 2g,无效时追加 2g,若仍无效,可静脉滴注异丙肾上腺素或临时心脏起搏提高心率,使心室率维持在 70~100 次/min。注意大剂量硫酸镁可能发生中毒反应,膝反射丧失是镁中毒的信号,随着血镁浓度的升高,可发生低血压、昏睡、传导阻滞甚至心搏骤停。

（4）若 TdP 恶化为室颤或出现血流动力学障碍，应紧急电除颤。顽固性室颤者禁忌应用胺碘酮。

4. 术后管理　麻醉结束后注意镇痛衔接，降低术后疼痛等应激。术后继续服用 β-受体阻滞剂，可考虑口服钾镁片。

相关要点及解析

（一）长 Q-T 综合征的分型

1. 原发性 Q-T 间期延长　包括能产生离子通道功能障碍的基因突变及先天性 QT 间期延长综合征，发病年龄多为 21 岁 ±15 岁，女性多见，常有晕厥或猝死家族史。根据基因类型，又可分为 LQT1、LQT2 和 LQT3。LQT1 患者 T 波呈单峰状，非对称性高耸，基底部宽大，LQT2 患者多个导联 T 波呈双峰，电压偏低，LQT3 患者 ST 段相对较长，T 波延迟出现，T 波尖锐/双向，非对称，振幅高，基底部较窄。

2. 继发性（获得性）Q-T 间期延长　可由代谢异常（如急性低钾血症、甲状腺功能降低）、疾病（如心肌炎、蛛网膜下出血）和药物所引起。

（二）围手术期导致 Q-T 间期延长的药物

围手术期相关用药会导致 Q-T 间期延长，尽可能避免使用，防止诱发恶性心血管事件。

1. 抗心律失常药　普鲁卡因胺、胺碘酮等。

2. 抗生素　红霉素、克拉霉素、莫西沙星、氟康唑、酮康唑等。

3. 抗精神病药　氯丙嗪、氟哌啶醇等。

4. 止吐药　甲氧氯普胺、昂丹司琼、格雷司琼等。

5. 抗组胺药。

6. 麻醉药物　哌替啶、羟考酮、丁丙诺啡、氯胺酮禁忌使用。吸入麻醉药，尽可能不采用，但对于围手术期接受 β-受体阻滞剂者，可以考虑使用。

7. 抗胆碱酯酶和抗胆碱能药物　尤其阿托品，因此该类患者禁忌术后进行肌松拮抗。

（三）长 Q-T 综合征的治疗原则

根据临床表型的特点和危险分层，LQTS 患者需要进行个体化治疗。无论是先天性的还是获得性的 LQTS 患者都必须停止服用一切有延长 Q-T 间期作用的药物。

1. 长期治疗减少诱发　如纠正低血钾。LQT1、LQT2 及大多数基因型阴性 LQTS 患者，β-受体阻滞剂应作为一线治疗，应用至患者可耐受的较大剂量，首选普萘洛尔，注意要逐渐加量，避免 β-阻滞剂突然停用。

2. 心脏起搏治疗　起搏治疗一般不作为单一治疗，需与 β-受体阻滞剂联合应用，预防心率过慢及心搏暂停，可使用临时心脏起搏和永久起搏。

3. 左心交感神经切除术（left cardiac sympathetic denervation，LCSD）可减少心脏事件。

4. 植入式心脏复律除颤器（ICD）　适用于充分剂量的 β-受体阻滞剂治疗后仍有晕厥发作。对于药物不耐受或无效及心搏骤停后存活的患者，应用 ICD 作为二级预防治疗。对有 β 受体阻滞剂禁忌证的患者，应考虑使用 ICD。

（车　昊　赵丽云）

推荐阅读

［1］程卫平，中国心胸血管麻醉学会心血管麻醉分会.StanfordA 型主动脉夹层外科手术麻醉中国专家临床路径管理共识.临床麻醉学杂志，2018，34（10）：1009-1013.

［2］王艳双，刘亚光，车昊，等.妊娠合并肺动脉高压患者行剖宫产围手术期稳定血流动力学麻醉干预与性激素水平的研究.心肺血管病杂志，2017，36（02）：114-118.

［3］ 中国心胸麻醉学会非心脏手术麻醉分会. 妊娠合并心脏病围麻醉期中国专家临床管理共识. 临床麻醉学杂志,2019,35（7）:703-708.

［4］ Kaplan JA,REICH DL.,LAKE CL.,et al. 卡普兰心脏麻醉学. 5 版. 岳云,于布为,姚尚龙,译. 北京:人民卫生出版社,2008, 640-651.

［5］ 2018 ESC Guidelines for the management of cardiovascular diseases during pregnancy:the task force for the management of cardiovascular diseases during pregnancy of the European society of cardiology（ESC）. European Heart Journal,2018,1-83.

［6］ HEMNES AR,KIELY DG,COCKRILL BA,et al. Statement on pregnancy in pulmonary hypertension from the Pulmonary Vascular Research Institute. Pulm Circ,2015,5（3）:435-65.

［7］ DEDDEN SJ,GEOMINI PMAJ,HUIRNE JAF,et al. Vaginal and Laparoscopic hysterectomy as an outpatient procedure:A systematic review. Eur J ObstetGynecolReprod Biol,2017,216:212-223

［8］ GUGLIELMINOTTI J,LANDAU R,FRIEDMAN AM,et al. Pulmonary hypertension during pregnancy in New York State, 2003-2014. Matern Child Health J,2019,23（2）:277-284.

［9］ GIUDICESSI JR,RODEN DM,WILDE AAM,et al. Classification and Reporting of Potentially Proarrhythmic Common Genetic Variation in Long QT Syndrome Genetic Testing. Circulation,2018,137（6）:619-630.

［10］ GOLOVINA GA,DUPLYAKOV DV. Key points of the 2017 ACC/AHA/HRS guideline for the evaluation and management of patients with syncope.

［11］ LIM HL,YEOH CJ,TAN J,et al. Anesthetic Implications for Cesarean Section in a Parturient with Complex Congenital Cyanotic Heart Disease.Case Reports in Anesthesiology,2018,3:1-5.

［12］ JOHNNA F,RACHEL B,LUCY S,et al. A review of tetralogy of fallot and postoperative management.Critical Care Nursing Clinics of North America,2019,31（3）:315-328.

［13］ Management of pregnancy in patients with Complex congenital heart disease.A Scientific Statement for Healthcare Professionals From the American Heart Association Circulation. 2017,135:e50-e87.

［14］ HOPKINS MK,GOLDSTEIN SA,WARD CC,et al. Evaluation and Management of Maternal Congenital Heart Disease:A Review.OBSTETRICAL AND GYNECOLOGICAL SURVEY,2018,e73（2）:116-124.

［15］ TROIANO NH, WITCHER PM. Maternal Mortality and Morbidity in the United States,Classification, Causes, Preventability, and Critical Care Obstetric Implications. J Perinat Nurs,2018,32（3）:222-231.

［16］ OSTER M, BHATT AB, ZARAGOZA-MACIAS E,et al. Interventional Therapy Versus Medical Therapy for Secundum Atrial Septal Defect:A Systematic Review（Part 2）for the 2018 AHA/ACC Guideline for the Management of Adults With Congenital Heart Disease:A Report of the American College of Cardiology/American Heart Association Task Force on Clinical Practice Guidelines. Circulation,2019,139（14）:e814-e830.

［17］ VAN HAGEN IM, THORNE SA, TAHA N,et al.Pregnancy Outcomes in Women With Rheumatic Mitral Valve Disease : Results From the Registry of Pregnancy and Cardiac Disease. Circulation,2018,137:806-816.

［18］ SIEGMUND AS, PIEPER PG, MULDER BJM, et al. Doppler gradients, valve area and ventricular function in pregnant women with aortic or pulmonary valve disease:Left versus right.International Journal of Cardiology, 2020, 306:152-157.

［19］ STOUT KK, DANIELS CJ, ABOULHOSN JA,et al. 2018 AHA/ACC Guideline for the Management of Adults With Congenital Heart Disease.Journal of the American College of Cardiology,2019, 73（12）:e81-e19.

第二十四章

妊娠期高血压疾病剖宫产手术的麻醉管理

本章要求

1. 掌握妊娠期高血压疾病术前评估、麻醉选择和麻醉管理。
2. 熟悉妊娠期高血压疾病临床表现、孕期血压管理及术后管理。
3. 了解妊娠期高血压的发病机制、分型及诊断标准。

妊娠期高血压疾病是最常见的妊娠期疾病之一，是导致孕产妇和胎儿死亡的主要原因。妊娠期高血压疾病可造成孕妇胎盘早剥、心脑血管事件、器官衰竭和弥散性血管内凝血等严重并发症，同时宫内发育迟缓、宫内死亡或早产的高风险严重影响胎儿生长发育和远期预后。为提高母婴生存质量改善预后，需要产科医生、心内科医生、新生儿科医生和重症专家等多学科合作，麻醉科医师应充分了解疾病发展的严重程度，做好围产期麻醉管理，关注孕期血压管理，保障母婴安全，降低胎儿早产率和死亡率。本章节将阐述妊娠期高血压疾病的定义分型、孕期管理和围产期管理。

第一节　概述

一、定义与分型

（一）定义

妊娠期妇女收缩压≥140mmHg（1mmHg=0.133kPa）和/或舒张压≥90mmHg 定义为妊娠期高血压疾病（hyperternsive disorders of pregnancy，HDP）。妊娠期高血压的基本病变为全身小动脉的痉挛，导致全身脏器血流不畅，循环供血不足，组织缺血缺氧，同时又刺激血管收缩，致使周围循环阻力加大，血压进一步上升，对胎盘、肾脏、脑组织、心脏以及视网膜等重要的器官产生一定影响。

（二）分型

2020 年中华医学会妇产科学分会妊娠期高血压疾病学组，更新发布《妊娠期高血压疾病诊治指南》，将妊娠相关高血压疾病概括为 4 类：妊娠期高血压，子痫前期—子痫，妊娠合并慢性高血压，慢性高血压伴发子痫前期。基于孕妇的各种基础病理状况和妊娠期间环境因素的影响，在妊娠期间病情的缓急不同，可逐渐进展，也可迅速恶化。妊娠期高血压疾病发病背景复杂，尤其是子痫前期—子痫存在多因素发病异源性、多机制发病异质性、病理改变和临床表现的多通路不平行性，存在多因素、多机制、多通路发病综合征性质。目前，妊娠期高血压疾病存在的普遍临床问题是，因未能及早识别和及早发现，使其发现时已成为重症，或孕妇已有严重的靶器官并发症，需要转诊到三级医疗救治中心，并需要多学科联合救治。2018 年国际妊娠期高血压研究学会（International Society for the Study of Hypertension in Pregnancy，ISSHP）将妊娠期高血压疾病更细致地分为 2 大类及 6 亚型。第一类为妊娠前诊断或妊娠 20 周前新发现的高血压，包括原发性和继发性慢性高血压、白大衣高血压和隐匿性高血压;第二类为妊娠20周后发生的高血压,包括一过性妊娠高血压、妊娠高血压和子痫前期,其中子痫前期包括新发或慢性高血压合并子痫前期。ISSHP推荐白大衣高血压、隐匿性高血压和一过性高血压为妊娠期高血压疾病的特殊类型。

1. 妊娠期高血压 指妊娠20周后血压升高,收缩压≥140mmHg,和/或舒张压≥90mmHg,2次测量血压时间至少相隔4小时;其中收缩压≥160mmHg和/或舒张压≥110mmHg并且持续15分钟以上被称为严重高血压,但不伴有蛋白尿、脏器功能损害和胎儿生长受限(fetal growth restriction,FGR),一般于产后42天内血压逐渐恢复至正常水平。多达50%的妊娠期高血压妇女最终会出现与子痫前期诊断一致的蛋白尿或其他终末器官功能障碍,并且孕周越早的妊娠高血压发展为子痫前期的比例越高,当高血压于孕32周前被诊断时,这种发展可能性更高。在一项队列研究中,与合并蛋白尿的子痫前期相比,非蛋白尿性高血压孕妇的围产期死亡率更高。有蛋白尿的孕妇进展为严重高血压的频率更高,早产率和围产儿死亡率更高;然而,不伴有蛋白尿的孕妇出现血小板减少或肝功能障碍的概率更高。

2. 子痫前期 指妊娠20周后新发的高血压,合并出现蛋白尿(300mg/d),或孕妇终末器官功能受损的症状和体征。诊断标准:妊娠20周后孕妇出现收缩压≥140mmHg和/或舒张压≥90mmHg,伴有下列任意一项:尿蛋白定量≥300mg/d,或尿蛋白/肌酐比值≥0.3,或随机尿蛋白≥(+)(无条件进行蛋白定量时的检查方法);无蛋白尿但伴有以下任何一种器官或系统受累:心、肺、肝、肾等重要器官,或血液系统、消化系统、神经系统的异常改变,胎盘—胎儿受到累及等。根据诊断或分娩孕周,子痫前期可分为早发型子痫前期(34周前发病)和晚发型子痫前期(≥34周发病)。早发型子痫前期以胎盘异常为首发症状,复发率高,有较强的遗传成分。晚发型子痫前期通常发生在长期患有高血压、肥胖症、糖尿病或其他形式的微血管疾病的孕妇。晚发型子痫前期更为常见,但早发型子痫前期与更严重的结局有关,例如胎儿生长受限。

轻度子痫前期只代表诊断时的状态,任何程度的子痫前期都可能导致严重不良预后,因此不再诊断轻度子痫前期,而诊断为子痫前期,以免造成对病情的忽视,将伴有严重表现的子痫前期诊断为重度子痫前期,以引起临床重视。子痫前期孕妇出现下述任一表现为重度子痫前期(severe pre-eclampsia):①血压持续升高不可控制,收缩压≥160mmHg和/或舒张压≥110mmHg;②持续性头痛、视觉障碍或其他中枢神经系统异常表现;③持续性上腹部疼痛及肝包膜下血肿或肝破裂表现;④转氨酶水平异常,血丙氨酸转氨酶(ALT)或天冬氨酸转氨酶(AST)水平升高;⑤肾功能受损,尿蛋白定量>2.0g/24h,少尿(24小时尿量<400ml,或每小时尿量<17ml),或血肌酐水平>106μmol/L;⑥低蛋白血症伴腹腔积液、胸腔积液或心包积液;⑦血液系统异常,血小板计数呈持续性下降并<100×10⁹/L,微血管内溶血,表现有贫血、血乳酸脱氢酶(LDH)水平升高或黄疸;⑧心力衰竭;⑨肺水肿;⑩胎儿生长受限或羊水过少、胎死宫内、胎盘早剥等。但是由于子痫前期可以在没有任何预兆的情况下病情迅速恶化,2018年ISSHP建议不再将子痫前期分为轻度或重度。

HELLP综合征是子痫前期的一种严重表现,它以溶血、转氨酶水平升高及低血小板计数为特点,可以发生在无血压升高、血压升高不明显或者没有蛋白尿的情况下,既可以发生在子痫前期临床症状出现之前,也可以发生在抗磷脂综合征的病例中,多数发生在产前。不建议将HELLP综合征作为一种独立的疾病。

3. 子痫 指在妊娠高血压疾病基础上不能用其他原因解释的抽搐或昏迷,妊娠孕妇发病前有子痫前期的体征和症状,没有预先存在的神经功能障碍。子痫可以发生在产前、产时、产后,一部分可发生在产后48~72小时或更晚,也可发生在使用硫酸镁时,不典型的子痫还可发生于妊娠20周以前。产褥期的任何时候都可能突然发生子痫;大多数抽搐发生在产程中或分娩后48小时内。大多数子痫前期孕妇都有明显的临床表现,但10%~15%的病例无高血压或轻度高血压,和/或没有检测到蛋白尿。子痫造成围产期婴儿死亡率极高,与胎盘早剥、严重胎儿生长受限和极度早产密切相关。

4. 慢性高血压 指妇女在妊娠前诊断或妊娠20周前发现并确诊的高血压,通常于孕早期首次产检就诊时诊断,大量证据证明慢性高血压与母胎不良结局相关,需要进行严格的血压管理

（BP 110~140/85mmHg）、胎儿生长监测以及反复评估子痫前期和母体并发症的进展。ISSHP 建议这些患者可以在门诊进行管理。慢性高血压大部分为原发性高血压，原发性高血压一般有高血压家族史、超重或肥胖；继发性高血压并不常见。研究表明，患有慢性高血压的孕妇约 25% 将发展为子痫前期，在肾病患者中，子痫前期发生率更高。因此，建议妊娠期慢性高血压一经诊断，即应进行血常规、凝血功能、肝肾功能、尿蛋白、尿蛋白/肌酐比、肾脏超声检查（如果尿蛋白阳性），以此作为慢性高血压严重程度的评估依据。

5. 白大衣高血压 指诊室血压升高≥140/90mmHg，但在家庭或工作时血压正常 <135/85mmHg。白大衣高血压患者中约 50% 将发展为妊娠高血压，8% 将发展为子痫前期。

6. 隐匿性高血压 是高血压的特殊类型，临床上难以识别。其特征是诊室血压正常，但在其他时段血压升高，24 小时动态血压监测（ambulatoryblood pressure monitoring，ABPM）或家庭血压监测可以明确诊断。隐匿性高血压在妊娠期间尚未得到充分的研究。妊娠早期具有慢性肾病、左心室肥厚或视网膜病变等高血压靶器官受损征兆，但血压无明显升高时，可考虑隐匿性高血压。

7. 一过性妊娠高血压 妊娠中晚期新发的高血压，无须任何治疗即可缓解。一过性妊娠高血压通常在诊室检查时发现，但随后重复测量血压正常，约有 20% 的一过性高血压会发展为妊娠高血压，另有约 20% 会发展为子痫前期。因此，孕期应加强一过性高血压孕妇的随访与监测。

二、病因学

子痫前期确切发病机制仍有待阐明，其病因包括胎盘功能障碍、氧化应激、血小板和凝血酶激活、血管内炎症因子释放、内皮功能障碍和血管内皮生长因子失衡等，其中血管内皮生长因子失衡是最重要的因素之一，然而这种失衡并不是子痫前期特有的，因为也可能在胎儿宫内生长受限、胎儿死亡、自发早产等情况中发生。血管内皮生长因子失衡的严重程度和时机以及母体的易感性，决定子痫前期的临床表现。

目前较为公认的是"两阶段"理论，见图 24-1-1：第一阶段为临床前期，即子宫螺旋动脉滋养细胞重铸障碍，导致胎盘低灌注缺血、缺氧，释放多种胎盘因子；第二阶段，胎盘灌注不良导致局部微环境介质如生长因子、细胞因子、炎症因子、甾体类激素、神经肽类激素等的释放，进入母体血液循环，促进系统性炎症反应的激活及血管内皮损伤，引起子痫前期的多样化临床表现。

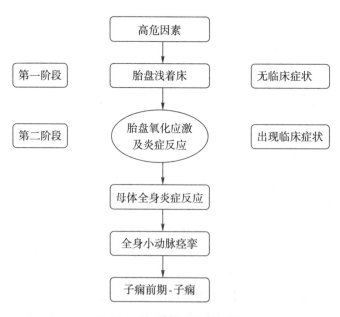

图 24-1-1 "两阶段"理论学说

三、流行病学

子痫前期和妊娠期高血压主要发生于高龄初产妇。随着辅助生殖技术的进步,高龄患者成功受孕率增高,这些患者可能合并高血压和糖尿病,上述疾病的发病率也越来越高。

1. 发病率 子痫前期的发病率为 6%~8%,严重威胁母胎安全,全球范围内每年因子痫前期导致的胎儿和新生儿死亡超过 50 万例,孕产妇死亡超过 7 万例。

在发达国家,子痫的发病率 0.1/万~5.9/万例不等。美国子痫前期患者从 1980 年的 3.4% 上升到 2010 年的 3.8%,合并严重临床表现的子痫前期患者数量也逐渐增加,从 1980 年的 0.3% 上升至 2010 年的 1.4%。HELLP 综合征发病较为罕见,其发病率大约占所有妊娠的 0.1%~0.8%,但可造成 10%~15% 的死胎率和 20%~25% 的新生儿死亡。

2. 孕产妇死亡率 子痫前期和其并发症是导致孕产妇死亡的三大原因之一,占美国孕产妇死亡的 25% 以上。子痫前期相关的死亡主要与肺部并发症(如肺水肿)和颅内出血相关。

3. 新生儿死亡率 子痫前期可导致胎盘灌注不足、胎盘早剥,以及因预产期之前出现重度子痫前期而致医源性早产,是新生儿发病和死亡的主要原因。

四、危险因素

子痫前期的风险因素包括高龄产妇(≥40 岁)和低龄产妇(<20 岁,妊娠间隔≥10 年,既往妊娠并发子痫前期,有子痫前期家族史,多胎妊娠,抗磷脂抗体阳性,患有高血压、慢性肾脏疾病、糖尿病等慢性疾病病史,肥胖(BMI≥35),孕早期/首次产检时确诊收缩压≥130mmHg 和/或舒张压≥80mmHg,采用辅助生殖技术,患有自身免疫性疾病如系统性红斑狼疮等。

第二节 妊娠期高血压疾病的孕期血压管理

高血压是妊娠期最常见的并发症,是全世界尤其发展中国家孕产妇致死致残的主要原因。ISSHP 推荐,子痫前期一经诊断需住院评估,如病情平稳且患者能够自我监测病情及血压,可在门诊进行管理。在有限的资源环境中,妊娠期高血压孕产妇很难得到专科评估与管理,这限制了对妊娠期高血压疾病管理的有效性,麻醉科医师既了解孕产妇的病理生理又熟练掌握血管活性药物药理药效,因此妊娠期高血压的诊断、血压控制和药物治疗在麻醉门诊可以得到更专业与细致的管理。

一、门诊监护

(一)母体监护

包括血压、尿蛋白及临床评估,每周复查血常规、尿常规、肝肾功能及尿酸。监测血小板计数及肝酶。尿蛋白监测 1~2 次/周,同时测量血压。对可疑子痫前期孕妇应测 24 小时尿蛋白定量。视病情发展和诊治需要应酌情增加以下有关检查项目:①眼底检查;②超声等影像学检查肝、胆、胰、脾、肾等脏器;③电解质;④动脉血气分析;⑤心脏彩超及心功能检查;⑥颅脑 CT 或磁共振检查;⑦有条件的单位可检查自身免疫性疾病相关指标。

(二)胎儿监护

子痫前期一经诊断,即应开始评估胎儿宫内状况。在存在胎儿生长受限(fetal growth restriction,FGR)情况下,应给予连续的超声评估。首次胎儿评估包括胎儿生物指标测定(双顶径、头围、腹围、股骨长、胎儿体重)、羊水体积和胎儿多普勒血流(脐动脉、子宫动脉)。连续动态评估子痫前期治疗监护期间,ISSHP 推荐从妊娠 26 周以后，每 2~4 周进行 1 次超声检查，连续动态评估胎儿生长、羊水体积和脐动脉血流；出现 FGR 时，应每 2 周进行 1 次超声检查；出现脐动脉收缩末期峰值与舒张末期峰值的比值（S/D）升高时，应每周进行 1 次超声检查；妊娠 34 周前出现脐动脉舒张末期血流消失，应每周进行 2 次超声检查；妊娠 30 周前出现脐动脉舒张末期血流反流，应每周进行 3 次超声检查。对 FGR 的胎盘进行组织病理学检查，可了解胎盘病理变化并指导下次妊娠，对 FGR 出生的新生儿进行脐动脉血 pH 测定判断预后。

二、血压管理

（一）目标血压

妊娠期高血压降压治疗目的为预防子痫，防止心脑血管意外和胎盘早剥等严重母儿并发症。血压管理目标值为舒张压 85mmHg，收缩压 110~140mmHg，以降低发生严重高血压和其他并发症的风险。

当血压≥160/110mmHg 时诊断为重度高血压，如急性发作持续 >15min 为持续性重度高血压，也称为高血压急症，必须住院治疗，需紧急处理并密切监护。妊娠期、分娩期及产后任何时期出现重度高血压和急性重度高血压都需要给予降压药物治疗；抗高血压药物的选择和给药途径应优先于其他药物，药物选择主要是根据临床医师对药物的经验、用药成本和药物的可获得性。对于出现的急性重度或持续性重度高血压的几种临床情形：

1. 若为未使用过降压药物者，可以首选口服，每 10~20 分钟监测血压，血压仍高则重复给药，2~3 次后效果不显著立即改用静脉给药。如口服速效硝苯地平 10mg，但注意每 10~20 分钟监测血压，如血压仍 >160/110mmHg，再口服 20mg；20 分钟复测血压未下降，可再口服 20mg；20 分钟复测血压仍未下降，应该用静脉降压药物。

2. 若是在使用口服降压药物过程中出现了持续性重度高血压，应该考虑使用静脉降压方法。

3. 降压达标后，仍需要严密监测血压变化，如 1 小时内每 10 分钟测量 1 次，以后每 15 分钟测量 1 次维持 1 小时，再每 30 分钟测量 1 次维持 1 小时，接着每 1 小时测量 1 次维持 4 小时，有条件的机构应予持续心电监护监测血压，依据病情注意个体化处理。

（二）降压药物

常用的降压药物有肾上腺素能受体阻滞剂、钙离子通道阻滞剂及中枢性肾上腺素能神经阻滞剂等类药物，一线口服降压药物有拉贝洛尔、硝苯地平或硝苯地平缓释片等；如口服药物血压控制不理想，可使用静脉用药拉贝洛尔、曲肼嗪等；妊娠期一般不使用利尿剂降压，以防血液浓缩、有效循环血量减少和高凝倾向。不推荐使用阿替洛尔和哌唑嗪。妊娠期禁止使用血管紧张素转换酶抑制剂（ACEI）和血管紧张素Ⅱ受体拮抗剂（ARB）。硫酸镁不作为降压药使用。

1. 拉贝洛尔　为 α、β 肾上腺素能受体阻滞剂。

（1）口服用法：50~150mg，3~4 次/d。静脉注射：初始剂量为 20mg，10 分钟后如未有效降压则剂量加倍，最大单次剂量 80mg，直至血压被控制，每日最大总剂量 220mg。

（2）静脉滴注：50~100mg 加入 5% 葡萄糖溶液 250~500ml，根据血压调整滴速，血压稳定后改口服。

2. 硝苯地平　为二氢吡啶类钙离子通道阻滞剂。口服用法为，5~10mg，3~4 次/d，24 小时总量不超过 60mg。缓释片 30mg 口服，1~2 次/d。

3. 尼莫地平　为二氢吡啶类钙离子通道阻滞剂，可选择性扩张脑血管。

（1）口服用法：20~60mg，2~3 次/d。

（2）静脉滴注：20~40mg 加入 5% 葡萄糖溶液 250ml，每天总量不超过 360mg。

4. 尼卡地平　为二氢吡啶类钙离子通道阻滞剂。

（1）口服用法：初始剂量 20~40mg，3 次/d。

（2）静脉滴注：每小时 1mg 为起始剂量，根据血压变化每 10 分钟调整 1 次用量；高血压急症，用生理盐水或 5% 葡萄糖溶液稀释后，以盐酸尼卡地平计，0.01%~0.02%（1ml 中的含量为 0.1~0.2mg）的溶液进行静脉滴注。以每分钟 0.5~6μg/kg 的滴注速度给予。从每分钟 0.5μg/kg 开始，将血压降到目标值后，边监测血压边调节滴注速度。

5. 酚妥拉明　为 α 肾上腺素能受体阻滞剂。静脉滴注用法为，10~20mg 溶于 5% 葡萄糖溶液 100~200ml，以 10μg/min 的速度开始静脉滴注，应根据降压效果调整滴注速度。

6. 硝酸甘油　作用于氧化亚氮合酶，可同时扩张静脉和动脉，降低心脏前、后负荷，主要用于合并急性心力衰竭和急性冠脉综合征时的高血压急症的降压治疗。起始剂量 5~10μg/min 静脉滴注，每 5~10 分钟增加滴速至维持剂量 20~50μg/min。

7. 硝普钠　为强效血管扩张剂。用法为，50mg 加入 5% 葡萄糖溶液 500ml 按 0.5~0.8μg/（kg·min）缓慢静脉滴注。妊娠期仅适用于其他降压药物无效的高血压危象孕妇。产前应用时间不宜超过 4 小时。

三、日常生活管理与预防

不建议卧床休息。适度活动进行体质管理，运动、膳食干预，减少盐摄入等生活方式干预措施，可以谨慎地进行定期锻炼，建议肥胖女性（BMI>30kg/m²）避免体重增加超过 6.8kg。

子痫前期高风险人群（子痫前期病史、慢性高血压、孕前糖尿病、孕妇 BMI>30kg/m²、抗磷脂综合征和采用辅助生殖技术孕妇）妊娠 16 周前可给予小剂量阿司匹林（75~162mg/d）预防子痫前期。钙剂摄入量不足的人群（<600mg/d）应该给予 1.2~2.5g/d 预防子痫前期。不推荐使用低分子量肝素预防子痫前期包括早发型子痫前期病史人群。而其他营养干预如维生素 C、维生素 E、鱼油、大蒜补剂、叶酸、维生素 D 或限制盐摄入，目前尚无充分证据表明对预防子痫前期有效。二甲双胍、西地那非或他汀类药物对子痫前期的预防作用尚不明确，目前仍只限于临床前研究，不推荐在临床应用。

第三节　妊娠期高血压疾病剖宫产手术的麻醉管理

妊娠期高血压疾病是导致孕产妇及围生儿死亡的重要原因，为确保母婴安全，识别分娩时机，正确选择麻醉方式，保证手术顺利进行十分重要。

一、分娩时机和方式

1. 妊娠期高血压　若孕期血压控制良好，胎心监护正常，妊娠高血压患者可考虑妊娠至 39⁺⁶ 周再行结束妊娠。

2. 子痫前期病情控制稳定，可期待至妊娠满 37 周；但当特殊情况发生如 3 种降压药仍不能控制的严重高血压，进行性的血小板减少，肝肾功能下降，肺水肿，神经系统症状或体征，如顽固性头痛、视盲或抽搐，胎儿情况恶化，为保证母儿安全性推荐即刻结束分娩。

孕 24~34 周内结束妊娠，术前应给予糖皮质激素促胎肺成熟，但不建议多疗程使用。妊娠 32 周前需终止妊娠者，建议术前使用硫酸镁进行胎儿神经保护。

HELLP 综合征存在严重并发症时应多学科管理和治疗，孕妇情况稳定后积极终止妊娠。只有当胎儿不成熟且母儿病情稳定的情况下方可在三级医疗机构进行期待治疗。

3. 子痫抽搐一旦发作或出现先兆症状立即进行血压、心电图、血氧饱和度及胎心监测，若妊娠妇女出现严重心律失常、心搏骤停或胎盘早博等突发情况，以最快速方式进行分娩或引产。胎儿心动过缓通常在抽搐发作期间或之后立即开始，但除非是持续性的，否则不要求立即分娩。

4. 分娩方式取决于宫颈条件、胎先露及孕妇和胎儿的状况。子痫前期症状加重且宫颈条件不允许时，必须立即行剖宫产终止妊娠。胎儿状态不良也是剖宫产的常见指征。

二、术前评估与监测

（一）容量状态的评估

子痫前期患者通常出现容量不足，容量状态评估非常重要。

1. 通过尿量监测进行容量评估。若过去数小时尿量充足，则行椎管内麻醉是安全的。

2. 若子痫前期患者出现少尿或无尿，应考虑行有创血流动力学密切监测。

3. 由于右心和左心充盈压之间缺乏相关性，有临床医师建议在行有创监测时，肺动脉导管优于中心静脉导管。然而由于高肺毛细血管楔压的患者很少出现低中心静脉压，因此使用中心静脉压指导补液治疗时不会导致容量过负荷，是可以接受的备选方案。目前麻醉科医师很少对具有严重临床症状的子痫前期患者行有创血流动力学监测，但通过风险/收益分析后对于个别患者是有益的。超声心动图可以考虑使用。

（二）术前凝血功能

凝血功能决定了麻醉方法的选择，麻醉科医师必须了解凝血功能检查的意义及其局限性。

1. 子痫前期患者会出现血小板聚集，因此椎管内麻醉前应检查血小板计数。子痫前期不仅影响血小板数量，还会影响血小板功能。血小板功能障碍的临床意义并不明确，因此不推荐常规行血小板功能检查。

2. 合并血小板计数≤100×10^9/L 或 HELLP 综合征患者，应行其他凝血功能检查，如凝血酶原时间、部分凝血酶原时间、纤维蛋白原和 D-二聚体。

3. 血小板功能辅助检测方法，包括出血时间、血栓弹力图或血小板功能分析，尚未发现能有效评估硬膜外血肿的风险，因而研究者并不采用该法。

4. 血小板计数下降不是椎管内麻醉的绝对禁忌。当血小板计数≥75×10^9/L 时，麻醉科医师可行硬膜外麻醉，但是需要根据每位患者的具体情况。需要考虑患者出血病史，且血小板计数的变化趋势与血小板绝对数量同样重要，血小板减少剖宫产麻醉可参考本书第二十八章。

5. 子痫前期的病程是动态变化的，且血小板计数可以迅速下降，重复检测血小板计数十分必要。

6. 若行硬膜外置管，应将硬膜外导管保留至血小板计数恢复正常后。

（三）术中监测

常规心电图（ECG）、指脉搏血氧饱和度（SpO_2）、袖带血压（BP），体温及尿量；严重高血压时建议有创动脉血压（ABP）监测；若患者出现重度高血压、失血性休克、心力衰竭等，可根据病情使用超声心动图和酌情考虑中心静脉压（CVP）和 Swan_Ganz 导管等有创监测手段。应用镁剂治疗建议应用肌松监测。

三、麻醉管理

（一）妊娠期高血压

1. 麻醉方式选择

（1）分娩镇痛：患者血压控制良好，经产科专业评估可行阴式分娩，推荐早期行硬膜外镇痛，但需严密监测妊娠妇女血压心率及持续胎心监测，在急诊剖宫产时可硬膜外给药镇痛，分娩镇痛具体操作及注意事项可参考本书第十六章第三节。

（2）区域阻滞麻醉：拟行剖宫产手术推荐椎管内麻醉。硬膜外麻醉时麻醉药物通过胎盘屏障剂量极少，对胎儿影响小，对母体循环干扰轻，麻醉后导致阻滞区域容量血管扩张，回心血量减少，降低心脏前后负荷，减轻肺淤血，可改善氧合，避免了全身麻醉对心肌的抑制作用，有利于控制血压，避免加重气道水肿风险，还可用于术后镇痛，同时降低术后心衰发作危险。蛛网膜下隙阻滞麻醉易引起血压骤降，对用药剂量、体位、麻醉平面要求较高,因此需要经验丰富的麻醉科医师全程精细管理。也有研究报道子痫前期产妇麻醉后低血压的发生率低于正常产妇,这可能与孕妇全身小动脉收缩的病理状态有关,确切机制不明。

(3)全身麻醉:椎管内麻醉存在禁忌时,选择全身麻醉,气管插管与拔管的应激反应可能导致肺水肿、脑出血风险增加,因此需要全方面的准备。全身麻醉药品选择可参考本书第十章第三节。一旦决定进行全身麻醉,特别注意3个问题:①潜在的气道水肿,困难气道,建议应用视频可视喉镜,减少反复气管插管的副损伤。②直接喉镜和气管插管引起的高血压反应,可应用β-肾上腺素能受体拮抗剂、阿片类药物、血管扩张剂(如硝普钠、硝酸甘油、肼丙嗪)等缓解;气管插管前可使用短效阿片类药物瑞芬太尼 0.5~1μg/kg,瑞芬太尼在母体和新生儿体内通过非特异性血液和组织酯酶迅速代谢,与其他阿片类药物相比,瑞芬太尼明显起效快,持续时间短,降压作用明显。肌肉松弛药琥珀酰胆碱推荐剂量为 1~1.5mg/kg,罗库溴铵推荐剂量为 0.6mg/kg。③硫酸镁对神经肌肉传递的影响。镁能抑制神经肌肉接头处突触前乙酰胆碱的释放,降低突触后受体对乙酰胆碱的敏感性,降低肌纤维膜的兴奋性,延长非去极化肌肉松弛药的效力和持续时间。研究表明应用镁剂治疗时,不会影响舒更葡糖对罗库溴铵的神经肌肉阻滞逆转作用。

2. 术中管理以防止血压剧烈波动,力求血压平稳下降,保证子宫胎盘血流灌注为核心。椎管内麻醉后妊娠妇女血压不要低于基线的 15%~25%,可提前右侧臀部垫高预防低血压,首选去氧肾上腺素纠正低血压,不推荐术前预扩容补液防止低血压。发生急性严重高血压时,经确诊后15分钟内,应尽快应用一线降压药物常用药物包括拉贝洛尔、肼屈嗪和硝苯地平,降压目标不是降到正常范围,而是控制在140~150/90~100mmHg,防止胎盘早剥,宫内缺氧等恶性事件发生,以保证母儿安全。静脉降压药物具体用法用量见表 24-3-1。

表 24-3-1 产科常用静脉降压药物

药物名称	起效时间(min)	静脉用法	作用时间
肼屈嗪	10~20	每 20min 5~10mg i.v.,最高剂量 40mg	起效慢、峰效应延迟,引起反射性心动过速,持续时间 2~4h
拉贝洛尔	5~10	20mg i.v.,随后每 10~15min i.v. 注射 40~80mg,总剂量不得超过 300mg。也可用于插管时抑制高血压反应	心动过缓或哮喘患者禁用,持续时间 2~6h
硝普纳	0.5~1	初始输注速度 0.3~0.5μg/(kg·min),按 0.5μg/(kg·min)递增,最高剂量 5μg/(kg·min)	当治疗持续时间超过 24~48h,或有肾功能不足时,母体与胎儿氰化物中毒风险增高,药物用量 >2μg/(kg·min)时风险也会增高,处理方法:停止使用,持续时间 2~3min
硝酸甘油	1~2	初始输注剂量 5μg/min,之后每 2~3min 增加 5~10μg/min,最高剂量 200μg/min	持续时间 2~3min 可能产生耐药,子宫平滑肌松弛效果明显
尼卡地平	5~15	初始输注剂量 2.5mg/h,之后以 2.5mg/h 递增,最高 15mg/h	可引起反射性心动过速,会升高颅内压,具有传导阻滞的患者禁用

(二)子痫前期

1. 临床表现

(1)中枢神经系统:头痛,视物障碍,过度兴奋,反射亢进,卒中,昏迷。

(2)气道:咽喉部水肿,气道毛细血管黏膜充血。

(3)肺:肺水肿,ARDS。

(4)心血管:左心高动力状态,低排高阻,舒张功能障碍,血管张力增加,高血压,血管痉挛,心肌病。

(5)血液:血小板减少症,HELLP 综合征。

（6）肝脏:肝细胞坏死,潜在的肝被膜下出血或肝脏破裂风险。

（7）肾脏:持续性蛋白尿,GFR 下降,高尿酸血症,少尿,肾脏衰竭。

（8）子宫胎盘血流:胎盘血流阻力上升,宫内胎儿生长迟缓。

2. 术中管理　对子痫前期主要以降压、解痉、镇静为治疗原则,适时终止妊娠为最有效的措施。

3. HELLP 综合征　典型症状为全身不适、右上腹疼痛、体重骤增、脉压增大。少数孕妇可有恶心、呕吐等消化系统表现,高血压、蛋白尿的表现可不典型。HELLP 综合征一经确诊必须住院治疗。

（1）诊断标准:①微血管内溶血,乳酸脱氢酶(lactate dehydrogenase,LDH)水平升高;外周血涂片见破碎红细胞、球形红细胞;胆红素≥20.5μmol/L(即 1.2mg/dl);血红蛋白轻度下降;②转氨酶,ALT≥40U/L 或 AST≥70U/L;③血小板,血小板计数 <100×10^9/L。

（2）诊断的注意要点:①临床上应严格监测血小板的动态下降趋势,对血小板计数 <150×10^9/L 且存在血小板计数下降趋势的孕妇应进行严密随访;②乳酸脱氢酶水平升高是诊断 HELLP 综合征微血管内溶血的敏感指标,常在血清间接胆红素水平升高和血红蛋白降低前出现。

（3）鉴别诊断:在出现 HELLP 综合征相关临床表现时,应注意与血栓性微血管疾病重叠的症状,注意与血小板减少性紫癜、溶血性尿毒症综合征、妊娠期急性脂肪肝、抗磷脂综合征、系统性红斑狼疮等鉴别。注意 HELLP 综合征伴有抗磷脂综合征时,易发展为灾难性的抗磷脂综合征,需要多学科管理和积极的抗凝治疗和免疫性相关治疗。当终止妊娠后和/或针对 HELLP 综合征的处理仍无明显临床效果时,应当注意再次仔细排查上述可能的情况。

（4）并发症:在诊断 HELLP 综合征的同时注意评估有无严重并发症的发生。心肺并发症,肺水肿、充血性心力衰竭、胸腔积液或心包积液、心肌梗死或心搏骤停等;血液系统并发症,DIC 等;中枢神经系统并发症,卒中、脑水肿、高血压脑病、视力丧失等;肝脏并发症,肝包膜下血肿或破裂等;肾脏并发症,当血肌酐 >106.1μmol/L 时,伴有急性肾小管坏死或急性肾功能衰竭;胎盘早剥等。在临床上可见在子痫抽搐后 HELLP 综合征的临床表现随即显现。

（5）麻醉方式选择:HELLP 综合征孕妇可酌情放宽剖宫产术的指征:①血小板计数≥75×10^9/L,如无凝血功能障碍和进行性血小板计数下降,可以区域阻滞麻醉;②血小板计数 <75×10^9/L 时推荐全身麻醉;③血小板计数≥50×10^9/L 且不存在过度失血或血小板功能异常时,不建议预防性输注血小板或剖宫产术前输注血小板;④血小板计数 <50×10^9/L 且血小板计数迅速下降或者存在凝血功能障碍时应考虑备血,包括血小板;⑤血小板计数 <20×10^9/L 时剖宫产强烈建议术前输注血小板。

（6）硫酸镁:硫酸镁是子痫治疗的一线药物,也是子痫前期预防子痫发作的预防用药。对 HELLP 综合征患者,不论血压高低,均应预防性地应用硫酸镁。

（7）液体管理:若术中发生大量出血并发 DIC 的患者,治疗的关键是积极输注血浆、血小板,补充凝血因子和纤维蛋白原等,同时纠正机体酸碱、电解质紊乱,输注适量红细胞以维持机体足够的携氧功能。

（8）重症治疗:在分娩后如若 HELLP 综合征病情加重,发生凝血功能障碍,及时补充红细胞、血浆、凝血因子,必要时需进行血浆置换或血液透析,关键是注意全面的孕妇状况整体评估和病因鉴别,给予合理的对症治疗和多学科管理,存在严重并发症时注意强化危重症管理。

（三）子痫

1. 临床表现　子痫前期的任何病理生理改变都可以出现在子痫中。大约 80% 的患者会有先兆神经症状,其中最常见的是头痛和视力障碍。其他临床表现可能包括畏光、上腹或右上腹痛、反射亢进和精神状态改变;这些症状可能发生在抽搐发作之前或之后。子痫抽搐突然发作,通常从面部抽搐开始,然后是持续 15~20 秒的紧张期。这一阶段进入以呼吸暂停为特征的全身阵挛阶段,持续约 1 分钟。呼吸通常在长时间的痉挛吸气后恢复,病人进入昏迷状态,昏迷时间长短不一。心搏骤停和胃内容物肺吸入可使子痫发作复杂化。虽然子痫的明确诊断是有子痫前期体征和症状的孕妇突然发作,但没有惊厥发生而陷入昏迷的妇女也可以被归类为子痫。

子痫发作的机制仍不清楚,可能是由于脑血管失去正常的自我调节功能,颅内血管阻力及灌注压均增加,导致血管源性脑水肿和脑血流量减少。神经放射学研究表明,子痫可能是可逆性后部脑病综合征(posterior reversible encephalopathysyndrome,PRES)的原因很多,应注意鉴别诊断,包括癫痫发作、卒中、高血压性脑病、缺血或缺氧、大脑占位性病变、全身性疾病(如系统性红斑狼疮、镰状细胞性贫血)、感染(如脑膜炎、脑炎)、电解质和内分泌紊乱、血管炎或血管病变、脑静脉血栓形成、羊水栓塞、药物(戒断、物质使用障碍)和器官衰竭等。

2. 麻醉方式选择　尽量采取个体化治疗方案。抽搐、昏迷、视力障碍,持续性头痛等情况发生说明颅内水肿发生,建议全身麻醉。对于稳定的子痫妊娠妇女(完全清醒,近期无抽搐发作,用硫酸镁治疗,无器官衰竭),视具体情况可以考虑椎管内麻醉,但不推荐。

3. 麻醉管理　首先控制抽搐,建立通畅的气道,预防主要并发症,如低氧血症、误吸等。建立成功的静脉通道对于控制子痫发作至关重要。密切观察生命体征,留置导尿管监测尿量等。避免声、光等刺激。预防坠地外伤、唇舌咬伤。

药物选择

1)控制抽搐:硫酸镁是治疗子痫及预防复发的首选药物,显著降低产妇死亡率。当患者存在硫酸镁应用禁忌或硫酸镁治疗无效时,可考虑应用地西泮、苯妥英钠或冬眠合剂控制抽搐。使用方法:首先静脉推注 4~6g,如果患者肾功能正常,以 1~2g/h 的速度持续输注。反复抽搐应追加 2~4g 推注,输注时间超过 5~10 分钟。预防和治疗子痫用药方案相同,有效治疗血液药物浓度为 1.8~3.0mmol/L,当血液内药物浓度 >3.5mmol/L 可能出现中毒症状。24 小时用药总量不超过 25g,用药时限不超过 5 日,因此应仔细监测患者是否有镁中毒的症状。如果反复出现失控发作,可以使用小剂量的咪达唑仑或地西泮来提高发作阈值。

2)镇静剂:丙泊酚和硫喷妥钠会降低脑代谢率和脑血流量,从而降低脑血容量和颅内压,可用于终止抽搐进行快速全麻诱导。

3)降颅压:子痫持续发作的女性需要手术分娩,应该考虑使用降低颅内压力药物。降低颅压可以 20% 甘露醇 250ml 快速静脉滴注降低颅压。如果收缩压在 160mmHg 或更高,或者舒张压在 110mmHg,应首先进行降压治疗预防脑血管并发症。不推荐扩容治疗,以最大限度地降低脑水肿的风险。

4)注意事项:机械通气时过度通气会减少脑血流量,但不会降低大脑代谢率,所以应谨慎使用。同时应避免通气不足,因为高碳酸血症可以降低抽搐发作阈值。

为防止进一步的颅内神经损伤,应仔细控制血压以维持脑灌注压(平均动脉压与颅内压之差)。避免低氧血症、高热和高血糖对于减少神经损伤也很重要。纠正缺氧和酸中毒,根据动脉血气 pH、二氧化碳分压、碳酸氢根浓度等,给予适量 4% 碳酸氢钠纠正酸中毒。

5)重症监护:建议神经功能未恢复的剖宫产患者转入重症监护病房接受重症监护,继续接受机械通气,待病情平稳后再行拔除气管导管。通气期间的镇静应包括具有一定抗惊厥作用的镇静剂。鉴于脑水肿和颅内压升高,丙泊酚联合适当剂量的阿片类药物输注是一个可接受的方案,可仔细滴定以维持足够的脑灌注压。如果停用镇静剂后仍有意识障碍,应进一步进行脑电图和磁共振等检查的神经学评估,以排除持续性癫痫和/或其他潜在的神经疾病。

(四)妊娠合并心衰

1. 临床表现　近年来妊娠期高血压疾病合并心衰不断增加,主要是由妊娠高血压或心肌损害导致的心脏结构和/或功能异常改变,使心室收缩和/或舒张功能发生障碍,从而引起的一组复杂临床综合征,主要表现为呼吸困难、疲乏和液体潴留(肺淤血、体循环淤血及外周水肿)等,一般以低排高阻急性心力衰竭多发。液体灌注超负荷与应激心理因素都可诱发急性心衰发作。

急性心衰的临床表现是以肺淤血、体循环淤血以及组织器官低灌注为特征的各种症状及体征。呼吸困难是最主要的表现，根据病情的严重程度表现为劳力性呼吸困难、夜间阵发性呼吸困难、端坐呼吸等。查体可发现心脏增大、舒张早期或中期奔马律、P_2 亢进、肺部干湿啰音、体循环淤血体征（颈静脉充盈、肝-颈静脉回流征阳性、下肢和骶部水肿、肝肿大、腹腔积液）。发生急性肺水肿时表现为突发严重呼吸困难、端坐呼吸、烦躁不安，并有恐惧感，呼吸频率可达 30~50 次/min，咳嗽并咯出粉红色泡沫痰，心率快，心尖部常可闻及奔马律，两肺满布湿啰音和哮鸣音。当病情恶化可进一步进展为心源性休克，低血压（收缩压<90mmHg），伴有组织低灌注的表现，如尿量 <0.5ml/（kg·h）、四肢湿冷、意识状态改变、血乳酸 >2mmol/L、代谢性酸中毒等。

2. 术前评估　心衰的诊断和评估依赖于病史、体格检查、实验室检查、心脏影像学检查和功能检查。纽约心脏协会（New York Heart Association, NYHA）心功能分级是临床常用的心功能评估方法（表 24-3-2），可用于评价患者的症状随病程或治疗而发生的变化。

表 24-3-2　NYHA 心功能分级

分级	症状
Ⅰ	活动不受限，日常体力活动不引起明显的气促、疲乏或心悸
Ⅱ	活动轻度受限，休息时无症状，日常活动可引起明显的气促、疲乏或心悸
Ⅲ	活动明显受限，休息时可无症状，轻于日常活动即引起显著的气促、疲乏、心悸
Ⅳ	休息时也有症状，任何体力活动均会引起不适。如无须静脉给药，可在室内或床边活动者为Ⅳa 级；不能下床并需静脉给药支持者为Ⅳb 级

3. 术前检查

（1）心电图：所有心衰以及怀疑心衰患者均应行心电图检查，明确心律、心率、QRS 形态、QRS 宽度等。怀疑存在心律失常或无症状性心肌缺血时应行 24h 动态心电图。

（2）胸部 X 线片：对疑似、急性、新发的心衰患者应行胸部 X 线检查，以识别/排除肺部疾病或其他引起呼吸困难的疾病，提供肺淤血/水肿和心脏增大的信息。

（3）生物标志物：①B 型利钠肽（B-typenatriureticpeptide, BNP）或 N 末端 B 型利钠肽原（N-terminalpro-BNP, NT-proBNP）测定，利钠肽检测推荐用于心衰筛查、诊断和鉴别诊断、病情严重程度及预后评估。BNP<100ng/L、NT-proBNP<300ng/L 时通常可排除急性心衰。②心脏肌钙蛋白（cardiac troponin, cTn）用于急性心衰患者的病因诊断和预后评估。

（4）超声：超声心动图是评估心脏结构和功能的首选方法。床旁胸部超声检查可发现肺间质水肿的征象。

（5）实验室常规检查：全血细胞计数、尿常规、尿素氮、肌酐、电解质、血糖、肝功能检查、促甲状腺激素、凝血功能及 D-二聚体、动脉血气分析。

4. 麻醉管理

（1）多团队合作：应预先建立处理流程和多学科团队，因为快速诊断和干预对急性心衰的妊娠女性非常重要。建议积极治疗待心衰控制后再行产科处理，若为严重心力衰竭，经内科治疗措施均未能奏效，也可一边控制心衰一边紧急剖宫产，要求新生儿医生配合提前到达手术室，做好新生儿窒息的抢救准备，建议此类手术在能提供循环机械支持的三级医院机构进行。

（2）术中监测：持续心电图、袖带血压、脉搏血氧饱和度、直接动脉监测；建议进行 SVV、CO 或 TTE 监测心功能；动脉血气分析。

（3）液体管理：严格限制入液量，限制在80ml/h或1ml/（kg·h）。

（4）麻醉方案：妊娠风险分级Ⅰ~Ⅱ级且心功能Ⅰ级者可考虑选阴道试产，失败后可转剖宫产手术，为防止突然的血压及血管容量变化，首选硬膜外麻醉，但应该在麻醉专家团队的指导下仔细滴定进行。严重高血压患者阴道分娩时可采用硬膜外镇痛，以缓解疼痛对血流动力学的影响，避免产程过长，尤其应缩短心脏负荷最重的第二产程，必要时器械助产，严密监测孕妇的临床症状、心脏失代偿风险。所有mWHO Ⅲ~Ⅳ级的孕产妇具有全麻状态下剖宫产指征。

（5）血管活性药物：依据现有指南对妊娠合并心衰进行治疗。需注意部分药物妊娠期禁用，如存在胚胎毒性的ACEI、ARB、ARNI、醛固酮受体拮抗剂、阿替洛尔。β受体阻滞剂、地高辛、利尿剂、硝酸酯类和肼屈嗪可酌情使用。利尿剂可能引起胎盘血流量下降，如无肺淤血表现应避免妊娠期应用。常用血管活性药物用法及用量见表24-3-3。

表24-3-3 急性心力衰竭常用药物及剂量

药物类别	药物名称	剂量	剂量调整与疗程
常用血管扩张药	硝酸甘油	初始剂量5~10μg/min，最大剂量200μg/min	每5~10min增加5~10μg/min
	硝酸异山梨酯	初始剂量1mg/h，最大剂量5~10mg/h	根据病情逐渐增加剂量
	硝普钠	初始剂量0.2~0.3μg/（kg·min），最大剂量5μg/（kg·min）	每5~10min增加5μg/min，疗程≤72h
	重组人利钠肽	负荷量1.5~2μg/kg静脉缓推或不用负荷量，继以0.007 5~0.01μg/（kg·min）维持	根据病情调整剂量
	乌拉地尔	100~400μg/min，严重高血压者可缓慢静脉注射12.5~25mg	根据病情调整剂量
常用正性肌力药物β肾上腺素能激动剂	多巴胺	<3μg/（kg·min）时激动多巴胺受体，扩张肾动脉 3~5μg/（kg·min）时激动心脏β₁受体，正性肌力作用 >5μg/（kg·min）时激动心脏β₁受体、外周血管α受体	小剂量起始，根据病情逐渐调节，最大剂量为20μg/（kg·min），>10μg/（kg·min）时外周血管收缩明显，增加脏器缺血风险
	多巴酚丁胺	2.5~10μg/（kg·min）维持	一般持续用药时间不超过3~7d
磷酸二酯酶抑制剂	米力农	负荷量25~75μg/kg，静脉注射时间>10min，继以0.375~0.75μg/（kg·min）静脉滴注维持	一般用药时间为3~5d
钙离子增敏剂	左西孟旦	负荷量6~12μg/kg，静脉注射时间>10min，继以0.05~0.2μg/（kg·min）静脉滴注维持24h	低血压时不推荐予以负荷剂量
常用血管收缩药	去甲肾上腺素	以0.2~1.0μg/（kg·min）静脉滴注维持	根据病情变化具体调整用量
	肾上腺素	复苏时首先1mg静脉注射，效果不佳时可每3~5min重复静脉，注射用药，每次1~2mg	总剂量通常不超过10mg

（6）缩宫素：对于子宫收缩乏力、产后出血效果显著，但由于缩宫素的血管舒张效应可产生显著的低血压，对于血流动力学不稳定的剖宫产应用剂量和方法存在争议，使用不当可造成严重后果，目前没有统一的标准。有研究证明在密切监测下予外周静脉缓慢滴注3~5单位缩宫素可有效促进子宫收缩且不加重循环障碍，但临床循证学依据有限，因为很难在确保患者血流动力学稳定和子宫收缩乏力引起的出血之间取得平衡，因此，监测心排血量和全身血管阻力对缩宫素的使用有重要的指导意义。

四、术后管理与镇痛

(一) 术后管理

妊娠高血压可延续至产后,应持续血压监测,产后 6 天内继续降压治疗,之后逐渐减量直至撤药。产后新发生的高血压称为产后高血压,虽然其未被归类为妊娠期高血压疾病,仍需重视。妊娠期高血压疾病患者远期心血管疾病风险增加,其机制尚不清楚,这可能是由于疾病对血管内皮细胞造成永久性损伤,加速远期心血管疾病的发生。

对于合并急性心衰患者,应于重症监护病房严密监测,继续抗心衰,纠正低氧血症治疗。过快地减停心衰治疗会导致围生期心肌病复发,治疗需持续至左心室功能完全恢复后至少 6 个月并逐渐减停。心衰住院患者出院后 2~3 个月内死亡率和再住院率高达 15% 和 30%,因此将出院后早期心血管事件高发这一时期称为心衰的易损期。分娩后妊娠妇女缺乏自我管理的知识和技巧,应通过教育提高患者的自我管理能力和门诊随诊依从性,进行药物调整和监测,降低心血管不良事件发生率。

(二) 术后镇痛

强化镇痛,预防恶心呕吐,持续监测血压,避免诱发产后子痫。推荐术后多模式镇痛,包括对乙酰氨基酚(扑热息痛)、非甾体抗炎药(NSAIDs)、口服或静脉阿片类药物、阿片类药物硬膜外单次注射、持续硬膜外镇痛及腹横筋膜区域阻滞等。对于产后高血压持续超过一天的妇女,ACOG 不建议应用非甾体抗炎药,因为这些药物可能会导致高血压。无论术后采用何种镇痛技术,都应仔细监测所有患者是否有呼吸抑制、气道阻塞和肺水肿的症状。

传统观念认为妊娠高血压疾病出现的神经异常(如脑水肿、局灶性梗死、运动障碍、昏迷)通常为可逆性,然而,近几年来越来越多的研究表明曾患有妊娠期高血压疾病的妇女远期神经认知功能下降,数年后视力障碍概率明显增加,这两者都可能归因于疾病本身引起的永久性脑白质损伤所致。因此对患者早期预防预测,围手术期合理管理尤为重要。所有妊娠期高血压疾病患者产后 3 个月均应进行血压、尿常规及其他实验室检查,产后 12 个月内尽量恢复到孕前体重,并通过健康的生活方式进行体重管理,均应终生随访,每年 1 次健康体检。

临床病例 1

患者,女,43 岁,身高 160cm,体重 80kg,BMI 31.25kg/m²,ASA Ⅲ级。

主诉:停经 8 个月余,双下肢及双眼睑水肿 3 天。

现病史:患者已婚经产妇,平素月经规律,末次月经 2017-12-13,预产期 2018-09-20。孕期未规律产前检查。孕 31 周自觉双下肢轻度水肿,休息后可缓解,未给予特殊处理。孕 35 周发现血压增高至 153/90mmHg,双眼睑水肿,尿蛋白(++),尿蛋白定量 2.50g/24h,以"孕 4 产 1,孕 35⁺⁴ 周,头位,子痫前期,轻度贫血"收入院,拟择期行剖宫产术。饮食可,睡眠差,体温正常,大小便正常。

既往史:既往体健,否认高血压、糖尿病、心脏病及肾病,否认肝炎、结核等传染病史,否认手术外伤史。

既往孕产史:G_4P_1。10 年前顺产一女婴,体健。

家族史:父母均无高血压、糖尿病等病史,否认明显遗传病史。

查体:P 89 次/min,R 20 次/min,BP 153/90mmHg,脉搏血氧饱和度 98%(吸空气时),双肺呼吸音清,未闻及明显干湿性啰音,心律齐,未闻及明显杂音。无腹部压痛。胎心 145 次/min,无规律宫缩。

辅助检查:血常规示 Hb 100g/L;血小板、凝血功能未见明显异常;生化示肝肾功能未见明显异常,尿蛋白(++)。

入院诊断：孕4产1，孕35^{+4}周，头位，子痫前期，轻度贫血

术前经过：入院后给予口服拉贝洛尔100mg，每日3次，两日后患者主诉头痛，双肺呼吸音清，P 90次/min，R 20次/min，BP 170/89mmHg，SpO_2 97%，胎心监护140次/min，予以尼卡地平2mg/h持续泵入降压治疗，静滴硫酸镁预防子痫，限制液体摄入，拟行急诊剖宫产术。进入手术室后，患者主诉紧张焦虑，可短暂平卧，立即予心电监护，心率150次/min，BP 190/110mmHg，SpO_2 91%，双肺可闻及湿啰音。化验检查：床边超声提示左室收缩期功能不全，EF 50%。急查动脉血气分析示：pH 7.31，PCO_2 44mmHg，PO_2 60mmHg，Hb 95g/L，BE −4.6mmol/L。

麻醉管理：立即予以端坐位双下肢下垂，面罩吸氧6L/min，静脉推注呋塞米20mg，咪达唑仑2.5mg和地塞米松10mg，同时安抚患者，缓解其紧张焦虑情绪，调整尼卡地平至5mg/h泵入降压治疗，增加硝酸异山梨酯2mg/h静脉泵入扩冠治疗，此期间密切监测胎心变化，随时准备即刻全身麻醉剖宫产。20分钟后患者呼吸困难缓解，心电监护，心率120次/min，BP 150/91mmHg，SpO_2 96%。

选择患者$L_{2\sim3}$间隙，于坐位下行硬膜外阻滞麻醉，给予2%利多卡因3ml，麻醉成功后予以半仰卧位，5分钟后无不良主诉继续给予2%利多卡因7ml，予以平卧位无特殊呼吸困难，待20分钟后维持麻醉平面在T_6水平，心率100次/min，BP 140/79mmHg，SpO_2 95%，行剖宫产术，手术持续1小时，过程顺利。胎儿娩出后，1分钟Apgar评分6分，5分钟Apgar评分9分，新生儿科带回病房继续观察。术中血压维持在120~150/75~90mmHg，心率85~110次/min，血氧饱和度93%~98%，术中出血400ml，尿量800ml，入乳酸林格液80ml。术毕硬膜外间隙注射吗啡2mg。

术后安返病房转入心内科继续治疗。15天后顺利出院，门诊随诊。

相关要点及解析

1. 子痫前期合并心力衰竭　该类患者多伴有贫血，心脏处于低排高阻状态，当有严重高血压、上呼吸道感染、情绪激动时，极易发生心力衰竭。子痫前期的产妇血管内皮损害和血浆胶体渗透压降低，引起组织液向肺间质和肺泡的渗漏，尤其是在严重低蛋白血症时极易引起肺水肿。麻醉前应积极治疗急性左心衰竭与肺水肿，快速洋地黄化，脱水利尿，酌情使用吗啡和降压，待机选择剖宫产。

2. 麻醉选择　持续监测胎心平稳，孕产妇心功能Ⅲ级以下，硬膜外阻滞麻醉为首选，硬膜外阻滞麻醉起效缓慢，逐步阻滞交感神经，可降低外围血管阻力和心脏后负荷，改善心功能，血流动力学波动较小，子宫动脉与绒毛间的血流量增加，不影响胎儿心率，可降低术后因疼痛所致的血浆儿茶酚胺水平升高；同时可以减少呼吸道并发症风险，避免全麻时气管插管引起的血流动力学变化，减少药物对胎儿的影响。腰麻可能产生广泛的交感神经阻滞，导致严重低血压，血压剧烈波动，使子宫胎盘灌注减少，经验丰富的麻醉科医师可在直接动脉压、CVP、SVV、CO等严密监测下进行小剂量滴定式给药方式缓慢调整麻醉平面。

3. 镇静药物的应用　术前选择应用镇静药物预防并控制子痫，目的是缓解孕妇精神紧张、焦虑症状，改善睡眠。

（1）地西泮（安定）：口服2.5~5.0mg，2~3次每日，或者睡前服用。

（2）苯巴比妥：镇静时口服剂量为30mg，次/d。控制子痫时肌内注射0.1g。

（3）冬眠合剂：冬眠合剂由氯丙嗪（50mg）、哌替啶（100mg）和异丙嗪（50mg）3种药物组成，通常以1/3~1/2量肌注，或以半量加入5%葡萄糖溶液250ml静脉滴注。由于氯丙嗪可使血压急剧下降，导致肾及胎盘血流量降低，而且对母胎肝脏有一定损害，也可抑制胎儿呼吸，故仅应用于硫酸镁控制抽搐效果不佳者。

患者,女性,21 岁,身高 159cm,体重 87kg,BMI 34.41kg/m²,ASA Ⅲ级。

主诉:停经 8 个月余,抽搐 1 次。

现病史:患者为已婚初产妇,平素月经规律,末次月经 2013-12-13,预产期 2014 年 9 月 20 日。孕期未规律产前检查。近 15 天双下肢水肿,无头晕、头痛、视物模糊等不适。2014 年 8 月 20 日 09:00 于家中突然发生抽搐、口吐白沫,意识不清,急诊来我院,给予降压抗惊厥治疗后,以"妊娠期高血压疾病,子痫"为诊断收入我院产科。

既往史:既往体健,否认高血压、糖尿病、心脏病及肾病,否认肝炎、结核等传染病史,否认手术外伤史。

既往孕产史:G_0P_0。

家族史:父母均无高血压、糖尿病等病史,否认明显遗传病史。

查体:入我院急诊时,HR 110 次/min,R 20 次/min,BP 170/105mmHg,一般情况差,神志淡漠,瞳孔等大等圆,对光反射迟缓,心律齐,腹部妊娠型,病理反射未引出,胎心率:128 次/min,宫缩:无。

辅助检查:血细胞分析:白细胞计数 17.22×10⁹/L,中性粒细胞百分比 88.2%,血红蛋白 103g/L,红细胞数 3.75×10¹²/L,红细胞比容 33.1%,血小板 70×10⁹/L,尿蛋白(+++);凝血酶原时间 16 秒,部分活化凝血酶时间 45 秒。急查肝肾功能、心肌酶谱、电解质等未回报。

入院诊断:妊娠期高血压疾病,子痫。

术前经过:入院后患者在病房再次发生一次抽搐惊厥,意识不清,口吐白沫,被动体位,双瞳孔等大等圆,对光反射迟缓,侧眼球左侧斜视,胎心监护提示胎心变异,胎心最低 80 次/min,病房紧急开放静脉通路予以地塞米松 10mg 静脉推注,咪达唑仑 2mg,硫酸镁 4g+10% 葡萄糖溶液 20ml 持续外周静脉泵入,对症处理紧急送入手术室,入室监测生命体征:HR 95 次/min,BP 194/101mmHg,血氧饱和度 93%,立即注射拉贝洛尔 20mg,准备全麻剖宫产,通知新生儿医生到场,准备新生儿抢救处理。

麻醉管理:同时消毒铺巾,面罩吸氧,准备切皮时行快速顺序诱导,诱导前血压降至 160/90mmHg,给予丙泊酚 120mg,瑞芬太尼 80ug,琥珀胆碱 100mg 静注,按压环状软骨,面罩吸氧且不做正压通气,30 秒后迅速完成气管插管,以 2% 七氟烷维持麻醉。产科迅速进行剖宫产手术,大约 3 分钟,取出 1.9kg 男婴,取出后 1 分钟 Apgar 评分 3 分,5 分钟 Apgar 评分 9 分,心率、呼吸肌张力尚可,因低体重早产儿转新生儿重症监护室。胎儿断脐后即刻注射顺阿曲库铵 10mg,持续泵注瑞芬太尼,术中维持 0.8~0.9MAC。术中血气分析示:pH 7.29,PCO_2 42mmHg,PO_2 190mmHg,Hb 95g/L,BE −4.1mmol/L。

手术时间 1 小时,术中出血量 800ml,尿量 100ml,入乳酸林格液 100ml。术毕血压 145/90mmHg,心率 100 次/min,带气管插管转入重症监护病房,右美托咪定持续镇静,瑞芬太尼镇痛,2 天后患者脱机拔管,5 天后顺利出院。

相关要点及解析

1. 麻醉方式 全身麻醉应选用对心脏无明显抑制作用的药物,麻醉诱导平稳,预防强烈的应激反应,同时选用药物应避免对胎儿抑制作用。麻醉力求平稳:减轻应激反应,全麻插管前应用瑞芬太尼,以减少插管引起的血压波动,避免使用氯胺酮,对呼吸、循环功能尽力调控在生理安全范围。血压不应降至过低,控制在(140~150/90mmHg)对母婴最有利。

全麻剖宫产实施应与产科医生消毒铺巾同时进行,麻醉科医师给病人进行充分的去氮吸氧,6L/min 以上氧流量扣紧面罩 3 分钟或深呼吸 5~6 次,后予以快速起效的短时效麻醉药和镇痛药,在产妇失去意识后由助手按压环甲以防止反流误吸。插管后若用吸入麻醉,最好以低浓度的吸入麻醉药维持麻醉,并避免过度通气,因为过度通气会影响胎盘的血供。

手术结束后,防止患者拔管期间子痫再次发作,可转运至重症监护病房待病情稳定后再行拔出气管插管。如若回普通病房,建议深麻醉下用吸引器吸干净口腔及气管内分泌物,减少清醒状态下刺激,按照饱胃病人的处理原则清醒拔管。

2. 硫酸镁　防治子痫硫酸镁是子痫治疗的一线药物,也是重度子痫前期预防子痫发作的预防用药。硫酸镁控制子痫再次发作的效果优于地西泮、苯巴比妥和冬眠合剂等镇静药物,若存在硫酸镁应用禁忌或硫酸镁治疗效果不佳,可使用苯巴比妥和苯二氮䓬类药物用于子痫的预防或治疗。注意事项:血清镁离子有效治疗浓度为 1.8~3.0mm/L,超过 3.5mmo/L 即可出现中毒症状。使用硫酸镁必备条件:①膝腱反射存在;②呼吸≥16 次/min;③尿量≥5ml/h;④备 10% 葡萄糖酸钙。镁离子中毒时停用硫酸镁并静脉缓慢（5~10min）推注 10% 葡萄糖酸钙 10ml。

思考题

1. 如何进行麻醉前妊娠期严重高血压的管理,目标血压是多少?
2. 子痫前期麻醉方式如何选择,有哪些不良事件,有哪些预防措施?
3. 妊娠期高血压患者围手术期液体管理原则是什么?

（刘双梅　赵　平）

推荐阅读

［1］中华医学会心血管病学分会女性心脏健康学组,中华医学会心血管病学分会高血压学组. 妊娠期高血压疾病血压管理专家共识（2019）. 中华心血管病杂志,2020（03）:195-204.

［2］中华医学会妇产科学分会妊娠期高血压疾病学组. 妊娠期高血压疾病诊治指南（2020）. 中华妇产科杂志,2020（04）:227-238.

［3］中华医学会心血管病学分会心力衰竭学组,中国医师协会心力衰竭专业委员会,中华心血管病杂志编辑委员会. 中国心力衰竭诊断和治疗指南 2018. 中华心力衰竭和心肌病杂志,2018（04）:196-225.

［4］AMERICAN COLLEGE OF OBSTETRICIANS AND GYNECOLOGISTS' PRESIDENTIAL TASK FORCE ON PREGNANCY AND HEART DISEASE AND COMMITTEE ON PRACTICE BULLETINS—OBSTETRICS. ACOG Practice Bulletin No. 212:Pregnancy and Heart Disease. Obstet Gynecol,2019,133（5）:320-356.

［5］AMERICAN COLLEGE OF OBSTETRICIANS AND GYNECOLOGISTS' COMMITTEE ON PRACTICE BULLETINS—OBSTETRICS. Gestational Hypertension and Preeclampsia:ACOG Practice Bulletin,Number 222. Obstetrics and gynecology,2020,135（6）:237-260.

［6］BROWN MA,MAGEE LA,KENNY LC,et al.The hypertensive disorders of pregnancy:ISSHP classification,diagnosis & management recommendations for international practice.Pregnancy Hypertension,2018,S2210-7789（18）30126.

［7］GUGLIELMINOTTI J. A Practical Approach to Obstetric Anesthesia,2nd Edition. Anesthesia & Analgesia, 2017, 124（1）:366.

［8］GBD 2015 MATERNAL MORTALITY COLLABORATORS. Global, regional, and national levels of maternal mortality, 1990-2015: a systematic analysis for the Global Burden of Disease Study 2015.Lancet,2016 ,388（10053）:1775-1812.

［9］GORTON H. Shnider and Levinson's Anesthesia for Obstetrics. BJA,2002,89（1）:10.

［10］REGITZ-ZAGROSEK V, ROOS-HESSELINK JW, BAUERSACHS J,et al. 2018 ESC Guidelines for the management of cardiovascular diseases during pregnancy. Kardiol Pol, 2019;,77（3）:245-326.

［11］UNGER T, BORGHI C, CHARCHAR F. 2020 International Society of Hypertension global hypertension practice guidelines.J Hypertension,2020,38（6）:982-1004.

第二十五章

妊娠合并糖尿病剖宫产麻醉

1. 掌握妊娠合并糖尿病患者术前评估、麻醉方式选择、术中管理要点及妊娠合并糖尿病各种急性并发症的治疗。
2. 熟悉3种类型妊娠合并糖尿病的诊断标准、妊娠期和术前血糖管理。
3. 了解糖尿病对妊娠及胎儿的影响。

妊娠合并糖尿病包括两种情况，一种为妊娠前已确诊患糖尿病，称糖尿病合并妊娠；另一种为妊娠前糖代谢正常或有潜在糖耐量减退、妊娠期才出现或确诊的糖尿病，即妊娠糖尿病（gestational diabetes mellitus，GDM）。糖尿病孕妇中80%以上为GDM。妊娠合并糖尿病是最常见的妊娠合并疾病之一，对母婴都会产生危害，需引起包括麻醉科医师在内的围产医学各学科的重视。

第一节　概述

糖尿病（diabetes mellitus，DM）是一种常见的慢性、全身性疾病，可引起组织解剖和生理学变化，导致一系列并发症，对患者造成不良影响的同时，也给手术和麻醉带来诸多困难和挑战。妊娠合并糖尿病包括孕前即存在1型或2型糖尿病的孕前糖尿病，以及GDM。GDM定义为妊娠前糖代谢正常或有潜在糖耐量减退，在妊娠期才出现或确诊的糖耐量异常。根据美国糖尿病协会标准筛查空腹血糖或结合其他标准诊断试验（包括糖化血红蛋白和随机血糖升高）的结果，可对GDM进行诊断。糖化血红蛋白浓度（HbA1c）是一项反映最近8~12周血糖控制水平的可靠指标。筛查GDM通常在妊娠24~28周，通过诊断性口服葡萄糖耐量试验来进行。

妊娠糖尿病的发生率为2%~17.8%，近年有增高的趋势。大多数GDM患者的糖代谢异常能在产后恢复正常，但将来患糖尿病的风险可能增加。妊娠合并糖尿病对母婴均有很大的危害，需要引起重视，通过产科、内分泌、麻醉、护理和营养学等多学科医务人员通力协作来促进孕期和围产期母婴健康。

第二节　妊娠合并糖尿病诊断标准

在明确妊娠合并糖尿病的诊断标准前，首先需要对各种类型糖尿病的病理生理学知识以及相关的危险因素有所了解。

一、妊娠合并糖尿病的病理生理和危险因素

妊娠前即被诊断的糖尿病可以分为两种类型：1型糖尿病和2型糖尿病。妊娠糖尿病为第三种类型的

糖尿病,是在妊娠期间发现的血糖紊乱。

（一）1型糖尿病

1型糖尿病（type 1 diabetes mellitus,T_1DM）患者约占糖尿病人群的5%~10%。1型糖尿病包括胰岛素依赖型糖尿病和青少年型糖尿病。T_1DM与细胞介导的胰腺β细胞自身免疫破坏所致的胰岛素分泌绝对缺乏相关。这种免疫破坏的生物标志物包括针对胰岛细胞、胰岛素、谷氨酸脱羧酶、酪氨酸磷酸酶IA-2和IA-2β的自身抗体。当空腹血糖开始升高时,即可检测到一个或多个上述自身抗体。人类白细胞抗原（human leukocyte antigen,HLA）与 *DQA* 和 *DQB* 基因有较强的相关性,且受 *DRB* 基因影响。这些 *HLA-DR/DQ* 等位基因既可以是糖尿病发病的诱因,又可以作为其保护性因素。约有15%的自身免疫性糖尿病患者同时存在其他自身免疫疾病,例如 Graves 病、桥本甲状腺炎、Addison 病、白癜风、自身免疫性肝炎、重症肌无力和恶性贫血等。

在婴幼儿或儿童中,85%的β细胞被破坏可导致高血糖症,而对于20岁的成年人,β细胞只需减少40%就足以导致糖尿病。β细胞自身免疫破坏可发生在各年龄段,但在儿童和青少年中更常见,目前认为其具有多基因易感性,且与未知的环境因素有关。

（二）2型糖尿病

2型糖尿病（type 2 diabetes mellitus,T_2DM）是由胰岛素抵抗和血糖升高时胰岛素分泌不足联合所致。随着肥胖患者的急剧增加,孕妇 T_2DM 的发病率也有所升高。许多围产期合并症的危险因素与肥胖相关,包括高血压病、妊娠合并糖尿病、巨大胎儿、引产、剖宫产和产后出血。随着产妇体重指数的增加,与肥胖相关的这些合并症的风险也增加。

妊娠早期初次检查时即可诊断已存在的 T_2DM。空腹血糖大于 126mg/dl,75g 口服葡萄糖耐量试验（oral glucose tolerance test,OGTT）后 2 小时血糖超过 200mg/dl,或随机血糖超过 200mg/dl,或 HbAlc 超过 6.5%,均提示患者存在 T_2DM,而非妊娠糖尿病。

T_2DM 高糖血症的发展与潜在疾病的进程有关,可存在未达到诊断糖尿病标准的空腹血糖受损（impaired fasting glucose,IFG）和/或糖耐量受损（impaired glucose tolerance,IGT）。部分患者可以通过控制体重、运动、营养管理或口服降糖药来有效控制血糖,部分患者可能需要二甲双胍或外源性胰岛素来控制血糖。虽然 T_2DM 的病因不明确,但与β细胞的自身免疫破坏无关。多数糖尿病患者存在肥胖,伴有一定程度的胰岛素抵抗,不能被正常分泌的胰岛素所代偿。这种胰岛素抵抗可在药物治疗、减肥和运动后得到改善,但很少会完全缓解。

（三）妊娠糖尿病

妊娠期间,机体内对抗胰岛素作用的胰岛素反调节激素（如胎盘催乳激素、胎盘生长激素、皮质醇和孕激素）增加,受体和受体后水平的外周胰岛素抵抗也进行性增加。当胰腺胰岛细胞的数量和胰岛素分泌增加不能抵消胰岛素抵抗的作用时,就会发生妊娠糖尿病（GDM）。GDM 与肥胖、高龄、糖尿病家族史和妊娠前血糖不耐受相关。虽然大多数女性通常在妊娠 24~28 周时进行 GDM 筛查,但对于体重指数（BMI）≥30kg/m² 的肥胖女性,有 GDM 病史或已知糖代谢受损的女性来说,早期筛查可能是必要的。

二、妊娠糖尿病的诊断标准

GDM 是妊娠期最常见的内科并发症,全球范围内的发病率日益增多。GDM 或 GDM 前期的孕妇,其新生儿和产科并发症的发病率和死亡率均显著升高。虽然有关筛查和治疗策略仍有一定的争议,但大多数专家组建议对所有孕妇进行常规筛查。

虽然早在 20 世纪 50 年代就已认识到死胎史、巨大胎儿和糖尿病之间的关联,但产妇的血糖水平和不良妊娠结局之间的关系仍不清楚。国际妊娠糖尿病协会研究组（International Association of Diabetes in

Pregnancy Study Groups，IADPSG）发现，OGTT 血糖水平与巨大胎儿、新生儿肥胖、胎儿高胰岛素血症的风险密切相关。IADPSG 建议，筛查所有或存在危险因素的孕妇，这可根据人群中异常糖代谢发生率和当地情况来决定。空腹血糖值≥92mg/dl（5.1mmol/L），OGTT 1 小时后血糖值≥180mg/dl（10mmol/L），2 小时血糖值≥153mg/dl（8.5mmol/L），任何一点血糖值达到或超过上述标准即可诊断为 GDM（表 25-2-1）。

表 25-2-1　国际妊娠糖尿病协会研究组（IADPSG）关于妊娠糖尿病筛查的建议

妊娠初期首次抽血检查
糖尿病合并妊娠标准
空腹血糖（fasting plasma glucose，FPG）≥126mg/dl（≥6.99mmol/L）
HbA1c≥6.5%（≥48mmol/L）
随机血糖≥200mg/dl（≥11.1mmol/L）（由 FPG 或 HbA1c 确认）
妊娠糖尿病标准
FPG≥92mg/dl（≥5.11mmol/L）且<126mg/dl（≤6.99mmol/L）
妊娠 24~28 周，进行 75g 口服葡萄糖 2h 糖耐量（OGTT）试验
妊娠糖尿病标准
FPG≥92mg/dl（≥5.11mmol/L）
1h 血糖≥180mg/dl（≥9.99mmol/L）
2h 血糖≥153mg/dl（≥8.49mmol/L）

目前国内已经采用了这些标准。

GDM 的危险因素包括：①孕妇因素：年龄≥35 岁、妊娠前超重或肥胖、多囊卵巢综合征，其中，肥胖可以使 GDM 的发生风险增加 3.76 倍；②家族史：糖尿病家族史；③妊娠分娩史：不明原因死胎、死产、流产史、既往 GDM 史、胎儿畸形或巨大胎儿分娩史；④本次妊娠因素：胎儿大于孕周、羊水过多等。

第三节　糖尿病对妊娠的影响

妊娠期间母体的糖代谢会发生一系列生理变化，这些变化一方面确保母体能源源不断地供给胎儿足够的葡萄糖，另一方面也明显增加了孕妇糖尿病的风险。合并糖尿病的孕妇随着胰岛素有效作用的降低和胰高血糖素、皮质醇等对抗性调节激素的升高，可出现与血糖控制相关的多种急、慢性并发症，从而对妊娠产生影响。

一、妊娠期糖代谢特点

葡萄糖不仅是胎儿主要的能量物质，也是胎儿合成糖原、脂肪及非必需氨基酸的原料。胎儿的葡萄糖全部依靠母体供给，足月胎儿每日约需摄取 26~30g 葡萄糖。葡萄糖可以自由地通过胎盘从母体血液运送到胎儿血循环中。妊娠期间母体可发生 3 种重要的糖代谢生理变化，包括增加空腹低血糖和未意识到的低血糖风险、胰岛素抵抗以及加速饥饿导致的脂肪分解和酮体生成增加。这种状态从孕中期开始存在，到孕晚期时达到高峰。

从怀孕最初几周开始，胎儿—胎盘单位分泌的雌孕激素增多，β 细胞增生使胰岛素释放增加，血浆胰岛素水平进行性升高，组织对胰岛素的敏感性也增强，机体对葡萄糖利用加速，使空腹血糖浓度降低。孕妇空腹血糖为 3.0~3.3mmol/L，比非孕时低 0.82~1.1mmol/L，此时常易发生饥饿性低血糖。在妊娠中期，孕妇的早孕反应减轻、食欲增加、胰岛素释放增多，但同时胎盘分泌的人类胎盘催乳素（hPL）和人类胎盘绒毛膜促性腺激素（hCG）以及其他蛋白类、甾体类激素合成增加，垂体催乳素瘤、可的松和胰高血糖素分泌也增加，对抗胰岛素的作用加强，使血糖升高以供应胎儿需要。妊娠晚期，胎盘抗胰岛素样激素的敏感性仅为非孕时的五分之一，胰岛素清除葡萄糖的能力却降低，血糖升高，使有充分的葡萄糖供给胎儿。总之，妊娠期机体对胰岛素的需要量增加，胰岛细胞增殖分泌较多胰岛素，同时此期胎盘甾体激素增加，皮质醇等抗胰岛素分泌增多均可引起胰岛素分泌亢进，使孕妇外周血中胰岛素含量升高。孕妇静脉注射葡萄糖后，血中胰岛素含量升高要比非孕妇高，说明孕妇胰岛β细胞功能活跃，分泌旺盛。孕妇注射胰岛素后血糖下降要比非孕妇少，说明孕妇对胰岛素的作用不敏感。这些变化确保了母体能源源不断地供给胎儿足够的葡萄糖。

妊娠期血糖变化的特点：①孕妇空腹血糖的基线值下降，而且临产前下降得更多，如非孕妇女空腹血糖基线值为 4.62mmol/L，而妊娠 34~36 周时则降至 4.29mmol/L，临产前甚至降到 3.85mmol/L；②孕妇餐后血糖呈持续性升高，且升高的峰值较非孕妇女高。即孕妇餐后 1~2 小时血糖值可达 7.7mmol/L，而非孕妇女仅高到 6.6mmol/L 左右，但在下一次餐前，孕妇血糖往往又低于非孕妇女。孕后血糖水平的这种改变为胎儿从母体吸取葡萄糖创造了有利条件，餐后持续高血糖可使母血中的葡萄糖顺浓度差不断地转运给胎儿，以致餐前孕妇血糖呈低值。胎儿消耗葡萄糖的量可大到足以使母体产生低血糖的程度。

虽然妊娠时胰岛分泌亢进是维持孕妇糖代谢及胎儿葡萄糖供应的重要生理性反应，但是因多种激素及代谢的改变，孕妇糖尿病倾向显著增加，甚至妊娠本身就被视为一个致糖尿病的危险因素。当胰岛功能不全如隐性或轻型糖尿病患者，在早孕时胰岛功能尚可代偿，可以满足产生较非孕时多的胰岛素保持母体血糖稳定。但到妊娠后期由于胰岛功能不足，满足不了逐渐增长的需要，即产生相对性胰岛素不足，导致血糖增高，出现糖尿病。产后当胰岛的应激状态被解除，血糖又可以恢复正常。糖尿病患者妊娠后可使病情加重或复杂化，妊娠期加速饥饿状态导致空腹血糖水平降低和酮体生成增加，易引起酮症酸中毒。其他应激因素，如妊娠剧吐、使用糖皮质激素促胎肺成熟也易导致酮症酸中毒。

此外，妊娠期血容量增加，血液稀释，使血胰岛素浓度相对下降，同时由于肾小球滤过率增加，肾小管回吸收率不增加或受抑制而减少，自妊娠四个月起肾小球对葡萄糖的滤过率多已超过肾小管的回吸收率，使肾糖阈降低，且孕晚期可有乳糖排出，因此，约有 20%~30% 的正常孕妇出现间歇性糖尿，其中 75% 的糖耐量正常。如果尿中排糖量增加显著，还可导致孕妇低血糖。

二、糖尿病导致的急慢性并发症

（一）糖尿病孕产妇急性并发症

妊娠合并糖尿病的孕妇随着胰岛素有效作用的降低和胰高血糖素、皮质醇、生长激素和儿茶酚胺等对抗性调节激素的升高，可出现与血糖控制相关的急性和慢性并发症，包括糖尿病酮症酸中毒（diabetic ketoacidosis，DKA）、高渗性高血糖综合征（hyperosmolar hyperglycemia state，HHS）和低血糖。

1. 糖尿病酮症酸中毒　DKA 以高血糖、代谢性酸中毒和酮体生成增加为特点，尽管多年来妊娠期 DKA 的发生率显著降低，但 DKA 仍属于医疗急症，胎儿死亡率可达 30%~90%，孕产妇死亡率为 5%~15%。

诊断明确的妊娠糖尿病患者并发 DKA 者很少见，占 1%~2%。糖尿病患者在妊娠期间控制血糖，DKA 的发病率可下降，但对于不知晓患有糖尿病的孕产妇，DKA 的发病率约为 30%。DKA 也常见于妊娠中晚期出现胰岛素抵抗的患者。

妊娠糖尿病并发 DKA 的易感因素有：中断胰岛素治疗、感染及表现为酸中毒的未确诊的糖尿病。妊娠糖尿病并发 DKA 的高危因素包括感染、呕吐、糖尿病胃轻瘫、使用糖皮质激素（如使用倍他米松促进胎儿肺成熟）和使用β肾上腺素受体激动剂保胎。发生 DKA 时，患者可能出现恶心、呕吐、腹痛、呼吸急促、低血压、心动过速、目光呆滞，并且呼出的气体中可能因为含有酮体而呈"烂苹果"味。

DKA 是由于胰岛素作用不足和细胞水平葡萄糖利用障碍所致。胰高血糖素、儿茶酚胺、皮质醇和生长激素等激素可使细胞分解代谢碳水化合物、蛋白质和脂肪。肝中由于糖原分解和糖异生增加,外周葡萄糖利用减少,从而导致高血糖。脂肪大量分解产生酮体,包括乙酰乙酸、β-羟丁酸和丙酮。当肝内酮体生成的量超过肝外组织的利用能力,血酮体浓度就会过高,导致酮血症和酮尿症。酮体中的乙酰乙酸和β-羟丁酸都是酸性物质,在血液中积蓄过多时,可引起酸中毒。肾小管再吸收葡萄糖的最大阈值为 240mg/dl(13.3mmol/L),当血糖超过肾糖阈时出现糖尿。随着血糖升高,渗透性利尿导致全身水分流失、血容量减少和电解质丢失。孕妇酸中毒、高血糖、严重的体液丢失和电解质紊乱也会明显增加胎儿流产率。

2. 高渗性高血糖综合征 HHS 是高血糖未能控制时出现的严重并发症,也被称为糖尿病非酮症高渗综合征,主要发生于 T$_2$DM 患者。研究显示,急诊确诊 HHS 的患者中,30%~40% 不知晓自己患有糖尿病。通常情况下,伴随血糖的逐渐升高,患者会减少液体摄入来减轻尿频,结果发展为严重的渗透性脱水、逐渐增加的高渗透压、中度非酮症氮质血症或严重的酸中毒,还可能发生嗜睡、昏迷、癫痫等精神方面的改变。

3. 低血糖症 低血糖症是 T$_1$DM 胰岛素治疗和 T$_2$DM 严格控制血糖的最大限制因素。T$_1$DM 患者低血糖症发生率为 33%~71%,在妊娠早期,其发生率为 T$_2$DM 患者的 3~5 倍。孕妇应用胰岛素最常见的不良事件为严重的低血糖,治疗性的低血糖症可能导致不良的妊娠后果。

低血糖症在妊娠前三个月常见,也可发生在之后的妊娠期。妊娠糖尿病患者存在低血糖的风险,可能与孕产妇禁食期间胎儿利用母体葡萄糖有关。血糖浓度下降,患者最初出现心悸、出汗和饥饿的症状,提示机体正在努力代偿碳水化合物失衡。随着血糖进一步降低,患者出现神经系统的症状,行为改变、情绪波动,最后意识消失和抽搐。

4. 子痫前期 妊娠糖尿病患者出现子痫前期的风险更高,主要表现为妊娠 20 周后出现的高血压和蛋白尿。这些严重疾病可能导致 HELLP 综合征(溶血、肝酶升高、血小板降低)或子痫惊厥。尽管关于妊娠期高血压病的讨论很多,但必须强调,在未确诊的 GDM 患者中子痫前期更常见,通过治疗高血糖症可以进行预防。

(二)糖尿病孕产妇慢性并发症

高血糖症能在细胞水平上加速微血管及大血管疾病的改变。高血糖水平与氧化应激、降低一氧化氮的可获得性、氧化低密度脂蛋白及促凝血的激活有关。一般而言,慢性并发症的出现与糖尿病的持续时间和血糖控制程度有关(表 25-3-1)。T$_1$DM 的典型长期并发症为微血管病变,影响视网膜、肾和自主神经系统;而 T$_2$DM 的典型长期并发症主要引起大血管病变,影响心脏、中枢神经系统及外周血管系统。加强血糖控制可减轻微血管并发症的严重程度和进展。

表 25-3-1　糖尿病慢性并发症

大血管病变	冠状动脉 脑血管 外周血管	自主神经病变	心血管神经 胃肠道神经
微血管病变	糖尿病视网膜病变 肾病	躯体神经病变	外周神经

1. 感染 糖尿病患者由于炎症增加及细胞介导的免疫功能减退而具有更强的感染易感性。妊娠女性泌尿系统感染风险增加,可发展成为肾盂肾炎和败血症。念珠菌感染如鹅口疮及阴道假丝酵母菌感染也更常见。妊娠期间牙龈炎症非常普遍,可导致糖尿病患者的口腔感染。妊娠患者中,肥胖和糖尿病是剖宫产术后感染的两个独立危险因素。

2. 糖尿病肾病　患有糖尿病的孕产妇,约 5% 会出现肾功能紊乱,尤其是 T_1DM 患者,而且可能由于血压控制不佳和肾小球滤过率降低而导致肾功能进一步受损。加强血糖调控并积极治疗高血压可延缓肾病的发展。糖尿病患者妊娠期往往存在进行性蛋白尿,导致与子痫前期的诊断相混淆。血清肌酐值 >1.5mg/dl 的女性,围产期并发症风险最高。大约 50% 的患者会发生早产,50% 发展成为子痫前期,15% 存在胎儿宫内发育迟缓(intrauterine growth restriction,IGR)。这些患者必须严格控制血糖且加强抗高血压治疗。

3. 糖尿病视网膜病变　孕前存在糖尿病的女性患者中,视网膜病变的发病率为 10%~36%。妊娠期 T_1DM 患者的视网膜病变常加重,但 T_2DM 患者则很少加重。糖尿病、妊娠本身或妊娠期出现糖尿病时过度积极的血糖调控可导致眼睛的微血管病变。妊娠后液体潴留、血管舒张、血流加快等,会加速视网膜毛细血管床失去自身调控功能。所有存在视网膜病变的患者,在第一次产检后,均应对其眼科疾病进行评估,作为以后产程变化时的基础参考。视网膜病变的激光光凝治疗在妊娠期有效,且不应推迟至分娩之后。与视网膜病变发展有关的因素包括 T_1DM 的持续时间、高血压程度、妊娠期间血糖控制水平、开始妊娠时眼部疾病的情况和是否存在慢性高血压或子痫前期。HbA1c 迅速下降可加重糖尿病性视网膜病变。第二产程中,做 Valsalva 动作是否会引起糖尿病性视网膜病变患者发生玻璃体出血,目前尚缺乏相关的对照研究。

4. 糖尿病神经病变　妊娠糖尿病可能出现多种形式的糖尿病神经病变。对于存在心血管自主神经功能障碍证据的患者,必须避免低血压。非妊娠患者,校正的 Q-T 间期与自主神经病变的严重程度有关。妊娠糖尿病患者是否存在同样的关联尚不清楚。心血管自主神经病变可通过心率变异性降低(比如与呼吸和 Valsalva 动作同步的 R-R 间期时域分析)和直立型血压下降来评估。有 GDM 病史的非妊娠期患者,心率变异性缺乏是判断心脏自主神经病变的有效指标,与血糖控制相关,与胰岛素敏感性无关。

远端对称性多发感觉运动神经病变(distal symmetric polyneuropathy,DPN)在妊娠后可能短期增加,分娩之后缓解。急性感觉神经病变罕见,与血糖控制不佳有关,还可以发生在代谢治疗措施突然变化的时候。神经病变主要在夜间加重,神经系统体格检查很少会有阳性发现。DPN 在 T_1DM 患者和病程较久的 T_2DM 患者中更为常见,GDM 患者少见。

胃肠道的神经节损害可抑制胃蠕动并延迟胃肠排空时间,出现胃轻瘫。此外,血糖水平也可能直接影响胃动力。妊娠期合并胃轻瘫的女性,可能存在恶心、呕吐的持续时间延长,严重胃轻瘫的孕妇可能需要住院进行营养支持及止吐治疗以预防流产。胃轻瘫属于糖尿病并发症之一,发病率和并发不良妊娠结局的风险较高。自主神经病变是 T_1DM 患者的长期并发症之一,妊娠本身似乎并非自主神经功能恶化的危险因素。

5. 心血管疾病　虽然大血管疾病在 T_2DM 患者中更常见,但冠状动脉疾病在育龄女性中并不常见。即便如此,妊娠合并糖尿病与急性冠状动脉事件的风险增加相关。虽然治疗的改进使孕产妇死亡率降低至 7.3%~11%,冠状动脉缺血的非典型和"静默"表现仍然值得关注。

妊娠合并糖尿病也可能对患者远期生活健康带来严重影响。GDM 患者产后可能发生产后代谢综合征。部分 GDM 患者血浆总胆固醇、低密度脂蛋白和甘油三酯浓度升高。这些患者,一生中罹患 T_2DM 的风险增加了 7 倍。与正常妊娠相比,GDM 患者血浆纤维蛋白原、凝血酶—抗凝血酶复合物明显增高,而凝血抑制因子则显著降低。

虽然在合并糖尿病时孕妇妊娠期高血压的发病率增加,但两者间的关系尚不清楚。妊娠期糖耐量异常是发生子痫前期和远期高血压的预测因素。妊娠合并糖尿病患者和妊娠期高血压患者发生心血管疾病的风险增加,尤其是有 T_2DM 家族史的患者。

第四节　糖尿病对胎儿和新生儿的影响

妊娠合并糖尿病时,糖代谢异常以及高血糖控制不佳可对胎儿和新生儿产生一系列影响,包括先天异常和多种胎儿、新生儿并发症。

一、先天畸形

糖尿病控制不佳时,葡萄糖通过胎盘转运,可导致胎儿高血糖,若孕早期出现高血糖,类似孕前糖尿病,可能导致孕早期流产和胎儿先天性畸形。妊娠 5~8 周是胎儿器官生成期,期间显著的高血糖是造成胎儿先天性畸形发生率较高的原因之一,包括复杂心脏缺陷、中枢神经系统异常以及骨骼发育异常,并可能造成自然流产。表 25-4-1 显示了显性糖尿病母亲的胎儿常见先天畸形,通常是多器官发生畸形,其中先天性心脏病最为常见,其次是中枢神经系统疾病。导致这些先天畸形的机制并不完全清楚,目前认为发育异常主要与器官形成过程中血糖水平不稳定有关,与产妇糖尿病血管并发症关系密切。胎儿缺氧、心肌病和组织铁缺乏三联症在巨大胎儿中比较常见,且损害胎儿对分娩应激的反应。已患糖尿病的妇女应于孕前就诊,控制血糖水平以避免导致胎儿先天畸形和围产期死亡。

大多数心脏畸形发生在血糖控制不佳的 T_1DM 产妇的婴幼儿。妊娠初期,母体 HbA1c 水平的升高会增加这些先天性异常的风险。半数以上为血管圆锥动脉干畸形(大血管转位、永存动脉干、内脏移位、单心室)。T_1DM 和 T_2DM 产妇的新生儿也可出现其他心脏疾病,包括非对称性室间隔肥厚、室间隔缺损所致的短暂肥厚性主动脉瓣下狭窄和心肌肥厚。

若产妇 T_1DM 控制不佳,则新生儿中枢神经系统异常也较常见,如神经管畸形(脊髓脊膜膨出、脊柱裂、脑膨出)。

糖尿病产妇的婴儿(infants of diabetic mothers,IDMs)其他器官系统发生先天性异常的风险包括肺(Ⅱ型肺泡细胞发育延迟及肺表面活性物质缺乏)、肾(发育不全、肾积水、输尿管重复畸形)、胃肠道(内脏移位、胎粪栓塞综合征、小左结肠综合征、十二指肠闭锁、肛门直肠闭锁)及骨骼(尾骨退化、脊髓空洞症、多指/趾、并指/趾、局限性股骨发育不良)系统。

表 25-4-1　孕前糖尿病孕妇所产婴儿先天异常

分类	先天异常	分类	先天异常
骨骼	多指/趾或并指/趾	神经	无脑畸形
	局限性股骨发育不全		脊柱裂、脑积水、其他神经系统缺陷
	尾骨退化综合征	胃肠道	位置变异
	脊髓空洞症		肛门/直肠闭锁
心脏	心脏或大血管转位		胎粪栓塞综合征
	永存动脉干	泌尿系统	尿道裂
	室间隔缺损、房间隔缺损		胎儿肾积水
	非对称性房间隔肥厚		发育不全
	短暂肥厚性主动脉瓣下狭窄		多囊肾
	心肌肥大		其他肾/输尿管畸形
	单心室		
	主动脉缩窄		
	单脐动脉		

二、生长发育和代谢异常

若胎儿在器官发育的起始阶段能够生存,则胎儿胰岛 β 细胞会在异常高血糖的刺激下开始分泌胰岛素。胰岛素是一种强效的生长激素,可刺激胎儿组织,尤其是脂肪组织的过度生长。妊娠糖尿病的足月儿最常见的合并症就是巨大胎儿,定义为出生时体重超过 4 500g。糖尿病孕妇胎儿过大的发生率约为 45.2%,而明显高于产妇总体 12.6% 的发生率。巨大胎儿脂肪组织不成比例地堆积在肩部和胸部,使其经阴道分娩时容易发生臂丛神经损伤、肩难产或其他产伤的风险也几乎增倍,因此增加了剖宫产率。使用产钳或负压吸引时可能造成胎儿损伤,比如蛛网膜下隙出血或脑室出血的风险升高。对产妇而言,大于胎龄(large-for-gestational age,LGA)新生儿头盆不称也是剖宫产或分娩损伤的独立危险因素。

妊娠合并糖尿病还可能导致胎儿生长受限的风险增加,尤其是在孕产妇合并血管疾病和高血压的情况下。与正常产妇相比,妊娠前糖尿病产妇自发早产的风险为 2~5 倍,可能与血糖控制不佳、胎儿高血糖或多尿引起的羊水过多有关。此外,孕前肾功能障碍(肌酐 >1.5mg/dl)也与 32 周前早产、极低体重儿、新生儿低血糖风险的增加有关。由糖尿病或子痫前期引起的血管病变也可能导致子宫胎盘功能不全与胎儿生长受限。最终这些胎儿可能因胎儿或母体的各种原因早产。

除胎儿大小差异外,糖尿病产妇的胎儿围生期死亡以及死胎的风险也增加。据报道,妊娠期间所有类型糖尿病产妇的胎儿围生期死亡率都较高,T_1DM 和 T_2DM 产妇的胎儿,围生期死亡率增加了 4 倍左右。这被认为是由高血糖引起的渗透压改变造成的绒毛水肿导致了胎儿氧转运与胎盘功能障碍所引起。

妊娠合并糖尿病产妇的新生儿急性生理学变化和代谢异常还包括低氧、低血糖、电解质紊乱、呼吸衰竭、红细胞增多症和铁代谢异常等。婴儿围产期低氧和出生时窒息会发生在产妇合并糖尿病(主要是 T_1DM)控制不佳、血管疾病和肾病的情况下。此时,较高的血糖和酮体会减少子宫和胎盘的血流,增加婴儿缺氧的风险。胎儿血糖浓度升高,胎盘葡萄糖消耗增加,会导致乳酸生成和肝糖原堆积。

新生儿产后即刻出现的短暂低血糖属于正常现象,但在糖尿病产妇,这种情况的发生更快,血糖更低,尤其是在产妇血糖水平不稳定时。产妇为妊娠糖尿病或妊娠前糖尿病者,5%~12% 的新生儿可发生新生儿低血糖。因此,糖尿病产妇的新生儿出生后必须严密监控,以避免因母体血糖高负荷引起胎儿胰岛 β 细胞增生所产生的胎儿循环胰岛素增高和严重新生儿低血糖。应尽早喂养或以 4~6mg/(kg·min)的速度输注葡萄糖,使血糖稳定,直至新生儿能经口补充足够的营养。

糖尿病产妇的婴儿(infants of diabetic mothers,IDMs)也可发生其他严重的生理学异常。半数 IDMs 在出生后 72 小时可发生新生儿低钙血症和低镁血症。低钙血症的发生与甲状旁腺的控制功能由胎儿向新生儿转变缓慢有关,低镁血症可能与相同的甲状旁腺组织功能有关,但产妇存在严重肾病时所致的低镁血症会加重新生儿的临床表现。

新生儿呼吸窘迫综合征通常发生于早产儿,但在 GDM 产妇的足月新生儿中更多见,因为高血糖刺激胎儿胰岛素分泌增加,高胰岛素血症具有拮抗糖皮质激素促进肺泡Ⅱ型细胞表面活性物质合成及释放的作用,导致胎儿肺成熟延迟。此外,剖宫产风险的增加,可导致新生儿发生短暂性呼吸急促和持续肺动脉高压的风险增加。

胎儿慢性低氧和胎儿促红细胞生成素增加会造成红细胞增多症。胰岛素和胰岛素样生长因子分泌的增加也能促进红细胞生成,高浓度的 β-羟基丁酸(酮症的代谢产物)也有类似作用。血小板生成障碍引起血小板减少症时,胎儿红细胞膨胀,可能导致高胆红素血症。此外,红细胞增多症导致的高黏血症和与普通心脏异常有关的心排血量减少,会增加血栓形成的风险。

65% 的 IDMs 存在铁代谢和铁蛋白(主要存在于成人中)浓度异常,其严重程度与产妇血糖控制有关。围产期铁缺乏可增加新生儿发生急、慢性低氧血症的风险和围产期脑损伤的风险。

糖尿病产妇对胎儿和新生儿结局的影响通过表25-4-2进行了总结。

表25-4-2　糖尿病产妇的胎儿并发症

死胎	孕早期流产
	无法解释的胎儿死亡
	围生期死亡率增加
宫内发育	羊水过多
	超重儿或巨大胎儿
	低体重儿
	先天畸形
分娩过程	早产
	肩难产、臂丛损伤、锁骨骨折
	其他分娩损伤(膈肌麻痹,周期性喉神经损伤)
	急诊剖宫产
新生儿实验室检查异常	新生儿低血糖和高胰岛素血症
	高血糖症
	低钙血症,低镁血症
	缺铁
	低氧
	酸中毒
	高胆红素血症
	红细胞增多症
	血小板减少症
新生儿病理综合征	新生儿呼吸窘迫综合征
	持续性肺动脉高压
	器官巨大症
	肥厚性心肌病
长期影响	儿童期和成年后肥胖
	糖耐量降低
	遗传性糖尿病

三、长期影响

母体高血糖控制不佳对新生儿的作用并不会在围生期结束,可能造成长期影响。儿童肥胖率较高,青春期糖耐量受损、高血压以及血脂异常也与IDMs有关。GDM产妇的儿童在7岁时超重的风险比同龄人高61%。研究发现,母亲孕期血糖大于130mg/dl(7.2mmol/L)者,儿童3岁时发生肥胖的概率是母亲孕期血糖小于100mg/dl(5.5mmol/L)者的2倍。

IDM运动和认知能力发育延迟的风险升高,可在以后生活中出现相应的症状。这些长期的影响可能与围产期急性事件或与宫内环境异常引起的大脑发育变化有关。葡萄糖和钙镁代谢异常、胎儿低氧、红细胞增多症、组织缺铁及出生时创伤和窒息史等均可引起神经系统的不良结局。

第五节　术前评估

临床工作中,麻醉科医师对妊娠合并糖尿病患者的麻醉管理涉及多种情况,包括无严重合并症的分娩镇痛、或者合并子痫前期等复杂产科疾病的剖宫产手术等。对于妊娠合并糖尿病产妇的剖宫产麻醉,尽早进行术前评估是非常重要的。评估包括详细的气道检查、血糖控制情况、肾功能、周围神经病变及其他合并症,这些评估有助于检测出微血管病变引起的糖尿病慢性并发症。

一、气道评估

孕产妇困难气管插管的发生率是普通人群的 7~10 倍,糖尿病可能加重这一问题。尤其是孕前存在糖尿病以及由此引起的小关节胶原糖基化可能发展为关节运动受限。颈椎和寰枕关节可能发生僵直,限制头后仰。僵直关节综合征也被称为糖尿病性硬皮病,与非家族性身材矮小、皮肤增厚以及标志性的"祈祷姿势"(即双手合十时无法触及指间关节的掌面)等症状相关。通过评估患者手部情况可识别小关节活动的限制程度。指间关节僵硬患者如不能灵活地活动手指,则可能存在喉镜暴露困难的风险。然而,也有研究表明,并不能通过指间关节不能完全伸直显露掌面来预测喉镜暴露困难,因为关节糖基化引起的困难气道在临床上非常少见。糖尿病孕产妇插管困难更常见的原因反而是一些常见的合并疾病如子痫前期或肥胖。麻醉科医师应特别注意检查气道,如果发现可能存在的喉镜暴露困难(如不能看到咽后部结构或甲颏间距减小),应考虑尽早实施硬膜外置管。

二、术前实验室检查和自主神经功能评估

麻醉前评估,应检查患者血糖水平,以及 HbA1c、电解质、肌酸浓度,完善血型检查和交叉配血。尿常规应检查尿糖及尿蛋白,必要时行尿培养。一项在非妊娠的糖尿病人群进行的研究表明,术前合并心血管自主神经功能障碍的患者在全身麻醉中可能需要使用更多血管收缩药。由于椎管内麻醉可能导致低血压,一些无创性的自主神经功能测试对于妊娠合并糖尿病产妇,尤其是妊娠前即存在糖尿病的产妇显得尤为重要。对于病程较长的妊娠合并糖尿病患者,应做心电图检查,通过 R 波的降低程度和 Q-T 间期评估自主神经病变及其严重程度。评估直立位血压变化、深呼吸和 Valsalva 动作时心率变化,可发现血管紧张度异常的情况。

三、监测并发症

(一)肾脏疾病

已并发肾病的女性必须密切关注蛋白尿的增加、肾功能不全和高血压。鉴别恶化的肾病与子痫前期是非常困难的,有时甚至是不可能的。尿微量白蛋白与肌酐比值或 24 小时尿肌酐清除率(CrCl)和蛋白质排泄量(包括微量白蛋白水平)应每季度检查一次,如发现病情进展则应更频繁的检查。整个孕期,蛋白排泄量平均增加约 3g/24h。微量蛋白尿虽然增加,但很少达到显性肾病的水平。大多数情况下,产后肾功能将恢复孕前水平。对于妊娠前中度至重度肾功能损害(血清肌酐 >124μmol/L 或 CrCl<70ml/min)的女性,妊娠相关肾小球滤过率永久性下降的风险为 45%。30% 的女性糖尿病肾病患者在妊娠早期出现高血压,75% 的糖尿病孕妇在妊娠晚期出现高血压。肾功能恶化和子痫前期是早产、低出生体重儿和剖宫产的主要原因。

(二)视网膜病变

如果存在显著的视网膜病变,则必须在整个妊娠期间频繁进行眼科评估。由于视网膜出血的风险增

加,许多医师推荐器械辅助阴道分娩。然而,支持这一建议的证据仍然有限。

第六节　术前准备

对于拟行剖宫产手术的合并糖尿病产妇,术前准备应重点关注其妊娠期间糖尿病的临床管理和术前血糖控制。

一、妊娠期间糖尿病的临床管理

妊娠合并糖尿病产妇的治疗应注重于血糖控制、并发症的监测以及胎儿监护。自我血糖监测是控制血糖的关键。餐前测量血糖以辅助胰岛素矫正高血糖,餐后测量血糖以评估胰岛素预防餐后高血糖的效果。妊娠期毛细血管血糖测量目标值是空腹(餐前)3.8~5.2μmol/L(65~95mg/dl),餐后 1 小时 5.5~7.7μmol/L(100~140mg/dl),和/或餐后 2 小时 5.0~6.6μmol/L(90~120mg/dl)。

(一)胰岛素

良好的血糖控制需要胰岛素治疗,胰岛素包括基础中效或长效胰岛素、餐前短效或速效胰岛素(表 25-6-1)。胰岛素剂量根据预期的糖类摄入量、运动调节量和血糖水平进行调整。常规胰岛素的起始剂量为 0.25~0.5U/(kg·d)。糖尿病患者使用胰岛素类似物的频率更高。它们的活性分布使得血糖得以更好地控制,低血糖发生次数减少。虽然相关数据较少,仅有关于赖脯胰岛素胎盘转移的公开数据,但是与胰岛素相似,胰岛素类似物不太可能穿过胎盘。与普通胰岛素相比,速效类似物赖脯胰岛素和门冬胰岛素可以更好地控制血糖。最近的研究已经证实,地特胰岛素、甘精胰岛素和门冬胰岛素可安全用于妊娠妇女且不增加母体和胎儿并发症的发生率。但是,建议谨慎使用赖脯胰岛素,尽管母体低血糖危险的发生率较低,但它与胎儿出生体重较高和 LGA 分娩的发生率增加有关。

表 25-6-1　胰岛素和胰岛素类似物

	起效时间	达峰时间/h	持续时间/h	妊娠期间的安全数据
赖脯胰岛素	5~15min	0.5~1.5	4~6	没有证据表明会通过胎盘
门冬胰岛素	5~15min	0.5~1.5	4~6	可以在妊娠期间安全使用,减少流产和早产
胰岛素	30~60min	2~3	8~10	长期安全使用记录
中效鱼精蛋白锌胰岛素	2~4h	4~10	12~18	长期安全使用记录
慢胰岛素	2~4h	4~12	12~20	长期安全使用记录
甘精胰岛素	2~4h	14	20~24	可在妊娠期间安全使用,理论上增加有丝分裂的风险
地特胰岛素	2~4h	10	24	可以在妊娠期间安全使用

(二)口服降血糖药

妊娠前需要口服降血糖药的 T2DM 患者,理想情况下应在妊娠前改用胰岛素。虽然没有证据表明二甲双胍和格列本脲是致畸的,但妊娠期胰岛素抵抗的显著增加通常会导致 T2DM 患者需使用胰岛素来控制血糖。目前缺乏有关妊娠期苯丙氨酸衍生物、噻唑烷二酮类、二肽基肽酶-4 抑制药、胰高血糖素样肽-1 类似物和钠-葡萄糖共转运蛋白-2 拮抗药应用的资料。

推荐 T2DM 患者在妊娠前找到最佳的胰岛素治疗方案,以避免在胎儿器官形成的过程中血糖控制不稳定。在开始胰岛素治疗前,口服降血糖药的妇女不应停药,因为血糖过高可能比目前任何一个常用口服降血糖药物更易导致畸形。妊娠期间应用口服降血糖药物短期内并无害,但缺乏长期应用的证据。

GDM 是一种轻微的代谢紊乱,更容易通过口服降血糖药如格列本脲和二甲双胍进行控制。尽管美国食品和药物管理局尚未批准这些口服药用于治疗 GDM,但目前来自多项试验的证据已证明,尽管应用格列本脲可能增加低血糖风险,但应用格列本脲或二甲双胍可以更好地控制血糖,并且没有证据显示母婴短期不良结局风险会增加。格列本脲是否可通过胎盘尚不确定。因此,当单纯饮食控制不足以控制血糖时,应该对糖尿病产妇加用口服降血药或胰岛素的风险和获益进行评估。

二、术前血糖管理

妊娠合并糖尿病产妇在择期剖宫产前 1~2 天应停止使用长效或口服的降糖药,或在分娩启动时停用。临产期间,持续控制血糖水平在 70~90mg/dl 可预防胎儿的低氧血症和酸中毒。母体高血糖会导致胎儿血红蛋白糖基化,降低其携氧能力,增加胎儿酸中毒的风险。血糖值 >126mg/dl(7.0mmol/L)时,新生儿低血糖的风险增加。分娩期间,应根据疾病状态间断监测所有产妇的血糖水平。

胰岛素依赖型患者择期剖宫产时,中效胰岛素通常应在术晨停用。术前常规输注生理盐水,一般不使用乳酸钠林格液,因为其含有乳酸钠,可被氧化为糖异生的前体并升高血糖。快速注射 5% 葡萄糖溶液可引起胎儿酸中毒,应通过输液泵持续输注。剖宫产手术创伤可能导致葡萄糖需求量增加,如果患者血糖水平下降,应考虑使用单独的静脉通道输注 5% 葡萄糖,同时常规滴注胰岛素以维持空腹血糖水平。

第七节　麻醉方式选择

目前没有前瞻性、随机对照试验评估不同麻醉方法用于妊娠合并糖尿病患者的有效性和安全性。麻醉科医师应充分了解麻醉方法与妊娠期生理改变及糖尿病的病理生理学变化之间的关系,从而实施个体化治疗。麻醉前病史回顾及体格检查应集中于识别糖尿病的慢性与急性并发症。避免由麻醉引起的胎盘血供不足,胎儿缺氧及酸中毒的发生。

对于大多数产妇来说,剖宫产手术时椎管内麻醉优于全身麻醉。与全麻相比,产妇接受椎管内麻醉可降低母亲的患病率和死亡率。通过减少产妇循环中的儿茶酚胺分泌,硬膜外阻滞可增加胎盘灌注并降低胎儿酸中毒的风险。妊娠合并糖尿病患者,尤其是 T_1DM 患者,需考虑潜在的自主神经功能障碍,因为妊娠期的生理改变可掩盖自主神经功能障碍的症状。对有周围神经病变,末梢感觉异常的糖尿病患者,操作需要非常细致,选择硬膜外麻醉时应缓慢用药,麻醉药的浓度也不宜过高,以适应缓慢启动的血流动力学代偿机制,同时避免损伤神经组织。对伴有动脉硬化、高血压的糖尿病患者,麻醉药应分次逐渐追加,与非糖尿病患者相比,糖尿病患者椎管内麻醉局麻药的起效时间可能延迟,阻滞平面可能较广,血压下降的程度也较大。

如果选择全身麻醉,为避免麻醉诱导引起的低血压,可以考虑使用依托咪酯。目前常用的全身麻醉药(吸入麻醉药七氟烷、静脉麻醉药硫喷妥钠、丙泊酚等)、镇痛药(芬太尼)及肌肉松弛药(阿曲库铵、维库溴铵等)均对血糖无影响,可安全使用。出现低血压时应使用非葡萄糖溶液积极扩容,并应用血管升压药。合并自主神经病变患者也可出现体温调节异常。剖宫产手术中,外周血管收缩调节障碍,由于散热过多,容易导致低体温,因此应采取积极的保温措施。

择期或急诊手术患者气管插管时,胃蠕动的减少可增加误吸风险。应在术前 30 分钟使用非颗粒性抗酸药预防误吸。必要时给予甲氧氯普胺,可提高胃食管括约肌张力,促进胃排空。H_2 受体拮抗剂,如雷尼替丁,可进一步减少胃酸分泌。糖尿病并发关节强直综合征时,会增加困难气管插管的风险。寰枕关节伸展受限同样可导致气管插管困难。应在术前进行充分评估,综合考虑糖尿病产妇的病情和术前准备情况来选择麻醉方式。

第八节　术中管理

妊娠合并糖尿病产妇剖宫产术中管理应侧重于控制患者适当的血糖水平,基于是否伴随并发症及其严重程度进行调节,并维持最佳的胎儿环境。需要考虑的问题包括术中监测、低血压的防治、血糖水平的维持、术后镇痛和并发症的处理。

一、术中和围手术期监测

对于妊娠合并糖尿病行剖宫产的产妇,除了常规的监测外,术中可根据具体需求监测血糖。目前手术室常用微量法葡萄糖测定,可以方便迅速地得到监测结果,毛细血管血糖值略高于静脉血糖值。应注意监测方法的准确性,床边血糖监测和实验室血糖监测要进行比较,二者差值应在 20% 之内。贫血、低温或组织灌注不足可能会影响指端毛细血管测定血糖的准确性。

糖尿病产妇术中可能出现突发的心动过缓和低血压,严重时可导致心搏骤停,可能与心脏自主神经病变有关,因此术前有体位性低血压、静息心动过速的患者更应加强循环功能监测,比如按需进行有创动脉压监测等。

二、低血压的防治

针对糖尿病产妇择期剖宫产的系列研究表明,接受脊麻产妇的新生儿比接受全身麻醉产妇的新生儿更容易发生酸中毒,表现为脐动静脉血的 pH 轻微、却有统计学意义地降低,究其原因,是由于脊麻产妇更容易发生低血压。硬膜外麻醉下剖宫产发生低血压的严重程度也可以预测新生儿酸中毒,即妊娠合并糖尿病患者剖宫产手术时胎儿发生酸中毒与分娩前母体的低血压相关。积极预防和治疗低血压,有利于改善胎儿的内环境。目前指南推荐的预防措施包括麻醉的同时应用平衡盐溶液适当扩容、脊麻给药后静脉注射去氧肾上腺素 50~100μg、或者在脊麻开始时静脉持续输注去氧肾上腺素、以及维持子宫左倾位以避免下腔静脉压迫等。其中,升压药的应用是最关键、最有效的。

三、术中血糖调节

GDM 女性在分娩期间一般不需要胰岛素,而 1 型和 2 型糖尿病的产妇则需要仔细监测和调整胰岛素,目的是避免产妇高血糖,也能够降低产妇和新生儿低血糖的风险。保持产妇血糖 <6.7mmol/L 可减少新生儿低血糖的风险,然而过于严格的血糖控制也可能增加产妇低血糖风险。摄入量的改变、分娩应激以及胎盘娩出后胰岛素敏感性的变化,使得维持血糖平稳具有挑战性。一般而言,皮下胰岛素可以应用至术前常规禁食阶段。需根据每小时血糖监测结果来判断是否使用静脉胰岛素。制定或调整胰岛素用药方案应由多名医护人员参与,以减少用药错误的风险,必要时邀请内分泌科医师会诊,协助制定用药方案。对于使用皮下胰岛素泵的剖宫产产妇,围手术期胰岛素注射泵的管理方案须在术前制定,包括确认除患者本人以外,需要有相关人员可以在术中患者无法自主调节泵速时,熟练地为其调整胰岛素用量。也可选择在术中停用胰岛素泵而改用静脉输注胰岛素。麻醉前评估是和患者讨论的良好时机,使患者明白术中胰岛素需求量的改变,并了解术中血糖调节的大致方案。

四、术后镇痛

吗啡的镇痛作用在高血糖的状态下减弱。术后静脉自控镇痛时,糖尿病患者较非糖尿病患者阿片类镇痛药物需求量更多。研究发现,术前 HbA1c 与糖尿病患者术后阿片类镇痛药(芬太尼)消耗量呈正相关,其机制尚不明确,可能长期的高血糖影响了阿片受体,改变了阿片类药物的药代动力学/药效学;也可能是长期高血糖影响了痛觉相关神经递质的结果。GDM产妇剖宫产术后镇痛药的需求同样也高于非糖尿病产妇。因此在术后镇痛时,需要对妊娠期合并糖尿病产妇给予更多的关注,积极采用多模式镇痛来提高术后镇痛的质量。

第九节　妊娠合并糖尿病急性并发症的治疗

妊娠期间,糖尿病患者存在与血糖控制相关的急性并发症包括糖尿病酮症酸中毒(diabetic ketoacidosis,DKA)、高渗性高血糖综合征(hyperosmolar hyperglycemia state,HHS)和低血糖。DKA和HHS的潜在机制是胰岛素的有效作用降低和对抗性调节激素升高,例如胰高血糖素、皮质醇、生长激素和儿茶酚胺。

一、糖尿病酮症酸中毒

(一)临床表现

DKA多发生在 T_1DM 患者停用胰岛素后,也可因手术、感染、创伤等应激反应诱发,临床表现主要包括高血糖以及酮症症状,高血糖引起血浆渗透压增高、渗透性利尿、脱水、电解质紊乱等;同样,酮症也可引起渗透性利尿和酸中毒。发生DKA的患者病情会逐渐加重,出现厌食、恶心呕吐、尿量增多、呼吸深大有酮味,严重者可出现血容量不足、循环衰竭和昏迷。pH<7.0 可导致中枢麻痹、肌无力,高渗利尿使钾离子总量减少,酸中毒时钾离子由细胞内转移至细胞外,使血清钾浓度可能正常或稍高,当给予补液及小剂量胰岛素治疗后,代谢性酸中毒得以纠正,细胞外钾离子迅速转入细胞内,血清钾浓度急剧下降。低磷血症时有发生,由于组织分解代谢增加,细胞的摄取能力受损,尿磷排出增多,严重时影响骨骼肌收缩能力,损害通气功能。

DKA的诊断标准包括血糖 >250mg/dl(13.9mmol/L)、动脉血 pH<7.3、血碳酸氢根 <18mEq/ml 及酮尿或酮血症。

(二)治疗

妊娠期DKA是需立即治疗的医疗急症,其治疗包括补充血容量、胰岛素治疗、纠正电解质紊乱和酸中毒。

1. 补充血容量　呕吐和利尿造成的全身性脱水严重者可达 100ml/kg,应快速静脉补液,可用生理盐水快速静脉滴注 1 000ml 或更多。扩容可增加组织灌注,纠正和防止组织缺氧,降低血糖和胰高血糖素水平,但不能逆转酸中毒。补充血容量直到血糖 <13.9mmol/L(250mg/dl),再改用 5% 葡萄糖加胰岛素纠正酸中毒。

2. 胰岛素的应用　重度酸中毒患者予以胰岛素 40U 静脉注射,继之 40~50U 皮下注射或静脉注射,轻度酸中毒患者予以胰岛素 20~40U 皮下注射。虽然长期以来一直主张使用胰岛素 50U/h 以上直到血酮体恢复正常,但小剂量胰岛素的治疗方案同样是有效的,并能够减少低血钾的发生,也避免了继发低血糖的危险。小剂量胰岛素治疗方案为 0.1U/kg 胰岛素静脉注射后,继以每小时 0.1U/kg 胰岛素静脉持续滴注。部分患者可能对胰岛素存在抵抗,若在 2 小时内血糖下降不足 2.8~5.6mmol/L,胰岛素用量需加倍。胰岛素用量足够时,大多数患者血糖下降速度每小时可达 3.3~ 4.2mmol/L。人体胰岛素结合位点的数目是有限的,最大血糖下降速率也是相对固定的(每小时 4.2~5.6mmol/L)。应避免血糖下降过快,以防脑水肿的发生。胰岛素治疗应持续到高血糖、酮症和酸中毒纠正之后。

3. 碱性药物的使用　酮症酸中毒改善较为缓慢,与酮体代谢较慢有关。DKA患者对酸血症的耐受程度较好,一般不需使用碱性药物,通过补碱来治疗 DKA 患者的酸中毒存在争议,补碱可能产生反常性中枢神经系统酸中毒、低血钾、高渗透压及脑水肿。使用胰岛素后酮体代谢可产生碳酸氢钠,使 pH 得到部分纠正。严重酸中毒如 pH<7.1,HCO_3^-<10mmol/L,可考虑用碳酸氢钠纠治,纠酸后应复查血气。伴有电解质紊乱时需持续监测心电图,且应持续监测并评估胎儿的健康情况。

4. 纠正电解质紊乱　酮症酸中毒患者体内钾、磷、镁等离子总量均减少,即使治疗前血钾正常甚至增高,钾缺乏仍可达 3~10mmol/kg,用胰岛素后可出现血钾快速下降。应在有足够尿量时开始补钾,起始速度按 20~40mmol/h 进行,此后 1~2 小时监测血钾,根据测定血钾的水平调整补钾剂量和速度。胰岛素治疗后,磷和镁的缺乏将更加严重,但常无明显的临床症状。胰岛素发挥作用之前对高血钾或正常血钾的患者进行预防性补钾是危险的。

5. 胎儿监测和处理　在对母亲积极治疗的同时,应对疾病的诱发因素进行分析和处理,并进行持续的胎儿监测和全面的胎儿评估。不建议在母体处于酮症酸中毒的情况下进行紧急剖宫产,因为此时孕妇仍处于较高的风险中,而紧急剖宫产对胎儿的受益也非常小。一旦母体代谢状况被纠正,胎儿的情况也会有所改善。

二、高渗性高血糖综合征

当血糖极度增高时,高血糖渗透性利尿导致机体严重失水,甚至昏迷。HHS 临床表现为严重的渗透性脱水、高渗透压、非酮症氮质血症和严重的酸中毒,还可能伴有进行性意识障碍、神志模糊、癫痫发作、抽搐和昏迷等神经系统症状。其诊断标准包括血糖 >600mg/dl(33.3mmol/L)、动脉血 pH>7.3、血碳酸氢根 >15mEq/ml 且很少有酮尿或酮血症。

HHS 治疗的重点包括纠正脱水、高血糖和电解质紊乱,去除诱因,以及密切监测。非妊娠患者并发 HHS 时平均液体缺乏量可高达 9L。明确系 HHS 时先补充生理盐水,1~2 小时内可补充 2 000~3 000ml,随后给予低渗溶液,如 0.45% 低渗生理盐水或先等渗液后低渗液,即可纠正高渗状态。一般的治疗原则为:在第一个 12 小时内补充丢失量的一半,剩余的一半在之后的 12 小时内输注完毕,需密切监测血清钠离子浓度。为防止脑水肿,低渗液体的输注速度不可过快,血清渗透压每小时下降不宜超过 3mOsm/kg。治疗过程中,须密切观察患者的意识变化。

HHS 患者使用胰岛素治疗时,胰岛素的剂量和用法与 DKA 相似,但血糖不宜下降过低,伴有低血压患者胰岛素静脉注射首次剂量不超过 20U。

三、低血糖

糖尿病患者手术时需警惕低血糖症的发生。正常人禁食后,血糖可能 <2.8mmol/L 而无任何症状,但糖尿病患者即使血糖高于这个水平,也可能产生一些临床症状。在行椎管内麻醉的清醒患者中,低血糖症常表现为交感神经兴奋症状和中枢神经系统症状,交感神经兴奋症状包括心慌、出汗、饥饿、无力、手抖、视物模糊、面色苍白等,中枢神经系统症状包括轻度头痛、头晕、吐词不清、精神失常、意识障碍,严重者可发生昏迷,长时间严重的低血糖可导致中枢神经系统不可逆的损害。在全麻患者中,交感神经兴奋症状常被误认为麻醉过浅,中枢神经系统症状也会被麻醉药的作用所掩盖,全麻剖宫产过程中如发生不能解释的交感神经兴奋症状,尤其是有糖尿病病史的产妇,应警惕低血糖症的可能。

伴有肾功能不全的妊娠合并糖尿病产妇行剖宫产时,低血糖时有发生,这是由于肾脏功能差,胰岛素或口服降糖药的代谢和排泄减慢,作用时间延长,因此必须注意术前 1~2 天口服降糖药物及胰岛素的应用情况,避免用药过量导致的术中低血糖。

一旦术中诊断为低血糖,可给予 50% 葡萄糖 15~20ml 静脉滴注,血糖即可上升,症状会有所好转。也可使用胰高血糖素皮下、肌内或静脉注射，由于其作用时间较短，可能会再次出现低血糖，注射后仍需给患者补充葡萄糖。

临床病例

患者，女性，26 岁，身高 160cm，体重 70kg，BMI 27.3kg/m²，ASA Ⅱ级。

主诉：规律性腹痛 1 小时。

现病史：孕期产检时诊断妊娠糖尿病，仅通过饮食控制，未用药物治疗。无其他健康问题。妊娠期其血糖浓度波动范围为 5.2~6.8mmol/L，血压波动范围为 118/70~126/76mmHg。

既往史：无特殊。

既往孕产史：孕 4 产 2。前两次均阴道分娩，经过顺利。

查体：体温 36.8℃，血压为 138/70mmHg，心率 88~110 次/min。产科检查头位已临产，宫口开 1cm。

辅助检查：心电图显示窦性心律。血糖 6.8mmol/L。

入院诊断：妊娠糖尿病，G_4P_2，孕 38 周，头位，已临产。

术前经过：产妇入院后待产，因剧烈的阵发性宫缩痛要求行分娩镇痛。

麻醉管理：入院后 1 小时，患者于坐位下接受脊麻硬膜外联合阻滞分娩镇痛操作。17G 硬膜外针进入 $L_{3~4}$ 硬膜外间隙，25G 笔尖式脊麻针通过硬膜外针进入蛛网膜下隙，注射含芬太尼 25μg、丁哌卡因 1.25mg 的混合液，取出脊麻针后置入硬膜外导管，深度 3cm。此时，产妇主诉宫缩痛明显缓解。血压和心率没有变化。

通过硬膜外导管注入 1.5% 利多卡因（含 1：20 万肾上腺素）3ml 作为试验剂量。硬膜外给药后约 2 分钟，患者心率突然从 100 次/min 增加到 138 次/min，血压保持不变。

怀疑局麻药入血，麻醉科医师决定更换硬膜外导管，因此时患者仍然坐位，穿刺操作迅速完成。在背部固定第 2 根硬膜外导管时，患者突然感到头晕、面色苍白、发汗，血压降至 62/48mmHg，心率 140~146 次/min。此时尚未通过该导管给药。将患者放平，取左侧卧位。通过面罩供氧并加快输液，静脉注射麻黄碱 15mg，血压无明显升高，继续分次注射麻黄碱，3 分钟内麻黄碱总量达 50mg，血压升至 112/53mmHg，但患者仍然感到头晕、无力。体格检查没有运动阻滞的证据，针刺的痛觉减退水平在 T_{10}。急查血糖，结果为 3.16mmol/L。快速输注 5% 葡萄糖 200ml，血糖升高至 7.1mmol/L，所有症状均得到缓解。

之后的产程比较平稳，分娩镇痛 5 小时后，该患者产下一名健康婴儿，1 分钟和 5 分钟的 Apgar 评分分别为 9 分和 9 分。

相关要点及解析

临产后产妇血中皮质醇和肾上腺素浓度升高，这两种物质会刺激血糖升高。而椎管内麻醉分娩镇痛起效后，血中儿茶酚胺水平会随着疼痛缓解而明显下降，尤其是蛛网膜下隙阻滞时，疼痛的缓解非常迅速，血中儿茶酚胺水平的降低也更加显著。这些变化会抑制血糖的增加。

蛛网膜下隙注药后，迅速起效的镇痛作用可使产妇血压降至宫缩疼痛开始前的水平，但很少引起像本例患者那样的严重低血压。主动脉和下腔静脉受压以及交感神经阻断引起的静脉回流减少也可引起低血压。在这例患者中，主动脉、下腔静脉压迫不太可能发生，因为操作是在坐位下进行。痛觉阻滞平面在 T_{10} 的水平，交感神经阻滞理论上可向上延伸几个节段，可能是血压下降的因素之一，但似乎不能解释如此严重的低血压，并且产妇对麻黄碱的升压作用反应迟钝，即使在加快补液和多次应用麻黄碱恢复血压后，患者仍然头晕无力和发汗。对于妊娠合并糖尿病产妇，就要高度怀疑低血糖的可能。该产妇急查血糖结果为

3.16mmol/L，与 1 小时前检测结果相比显著降低。蛛网膜下隙给药后发生急性低血糖的原因及其与严重低血压的关系尚不清楚，推测可能与迅速镇痛导致的儿茶酚胺和皮质醇水平的突然下降有关。这类事件虽然少见，但麻醉科医师在处理妊娠合并糖尿病产妇时应高度警惕。

（李　悦　黄绍强）

思考题

1. 妊娠合并糖尿病患者的术前评估应重点考虑哪几方面？
2. 简述糖尿病酮症酸中毒的诊断和治疗要点。
3. 妊娠合并糖尿病患者围手术期发生低血糖的原因包括哪些？

推荐阅读

［1］CHESTNUT DH，POLLEY LS.，TSEN LC.，et al. 产科麻醉学：理论与实践. 5 版. 连庆泉，姚尚龙，译. 北京：人民卫生出版社，2017.

［2］俞卫锋，缪长虹，董海龙，等. 麻醉与围手术期医学. 上海：上海世界图书出版公司，2018.

［3］BAYSINGERCL，BUCKLIN BA，GAMBLING DR. 产科麻醉学. 2 版. 陈新忠，黄绍强，译. 北京：中国科学技术出版社，2019.

［4］SANTOS A. 临床麻醉学指南：产科麻醉. 陈新忠，黄绍强，张鸿飞，译. 北京：北京大学医学出版社，2017.

［5］SURESH MS，SEGAL B.S，PRESTON RL.，et al. 施耐德产科麻醉学. 5 版. 熊利泽，董海龙，路志红，译. 北京：科学出版社，2018.

第二十六章

妊娠合并血液病或凝血功能障碍患者的剖宫产麻醉

▌ 本章要求

1. 掌握妊娠合并血液病中典型疾病的麻醉前评估、术前准备及围手术期处理要点,例如妊娠合并血友病、妊娠合并再生障碍性贫血。
2. 熟悉各类血液制品的使用原则。
3. 了解血友病、再生障碍性贫血治疗的基本原则。

止血是一个复杂的生理过程,是指血管损伤部位形成血凝块的一系列过程,可分为不同的时相:①血管内皮损伤,血小板被激活形成血小板栓子;②凝血级联反应,扩增放大凝血过程,活化的血小板与凝血级联反应之间相互作用导致损伤部位局部迅速发生止血反应;③通过抗血栓形成控制机制终止凝血;④通过纤维蛋白溶解清除血凝块。孕妇的血液系统发生生理性变化,包括生理性贫血、促凝和抗凝平衡向促凝方向变化等。合并血液系统疾病的产妇血栓形成和出血的风险评估更为复杂。

先天性或者获得性出血性疾病的患者妊娠期间的管理以及围产期的麻醉管理对于保障母婴安全至关重要。麻醉科医师应该了解并存出血性疾病和凝血功能障碍的产妇在妊娠期间的治疗,以及此并存疾病对分娩的影响,剖宫产麻醉方法的选择和管理方法,各种血液制品和凝血系统药物的临床使用注意事项。本章重点介绍妊娠合并血友病、妊娠合并再生障碍性贫血的围产期管理以及剖宫产麻醉管理等相关知识。

第一节　妊娠合并血友病的剖宫产麻醉

血友病 A(凝血因子Ⅷ缺乏)和血友病 B(凝血因子Ⅸ缺乏)是 X 染色体连锁隐性遗传的凝血因子疾病,发生在女性携带者的男性子代儿童中。血友病表现为不同程度的出血,轻者无症状,重者可危及生命。根据残余或基线的凝血因子水平,血友病被分为轻度、中度或重度,以占正常值的百分比或 U/ml 表示。凝血因子水平通常与出血症状的严重程度相关。重度血友病的定义为凝血因子活性 < 正常值的 1%(或 <0.01U/ml);中度血友病的定义为凝血因子活性为正常值的 1%~5%(或 0.01~0.05U/ml);轻度血友病的定义为凝血因子活性大于正常值的 5% 但是 <40%(或 >0.05U/ml 但 <0.4U/ml)。重度血友病几乎只发生于男性患者,女性患者仅在一些罕见情况下(如复合杂合子、X 染色体偏斜失活和 X 染色体缺失),才可能出现重度血友病。已有报道发现,约有 1/4 的女性杂合子携带者为轻度血友病患者。女性血友病携带者为相关基因缺陷的杂合子,即一个等位基因正常、而另一个异常。因此从整体来看,预计女性血友病携带者的凝血因子活性约为正常值的 50%,通常足以避免临床出血。然而,临床上携带者发生出血的情况比非携带者更多,因此应测量所有血友病携带者的凝血因子活性水平,这样不管其是否具有临床症状,当出现分娩和剖宫产止血困难时,都能恰当地评估和处理其出血风险。对于有轻度出血症状和/或凝血因子活性水平降低的女性携带者,可采用与男性轻度血友病患者相似的处理方式。

一、麻醉前病情评估

女性血友病基因携带者部分存在轻度血友病的症状,围手术期应重点关注其携带者状态对男性胎儿导致的风险,如果母亲是血友病携带者,男性婴儿有可能生下来就患有血友病。妊娠本身会导致凝血因子Ⅷ($F_Ⅷ$)水平升高,因此如果孕妇在怀孕前没有得到诊断,那么孕期就很难确定其$F_Ⅷ$水平和携带者状况。妊娠期间,凝血因子Ⅸ($F_Ⅸ$)的水平不会增加。在正常新生儿中,Ⅷ水平与成人正常值相似,低水平时提示血友病。然而,维生素 K 依赖因子Ⅸ的水平可能在出生时较低,并在 6 个月大时达到成人水平。极少数女性可为重度血友病。

术前评估的重点是患者的出血症状、由于出血导致的后遗症,以及凝血因子输注的并发症。轻度血友病患者一般只会因创伤或外科手术导致出血,临床表现出现较晚。中度血友病患者常因轻微的损伤或者有创操作而出血,出血频率通常为 4~6 次/年,如果形成了靶关节则出血频率可能增加。重度血友病患者可发生自发性出血和严重出血,首次出血年龄更小,甚至在出生时即可发生。关注有无颅内出血的病史,对反复关节出血的患者应注意评估颞下颌关节活动度,注意有无咽喉部黏膜出血和贫血。围手术期主要风险包括手术中出血和产后出血。

二、术前准备

凝血因子活性水平偏低的个体在妊娠和/或分娩期间接受操作(包括椎管内麻醉)时,出血风险可能增加。针对这类患者,应在可进行凝血因子活性水平检查、凝血因子补充并在具备血友病治疗专业技术的医院中,管理其妊娠和分娩。对血友病孕妇,目前的指南建议在妊娠晚期,相应的凝血因子水平($F_Ⅷ$、$F_Ⅸ$)至少应该 >50%,既允许硬膜外镇痛,也可预防产后出血。血友病患者的血小板计数和凝血酶原时间(prothrombin time,PT)正常。血小板减少和/或 PT 延长提示诊断不是(或不只是)血友病。血友病的特征为活化部分凝血活酶时间(activated partial thromboplastin time,aPTT)延长。但对于凝血因子缺乏程度较轻(如凝血因子活性水平 > 正常值的 15%)的患者,其 aPTT 可能正常。凝血因子(对于血友病 A 为 $F_Ⅷ$,血友病 B 为 $F_Ⅸ$)活性水平检测结果显示比正常对照者低(通常 <40%)。血浆血管性血友病因子抗原(von Willebrand factor:Ag,VWF:Ag)水平正常。VWF:Ag 减少提示可能是 VWD 而不是(或不单是)血友病。血友病患者尿液分析结果可能显示镜下或肉眼血尿。对接受凝血因子治疗的患者应常规进行抑制物筛查,以检测新发抑制物和/或测定抑制物滴度。

三、麻醉及围手术期管理

分娩的处理涉及多个学科。母体方面,包括阴道分娩和择期剖宫产的出血风险,以及椎管内麻醉的安全性。胎儿方面,包括大多数病例在分娩时胎儿没有得到确切诊断,以及分娩时或娩出后的潜在出血风险,特别是颅内出血和头皮血肿。在女性携带者分娩男性婴儿时,应评估阴道分娩与择期剖宫产的母婴风险,并为患者提供行择期剖宫产的选择。阴道试产应避免以下操作:①放置胎儿头皮电极;②胎儿头皮血液 pH测定;③胎头吸引;④使用产钳。有血友病风险的臀位胎儿应行择期剖宫产。对于孕育可能受累的胎儿并进行阴道试产的患者,应放宽在第二产程延长或产程停滞时转为剖宫产的指征。新生儿有临床出血征象时,应立即处理。根据临床情况,确定恰当的干预措施和诊断性检测。例如,对疑似脑内出血的受累新生儿进行颅内 MRI 成像。若发生有临床意义的出血,则应补充凝血因子。患有血友病 A 的母体,其 $F_Ⅷ$ 水平在产后通常会降低;对于基线 $F_Ⅷ$ 水平较低的携带者,更应注意产后出血的风险。因此,产后应监测母体的凝血因子水平。根据母体的基线 $F_Ⅷ$ 水平、分娩时的 $F_Ⅷ$ 水平、分娩方式和临床症状,采取个体化处理。必要时考虑同时使用抗纤溶药物治疗和/或双子宫收缩激素(催产素 + 米索前列醇),维持 200% 的凝血因子水平,然后降到 100%，并保持不变，持续到出血风险降低。

四、围手术期出、凝血功能监测及常用血制品和药物

女性血友病患者如果其大多数正常基因都失活，那么个体可能会出现严重的 FⅧ 或 FⅨ 水平的抑制。此类患者在分娩前或分娩期间可能需要补充相应的凝血因子。在围产期出现危及生命的严重出血时，应该尽快输注凝血因子浓缩物，血友病 A 患者给予 $F_Ⅷ$ 50U/kg，血友病 B 患者给予 $F_Ⅸ$ 100~120U/kg。给患者输注相应的凝血因子时，如果因免疫记忆而产生抗体，达到高反应型抑制物标准，那么应改用旁路制剂止血。旁路制剂是指不依赖于所缺乏的凝血因子、可对有凝血因子抑制物的血友病患者实现止血的药物。国内可用的旁路制剂包括 $rF_{Ⅶa}$ 和四因子凝血酶原复合物。艾美赛珠单抗预防治疗，在控制出血、恢复靶关节、提高血友病患者生活质量上，都有显著作用；但是缺少妊娠妇女使用的临床证据。去氨加压素（DDAVP）是血管升压素的合成类似物，可促进血小板颗粒和内皮细胞储存池释放凝血因子Ⅷ及其载体蛋白 VWF。对于轻度血友病 A（凝血因子Ⅷ活性水平为 5%~40%），可给予 DDAVP 试验剂量以确定是否有效；若有效，再确定其能否用于轻度出血患者或微创操作，以提高 FⅧ 水平。由于会出现药物快速耐受，因此这种方法应在择期剖宫产前至少 1 周实施。DDAVP 可能的副作用包括收缩血管导致胎盘流量减少、早产风险，以及新生儿低钠血症的风险。根据现有证据，DDAVP 可以安全用于围产期轻度血友病患者。在资源有限的地区（无法获得纯化因子），可以选择新鲜冰冻血浆（fresh frozen plasma，FFP），血友病 A 患者可以选择冷沉淀，剂量可根据制品中的因子浓度、患者体重，以及期望的因子水平而定。约 250ml FFP 能制成一袋 30~40ml 的冷沉淀，含有 70~80U $F_Ⅷ$（冷沉淀中的 $F_Ⅷ$ 浓度为 3~5U/ml）。15~20ml/kg FFP 可使 $F_Ⅷ$ 水平提高 30%~40%、$F_Ⅸ$ 水平提高 15%~20%，升高程度不同是由于两因子的分布容积不同。

$rF_{Ⅶa}$ 是治疗血友病 A 和血友病 B 的旁路制剂。近年来，针对围手术期处理难以控制的严重出血的"超适应证"用药，其相关证据也迅速增多。在具有凝血因子抑制物的血友病患者中，标准剂量为每 2~3 小时静注 90~120μg/kg，直至出血停止。$rF_{Ⅶa}$ 在循环中的半衰期为 2 小时，比生理 $F_Ⅷ$ 的半衰期（4~6 小时）及大多数其他凝血因子的半衰期更短。其他凝血因子和辅因子（例如钙、纤维蛋白原、凝血酶原、凝血因子 X）的水平降低、血小板数量和功能的改变等，都可能会限制 $rF_{Ⅶa}$ 的效果。酸中毒可能会明显损伤止血功能并降低 $rF_{Ⅶa}$ 的疗效，低体温时 $rF_{Ⅶa}$ 的活性不会显著降低，这与其他凝血酶的活性变化明显不同。

人凝血酶原复合物浓缩物（prothrombin complex concentrate，PCC）可改善止血。PCC 是维生素 K 依赖性凝血因子的混合物，富含凝血因子Ⅱ、Ⅶ、Ⅸ、X，从血浆中制备而来，作为凝血因子Ⅸ的来源可用于治疗血友病 B 患者，临床上也可应用于逆转华法林的抗凝作用。

临床病例

患者：女，30 岁，身高 162cm，体重 65kg，BMI 24.8kg/m²，ASA Ⅲ级。

主诉：停经 9 个月余，下腹痛 2 小时。

现病史：平素月经规律，末次月经距今 39 周。孕 4 个月起自觉胎动。自觉下腹阵痛 2 小时入院，因"头盆不称"拟行剖宫产术。

既往史：自幼出现皮肤和深层组织出血，诊断为"血友病 A"，与 X 染色体非随机失活偏移有关。成年后表现为轻度关节腔内出血，主要为踝关节，无月经增多病史。孕期全程接受包括血液科、产科等相关科室的多学科会诊，每周一次或者两次静脉注射 30U/kg 重组Ⅷ因子浓缩液。输注后将Ⅷ因子水平提升到 100%，然后行羊膜腔穿刺，胎儿为女性，无染色体异常证据。来院前自行注射重组Ⅷ因子注射液 30U/kg。1 周前测定该患者针对Ⅷ因子的获得性抑制性抗体，呈阴性。

既往孕产史:孕2产0,首胎自然流产。

查体:T 36.4℃,P 80 次/min,R 15 次/min,BP 114/75mmHg。常规体格检查:心肺查体未见明显异常,皮肤黏膜未见瘀点、瘀斑。产科体格检查:宫缩不规则,7~8 次/min,宫口未开,宫颈未容受,宫颈后位,软。

实验室检查:血浆Ⅷ因子水平为 1.0U/ml(正常水平的 100%)。白细胞计数为 9×10⁹/L,血细胞比容为 36.3%,血小板计数为 120×10⁹/L,凝血酶原时间为 12.0 秒,APTT 为 33.4 秒。

入院诊断:妊娠状态,头盆不称,血友病 A。

麻醉管理:麻醉计划是在确保凝血功能已优化的情况下行蛛网膜下隙阻滞。入室后开放 2 路静脉,其中一路持续泵注重组Ⅷ因子注射液 3U/(kg·h)。输注 30 分钟后复测,血浆Ⅷ因子水平为 1.1U/ml(正常水平的 110%),凝血酶原时间为 12.0s,APTT 为 33.0 秒。侧卧位 L₂~₃ 间隙 25G 腰麻针穿刺,穿刺顺利,见脑脊液流出后注射丁哌卡因 10mg,以脑脊液稀释到 3ml。转平卧后右侧抬高,5 分钟后测得麻醉平面为 T₆~S₅。术中顺利,出血量为 600ml。术中至术后 72h 持续输注重组Ⅷ因子注射液 3U/(kg·h),每日监测血浆Ⅷ因子水平,波动在 0.78~1.11U/ml。无产后出血和硬膜外血肿。母女二人 3 天后出院,产后 6 周继续预防产后出血治疗。最低可接受的Ⅷ因子水平的目标分别是 0.5U/ml(第 3~4 天)、0.3U/ml(第 5~7 天)、0.1U/ml(第 8~14 天)、0.05U/ml(第 3 周直到产后第 6 周)。

相关要点及解析

1. 血友病产妇围产期处理的关键　作为 X 染色体隐性遗传疾病,血友病在女性中非常罕见。处理血友病产妇的医疗机构应具备:有丰富经验的产科和新生儿科;实验室可以及时监测凝血因子和凝血因子抗体的水平;备有凝血因子制剂和其他止血药品,供随时使用;有血友病治疗专家。多学科的综合诊疗能力是保障成功的关键,麻醉管理的重点是补充凝血因子,维持凝血功能异常。

2. 血友病孕妇分娩方式和麻醉方式的选择　对于凝血功能正常且因子水平大于 0.5U/ml 的女性,区域麻醉是安全的。如果胎儿为男性,则可能为血友病患者,最佳的分娩方式是有争议的,有专家建议择期剖宫产。但阴道分娩不会增加受感染男婴的出血风险,在这种情况下,试产是一个合理的选择。但应避免使用胎儿头皮电极、会阴切开、产钳。在血友病携带者的男婴出生后,应避免行包皮环切术。可以通过测定产妇和脐带血的凝血因子水平建立产后诊断。

第二节　妊娠合并再生障碍性贫血的剖宫产麻醉

再生障碍性贫血(aplastic anemia,AA)是一种危及生命的骨髓衰竭,若不治疗,死亡率非常高。AA 是指与骨髓增生能力降低/再生障碍有关的全血细胞减少,最常见的原因为多能造血干细胞的免疫损伤。"再生障碍性贫血"是一种误称,因为该病的特征为全血细胞减少,而非单纯贫血。AA 患者最常见的表现为中性粒细胞减少所致反复感染、血小板减少所致黏膜出血或月经过多、进行性贫血引起的疲劳和心肺表现等。感染通常由细菌引起,包括脓毒症、肺炎和泌尿道感染,侵袭性真菌感染是常见的死亡原因,尤其是存在长期和重度中性粒细胞减少的患者。

妊娠合并 AA 较为罕见,母体和胎儿的风险很高。目前的临床证据都来自病例报道或者病例系列。在这些病例中,产科和新生儿并发症的发病率为 12%~33%,通常是由致命的出血或感染所引起;胎儿并发症包括高达三分之一的宫内死亡病例和羊膜绒毛膜炎引起的早产。此外,在并存严重血小板减少的情况下,需要输血的围生期出血并发症的发生率高达 75%。既存的再生障碍性贫血的产妇,其预后要好于妊娠相关的再生障碍性贫血。从病理学上讲,怀孕可能通过雌激素和其他激素的促红细胞生成素抑制作用,诱发再生障碍性贫血。某些情况下，可能在怀孕期间才发现先前已经存在再生障碍性贫血。在妊娠相关性再生障碍性贫血幸存的妇女中，50%~70% 的患者获得了自发性缓解，而其余的患者则需要给予抗胸腺细胞球蛋白、免疫抑制和/或干细胞移植治疗。

一、麻醉前病情评估

麻醉评估包括全血细胞减少是否存在和严重程度、感染和出血并发症、贫血的全身影响，以及治疗相关的副作用。血小板减少的程度与麻醉方案的制订密切相关。严重的血小板减少也与合并 AA 的产妇的不良结局密切相关。

二、术前准备

在怀孕期间 AA 治疗的原则包括：识别任何潜在的原因、治疗全血细胞减少，同时最大限度地减少使用具有母胎副作用的治疗措施。如果检测到有引起骨髓抑制的触发因素，如药物反应或感染，因继续妊娠不能停止用药或感染不能充分治疗，则应考虑终止妊娠。不建议在没有进一步治疗的情况下等待自发性缓解，因为这将使患者面临与全血细胞减少相关的并发症风险。考虑到危及生命的母体和胎儿并发症的高风险，对于严重全血细胞减少的患者也应考虑终止妊娠。严重血小板减少症的 AA 产妇，包括子痫前期/子痫、早产、宫内生长受限、胎儿和新生儿死亡等，其复合产科结局的发生率增高 6 倍，包括分娩后输血依赖、脓毒症；而需要骨髓移植的复合结局则增高 11 倍。

合并 AA 的产妇术前准备时，需要血库、血液科、产科、麻醉科和新生儿科的密切配合。由于既往有输血和同种异体免疫的病史，交叉匹配的血液制品的准备至关重要。

三、麻醉及围手术期管理

对于合并 AA 的孕妇，其产科和麻醉管理具有挑战性，治疗需要跨学科团队的协调努力。对合并 AA 的产妇，阴道分娩是首选，因为即使有明显的血小板减少，分娩后子宫适当收缩通常可以止血。阴道分娩时可接受的血小板计数为 20×10^9/L，剖宫产时可接受的血小板计数为 50×10^9/L。在 AA 患者中多次输血可以导致显著的 HLA 同种异体免疫，特别是如果使用了非去除白细胞的血液制品。考虑到此类产妇在分娩时的出血风险，以及可能需要血小板止血，这应引起我们注意。HLA 匹配的血小板价格昂贵，很难获得。

根据回顾性研究和病例报告结果，目前无法推荐合并 AA 的产妇实施椎管内麻醉时血小板计数的安全阈值。麻醉前输注血小板是否有效，也未得到确切的临床证据支持。麻醉方法的选择必须根据具体病例进行个体化评估。

如果患者要进行剖宫产手术，麻醉科医师必须准备好全身麻醉。术后完善的多模式镇痛能减少全身氧的消耗，这对贫血的产妇是至关重要的。AA 患者的感染风险增加，特别是当中性粒细胞减少时。因此，在进行静脉通路置管、气管插管和椎管内麻醉操作时，必须严格无菌操作，手术切皮前应预防性使用抗生素。

四、围手术期出、凝血功能监测及常用的血制品和药物

AA 的最佳治疗取决于患者年龄、中性粒细胞计数和是否存在并存疾病。在非产科人群中，轻度病例可以观察或使用粒细胞集落刺激因子、环孢素和甲泼尼龙进行治疗。关于妊娠期间使用抗胸腺细胞球蛋白，其临床证据尚不足。妊娠期，建议输血维持血红蛋白浓度 >80g/L 和血小板计数 >20×10^9/L。对于与怀孕相关的 AA，输血是支持治疗的主要手段。然而，输血可能会导致并发症，包括血色素沉着症和 HLA 同种异体免疫。针对人类血小板的同种异体抗体，可导致血小板输注无反应。实行保守的输血管理，是预防同种异体免疫的关键。此外，也有关于患者成功使用甲基强的松龙、环孢霉素和粒细胞集落刺激因子的报道。

妊娠期间使用糖皮质激素时,应尽量选择不通过胎盘屏障的药物,包括甲基强的松龙、强的松、强的松龙和氢化可的松等。免疫抑制剂环孢霉素常用于怀孕期间治疗 AA,但环孢霉素似乎与早产和新生儿出生低体重相关,虽然很难判断是由于药物引起的、还是产妇条件引起的。由于没有证据能证明环孢霉素一贯有效,所以进行治疗的医生应该仔细考虑其风险和获益。回顾性病例系列研究结果显示,粒细胞集落刺激因子在妊娠期间使用是安全有效的。造血干细胞移植是治疗非怀孕患者再生障碍性贫血的主要手段,但是在怀孕期间是禁忌的。

临床病例

患者:女,30 岁,身高 150cm,体重 76kg,BMI 33.8kg/m²,ASA Ⅲ级。

主诉:停经 36⁺³ 周,不规则下腹痛 1 天。

现病史:平素月经规律,末次月经距今 36 周。孕 4 个月起自觉胎动。发现皮肤黏膜瘀点瘀斑,近日加剧。

既往史:发现血小板减少 1 年,骨髓穿刺活检诊断为"再生障碍性贫血"。

既往孕产史:孕 1 产 0。

查体:T 36.4℃,P 80 次/min,R 15 次/min,BP 140/90mmHg。常规体格检查:皮肤黏膜少量瘀点、瘀斑。Mallampati 气道分级 2 级。心脏和肺部查体未见明显异常。产科体格检查:宫缩 5 次/min,质中,宫口开 3cm。

实验室检查:血红蛋白浓度为 64g/L,白细胞计数为 3.43×10^9/L [$(4{\sim}11) \times 10^9$/L],血小板计数为 20×10^9/L,凝血酶原时间为 10.5s(10~13s)。

入院诊断:妊娠状态,再生障碍性贫血。

术前经过:入院后产妇开始出现鼻出血和牙龈出血,输注 1U 浓缩红细胞。经多学科会诊后决定行剖宫产终止妊娠。术前最近一次血液检查显示血小板计数为 10×10^9/L,血红蛋白浓度为 10.8g/L。

麻醉管理:鉴于产妇诊断为重度血小板减少,决定实施全身麻醉。入室后开放外周静脉,留置桡动脉测压管,血压 107/65mmHg,胎心率 130 次/min。麻醉诱导前输注单采血小板 2U。采用快速顺序诱导,给予丙泊酚 140mg、罗库溴铵 70mg、瑞芬太尼 70μg,声带暴露佳,顺利插入 7.0mm 气管导管。麻醉维持采用七氟烷 1 MAC,胎儿娩出后追加芬太尼 200μg,改为丙泊酚静脉麻醉。气管插管后 3 分钟胎儿娩出,Apgar 评分(1~5 分钟)5~8 分,体重 735g,气管插管后转新生儿监护室。术中顺利,血压维持在 130~140/70~78mmHg,出血量为 600ml。麻醉苏醒后顺利拔除气管导管,循环平稳。术后第 1 天复查血小板计数为 126×10^9/L,血红蛋白浓度为 8.8g/L。水肿逐渐消退,术后第七天出院。复查发现三系减少的情况依然存在,血红蛋白浓度为 83g/L,白细胞计数为 3.54×10^9/L,血小板计数为 14×10^9/L,转血液科进一步治疗。

相关要点及解析

1. 该产妇的围手术期麻醉关注点 该产妇合并再生障碍性贫血。产妇合并再生障碍性贫血非常罕见,围手术期应密切监测血细胞检查的结果,及时输注血制品支持治疗是围产期主要的治疗手段。同时,应注意反复输注血小板可导致对血小板输注的反应性下降,还应注意预防感染。

2. 血小板输注无效的诊断和处理 对于血小板减少或血小板功能受损的患者,血小板输注对预防和治疗出血有重要的价值。但是约有 28%~44% 的患者会出现血小板输注无效,尤其是需要反复输注血小板的患者,例如再生障碍性贫血。血小板输注无效的定义为 2 次或 2 次以上血小板输注后出现显著低于预期的血小板计数反应。临床上，将输注血小板后 1 小时内血小板计数增加值 >10 000/μl 作为可以接受的反应。输注血小板超过 1 次后，数目增加没有达到上述临界值，即可判断为发生了血小板输注无效。该定义适合于中等身材的患者，考虑患者身高和体重因素的更为准确的方法是计算血小板计数增加值（corrected count increment，CCI），CCI ＝［PPI × BSA（m²）］× 10¹¹/血小板输注的单位数（混合浓缩血小板）。其中，PPI 代表输注后血小板计数的增加值（输注后血小板计数减去输注前血小板计数），BSA 是指体表面积（以平方米计）。连续 2 次 CCI<5 000/μl，可定义为血小板输注无效。血小板输注无效分为非免疫性原因和同种免疫性原因。非免疫性原因表现为血小板输注后 1 小时血小板增加值正常，但是血小板计数在 24 小时内回到输注前水平，即典型的血小板寿命缩短，常见于脓毒症、DIC、造血干细胞移植后，以及使用干扰血小板寿命的药物等情况。同种免疫性血小板输注无效的患者，输注血小板后计数增加很少或者没有增加。对于非免疫性原因，以治疗原发病为主。对于同种免疫反应类型的患者，建议监测血浆样本是否存在 HLA 抗体，寻找与 HLA 匹配的血小板，或者直接使用 HLA 抗原阴性的血小板。

（张晓光）

思考题

1. 合并血友病产妇麻醉前评估的重点。
2. 血小板输注无效的诊断和处理方法。

推荐阅读

［1］ DAVID C，CYNTHIA W，LAWRENCE CT，et al. Chestnut's Obstetric Anesthesia：Principles and Practice. 5th ed. Berlin：Springer，1033-1053.

［2］ FOGERTY A. E. Thrombocytopenia in Pregnancy：Approach to Diagnosis and Management. Semin Thromb Hemost，2020，46（3）：256-263.

［3］ LEE A I.，OKAM MM. Anemia in pregnancy. Hematol Oncol Clin North Am，2011，25（2）：241-259.

［4］ MARK B L，HENRY G，ERIC R.M.J，et al. Gabbe's Obstetrics：Normal and Problem Pregnancies. 8th ed. Amsterdam：Elsevier，2020：954-967.

［5］ PETER A. K. Present day management of Inherited bleeding disorders in pregnancy. Expert Review of Hematology，2016，9（10）：987-995.

［6］ RIVEROS PE，HERMESCH AC，BARBOUR LA，et al. Aplastic anemia during pregnancy：a review of obstetric and anesthetic considerations. Int J Womens Health，2018，10：117-125.

［7］ SHULMAN NR，MARDER VJ，WEINRACH RS. Similarities between known antiplatelet antibodies and the factor responsible for thrombocytopenia in idiopathic purpura：physiologic，serologic and isotopic studies. Ann N Y Acad Sci，1965，124：499-542.

第二十七章

急性脂肪肝剖宫产麻醉

■ **本章要求**

1. 掌握妊娠期急性脂肪肝麻醉前评估及准备,麻醉方式选择及麻醉管理。

2. 熟悉妊娠期急性脂肪肝与妊娠期肝内胆汁淤积症、子痫前期等的鉴别诊断。

3. 了解妊娠期急性脂肪肝的发病机制、诊断标准、危险因素、病理生理学改变及门诊随访筛查等。

妊娠期急性脂肪肝(acute fatty liver of pregnancy,AFLP)是妊娠期引起肝功能障碍的一种罕见但潜在致命性的脂肪代谢疾病,发病率约为(1~3)/10 000,由 Sheehan 在 1940 年首次报导。多发生于妊娠晚期,可导致凝血功能障碍、电解质紊乱甚至多脏器功能障碍,但前驱症状不典型,影像学和实验室检查缺乏特异性,故早期诊断较困难。强化支持治疗和及时终止妊娠对患者及新生儿预后至关重要,也是 AFLP 的主要治疗方案。

第一节 麻醉前病情评估和术前准备

AFLP 是一种妊娠期特有疾病,以肝细胞小泡性脂肪浸润为特征,胎儿脂肪酸氧化障碍可能与其母体发病有关。AFLP 临床表现多种多样,可用 Swansea 标准对其进行诊断。AFLP 患者通常并存多系统合并症,麻醉科医师应对患者进行充分的术前评估,并和产科医师一起制定麻醉和手术方案。

一、妊娠期急性脂肪肝的危险因素及病理生理机制

1. AFLP 的危险因素 AFLP 的危险因素包括多胎妊娠、男性胎儿、胎儿脂肪酸氧化障碍、AFLP 病史以及药物诱发等。AFLP 多发生在初次妊娠的孕产妇,10%~15% 发生于双胎妊娠。此外,体重指数(BMI)$<20kg/m^2$ 也可能是高危因素之一。

2. AFLP 病理生理学改变 AFLP 主要组织学特征为肝细胞脂肪微粒浸润,大量肝细胞在短时间内脂肪变性,其他组织器官也可能出现脂肪浸润。正常肝脏脂肪含量约 5%,而 AFLP 患者肝脏脂肪含量为 13%~19%,由于肝细胞溶解和萎缩,肝脏体积缩小、质地变软、颜色变黄。正常妊娠可能出现生理性的中—长链脂肪酸氧化代谢下降,导致妊娠期间血清脂肪酸浓度升高,而过多的游离脂肪酸堆积于肝脏可能导致高危患者发病。广泛的肝脏脂肪变性影响胆固醇、纤维蛋白原和凝血因子的生成以及胆红素的结合和清除,最终导致肾功能衰竭、胰腺炎、胎盘功能障碍等一系列器官功能障碍。肾脏的脂肪浸润可导致急性肾损伤,同时脂肪酸代谢产物对胰腺组织有害,其在 AFLP 导致的胰腺炎的发病中有重要作用。胎盘内脂肪酸堆积增多可引起胎盘功能障碍,从而导致母体向胎儿输送氧气功能受损。内皮细胞功能障碍可引起纤维蛋白溶解亢进和血管通透性增加,最终导致凝血功能障碍。

3. AFLP 发病机制研究进展 近年来,研究发现胎儿脂肪酸氧化障碍与母体 AFLP 发病有关。长链

3-羟酰基辅酶 A 脱氢酶（long-chain 3-hydroxyacyl coenzyme A dehydrogenase deficiency，LCHAD）是线粒体脂肪酸 β-氧化酶复合物的组成部分，这种酶缺陷引起肝毒性脂肪酸代谢产物在胎儿体内积聚随后进入母体循环，导致母体肝脏损害和线粒体功能障碍。抗氧化功能的受损和细胞毒性的脂质过氧化物也能影响细胞代谢并激活促炎性反应通路。花生四烯酸、血清硝酸盐、丙二醛等游离脂肪酸增多与 AFLP 患者体内线粒体和过氧化物酶体的氧化应激和亚硝基应激有关，并通过增加活性氧代谢产物的产生、增强 caspase 活性进而诱导细胞凋亡。

编码 LCHAD、线粒体三功能蛋白（mitochondrial trifunctional protein，MTP）和其他胎儿脂肪酸氧化功能的酶的基因发生突变与母体肝脏疾病发病率增高有关。MTP 是一种线粒体内膜上的蛋白质，催化脂肪酸 β-氧化四个步骤中的后面三步。其中，胎儿 LCHAD 缺乏与 AFLP 发病密切相关，孕有 LCHAD 缺陷胎儿的孕妇罹患肝脏疾病的概率增加 20 倍。胎儿或胎盘产生的长链 3-羟酰基代谢物的积蓄具有肝脏毒性，可能引起 AFLP。AFLP 也与肉碱棕榈酰基转移酶Ⅰ和中短链乙酰辅酶 A 脱氢酶缺乏有关。然而，大多数文献报导的 AFLP 患者与胎儿脂肪酸氧化障碍并无决定性关联。

二、妊娠期急性脂肪肝的临床表现、辅助检查及诊断

1. AFLP 临床表现　AFLP 的前驱症状不典型，包括数天至数周的乏力、厌食和疲劳，进而出现恶心、呕吐、腹痛、黄疸、头痛、烦渴、瘙痒、水肿、腹水、扑翼样震颤、凝血功能异常等，病情危重时可进展为肝肾功能衰竭甚至死亡。

2. AFLP 实验室检测　实验室检查类似于急性肝衰竭，如肝酶升高、高胆红素血症等非特异性指标异常。随着疾病进展，可出现溶血伴随网织红细胞增多、有核红细胞、棘细胞、纤维蛋白原减少、纤维蛋白原降解产物增加。低血糖和凝血功能障碍是 AFLP 较典型临床特征，可与 HELLP（hemolysis，elevated liver enzymes，low platelets，HELLP）综合征进行鉴别。体格检查常可发现 70% 的 AFLP 患者存在发热和黄疸，腹部触诊右上象限不可触及肝脏。

在急性肝衰竭患者和 AFLP 患者中，均有抗凝血酶Ⅲ的减少，可能与肝脏产生抗凝血酶Ⅲ的减少和弥散性血管内凝血（disseminated intravascular coagulation，DIC）过程中抗凝血酶Ⅲ的消耗增多有关。对 AFLP 高危患者妊娠晚期行抗凝血酶Ⅲ监测可能有助于预测急性肝功能衰竭。

3. AFLP 影像学检查　在 AFLP 的诊断中，因影像学检查灵敏度较低从而需要结合多种影像学检查。腹部超声可发现腹水和强回声的"亮肝"，但其敏感性较低（<50%）。CT 检查对 AFLP 诊断灵敏度不高，但可发现肝脏脂肪浸润、肝内血管突出、肝脏体积的缩小。磁共振成像（MRI）对肝脏脂肪定量可以在避免肝脏活检的情况下进行 AFLP 的诊断，但仍需大样本研究 MRI 在 AFLP 诊断中的安全性和有效性。

4. AFLP 诊断　肝脏活检术是诊断的金标准，但因其操作的侵入性和患者凝血功能异常而存在风险，仅适用于临床诊断困难、产后肝功能不能恢复、疾病早期出现 DIC 需要明确诊断的情况。

通常可以根据临床表现及相应实验室和影像学检查结果做出 AFLP 的临床诊断。Swansea 标准可用于妊娠期急性脂肪肝的诊断，满足表 27-1-1 中的六项或六项以上表现并且排除其他疾病即可诊断 AFLP。然而在没有肝脂肪变性组织学证据的情况下 Swancea 标准对诊断 AFLP 的准确性仍存在疑问。Minakami 指出，Swancea 标准在病情严重时似乎最有帮助，其余的异常实验室结果主要包括：低蛋白血症、血小板减少、胆固醇降低、甘油三酯降低、胎儿或新生儿行 LCHAD 突变筛查阳性。

表 27-1-1 妊娠期急性脂肪肝 Swansea 诊断标准

症状	呕吐 腹痛 多饮多尿 脑病
实验室检查	白细胞增多 转氨酶升高 血氨升高 胆红素升高 尿酸升高 低血糖 凝血功能障碍 肾功能障碍
影像学	腹水/超声显示回声明显增强
病理学	肝脏活检显示微血管脂肪变性

*满足表 27-1-1 中的 6 项或 6 项以上表现并且排除其他疾病妊娠期急性脂肪肝即诊断成立

5. AFLP 鉴别诊断 早期诊断 AFLP 非常困难,应尽早排除其他可能引起肝功能障碍的妊娠期疾病,包括急性病毒性肝炎、子痫前期、HELLP 综合征、妊娠期肝内胆汁淤积症(intrahepatic cholestasis of pregnancy, ICP)等。有研究认为 HELLP 综合征、子痫前期、血栓性血小板减少性紫癜和 AFLP 可能是同一谱系的疾病。AFLP 患者可能并发子痫前期,但单纯子痫前期的患者通常不出现黄疸及低血糖,且病程较 AFLP 更长,此外,子痫前期患者通常不发生凝血功能障碍。AFLP 还需与急性病毒性肝炎鉴别诊断,急性病毒性肝炎患者血清转氨酶显著升高,甚至达 1 000U/L,且病毒血清学实验呈阳性。此外,爆发性肝炎患者很少出现尿酸水平增高。ICP 患者也能引起黄疸,伴有严重皮肤瘙痒和碱性磷酸酶的升高,通常不引起腹痛、恶心、呕吐、肝功能衰竭和 DIC。此外,低血糖和凝血功能障碍有助于 AFLP 与 HELLP 综合征的鉴别诊断。鉴别诊断见表 27-1-2。

表 27-1-2 妊娠相关肝脏疾病的鉴别诊断

	妊娠剧吐	ICP	子痫前期/子痫	HELLP 综合征	病毒性肝炎	AFLP
发生率	<0.3%~3%	0.3%~6%	2%~8%	0.1%~0.6%	各型均不同	0.01%~0.03%
发生时期	妊娠早期	妊娠中期、晚期	妊娠中期、晚期或产后	妊娠中期、晚期或产后	整个妊娠期	妊娠晚期
症状、体征、并发症	恶心、呕吐、酮症	瘙痒、黄疸	高血压、蛋白尿、水肿、抽搐、肾功能衰竭、肺水肿、肝血肿/肝破裂	腹痛、肾功能障碍、高血压、肝血肿/肝破裂、肝脏梗死	黄疸、消化道症状等,从轻度非临床症状到暴发性肝衰都有	恶心、呕吐、腹痛、黄疸、肝功能衰竭
实验室检查	转氨酶升高	胆汁酸升高、高胆红素血症、肝功能轻度异常	血小板减少、蛋白尿、尿酸升高、转氨酶轻度升高	血小板减少、溶血、转氨酶显著升高	转氨酶升高、胆红素升高	血小板减少、低血糖、转氨酶轻中度升高
治疗	支持治疗	胎儿窘迫时及时终止妊娠、熊去氧胆酸	控制血压、控制抽搐、终止妊娠	及时终止妊娠	抗病毒、对症支持治疗	强化支持治疗、及时终止妊娠
预后	母婴预后良好	不增加患者死亡率、增加早产和死产风险、再次妊娠时可能再发、可能增加继发肝脏及胆道疾病的风险	增加患者死亡率	患者死亡率1%~4%、胎儿死亡率1%~30%	母体和胎儿死亡率增加	母体死亡率2%、胎儿死亡率10%~20%

三、妊娠期急性脂肪肝患者的麻醉前评估

麻醉前访视需要详尽地采集病史,了解孕妇的妊娠史、既往史及治疗情况,准确解读实验室及影像学检查结果,特别是辅助检查结果的动态变化。AFLP 患者除了肝功能障碍比如肝酶升高、凝血功能障碍等的临床表现外,还可能并存多种可导致多器官功能障碍的并发症。

血液系统并发症包括血小板减少、凝血功能异常、DIC 和溶血。通过实验室检查结果,评估患者是否存在贫血和/或凝血功能障碍。

对于合并肾损伤(包括轻度、肾功能衰竭)患者,需重点评估患者是否存在电解质紊乱及容量状态。

对于合并严重急性肝损伤和肝脏合成功能受损(黄疸和 INR>1.5)的患者,可迅速进展为抽搐和肝性脑病。如同时合并脑水肿和颅内高压,需要药物治疗和有创监测。术前访视时对患者神志、生命体征、配合程度进行观察,条件允许的情况下行持续中枢神经功能监测,评估肝性脑病的进展程度。

呼吸系统并发症包括肺水肿和急性呼吸窘迫综合征,必要时需要机械通气和/或气管插管治疗。

AFLP 也可并发胰腺炎,因此有专家建议 AFLP 发病后持续监测血脂肪酶及淀粉酶水平,必要时行胰腺CT 或磁共振检查。胰腺炎也是不良转归的预测因素。

AFLP 患者的实验室检查指标常不能实时反映病情的严重程度,一旦高度怀疑 AFLP,即可启动严密的监测,必要时转至 ICU 进行密切监测及强化支持治疗。尽管及时终止妊娠是 AFLP 的治疗的关键,但终止妊娠前维持患者生理状态的稳定也至关重要,包括气道管理、控制高血压、纠正低血糖、电解质紊乱及凝血功能紊乱等。AFLP 患者肝脏血清乳酸清除率下降导致母体代谢性酸中毒,进而引起胎儿酸碱失衡。因此及时有效地纠正母体酸碱平衡紊乱,对胎儿健康很重要,同时围产期应加强对胎儿的监护。

麻醉前须详细询问病史并对其进行体格检查,包括询问患者既往疾病史、麻醉史、相关产科病史,测量基线血压水平,评估气道、心肺功能,拟行椎管内麻醉的患者检查是否存在椎管内穿刺置管禁忌,并存产科高危因素时需及时与产科医师沟通,共同制定围产期治疗方案。术前常规检查血小板计数,检查血型及交叉配血。在行椎管内麻醉前需监测胎儿心率。无严重合并症的患者可饮清饮至择期剖宫产手术前 2 小时,清饮包括水、不含果肉的果汁、碳酸饮料、清茶、黑咖啡和运动饮料。拟行择期剖宫产手术的患者禁食固体食物的时间为 6~8 小时,具体禁食时间根据食物类型确定。为预防误吸,择期剖宫产术前可及时使用抑酸药、H_2 受体拮抗剂和甲氧氯普胺。

对于 AFLP 患者的术前准备,需根据患者症状、体征、检查及并发症,优化患者自身的状况,包括术前必须确保静脉通路通畅;必要时建议有创监测(动脉置管测压、中心静脉置管测压),监测颅内压、输注血制品、容量替代治疗、补充电解质、血管活性药物支持等,同时备足够的血制品,必要时可联合产科、新生儿科、胃肠外科、肝胆外科、重症医学科进行多学科联合诊治。

第二节　麻醉方式选择及麻醉管理

AFLP 的治疗原则为一旦确诊,迅速终止妊娠,强化支持治疗,维持内环境稳定。确诊或者高度怀疑AFLP 推荐在 24 小时内终止妊娠,但须个体化选择终止妊娠的时机和方式。AFLP 的麻醉管理不仅需要麻醉科医师对其病理生理、产科处理等具有深刻的理解和认识,还需考虑到患者可能并存颅内高压、凝血功能障碍、肾功能不全、电解质紊乱、多器官功能障碍等合并症。

一、妊娠期急性脂肪肝患者麻醉方式的选择

目前针对 AFLP 患者终止妊娠的最佳分娩方案没有统一共识,分娩方式取决于胎儿及患者状况。如果

自然分娩并未发动,谨慎选择经阴道分娩,一旦产程进展不顺利立即中转剖宫产。经阴道分娩适用于病情稳定、已临产、无胎儿窘迫征象者。剖宫产可减轻肝肾负担,术中如发生难以控制的出血应尽早切除子宫,增加母婴存活机会,但剖宫产同时增加患者感染、多器官功能衰竭的概率。总之,诊断 AFLP 的患者及时终止妊娠可以降低母婴死亡率。

对于急性肝功能衰竭的患者,椎管内麻醉和全身麻醉风险均增高。AFLP 患者自然分娩和剖宫产手术通常倾向于选择椎管内镇痛或麻醉,因其术后并发症发生率较低,但急性肝功能衰竭时凝血功能障碍和颅内压增高可能会增加椎管内麻醉的并发症比如硬膜外血肿等。INR 超过 1.5 倍的患者,不建议选择椎管内麻醉。合并肝性脑病的患者,实施椎管内麻醉前还需考虑颅内压升高和脑疝的风险。孕妇的硬膜外静脉丛怒张,硬膜外穿刺针及导管易误入血管,门脉高压会增加此类风险进而导致硬膜外血肿风险增加。AFLP 患者即使血小板计数正常,血小板功能很难保证正常,术前输注单采血小板是改善凝血功能的有效措施。如果椎管内麻醉实施后,患者凝血功能障碍进一步加重,需密切随访观察是否存在硬膜外血肿,并及时行影像学检查,亦可留置硬膜外导管直至凝血功能恢复正常,但此时需衡量出血与感染的风险。肝功能受损时,局麻药物清除率下降,椎管内麻醉药量需谨慎滴定给药,特别是需要连续重复给药时,目前尚无明确证据表明某种局麻药用于椎管内麻醉相较其他有明显优越性。单次蛛网膜下隙麻醉可降低血肿和药物代谢延迟的风险,但可能出现循环的剧烈波动进而影响肝脏血供。

连续硬膜外麻醉时,可加入阿片类药物以降低局麻药物浓度,改善麻醉效果,并最大程度减轻对运动神经的阻滞。蛛网膜下隙麻醉时,应注意麻醉前预充容量,以减少腰麻后低血压的出现。麻黄碱和去氧肾上腺素均可用于椎管内麻醉低血压的治疗,在没有母体心动过缓的情况下,考虑使用去氧肾上腺素,因其可改善胎儿酸碱平衡状态。

二、妊娠期急性脂肪肝患者的麻醉管理

目前关于 AFLP 围手术期麻醉管理还缺乏循证医学证据,但急性肝功能衰竭的围手术期管理原则或可借鉴。如果患者肝脏合成和代谢功能基本正常,患者可采取常规麻醉管理方案;如果肝脏合成和代谢功能严重受损,则麻醉管理面临诸多挑战,需综合考虑患者的凝血功能、脑水肿和颅内压增高的情况。因患者存在大出血风险,围手术期行有创动脉血压监测,同时开放大口径静脉通路,确保充足的血制品供应,在危重患者中可行中心静脉穿刺置管,对于并存心脏合并症和肺动脉高压的患者,可考虑置入肺动脉导管和经食道超声。

选择全身麻醉除了考虑患者气道管理,还要注意颅内压增高和肝功能不全导致的相关问题。在颅内压升高的患者,须采取措施维持脑组织灌注压并避免颅内压进一步升高,可使用颅内压(intracranial pressure, ICP)监测指导麻醉管理,采用头高 30° 体位,同时避免高血压、低血压和高碳酸血症。此外,全身麻醉的患者须按饱胃处理,可选用琥珀酰胆碱行快速序贯诱导,避免呛咳以及颅内压增高的风险,进行气管插管时避免气道损伤和出血。如果存在琥珀酰胆碱用药禁忌,可用罗库溴铵代替完成快速序贯诱导。鉴于通过肝脏代谢的肌松药作用时间会延长,重复使用时最好采用四个成串刺激(train-of-four, TOF)监测指导肌松药应用。舒更葡糖钠可在紧急时刻或常规拮抗罗库溴铵,虽然缺乏其在肝功能不全患者中的应用研究,但其在肝硬化患者体内的药代动力学与正常患者无异。非去极化肌松药顺苯磺酸阿曲库铵通过霍夫曼消除,其代谢不依赖肝肾功能,可选用作为术中维持肌松。

诱导前充分评估患者的循环血容量,诱导剂量全麻药物的负性肌力和血管扩张作用导致的血流动力学不稳定可用升压药物纠正。静脉麻醉药如丙泊酚、氯胺酮相较吸入麻醉药可能更好地维持肝脏血流,吸入麻醉药物降低肝脏血流量进而加重肝脏缺氧和功能障碍,氧化亚氮可更大程度地减少肝脏血流量,同时吸入麻醉药物增加脑血流导致颅内压增高,因此在急性肝功能衰竭患者吸入麻醉药物使用存在相对禁忌。

全麻机械通气期间,须将呼吸末二氧化碳分压 $PetCO_2$ 维持在 30~40mmHg 范围内。目前没有明确证据显示在肺功能正常的急性颅脑损伤患者中呼气末正压(positive end-expiratory pressure,PEEP)与颅内压之间的关系,但专家推荐此类患者 PEEP<12cmH$_2$O。一旦术中出现急性颅内压增高,需采用过度通气并使用高渗盐水(2.7%NaCl 200ml 或 30%NaCl 20ml)或者甘露醇降颅压。维持有效循环血容量和合适的血管张力对于维持脑组织灌注压和肝脏血流很重要,与此同时肝脏血流恢复带来的再灌注损伤包括血管内皮功能障碍、细胞凋亡、免疫激活等均可使受损的肝功能进一步恶化。

三、妊娠期急性脂肪肝相关并发症及麻醉处理

(一)急性肝衰竭

急性肝衰竭(或爆发性肝衰竭)是 AFLP 患者及其严重的并发症,急性肝衰竭患者的围产期死亡率高达55%,一旦怀疑急性肝衰竭,应立即转至具备肝移植团队的三级医疗中心。急性肝衰竭的神经系统并发症是灾难性的,减轻脑水肿是主要治疗方案。脑水肿和颅内高压在 AFLP 患者病程中进展迅速,是导致 AFLP死亡的重要原因,且脑水肿是爆发性肝衰竭引起患者死亡的首要原因。如果出现意识状态的恶化,超过West Haven 标准(West Haven Grade)Ⅱ级(嗜睡、定向障碍)以上的肝性脑病患者需进行气管插管和降低颅内压。近 50% 的 West Haven 标准Ⅲ级、Ⅳ级(嗜睡、激惹)的肝性脑病患者均有显著的颅内压升高。目前颅内压监测的推荐管理目标是 <20mmHg、脑灌注压 >50mmHg。推荐的脑水肿和降低颅内压的治疗措施包括将床头抬高 30°,气管插管患者使用丙泊酚镇静,避免高碳酸血症,输注高渗盐水或者甘露醇直至血浆渗透压维持在 320 毫渗摩尔。体外肝脏支持系统包括分子吸附再循环系统和高容量血浆置换系统的效果尚不确定,也并未在临床上常规使用。

急性肝衰竭患者肝功能持续恶化,出现难以逆转的代谢性酸中毒、持续进展的凝血功能障碍,可考虑行肝移植手术。如果肝脏广泛坏死,可行全肝切除加临时门腔静脉分流术,而后等待器官捐献。肝移植在AFLP 合并爆发性肝衰患者的治疗中仍有争议。目前最常用于评估急性肝衰竭患者接受肝移植手术指征的英国皇家医学院标准(King's College Criteria),未曾被用于妊娠导致的肝脏疾病患者的评估。大部分妊娠相关的急性肝衰竭多在 7 天内进展至显著凝血功能障碍且合并需要输注血制品的出血并发症,这就很难评估肝脏凝血因子的合成状态。乳酸、胆红素和病因学评分能更好地预测妊娠相关肝衰竭患者的预后,能更准确预测非对乙酰氨基酚诱导的肝衰竭患者的非肝移植生存/死亡结局,但并未在患者中得到证实。乳酸、胆红素和病因评分使用乳酸、胆红素和肝衰竭的病因来确定合适的移植候选者。这项评分不包含 INR,有助于 AFLP患者的评估,因为围产期血制品的输注可能会改善患者的 INR 而不能准确反映肝功能异常的严重程度。

既往有一些 AFLP 患者在娩出胎儿后进行肝移植的成功病例,还有些患者在等待肝移植的过程中病情逐渐好转直至完全康复出院。鉴于 AFLP 终止妊娠后肝脏功能普遍改善,辅助性部分原位肝移植可能是这些需要暂时性肝脏功能支持患者的合理选择。切除原来肝脏的一半,剩余部分留在原位,移植肝脏工作时间足够长直到原肝脏功能完全恢复最终将移植肝排异,还能避免长期的免疫抑制治疗。这项技术也存在诸多挑战包括手术时间延长、出血时间延长、吻合口漏发生率增加和难以评估原肝脏的功能恢复。因此,在AFLP 难治病例,行原位肝移植术的患者远期生存率更高。

(二)感染

感染在 AFLP 患者中很常见,可发生在体内任何部位包括肺部、尿道、血液、手术部位。因此,一旦怀疑体内存在感染或者疾病进展快,均应及时使用抗生素。年轻既往体健的 AFLP 患者通常出现高动力性全身炎性反应,表现为有效循环血容量的下降和心排血量的升高,这些表现很难与早期脓毒血症相鉴别。尽管不推荐在急性肝衰竭患者常规预防性应用抗生素,但在血压持续下降或无法解释的进展性肝性脑病患者可以经验性应用广谱抗生素。预防性应用抗生素和抗真菌药并不能提高急性肝衰竭患者的生存率,鉴

于此类患者感染的高发病率,需要进行常规周期性监测,一旦临床检查结果怀疑感染应立即进行抗感染治疗。

（三）凝血功能障碍

凝血功能障碍是 AFLP 常见的致命性的并发症,且很难通过单纯输注血制品纠治。对于顽固性出血的病例,除常规输注新鲜冰冻血浆和血小板,可考虑术中自体血液回输。应用质子泵抑制剂可预防消化道应激性溃疡和出血。输注抗凝血酶能提高体内抗凝血酶的水平,改善 DIC 的实验室指标,但并不能明显改善临床结局。而重组因子Ⅶa 在一些临床大出血病例中的应用研究,其结果模棱两可且因研究偏移而存在争议,需要更大样本的研究来证实其在急性肝衰竭患者中有效性和安全性。推荐经验性使用维生素 K 纠正凝血功能障碍,即便在缺乏异常实验室检查结果和临床诊断的情况下,根据出血的严重程度,仍推荐输注血制品和抗纤溶药物。目前尚无明确的输血阈值,但在未出现活动性出血的患者不推荐输注血制品。肠内或肠外途径的营养支持对低血糖和急性肝衰竭患者分解状态的支持治疗非常重要。

（四）循环功能衰竭

由于外周血管阻力下降和潜在的亚临床心肌损伤,循环功能衰竭在急性肝衰竭患者中也很常见。液体复苏是低血压的有效治疗手段,但容量过负荷可导致脑水肿和急性肺损伤。去甲肾上腺素和垂体后叶激素是维持脑灌注压的首选药物。通过脉搏波形分析得出的脉压变异度（pulse pressure variation,PPV）能预测气管插管机械通气的急性肝衰竭患者的容量反应。当患者持续性低血压对液体治疗和去甲肾上腺素无效时,应考虑肾上腺功能相对不全的可能,机体需要补充应激剂量的糖皮质激素,然而这在急性肝衰竭中并未得到有效证据支持。必要时可使用连续肾脏替代治疗（continuous renal replacement therapy,CRRT）来纠正代谢紊乱和电解质异常。

（五）急性肾衰竭及内环境紊乱

机体乳酸生成增多和肝脏对乳酸吸收代谢减少会导致代谢性酸中毒。此外,40% 急性肝衰竭患者可出现肾功能损伤。肾衰、严重代谢性酸中毒、电解质异常、容量过负荷等都需要进行血液透析。糖原生成减少可导致低血糖,同时低血糖又会加重神经功能损害。

（六）妊娠期自发性肝破裂

妊娠期自发性肝破裂定义为发生于妊娠期未受外伤情况下自发的肝脏破裂,可继发于 AFLP、子痫前期、子痫、HELLP 综合征,也可独立发生。诊断性检查包括超声、CT、磁共振成像、血管造影、剖腹探查术均能发现肝脏破裂前的持续增大的血肿。局限于肝脏实质内的血肿可以通过输注液体和血制品来采取保守治疗,有创治疗方法包括肝动脉结扎或栓塞、压迫肝脏出血点等。尽管存在争议,重组因子Ⅶa 可用于顽固性出血。肝移植可作为最后一种治疗方法。根据现有的治疗方案,妊娠期自发性肝破裂患者和新生儿死亡率分别为 17% 和 38%。

麻醉科医师应该与多学科合作优化麻醉管理,并启动对患者生理和神经功能状态的重症监测。血压、血糖、体液和电解质、凝血功能及酸碱需要及时评估。动脉及中心静脉置管测压有利于实时评估血流动力学情况,及时输入含糖液体,维持足够尿量,补充电解质。无论选择哪种麻醉方式,都应保证重要脏器的氧供需平衡,调节前、后负荷,保证充分氧供,维持适当的血红蛋白浓度。根据凝血指标检查结果,选择输注血浆、血小板或纤维蛋白原,如果存在临床大出血可能,静脉内给予维生素 K 和/或早期应用氨甲环酸。由于术前已存的肝功能异常及禁食状态,此类患者出现酸中毒、低血钾的可能性较大,因此术中应注意纠正电解质紊乱及酸碱失衡。此外,维持体温,监测血糖,监测椎管内麻醉患者的意识也非常重要（表 27-2-1）。

表 27-2-1　AFLP 麻醉管理要点

产前注意事项	A. 体液情况：使用晶体液、胶体液和/或血制品补充容量 B. 实验室检查：电解质紊乱、贫血和/或凝血功能障碍 C. 在分娩前进行容量替代以及电解质补充以保证血流动力学平稳 D. 保证血库备有足够配型的血制品 E. 保证静脉通路良好、动脉穿刺、中心静脉穿刺、测压 F. 持续的中枢神经功能监测，评估肝性脑病进展程度
围产期处理	分娩镇痛：根据实验室检查结果及疾病进展程度实施安全的椎管内分娩镇痛 剖宫产：根据实验室检查结果及疾病进展程度选择全麻或者椎管内麻醉 必要时使用血管收缩药维持血流动力学稳定 持续使用晶体液和/或胶体液维持容量 使用血制品纠正凝血功能障碍 避免使用脑血管扩张药物
产后注意事项	（1）产后患者去处的选择：病房、产房或者 ICU （2）疼痛治疗：局麻药物，短效阿片类药物 （3）并发症的治疗：肝性脑病、凝血功能障碍、肾衰竭、呼吸衰竭、循环衰竭、肝功能恶化、感染、胰腺炎 （4）持续神经功能、血流动力学和实验室检查的监测

表 27-2-2　肝病患者的麻醉管理指南

评估肝功能受损的程度	优化肝脏血供和氧供以避免进一步肝损
识别和评估潜在的全身异常：包括凝血功能障碍和容量情况	识别改变的药代动力学和药效动力学
帮助产科医师维持患者生理状态的稳定	避免病毒性肝炎的传播
在没有禁忌证情况下，个体化制定分娩镇痛、剖宫产的椎管内麻醉或者镇痛方案	围手术期密切监测肝脏功能
实施椎管内穿刺前排除凝血功能障碍	

第三节　术后镇痛与随访

由于 AFLP 患者阿片类镇痛药物药代动力学变化以及呼吸抑制所致高碳酸血症的风险，此类患者术后疼痛管理颇具挑战性。术后镇痛可选择腹横平面阻滞（transversus abdominis plane block，TAP），TAP 可减轻术后镇静程度、降低术后疼痛评分、减少阿片类镇痛药使用量。但在急性肝功能衰竭时，血浆蛋白浓度下降、肝肾清除率降低以及 α_1 糖蛋白下降，使局麻药中毒风险增加。因此，在 AFLP 患者行 TAP 阻滞时，应谨慎选择局麻药浓度剂量及给药间隔时间。凝血功能显著异常也是 TAP 的相对禁忌证，且无明确的安全阈值可供参考。AFLP 患者术后疼痛替代治疗有限，对乙酰氨基酚及非甾体类镇痛药可能并发肾损害，在肝功能衰竭、肾功能不全患者中存在使用禁忌，还增加了消化道出血的风险。如果阿片类镇痛药必须使用，考虑到肝肾代谢受损，剂量应谨慎选择，给药间隔酌情延长，一旦发生药物过量，应及时使用拮抗药拮抗。使用短效阿片类药物瑞芬太尼自控镇痛（patient-controlled analgesia，PCA）也是该类患者的镇痛选择。注意选择瑞芬太尼做术后镇痛时，应持续监测氧合和呼吸频率，最好可以监测呼气末二氧化碳分压。患者自控镇痛需要患者意识清晰，因此对于肝性脑病患者可能并不适用。而椎管内使用阿片类药物，特别是单次椎管内应用吗啡，可以有效避免药物蓄积。

术后患者可能由于麻醉药物的残余作用、急性肝功能失代偿、颅内压持续增高导致精神状态恶化。因此,麻醉前和麻醉后评估并记录患者的精神状态十分重要。其他术后并发症包括穿刺引起的血流动力学波动、肝脏疾病引起的肝功能失代偿、心肌病、肝肾综合征、肝肺综合征。因此,术后在重症监护室的支持治疗是必需的,通常需要有创血流动力学监测,必要时输注葡萄糖纠正低血糖、血液透析处理肾衰竭、输注血制品纠正凝血障碍。

输注血制品纠正凝血功能异常的过程中,通过凝血酶原时间(prothrombin time,PT)和活化部分凝血活酶时间(activated partial thromboplatin time,APTT)来评价肝功能的恢复比较困难。由于高胆红素血症的影响因素是多方面的,高胆红素血症并不能敏感地反映肝脏疾病的严重程度及肝脏功能的恢复。除此之外,血浆白蛋白水平亦不能反映急性肝功能障碍或肝功能恢复的水平。急性肝实质病变通常与血浆甘油三酯升高、胆固醇降低、脂蛋白异常密切相关,这些可能都是肝脏功能受损和恢复的比较敏感的指标。在妊娠人群,这些差异可能更显著,因为血清游离和酯化胆固醇水平比非妊娠人群更高。因此,血浆胆固醇水平可作为肝脏功能恢复的一个指标。另外还有学者认为血糖值可作为 AFLP 患者恢复的一个可靠指标。

一项回顾性研究显示肝功能恢复的持续时间与产前血清总胆红素、PT、血浆纤维蛋白原、血小板计数密切相关。胆红素代谢的大多数过程在肝内进行,从胆红素水平可判断肝脏损伤的严重程度。PT 可以反映肝脏合成凝血因子的能力,可作为急性肝损伤严重程度和预后的评估指标,PT 还可以预测其他肝脏疾病严重程度和死亡率。纤维蛋白原在肝细胞中合成、加工和修饰,其水平高低也可以用来反映肝细胞损伤程度和 AFLP 患者的恢复情况。此外,产前血小板计数也与 AFLP 的恢复有关,血小板计数降低可能导致继发性 DIC,同时 DIC 也提示疾病的严重程度。这项研究还发现 Swansea 诊断标准中的一些指标与 AFLP 的恢复并无关联,白细胞计数、转氨酶水平、低血糖和尿酸值对预测 AFLP 的预后并无价值。

AFLP 患者几乎 100% 存在转氨酶升高,但它在预测肝功能恢复方面的价值有限。相似地,尿酸增高(>340μmol/L)存在于 93% 的患者中,但在 Pearson 相关性分析后并无统计学意义。目前对于急性肝衰竭患者有一系列预测预后的指标,Kamath 使用 MELD(model for end-stage liver disease)评分,它包含血清胆红素、肌酐值、PT-INR、相关终末期肝病的病因学等。现阶段仍需大样本的深入研究来明确 AFLP 预后的预测指标。鉴于现阶段 AFLP 在患者中的低发病率,我们也很难分析出与 AFLP 死亡相关的预测因素。仅从有限的研究中,可发现总胆红素水平、PT、血浆纤维蛋白原是预测母体死亡的较好的指标。

对于 AFLP 患者的后续治疗,可考虑血浆置换以清除内毒素、补充凝血因子、维持有效循环血容量、维持电解质与酸碱平衡,还可以减轻氧化应激、减少细胞凋亡,从而加快肝功能恢复,减少 ICU 滞留时间及住院时间,但在降低死亡率上并未显示出有效证据。血浆置换联合 CRRT 对于重症 AFLP 合并多器官功能障碍的患者可有效改善症状和实验室检查结果。

AFLP 的病程和恢复时间与疾病严重程度以及相关并发症有关。在没有暴发性肝衰竭的情况下,肝功能在分娩后迅速改善。全麻后苏醒延迟的患者应仔细评估进行性脑病或颅内压增高,这两种情况都与患者的不良结局有关。多数患者在分娩后 3~4 天临床症状明显改善,但实验室检查指标的恢复往往滞后。在分娩后的短时间内,症状及实验室检查指标通常出现一过性恶化。

持续性肝细胞损伤的实验室指标通常在分娩即刻达到峰值,一般在两天内开始改善。产后肝酶进行性升高提示严重的肝脏缺血性损伤或正在进展的脓毒血症。黄疸在产后通常更严重,部分原因为持续性溶血,同时胆红素也在 1~5 天达峰值。白蛋白在产后即刻一般下降,但在产后 3 周恢复正常。胆固醇的生成和胆红素的结合与清除通常恢复较慢。大部分患者的肝功能实验室指标在产后 4~8 周恢复正常。

其他实验室检查指标包括 INR、抗凝血酶Ⅲ、凝血因子在产后 1 周可能还处于异常水平。弥散性血管内凝血评分在产后 5 天依旧升高,提示机体存在持续性凝血功能障碍。APTT 延长也可能持续几天,且可能对维生素 K 的治疗无效。而纤维蛋白原水平在产后 3 天开始恢复,白细胞升高通常在两周内可缓解。

血小板计数在产后 1~2 天达最低值,但在产后 1 周即可恢复。急性肾损伤和尿崩症通常在产后 10 天得到缓解。

一项针对分娩后 AFLP 患者的研究发现,所有患者的肝功能在分娩后得到完全恢复且不遗留肝硬化或慢性肝炎的后遗症,这就强调了 AFLP 一旦确诊应立即启动严密监测、对症支持治疗及终止妊娠,因为 AFLP 所致的急性肝衰竭几乎总是在胎儿娩出后才得以好转。通过 CT 检查可发现 AFLP 患者的肝脏体积缩小,但在产后一段时间肝脏体积逐渐恢复正常大小。随后在 AFLP 患者康复后 2 个半月进行肝活检,亦未发现任何病理变化,提示永久性纤维化或长期肝损害在 AFLP 患者中很罕见。

对于椎管内麻醉的 AFLP 患者,术后随访应密切注意患者的下肢运动情况,以早期发现硬膜外血肿。对于全身麻醉的 AFLP 患者,术后随访应注意患者神志恢复情况,警惕肝性脑病、进展性颅内高压的发生。AFLP 患者与其子代脂肪酸代谢障碍密切相关,推测该类患者可能存在基因异常,并且也有 AFLP 患者再次妊娠后复发的报道。理论上,怀有 LCHAD 纯合子突变体和复合杂合子胎儿的母亲再次妊娠 AFLP 再发率高达 25%,但事实上仅有少数再发病例的报导,这可能与 AFLP 患者多半会拒绝再次妊娠而低估了其再发率有关。因此,对 AFLP 高危患者、曾患 AFLP 者及其子代,进行基因检测和随访十分必要。

早期诊断、确诊后及时终止妊娠、终止妊娠前后的支持治疗、多学科综合诊治是改善 AFLP 预后的有效方法。关于 AFLP 患者门诊筛查时机,建议从 34 周以后开始,血常规、肝功能、凝血常规的检测可作为妊娠期急性脂肪肝筛查的一线方案;消化功能、肾功能、上腹部 B 超作为门诊筛查的二线方案。低血糖、高血氨和肝性脑病等表现可作为病情严重程度的评估指标,对于高度怀疑 AFLP 的患者或复诊困难的孕妇需完善以上所有检查,积极开展产前筛查,以利于早期发现。同时应重视对胎儿 LCHAD 筛查及其相关酶缺陷的早期认识和治疗,以降低患者、胎儿和新生儿病死率。

临床病例 1

患者:女性,21 岁,身高 158cm,体重 48kg,BMI 19.2kg/m^2。

主诉:妊娠 35^{+5} 周,四肢瘙痒 1 周。

现病史:2019.12.11 末次月经,不规律产检。2020.6.11 当地医院查 D-二聚体 3.0mg/L,嘱注意饮食。2020.7.27 复查 D-二聚体 3.95mg/L,予低分子量肝素治疗 1 周。2020.8.4 患者自诉近 1 周出现四肢瘙痒,当地医院复查 D-二聚体:15.88mg/L,TBA 95.8μmol/L,TBIL 138.7μmol/L,ALT 173U/L,AST 140U/L。2020.8.5 转入我院。

既往史:平素体健,无传染病史、手术史、过敏史、家族遗传史。

既往孕产史:孕 2 产 1。首胎于 2019 年在我院经阴道分娩后因产后出血行宫腔球囊压迫止血,未止血行双侧子宫动脉栓塞。

查体:T 36.2℃,P 99 次/min,R 20 次/min,BP 112/65mmHg。患者神志稍淡漠,巩膜及全身皮肤黄染,未闻及干湿啰音,心脏各瓣膜无杂音,心肺未见明显阳性体征,腹部膨隆,肝脾未及,四肢无水肿。产科检查:宫高 30cm,腹围 92cm,胎位 LOA,胎心率 145 次/min。腹软,未扪及宫缩。

辅助检查:血常规示 WBC 11.44×10^{12}/L,Hb 116g/L。止凝血示 PT 22.0 秒,PT-INR 1.90,APTT 54.2 秒,FIB 0.99g/L,TT 28.8 秒,D-二聚体 >20μg/ml,FDP>150μg/ml。肝功能示 ALB 30.3g/L,TBIL 172.7μmol/L,ALT 156u/L,GGT 64u/L,AST 142u/L,ALP 467u/L。肾功能示 UREA 7.40mmol/L,CREA 216μmol/L,UA 495μmol/L,eGFR 29。血糖为 3.52mmol/L。心电图:窦性心动过速,119 次/min,电轴右偏,ST-T 改变,QTc 延长。胎儿五项超声:单活胎(相当于 32 周),臀位,脐带绕颈 1 周。胎心监测未见异常。

患者存在肝肾功能损害、低血糖、止凝血异常等,妊娠期急性脂肪肝诊断明确,拟急诊剖宫产终止妊娠。

入院诊断:妊娠 35^{+5} 周,G_2P_1,妊娠期急性脂肪肝。

术前经过:

1. 产科评估　根据患者症状、体征及实验室检查结果,妊娠期急性脂肪肝诊断明确,患者孕周 35^{+5} 周,应尽快终止妊娠,剖宫产耗时短,可减轻肝肾负担,术中如发生难以控制的出血则可尽早切除子宫,增加母婴存活机会。

2. 麻醉前评估　该患者存在肝肾功能受损、凝血功能异常、低血糖,为避免大出血危及生命,术前应注意扩容,备足血制品,备好自体血回输装置,必要时行有创动静脉压监测、体温监测、麻醉镇静深度监测等;为避免肝肾功能进一步受损,应选择合适麻醉药物。

3. 拟定麻醉方案　患者及家属经告知胎儿孕周小需复苏及患者多器官功能障碍风险后,签署知情同意书。该患者 INR>1.5,拟行全身麻醉。

麻醉管理:

1. 开放双路大口径静脉及生命体征监测　三方核对后,开放双静脉通道,同时面罩吸氧(5L/min),并进行体温监测、BIS 镇静深度、有创动脉血压、LiDCO 目标导向血流动力学监测等生命体征监测及胎心监测,输注血浆、冷沉淀、超声引导下双侧 TAP 阻滞(0.33% 罗哌卡因 30ml)。

2. 全身麻醉的诱导及维持　丙泊酚 90mg、瑞芬太尼 50μg、琥珀酰胆碱 50mg 快速序贯诱导,1min 后气管插管,持续泵注丙泊酚、瑞芬维持 BIS 值 40~60。

3. 手术过程　推注琥珀酰胆碱 1 分钟手术开始,两分钟后娩出一女婴,Apgar 评分 4 分(1 分钟)、8 分(5 分钟),予舒芬太尼 20μg、顺阿曲库铵 4mg。

4. 血流动力学调控及液体管理　采用 LiDCO 目标导向血流动力学管理,通过 SVV、CO、CI、SVR 等参数,判断是否存在容量不足、心肌收缩力不足、外周血管阻力不足等情况,依此进行补液及血管活性药物应用。

5. 内环境管理　术中及时行动脉血气分析,及时纠正酸中毒、低血糖及贫血等异常、必要时予以氨甲环酸输注以改善凝血功能,维持体温 36℃~37.5℃。

6. 镇痛管理　术前行超声引导下双侧 TAP 阻滞,术后根据患者肝肾功能及意识状态合理应用阿片类镇痛药物和非甾体类镇痛药物。

7. 重症监护支持治疗　术毕自主呼吸恢复转入重症监护室进行对症支持治疗。

手术及麻醉过程:

1. 手术时间　2 小时 30 分钟。

2. 麻醉时间　2 小时 40 分钟。

3. 液体出入量　术中入量:晶体液 2 000ml,5% 葡萄糖溶液 150ml,血浆 500ml,红细胞 2U,冷沉淀 7.5U,自体血 236ml。术中出量:出血量 1 500ml,尿量 800ml。

4. 胎儿情况　女婴,1 分钟、5 分钟的 Apgar 评分为 4 分、8 分,体重 2 100g。

术后随访:

1. 第 1 天随访　拔出气管导管;继续抗感染,加强营养治疗;凝血功能异常,胆红素升高,应用激素,同时行血浆置换治疗;止凝血功能恢复不佳,渗出及引流较多,继续输注 RBC、血浆及白蛋白。

2. 第 4 天随访　黄疸较前好转,肝功能、止凝血指标改善,暂停激素及血浆置换治疗,继续保肝、退黄、降酶处理。

3. 第6天随访　肝肾功能、止凝血功能进一步改善,转回产科病房,继续保肝退黄治疗。

4. 第14天随访　全身皮肤巩膜黄染好转,肝肾功能指标基本恢复正常,予以出院。

相关要点及解析

1. AFLP 患者肝肾功能及凝血功能的保护　AFLP 患者肝肾功能受损,同时凝血功能障碍通常无法行椎管内麻醉,若行全身麻醉,必须考虑到全身麻醉药物对肝肾功能的影响,尽量选用不经肝肾代谢、消除的药物,如琥珀酰胆碱、瑞芬太尼等。为减少全身麻醉用药,可考虑行超声引导下区域神经阻滞,以减轻手术应激,同时完善术后镇痛。针对凝血功能障碍,应在术前备足血制品,准备好自体血回输装置,实时监测凝血指标,及时补充血制品。

2. AFLP 患者血流动力学的维持　AFLP 患者可能因肝功能受损、凝血功能障碍引起继发的弥散性血管内凝血,可能导致严重的血流动力学紊乱,因此维持术中血流动力学稳定至关重要,可行目标导向血流动力学监测,根据 CO、CI、SVV 及 SVR 等指标判断血流动力学波动的原因,并对因处理。

临床病例 2

患者:女性,23 岁,身高 168cm,体重 85kg,BMI 30.1kg/m^2。

主诉:妊娠 40^{+2} 周,发现肝损半月伴腹痛 4 小时。

现病史:2016.10.25 末次月经,规律产检。2017.8.1 当地医院查 IBIL 92μmol/L,ALT 236U/L,AST:197U/L;止凝血:PT 15.5 秒,APTT 43.3 秒,FIB 1.67g/L。2017.8.3 转入我院。

既往史:平素体健,无传染病史、手术史、过敏史、家族遗传史。

既往孕产史:孕 1 产 0。

查体:T 36.5℃,P 105 次/min,R　22 次/min,BP 124/70mmHg。患者神志清楚,巩膜及全身皮肤稍黄染,未闻及干湿啰音,心脏各瓣膜无杂音,腹部膨隆,肝脾未触及,双下肢无水肿。产科检查:宫高 35cm,腹围 95cm,胎位 LOA,胎心率 133 次/min。腹软,未扪及宫缩。

辅助检查:血常规示 WBC $26.75×10^{12}$/L,Hb 83g/L,PLT $93×10^9$/L。止凝血示:PT 20.8 秒,PT-INR 1.80,APTT 38.1 秒,FIB 1.9g/L。肝功能示 ALB 33.7g/L,TBIL 93μmol/L,ALT 175u/L,GGT 202u/L,AST 62u/L,ALP 170u/L。肾功能示 UREA 11.54mmol/L,CREA 216μmol/L,UA 391μmol/L。心电图示窦性心动过速,108 次/min。胎儿五项超声示单活胎,臀位。胎心监测未见异常。

患者存在肝肾功能损害、贫血、血小板减少、止凝血异常等,妊娠期急性脂肪肝诊断明确,拟急诊剖宫产终止妊娠。

入院诊断:妊娠 40^{+2} 周,G_1P_0,妊娠期急性脂肪肝。

术前经过:

1. 产科评估　根据患者症状、体征及实验室检查结果,妊娠期急性脂肪肝诊断明确,患者孕周 40^{+2} 周,应尽快终止妊娠,剖宫产耗时短,可减轻肝肾负担,术中如发生难以控制的出血则可尽早切除子宫,增加母婴存活机会。

2. 麻醉前评估　该患者存在肝肾功能受损、凝血功能异常、贫血、血小板减少,为避免大出血危及生命,术前应注意扩容,备足血制品,备好自体血回输装置,必要时行有创动静脉压监测、体温监测、麻醉镇静深度监测等。

3. 拟定麻醉方案　患者及家属经告知患者多器官功能障碍及大出血风险后,签署知情同意书。该患者 INR>1.5,拟行全身麻醉。

麻醉管理：

1. 开放双路大口径静脉及生命体征监测　三方核对后，开放双静脉通道，行超声引导下桡动脉穿刺，面罩吸氧（5L/min），并进行体温监测、BIS 镇静深度、有创动脉血压、及胎心监测，同时输注红细胞。

2. 全身麻醉的诱导及维持　丙泊酚 160mg、瑞芬太尼 80μg、罗库溴铵 50mg 快速序贯诱导，90 秒后气管插管，持续泵注丙泊酚、瑞芬维持 BIS 40~60。

3. 手术过程　推注罗库溴铵 1 分钟手术开始，两分钟后娩出一男婴，Apgar 评分 8 分（1 分钟）、9 分（5 分钟），予舒芬太尼 30μg。

4. 血流动力学调控及液体管理　根据有创动脉压和心率，依此进行补液及血管活性药物应用。

5. 内环境管理　术中及时行动脉血气分析，及时纠正酸中毒及贫血等异常、必要时予以氨甲环酸输注以改善凝血功能，维持体温 36~37.5℃。

6. 镇痛管理　术后根据患者肝肾功能及意识状态合理应用阿片类镇痛药物和非甾体类镇痛药物。

7. 重症监护支持治疗　术毕自主呼吸恢复转入重症监护室进行对症支持治疗。

手术及麻醉过程：

1. 手术时间　2 小时 30 分钟。

2. 麻醉时间　2 小时 40 分钟。

3. 液体出入量　术中入量：晶体液 2 000ml，血浆 450ml，红细胞 2U。术中出量：出血量 700ml，尿量 400ml。

4. 胎儿情况　男婴，1 分钟、5 分钟的 Apgar 评分为 8 分、9 分，体重 3 500g。

术后随访：

1. 第 1 天随访　手术当天拔出气管导管；继续抗感染，纠正内环境紊乱，加强营养治疗；保肝、降酶、退黄及降血氨治疗；根据止凝血功能恢复情况及渗血情况，继续输注 RBC、血浆、冷沉淀及白蛋白。

2. 第 3 天随访　黄疸较前好转，肝功能、止凝血指标改善，继续保肝退黄降酶处理，转回产科病房。

3. 第 6 天随访　肝肾功能、止凝血功能进一步改善，继续营养支持、保肝退黄治疗。

4. 第 8 天随访　全身皮肤巩膜黄染好转，肝肾功能指标基本恢复正常，予以出院。

相关要点及解析

1. 麻醉深度的监测与管理　AFLP 患者肝肾功能不全，导致全麻药物代谢动力学的改变，可通过 BIS 或者 MASIMO 等监测麻醉镇静深度，从而调整药量，维持合适的麻醉深度，既有利于围手术期血流动力学平稳，又有益于患者肝肾功能的保护。

2. 围手术期体温保护　AFLP 患者通常合并凝血功能障碍，大量液体的输注、开放的术野均可造成患者的低体温，低体温又可加重凝血功能障碍，因此围手术期体温保护尤为重要。具体措施如下：实时监测体温；及时使用升温毯等加温装置；可用液体加温装置给输注的液体加温。

思考题

1. 简述妊娠期急性脂肪肝的诊断标准，麻醉前访视要点，术前准备，麻醉方式选择及麻醉管理，术后镇痛原则等。

2. 如果妊娠期急性脂肪肝患者围手术期出现弥散性血管内凝血或者急性肝衰竭,简述处理原则。

3. 如果患者前一次妊娠出现妊娠期急性脂肪肝,再次妊娠时,若条件允许,可做哪些监测或准备工作?

(程 岑 刘学胜)

推荐阅读

[1] BROWNING MF,LEVY HL,WILKINS-HAUG LE,et al. Fetal Fatty Acid Oxidation Defects and Maternal Liver Disease in Pregnancy. Obstetrics & Gynecology,2006,107(1):115-120.

[2] GREGORY T L,HUGHES S,COLEMAN MA,et al. Acute fatty liver of pregnancy:three cases and discussion of analgesia and anaesthesia. International Journal of Obstetric Anesthesia,2007,16(2):175-179.

[3] HOLZMAN RS,RILEY LE,ARON E,et al. Perioperative Care of a Patient with Acute Fatty Liver of Pregnancy. Anesthesia & Analgesia,2001,92(5):1268-1270.

[4] KO HH,YOSHIDA E. Acute fatty liver of pregnancy. Canadian Journal of Gastroenterology,2006,20(1):25-30.

[5] MENG J,WANG S,GU Y,et al. Prenatal predictors in postpartum recovery for acute fatty liver of pregnancy:experiences at a tertiary referral center. Archives of Gynecology & Obstetrics,2016,293(6):1185.

[6] NAOUM EE,LEFFERT LR,CHITILIAN HV,et al. Acute Fatty Liver of Pregnancy:Pathophysiology,Anesthetic Implications,and Obstetrical Management. Anesthesiology,2019,130(3):446-461.

第二十八章

妊娠合并血小板减少患者的剖宫产麻醉

■ 本章要求

1. 掌握妊娠合并血小板减少患者的麻醉方式选择及麻醉管理。
2. 熟悉妊娠合并血小板减少的病因、诊断。
3. 了解妊娠合并血小板减少剖宫产麻醉术后随访及宣教。

妊娠期血小板减少的发病率为 7%~12%,妊娠期血小板减少可由多种生理或病理因素引起,部分为妊娠所特有,部分与免疫系统疾病等相关。不同患者的临床表现、治疗以及母婴结局也不相同。目前国内外尚无关于妊娠合并血小板减少的临床指南及专家共识,给孕期管理及治疗带来不便。未来需要不断积累临床资料,总结治疗经验。对于妊娠期血小板减少的患者应早期诊断评估,给予个体化治疗,减少母婴不良结局。

妊娠合并血小板减少产妇的麻醉方式选择主要取决于产妇血小板数量和功能。如血小板数量和功能达到一定的水平,优先选择椎管内麻醉,否则需选择全身麻醉。全身麻醉的适应证包括严重且持续存在的母体出血、持续存在的胎心过缓而母体气道无异常、严重的血小板减少症或其他凝血功能障碍或以上指征的组合。

椎管内麻醉后的严重神经并发症发生率虽然不高,但一旦发生,治疗困难且预后较差。若麻醉后未能及时随访发现,引起神经并发症后的诊断和治疗不及时,可造成严重不良后果。

第一节 妊娠合并血小板减少的病因

妊娠期血小板减少疾病主要包括妊娠期血小板减少症(gestational thrombocytopenia,GT)、免疫性或特发性血小板减少性紫癜(idiopathicthrombocytopenic purpura,ITP)和子痫前期/HELLP 综合征。其他少见疾病有妊娠合并再生障碍性贫血、血栓性血小板减少性紫癜(thromboticthrombocytopenic purpura,TTP)、抗磷脂抗体综合征、系统性红斑狼疮(systemic lupus erythematosus,SLE)、获得性免疫缺陷综合征、骨髓异常增生综合征、白血病、弥散性血管内凝血、药物导致的血小板减少等。其中 GT 是妊娠期血小板减少疾病中最常见的原因,约占 75%,其次为 ITP。

一、妊娠期血小板减少症

GT 也称妊娠期偶发性血小板减少,是妊娠期血小板减少性疾病中最为常见的类型。GT 指孕前没有血小板减少病史,怀孕后第一次出现血小板减少,血小板计数一般大于(50~70)× 10⁹/L,在(70~100)× 10⁹/L 的范围内,发生于妊娠中晚期,一般不随妊娠的进展而进展,肝肾功能及凝血功能一般正常。GT 一般没有明显的出血症状和体征,一般不会造成新生儿血小板减少及出血。血小板计数一般在产后 6 周内恢复正常,无须特殊治疗。该病的诊断需排除在妊娠期引起血小板减少的其他疾病。在各类引起妊娠期血小板减少的疾病中 GT 的发病率最高,但其预后良好,早期准确诊断可避免不必要的治疗。

GT 的发病机制目前不明。可能与妊娠期血容量增加造成血液稀释、血液高凝、胎盘对血小板的收集利用增多等因素有关。实验室检查没有血小板功能改变,凝血因子的数量及活性水平正常,为一过性自限性过程。有些 GT 患者血液中出现抗血小板抗体,但一般认为无特异性。

二、妊娠合并特发性血小板减少性紫癜

妊娠合并 ITP 并不少见。临床表现以黏膜、皮下出血为主,四肢远端多见瘀点或瘀斑,皮肤自发性紫癜或搔抓后出现紫癜是特征性表现,少见颅内出血。多数患者为妊娠合并 ITP,即孕前已明确诊断为 ITP,约 1/3 患者孕前没有 ITP 病史。一般孕早期常规检查反复出现血小板计数 $<100 \times 10^9/L$,血小板减少程度随妊娠进展而加重,孕晚期常可 $<50 \times 10^9/L$。

妊娠合并 ITP 多为原发性 ITP,与自身免疫性疾病有关,主要由于血小板结构抗原发生改变,产生自身抗体,结合了抗体的血小板遭受免疫破坏使血小板减少。自身抗体以 IgG 为主,抗体可通过胎盘对胎儿产生影响。

三、子痫前期/HELLP 综合征引起的血小板减少

约占妊娠期血小板减少的 20%。重度子痫前期产妇可发生 HELLP 综合征。HELLP 综合征以溶血、肝酶升高和血小板减少为特点,患者常因抽搐、牙龈出血、血尿、呕血便血或上腹部疼痛而就诊。实验室检查血小板计数 $<100 \times 10^9/L$,严重者 $<50 \times 10^9/L$,一般不引起新生儿血小板减少。

妊娠期高血压疾病产妇发生血小板减少的机制为全身血管痉挛、缺氧导致血管内皮细胞损伤,血小板黏附聚集消耗增加,从而导致其数量减少。有研究显示与凝血有关的基因突变在子痫前期患者中比较常见。

四、妊娠合并血栓性血小板减少性紫癜

TTP 是一种少见的血液系统疾病,母婴预后不良。TTP 以溶血性贫血和血小板减少为特征,具有发病急、病情重、进展快、漏诊率高等特点,一般发生于妊娠晚期和产后早期。临床上多以抽搐为首发症状,易误诊为子痫发作,如果误诊、治疗不及时,病死率极高。

TTP 的病因和发病机制目前尚不明确。TTP 1924 年由 Moschcowitz 首次提出,分为原发性(先天性)和继发性(获得性):原发性 TTP 是先天性血管性血友病因子裂解酶(a disintegrin and metalloproteinasewith a thrombospondin type/motif,member 13,ADAMTS 13)基因突变导致 ADAMTS 13 缺失所致;而继发性 TTP 则可能是由于妊娠、免疫、感染、药物、肿瘤等因素引起 ADAMTS 13 自体抗体产生,使 ADAMTS13 活性下降所致。研究显示 ADAMTS 13 缺乏或不足会抑制血管性血友病因子(von Willebrand factor,vWF)的裂解,血小板组成透明血栓不仅会引起血小板减少,继发出血,而且沉积后造成微血管狭窄,阻止红细胞顺利通过,导致红细胞变形、破裂发生溶血性贫血,进而造成全身各组织脏器发生缺血性功能障碍。妊娠合并 TTP 占 TTP 总发病率的 10%~36%,研究显示 TTP 可能与妊娠期生理性凝血因子增加(如纤维蛋白原、Ⅷ因子和 vWF 在妊娠晚期可能增加 3 倍)而纤溶下降有关。

TTP 诊断标准的制定主要综合了 TTP 三联征(微血管病性溶血、血小板减少、中枢神经系统症状))及 TTP 五联征(增加了发热和肾脏损害),主要表现包括溶血性贫血的实验室检测;PLT$<100 \times 10^9/L$。次要表现包括体温 ≥ 38.3 ℃;典型的中枢神经系统症状;肾功能损害表现为血尿、蛋白尿、管型尿和/或血肌酐 $>177\mu mol/L$。以上诊断标准中,达到 2 个主要表现及任何 1 个次要表现即可诊断 TTP。

五、其他少见疾病

包括弥散性血管内凝血、抗磷脂综合征、SLE 等。根据患者病史,检测肝功能、血常规、凝血系列、抗磷脂抗体、狼疮全套、免疫全套等一般能够相互鉴别。

总之,妊娠合并血小板减少是一组疾病,临床上应予以重视,加强鉴别,并进行恰当处理,以保证孕产妇及胎儿的安全。

第二节 麻醉方式选择及麻醉管理

麻醉方式的选择应根据产妇及胎儿的状态、当时的医疗条件和麻醉医生对各种麻醉方式熟练掌握的情况来决定。麻醉技术的选择应该做到个体化。对大多数剖宫产产妇而言,椎管内麻醉要比全身麻醉安全。在需要术中抢救复苏时(如子宫破裂、大出血及严重胎盘早剥等),应首选全麻。

一、血小板计数与椎管内麻醉的相关性

血小板计数减少是椎管内麻醉的相对禁忌证,但基于有限的、不一致的循证医学证据,目前尚未确定血小板计数的安全下限。目前国内共识为:血小板计数≥80×10^9/L,可安全实施椎管内麻醉。2019 年美国妇产科医师协会(ACOG)第 209 号实践公告,基于专家意见和共识推荐(C 级):血小板计数≥70×10^9/L,同时满足血小板计数稳定、没有获得性或先天性凝血功能障碍、血小板功能正常、目前未接受抗血小板或抗凝治疗的条件,则可以选择椎管内麻醉;血小板计数在($50 \sim 70$)× 10^9/L 的患者,需进一步个体化评估,并谨慎选择适宜的椎管内诊疗技术。按椎管内操作的出血及血肿形成风险的高低顺序为:留置导管的硬膜外麻醉 > 单次硬膜外麻醉 > 单次蛛网膜下隙麻醉。

除血小板计数之外,出凝血时间(PT、APTT)作为常见的凝血功能检查,在椎管内麻醉前必不可少。合并肝功能障碍的产妇,还需在凝血功能基础上,评估肝功能状态。血栓弹力图(TEG)也可用于评估和管理凝血功能障碍的产妇,如血小板减少症或使用抗凝治疗的产妇,以评估是否可行椎管内操作,但 TEG 结果对硬膜外血肿的预测价值仍需更多循证医学证据。

二、有指征地输注血小板和使用肾上腺糖皮质激素

血小板计数 >50×10^9/L 且不存在过度失血或血小板功能异常时,不建议预防性输注血小板或剖宫产术前输注血小板;<50×10^9/L 可考虑肾上腺糖皮质激素治疗;<50×10^9/L 且血小板计数迅速下降或者存在凝血功能障碍时应考虑备血,包括血小板;<20×10^9/L 时,除剖宫产术前建议输注血小板外,阴道分娩前也强烈建议输注血小板。

三、椎管内麻醉的实施

(一)麻醉前准备

1. 检查麻醉机,准备好复苏设备和药物。

2. 麻醉开始前常规开放静脉(18G 套管针)。

3. 产妇转移至手术台上,保持左倾 15° 体位。

4. 输注晶体液,妊娠期高血压疾病产妇注意控制补液量。

5. 常规监测血压,心电图和脉搏血氧饱和度。

6. 鼻导管吸氧(5L/min)。

（二）椎管内麻醉

监测胎心，胎心稳定，经产科评估同意实施椎管内麻醉者，立即行硬膜外阻滞或腰硬联合阻滞。

1. 硬膜外阻滞　产妇侧卧位，选择 $L_{2\sim3}$ 或 $L_{1\sim2}$ 椎间隙作为穿刺点，留置导管 4cm。给予试验剂量：1.5% 利多卡因 +1:200 000 肾上腺素 3ml，3 分钟后如无血管内或蛛网膜下隙内置管阳性征象，立即分次注入 1.5% 利多卡因 15~20ml。

2. 腰硬联合阻滞　产妇侧卧位，选择 $L_{3\sim4}$ 或 $L_{2\sim3}$ 椎间隙作为穿刺点，经腰麻针穿刺成功后注入 0.5% 盐酸罗哌卡因注射液 10~15mg，或者 0.5% 丁哌卡因 7~10mg。退出腰麻针后，向头侧留置硬膜外导管备用，需要时从硬膜外给药。

3. 阻滞穿刺成功后产妇平卧，采用左倾 15° 体位直至胎儿娩出。

4. 在胎儿娩出前，无创血压监测调整为每隔 1 分钟监测 1 次，胎儿娩出后每隔 3 分钟监测 1 次。

5. 如果发生低血压（SBP<90mmHg），静脉注射麻黄碱 5~10mg/次或去氧肾上腺素 50~100μg/次，直到血压恢复正常。

四、全麻的实施

适应证：有椎管内麻醉禁忌证；胎心不稳定，经产科评估不能等待椎管内麻醉操作者；术中可能需要抢救和确保气道安全的产妇。

1. 做好术前气道评估，预先发现气道管理困难的产妇。确保吸引器正常工作，备好困难气道装置（如双管喉罩、可视喉镜、纤维支气管镜等），预防反流误吸。

2. 实施常规监测　包括无创血压、心电图、脉搏血氧饱和度和呼气末二氧化碳。

3. 产妇保持子宫左倾 15°，以及最佳通气体位状态。

4. 诱导前高流量 5~6L/min 面罩吸氧 3~5 分钟，或 5~8 次最大肺活量通气。

5. 产妇预吸氧的同时产科医生应做好手术准备（包括消毒并铺盖无菌单等），待儿科医生到位后开始麻醉诱导。

6. 采用快速顺序诱导　静脉注射丙泊酚 1.5~2.0mg/kg+琥珀酰胆碱 1.0~1.5mg/kg 或罗库溴铵 0.6~1.0mg/kg。对于妊娠期高血压疾病的产妇推荐使用 0.5~1.0μg/kg 瑞芬太尼以抑制由喉镜带来的血流动力学波动。也可以给予拉贝洛尔、艾司洛尔、硝酸甘油或尼卡地平。如果血流动力学不平稳，也可以静脉注射依托咪酯 0.2~0.3mg/kg 或氯胺酮 1~1.5mg/kg。接受硫酸镁治疗的产妇肌松药科适当减量。可采用 Sellick 手法压迫环状软骨直至确定气管导管的正确位置及气囊充气为止。

7. 50% 氧气 +50% 笑气 + 异氟醚/七氟醚 0.5MAC 或者 0.5~1.0MAC 的七氟醚吸入维持麻醉，可给予非去极化肌松药，胎儿娩出后适当追加芬太尼 150~250μg 或舒芬太尼 10~30μg 等阿片类镇痛药。降低吸入麻醉药浓度到 0.5MAC 以下，以免影响宫缩。

8. 避免过度通气，防止胎儿酸中毒。

9. 为防止术中知晓，必要时可在胎儿断脐后静注咪达唑仑 2~4mg。

10. 建议手术结束前置入胃管帮助排空胃内容物，并静注止吐药，预防术后恶心呕吐。

11. 产妇完全清醒后拔除气管导管及胃管。

12. 术后镇痛　可采用经静脉患者自控镇痛（patient controlled intravenous analgesia，PCIA）或 PCIA 复合超声引导下腹横肌平面阻滞（TAP）。

五、局麻下的加强监护麻醉的实施

1. 开放静脉。

2. 监测无创血压、SpO$_2$ 和心电图。

3. 产科医生以利多卡因逐层浸润麻醉进腹,直至胎儿娩出。

4. 胎儿娩出后,可以辅用镇静、镇痛药,必要时行全身麻醉(按饱胃处理)。

第三节　椎管内麻醉患者的术后随访

椎管内麻醉患者的术后随访,重点在于观察麻醉后是否发生神经系统并发症及神经系统并发症的类型。

一、麻醉术后随访系统内容

麻醉术后随访制度规定和流程:参照麻醉后随访单、麻醉前评估及访视单、麻醉恢复室记录单等资料。

（一）患者基本信息

包括病区、科室、姓名、性别、年龄、床位号、住院号等。

（二）患者手术信息

包括手术名称、术前诊断、麻醉方法、麻醉药物、神经阻滞时间、麻醉开始时间、麻醉结束时间、麻醉医生、术间编号、手术日期等。

（三）麻醉术后随访信息

包括血压、脉搏、血氧饱和度、神志、呼吸、肺部并发症、穿刺点红肿、腰背痛、头痛、宫缩疼痛、术后镇痛（PCIA、PCEA、TAP）、恶心、呕吐、镇痛 VAS 评分、深静脉穿刺点、动脉穿刺点、非甾体抗炎药物的使用、深静脉血栓、是否发生麻醉后神经系统并发症、神经系统并发症的类型、随访人员等。

（四）统计分析功能

根据采集的患者基本信息、手术信息和麻醉术后随访信息数据,产生各种术后随访病人数据的分析报表。

二、椎管内麻醉神经并发症常见类型

（一）短暂性神经综合征（transient neurological syndrome, TNS）

临床表现:症状常发生于脊麻作用消失后 24 小时内;大多数患者表现为单侧或双侧臀部疼痛,50%~100% 的患者并存背痛,少部分患者表现为放射至大腿前部或后部的感觉迟钝。疼痛的性质为锐痛、刺痛、钝痛、痉挛性痛或烧灼痛。通常活动后能改善,而夜间疼痛加重,给予非甾体抗炎药有效。至少 70% 的患者的疼痛程度为中度至重度,症状在 6 小时~4 天内消除,约 90% 可以在 1 周内自行缓解,疼痛超过 2 周者少见。体格检查和影像学检查无阳性表现。

（二）马尾综合征（cauda equina syndrome, CES）

是以脊髓圆锥水平以下神经根受损为特征的临床综合征,其表现为不同程度的大便失禁及尿道括约肌麻痹、会阴部感觉缺失和下肢运动功能减弱。病因:①局麻药鞘内注射的直接神经毒性;②压迫性损伤:如硬膜外隙血肿或脓肿,将于后文详述;③操作时的机械损伤。

（三）硬膜外隙血肿

是一种罕见但后果严重的并发症。临床表现为在 12 小时内出现的严重背痛,短时间后出现肌无力及括约肌功能障碍,最后发展到完全性截瘫。如感觉阻滞平面恢复正常后又重新出现或更高的感觉阻滞平面,则应警惕椎管内血肿的发生。其诊断主要依靠临床症状、体征及影像学检查。

1. 血肿的形成因素　①椎管内麻醉穿刺针或导管对血管的损伤;②椎管内肿瘤或血管畸形导致椎管

内"自发性"出血。大多数"自发性"出血发生于抗凝或溶栓治疗之后,尤其后者更为危险。

2. 危险因素　①患者因素,高龄、脊柱病变或出凝血功能异常;②麻醉因素,采用较粗穿刺针或导管、穿刺或置管时损伤血管导致出血、连续椎管内麻醉导管的置入及拔除;③治疗因素,围手术期抗凝和溶栓治疗。

(四)硬脊膜穿破后头痛

临床表现:①症状延迟出现,最早1天、最晚7天,一般为12~48小时。70%患者在7天后症状缓解,90%在6个月内症状完全缓解或恢复正常;②头痛特点为体位性,即在坐起或站立15分钟内头痛加重,平卧后30分钟内头痛逐渐缓解或消失;症状严重者平卧时亦感到头痛,转动头颈部时疼痛加剧;③头痛为双侧性,通常发生在额部和枕部或两者兼有,极少累及颞部;④可能伴随有其他症状:前庭症状(恶心、呕吐、头晕),耳蜗症状(听觉丧失、耳鸣),视觉症状(畏光、闪光暗点、复视、调节困难),骨骼肌症状(颈部强直、肩痛)。

(五)脊髓缺血性损伤和脊髓前动脉综合征

脊髓动脉是终末动脉,脊髓的血供有限。但椎管内麻醉引起脊髓缺血性损伤极为罕见。脊髓前动脉综合征是脊髓前动脉血供受损引起的,典型表现为老年患者突发下肢无力伴有分离性感觉障碍(痛温觉缺失而本体感觉尚存)和膀胱直肠功能障碍。

(六)感染

椎管内麻醉的感染并发症包括穿刺部位的浅表感染和深部组织的严重感染。前者表现为局部组织红肿或脓肿,常伴有全身发热。后者包括蛛网膜炎、脑膜炎和硬膜外脓肿。细菌性脑膜炎多表现为发热、脑膜刺激症状、严重的头痛和不同程度的意识障碍,潜伏期约为40小时。其确诊需依靠腰穿脑脊液检验和影像学检查的结果加以确认。

(七)尿潴留

椎管内麻醉常引起尿潴留,需留置导尿管,延长患者住院时间。尿潴留由位于腰骶水平支配膀胱的交感神经和副交感神经麻痹所致,也可因应用阿片类药物或患者不习惯卧位排尿所引起。如果膀胱功能失调持续存在,应除外马尾神经损伤的可能性。

(八)其他

药物毒性相关性粘连性蛛网膜炎通常由误注药物入硬膜外隙所致。临床症状逐渐出现,先有疼痛及感觉异常,以后逐渐加重,进而感觉丧失。运动功能改变从无力开始,最后发展到完全性弛缓性瘫痪。

临床病例1

患者,女性,27岁,身高160cm,体重70kg,ASA Ⅱ级。

主诉:近1周持续性头痛头昏、双下肢水肿。

现病史:患者孕39周,规律产检,近1周突发持续性头痛、头昏,双下肢水肿,目前在病房能缓慢行走。

既往史:无心脏病、高血压病史。

既往孕产史:孕1产0。

查体:意识清楚、血压170/110mmHg、心率83次/min、双下肢水肿(++)。

辅助检查:Hb 97g/L、血总蛋白46.3g/L、尿蛋白(++)、PT 13.6s、APTT 39.1秒、血小板51×10^9/L、血电解质及血糖正常。

入院诊断:孕39周,子痫前期伴血小板减少。

术前经过:今晨突发头痛加剧,恶心、呕吐,立即口服硝苯地平,应用硫酸镁20~25g/d静脉滴注解痉挛。拟急症剖宫终止妊娠。

麻醉管理:子痫前期产妇伴严重的血小板减少,权衡利弊,建议首选全身麻醉。全身麻醉管理要点:

1. 完善困难气道预案。

2. 在麻醉诱导前 30~60 分钟,可以考虑给予 H_2 受体拮抗剂和甲氧氯普胺。

3. 充分给氧去氮。

4. 在麻醉诱导前,给予拉贝洛尔调整血压至安全范围,同时加强胎心监护。

5. 使用丙泊酚 1.5~2.0mg/kg 和琥珀酰胆碱 1.0~1.5mg/kg、瑞芬太尼 0.5~1.0μg/kg 快速醉诱导。

6. 使用吸入性麻醉药物持麻醉,确保在产前氧含量达 100%。在胎儿娩出后,降低吸入性麻醉药物的浓度,避免宫缩乏力。

相关要点及解析

1. 麻醉方式选择　对于子痫前期患者硬膜外镇痛实施与正常孕妇相比,并没有明显差异。但在子痫前期患者中需要注意评价凝血功能,一般产妇血小板计数 $>70 \times 10^9/L$,椎管内麻醉是安全的。对于血小板计数 $<50 \times 10^9/L$ 的产妇,不宜行椎管内麻醉。对于血小板计数在 $(50~70) \times 10^9/L$ 的产妇,当需要紧急剖宫产时,椎管内麻醉和全身麻醉之间要权衡利弊,比如患者气道解剖情况、血小板计数变化趋势及是否存在凝血障碍性疾病。虽然如此,在有些情况下仍需选择全身麻醉,适应证包括严重的持续存在的母体出血、持续存在的胎心过缓而母体气道无异常、严重的血小板减少症或其他凝血障碍或这些指征的综合。

2. 妊高征剖宫产全麻处理原则　在严重高血压患者中,需要建立桡动脉通道来持续监测动脉压。考虑到产后出血的风险,留置大孔径静脉导管,在麻醉诱导前,给予拉贝洛尔调整血压至安全范围,同时加强胎心监护。抑制由气管插管喉镜带来的血流动力学波动,可以给予拉贝洛尔、艾司洛尔、硝酸甘油及瑞芬太尼。注意硫酸镁可增强去极化和非去极化肌松药的肌松效应,在手术即将结束时,给予肌松拮抗剂逆转神经肌肉阻滞时,可给予拉贝洛尔 5~10mg 静脉滴注,以预防苏醒过程中或者气管拔管时可能的高血压。

思考题

1. 妊娠合并血小板减少的常见病因有哪些?

2. 妊娠合并血小板减少产妇行椎管内麻醉的适应证和禁忌证?

3. 妊娠合并血小板减少产妇行全身麻醉注意事项有哪些?

（肖　洁　俞卫锋）

推荐阅读

［1］李霞,孔为民,姜艳.妊娠期血小板减少疾病研究进展.中国计划生育和妇产科,2017,9(11):19-23.

［2］中华医学会妇产科学分会妊娠期高血压疾病学组.妊娠期高血压疾病诊治指南(2015).中华妇产科杂志,2015,50(10):721-728.

［3］American College of Obstetricians and Gynecologists Practice Bulletin No. 207:Thrombocytopenia in Pregnancy. Obstet Gynecol,2019,133(3):e181-e193.

［4］REESE JA,PECK JD,DESCHAMPS DR,et al. Platelet counts during pregnancy.N Engl J Med,2018,379(1):32-43.

［5］REESE JA,PECK JD,MCINTOSH JJ,et al. Platelet counts in women with normal pregnancies:A systematic review.Am J Hematol,2017,92(11):1224-1232.

第二十九章

胎盘异常剖宫产麻醉

■ **本章要求**

1. 掌握胎盘早剥、前置胎盘和胎盘植入剖宫产麻醉手术期间危险性及其防治要点、术前评估和麻醉预案关注重点、麻醉方式选择原则、麻醉手术期间重症监测治疗原则和方案。
2. 熟悉胎盘早剥的病理及病理生理改变、临床表现、并发症、对母儿的影响及治疗方案;熟悉胎盘植入的诊断及危害。
3. 了解胎盘早剥、前置胎盘和胎盘植入的定义、病因、发病率;了解胎盘植入的分类及危险因素。

胎盘是由胚胎胚膜和母体子宫内膜联合长成的母子间物质交换的重要器官。胎儿依靠胎盘从母体获得营养,同时双方又保持相对的独立性。胎盘发生异常,可对母体和胎儿造成危害,导致不良妊娠结局。常见的胎盘异常包括胎盘早剥、前置胎盘和胎盘植入。

第一节 胎盘早剥剖宫产麻醉

一、胎盘早剥的定义

妊娠 20 周后或分娩期,正常位置的胎盘在胎儿娩出前,部分或全部从子宫壁剥离,称为胎盘早剥。因其起病急、发展快,处理不当将威胁母儿生命。

二、胎盘早剥的病因

据报道,胎盘早剥的发生率为 0.4%~2.1%,其发生机制尚未阐明,可能与以下因素有关:①血管病变,妊娠期高血压疾病如重度子痫前期、慢性高血压,慢性肾脏疾病或全身血管病变;②机械性因素,外伤,包括腹部钝性创伤、妊娠晚期性生活;③子宫静脉压升高,妊娠晚期或临产后,如果孕妇长时间处于仰卧位,妊娠子宫可压迫下腔静脉,静脉压升高,导致子宫、蜕膜静脉床淤血、破裂,引起胎盘剥离;④其他因素,如高龄多产,吸烟、酗酒、吸食可卡因等不良生活习惯。有胎盘早剥病史的孕妇风险高,胎盘位于子宫肌瘤部位也易发生胎盘早剥。

三、胎盘早剥的病理生理

底蜕膜出血并形成血肿,导致胎盘从附着处分离,此为胎盘早剥的主要病理改变,可分为显性(外出血)、隐性(内出血)及混合性 3 种类型。隐性剥离者,胎盘后方血肿增大、压力增高,血液浸入子宫肌层,导致肌纤维分离、断裂及变性,称为子宫胎盘卒中。卒中后的子宫收缩力减弱,剥离处的胎盘绒毛及蜕膜释放大量组织因子(凝血因子Ⅲ)入母体血液循环,激活外源性凝血途径,容易引发母体高凝状态和微血管血栓形成,严重者甚至导致弥散性血管内凝血(DIC),造成脏器的损害和功能障碍;体内的血栓形成激活纤维蛋白溶解系统,甚至继发性纤溶亢进,生成大量纤维蛋白原降解产物(FDP);随着病情发展,更多促凝物质进入母体循环,消耗大量凝血成分,机体出现低凝状态,最终导致凝血功能严重障碍。如果处理不当、不及时、病情恶化,导致大量出血、低血容量性休克、组织器官灌注障碍和功能衰竭。

四、胎盘早剥的临床表现和诊断

其临床表现与病情严重程度及是否发生相关并发症有关。

（一）根据病情轻重胎盘早剥分为 3 度

1. I度 胎盘剥离面积小,患者常无或轻微腹痛,出血体征不明显。子宫软,大小与妊娠周数相符,胎位清楚,胎心正常。产后检查见胎盘母体面有凝血块及压迹。

2. II度 胎盘剥离面达胎盘面积 1/3 左右,患者主要诉突发的持续性腹痛、腰酸或腰背痛,其程度与胎盘后积血量成正比。阴道无或少量出血,贫血程度与阴道出血量常不符,子宫大于妊娠周数,宫底升高,而且与胎盘后血肿增大相关。胎盘附着处压痛明显(胎盘位于后壁者不明显),宫缩有间歇,胎位可触清,胎儿存活。

3. III度 胎盘剥离面超过胎盘面积 1/2,患者常出现恶心、呕吐、面色苍白、四肢湿冷、脉搏细速、血压下降等休克症状,休克程度多与阴道流血量不符。子宫硬、可呈板状,宫缩间歇不松弛,胎位扪不清,胎心消失。患者不伴有凝血功能障碍属IIIa,伴有凝血功能障碍属IIIb。

（二）胎盘早剥并发症

病情发展,常并发产后出血、DIC、羊水栓塞、急性肾衰竭、胎儿宫内死亡,以及危及母体生命。

1. 产后出血 子宫胎盘卒中或者子宫肌层发生病理改变而影响其收缩力,可导致严重的产后出血;并发凝血功能障碍者,产后大出血更难避免,且不易纠正,是导致出血性休克的重要原因。

2. DIC 胎盘剥离面积大,出血严重,尤其胎死宫内者,可能发生 DIC。表现为阴道大量流血,皮肤黏膜出血,甚至咯血及血尿。

3. 羊水栓塞 胎盘早剥时,剥离面子宫血管开放,破膜后羊水可沿开放的血管进入母体血液循环,导致羊水栓塞。

4. 急性肾衰竭 继发休克及 DIC 者,肾血流灌注严重不足,如果胎盘早剥者并存肾内小动脉痉挛、肾小球前小动脉狭窄、肾脏缺血等病变,更易发生肾皮质或肾小管缺血坏死和急性肾衰竭。

5. 胎儿宫内死亡 胎盘早剥可引起胎儿急性缺血缺氧,早剥面积超过 50% 时,胎儿宫内死亡的风险显著增加。

胎盘早剥时的出血大多被限制于胎盘后方而非从阴道流出,出血量很难估计。通过超声或 MRI 检查,有助于诊断胎盘早剥并估计出血量。

五、胎盘早剥的治疗

胎盘早剥的处理原则为积极纠正低血容量或抗休克、及时终止妊娠,防治 DIC,减少并发症。处理是否及时与恰当,将决定母儿的预后,而其及时治疗有赖于早期识别诊断。剖宫产适用于:①II、III度胎盘早剥,预计不可能短期内分娩者;②I度胎盘早剥,出现胎儿窘迫,需抢救胎儿者;③有其他剖宫产指征者;④病情急剧加重,危及孕妇生命时,不论胎儿存活与否,均应立即剖宫产。

六、胎盘早剥剖宫产术麻醉注意事项

胎盘早剥患者多需行急诊剖宫产手术。产妇禁饮禁食时间不定,均应按照饱胃处理。此类病情轻重不一,往往因形成胎盘后血肿,不能正确判断出血量,容易忽略低血容量问题。母体高凝状态、低凝状态、纤溶亢进等凝血系统功能异常情况均可能出现。低血容量性休克、DIC易导致急性肾功能衰竭。胎盘剥离导致母-胎间气体交换表面积减少、母体低血压导致胎盘血流量降低,因此经胎盘氧交换不足,引起胎儿缺氧和窘迫,应同时做好抢救新生儿准备。

七、胎盘早剥剖宫产术麻醉处理

(一) 术前评估及准备

胎盘早剥产妇易并存失血性休克、DIC,因此,麻醉前评估应注意循环状态和贫血程度。除外血常规、尿常规、生化检查,应重视血小板计数、纤维蛋白原定量、凝血酶原时间和凝血酶原激活时间检查,必要时DIC相关指标检查。备用足量的红细胞、新鲜冰冻血浆,甚至血小板、冷沉淀、纤维蛋白原。

(二) 麻醉无痛方案

麻醉方法的选择应依据产妇病情轻重及胎心监护结果等因素综合考虑。凡母体有活动性出血及低血容量性休克,或者出现明确的凝血功能异常或DIC,全身麻醉是首选;如果胎儿情况危急需要尽快手术,也应首先选择全身麻醉。如果母体、胎儿情况尚好,且无椎管内麻醉禁忌证,可以选用椎管内麻醉下剖宫产术。

选择椎管内麻醉者,穿刺操作完毕产妇平卧时,可将右侧臀部垫高,以免发生仰卧位低血压综合征而加重血流动力学障碍;在保证阻滞平面足够的情况下,适当减少局麻药剂量,避免麻醉平面过高。

选择全身麻醉者,活动性大出血、尤其休克时,氯胺酮或依托咪酯可能是更好的选择;如果出血量少,血流动力学稳定,硫喷妥钠仍为传统的选择,但需注意剂量和给药速度;关于丙泊酚的应用,国内有不少文献报道,但是,其药品说明书中仍标注禁用于孕产妇,需慎重。此外,对于血容量不足者,丙泊酚诱导麻醉极易导致严重低血压,用药剂量和给药速度均需格外谨慎。

全身麻醉诱导期和恢复期均应注意反流误吸的防治,可采取以下几种措施:①采用快速序贯麻醉诱导方案,包括诱导前充分给氧去氮、快效的镇静和肌松、避免正压通气、按压环状软骨;②使用视频喉镜辅助气管插管,可能有助提高一次插管成功率;③备妥吸引器,发生反流或呕吐时及时吸引清除反流物;④患者完全清醒、保护性反射(吞咽、呛咳等)恢复后拔除气管导管。同时,还应作好困难插管的准备,插管失败或困难插管是麻醉相关性孕妇死亡的首要原因。由于呼吸道黏膜毛细血管充血,考虑选择较小型号的气管导管,选用6.5或7.0号带套囊气管导管适宜大多数产妇。在胎儿娩出前,可给予吸入麻醉药及瑞芬太尼,但应避免长效阿片类药物,以免胎儿娩出后呼吸抑制。过度通气可能减少子宫血流量。胎儿娩出后,降低或停止吸入麻醉,改用丙泊酚维持麻醉,同时,适当增加给予母体的阿片类药,减少对子宫收缩力的影响。

(三) 麻醉重症处理方案

建立中心静脉通路或者至少两条粗大的外周静脉通路(16G或18G套管针),备好血管活性药物。

加强麻醉术中监测,除外心电图、无创血压和脉搏氧饱和度,应行动脉穿刺置管直接测压,既可及时观察血压波动,也便于动脉血气、血细胞比容和酸碱电解质分析。此外,存在大量液体出入者,应行体温、尿量、中心静脉压监测,有条件者,采用每搏变异度(SVV)、经食道超声、血栓弹力图(TEG)等技术指导血容量和凝血功能的纠正治疗。全麻者还应行麻醉中镇静深度监测。

严密观察出血情况和血流动力学变化,及时识别、判断休克及程度(表29-1-1),必要时进行相关血液指标分析。

表 29-1-1　出血性休克分级及依据

	出血性休克分级			
	I	II	III	IV
失血量/ml	<750	750~1 500	1 500~2 000	≥2 000
失血量/% 血容量	<15	15~30	30~40	≥40
脉搏/(次·min⁻¹)	<100	100~120	120~140	>140
血压/mmHg	正常	正常	降低	降低
脉压/mmHg	正常或增大	降低	降低	降低
呼吸频率/(次·min⁻¹)	14~20	20~30	30~40	>35
尿量/(ml·h⁻¹)	>30	30~20	15~5	无
CNS/精神状态	微弱焦虑	轻度焦虑	焦虑,迷乱	迷乱,昏迷
剩余碱负值	0~-2mEq/L	-2~-6mEq/L	-6~-10mEq/L	≤-10mEq/L
是否需要输血	监测	可能	需要	大量输血

大出血、大量输血是胎盘早剥麻醉重症管理的重要部分。大出血的定义为:因出血导致收缩压较基础血压下降 >30mmHg 和/或心率 >110 次/min;或失血速度 >1.5ml/(kg·min),持续 20min 及以上;或 3 小时内失血量≥50% 自身血容量;或 24 小时内失血量≥自身血容量。

大量输血的定义为:24 小时内输入红细胞≥18U(1U 红细胞由 200ml 全血制成);或 24 小时内输入红细胞≥0.3U/kg;或 1 小时内输入红细胞≥8U,且预计仍需继续输血;或 3 小时内输入的血液≥50% 自身血容量。

已发生大出血者,应启动大出血救治方案,救治过程关注的细节和目标可参考本章第二节"前置胎盘剖宫产术麻醉"中图 29-2-1 内容。但是,对于进行血液回收技术,应掌握其是否符合适应证。

严重出血患者宜尽早输注血小板(PLT),持续出血且 PLT<100×10⁹/L,即应备用,保持 PLT 计数 >50×10⁹/L。如果纤维蛋白原 <1.5g/L,宜补充纤维蛋白原或冷沉淀。冷沉淀的输注剂量宜为(1~1.5)U/10kg。此处冷沉淀剂量是基于以 200ml 新鲜冰冻血浆(FFP)制成 1U 冷沉淀,如果以 100ml FFP 制成 1U 冷沉淀,输注剂量宜加倍。大出血发生后,宜 3 小时内给予首剂氨甲环酸 1g,静脉推注时间不 <10 分钟。若继续大出血,30 分钟后宜再次给予首剂相同的剂量,后续 8 小时经验性静脉滴注 1g 氨甲环酸,或根据血栓弹力图检查的纤溶活性决定是否给药。

大出血救治过程中,尤其应避免出现"致死性三联征"——酸中毒、低体温、凝血功能障碍,容量复苏与血管活性药科学结合,必要时实施"容许性低血压"策略。适当控制晶体液输注量。近来有研究显示,大量,尤其过量晶体液输注,与危重患者救治预后呈负相关。

手术结束后,如果病人血流动力学及内环境稳定,可待病人神志清醒,肌力及保护性反射恢复后,拔除气管导管,并在麻醉苏醒室密切观察;如果术中大量输血而且术后呼吸、循环、酸碱电解质平衡状态不佳,应保留气管导管入住重症监护室进一步治疗。

临床病例

孕妇,30 岁,身高 163cm,体重 72kg,BMI 27kg/m²,ASA 分级 II 级。

主诉:停经 38⁺⁵ 周,阴道流血 2 小时,伴腹部坠痛。

现病史:患者末次月经 2018 年 10 月 25 日,预产期 2019 年 8 月 1 日。平素月经规律,停经 40 天查尿 HCG 阳性。就诊我院,经复查血 HCG 及腹部超声检查,确诊宫内妊娠。停经 24 周始规律产前检查。孕早期无阴道流血,无药物及放射线接触史。2 小时前见阴道流血伴腹部坠痛,遂就诊我院。测血压 90/57mmHg,心率 120 次/min,B 型超声检查提示:宫内妊娠,单活胎,胎儿心跳微弱,心率 59 次/min;头位,双顶径约 8.7cm,头围约 31.6cm,腹围约 30.8cm,股骨径约 6.8cm;胎盘右上缘近宫底可见一约 98mm×71mm×81mm 混合回声团,羊膜腔内可见絮状回声,范围 139mm×36mm。拟诊 "G_3P_1,38^{+5} 宫内妊娠待产,胎盘早剥" 收入院。发病以来,患者精神状态可,体力、食欲一般,睡眠情况差,大小便正常。

既往史:否认高血压、糖尿病、甲状腺功能亢进等病史,否认肝炎、肺结核等传染病史,否认外伤、手术、输血史,预防接种史不详,否认药物、食物过敏史。

既往孕产史:孕 3 产 1,剖宫产 1 次。

家族史:父母体健,否认明显遗传病史。

查体:T 37.3℃,P 125 次/min,R 20 次/min,BP 93/58mmHg。常规查体:心肺听诊无异常,腹部软、隆起显著、皮肤张力大,压痛(+),反跳痛(+),双下肢轻度水肿。产科检查:宫高 37cm,腹围 101cm,左枕前位(LOA),胎心 63 次/min;阴道内诊:宫颈管消退 80%,宫口未开,可容一指,胎头未完全固定,胎先露-2。

辅助检查:RBC $2.75×10^{12}$/L,Hb 70g/L,HCT 24.8%,PLT $120×10^9$/L,PT 14.5s,APTT 47s,TT 18.2s,Fbg 1.8g/L,3P(−)。B 型超声检查:见前述。

入院诊断:①G_3P_1,38^{+5} 周宫内妊娠,LOA;②胎盘早剥;③胎儿窘迫;④瘢痕子宫;⑤失血性休克。

诊疗计划:完善术前准备,行急诊子宫下段剖宫产术。

术前经过:

1. 心电、血压、脉搏氧饱和度监护。

2. 选择粗大静脉建立 16G、18G 留置针通路各一,快速补液联合去甲肾上腺素泵注维持血压。

3. 告知患方相关风险。

4. 通知相关科室作好启动大量输血方案(massive transfusion protocol,MTP)准备。

5. 交叉配血 输血科准备第 1 份输血包:红细胞 10U,FFP 1 000ml,冷沉淀 10U;可能跟进 1 个治疗量单采血小板(或 10U 手工分离浓缩血小板)。

6. 重症监护病房床位备用。

麻醉管理:选择全麻、气管内插管、机械通气下剖宫产术。术者消毒,同时以 10L/min 氧流量面罩下给氧去氮,待铺巾时行全麻快速诱导、建立气道并人工通气。产妇入室后 5 分钟手术开始,3 分钟后剖出一男婴,脐带无搏动,Apgar 评分为 0,经抢救仍无呼吸及心跳,宣布临床死亡。胎儿剖出后停用七氟醚,以丙泊酚全凭静脉维持麻醉,同时静脉注射舒芬太尼 10μg。术中见腹腔内血性腹腔积液约 300ml,羊水约 1 000ml、呈血性,胎盘已完全剥离,宫腔积血约 800ml,整个胎盘表面见凝血块压迹;子宫收缩乏力、子宫切口及腹部切口渗血明显、不凝固,手术开始后继续出血约 1 500ml,血压逐渐下降、最低至 85/55mmHg。临床考虑:胎盘早剥并发 DIC。启动 MTP 方案:急查血常规、凝血功能 5 项、3P 试验;第 1 份输血包(去白红细胞 10U,FFP 1 000ml,冷沉淀 10U)到位后予快速输注,并追加 1 个治疗量单采血小板;化验回报前,经验性予以纠酸、补钙、激素、缩宫素和血管活性药;根据血流动力学参数判断容量状况,适当补充晶体液;经静脉 15min 推注氨甲环酸 1g,后继 1g 氨甲环酸静脉滴注。血样送检结果:RBC $1.75×10^{12}$/L,Hb 45g/L,HCT 15.8%,PLT $95×10^9$/L,PT 22.3s,APTT 57s,TT 32.3s,Fbg 1.1g/L,3P(+)。根据临床表现、检查结果、以及血流动力学特征,诊断:胎盘早剥,剖宫产术,失血性休克,DIC。经前述处理,切口渗血、阴道流血明显减少,尿量较前增多(30 分钟收集尿量约 50ml)。

术毕 BP 120/59mmHg,HR 80 次/min、律齐,吸空气下 SpO$_2$97%,神志恢复良好、自主呼吸 RR 17 次/min,平顺,拔除气管导管,送至 PACU,继续输注去白细胞悬浮红细胞 2U,后续抗感染及促宫缩治疗。麻醉手术期间共输注血细胞 12U、FFP 1 000ml,冷沉淀 10U,PLT 1 个治疗量。

相关要点及解析

胎盘早剥并发 DIC 及凝血功能障碍。理论上,胎盘早剥可能导致大出血、失血性休克、凝血功能障碍、急性肾衰竭和席汉综合征(垂体功能衰竭),也可能引起胎儿窘迫或胎死宫内。胎盘早剥并发凝血功能障碍的机制为:剥离处的胎盘绒毛和蜕膜中释放组织因子等促凝物,激活母体凝血系统,引发 DIC;病情继续发展,纤溶系统激活,FDP 大量生成,凝血成分大量消耗,导致凝血功能障碍。此外,大量失血、大量无或低凝血成分的溶量复苏,将进一步加重凝血功能障碍。因此,术前评估除了关注循环功能状态、贫血程度、血尿常规、生化检查外,应重视血小板计数、纤维蛋白原定量、PT 和 APTT 检查,并做 DIC 过筛试验。

第二节 前置胎盘的剖宫产麻醉

一、前置胎盘的定义及发病率

胎盘正常附着部位为子宫体部的后壁、前壁或侧壁。若孕 28 周后,胎盘附着于子宫下段,下缘达到或覆盖宫颈内口,低于胎先露部,称为前置胎盘。前置胎盘可导致妊娠晚期大量出血而危及母儿生命,是妊娠期的严重并发症,也是妊娠晚期阴道流血最常见的原因。发病率国内报道为 0.24%~1.57%,国外报道为 0.3%~0.5%。

二、前置胎盘的分类

前置胎盘的病因尚不清楚,可能与子宫内膜损伤或病变、胎盘异常、受精卵滋养层发育迟缓及辅助生殖技术有关。根据胎盘下缘与宫颈内口的关系,可分为四种类型:完全性前置胎盘(胎盘组织完全覆盖宫颈内口)、部分性前置胎盘(胎盘组织部分覆盖宫颈内口)、边缘性前置胎盘(胎盘附着于子宫下段,下缘达到宫颈内口,但未覆盖宫颈内口)和低置胎盘(胎盘附着于子宫下段,边缘距宫颈内口 <20mm,但未覆盖宫颈内口)。

该次妊娠为前置胎盘,且胎盘附着于前次剖宫产等手术瘢痕位置,发生胎盘粘连和植入风险较高,可引起致命性的大出血,称为"凶险性"前置胎盘。

胎盘下缘与宫颈内口的关系可随子宫下段逐渐伸展、宫颈管逐渐消失、宫颈口逐渐扩张而改变。因此,前置胎盘的类型可因诊断时期不同而改变,通常以处理前最后一次检查结果确定其分类。

前置血管也属于前置胎盘的范畴,是指胎儿血管穿越胎膜位于宫颈内口。

三、前置胎盘的临床表现

妊娠晚期发生无诱因、无痛性阴道出血,是前置胎盘典型的临床表现。阴道流血发生时间的早晚、反复出血的次数、出血量的多少与前置胎盘的类型有很大关系。完全性前置胎盘往往初次出血的时间早,约在妊娠 28 周左右,反复出血的次数频繁,量较多,有时一次大量出血即可使患者陷入休克状态;边缘性前置胎盘初次出血发生较晚,多在妊娠 37~40 周或临产后,量也较少;部分性前置胎盘初次出血时间和出血量介于上述两者之间。植入性前置胎盘临床症状较少,可能无出血表现,但是,不能因此放松对该类型前置胎盘危险性的警惕。前置血管的典型临床表现为妊娠晚期无痛性阴道出血,色鲜红,多发生于胎膜破裂时。

四、前置胎盘对母儿的影响

由于反复多次或大量阴道流血,患者可出现贫血,贫血程度与出血量成正比,胎儿缺氧,甚至胎死宫内,出血严重快速者可发生休克,母体死亡。

(一)产时产后出血

对于附着在子宫前壁的前置胎盘,剖宫产时如子宫切口无法避开胎盘,则出血明显增多。胎儿娩出后,子宫下段收缩力较差,附着的胎盘不易剥离,剥离后因开放的血窦不易关闭而常发生产后出血。

(二)大出血休克

前置胎盘者有1%~5%合并胎盘植入,尤其是"凶险性"前置胎盘合并胎盘植入的概率明显增高,由于胎盘绒毛植入子宫下段肌层,分娩时易导致难以控制的大出血。

(三)产褥感染

前置胎盘的胎盘剥离面接近宫颈外口,细菌易经阴道上行侵入胎盘剥离面。加之多数产妇因反复失血而致贫血,机体抵抗力下降,产褥期容易发生感染。

(四)围生儿预后不良

出血量多可导致胎儿窘迫,甚至缺氧死亡,有时为挽救孕妇或胎儿生命需提前终止妊娠,使得早产率、低出生体重发生率及围生儿死亡率明显增加。

五、前置胎盘的产科处理

前置胎盘产科处理的原则是抑制宫缩、止血、纠正贫血和预防感染。根据阴道流血量、有无休克、妊娠周数、胎儿是否存活、是否临产及前置胎盘类型等进行相应处理。

应在保证孕妇安全的前提下尽可能延长孕周,以提高围生儿存活率。保守处理适用于妊娠<34周、胎儿体重<2 000g、胎儿存活、阴道流血量不多、一般情况良好的孕妇。遇到下列情况应该终止妊娠:①孕妇反复发生大量出血甚至休克者,无论胎儿成熟与否,为了母亲安全应终止妊娠;②胎龄达36周以上,胎儿成熟度检查提示胎儿肺成熟者;③胎龄未达36周,出现胎儿窘迫征象,或胎儿电子监护发现胎心异常者;④出血量多,危及胎儿;⑤胎儿已死亡或出现难以存活的畸形,如无脑儿。

应根据患者的胎盘条件和病情状况选择分娩或终止妊娠的方式。

下列情况可考虑经阴道分娩:①边缘性前置胎盘、枕先露、阴道流血不多、无头盆不称和胎位异常,估计在短时间内能结束分娩者,可予试产。②人工破膜后,胎头下降压迫胎盘前置部位而止血,并可促进子宫收缩加快产程。若破膜后胎先露部下降不理想,仍有出血或分娩进展不顺利,应立即改行剖宫产术。

剖宫产指征包括:①完全性前置胎盘,持续大量阴道流血;②部分性和边缘性前置胎盘出血量较多,先露高浮,短时间内不能结束分娩;③胎心异常。

剖宫产可在短时间内娩出胎儿,迅速结束分娩,对母儿相对安全,是处理前置胎盘的主要手段。

前置胎盘孕妇处理必须在具备良好医疗条件的医院内进行,尤其是完全性前置胎盘,要求在二级以上医院产检和治疗,植入性前置胎盘的处理更需要多学科强力协作。因此应该尽早明确诊断,平衡母体及胎儿两方面的利益,合理期待,尽量择期剖宫产终止妊娠,必要时及时转诊。

若反复出血或阴道流血多,而当地医院无条件处理时,应在评估母儿情况,建立静脉通路后,在输血输液、止血、抑制宫缩的条件下,由医护人员护送,迅速转诊至上级医院。

六、前置胎盘的麻醉注意事项

病情轻重不一,前置胎盘剖宫产术,多数为择期手术,亦可能需要急诊,甚至抢救性紧急手术。对于急诊手术的产妇,禁食水的时间不定,均应按照饱胃处理。产妇可因出血,存在低血容量,甚至失血性休克状态,如果母体血压低,胎盘可能氧交换不足,胎儿缺氧和早产,严重时可导致胎儿死亡,应同时做好抢救新生儿准备。

七、前置胎盘剖宫产术麻醉处理

(一)术前评估及麻醉预案

前置胎盘剖宫产术的术前评估,除了常规项目之外,应特别注意术前是否出血、贫血程度和血容量状态、以及术中可能出血量。可根据彩色多普勒超声及磁共振(MRI)检查,明晰前置胎盘类型及是否合并胎盘植入,估计术中可能出血量。有文献建议术前采用预测指数和评分,估计术中或术后出血量。如 Baba 等认为三个因素是预测大出血的独立因素:①超声影像显示胎盘低回声区的 Lacunae 现象,提示胎盘粘连;②先前剖宫产史;③胎盘覆盖于先前剖宫产瘢痕,提示子宫前壁或中央胎盘,而且易于发生胎盘植入。Kim 等创立了基于 5 项因素的评分系统:①影像检查怀疑子宫粘连(2 分);②剖宫产史(0、1、≥2 次分别赋予 0、1、2 分);③孕龄 <37 周(1 分);④前壁胎盘(1 分);⑤宫颈海绵状现象(1 分)。在总 7 分中,产妇如果达到 4 分,高达 72% 的概率发生大出血。此外,临床还采用 Lacunae 胎盘植入指数评分等,预测大出血风险。

根据对术中出血量的评估,备好相应量的红细胞、新鲜冰冻血浆,必要时备血小板、冷沉淀及纤维蛋白原。建立至少两条粗大的静脉通路(16G 或 18 套管针),血管活性药物、自体血回收器材准备完妥。

麻醉方法的选择应该充分考虑到手术的紧迫程度、术前及术中出血量、新生儿复苏、麻醉医师本身的经验技术、团队合作能力及产妇意愿等综合因素。术前与产科医师沟通,对于术前无大量出血、胎盘仅覆盖于原瘢痕处但无植入或者植入可能性不大的产妇,若无椎管内麻醉禁忌,可根据情况采用单纯腰麻或蛛网膜下隙联合硬膜外麻醉。但是,所有采用椎管内麻醉者,均需做好全麻准备,以应对胎盘剥离时可能出现的各种紧急情况;对于存在椎管内麻醉禁忌证、产妇和/或胎儿病情危急、孕妇无法配合等情况,应选择全麻;术前评估胎盘植入,尤其属于胎盘侵入或穿透时,大出血风险极高,优先考虑全麻,其麻醉前准备、处理原则和注意事项参照下一节"胎盘植入剖宫产术麻醉"中相关内容。

(二)麻醉术中监测

对于预计出血量小于全身血容量 15%~20% 者,仅需要常规监测或增加直接动脉压监测;预计有大出血可能如出血量达全身血容量 30% 及以上者,术中的监测要求同胎盘早剥剖宫产术麻醉。

(三)麻醉危重症管理

前置胎盘剖宫产术如果没有发生大量出血,麻醉手术期管理与常规剖宫产术无差异。发生大出血时,应快速启动大输血方案,大出血大量输血救治目标、过程注意事项等参照本章第一节"胎盘早剥剖宫产术麻醉"的描述以及下述图 29-2-1 中相关内容。

前置胎盘剖宫产术发生大出血时,建议采取血液保护回收技术(IOCS)。使用 IOCS 时应注意:应用大量生理盐水清洗回收的红细胞;血液回收罐集满后再进行清洗,以避免红细胞损伤并减少胎儿细胞的污染;洗涤红细胞回输时推荐强制性使用白细胞滤器。对于剖宫产手术,曾因担心回收血液中含有羊水成分而导致羊水栓塞、以及胎儿红细胞而导致 Rh 免疫反应,术中血液回收技术的应用一度存在争议。随着更深入的研究,发现剖宫产时回收血液经分离、洗涤以及白细胞过滤器联合处理,能有效去除羊水成分。近 30 年来,血液回收已安全应用于上万例剖宫产产妇,未出现相关的严重并发症。

对于术前评估需要安置动脉内球囊者,其适应证掌握、应用过程管理和注意事项等,参照本章第三节"胎盘植入剖宫产术麻醉"中相关内容。

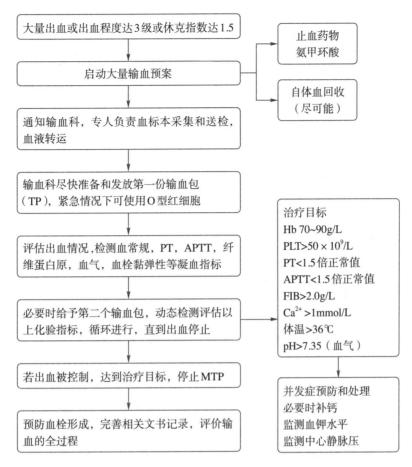

图 29-2-1 大出血大量输血方案

第一份输血包:红细胞、新鲜冰冻血浆和血小板的比例由临床科室与输血科预先
商定,一般为 1∶1∶1 或 2∶1∶1。如果按照 1∶1∶1 比例,即红细胞 10U、血浆
1 000ml 和 1 个治疗量单采血小板(或 10U 手工分离浓缩血小板)。如果没有库存
成分血,宜选用保存期较短的全血

第三节　胎盘植入的剖宫产麻醉

一、胎盘植入的定义及分类

胎盘植入是指胎盘绒毛侵袭至子宫的肌层。该诊断名称包含系列病变,根据胎盘绒毛侵入子宫肌层深
度、以及是否侵及子宫毗邻器官组织,分为粘连型(胎盘黏附子宫浅肌层)、侵入型(胎盘侵入子宫深肌层)和
穿透型(胎盘穿透子宫壁达浆膜层,甚至侵入毗邻器官)。根据胎盘植入的面积,分为完全性胎盘植入和部
分性胎盘植入。

二、胎盘植入的危险因素

近年来,随着剖宫产率、人工流产率、妊娠年龄的升高,胎盘植入的发病率逐年上升,据报道发病率已高
达 1/533 例分娩。子宫内膜创伤、子宫内膜发育不良等因素与胎盘植入的发生有关,前次剖宫产史和前置
胎盘是合并胎盘植入的高危因素,剖宫产史伴有前置胎盘者,发生胎盘植入的风险显著增高,并且随着剖宫
次数的增多,发生胎盘植入的风险也进一步增高。

三、胎盘植入的危害及处理

胎盘植入是产后出血的主要原因之一，胎儿娩出后胎盘不能与子宫分离，术中极易发生难以控制的大出血，继发休克、凝血功能障碍，甚至发生多器官衰竭，是围产期子宫切除和孕产妇死亡的重要原因，对麻醉及围手术期管理提出了重大挑战。胎盘植入的管理需要多学科紧密合作，包括产科、麻醉科、泌尿外科、介入血管科、新生儿科、ICU及输血科等。通过制定周密的治疗计划，可以减少术中出血，降低围手术期死亡率。因此，建议行择期剖宫产术，手术时机通常选择于孕34~36周左右进行，应尽量避免行急诊手术。若不具备多科室诊疗的能力，需向上级医院转诊。基于此，分娩前发现胎盘植入、明确诊断，对正确处理和救治极其重要。

四、胎盘植入的症状体征和诊断

胎盘植入合并前置胎盘者，症状类似于前置胎盘，表现为产前反复、无痛性阴道出血。大部分患者分娩前症状和体征较少，尤其发生于子宫体部的胎盘植入。因此，其诊断理论上依据症状、体征、高危因素和辅助检查，但是，主要是依靠后两者，一般基于孕产妇的高危因素，结合彩色多普勒超声和/MRI影像，除少部分于产前超声诊断外，多在产时诊断，主要表现为第三产程胎盘滞留或第三产程大出血。产前超声是诊断胎盘植入的重要辅助技术，超声诊断胎盘植入的灵敏度为77%~93%，特异度为71%~96%。MRI对于了解胎盘植入程度、是否侵犯邻近脏器有一定的价值。当超声存在技术上的困难时，如胎盘植入后壁肌层，或者超声使用受限时（如肥胖患者），应行MRI检查，其可以清楚显示胎盘的断面，确定子宫血管是否受侵，从而为临床诊断和治疗提供依据。如果怀疑侵犯膀胱，膀胱镜检查可以证实侵犯的程度。胎盘植入的确诊有赖于术中或分娩时所见或分娩后病理学诊断。而穿透性胎盘植入发生子宫破裂者，可诉腹痛，并伴有胎心变化。

五、胎盘植入剖宫产麻醉注意事项

胎盘植入患者多采用剖宫产方式的计划分娩或终止妊娠，分娩前未诊断的胎盘植入，经阴道分娩过程中确诊者，可能改为急诊剖宫产。

胎盘植入者分娩后容易发生大出血为其首要的严重并发症，并可能因此继发低体温、酸中毒、失血性休克、凝血甚至多器官系统功能障碍、死亡；穿透性胎盘或子宫切除过程，还可能出现邻近器官组织如输尿管、膀胱、直肠损伤。

剖宫产术中影响新生儿预后的一项重要因素是麻醉诱导至钳夹脐带的时间（induction of anesthesia to delivery time，I-D），其代表着胎儿暴露于药物的时间；另一项重要因素是切开子宫至胎儿娩出的时间（uterine incision to delivery time，U-D），U-D时间延长可能导致胎儿酸中毒；一般建议最好将I-D时间控制在10min、U-D时间控制在3min以内。胎盘植入严重，子宫表面血管分布丰富，需要花费时间选择合适的子宫切口娩出胎儿；当胎盘植入穿透子宫浆膜层，特别是腹腔发生明显粘连时，需要较多时间处理粘连组织，从而造成手术开始至胎儿娩出时间延长，因此，需准备好胎儿娩出后的救治。

六、胎盘植入剖宫产术麻醉管理

（一）手术前评估和准备

该项工作应包括产科、麻醉科、介入科、新生儿科、泌尿外科、血管外科、输血科等多学科参与的讨论，内容应包括胎盘植入程度、手术方案和手术时长、可能出血量、止血方案、血液保护技术、大量输血预案、以及术后重症监护治疗床位的预留等。如果并存其他器官系统疾病，应同时包含相应学科参与术前讨论准备。

止血方案除了术前相关血管栓塞、术中子宫切除、术中子宫血管结扎等产科措施外,也应讨论术前进行动脉内球囊临时阻断的效果及可行性。

麻醉前评估除外常规的全身情况、体格状态外,应格外关注多学科讨论中关于胎盘植入程度、出血量、以及处理方案如是否术前安放动脉内球囊、红细胞等血制品准备、实施大量输血方案的能力,以及手术后患者去向如是否准备重症病床等。

孕妇产前在数字减影血管造影机引导下预防性放置球囊封堵腹主动脉或髂内动脉,能够明显减少术中出血量及其他并发症。目前临床上开展的球囊阻断术,根据阻断血管位置不同可分为腹主动脉球囊阻断、髂总动脉球囊阻断及髂内动脉球囊阻断,均可以减少失血量,降低子宫切除风险,第一种术式仅需单侧穿刺、单侧置管,而后两种术式则需双侧穿刺、双侧置管。该技术已应用于多个学科中存在大出血风险的疾病或治疗,在产科,介入性动脉内球囊预置术的适应证包括:①胎盘植入性疾病(胎盘粘连、胎盘侵入、胎盘穿透性植入);②有剖宫产史的前置胎盘,尤其是"凶险型前置胎盘";③切口妊娠、中央型前置胎盘;④已有宫内或阴道出血的患者。

动脉内球囊放置及阻断是一项侵入性创伤性技术,可能产生一定的并发症:穿刺部位出血、皮下血肿、假性动脉瘤、动静脉瘘、以及穿刺部位动静脉血栓形成;动脉穿刺置管置入导丝过程粗暴,导致动脉痉挛、动脉壁损伤、动脉夹层以及动脉血栓;动脉球囊封堵时所属动脉支配区域组织如肾、肠、脊髓、周围神经缺血损伤等。因此也有一定的禁忌证:①穿刺部位存在较严重的感染;②股动脉狭窄、支架植入史、无球囊导管入路;③下肢静脉血栓形成;④严重肝肾功能障碍、凝血功能严重异常;⑤碘造影剂过敏。

麻醉医师对于上述动脉内球囊应用过程的相关问题应熟悉,而且应掌握相应的预防、处理以及应急措施,以保证该技术应用效果及麻醉手术期安全。

(二)麻醉无痛方法选择

对于可能大出血的胎盘植入、前置胎盘、胎盘早剥患者,麻醉方法的选择存在一定的争议。反对椎管内麻醉、推崇全身麻醉者,主要基于前者消除交感神经在大出血低血压时的代偿反射,加重低血压程度;以及胎盘植入患者容易发生大出血、低血压甚至休克、潜在的凝血功能障碍,从而对椎管内麻醉存在顾虑,此外,手术时程长、大出血救治和低血容量复苏过程患者舒适性、手术野条件等因素,也是反对应用椎管内麻醉医师考虑的因素;因此,部分麻醉医师倾向选择全身麻醉联合气管内插管机械通气技术。但是,另有证据显示,采用椎管内麻醉下手术,可消除因交感神经反射代偿对血压的维持并导致对失血量的低估作用和输注量的不足。

(三)胎盘植入剖宫产麻醉重症处理

胎盘植入剖宫产麻醉手术期处理的关键在于尽可能减少出血量和发生大出血时的救治,分工协调,有条不紊,保障母婴平稳安全,减少或消除并发症。

1. **麻醉手术前核查** 除了常规的安全核查和麻醉前即刻相关安全检查外,落实新生儿科、妇科、泌尿外科、血管外科等多学科团队准备就位,血液制品种类和剂量、术中及术后血液保护器材,以及术前预案中双侧输尿管 D-J 管、动脉内球囊的安放等。

2. **术中监测** 该项内容参照"胎盘早剥剖宫产术麻醉"中的监测措施。有条件者应实施 TEE 监测,有益于指导血容量治疗。

3. **麻醉重症救治** 建立快速输液输血通路,其数量和管径不低于"胎盘早剥剖宫产术麻醉"中的要求。大出血需要大量输血者,尽快启动 MTP,并尽可能实施血液保护血液回收技术(具体措施和注意事项参照本章第二节"前置胎盘剖宫产术麻醉"中相关内容)。

及时启动动脉内球囊堵塞措施,预防或控制大出血。尽管对于胎盘植入患者使用动脉内球囊堵塞技术的益处并未得到所有研究的证实,甚至发生与动脉内球囊应用相关的并发症,但是均为个案报道;而多数报道显示其可显著减少出血量、降低输血量、缩短手术时间,对于希望保留生育能力、不切除子宫的妇女,无疑是一种希望和选择。分别经双侧股动脉安放于双侧髂内动脉的球囊,在胎儿娩出并钳夹脐带后,即可开始充盈球囊阻断其血流,每次阻断血流时间依手术需要而不同,已有的报道介于10~60分钟,多数建议20分钟左右。在髂内动脉血流阻断期间,尽可能通过触摸足背动脉搏动、足趾脉氧饱和度等,观察下肢血流情况,如果怀疑下肢血流异常,可实行彩色多普勒超声检查判定。

手术结束时综合评估患者血流动力学状态、动脉血气分析结果、酸碱平衡和凝血功能状态、以及重要器官系统功能状态,必要时,应转入重症监护治疗病房继续严密观察救治。

临床病例

孕妇,29岁,身高162cm,体重74kg,BMI 28kg/m²,ASA Ⅱ级。

主诉:停经36⁺¹周,产前检查提示前置胎盘,胎盘植入。

现病史:患者于停经13周行产前检查时提示前置胎盘,胎盘植入可能性大,建议终止妊娠。患者及家属要求继续妊娠。孕28⁺¹周因"先兆流产"就诊,予硫酸镁治疗,并给予地塞米松促进胎肺成熟。孕33⁺²周住院评估,盆腔MRI示:完全性前置胎盘;部分胎盘与子宫肌壁分界不清,考虑胎盘植入,与膀胱后壁关系密切,膀胱受压前移,直肠膀胱三角内未见异常信号影。超声示:胎盘左侧壁及后壁内回声不均,可见无回声区,较大者范围约5.3cm×26cm,下缘覆盖宫颈内口,子宫下段胎盘附着处血流信号丰富,该区域未探及明确子宫肌层回声,与膀胱关系密切,胎盘植入可能,子宫下段肌层菲薄。现患者停经36⁺¹周至我院就诊,门诊以"孕2产1,宫内妊娠36⁺¹周待产,前置胎盘,胎盘植入"收入院。起病以来,患者精神状态可,体力情况一般,食欲一般,睡眠情况可,大小便正常。

既往史:否认高血压、糖尿病、甲状腺功能亢进等病史,否认肝炎、肺结核等传染病史,否认外伤史,预防接种史不详,否认药物、食物过敏史,否认输血史。

既往孕产史:孕2产1,2017年行子宫下段剖宫产术。

家族史:父母体健,否认明显遗传病史。

查体:T 36.6℃,BP 145/94mmHg,R 20次/min,P 84次/min。常规体格检查及产科查体无特殊。

辅助检查:血常规、凝血功能正常。B超示:宫内妊娠,单活胎,头位,双顶径约8.8cm,头围约31.7cm,腹围约30.8cm,股骨径约6.6cm,羊水最大深度5.8cm,完全性前置胎盘,胎盘左侧壁及后壁内回声不均,可见无回声区,较大者范围约5.3cm×26cm,下缘覆盖宫颈内口,子宫下段胎盘附着处血流信号丰富,该区域未探及明确子宫肌层回声,与膀胱关系密切,胎盘植入可能,子宫下段肌层菲薄。MRI示:1.宫内妊娠,单活胎,头位,脐带绕颈;2.完全性前置胎盘(部分与肌壁分界不清,考虑胎盘植入);3.胎盘斑片状T₂呈低信号。

入院诊断:①G₂P₁,孕36⁺¹周,宫内妊娠左枕前胎位;②凶险型前置胎盘;③胎盘植入;④瘢痕子宫。

诊疗计划:完善术前准备,择期行子宫下段剖宫产术。

术前经过:①对患者及家属进行风险告知;②联系血库,交叉配血,备红细胞、新鲜冰冻血浆、血小板等血制品;③请麻醉科、重症医学科、泌尿外科、输血科、介入科、普通外科及新生儿科会诊;④提前安排重症监护病房床位。

麻醉前建立2条粗大的外周静脉通路(16G或18G套管针);行中心静脉置管以便大量补液以及术中监测中心静脉压;行桡动脉穿刺置管以便术中实时监测血压及血气,术中评估患者是否休克、有无电解质及酸碱平衡紊乱等各种紧急状况;准备好肾上腺素、去甲肾上腺素、去氧肾上腺素、垂体后叶激素等抢救药物;准备好除颤仪,加压输液器。准备好新生儿抢救药物及药品。泌尿科医师行膀胱镜下双侧D-J管置入术。

麻醉管理：膀胱镜置入双侧 D-J 管后选择 L_{2-3} 间隙行椎管内穿刺，椎管内给予 0.66% 重比重罗哌卡因 15mg 行剖宫产术，待胎儿娩出后，给予丙泊酚、芬太尼、罗库溴铵行全麻气管插管。全麻气管插管后 1.5 小时左右，膀胱后壁术野出现大量渗血，动脉血压一度降至 30/10mmHg。立即予加压输液、输血（2h 内输入红细胞 20U），持续泵入血管活性药物（肾上腺素和去甲肾上腺素），可维持动脉血压在 70/30mmHg，紧急请泌尿外科医师手术会诊，予阻断髂内动脉，对膀胱进行修补、缝合止血，通过约 1 小时的髂内动脉阻断完成止血。出现弥散性血管内凝血（DIC），予纤维蛋白原 5g、凝血酶原复合物 2 000U 和血小板 2IU 进行纠正，到手术结束，患者累计失血量 15 000ml，术中动脉血压一度降至 30/10mmHg，Hb 降至 39g/L，伴有严重代谢性酸中毒（动脉血气示：pH 7.17，BE −11.6mmol/L，Lac 6.2mmol/L），低钙血症（Ca^{2+} 0.83mmol/L），低钾血症（K^+ 2.2mmol/L）。术中累计输入红细胞 24U，血浆 3 200ml，自体血 3 200ml，血小板 2U，纤维蛋白原 8g，凝血酶原复合物 2 800U，予碳酸氢钠、氯化钙、氯化钾纠正内环境紊乱，累计补钙 12g。出室前查 Hb 95g/L，动脉血气示 pH 7.349，$PaCO_2$ 38.8mmHg，HCO_3^- 21.2mmol/L，K^+ 4.0mmol/L，Ca^{2+} 1.33mmol/L，BE −3.9mmol/L，酸碱和电解质紊乱基本纠正。血栓弹力图检查基本正常，术后带管返回 ICU。

相关要点及解析

1. 大量输入库存血引起低钾血症　从理论上说，输入库存血应引起高钾血症，原因是血制品在采集、加工、保存、运输等过程中会有一定程度的细胞破坏，引起库存血细胞内的 K^+ 向细胞外转移。然而大量输入库存血引起高钾血症的案例反而不如低钾血症多见。其原因可能与以下因素有关：①应激性激素的分泌、血管活性药物的使用，机体大量失血时，为维持灌注压，儿茶酚胺分泌增多。本例患者在抢救过程中还使用了肾上腺素、去甲肾上腺素，儿茶酚胺会促进 K^+ 向细胞内转运，从而导致低血钾；②肾素—血管紧张素—醛固酮系统激活，醛固酮分泌增多，钾离子随尿液大量排出，引起低钾血症；③大量输液，大量出血的患者，在输血的同时，往往大量输入晶体溶液，由于血液稀释，导致血钾下降；④低温保存的血液细胞处于低代谢水平，库存血进入人体后，细胞复苏，血浆中的 K^+ 转移到细胞内，从而导致低钾血症。

2. 麻醉方式与血液保护　硬膜外麻醉、腰麻、硬膜外联合腰麻以及全麻联合或者不联合区域麻醉均可应用于凶险型前置胎盘的剖宫产手术，应用何种麻醉应由麻醉医师根据患者情况选择使用，现有的临床研究难以提供何种麻醉更为安全的证据。

此外麻醉中使用自体血回收技术、低压复苏及恒温复苏均是术中血液保护措施。麻醉过程中应加强保暖，纠正酸中毒，及早使用凝血物质避免出现低体温、酸中毒和凝血病即"致死性三联征"而加重出血。自体血液回收采用白细胞滤过装置最大限度地洗脱羊水、滤过胎盘碎片或胎脂，减少羊水栓塞的发生。目前已有超过 400 例的产科自体血液回收报道证实了其安全性，在产科大出血时可以考虑使用。自体血液回收在前置胎盘或胎盘植入的出血已有成功应用病例，产科麻醉学会（Obsteric Anaesthetists' Association，OAA）及英国皇家妇产科医师学院（RCOG）均予以支持，建议如预计出血量超过 1 500ml，具备自体血液回收条件，可使用自体血液回收。

思考题

1. 胎盘早剥并发 DIC 的原因是什么？
2. 胎盘植入剖宫产术的麻醉管理应注意什么？

（张丹凤　张良成）

推荐阅读

［1］ 王阳,曾鸿,郭向阳,等.合并胎盘植入行剖宫产术患者的麻醉方式选择.北京大学学报(医学版),2017,02(v.49):144-147.

［2］ 曾鸿,王阳,容晓莹,等.胎盘植入患者行剖宫产术的麻醉管理.中华麻醉学杂志,2018,038(002):192-195.

［3］ 中华医学会妇产科学分会产科学组.前置胎盘的诊断与处理指南(2020).中华妇产科杂志,2020,55(01):3-8.

［4］ 肖静,范晓华,罗爱林.凶险型前置胎盘麻醉管理分析.临床麻醉学杂志,2017,33(003):302-304.

［5］ 吴林格尔,张娇,何凯,等.凶险性前置胎盘患者剖宫产术中大出血的麻醉管理一例.临床麻醉学杂志,2018,34(01):99-100.

［6］ 邓小明,姚尚龙,于布为,等.现代麻醉学.北京:人民卫生出版社,2014:1382-1383.

［7］ 沈铿,马丁,妇产科学.北京:人民卫生出版社,2015:156-163.

［8］ ANGILERI S A,MAILLI L,RASPANTI C,et al. Prophylactic occlusion balloon placement in internal iliac arteries for the prevention of postpartum haemorrhage due to morbidly adherent placenta:short term outcomes. Radiol Med,2017,122(10):798-806.

［9］ PARK HS,CHO HS. Management of massive hemorrhage in pregnant women with placenta previa. Anesth Pain Med,2020,15(4):409-416.

［10］ YAO F,XUN G,NAN W,et al. A prospective observational study evaluating the efficacy of prophylactic internal iliac artery balloon catheterization in the management of placenta previa-accreta:A STROBE compliant article. Medicine,2017,96(45):e8276.

第三十章

肥胖患者的剖宫产麻醉

本章要求：

1. 掌握病理性肥胖患者麻醉前评估要点，麻醉方式选择和麻醉管理要点。
2. 熟悉妊娠期肥胖患者的病理生理学改变。
3. 了解肥胖患者剖宫产术后常见并发症及防治方法。

随着生产生活方式改变，人群中肥胖者数量越来越多。对普通人群，世界卫生组织（WHO）采用体重指数（body mass index，BMI）定义肥胖程度，将 BMI≥30kg/m^2 作为肥胖的标准。对妊娠妇女，美国妇产科学会推荐用第一次产检时的 BMI 值来评估肥胖程度，BMI≥30kg/m^2 为肥胖，BMI≥40kg/m^2 为病态肥胖，BMI≥50kg/m^2 为极度肥胖。中国孕妇 BMI>28kg/m^2 即为肥胖。

妊娠期肥胖患者合并高血压、冠心病、脑血管疾病、糖尿病、胆囊疾病及非酒精性脂肪肝等疾病的风险增加。肥胖患者的麻醉管理具有挑战性。

第一节 肥胖患者的病理生理学改变

一、呼吸系统改变

肥胖患者的能量消耗、氧耗、二氧化碳产生均增加，导致代偿性通气量增加。肥胖影响呼吸运动力学、改变肺容量、影响氧摄取等。肥胖和妊娠对呼吸系统的影响归纳于表 30-1-1。

表 30-1-1 肥胖和妊娠对呼吸系统的生理作用

	妊娠	肥胖	两者联合作用
潮气量	↑	↓	↑
呼吸频率	↑	←→或↑	↑
每分通气量	↑	↓或←→	↑
呼气储备量	↓	↓↓	↓
残余量	↓	↓或←→	↓
功能余气量	↓↓	↓↓↓	↓↓
肺活量	←→	←→	↓
FEV$_1$	←→	↓或←→	←→
FEV$_1$/VC	←→	←→	←→
总肺活量	↓	↓↓	↓
肺顺应性	←→	↓↓	↓
呼吸工作量	↑	↑↑	↑
V/Q	↑	↑	↑↑

续表

	妊娠	肥胖	两者联合作用
PaO$_2$	↓	↓↓	↓
PaCO$_2$	↓	↑	↓

↑表示增加;↓表示降低;←→表示没有变化;多个箭头代表其增加或者降低的程度。FEV₁,一秒用力呼气容积;VC,肺活量;V/Q,通气血流比例

（一）呼吸运动力学

与正常妊娠相比,肥胖患者最重要的呼吸力学改变是胸壁顺应性大幅度下降。这种改变是由于在肋骨、横膈以及腹部周围或其内的脂肪堆积导致胸壁和腹壁重量增加。据估计肥胖患者增加的呼吸做功中33%是由于胸壁的弹性做功引起。研究发现肥胖患者总呼吸顺应性降低至正常人群的1/3。与正常体重患者相比,肥胖患者处于仰卧位时呼吸顺应性将进一步降低。肥胖患者呼吸做功增加的另一个因素是肺容量减少导致的总气道阻力增加。

（二）肺容量

肥胖可改变肺容量,腹部越肥胖,膈肌运动越受限,在平卧位或头低位时潮气量更小。胸壁脂肪增加使胸壁扩张的趋势降低,FRC减少。同样,病态肥胖患者的呼气储备量、肺活量、深吸气量、肺总量和最大每分通气量均减少。妊娠可影响肺容量,在非肥胖患者,足月时呼气储备量和FRC可减少20%~25%。

（三）阻塞性睡眠呼吸暂停

在正常妊娠期间较少发生上气道阻塞和水肿;肥胖患者有进展为阻塞性睡眠呼吸暂停(obstructive sleep apnea,OSA)的风险。OSA是指睡眠期间呼吸周期性暂停,可以导致缺氧和睡眠障碍。其特点是反复发作的全部或部分上呼吸道塌陷,导致低氧血症和高碳酸血症。引起上呼吸道阻塞的主要原因是口咽软组织增生(由于肥胖)以及妊娠相关改变。OSA主要的危险因素为巨舌、上气道软组织过多、咽扩张肌群功能减弱等。

二、心血管系统改变

妊娠和肥胖对心血管系统的影响归纳于表30-1-2。妊娠引起血容量和心排血量的增加,肥胖患者为满足脂肪增加和呼吸做功增加导致高代谢需求,心排血量进一步增加;同时妊娠引起心率增快,心室舒张期缩短,导致心室舒张功能障碍。肥胖还进一步导致血容量增加,造成左室肥大。随着时间的推移,导致心脏扩张并衰竭。超声心动图常用来检测肥胖患者心脏功能,但病态肥胖者血容量增加可能会掩盖心室舒张充盈异常情况。

表30-1-2　妊娠和肥胖对于心血管系统的生理作用

	妊娠	肥胖	两者联合作用
心率	↑	↑↑	↑
每搏输出量	↑↑	↑	↑
心排血量	↑↑	↑	↑↑↑
血容量	↑↑	↑	↑
血细胞比容	↓↓	↑	↓
体循环血管阻力	↓↓	↑	↓或←→
平均动脉压	↓或←→	↑↑	↑↑
收缩功能	←→	↓或←→	↓或←→
舒张功能	←→	↓	↓
中心静脉压	←→	↑	↑↑
肺动脉压力阻塞	←→	↑↑	↑↑

↑表示增加;↓表示降低;←→表示没有变化;多个箭头代表其增加或者降低的程度

随着心排血量增加和总血量增加,肺血容量成比例的增加,从而引起肺动脉高压。研究发现病态肥胖患者平卧时氧耗量增加 11%、肺毛细血管楔压增加 44%。低氧血症和气道梗阻可进一步增加肺血管阻力。

与正常妊娠相比,肥胖患者由于血管阻力增加,收缩压和舒张压升高,因此更易患高血压。BMI≥30kg/m^2 的患者比 BMI<30kg/m^2 的患者,其高血压病的发病率高出 3 倍。妊娠高血压疾病在肥胖人群中非常普遍,并且与 BMI 呈正相关。肥胖是子痫前期的独立危险因素,高血压和子痫前期均会增加肥胖患者的剖宫产率。肥胖患者合并高血压、冠心病、左心室肥厚、血脂异常、胰岛素抵抗等代谢相关疾病的风险增加,这些因素都是导致心力衰竭的重要原因。肥胖是心力衰竭的独立危险因素,并且与 BMI 呈正相关。

患者在仰卧位时出现血压急骤下降,伴随头晕、恶心、胸闷、出冷汗、打哈欠、脉搏加快、面色苍白等症状,称之为仰卧位低血压综合征(supine hypotension syndrome,SHS)。SHS 是妊娠中后期的一种常见现象,此现象在肥胖患者中更多见,一方面仰卧位时脂肪组织更进一步压迫下腔静脉,尤其是有大量腹部脂肪的患者;另一方面肥厚的腹壁加重子宫收缩对腹部血管的影响。肥胖患者仰卧位时发生血管虚脱及患者死亡均有报道,子宫左倾位可以有效预防 SHS。

三、消化系统改变

食管下括约肌张力降低、胃内压升高及胃排空能力降低是妊娠期间常见的生理学改变;与非肥胖患者相比,肥胖患者胃容积更大,胃酸 pH 更低。肥胖患者活动量减少增加了反流误吸风险。由于误吸风险增加,麻醉诱导前须及时给予非颗粒物抗酸药、H$_2$ 受体拮抗药和/或甲氧氯普胺。脂肪肝在肥胖患者中普遍存在,是转氨酶升高的常见因素之一。由于同时存在 2 型糖尿病、高血脂和/或高血压,肥胖患者容易出现脂肪变性。一旦发现患者肝功能受损,必须评估是否存在凝血功能障碍。

四、内分泌系统改变

2 型糖尿病常由肥胖引发并通过减轻体重而缓解,BMI 与 2 型糖尿病的发生率和胰岛素用量成正比。妊娠期间,胎盘分泌的人胎盘催乳素、人绒毛膜促性腺激素等抑制胰岛素分泌,加重了胰岛素抵抗。所以合并糖尿病的肥胖患者需要更大剂量胰岛素来控制血糖。糖尿病对胎儿有显著的负面影响,除了大家熟知的巨大胎儿和新生儿低血糖,胎儿神经管缺陷和先天性心脏病的发生率比普通胎儿要高。因此详细了解肥胖患者的血糖控制情况和胰岛素抵抗程度,积极应对威胁母婴安全的围手术期危险因素显得非常必要。

五、凝血功能改变

妊娠患者普遍存在高凝,年龄相仿的妊娠患者比非妊娠患者静脉血栓栓塞(venous thromboembolism,VTE)风险高 5 倍,肥胖患者 VTE 的发生率是非肥胖患者的 2 倍以上。肥胖是深静脉血栓形成(deep vein thrombosis,DVT)的独立危险因素。超过 40 岁的肥胖患者与非肥胖患者相比,DVT 的相对风险增加了 6 倍多。肥胖患者 VTE 增加可能与凝血功能、静脉淤滞、血管内皮损伤等有关。

第二节　病理性肥胖患者的麻醉前评估及准备

为做好患者宣教,制定分娩计划,美国妇产科医师协会(ACOG)建议,在妊娠早期对所有病理性肥胖患者进行麻醉会诊。在产检时未进行麻醉门诊评估,必须在患者到达产房或病房后进行麻醉会诊和风险告知。对气道、呼吸系统、心血管系统和妊娠合并症做全面评估是麻醉前评估的重点。针对这类患者,应事先制定有关顺产、剖宫产及产后治疗的多学科计划,因此详细的麻醉前评估及准备必不可少。可按下列步骤进行评估及准备。

一、麻醉前评估

(一)病史回顾

充分术前评估是非常重要的,询问各系统病史(如高血压、OSA),活动耐力、是否有体位相关的呼吸困难及食管反流等。详细了解术前解痉、降压、抗凝等治疗措施;尤其询问是否服用减肥药物以及采用过的减肥治疗措施等。

(二)气道评估和呼吸系统评估

1. 气道评估　与非肥胖患者相比,肥胖患者使用单一测试如 Mallampati 分级来预估困难气道的价值似乎更小。单纯的 Mallampati 分级评估只能发现低于约 50% 的喉镜暴露困难患者。相反,多变量的简化气道风险指数(包括张口度、甲颏距离、Mallampati 分级、颈部活动度、下颌前突能力、体重、是否有困难气管插管史)结合气道风险因素,能够更好地预测喉镜暴露分级。肥胖患者寰枕间隙通常不存在,导致头部后仰困难、颈椎弯曲和喉头移位,巨大乳房,使插管更加困难。据估计约 10% 肥胖患者存在面罩通气困难,1% 肥胖患者存在气管插管困难,因此肥胖患者在麻醉实施前进行完整的气道评估尤其重要,并做好困难气道的准备。肥胖患者的气道评估包括颜面畸形,如小下颌畸形、下颌后缩畸形等;上呼吸道解剖异常,如口咽腔狭小、扁桃体腺样体肥大、舌体肥大等;颈围大小、张口度、颞下颌关节活动度、甲颏距离、Mallampati 分级等,其中颈围(环甲状软骨上缘水平)>50cm 是困难气道的独立预测因子。

2. 呼吸系统评估　询问患者是否有夜间打鼾、呼吸暂停、睡眠中觉醒以及日间嗜睡等病史,明确患者是否伴有 OSA 及其严重程度。建议测定不同体位(坐位、仰卧位)下 SpO_2,从而判断其在分娩或剖宫产时是否需要辅助呼吸(如吸氧)。病态肥胖及 $SpO_2<92\%$ 的患者需进行血气分析或肺功能检查,存在肺功能障碍患者需请呼吸内科会诊以决定围手术期的氧疗措施。

(三)心血管系统评估

1. 心血管功能　询问患者有无高血压、疲劳、晕厥等病史;有无胸痛、呼吸费力等症状,以及睡眠时喜好体位等。肥胖患者因体型原因,通常难以发现左心或右心衰竭的体征,应常规行心电图检查,必要时行动态心电图及超声心动图等检查评估心血管功能。肥胖患者高血压、冠心病等并存疾病的发生率明显升高,产前必须进行麻醉会诊。妊娠期高血压疾病、子痫前期、心功能不全等因素使得肥胖患者剖宫产的围手术期管理非常困难。术前精准评估心血管功能,对预防术中心血管不良事件的发生非常重要,尤其对子痫前期患者,不仅要评估循环功能状态,血小板计数的检查也不容忽视。

2. 血压　肥胖患者监测血压有一定的困难,袖带必须大小合适才能准确测量血压。如果袖带太小,血压测量值会偏高。肥胖患者使用合适的血压计袖带和自动测压计可避免直接动脉测压。对于肥胖合并慢性高血压或者子痫前期的患者,以及剖宫产期间需要血气监测的患者,有必要进行直接动脉测压。

(四)对合并症进行综合性评估

肥胖引发多器官及系统功能障碍,肥胖患者妊娠合并高血压、冠心病、充血性心力衰竭、哮喘、限制性肺疾病、OSA、肺栓塞、肺动脉高压、脑血管疾病、糖尿病、胆囊疾病及非酒精性脂肪肝等疾病的风险增加。因此要全面评估肥胖患者及合并症,必须了解肥胖患者合并上述疾病控制情况。

二、麻醉前准备

1. 椎管内穿刺针　对于大多数肥胖患者,标准长度的穿刺针可满足要求。而对于病态肥胖患者,实施椎管内麻醉需要超长的麻醉穿刺针,术前应进行评估并做相关的准备。

2. 静脉通路 肥胖患者外周血管通路很难建立,静脉可能不会立即凸显出来。超声引导下外周静脉穿刺可能有帮助。如果外周静脉通路不理想,需要在超声引导下建立中心静脉通路。

3. 设备配置及其他 手术台需满足特殊承重要求,配备可改变位置的传动器、体位垫、大号面罩、不同型号口咽通气道、喉罩、可视喉镜、纤维支气管镜、经环甲膜切开包以及经皮喷射通气装置等困难气道设备;建议配备 2 名以上麻醉医生或助手;神经肌肉阻滞监测仪等。

第三节 麻醉对肥胖患者气道的影响

肥胖患者本身存在诸多气道问题,使得其在麻醉实施过程中的气道管理非常困难。正是因为肥胖患者的这些特殊改变,使得麻醉对其影响变得更为复杂。

一、病理性肥胖患者气道解剖学的改变

病理性肥胖引起的气道解剖的变化是导致潜在困难气道的因素,包括颈部过多脂肪组织引起寰枢关节和颈椎的运动受限、口腔及咽部过多的组织皱襞,颈部过短,颏下肥厚的脂肪组织,胸骨上、胸骨柄、后颈部肥胖、巨大乳房,以及子痫前期和分娩相关的黏膜充血。以上因素都可能导致肥胖患者发生困难面罩通气、困难气管插管、声门上工具使用失败及紧急外科气道暴露失败。

二、全身麻醉对肥胖患者气道的影响

在妊娠后期,病态肥胖患者的气道在解剖和生理上发生了很大变化,导致该类患者需全身麻醉下行剖宫产术时常出现面罩通气困难和气管插管困难,并且之前成功插管的病史不能保证此次插管顺利。即使全身麻醉诱导前进行了足够的有效通气(预充氧),在全麻诱导后呼吸暂停期间,肥胖患者很快发生低氧血症。此外,麻醉诱导过程中面罩通气困难常导致患者胃胀气,使胃内容反流、误吸的风险增加。对于肥胖患者,很难精确地判断环状软骨和环甲膜的位置。快速序贯诱导插管时,按压环状软骨操作困难,气管插管失败后经环甲膜行喷射通气和气管切开更加困难,在全麻诱导前使用超声精确定位环甲膜位置并做标记,以防止肥胖患者陷入"不能通气、不能插管"危险境地。

全身麻醉机械通气后,特别在仰卧位时,由于小气道闭合更早,FRC 降低,甚至低于闭合容量,而非通气肺泡的灌注进一步增加,导致静脉血掺杂增加(通气血流比例失调),动脉血氧分压剧降,增加术中低氧血症的风险。全身麻醉诱导后会出现肺萎缩及肺不张。

病态肥胖患者拔管后要警惕气道梗阻、术后低氧和呼吸睡眠暂停的风险。因此,病态肥胖患者术后必须在完全清醒条件下(斜坡体位或头高位)拔除气管导管,回病房后(斜坡体位或头高位)予 SpO_2 监测并吸氧。

三、椎管内麻醉对肥胖患者呼吸功能的影响

椎管内麻醉对肥胖患者呼吸功能的影响与 BMI 相关的肺功能降低有关。椎管内麻醉下非肥胖患者的肺活量变化很小,但当椎管内麻醉平面达 T_5 水平及以上时会引起患者肺活量、第 1 秒用力肺活量、呼气峰流量率、呼气中段流率显著降低。接受椎管内麻醉的肥胖患者比非肥胖患者肺活量显著降低,并与 BMI 的增加明显相关。剖宫产术中肥胖患者出现呼吸困难并不少见,麻醉平面达到 T_2 水平时,可能出现意识消失、呼吸抑制和严重的通气功能障碍。因此实施椎管内麻醉后不能单纯依靠监测 SpO_2 来判断患者的呼吸,而要随时关注其呼吸动作,监测呼气末二氧化碳分压($P_{et}CO_2$)。术中麻醉平面过高还会

导致心动过缓和低血压等心血管并发症。因此,在对肥胖患者实施椎管内麻醉后要严密监测,避免麻醉平面过高,警惕广泛的脊髓神经阻滞造成的呼吸功能不全。临床判断麻醉平面过高的一种简单方法就是让患者握紧拳头,握力减弱提示有高位胸神经和颈神经运动阻滞。麻醉平面过高是由于硬膜外或蛛网膜下隙给药后麻醉平面扩散过广,或硬膜外穿刺针误入蛛网膜下隙或硬膜下隙导致的麻醉药量过大所致。

此外,椎管内麻醉不全时应避免辅助应用大剂量的镇痛药和镇静药。病态肥胖患者在围手术期使用镇静催眠药和阿片类药物时,易引起上呼吸道梗阻而出现呼吸抑制,更易发生低氧血症。

第四节　麻醉方式的选择及麻醉注意事项

剖宫产术的麻醉选择包括椎管内麻醉和全身麻醉。椎管内麻醉包括硬膜外麻醉、蛛网膜下隙阻滞、蛛网膜下隙阻滞与硬脊膜外联合麻醉(combined spinal anesthesia and epidural anesthesia,CSEA)等。病态肥胖增加了患者的剖宫产率,肥胖患者剖宫产率是非肥胖患者的2~3倍。剖宫产的指征包括巨大胎儿、患者或产科医师要求以及肥胖相关的妊娠疾病(高血压、子痫前期、糖尿病)等。

紧急情况下,麻醉科医师应根据麻醉危险因素、产科危险因素、胎儿危险因素(如择期或急诊)、麻醉科医师技术熟练程度、仪器设备条件、产科团队的技术水平和手术需要的时间,制订一个全面的麻醉计划来保障母婴安全。

一、椎管内麻醉

椎管内麻醉是剖宫产手术的首选麻醉方法。椎管内麻醉相对全身麻醉具有许多优点,包括无须气管插管而避免困难插管,降低胃内容物反流误吸,避免全身应用镇静镇痛药物对胎儿的影响,降低呼吸系统相关并发症等。肥胖患者成功实施椎管内麻醉在技术上更具挑战性,实施时患者最好处于半坐位,可以部分纠正仰卧位所致的FRC的减少和闭合容积的增加,并且更容易识别解剖上的脊柱中线。病态肥胖患者,采用CSEA或连续硬膜外麻醉可更好地维持麻醉平面,比蛛网膜下隙阻滞效果要好。如果患者在剖宫产前已经有了有效的硬膜外导管,剖宫产时硬膜外麻醉应该作为首选,否则应首选CSEA,因为CSEA既有蛛网膜下隙阻滞的可靠性,又有硬膜外麻醉的灵活性。

(一) 硬膜外麻醉

下列患者首选硬膜外麻醉:①已放置有效的硬膜外导管;②手术时间超2h;③术前气道评估为困难气道;④心肺功能已受损者。

硬膜外麻醉可分次、多次注射局部麻醉药提供长时间阻滞,通过滴定剂量可维持呼吸和血流动力学平稳,术后可以通过硬膜外导管注射阿片类药和/或局部麻醉药,提供满意的术后镇痛。剖宫产术的麻醉平面需要达到T_6水平才能提供满意的效果。给予一定容积的局部麻醉药后所达到的硬膜外阻滞平面与BMI及患者的体重相关,而不是身高。因此,硬膜外麻醉的局部麻醉药应该逐渐滴定给予,避免阻滞平面过高及不良后果发生。

(二) 蛛网膜下隙阻滞

尽管蛛网膜下隙阻滞为剖宫产提供了快速、可靠、完善的手术麻醉,但在病态肥胖患者使用蛛网膜下隙阻滞仍有很多担忧,如穿刺困难、麻醉药易向头侧扩散,剂量和麻醉持续时间不足的情况。病态肥胖患者脂肪分布差异较大,即便在背部中线脂肪不多的患者,蛛网膜下隙阻滞穿刺点的定位也可能很困难。因此,病态肥胖患者借助超声成像可确定中线、椎间隙,以及皮肤到蛛网膜下隙的距离,从而准确确定蛛网膜下隙阻滞的穿刺点和皮肤到蛛网膜下隙的距离。此外,病态肥胖患者穿刺时可能需要特制的更长的穿刺针。

肥胖患者使用蛛网膜下隙阻滞可能出现不可预测的麻醉平面过广造成高位胸段阻滞,预测有困难气道的肥胖患者选择蛛网膜下隙阻滞时应尽量避免出现高位胸段阻滞。与硬膜外麻醉相比,蛛网膜下隙阻滞对胸式呼吸的削弱更明显,给肥胖患者的通气和氧合带来不利的影响。

(三) 蛛网膜下隙阻滞与硬脊膜外腔联合麻醉

蛛网膜下隙阻滞与硬脊膜外腔联合麻醉技术综合了蛛网膜下隙阻滞和硬膜外麻醉的优点,既有蛛网膜下隙阻滞起效迅速、阻滞完善的特点,又保留硬膜外置管,能随意延长麻醉时间;联合麻醉减少了蛛网膜下隙阻滞用药量,避免了蛛网膜下隙阻滞平面过高引起的血流动力学剧烈波动,同时感觉神经阻滞的质量和手术麻醉的效果超过了单纯硬膜外麻醉,是目前肥胖患者行剖宫产术时最常使用的麻醉方式之一。

二、全身麻醉

对于危急剖宫产或合并椎管内麻醉禁忌证或椎管内麻醉失败的患者,全麻是唯一的选择。

(一) 预防吸入性肺炎

肥胖患者麻醉诱导后面罩通气困难常导致患者胃胀气,增加反流误吸的风险。因此肥胖患者术前需要积极的药物治疗减少误吸风险,如服用 0.3mol/L 柠檬酸钠溶液 30ml,可在 5 分钟内增加胃液 pH;服用 H_2 受体阻滞剂(雷尼替丁 150mg 或者法莫替丁 20mg)或者质子泵抑制剂(奥美拉唑 40mg)也有保护作用。对于急诊剖宫产术,可静脉给予甲氧氯普胺 10mg 或雷尼替丁 50mg 或奥美拉唑 40mg。

(二) 气道管理

病态肥胖患者存在面罩通气困难和气管插管困难甚至插管失败的风险,因此麻醉诱导时,必须由一位资深麻醉科医师在场以保安全。麻醉科医师应事先准备好喉镜、不同型号喉镜片、各种型号气管导管以及声门上通气装置(如喉罩)、可视喉镜、纤维支气管镜、经环甲膜切开包以及经皮喷射通气装置等。若插管失败应立即呼叫上级医师,在这种情况下,声门上通气装置可救命,确保在紧急情况时所有的设备都处于备用状态。患者体位最好保持嗅花位或半卧位下提高躯干和头部的倾斜位,这样的体位可降低咽部封闭压、改善咽部解剖结构的失衡、增加肺容积、改善直接喉镜下喉部的视野。当 OSA 患者存在困难气道,必须考虑清醒纤维支气管镜引导插管。若是紧急状况下剖宫产,没有足够的时间完善气道表面麻醉,可视喉镜可以提供更清晰的喉部视野并提升插管成功率。如果喉镜气管插管失败,各种声门上通气设备可用于建立人工气道;近年来流行的双管型喉罩对肥胖患者非常实用,它不仅提供了通气氧合的通道,还有一个独立的管道开口于食管上端,用于放置标准胃管来防止胃胀气,并引流胃液。

(三) 麻醉诱导和麻醉维持

采用快速诱导麻醉来减少误吸风险。肥胖患者在诱导时呼吸暂停期更易出现低氧血症,为了将呼吸暂停的安全时间最大化,应考虑采用 10L/min 气体流量,紧闭面罩通气至少 3 分钟或在 60 秒内做 8 次深呼吸,使呼气末氧浓度 >0.9 以上,对于预防肥胖患者 SpO_2 下降起到非常重要的作用。

肥胖患者诱导药物的理想剂量个体差异大;肥胖患者静脉诱导药物的剂量不应按实际体重计算,应依据瘦体重(lean body weight,LBM)计算剂量,这样能够规避一系列因药物过量引发的不良反应。为防止术中知晓,脑电波双频谱指数(bispectral index,BIS)值应低于 60,但是 BIS 用于全麻防止术中知晓的价值尚需进一步明确。

(四) 术中通气管理

由于肥胖患者腹内压明显升高,引起 FRC、肺顺应性及氧合降低,全麻后会出现与此相关的肺萎陷及肺不张,因此需要良好的通气策略。一般按照理想体重设定潮气量 8~10ml/kg 或小潮气量 6ml/kg。建议术中使用中等氧浓度的气体通气（FiO_2：0.5~0.6），如出现低氧血症,需适当增加吸入氧浓度（FiO_2 0.7~1）。间断采用肺膨胀,以及 5~10cmH_2O 的 PEEP 可减少术中肺不张的面积和肺内分流量,并改善氧合,尽可能使 SpO_2 维持在 92% 以上。

（五）麻醉苏醒

全身麻醉拔管期十分关键,肥胖患者拔管后发生气道阻塞的危险性显著增加。因此尽量使患者在拔管前恢复肌力和足够的潮气量,完全清醒后半卧位拔管。肌松四个成串刺激（train of four stimulation,TOF）测定 T_4/T_1 达到 0.7 时依然有残余肌松,因此对于肥胖患者,应强调 TOF 比值 0.9 的安全限。拔管前应常规做好放置口咽或鼻咽通气道、行双人面罩辅助通气和紧急气道处理（如置入喉罩和再次气管插管）的准备。肥胖患者离开 PACU 时,必须评估患者无刺激时无低通气或呼吸暂停,吸空气下 SpO_2 达到安全水平后,方可返回病房。吸空气下,出现难以解释的低氧血症,应保留气管插管并转运至 ICU。如果患者在术前已使用 CPAP,在术后到达 PACU 时立刻开始使用 CPAP。如出现反复插管、大量出血、紧急子宫切除等情况需推迟拔管,或转入 ICU。

三、术后镇痛

近年来,虽然随着镇痛药物的不断更新,剖宫产术后镇痛的效果有了明显的改善,但术后切口痛、镇痛不全,尤其子宫收缩导致的宫缩痛一直是较为棘手的问题。目前,自控静脉镇痛（patient-controlled intravenous analgesia,PCIA）和自控硬膜外镇痛（patient-controlled epidural analgesia,PCEA）是大多数医院剖宫产术后镇痛的首选方法。良好的术后镇痛不仅有利于肥胖患者早期活动,减少深静脉血栓和肺部并发症的风险,并且可促进早期母乳喂养。为尽量减少镇痛相关副作用,建议尽可能采用多模式镇痛。多模式镇痛包括使用低浓度局部麻醉药的椎管内镇痛,外周神经阻滞如腹横肌平面阻滞（transversus abdominis plane,TAP）,或者局部麻醉药持续切口浸润,联合对乙酰氨基酚和非甾体抗炎药来缓解疼痛,减少阿片类药物的使用。剖宫产术后,当前述的椎管内阿片类药物和非阿片辅助药应用后仍然出现爆发痛时,可以考虑口服羟考酮 5~10mg。

术后采用以何种镇痛方式为主,应结合术中的麻醉方式。如果术中采用椎管内麻醉,那么术后可选择鞘内注射吗啡（intrathecal morphine,ITM）,ITM 剂量 0.050~0.075mg,在获得满意的镇痛效果时副作用的发生率也较低；与椎管内吗啡给药相比,氢吗啡酮具有用量小、起效快、镇痛作用强、代谢产物无活性、副反应少等优点,已被广泛用于术后镇痛。如果术中采用全身麻醉下行剖宫产术,则肥胖患者术后可行 TAP 阻滞,并联合 PCIA。TAP 阻滞作为部分神经阻滞技术可减少术后阿片药物用量和阿片相关副作用,降低疼痛评分。肥胖患者对阿片类药物的呼吸抑制作用非常敏感,在术后早期采用阿片类药物静脉镇痛时,应尽可能采用最小剂量,推荐联合对乙酰氨基酚和非甾类镇痛药物,局部麻醉药和其他药物的多模式镇痛。术前合并 OSA 的患者,应尽量避免使用阿片类药物,此时神经阻滞是很好的替代方案。

四、麻醉注意事项

1. 肥胖患者进行急诊手术,经验丰富的麻醉科医师、产科医师对于缩短麻醉和手术时间及减少术后并发症非常重要。

2. 肥胖患者更易发生产后出血、深静脉血栓、感染等并发症,同时肥胖患者多为困难气道,需给予特别重视。

3. 肥胖患者术后深静脉血栓形成是术后早期猝死的独立危险因素,建议术前即开始抗凝治疗。

4. 肥胖患者所需液体应根据其瘦体重来计算,以达到等量补液的目的,尤其是合并心脏病的患者,需要严格控制液体摄入；否则，易发生肺水肿。

5. 肥胖患者术后均应持续吸氧，以维持 SpO_2 达到术前水平，并保持半卧位或端坐位。若患者家中已应用 CPAP，术后自主吸氧不能维持氧合，则恢复 CPAP。

第五节　术后监测并发症

肥胖增加手术后并发症的风险，如子宫内膜炎、尿路感染、切口感染、切口裂开、外周神经损伤、术后出血、深静脉血栓形成、肺动脉栓塞、肺水肿、围生期心肌病、肺不张、肺炎、哮喘、呼吸抑制、低氧血症、睡眠呼吸暂停、心肌梗死、心搏骤停及死亡等。充分的镇痛、早期下床活动、抗血栓形成治疗，以及呼吸功能物理治疗等都是术后恢复的关键。

一、呼吸系统

肥胖、OSA、全身麻醉、阿片类药物的应用等因素的联合作用可明显增加麻醉相关的术后呼吸并发症。Mhyre 等在一份密歇根患者死亡报告里，发现所有麻醉相关的死亡与气道梗阻或通气不足相关，并发症均发生在苏醒期或麻醉恢复期，而肥胖是这些并发症的主要危险因素。因此对肥胖患者术后进行有效的呼吸监测至关重要。

术后妊娠子宫的影响已经消除，肺功能得到部分改善。术后早期肥胖患者通常需要吸氧，尽量取半卧位，这种体位可以降低胸腔压力，改善呼吸功能；充分的镇痛有利于术后尽早下床活动，从而显著改善呼吸功能；有效的咳嗽对降低肺不张和防止误吸十分必要。采用多模式镇痛技术可减少肥胖患者对阿片类药物的需求，避免呼吸抑制的发生。

二、血栓的预防

静脉血栓栓塞是指血液在静脉管腔内发生异常凝聚，形成栓子，阻塞静脉，造成血液循环障碍，主要包括深静脉血栓和肺栓塞。VTE 是一种严重且具有潜在致死性的妊娠并发症。妊娠期由于特殊的生理改变，包括血液高凝状态、血流缓慢、血管压迫及分娩血管壁损伤，导致 VTE 发生风险明显增加，发病率约为非妊娠患者的 4~5 倍。VTE 总体发病率相对较低，但在发达国家中 VTE 仍是患者发病和死亡的主要原因，据美国 2006—2010 年数据显示，VTE 所致患者死亡占妊娠相关死亡的 9%。近 10 年来流行病学调查显示，我国孕产期 DVT 的发生率达 0.188%。尽管我国 VTE 发病率低于国外，但近年来呈现上升趋势逐渐引起临床医师的重视。

（一）VTE 风险评估

准确评估患者 VTE 发生风险并给予恰当的预防措施可以降低 VTE 发生率及相关的病死率。妊娠和产后血栓栓塞事件两个最主要的危险因素是既往存在血栓栓塞病史和易栓症（thrombophilia）的诊断，易栓症增加妊娠期 VTE 风险，而纯合子莱顿第 V 因子（factor V Leiden）突变的患者风险增加最为显著。产前制动和肥胖是 VTE 最重要的两个可变的风险因素，它们的结合可产生倍增效应。据英国患者死亡保密调查机构最近的报告显示，16 名死于肺栓塞的患者，81% 的病例超重或肥胖。和阴道分娩相比，剖宫产实际上倍增了产后静脉血栓性疾病的风险。与择期剖宫产相比，非计划剖宫产产后静脉血栓性疾病的风险更高。美国胸科医师学会确定了剖宫产术后静脉血栓性疾病主要和次要的风险因素（表 30-5-1）。

表 30-5-1 产后静脉血栓性疾病的主要和次要危险因素

主要危险因素:出现至少一个危险因素 *	次要因素:至少存在 2 个危险因素 *
• 胎儿不稳定(产前直接卧床≥1 周)	• BMI>30kg/m²
• 有静脉血栓性疾病病史	• 急诊剖宫产
• 子痫前期伴胎儿生长受限	• 多胎妊娠
• 血栓形成倾向	• 术后出血 >1 000ml
■ 抗凝血酶Ⅲ缺乏	• 吸烟>10 支/d
■ Ⅴ因子莱顿突变(杂合子或纯合子)	• 胎儿生长受限
■ 凝血酶原 G20210A 突变(杂合子或纯合子)	• 血栓形成倾向
• 医疗因素	■ 蛋白 C 缺乏
■ 系统性红斑狼疮	■ 蛋白 S 缺乏
■ 心脏疾病	■ 子痫前期
■ 镰状细胞疾病	
• 剖宫产产后出血≥1 000ml	
• 输血	
• 产褥感染	

* 至少 1 个主要危险因素或 2 个次要危险因素存在就应该进行静脉血栓的预防治疗

(二) VTE 预防措施

鉴于血栓栓塞事件相关的发病率和死亡率,识别和采取措施减少其发生率很有必要。尽管这项策略是基于专家意见,但是风险分层策略仍被推荐用于预防血栓栓塞事件。2010 年发表的一项荟萃分析发现,建立妊娠期和产后血栓预防推荐方案,尚缺乏证据。据表 30-4-1 列出的风险因素,美国胸科医师学会推荐剖宫产术后血栓栓塞预防方案如下:

1. 不存在 VTE 风险因素的患者 除早期活动,无须其他血栓栓塞预防措施。

2. 对于 VTE 风险增加的患者 存在 1 个主要或至少 2 个次要风险因素,应预防性应用低分子量肝素(low molecular weight heparin,LMWH);存在抗凝治疗禁忌证,应采取机械性预防措施。

3. VTE 风险较高的患者 在产褥期存在多种额外的风险因素,应在预防性应用 LMWH 的同时合用弹力袜和/或间歇充气压缩袜,而不是单独应用 LMWH。

4. 产后持续存在显著风险因素的患者 推荐延长预防性治疗时间(可延长至产后 6 周)。

总之,为防止椎管内麻醉造成硬膜外血肿等医源性事故,与产科医师就使用低分子量肝素进行沟通十分重要。英国皇家妇产科医师学院(RCOG)指南建议,不管是急诊还是择期剖宫产,肥胖患者均用低分子量肝素预防血栓形成。另外,RCOG 指南也建议经阴道分娩的肥胖患者均应采取预防血栓措施。

肥胖是患者值得关注的合并症,可导致高血压、糖尿病,甚至死亡。麻醉科医师在给此类患者麻醉前,需充分了解与肥胖患者相关的产科及麻醉风险,充分考虑可能出现的问题,并做出相应的计划。与产科团队的沟通对于提高治疗质量至关重要。每一项努力都应该为肥胖患者和胎儿提供最好的结果,但绝不能为了拯救一个结局未知的胎儿而威胁母亲的生命。

肥胖孕妇麻醉管理要点:

1. 肥胖患者应常规进行麻醉前咨询。

2. 病态肥胖患者的并存疾病使产科及麻醉管理更加复杂。

3. 妊娠和肥胖对重要脏器的影响是叠加的,能够导致生理储备功能的下降以及明显的功能受损。肥胖患者患糖尿病、缺血性心脏病、卒中、高血压、高凝状态、骨关节炎、胆囊疾病及妊娠相关并发症的风险增加。

4. 当计划行剖宫产术时,产科麻醉团队应该意识到肥胖患者需要更长时间的术前准备。

5. 椎管内麻醉下行剖宫产手术时,患者应在手术床上摆放为头高位20°~30°,必要时便于快速建立气道。

6. 全身麻醉诱导前对病态肥胖患者做详细的术前评估和准备是至关重要的。

7. 肥胖患者特殊的生理解剖给椎管内麻醉的实施和管理增加了难度,全身麻醉和麻醉相关并发症的发生率较高,要综合评估患者、胎儿、手术麻醉团队情况后选择最佳的麻醉方案。

8. 镇静药和阿片类药物的呼吸抑制作用强,因此使用多模式镇痛技术来改善术后镇痛效果和患者满意度,以便减少阿片类药物用量,减少术后呼吸系统不良事件的发生。

临床病例

患者:女,37 岁,身高 160cm,体重 105kg,BMI 41kg/m^2,ASAⅢ级。

主诉:停经 8 个多月,发现高血压 1 个月,双下肢水肿 4 天入院。

现病史:停经 8 个多月,自觉孕 35 周后,体力活动轻度受限制,休息时无自觉症状,一般体力活动引起疲劳,赴当地诊所测血压升高(具体不详)。4 天前来我院就诊,查血压 172/102mmHg,尿常规示"尿蛋白 ++",考虑"子痫前期",予住院,期间予拉贝洛尔片 0.1g q8h,查 24 小时蛋白尿 0.35g。产科 B 超提示"双顶径 108mm,头围 358mm,股骨长 74mm,腹围 396mm"。根据 B 超估计胎儿体重 4 300~4 500g,考虑"巨大胎儿可能"。门诊以"G$_1$P$_0$孕 36^{+1}周 LOA 待产,重度子痫前期,妊娠合并肥胖症"收住入院。

既往史:平素体健,无传染病史、冠心病史、过敏史、家族遗传史。2 年前曾有腰椎间盘突出手术史和全身麻醉史,患者有夜间打鼾、呼吸暂停、睡眠中觉醒等病史。

既往孕产史:无。

家族史:父母均无高血压、糖尿病和肥胖症等病史,否认明显遗传病史。

查体:T 36.5℃,BP 163/92mmHg,R 22 次/min,P 81 次/min。心肺未见明显阳性体征,腹部膨隆,胎心 142 次/min,两下肢和背部水肿(+),Mallampatti 气道分级Ⅳ级,头部后伸受限,甲颏距离 5cm。

辅助检查:血常规、凝血功能、心电图、心肌酶谱、心脏彩超及胎心监测等均无异常。谷丙转氨酶(ALT)66U/L,谷草转氨酶(AST)78U/L。双下肢动静脉超声:双侧下肢动脉血流通畅 双侧下肢深静脉血流通畅。肺功能:中度限制性通气功能障碍、弥散功能障碍。

住院期间特殊用药:依诺肝素针(克赛)40mg qd 皮下注射,连续 3 天;硫酸镁 2.5g 溶于 10% 葡萄糖 20ml 静推 20 分钟,继而 1g/h 维持 12 小时,连续 3 天。

术前经过:

(一)多学科会诊

1. 呼吸内科意见 ①患者系病态肥胖,为了减少术后肺不张,术前应鼓励患者深呼吸和咳嗽等呼吸功能锻炼;②术后疼痛会影响呼吸功能锻炼,会增加术后并发症(例如 DVT 形成),因此充分的术后镇痛非常重要;③病态肥胖增加术后并发症的风险,包括低氧血症、肺不张、深静脉血栓形成、肺栓塞、肺炎、肺水肿等,不排除术后继续呼吸支持;④建议分娩后在 ICU 或病房监护室进一步监护。

2. 产科意见 ①根据 B 超估计胎儿为"巨大胎儿可能",分娩方式选择剖宫产;②肥胖是深静脉血栓形成(DVT)的独立危险因素,该患者 VTE 风险评分 5 分,属高危,产后 12 小时继续使用低分子量肝素(法安明 5 000U 皮下注射),1 次/d;③术前合并重度子痫前期,术后 3 天继续给予硫酸镁预防子痫发作;④患者产后出血的风险增加。

3. 麻醉科意见 ①患者合并重度子痫前期,心功能Ⅱ级,ASA 分级Ⅲ级(BMI>40kg/m²);②2 年前曾有腰椎间盘突出手术史,而且穿刺部位水肿,BMI>40kg/m²,国内大部分医院仅有 10cm 长穿刺针,因此椎管内麻醉相对禁忌;③气道的评估为面罩通气困难和气管插管困难,且有全身水肿,采用快速序贯诱导,可视喉镜插管难度仍然较大,建议选择清醒纤维支气管镜插管;④建议术后送 ICU 进一步监护。

4. 患者及家属意愿 了解风险后,决定全身麻醉下行剖宫产手术,并签署知情同意书。

(二) 麻醉管理

1. 开放静脉通道及建立有创监测 三方核对后,开放静脉通道,常规心电监测,局麻下行左桡动脉穿刺置管(超声引导),监测有创血压;听胎心监测。

2. 气管插管前准备 给 1% 丁卡因行咽喉部黏膜表面麻醉,环甲膜穿刺气管内注入 1% 丁卡因 3mL,瑞芬太尼 0.05μg/(kg·min)静脉持续泵入,艾司洛尔 0.05mg/(kg·min)静脉持续泵入,清醒纤维支气管镜插管前,给氧去氮 3 分钟,操作者位于患者头前,患者颈下垫一个薄枕,使头尽量后仰。

3. 麻醉诱导和气管插管 气管插管前,常规消毒铺巾、导尿等一切准备就绪;并与产科医师沟通,从切皮到胎儿娩出时间,新生儿科医生待命做好新生儿抢救的准备。当纤维支气管镜(简称"纤支镜")见到会厌及声门,嘱患者做深呼吸,在患者吸气时将纤支镜轻柔进入气管内隆突上约 5cm,再将气管导管送入气管内,退出纤支镜。插管过程中严密监测血压、心率、心电图及 SpO_2 变化。插管后静脉注射顺阿曲库铵 0.2mg/kg,丙泊酚 2mg/kg,瑞芬太尼 0.5μg/kg,上述 3 种药物均以 LBM 计算给药;明确 $P_{et}CO_2$ 曲线,听诊调节气管导管位置,妥善固定气管导管,机械通气控制呼吸。

4. 麻醉维持 气管插管后,立即吸入高流量氧气,吸入七氟烷达到 1.0MAC 浓度,持续泵入丙泊酚 0.05~0.1mg/(kg·min),胎儿娩出后七氟烷降至 0.75MAC 维持麻醉。为防止术中知晓,BIS 值低于 60。胎儿娩出后,静脉注射咪达唑仑 3mg,舒芬太尼 20μg 加深麻醉;并用外周神经刺激器监测肌松情况。给缩宫素 2U 静脉推注,18U 缩宫素加入生理盐水 500ml 静脉滴注。潮气量 8ml/kg,$FiO_2$70%,辅助 $8cmH_2O$ PEEP 和采取头稍高脚低位等方式改善肥胖患者的氧合,在术中和拔管前实施肺复张策略;$P_{et}CO_2$ 维持在 30~35mmHg 之间。麻醉诱导到胎儿娩出 14 分钟,切开子宫到胎儿娩出 <3 分钟。胎儿 1 分钟与 5 分钟 Apgar 评分分别为 9 分和 10 分,体重 4 400g。

5. 麻醉苏醒 考虑该患者为病态肥胖,术前使用过硫酸镁 3 天,术后继续使用硫酸镁,拔管时机不当会发生气道阻塞、低通气量和呼吸睡眠暂停等,甚至死亡的风险。因此,在肌松监测下指导拔管,当 TOF>0.9,BIS>90,并在拔管前有足够的潮气量,采取半卧位拔管,拔管后送 ICU 继续监护。

(三) 术后镇痛

1. 无论该患者术中采用全身或椎管内麻醉,由于术后用低分子量肝素继续抗凝,因此术后以 PCIA 为主的多模式镇痛方案。

2. 完善的术后镇痛对术后早期活动是至关重要的,早期活动可以减少深静脉血栓和肺部并发症的风险。

3. 由于肥胖患者对阿片类药物的呼吸抑制作用非常敏感,因此在术后早期采用阿片类药物静脉镇痛时,尽可能采用最小剂量,推荐多模式镇痛。

4. 个体化的多模式镇痛方案可为患者提供更好的镇痛效果和满意度。包括超声引导下双侧 TAP(每侧 0.25% 罗哌卡因 20ml)阻滞;PCIA 舒芬太尼 30μg+氟比洛芬酯 400mg,用生理盐水配制到 200ml;镇痛泵设置为背景剂量 4ml/h,PCA1ml,锁定时间 15 分钟。联合对乙酰氨基酚每 6 小时口服 650mg。

5. 良好的术后镇痛可促进母乳喂养,尽管分娩后前几天的初乳量很小,但镇痛药仍然存在有转移至哺乳婴儿体内,因此应告知患者,镇痛药有转移到母乳喂养的新生儿体内。

6. 术后镇痛期间,患者需要吸氧,尽量取半坐位,并在常规 SpO_2 监护下镇痛。

(四) 该患者围手术期主要风险

1. 该患者 VTE 风险评分 5 分,属高危,围产期易发生深静脉血栓(DVT)和肺栓塞。

2. 该患者在麻醉诱导期易出现面罩通气困难和气管插管困难,因不能插管和不能通气导致死亡的风险。

3. 在麻醉诱导期和拔管期所有的患者都应被视为饱胃人群,尤其是病态肥胖患者,发生反流误吸的风险大大增加。

4. 围手术期血流动力学的调控非常重要,尤其是气管插管和拔管期要保证血流动力学的平稳,避免心脑血管意外发生。

5. 肥胖患者产后出血的风险增加,产后出血仍然是患者死亡的主要原因。

6. 肥胖患者接受全身麻醉,需要加用 PEEP 正压通气以减少肺不张,但是呼吸参数的设置必须合适,既要保证足够的通气又要防止气压伤;术后在清醒且肌松完全恢复时拔管,避免低通气量和呼吸道梗阻而发生麻醉意外。

7. 2 年前曾有腰椎间盘突出手术史,穿刺部位水肿,选择椎管内麻醉,可能发生穿刺困难和/或麻醉效果不满意,需要紧急改全身麻醉。

(五) 小结

1. 本例患者心功能Ⅱ级,ASA 分级Ⅲ级,经产科评估"巨大胎儿可能"拟行剖宫产手术;尽管在困难气道方面,产科麻醉团队术前做好了充分准备和应急预案,但是剖宫产手术风险仍较高,对于技术条件、硬件设施和多学科协作不完备的医院不推荐,要转诊到有条件的医院。

2. 本例患者气道评估高度怀疑困难气道,而椎管内麻醉相对禁忌,因此首选全身麻醉(清醒气管插管)。而清醒气管插管带来的血流动力学不稳定是一个严峻的问题,尤其在术前已合并重度子痫前期,在清醒气管插管和拔管的过程中,极有可能引起血压剧烈升高,甚至导致脑出血。因此,在插管前建立有创血压监测,合理使用短效镇痛药、降压药物、有效的表面麻醉以及熟练掌握纤维支气管镜气管插管技术显得极其重要。

3. 本例患者全身麻醉拔管后发生气道阻塞的危险性显著增加。由于合并重度子痫前期,术前已使用硫酸镁 3 天,而硫酸镁抑制神经肌肉接头处乙酰胆碱的释放,延长多种非去极化肌松药的作用时间并增加其效能,使患者苏醒延迟。除了使患者在清醒前恢复肌力,恢复足够的潮气量外,肌松监测和 BIS 监测非常重要,强调 TOF 比值要 >0.9 才能拔管;并做好紧急气道处理的准备,如喉罩、再次气管插管等,至少在吸空气下 SpO_2 达到术前水平,方可返回病房。

相关要点及解析

妊娠患者 VTE 发病率是非妊娠患者的 4~50 倍,而肥胖患者 VTE 的发病率是非肥胖患者的 2 倍以上,自妊娠早期始发生血栓的风险就有所增加,产后最高,尤其是产后 1 周。产后发生 VTE 的主要危险因素有:既往有 VTE 病史、子痫前期伴有胎儿生长受限、产前严格卧床 1 周以上、产后出血 1 000ml 以上、输血、产后感染等。次要危险因素有:BMI>30kg/m^2、子痫前期等。

预防静脉血栓形成和肺栓塞是预防血栓形成的关键。肥胖患者围手术期血栓事件风险特别高。低分子量肝素、充足的补液、早期下床活动和物理治疗,都可以降低血栓栓塞事件的发病率。关于低分子量肝素的使用,有必要与产科医师沟通以防医源性事故发生。根据第 3 次关于抗凝血与椎管内麻醉的专家共识会议,使用低分子量肝素进行血栓预防的患者可以安全地进行蛛网膜下隙阻滞和连续硬膜外麻醉。低分子量肝素的安全使用是基于其每日总剂量,术后第 1 次使用的时间以及剂量时间表。以每日 1 次给药为例:术后第 1 次低分子量肝素剂量应在手术后至少 6~8 小时进行,术后第 2 次剂量与第一次给药时间至少间隔 24 小时。硬膜外导管留置期间是安全的,然而导管拔出时与低分子量肝素最后一次给药时间至少间隔 10~12 小时。随后的低分子量肝素给药时间至少应在导管拔出 2 小时后进行。

思考题

1. 肥胖患者妊娠期呼吸系统有哪些病理生理学改变?对该类患者麻醉前如何进行气道的评估?
2. 椎管内麻醉对肥胖患者气道的影响?
3. 肥胖患者预防误吸的措施有哪些?
4. 肥胖患者全身麻醉维持的目标是什么?
5. 病态肥胖患者术前评估时存在面罩通气困难和气管插管困难,全身麻醉期间围手术期可能出现哪些问题,如何防治?

(付树英　胡明品)

推荐阅读

[1] CHESTNUT DH.,WONG CA.,TSEN LC.,et al. Chestnut's Obstetric Anesthesia Principles and Practice. 5th ed. Holland:elsevier,2015:1141-1156.
[2] MOON TS,VAN DE PUTTE P,DE BAERDEMAEKER L,et al. The Obese Patient:Facts,Fables,and Best Practices,Anesthesia & Analgesia,2021,132:53-64.
[3] MUSHAMBI MC,ATHANASSOGLOU V,KINSELLA SM. Anticipated difficult airway during obstetric general anaesthesia:narrative literature review and management recommendations. Anaesthesia,2020,75:945-961.
[4] GRASSI L,KACMAREK R,BERRA L.Ventilatory Mechanics in the Patient with Obesity.Anesthesiology,2020,132:1246-1256.

第三十一章

分娩镇痛中转剖宫产麻醉

本章要求

1. 掌握中转剖宫产硬膜外麻醉失败后的处理方法及流程。
2. 熟悉分娩镇痛中转剖宫产指征及意义。
3. 熟悉分娩镇痛中转剖宫产的麻醉方式和处理流程。
4. 了解剖宫产硬膜外麻醉失败的原因及影响因素。

根据 2010 年 WHO 相关文献报道,我国临产后无医学指征中转剖宫产数占分娩总数的 2.4%,临产后有医学指征中转剖宫产数占分娩总数的 14.9%,而临产后中转剖宫产总数占总剖宫产数的 37.24%。另有资料显示,有 12.9%~71.9% 的产妇由阴道分娩中转剖宫产。因此,临床在实施分娩镇痛时需同时考虑为阴道分娩中转剖宫产的产妇提供安全、有效、及时的麻醉。椎管内麻醉可在分娩镇痛过程中因异常情况需实施紧急剖宫产时,直接用于剖宫产麻醉,是目前应用最为广泛的分娩镇痛方法。本章将基于中转剖宫产的指征危急程度对分娩镇痛中转剖宫的麻醉选择与管理进行阐述。

第一节 分娩镇痛中转剖宫产的可能指征

尽管每个尝试经阴道分娩的孕妇都经过产科医生充分评估试产条件,但并不意味所有产妇均可顺利经阴道娩出胎儿。产科医师仍需充分评估分娩过程中母婴的情况,权衡利弊,决定是否继续阴道试产,或改行急诊剖宫产术。参考国外的产科专家共识建议,对于急诊剖宫产,自决定改行剖宫产术至胎儿娩出的时间间隔应控制在 30 分钟内,缩短这一时间间隔可明显改善新生儿的预后。尤其在产妇心搏骤停情况下,若在 5 分钟内将胎儿取出,可大大减少新生儿脑部并发症。短时间内完成麻醉和胎儿娩出需要产科医师、麻醉科医师、手术室护士和新生儿科医师充分有效配合,才能保障母婴安全。考虑急诊剖宫产麻醉方案的选择需要综合考虑手术的紧迫性以及母胎的健康状况,麻醉科医师应熟悉急诊剖宫产术的可能指征。本节根据剖宫产的危急程度将分娩镇痛中转急诊剖宫产术分为:即刻剖宫术和紧急剖宫产术。

一、即刻剖宫产

即刻剖宫产是基于产妇心搏骤停而制定的围死亡期剖宫产方案。对于妊娠 24 周以上的孕妇,若发生心搏骤停,在心肺复苏 4 分钟后仍未建立自主循环时则应立即行围死亡期剖宫产,并争取于心搏骤停后 5 分钟以内娩出胎儿。及时实施围死亡期剖宫产,可从根本上缓解子宫对下腔静脉、主动脉的压迫,增加心排血量,进而显著改善孕妇的血流动力学,提高母婴双方的存活率。基于围死亡期剖宫产概念而建立的即刻剖宫产,可应对产房中多种突发危及胎儿或产妇生命的紧急状况,从而预见性地降低孕产妇和胎儿的死亡率,对于安全有效解决产科危机事件具有积极意义。

在一项收集了2万余例分娩病例的研究中,5 052例剖宫产(25.2%)中有126例为即刻剖宫产(6.3‰),这等同于在年分娩量12 000的医院产房,即刻剖宫产发生6.3次/月。这项回顾性分析发现,常见的即刻剖宫产指征包括:分娩中胎心异常(部分Ⅲ类胎心、不能缓解的严重胎心减速)、脐带脱垂、严重胎盘早剥、瘢痕子宫阴道试产时疑似子宫破裂。除了上述指征,即刻剖宫产也曾见于下列情况:羊水栓塞、肩难产保守治疗无效、急性肺水肿。

二、紧急剖宫产

此外,不少产妇因在试产过程中的各种情况而需改行计划外的"紧急剖宫产"。虽然相比即刻剖宫产而言,紧急剖宫产一般有较为充分的准备时间,但由于原因上更为复杂多变,熟悉试产中转剖宫产的指征,有利于麻醉科医师权衡利弊,在实施分娩镇痛与中转剖宫产手术时选择更合适的麻醉方法。

1. 脐带受压/脱垂　分娩过程中脐带脱垂的发生率为0.2%~0.6%,常见原因包括脐带过长、先露异常、低出生体重、多产次、多胎妊娠及人工破膜。脐带脱垂引起脐带受压会很快导致胎儿窒息,如果脐带脱垂伴随顽固性胎儿心动过缓,应改行急诊剖宫产术。

2. 子宫破裂　子宫瘢痕分离或裂开是子宫破裂最常见的类型,大多数病例是无症状的,并不导致孕妇或胎儿死亡。然而,完全性子宫破裂是子宫壁的全层裂开,可导致胎儿窘迫和/或产妇出血,需要行急诊剖宫产。值得注意的是,合并瘢痕子宫并不是硬膜外分娩镇痛的禁忌证,因为低浓度局部麻醉药不能掩盖子宫破裂的疼痛,临床上应更加注意试产过程中子宫张力或收缩模式的突然变化以及胎心监护异常,及时发现子宫破裂的迹象,更改分娩方式。

3. 胎盘早剥　胎盘早剥是指正常附着的胎盘在胎儿娩出前部分或全部从子宫壁剥离。严重的胎盘早剥会导致母体循环不稳定和胎儿窘迫,威胁母婴生命。对于胎儿有存活可能者,应监测胎心并尽快急诊剖宫产挽救胎儿,若胎儿已死亡,亦应急诊行剖宫产抢救母亲生命。

4. 胎儿宫内窘迫　胎儿宫内窘迫可由多种原因引起(如药物、胎盘、产妇、胎儿自身等),表现为胎儿在子宫内缺氧和酸中毒,严重可危及生命。值得注意的是,椎管内分娩镇痛可能会引起胎儿心动过缓,原因尚不清楚,考虑与子宫张力增加,子宫胎盘灌注降低,进而导致的胎儿缺氧有关。对于分娩镇痛后胎儿心动过缓可首先考虑通过一系列宫内复苏的保守治疗来处理,包括吸氧、纠正低血压、抑制过强的子宫收缩、停止给予外源性缩宫素、胎儿头皮刺激等。如果宫内复苏无效,需要考虑及时改行急诊剖宫产。

5. 前置胎盘伴出血　指的是胎盘位置于胎儿先露部之前,发生率约为0.5%。低置胎盘若出血不多,在少数情况下可以允许经阴道分娩,但伴有活动性出血或产妇生命体征不稳定时,应行急诊剖宫产。

6. 胎位异常　胎位异常包括横位、胎头高直后位、前不均倾位、臀位(足先露)、面先露等。若在试产过程中胎儿未能自发转成枕前位或者产科体外转位术失败,胎儿随着产程时间延长可能存在窒息风险。因此,对于经产科医师判断难以经阴道分娩者应转急诊剖宫产。

7. 产程异常　参照《新产程标准及处理的专家共识(2014)》,潜伏期延长已不能作为剖宫产的指征。新产程规定:破膜后宫口扩张≥6cm,宫缩良好但宫口停止扩张≥4小时为活跃期停滞;如宫缩乏力,宫口停止扩张≥6小时方可诊断为活跃期停滞。剖宫产指征较之前"2小时宫口扩张无进展"明显放宽,给予孕产妇充分的试产时间,有利于降低剖宫产率。但此过程中由于产程的延长,应加强对母胎状况的监护,警惕胎儿窘迫、子宫破裂及产后出血等,必要时更改分娩方式。

8. 相对头盆不称　相对头盆不称指自然分娩过程中出现胎儿大小和产妇骨盆不能相互匹配的现象,常需在产程进展中逐步发现。

9. 产时发热　由各种原因引起体温调节中枢的功能障碍,体温升高超出正常范围。高热或者长时间发热可能对胎儿大脑产生有害作用。对于发热产妇,产科医生根据母婴监测情况予以必要的降温措施,如果发生胎心变化及产妇异常情况应立即实施急诊剖宫产术。

10. 其他原因　社会因素同样是围产期改行剖宫产术的重要原因:①孕妇害怕自然分娩的疼痛;②部分孕妇及家属认为剖宫产比自然分娩更安全;③由于当前社会医患关系紧张,产科又是医疗纠纷高发科室,为了避免医疗纠纷,入院后过分向孕妇强调自然分娩过程中有可能发生的异常情况,加重了孕妇及家属对自然分娩的恐惧。

第二节　分娩镇痛中转剖宫产的麻醉方式与管理

效果确切且能快速中转剖宫产是分娩镇痛需要考虑的要旨之一,而全产程的椎管内分娩镇痛可为快速中转剖宫产,尤其是在面对需要分秒必争的"即刻剖宫产"时的麻醉提供坚实的保障。一般而言,麻醉方式的选择取决于手术的紧急程度、母胎的生命体征、医生和患者的倾向性以及医疗安全。因此,对于已接受椎管内分娩镇痛的产妇而言,根据剖宫产的缓急程度需要采用不同的临床路径。

一、分娩镇痛中转剖宫产的麻醉流程

(一)分娩镇痛中转即刻剖宫产

即刻剖宫产时,由于母婴的情况均极为紧急,一般不允许麻醉科医师重新实施椎管内麻醉。因此,对于需要中转即刻剖宫产的产妇,应首先明确椎管内分娩镇痛的阻滞平面,对于没有阻滞平面或阻滞平面不能满足手术要求的,应立即行全身麻醉,以尽快实施即刻剖宫产(图31-2-1)。

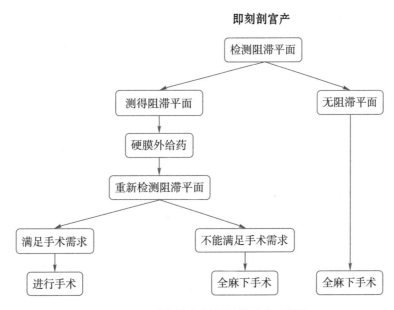

图31-2-1　分娩镇痛中转即刻剖宫产路径图

(二)分娩镇痛中转紧急剖宫产

一般而言,产房试产过程中的产妇应有产科医师和助产士的严密监护,及时发现产程进展中可能危及母婴的风险,并更改分娩方式。因此,对于大部分分娩镇痛中转急诊剖宫产属于紧急剖宫产,麻醉科医师有相对充分的时间制定麻醉方案。一项调查研究报告显示,对于硬膜外分娩镇痛中转的紧急剖宫产,89%的麻醉科医师会选择硬膜外麻醉。对于镇痛效果确切的产妇,可直接通过硬膜外导管给予高浓度局部麻醉药以完成手术麻醉的转变。对于没有阻滞平面或阻滞平面不能满足手术要求的产妇,可在母婴条件允许的前提下选择重新实施椎管内麻醉,否则应立刻实施全身麻醉,尽快娩出胎儿(图31-2-2)。

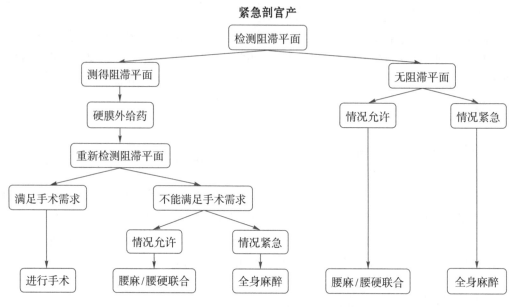

图 31-2-2　分娩镇痛中转紧急剖宫产路径图

二、分娩镇痛中转剖宫产时的硬膜外麻醉

（一）硬膜外麻醉的药物选择与用药时机

硬膜外麻醉是由分娩镇痛中转为急诊剖宫产的首选麻醉方式。在熟悉路径的基础上，药物选择至关重要。美国多采用对心脏毒性较小的利多卡因和氯普鲁卡因，常用的药物选择为：利多卡因混合剂（2% 利多卡因 20ml+0.1% 肾上腺素 0.15ml+8.4% 碳酸氢钠 2ml+100μg 芬太尼）或 3% 氯普鲁卡因 20ml。后者虽然在起效时间上较前者慢约 90 秒，但不需要费时配制，并减少了药物污染、剂量误差、药物配伍错误等风险。0.75% 罗哌卡因或 2% 利多卡因是国内最为常用的硬膜外麻醉药物，同样可满足大多数情况下分娩镇痛中转急诊剖宫产的麻醉，但对于必须快速取出胎儿的紧急情况，国内同样有研究显示普鲁卡因或碳酸利多卡因在起效时间上更有优势。

除了考虑局部麻醉药的起效时间外，提前或尽早使用局部麻醉药也可为分娩镇痛中转剖宫产时尽早达到实施剖宫产所需的麻醉平面争取时间。因此，不少学者主张在推送至产房手术室离开产房或途中开始用药。需要明确的是，如果情况不是十分紧急，且从产房至中心手术室较远，则应充分考虑在没有监护情况下于运送途中给药的利弊。一项丹麦、挪威、瑞典三国的调查数据显示，90% 的医院产房转运至手术室的时间少于 5 分钟，33% 在产房开始硬膜外推注局部麻醉药，80% 医院会告知住院医师使用这一方法启动即刻剖宫产。美国麻省总院和西北大学芬堡医学院普伦蒂斯妇女医院产房的做法为离开产房前给药，离开前测量一次血压，到达手术室后立即重新测量血压，最大限度地保证血流动力学的稳定。目前国内有关这一方面的数据并不充分，各医院应根据自己的实际情况，权衡利弊，制定出相应的即刻/紧急剖宫产麻醉应急预案。

（二）硬膜外麻醉阻滞失败的原因和影响因素

根据相关的回顾性研究显示，在硬膜外分娩镇痛中转剖宫产的产妇中，7.1% 不能满足手术麻醉的要求，其中 4.3% 的产妇需要转为全身麻醉。湖北省妇幼保健院 2020 年报告的硬膜外镇痛转为全麻剖宫产的比例为 3.5%。综合临床中大量相关研究，硬膜外分娩镇痛中转剖宫产的麻醉效果不能达到手术要求可能与以下因素相关：

1. 硬膜外导管位置异常　参考回顾性研究分析，约 12% 的产妇存在分娩镇痛效果不佳，其中 5.2% 由于首次硬膜外置管失败（原发性），6.8% 出现镇痛不全（继发性），提示在为已实施硬膜外分娩镇痛的产妇实施剖宫产麻醉时，应首先检查硬膜外导管位置，并排除分娩镇痛期间产妇活动导致的硬膜外导管异常移位。

一项回顾性研究分析显示,相较于非专科麻醉医师,专科麻醉医师分娩镇痛中转剖宫产硬膜外麻醉的失败率更低(1.6%*v.s.* 7.2%),主要原因为后者能更熟练地通过调整硬膜外导管解决问题。另一方面,专科麻醉科医师重置硬膜外导管的失败率亦较低(<2%),可有效降低在实施分娩镇痛时首次硬膜外导管置入的位置异常。另外,有学者发现,85%的硬膜外麻醉失败案例可通过拔出硬膜外导管1cm达到满意的手术麻醉。

2. 硬膜外镇痛用药选择和镇痛时间　为避免或减少产妇对药物敏感性随时间推移而降低的问题,有部分麻醉科医师习惯在硬膜外分娩镇痛采用中、长效局部麻醉药。选择此类药物在改行剖宫产时应考虑分娩镇痛期间产妇活动导致的硬膜外导管异常移位。因为在发生上述情况时,中、长效局部麻醉药的镇痛效果往往还能持续一段时间。这一"空窗期"给人以导管依旧在位、正常镇痛的假象,这可能是造成部分硬膜外麻醉不能满足急诊剖宫产手术麻醉的原因。由此,有研究认为使用利多卡因复合芬太尼混合制剂,相对于单用利多卡因、丁哌卡因、左旋丁哌卡因,可减少硬膜外剖宫产麻醉的失败率。此外,长时间的硬膜外分娩镇痛同样是影响手术时麻醉效果的重要原因:首先,长时间的连续硬膜外分娩镇痛时注入大量低浓度局部麻醉药,导致随后注入的高浓度局部麻醉药被稀释;其次,长时间使用局部麻醉药产生的局部麻醉药耐受也可能是导致分娩镇痛中转剖宫产硬膜外麻醉效果不佳的重要原因,在处理这种情况时,需要更换其他局部麻醉药。

3. 其他因素　此外,不少研究指出产妇个人生理上的差异和妊娠相关因素同样可影响分娩镇痛转行剖宫产术时的麻醉效果,综合如下:年轻产妇、身高高于167cm、妊娠体重指数大、胎儿妊娠周数过大、多于2次硬膜外追加药、剖宫产前2小时内硬膜外追加药、硬膜外置管时间>12小时、非产科麻醉医师管理、即刻/紧急剖宫产。

三、分娩镇痛中转剖宫产时的全身麻醉

在常规情况下,椎管内麻醉是剖宫产手术的首选。但当产妇存在椎管内麻醉禁忌证(如凝血功能异常、脊柱解剖异常穿刺困难、穿刺部位有感染、休克等),或存在母婴安全问题须争取时间救治时,在有全麻设备、物品及药品准备齐全,麻醉科医师能熟练掌握气管插管技术时应选择全身麻醉。

(一)全麻剖宫产的术前准备

1. 设备的准备　麻醉机、监测仪、气管导管、喉镜、困难气道用具(可视喉镜、光棒、纤支镜)、负压吸引器。

2. 药物的准备　丙泊酚,阿片类药物(瑞芬太尼、舒芬太尼、芬太尼),琥珀酰胆碱,罗库溴铵,七氟烷等。

3. 产妇的准备　急诊剖宫产者均应按饱胃处理,并且在实施全身麻醉之前常规使用抗酸药或甲氧氯普胺、雷尼替丁等预防产妇恶心、呕吐发生。特别是麻醉诱导和苏醒拔管阶段,是发生呕吐反流误吸的高发时段,应高度重视。

4. 人员的准备　在实施全身麻醉前应及时通知产科主刀医师、新生儿科医师和新生儿护师到场。在条件允许的情况下,尽量在多学科人员均在场后再实施全身麻醉,以保证母婴安全。

(二)全身麻醉剖宫产的药物选择

经典的剖宫产全麻用药为硫喷妥钠和琥珀酰胆碱,也就是全麻药与肌松药的组合,但国内临床中丙泊酚已经逐渐取代了硫喷妥钠等全麻药,不少学者推荐使用"丙泊酚+瑞芬太尼+琥珀酰胆碱"组合。考虑琥珀酰胆碱目前仍是起效时间最快的肌松药,而缩短全麻诱导时间是剖宫产麻醉的关键,意味着对胎儿影响更小,因此,剖宫产全麻诱导更多推荐首选琥珀酰胆碱。如果没有琥珀酰胆碱,也可选罗库溴铵。胎儿娩出后其他肌松药和阿片类药物均可使用。

参考《中国产科麻醉专家共识(2017)》,剖宫产全麻推荐采用快速序贯诱导,诱导前可吸纯氧3~5分钟,或深吸气5~8次(5~6L/min),随后静脉注射丙泊酚1.5~2.5mg/kg复合使用1.0~1.5mg/kg琥珀

酰胆碱或罗库溴铵 0.6~1.0mg/kg。如果血流动力学不平稳,也可静脉注射 0.2~0.3mg/kg 依托咪酯或者 1~1.5mg/kg 氯胺酮。接受硫酸镁治疗的孕产妇肌松药适当减量,可采用吸入麻醉或者静吸复合麻醉维持。避免过度通气,防止胎儿酸中毒。胎儿取出后,可适当追加芬太尼或舒芬太尼等阿片类药物。降低吸入麻醉药浓度或停用麻醉药,以免影响宫缩。

目前剖宫产全麻中的阿片类药物使用仍然存在争议。由于阿片类药物会造成胎儿娩出后的呼吸抑制,因此既往剖宫产全麻诱导严禁使用阿片类药物。参考以往文献,美国过去不少医疗机构在全麻剖宫产麻醉诱导时不使用阿片类药物,而是采用七氟烷＋丙泊酚＋肌松药的组合,胎儿娩出后才使用阿片类药物,并且将七氟烷浓度降至 0.5MAC 维持麻醉。然而,随着近年来药物不断地更新迭代,新一代阿片类药物瑞芬太尼具有起效快、代谢快、短效无蓄积等特点,尽管很容易通过胎盘屏障,但在脐血中水解或进入胎儿体内可快速代谢并再分布,在有效剂量(0.5~1μg/kg)之内对胎儿的呼吸影响小。若胎儿娩出后出现呼吸抑制,也可迅速采用纳洛酮进行拮抗。丙泊酚配合小剂量瑞芬太尼可以减少产妇气管插管时的刺激,特别是妊高征产妇,更有利于循环稳定。另外,七氟烷也可用于剖宫产全麻诱导,但胎儿娩出后减小吸入浓度,避免对子宫收缩产生影响。

(三)全身麻醉剖宫产的注意事项

1. 反流误吸和环状软骨按压　选择剖宫产全麻,我们要警惕反流误吸的发生。妊娠期间激素改变、胃解剖位置改变使其胃排空减缓、食管下段张力下降,使孕产妇较其他患者更容易发生反流误吸。再加上全身麻醉导致吞咽、气道反射消失,从而增加了反流物误吸的概率。针对反流误吸,目前有一系列的预防措施:①术前服用非颗粒型抗酸剂柠檬酸钠;②H$_2$受体阻滞剂西咪替丁;③胃动力剂甲氧氯普胺;④质子泵抑制剂奥美拉唑。

除了药物预防之外,进行环状软骨按压在一定程度上也可以降低反流误吸的风险。但需要明确的是,麻醉医师在完成气管插管时,环状软骨按压需要有人员协助两人配合,单人操作难以完成。在临床工作中随时发生紧急情况,需要协助的人员有可能不知道怎样按压,或按压的力度和方位不当,影响环状软骨的按压效果,反而妨碍插管的操作。因此,平时需要培训手术室所有医护人员正确的按压操作,全麻诱导时有效的按压方式才能起到预防反流误吸的作用。同时手控呼吸气囊通气时,采取高氧流量少捏气囊或小压力、小容量捏气囊操作也是预防反流误吸的重要环节。

2. 产妇气道管理　剖宫产全麻一般都将产妇当作饱胃病人处理,剖宫产全麻一般不建议使用喉罩,而以气管插管为主。尽管现已出现胃食管引流型喉罩,但胃食管引流型喉罩只在胃内容物为液体时才具有良好的吸引作用,而对于试产过程中曾食用固体食物的产妇,放置引流管也很难将食物吸出,存在安全隐患。另一方面,当产妇出现以下困难气道情况:①肥胖、颈短;②气道水肿;③变异困难气道等特殊情况,则可以采取喉罩通气保障供氧,保证母婴安全。

3. 新生儿抑制和麻醉深度　全麻药物可以通过胎盘屏障直接进入胎儿体内,或者影响母体的循环血压,从而影响胎盘供血,药物对子宫胎盘血管以及脐血管也会产生影响。对于接受全麻剖宫产的产妇,应当选择合适的麻醉药物,应用药物的最小有效剂量,主张复合用药。此外,剖宫产全麻诱导要在手术准备(消毒、铺巾)完成后开始,尽量控制诱导到胎儿娩出时间在 10 分钟之内,以尽量避免潜在的新生儿抑制。

另一方面,部分麻醉科医生过度减少麻醉药用量,在减少新生儿抑制的同时忽略了麻醉深度,产妇甚至处于浅麻醉状态。事实上,由浅麻醉造成的风险远远大于足够麻醉深度引起新生儿抑制的危险。为了在一定程度上减少全麻药用量,有学者推荐配伍一些非麻醉药物:如小剂量硫酸镁抑制应激反应,或在麻醉诱导前以 0.2~0.5μg/(kg·h)持续泵注右美托咪定,后续维持在 0.1~0.2μg/(kg·h)的泵速。此外,也有研究推荐在胎儿娩出后使用咪达唑仑以预防全凭静脉麻醉中术中知晓的发生。

患者:女,27 岁,身高 160cm,体重 69kg,BMI 26.9kg/m²,ASA Ⅱ级。

主诉:孕 40 周,阴道排液 2⁺ 小时。

现病史:此孕经过顺利,规律产检。凌晨 01:00 开始无明显诱因出现阴道排液,色清,量如平日小便量,伴下腹胀痛,无阴道流血等不适,自觉胎动正常。现急诊入院。

既往史:平素体健,无传染病史、手术史、过敏史、家族遗传史。

既往孕产史:孕 1 产 0。

家族史:父母均无高血压、糖尿病等病史,否认明显遗传病史。

查体:T 36.5℃,P 117 次/min,R 20 次/min,BP 130/76mmHg。心肺听诊无异常,腹隆起,肝脾未及,四肢无水肿。产科检查:腹部膨隆,腹软,无压痛,无反跳痛,可及宫缩,宫高 36cm,腹围 98cm,胎位 LOA,胎心率 140 次/min。阴检:阴窥下见阴道后穹窿明显羊水池,羊水色清,PH>7。宫口未开,长 1cm,质软,中位,胎膜已破,先露-3,宫颈评 5 分。

辅助检查:血常规、凝血功能正常。宫内超声:胎位 ROA。BPD 95mm,AC 333mm,FL 67mm。羊水暗区 61mm。胎盘:位于子宫后壁,厚 35mm,成熟度Ⅱ~Ⅲ度。HR 145 次/min。胎儿颈部:可见"U"形脐带压迹。诊断:宫内妊娠,单活胎。脐带绕颈一周。

入院诊断:①胎膜早破;②孕 1 产 0,宫内妊娠 40 周,单活胎,LOA,先兆临产;③胎儿生长受限。

术前经过:孕妇于常规会阴消毒后阴检及骨盆内测量,宫口未开,S-3,宫颈评 5 分,胎膜已破,羊水色清。骨盆内测量各径线:骶骨胛不可触及,DC>12.5cm,坐骨棘不突出,棘间径约 10cm,骶尾中弧,骶尾关节活动度可,尾骨不翘,骶棘韧带可容 3 指松,耻骨弓约 90°,坐骨结节间径约 9cm,骨盆大致正常。估计胎重约 3 000g,头盆评分 8 分。可予阴道试产。听胎心率 141 次/min。患者足月妊娠,01:00 自然破膜,无明显感染征象;09:20 催产素引产;11:00 临产。患者宫缩疼痛加剧,产妇难以忍受,要求分娩镇痛。告知风险并签署同意书后,11:40 行硬膜外分娩镇痛:于 L₃~₄ 间隙穿刺,头向置管 4cm,妥善固定硬膜外导管。经硬膜外导管给予试验量(含 1:200 000 肾上腺素的 1% 利多卡因 3ml),观察 5 分钟无蛛网膜下隙阻滞征象及明显心率增快、血压升高,连接病人自控镇痛泵。硬膜外镇痛泵的配制及参数设置:罗哌卡因 100mg 与舒芬太尼 50μg,加生理盐水配制到 125ml。镇痛泵设置首剂 10ml,持续量 7ml/h,单次量 5ml,锁定时间 15 分钟。镇痛经过:硬膜外首剂注入 15 分钟后,麻醉平面达 T₁₀,VAS 评分 4 分。20 分钟后,VAS 评分降至 3 分以下,此后一直维持在此水平。18:00 宫口开 10cm,ROP 位,先露 +1,指导患者用力。19:30 查看患者:第二产程,先露仍然 +1,经过充分试产,自由体位,调整宫缩,胎头枕部不能转向前方,持续性枕后位,先露不下降,继续阴道试产有胎头下降困难。产科医生建议剖宫产尽快结束分娩。

麻醉管理:麻醉前询问患者病史,体检,辅助检查无特殊。患者生命体征平稳,胎儿胎心监测尚平稳。患者已行 L₃~₄ 硬膜外分娩镇痛,分娩镇痛持续时间大概 8 小时。入手术室检查硬膜外导管固定良好,尚未脱落。麻醉开始前,检查麻醉机,准备好复苏设备和急救药物,并备好全身麻醉用品。开放静脉通道,连接心电监护,后鼻导管吸氧(5L/min)。通过硬膜外导管给予试验剂量:1.5% 利多卡因 +1:200 000 肾上腺素 3ml,观察 3 分钟确定无血管内或蛛网膜下隙内置管阳性征象后,分次注入 0.75% 罗哌卡因共 13ml,检测麻醉平面达 T₆。在发生低血压(SBP<90mmHg 时,静脉注射去氧肾上腺素 50~100μg/次,直到血压恢复正常。术中以 LOP 位娩出一活婴,重 3.0kg,Apgar 评 9-10-10 分,羊水清,约 150ml,胎盘、胎膜娩出完整,术中予甲硝唑反复冲洗宫腔及腹腔,手术顺利,出血约 200ml,尿 150ml 色清,补液晶体液 1 000ml。术毕予以单次吗啡 1mg 硬膜外镇痛后拔出硬膜外导管。术后镇痛泵采用经静脉产妇自控镇痛。产妇术毕生命体征平稳,术后送回病房。第 2 天下肢感觉运动无异常,无瘙痒、恶心呕吐、发热、尿潴留等不良反应。术后疼痛评分静息 VAS 1 分,运动 VAS 2 分。

相关要点及解释

1. 持续性枕后位 凡正式临产后,经过充分试产(积极处理后产程仍无进展),当分娩以任何形式结束时,不论胎头在骨盆的哪个平面上,只要其枕部仍位于母体骨盆后方者,即称为持续性枕后位。枕位异常是造成难产的主要原因,且发生率较高,常导致产程延长,胎先露下降延缓,甚至阻滞。对异常枕位的产程观察不够,处理不当常导致新生儿窒息及死亡率升高。试产枕后位无明显头盆不称,且母婴情况良好者均应试产。产程中调整保持有效宫缩,可用催产素静滴。若并发宫颈扩张迟缓或停滞胎头不下降,应行阴道检查,以确诊枕后位;有条件者可行手转胎头纠正胎位,观察1~2小时仍无进展或手转胎头失败者,行剖宫产。若纠正胎位后有进展,则继续观察,争取经阴道分娩。第二产程,宫口已开全,先露头在+3或+3以下,不再下降,应行阴道检查,确定胎位,若双顶径已达棘下,则在手转胎头后,用产钳助产。胎头塑形严重,双顶径尚未达棘下者,应考虑剖宫产。

2. 分娩镇痛中转硬膜外麻醉 由分娩镇痛中转为急诊剖宫产者,首选硬膜外麻醉,完善术前准备后确认硬膜外管无脱落等异常,可选择从现有硬膜外导管给予碳酸利多卡因、利多卡因或氯普鲁卡因进行硬膜外隙麻醉(第一时间经硬膜外导管内快速注入3%的氯普鲁卡因10~15ml或者2%利多卡因或1.7%碳酸利多卡因15~25ml,可考虑局部麻醉药复合芬太尼50~100μg,3~5分钟内全部给完,快速起效后可开始剖宫产手术),若镇痛效果不佳或导管定位不确切,而且剖宫产不紧急,可考虑重新穿刺进行蛛网膜下隙麻醉或联合阻滞。

临床病例2

患者:女,31岁,身高161cm,体重68kg,BMI 26.3kg/m²,ASA Ⅱ级。

主诉:因"孕40周,下腹胀痛伴少许见红2小时"入院。

现病史:此孕经过顺利,规律产检。2小时前开始出现不规则下腹胀痛,伴有少许血性分泌物,无阴道排液,门诊以"瘢痕子宫足月待产"收入院。

既往史:平素体健,无传染病史、手术史、过敏史、家族遗传史。

既往孕产史:孕2产1。2012年因边缘性前置胎盘剖宫产一男活婴,重3kg,体健。

家族史:父母均无高血压、糖尿病等病史,否认明显遗传病史。

查体:T 36.3℃,P 107次/min,R 19次/min,BP120/76mmHg。心肺听诊无异常,腹隆起,肝脾未及,四肢无水肿。产科检查:腹部膨隆,腹软,无压痛,无反跳痛,可及宫缩,宫高32cm,腹围92cm,胎位LOA,胎心率140次/min,规则,触及不规律宫缩。骨盆外测量:24-26-19-9,坐骨结节间径9cm。阴检:宫口未开,宫颈管未消,先露-3,胎膜存。

辅助检查:血常规、凝血功能正常。宫内超声:宫内妊娠晚期,单活胎。头位BPD:9.3cm FL 71mm羊水暗区56mm,综合指数100mm,胎盘成熟度Ⅱ~Ⅲ度。胎儿脐血流正常。

入院诊断:①瘢痕子宫;②孕2产1,宫内妊娠40周,头位临产。

术前经过:患者07:00出现规律宫缩,每2~3次/min,持续40秒;12:30宫口开大3cm。胎位LOA,胎心率134次/min。产科医生评估胎儿大小、孕母骨盆条件合适,结合B超及产妇顺产意愿强,告知风险尝试予以阴道试产。产妇自诉宫缩疼痛,要求分娩镇痛。患者无椎管内麻醉禁忌,13:00行硬膜外分娩镇痛:L₃~₄间隙穿刺,头向置管4cm,妥善固定硬膜外导管。经硬膜外导管给予试验量(含1:200 000肾上腺素的1%利多卡因3ml),观察5分钟无蛛网膜下隙阻滞征象及明显心率增快、血压升高,连接病人自控镇痛泵。硬膜外镇痛泵的配制及参数设置:罗哌卡因100mg与舒芬太尼50μg,加生理盐水配制到125ml。镇痛泵设置首剂10ml,持续量7ml/h,单次量5ml,锁定时间15分钟。镇痛经过:硬膜外首剂注入 15 分钟后,麻醉平面达 T_{10}。14:10 产妇宫口开 5cm,胎心出现频发变异减速,胎心最低 80 次/min。考虑胎儿窘迫,结合产妇为瘢痕子宫,不排除先兆子宫破裂可能,产科医生建议剖宫产尽快结束分娩。

麻醉管理:患者饱胃,无明显困难气道体征,既往病史,体检,辅助检查无特殊。患者生命体征尚平稳,但胎儿胎心监测不稳,情况紧急。患者已行 $L_{3\sim4}$ 硬膜外分娩镇痛。术前检查麻醉机,准备好复苏设备和急救药物。备好全身麻醉用品。开放静脉通道。连接心电监护。产妇饱胃,留置胃管持续胃肠减压。产妇转移至手术台上,检查硬膜外导管情况,过床时发现部分导管脱出。与产科医生沟通,考虑患者胎心不稳,硬膜外导管可能失效,全麻下行剖宫产。产妇保持子宫左倾 15°,以及最佳通气体位状态。诱导前高流量(5~6L/min)面罩吸氧 5 分钟最大肺活量通气。产妇预吸氧的同时产科医生应做好手术准备(包括消毒并铺盖无菌单等),新生儿科医师到位。采用快速序贯诱导。静脉注射丙泊酚 2.0mg/kg,罗库溴铵 1.0mg/kg,瑞芬太尼 1.0μg/kg。采用 Sellick 手法压迫环状软骨直至确定气管导管的正确位置及气囊充气为止。后吸入七氟烷 1MAC 维持麻醉直至胎儿娩出。胎儿娩出后停止吸入性麻醉药,追加舒芬太尼 30μg,并以瑞芬太尼和丙泊酚全凭静脉麻醉维持。术中以 LOP 位娩出一活婴,重 3.1kg,Apgar 评 9-10-10 分,羊水清,约 150ml,胎盘、胎膜娩出完整。术中见子宫下段菲薄,局部肌层缺失。手术顺利,出血约 300ml,尿 150ml 色清,补充晶体液 1 000ml。手术结束后,予以超声引导下腹横肌平面阻滞(TAP),每侧各给予 0.25% 罗哌卡因 20ml,同时采用静脉自控镇痛。手术结束后停用全麻药物,待患者恢复自主呼吸清醒后拔出气管导管。第 2 天随访无恶心呕吐,瘙痒等不适。术后疼痛评分静息 VAS1 分,运动 VAS2 分。

相关要点及解释

1. 胎心变异减速 胎心变异减速,一般认为是由于脐带受压兴奋迷走神经引起,下降迅速且下降幅度 >70 次/min,恢复迅速。对于接受椎管内分娩镇痛者,胎心减速可能与子宫张力增加导致的子宫胎盘灌注降低(子宫灌注是在子宫舒张期)和随后的胎儿缺氧有关。对于分娩镇痛后胎儿心动过缓通常先采用一系列宫内复苏保守治疗,包括治疗产妇低血压、产妇吸氧、抑制过强的子宫收缩、停止给予外源性缩宫素、胎儿头皮刺激等。如果宫内复苏无效,需要产科医生及时启动剖宫产。

2. 全麻剖宫产 对于硬膜外麻醉效果不确定而产妇情况又极为危急,应快速实施全麻。胃内容物误吸是导致产妇死亡的重要因素之一,饱胃产妇应留置胃管持续胃肠减压,必要时静脉给予 H_2 受体拮抗剂或甲氧氯普胺 10mg 等、按压环状软骨,采用快速序贯诱导技术、气管插管前避免行面罩加压通气等以降低反流误吸发生率。除了肌肉松弛药外,目前常用的麻醉药都容易透过胎盘屏障,所以全麻药物的选择和剂量控制很重要。瑞芬太尼是一种超短效亲脂性的新型阿片类受体激动药,镇痛作用强、起效快、苏醒迅速、体内无蓄积,长时间输注或多次注射给药其代谢速度无变化,研究提示瑞芬太尼可以安全用于剖宫产。低浓度吸入麻醉药对子宫收缩的抑制作用较轻,对胎儿也无明显影响;高浓度吸入麻醉药则对子宫有较强的抑制,分娩容易引起子宫出血,对胎儿不利。因此切开腹膜后划子宫时应暂停吸入麻醉药。全麻剖宫产应综合各方面利弊尽量选用对产妇和胎儿影响最小的麻醉药物。

思考题

1. 分娩镇痛中转剖宫产的指征及即刻剖宫产流程有哪些?
2. 分娩镇痛中转剖宫产麻醉方式有哪些? 术中麻醉处理以及剖宫产硬膜外麻醉失败后如何处理?

3. 实施分娩镇痛的产妇在试产过程中,因胎儿宫内窘迫需转为剖宫产终止妊娠,如何选择麻醉方式,需要哪些麻醉前准备,如果麻醉效果欠佳应如何处理?

(胡祖荣)

推荐阅读

[1] 陈新忠,黄绍强. 产科麻醉学. 2 版. 北京:中国科学技术出版社,2019.

[2] 邓小明,曾因明,黄宇光,等. 米勒麻醉学. 8 版. 北京:北京大学医学出版社,2017.

[3] 熊利泽,邓小明. 中国麻醉学指南与专家共识. 2017 版. 北京:人民卫生出版社.

[4] 尚龙,沈晓凤. 分娩镇痛技术与管理规范. 北京:科学技术文献出版社,2020.

[5] DESAI N,GARDNER A,CARVALHO B. Labor epidural analgesia to cesarean section anesthetic conversion failure:a national survey. Anesthesiol Res Pract,2019,2019:6381792.

[6] MANKOWITZ SK,GONZALEZ FA,SMILEY R. Failure to extend epidural labor analgesia for cesarean delivery anesthesia:a focused review. Anesth Analg,2016,123(5):1174-1180.

[7] SHARAWI N,BANSAL P,WILLIAMS M,et al. Comparison of chloroprocaine versus lidocaine with epinephrine, sodium bicarbonate,and fentanyl for epidural extension anesthesia in elective cesarean delivery:a randomized,triple-blind, noninferiority study. Anesth Analg,2021,132(3):666-675.

第三十二章

内分泌失调产妇剖宫产的麻醉

■ 本章要求

1. 掌握妊娠合并甲状腺功能异常和嗜铬细胞瘤产妇剖宫产术前评估、麻醉方式的选择和麻醉管理原则。
2. 熟悉妊娠合并甲状腺功能异常和嗜铬细胞瘤等内分泌疾病临床表现。
3. 了解妊娠合并甲状腺功能异常和嗜铬细胞瘤产妇的病理生理改变。

妊娠过程与孕妇的内分泌系统的功能状态息息相关。正常的内分泌激素水平往往是妊娠得以开始和维持的前提条件。妊娠本身又可以引起孕妇的生理状况发生改变，从而对孕妇的内分泌系统产生一系列的影响。例如对于孕前内分泌功能处于失代偿边缘的孕妇可以导致其相关临床症状的出现；对于孕前已有内分泌系统疾病的孕妇，其疾病可能因为妊娠而进一步加重，需要及时调整治疗方案或增减药物剂量；对于孕前已在使用药物治疗内分泌疾病的孕妇，其使用的治疗药物可能对妊娠具有不利影响（如致畸作用或致流产作用等），需要在妊娠开始前改用其他治疗方案。

本章将主要讨论除妊娠合并糖尿病（已有专章论述）以外其他常见的、可能伴随孕妇至分娩期的内分泌疾病，主要包括甲状腺功能异常和神经嗜铬细胞瘤。当合并这些疾病的产妇需要接受剖宫产手术时，麻醉科医生应该如何做好麻醉前评估和准备、如何选择麻醉方式以及如何做好麻醉管理等将是本章重点讨论的内容。

第一节　甲状腺功能异常产妇剖宫产的麻醉

约 1%~3% 的妊娠期女性合并有甲状腺疾病。其中最常见的包括甲状腺功能减退、甲状腺功能亢进和桥本甲状腺炎等。当妊娠期间孕妇的甲状腺功能出现严重异常时，可引起流产、早产、死胎、胎盘早剥等妊娠并发症，也可能导致胎儿生长发育不良或新生儿甲状腺功能异常等，甚至可能在分娩应激时引发产妇甲亢危象等严重并发症。这一节内容将着重讨论甲状腺功能异常产妇的病理生理基础及其对剖宫产麻醉的影响。

一、正常妊娠期甲状腺功能的适应性改变

正常妊娠期间，孕妇体内雌激素水平升高。这一改变会增加肝脏对血清甲状腺素结合球蛋白（thyroxine-binding globulin，TBG）的合成，使孕妇体内的血清甲状腺素结合球蛋白浓度升高。机体为了维持足够的游离甲状腺激素的浓度，就必须增加甲状腺素（thyroxine，T_4）和三碘甲状腺原氨酸（trIIodothyronine，T_3）的生成。其结果就会导致孕妇血清甲状腺素结合球蛋白、总甲状腺素（TT_4）和总三碘甲状腺原氨酸（TT_3）水平升高，但其血清游离甲状腺素（FT_4）和游离三碘甲状腺原氨酸（FT_3）水平仍保持在正常水平。

同时,孕早期黄体和胎盘滋养层细胞分泌的人绒毛膜促性腺激素(human chorionic gonadotropin,hCG)显著增加。hCG 和由下丘脑分泌的促甲状腺激素(thyroid-stimulating hormone,TSH)均属于糖蛋白激素家族,该家族的激素都由一个共同的 α-亚基和一个独特的 β-亚基构成,而 hCG 和 TSH 的 β-亚基同源性又很高,这就导致了 hCG 有微弱的甲状腺刺激活性。血清 hCG 浓度在受精后迅速增加,并在 10~12 周时达到峰值。在 hCG 的峰值期间,血清总 T_4 和总 T_3 浓度升高,血清游离 T_4 和游离 T_3 浓度也略有升高,但通常仍在正常范围内。由于血清游离 T_4 和游离 T_3 浓度升高反馈性地抑制下丘脑,导致血清 TSH 浓度略降低。这一变化的幅度与孕妇的血清 hCG 水平具有相关性,发生双胎、多胎妊娠或妊娠剧吐时,血清 hCG 水平增高幅度非常大,血清游离 T_4 和游离 T_3 升高更明显,血清 TSH 下降也更明显。hCG 分泌在妊娠后期下降,血清游离 T_4 和 T_3 浓度随之降低,血清 TSH 浓度小幅升高至正常范围或在正常范围内略有升高。

上述两种孕期甲状腺功能变化,一般不会导致临床显性甲亢的发生。其中少数血清 hCG 浓度水平较高的孕妇可以出现亚临床甲亢,而极少数 hCG 水平异常增高的孕妇则可以出现临床显性甲亢(即妊娠期甲状腺毒症),会在后文做进一步具体介绍。

二、孕期常见的甲状腺功能异常疾病

常见的甲状腺功能异常包括甲状腺功能亢进和甲状腺功能减退。

(一)甲状腺功能亢进

甲状腺功能亢进的典型症状包括怕热、多汗、震颤、心悸、焦虑、食欲正常或增加的情况下体重仍减轻、排便次数增加和呼吸急促等。但这一系列症状中,怕热、多汗、心悸、排便次数增加和呼吸急促等症状与妊娠可导致的非特异性症状具有相似性,往往会被孕妇和产科医生所忽视。因此需要注意孕妇是否存在震颤、焦虑和食欲正常或增加的情况下体重仍减轻等甲亢的特异性症状,并且有必要在孕早期对孕妇进行相应的血清学筛查。

妊娠期甲状腺功能亢进又分为显性甲亢和亚临床甲亢两种:显性甲亢是指孕妇血清 TSH 较低,并且其血清游离 T_4 和/或游离 T_3 浓度超过妊娠阶段相应正常参考范围,或者其血清总 T_4 和总 T_3 超过非妊娠期参考范围上限的 1.5 倍。妊娠合并控制不佳的显性甲亢会造成下列妊娠并发症发生率增加:自然流产、早产、低出生体重儿、死产、子痫前期和母体心力衰竭。亚临床型甲亢是指孕妇血清 TSH 较低,但其血清游离 T_4 和游离 T_3 处于妊娠阶段相应正常参考范围,或者总 T_4 和 T_3 低于非妊娠期参考范围上限的 1.5 倍。亚临床型甲亢与妊娠不良结局间无相关性。

在孕期可能导致甲状腺功能亢进的主要疾病包括妊娠期甲状腺毒症、Graves 病和功能性甲状腺结节等。

1. 妊娠期甲状腺毒症　妊娠早期,黄体和胎盘大量产生人绒毛膜促性腺激素(hCG),并在妊娠 10~12 周左右达到高峰,随后下降并保持稳定,直至妊娠晚期。由于 hCG 的 β 亚基与甲状腺刺激素(TSH)具有结构同源性,hCG 可以作为 TSH 受体的弱刺激配体,增加甲状腺激素的产生,并反馈抑制 TSH 的合成和分泌。这些患者在孕早期观察到 TSH 水平降低和游离 T_4 水平的增高。多伴随双胎、多胎妊娠或妊娠剧吐的发生。此类患者往往很少表现出甲状腺功能亢进的临床症状,并且随着其激素水平的自然好转,其妊娠剧吐的症状也会趋于好转。由于该疾病具有自限性,考虑到抗甲状腺药物可能导致的孕妇和胎儿甲状腺功能减退和致畸胎风险,此类患者往往不需要进行抗甲状腺药物治疗。只需要定期监测甲状腺功能即可。出现的心血管系统症状可以使用 β 受体阻滞剂治疗。对于伴发的妊娠剧吐,需要给予孕妇支持治疗,轻症可以给予止吐药物,病情严重时需要通过静脉液体治疗纠正患者水电解质紊乱。

2. Graves 病　妊娠合并 Graves 病可能有多种情况:①已经诊断为 Graves 病的患者症状控制稳定后按计划妊娠;②在不知道自己患有 Graves 病的情况下妊娠,妊娠后出现甲状腺功能亢进的症状;③妊娠前甲状腺功能正常,妊娠期初发 Graves 病。

对于妊娠合并 Graves 病的患者,即使孕前控制良好,若仍然维持孕前治疗,在孕 10~15 周之前可能出现症状的加重或反复;而在孕中后期,由于免疫耐受,患者的促甲状腺激素受体抗体(TSH receptor antibody,TRAb)水平下降,其症状又会自然缓解;产后 TRAb 水平可再次上升,患者在产后 7~9 个月可再次出现症状。

而对于妊娠合并 Graves 病的孕妇的治疗,选择颇为有限。常用的口服抗甲状腺药物治疗、放射性 I^{131} 治疗和手术治疗都会对妊娠造成一定的威胁。目前临床常用的口服抗甲状腺药物主要有丙基硫尿嘧啶(propylthiouracil,PTU)和甲巯咪唑(methimazole,MMI)及其衍生物。这两类药物都可以通过胎盘,据报道均有明确的致畸作用。丙基硫尿嘧啶的致畸概率更低,且畸形类型也主要集中在头面部和泌尿系统,并不致命,对于胎儿相对更为安全。即便如此,孕妇也应当尽量避免在妊娠前 3 个月(胎儿器官形成期)内使用口服抗甲状腺药物。这就需要患有 Graves 病的女性在计划怀孕前充分控制甲状腺功能,在病情控制 6 个月以上时才可以停药并计划怀孕,在停药期间需要定期监测甲状腺功能,妊娠前 3 个月每 1~2 周一次,妊娠后 6 个月 2~4 周一次。若因病情需要,在妊娠期确需使用抗甲状腺药物,则需要使用最低有效浓度,并且把目标游离 T_4(FT$_4$)水平调整至正常上限或略高于正常上限的水平,这样才能有利于胎儿保持一个正常的甲状腺功能水平,更有利于其正常发育。用药至妊娠中后期,若 TSH 不受抑制且测不到 TRAb,则可以停用抗甲状腺药物治疗。因为此时由于免疫耐受,甲亢症状会自然缓解。在孕期药物治疗过程中,不能使用"超量抗甲状腺药物抑制 + 左甲状腺素钠补充"的治疗策略,因为左甲状腺素钠仅有部分可通过胎盘,此时母体内是正常甲状腺功能水平,但胎儿却处于甲状腺功能减退状态,可引起胎儿甲状腺肿大。

在甲状腺功能控制早期,可能需要使用以普萘洛尔为代表的 β 受体阻滞剂,但由于此类药物可以引起胎儿心动过缓、新生儿低血糖和胎儿子宫内生长受限等问题,应在症状得到控制后尽早停药。

妊娠期间手术治疗 Graves 病并不能取得很好的治疗效果,因为在术后孕妇的 TRAb 水平下降非常缓慢,高水平的 TRAb 仍可以影响胎儿,造成胎儿甲状腺毒症。仅当孕妇因过敏等原因无法耐受抗甲状腺药物治疗或大剂量抗甲状腺药物治疗仍无效时才可以考虑在孕期实施甲状腺切除术。手术应尽可能安排在孕中期的 3 个月,术前需要使用普萘洛尔和碘剂进行术前准备。

妊娠期间绝对禁忌使用放射性 I^{131} 治疗,因为 I^{131} 可以通过胎盘,对胎儿甲状腺组织造成不可逆的损害。浓集在母体膀胱内的放射性 I^{131} 也会对子宫内的胎儿造成直接的辐射伤害。

3. 功能性甲状腺结节　功能性甲状腺结节患者仅有甲状腺激素的过量分泌,并不伴有 TRAb 的异常升高,不会有 TRAb 通过胎盘直接作用于胎儿的甲状腺。对于此类患者应尽量避免口服使用抗甲状腺药物,否则易导致胎儿甲状腺功能减退。若因母体病情需要不得不使用时,则应使用最低有效剂量,维持 T_4 在正常上限水平,并严密监测胎儿是否有甲状腺功能减退的情况发生。

(二)甲状腺功能减退

甲状腺功能减退系由甲状腺激素分泌不足所引起。妊娠期甲减的临床症状表现为代谢过程全面减慢,可能包括乏力、行动和言语缓慢、寒冷耐受不良、便秘、体重增加和心动过缓等症状;甲状腺功能减退还可以导致基质糖胺聚糖蓄积于多种组织间隙,这会导致孕妇毛发和皮肤粗糙、面部虚肿、舌增大和声音嘶哑。然而,一部分甲减患者可无明显临床症状。即使在孕期出现上述临床症状时,也可能因为其与妊娠的非特异性症状具有相似性,导致易被忽视。但寒冷耐受不良不属于妊娠的正常临床表现,需要引起高度警惕。

然而,由于妊娠期人体对甲状腺素的需求量增大,特别是妊娠早期,胎儿完全依赖母体所分泌的甲状腺素,才能维持其正常的神经系统发育,所以对于妊娠期孕妇需要进行甲状腺功能的血清学指标筛查。筛查应当包含血清 TSH 水平,而不能只检查血清游离 T_4 水平。

临床上可见两种不同的类型的甲状腺功能减退：显性甲状腺功能减退（TSH升高伴游离T_4降低）和亚临床甲状腺功能减退（TSH升高伴游离T_4正常）。由于轻中度甲状腺功能减退的症状较为隐匿，往往不易通过症状和体征发现。

导致甲状腺功能减退的最常见原因是自身免疫性疾病，如桥本甲状腺炎；甲状腺功能减退也可以继发于慢性碘缺乏，国内食盐加碘的普及已经极大降低了这一原因造成的甲状腺功能减退；此外，甲状腺放射性治疗或甲状腺切除后也会导致甲状腺功能减退。

对于甲状腺功能减退的首选治疗是口服左甲状腺素钠。若孕妇因甲状腺功能减退在妊娠前已在服用左甲状腺素钠，则在妊娠后需要增加药物剂量，并定期监测TSH水平，使其低于正常上限。

三、麻醉前病情评估

对于疑似妊娠合并甲状腺功能异常的孕妇，应该重点关注以下几个方面：

（一）甲状腺是否存在肿大

如果存在肿大，则应该进一步询问是否存在气道压迫症状，是否有可以缓解气道压迫的体位。此体位可用于麻醉诱导期，减轻甲状腺对气道的压迫，增加通气量。同时还需要着重进行颈部体格检查，触诊颈部肿块的大小、质地、边界和活动度，判断是否存在气管偏移，并进行胸骨上窝听诊。症状体征高度怀疑存在气道狭窄时，需要在麻醉前进行气道的影像学检查，明确狭窄的确切位置、长度、肿块密度和受压后残余气道的直径等，以便于选取合适管径的气管导管，并为麻醉诱导插管的方案提供决策依据。

常用的气道评估的影像学检查方法包括CT和磁共振两大类。CT检查对于气道的成像质量较磁共振高。但产妇往往对于CT检查的电离辐射风险存在担忧。虽然在有效防护产妇腹盆腔后对远离子宫的产妇颈部进行单纯CT检查并不会对胎儿造成不利影响，但没有电离辐射风险的磁共振检查更容易被产妇所接受。建议使用低磁场强度（不高于1.5特斯拉）的磁共振仪器进行扫描，以减轻磁场的加热作用，并且在磁共振检查时应避免使用钆造影剂。

（二）目前的甲状腺功能状态

有针对性的询问患者是否存在甲状腺功能亢进或减退的典型症状，是否有甲状腺疾病史，经历了什么治疗，目前症状是否有所改善。同时针对特征性体征进行体格检查，例如手指震颤和胫前黏液性水肿等特征性体征可能对于患者的甲状腺功能具有提示作用。经过病史询问和体格检查，若仍怀疑患者可能并发甲状腺功能异常，则除了需要对孕妇进行产检常规的甲状腺功能血清学检测外，需要在妊娠早期及早进行一次全面地甲状腺功能的血清学检测，以便在孕早期及时发现问题，及时进行干预和治疗。

（三）筛查靶器官损害

对于控制欠佳的甲状腺功能亢进或减退的产妇，需要对于其相应的靶器官进行评估。例如控制不佳的甲状腺功能亢进可以引起患者的心肌病变，严重者可以导致心力衰竭。如果在病史询问或体格检查时有提示性发现，则需要安排相应的辅助检查（如超声心动图等），帮助评估患者的心功能状态。而甲状腺功能减退则可能影响患者的凝血因子和血小板功能，如果这些患者需要在椎管内麻醉下接受剖宫产手术，则需要通过询问病史、体格检查和相关实验室检查确定其出凝血功能状态。

（四）甲状腺功能异常所致危急并发症的风险评估

对于甲状腺功能亢进患者，其最危急的并发症就是甲状腺危象。甲状腺危象是甲状腺功能亢进状态恶化或失代偿所致的威胁生命的状态。对于控制不佳的甲状腺功能亢进患者遇到分娩或手术应激时就可能发生。患者表现为发热、精神障碍、快速性心律失常和心衰等，严重者可以进一步发展到昏迷和多器官功能衰竭，极易造成患者死亡。全麻中的患者有时容易与恶性高热或嗜铬细胞瘤相混淆，需要仔细鉴别。恶性高热往往伴有特殊药物接触史；嗜铬细胞瘤的血压和心率波动往往是阵发性的，与手术或有创操作密切相关。

而对于甲状腺功能减退患者，其最危急的并发症就是黏液性水肿昏迷。由于甲状腺激素是维持妊娠必须的条件之一，所以临床上极少有妊娠末期仍发生黏液性水肿昏迷的患者，这样的孕妇往往在妊娠早中期就已经发生了流产或早产。如果急诊遇到此类患者，需要紧急使用左甲状腺素钠治疗，因国内缺乏静脉制剂，可以通过胃管鼻饲给药。

四、术前准备

对于非急诊手术患者，应该在麻醉前评估基础上积极调整患者甲状腺功能，将 FT_4 水平调整至接近正常上限、TSH 水平低于正常上限，在这样的稳定状况下进行剖宫产手术。

对于甲状腺功能亢进控制不佳的患者，需要在术前使用 β 受体阻滞剂，此时可以考虑使用短效的艾司洛尔而不是长效的普萘洛尔，这样可以减少产后对新生儿的影响。

对于甲状腺功能减退的患者要做好足量的甲状腺激素的补充，特别在围手术期，人体为应对手术应激需要更多的甲状腺激素，因此术日早晨仍需要足量服用左甲状腺素钠。

对于伴有甲状腺功能障碍的患者而言，过度严格的禁食禁饮不仅不会减少反流误吸的发生率，反而会导致低血容量或能量代谢紊乱，诱发甲状腺危象或黏液性水肿昏迷等危急状况。因此，对于择期剖宫产手术不主张过度禁食禁饮，即术前禁食清流质 2 小时、固体食物 6 小时和多脂肪食物 8 小时即可。

此外，还需要与产科医生一起做好对胎儿发育状态的评估。对于预估胎儿存在出生后并发症可能的，需要准备好新生儿的抢救设施设备，并准备相应的人力资源（如新生儿科医生或具有小儿麻醉经验的麻醉科医生）实施抢救。

五、麻醉方式选择及麻醉管理

伴有甲状腺功能异常的产妇需要行剖宫产手术时，麻醉方法的选择需要综合考虑：是否急诊手术、患者目前甲状腺功能是否正常、患者是否存在心功能不全、患者的凝血功能是否正常、患者是否有产科并发症的可能以及患者是否愿意接受椎管内麻醉等多种因素。

对于甲状腺功能控制良好、没有心功能不全、凝血功能正常、产科并发症可能性小且患者愿意接受椎管内麻醉的择期剖宫产，可以首选椎管内麻醉。而对于紧急剖宫产、心功能不全、凝血功能障碍或患者无法配合椎管内穿刺等状况，全身麻醉是更为合适的选项。

存在心功能不全、子痫前期、产科大出血或甲状腺危象风险的患者需要进行连续动脉压力监测，以便及时发现血压的波动。而对于产科出血风险较大的患者，应该提前开放多路可供快速输液和用药的外周或中心静脉通路。

对于有甲状腺危象风险的产妇，不仅需要做好上述监测，还需要做好体温监测，并提前准备短效 β 受体阻滞剂（如艾司洛尔）和快速起效的糖皮质激素（如甲泼尼龙或氢化可的松等），以备应急时使用。

液体治疗方面，在椎管内麻醉或全麻诱导前可以适当扩容，以防止或减轻阻滞或诱导后低血压的发生。心功能不全的患者诱导前和麻醉后的液体输注不宜过快，但也不能过分限液导致容量相对不足，所以可以考虑使用心排血量监测（如肺动脉漂浮导管或心排血量及压力监测传感器等）指导液体管理和心血管活性药物的输注。

椎管内麻醉后可以继续留置硬膜外导管用作术后镇痛。全麻术后可以使用多模式镇痛（如切口局麻药浸润/腹壁筋膜阻滞、非甾体抗炎药、患者自控静脉镇痛泵等）减轻患者术后应激，避免因过度应激导致甲状腺危象的发生。

第二节　合并神经内分泌嗜铬细胞瘤产妇剖宫产的麻醉

神经内分泌嗜铬细胞瘤包含嗜铬细胞瘤和副神经节瘤两大类。前者来源于肾上腺髓质嗜铬细胞,占80%~85%;后者来源于交感神经节,占15%~20%。两者均可以合成、分泌和释放大量儿茶酚胺,如去甲肾上腺素、肾上腺素或多巴胺,引起患者血压升高和代谢改变等一系列临床综合征,并造成心、脑、肾、血管等严重并发症,甚至成为患者死亡的主要原因。神经内分泌嗜铬细胞瘤是继发性高血压的原因之一,仅占成年高血压患者的0.1%~0.2%。在妊娠期并发神经内分泌嗜铬细胞瘤更是少见,其发生率据估计不高于0.02‰。但一旦在孕期发生,若未能及时将其与妊高征的子痫前期加以区分,并给予针对性的治疗,则可能对孕妇和胎儿造成致命的损害。

一、麻醉前病情评估

神经内分泌嗜铬细胞瘤患者的主要临床表现为儿茶酚胺分泌增多所致的高血压及心、脑、肾血管并发症和代谢性改变,故患者有以下多个系统的临床表现。

1. 血压变化　可表现为阵发性高血压、持续性高血压或在持续性高血压的基础上阵发加重;大部分患者会合并体位性低血压;有的患者可发生高血压危象。

2. "头痛、心悸、多汗"特征性三联征　对诊断具有重要意义。

3. 其他临床表现　参见表32-2-1。

表32-2-1　神经内分泌嗜铬细胞瘤其他临床表现

系统	症状
循环系统	高血压发作时可有心悸、胸闷、濒死感 儿茶酚胺心肌病的患者可伴发心律失常 可发生心绞痛、急性冠状动脉缺血综合征甚至心肌梗死、休克等
消化系统	可有恶心呕吐、腹痛、便秘、肠梗阻、胆石症等表现
泌尿系统	常有血尿、蛋白尿,肾衰竭等 膀胱副神经节瘤则排尿时有高血压发作及儿茶酚胺增多的表现
神经精神系统	头痛、失眠、烦躁、紧张焦虑 严重时可发生脑血管意外、意识障碍等
血液系统	可有发热、白细胞增多等
内分泌 代谢系统	可伴有糖、脂代谢紊乱,糖耐量受损或糖尿病; 常有多汗、体重下降、代谢率增高等表现
腹部	一部分患者在查体时可触及腹部肿瘤并因压迫肿瘤而致血压升高

在麻醉前评估时发现孕妇存在以下情况时,应该建议对其进行神经内分泌嗜铬细胞瘤筛查:

1. 有神经内分泌嗜铬细胞瘤的症状和体征,特别是有阵发性高血压伴"头痛、心悸、多汗"三联征、体位性低血压的患者。

2. 服用多巴胺受体拮抗剂、拟交感神经类、阿片类、去甲肾上腺素或5-羟色胺再摄取抑制剂、单胺氧化酶抑制剂等药物而诱发神经内分泌嗜铬细胞瘤症状发作。

3. 体检发现肾上腺占位。

4. 有神经内分泌嗜铬细胞瘤或神经内分泌嗜铬细胞瘤相关遗传综合征家族。

5. 有神经内分泌嗜铬细胞瘤个人史。

筛查需要分两步进行,第一步为定性诊断,即判断是否存在神经内分泌嗜铬细胞瘤。诊断神经内分泌嗜铬细胞瘤的实验室检查首选血浆游离或尿液甲氧基肾上腺素(metanephrine,MN)和甲氧基去甲肾上腺素(normetanephrine,NMN)浓度测定。当检测血或尿 MNs 水平不能完全除外神经内分泌嗜铬细胞瘤时,测定血或尿去甲肾上腺素、肾上腺素和多巴胺浓度可以帮助诊断神经内分泌嗜铬细胞瘤。确立定性诊断后,需要对神经内分泌嗜铬细胞瘤进行定位诊断,此时应首选 CT 三维重建作为定位诊断手段。但对于孕妇,CT 因具有放射性,故不作为第一线推荐,可以改用 MRI 进行定位诊断。

对于非妊娠人群而言,神经内分泌嗜铬细胞瘤的定性、定位诊断明确后,应在充分完成术前准备的前提下尽早手术切除肿瘤,非转移性神经内分泌嗜铬细胞瘤经切除肿瘤可得到治愈;转移性神经内分泌嗜铬细胞瘤如能被早期发现,及时手术也可延缓生命。

妊娠合并神经内分泌嗜铬细胞瘤的手术治疗则涉及手术时机的问题。现有的有限相关研究提示:在妊娠 24 周之前、分娩同时或产后都是可能的切除手术时机。如果在妊娠前中期发现的肿瘤,可以在妊娠的中三个月做切除手术,因为这一时期手术早产的发生率很低。如果是在妊娠的最后 3 个月内发现的肿瘤,则应该开始内科治疗,并尽可能将切除手术延期至分娩时或分娩后进行,以免增加早产风险。这一最佳时机的确定需要内分泌科、高血压科、产科、新生儿科、泌尿外科和麻醉科等多学科医师根据每一个患者的具体情况进行综合分析后判断得出。

二、术前准备

所有患有神经内分泌嗜铬细胞瘤的患者都必须进行充分的术前准备,对于妊娠合并神经内分泌嗜铬细胞瘤的患者更是如此。因为除了孕妇,手术还涉及脆弱的胎儿。

神经内分泌嗜铬细胞瘤切除术前需要进行药物准备,药物准备的首要目标是最大程度地降低手术中因触碰瘤体导致儿茶酚胺大量释放引起的严重并发症。需要使用的主要手段是 α-肾上腺素受体阻滞剂。两种最广泛使用的长效 α-肾上腺素受体阻滞剂是苯氧基苯胺和多沙唑嗪。苯氧基苯甲胺是非竞争性的 $α_1$ 和 $α_2$-肾上腺素受体阻滞剂,而多沙唑嗪是一种竞争性选择性 $α_1$-肾上腺素受体阻滞剂。用药应从小剂量开始,逐渐增加剂量,依据症状、仰卧位和直立位的血压的测量结果滴定确定维持用药剂量。与苯氧基苯胺相比,多沙唑嗪引起的心率加快、术后长期低血压等副作用相对较少。这两种药物都可以通过胎盘,苯氧基苯胺可以引起新生儿低血压和呼吸抑制,但多沙唑嗪对于胎儿也没有明显的副作用。因此,孕妇使用多沙唑嗪做术前准备更为合适。

如治疗后血压未能控制,可再加用钙通道阻滞剂。使用 α-受体阻滞剂后,如患者发生心动过速,则可加用 β-受体阻滞剂(如普萘洛尔或阿替洛尔)。绝对不能在未用 α-受体阻滞剂之前先用 β-受体阻滞剂,以免发生急性心功能不全。

此外,患者术前应摄入高钠饮食和增加液体摄入,补充血容量,防止肿瘤切除后引起严重的低血压。

达到以下标准即可认为术前准备已充分:

1. 持续性高血压血压≤140/90mmHg,阵发性高血压发作频率减少、幅度降低 对于孕妇而言,降压目标不宜过低,避免影响对胎盘的供血。

2. 血容量恢复,血细胞比容降低,体重增加,肢端温暖,无明显体位性低血压。

3. 高代谢症群及糖代谢异常改善。

4. 一般术前药物准备时间为 2~4 周,伴严重并发症的患者,术前准备时间应相应延长。

三、麻醉方式选择及麻醉管理

对于妊娠合并神经内分泌嗜铬细胞瘤产妇的分娩,剖宫产是相对更为迅速且可控的分娩方式,可以极大缩短孕妇分娩的产程,减少应激,降低阵发性高血压的发生率。

有文献报道,对于术前药物准备充分有效的孕妇,可以在椎管内麻醉下进行剖宫产。但鉴于患者可能在围手术期发生剧烈的循环波动,气管插管全麻应该是更稳妥的麻醉方式,这样至少提前确保了患者的气道安全,并且可以通过对于患者血管张力和容量状态的预先调节减少术中血压的剧烈波动。

若需要同期完成剖宫产和神经内分泌嗜铬细胞瘤切除术,为减少全麻药物对胎儿的作用,应先完成剖宫产娩出胎儿,再进行肿瘤切除手术,这样对胎儿最为安全。

产妇入手术室后需要立即连接无创监护,并开放静脉,因胎儿存在,因此需避免使用中长效阿片类药物或苯二氮䓬类药物进行镇静,但仍应给予患者足够的安慰和心理疏导,避免患者因为过度紧张造成儿茶酚胺的大量分泌。

麻醉诱导前必须预先建立连续有创动脉压力监测,并准备相应的抢救药物:短效 α-受体拮抗剂酚妥拉明、短效 β 受体拮抗剂艾司洛尔、短效钙通道阻滞剂尼卡地平等,同时也要准备好与患者瘤体所分泌的相同种类的儿茶酚胺类药物,用于瘤体切除后可能需要的暂时性替代治疗。

麻醉诱导期要注意避免发生二氧化碳蓄积,并避免使用具有拟交感活性的药物,防止诱发儿茶酚胺大量分泌。诱导期发生低血压也不能使用促进儿茶酚胺分泌的麻黄碱进行救治,而是要改用小剂量直接作用的缩血管药物(例如去氧肾上腺素或去甲肾上腺素)。

产科医生消毒铺巾完毕后,开始麻醉诱导。麻醉采用快速序贯诱导,可以加用艾司洛尔减轻插管造成的心血管反应。某些产妇对于无阿片麻醉诱导所引起的循环波动不能良好耐受,则可以加用瑞芬太尼进行麻醉诱导。由于该药物具有起效快和作用时间短的特点,可以安全应用于全麻剖宫产产妇,且不会对新生儿呼吸造成不良影响。

气管插管完成后产科医生立即开始剖宫产手术。此时的麻醉维持可以选择静脉或吸入麻醉药物,应注意对于产妇镇静深度的监测,防止术中知晓的发生。待胎儿娩出断脐后,加用中长效阿片类药物减轻术后疼痛,并立即停用吸入麻醉药物,避免影响子宫平滑肌收缩。麻醉改用静脉麻醉药物维持。

可开放中心静脉通路,用于监测中心静脉压,评估患者的容量状况并指导液体治疗,也可以用于输注心血管活性药物。

剖宫产手术结束后,可以同期进行神经内分泌嗜铬细胞瘤切除术,也可以直接结束手术,让产妇继续进行药物准备,1 个月以后再进行瘤体切除手术。

瘤体切除手术时,在瘤体静脉夹闭离断前,触及瘤体的操作都可能引起儿茶酚胺的大量分泌。此时需要使用相应的短效 α-受体拮抗剂酚妥拉明和短效 β 受体拮抗剂艾司洛尔进行拮抗,同时也要注意继续补充循环血容量。当瘤体静脉夹闭后,患者体内的儿茶酚胺水平会呈现断崖式下降,若前期扩容不充分,可能出现严重的持续性低血压。此时需要进一步匀速持续扩容,同时应用相应的外源性儿茶酚胺做暂时的替代治疗,直至容量与血管张力相匹配后可以逐渐停用外源性儿茶酚胺。

手术结束时,若患者循环稳定,则可以在 PACU 内拔除气管导管;若患者的容量状态欠佳(容量过负荷或容量严重不足),则不能勉强拔管,应当转入 ICU 进一步治疗,待循环平稳后再考虑唤醒患者。

对于娩出的新生儿,也需要加强监护,避免因为母体所使用的药物对其造成的不良影响。

临床病例

患者,女,27 岁,身高 162cm,体重 61kg,BMI 23.24kg/m²,ASA Ⅲ级。

主诉:产检发现血压升高伴右腰部肿块 3 个月。

现病史:产妇孕 1 产 0,单胎妊娠。停经 5 周时经尿 hCG 检测确认妊娠,当时无明显早孕反应。孕 14 周起规律产检,孕 18 周感胎动。孕 14 周产检时发现患者血压升高,每日服用拉贝洛尔 600mg(分 3 次口服)时监测 24 小时动态血压,其最高值仍可达 200/120mmHg 左右,且患者血压的昼夜节律消失,夜间血压升高明显。腹部 B 超检查时发现患者"右侧肾上腺区团块影"。患者口服糖耐量试验结果为空腹血糖 6.08mmol/L、餐后 1 小时血糖 12.88mmol/L、餐后 2 小时血糖 9.94mmol/L。该患者现妊娠 26^{+5} 周,胎儿生长发育良好,大小符合孕周。目前患者通过饮食控制和运动控制血糖。患者尿蛋白(+)。患者自妊娠以来,无腹痛、无阴道流血流液等不适。

既往史:患者孕前无高血压或糖尿病病史。

既往孕产史:孕 1 产 0。

家族史:父母均无高血压、糖尿病等病史,否认明显遗传病史。

查体:T 37.1℃,BP 152/102mmHg,R 16 次/min,P 82 次/min;常规体格检查:产妇神志清晰、对答切题,心脏听诊未闻及病理性杂音,双肺呼吸音清,双下肢无水肿;产科检查:宫高:24cm,腹围:91.5cm,胎心:154 次/min,骨盆外测量正常,胎膜未破,未见红,宫口未开。

辅助检查:24 小时尿蛋白:208mg/24h 尿,腹部 B 超:右侧肾上腺区团块影,62.4mm×62.0mm。

入院诊断:妊娠、子痫前期(孕 1 产 0,孕 26^{+5} 周,单活胎,臀位)、妊娠糖尿病妊娠合并肾上腺肿物(性质待排)。

术前经过:患者收治入院后,住院期间患者表现出进行性加重的便秘和多汗症状。除继续口服拉贝洛尔外,需要频繁单次加用硝苯地平缓释片帮助维持血压在稳定。上腹部 MRI 检查确认"右侧肾上腺区见团块状异常信号影,大小约 6.2cm×7.0cm×6.6cm。左侧肾上腺形态和大小未见异常,其信号未见异常改变。后腹膜区未见异常信号影。"血液检测提示:患者血皮质醇水平正常,且存在昼夜节律,24 小时尿皮质醇水平正常;血醛固酮水平正常,血钾正常;24 小时尿游离甲氧基肾上腺素水平正常;24 小时尿游离甲氧基去甲肾上腺素水平升高明显,达 2 690μg/24h。

在原有降压药物的基础上,加用 α 受体阻滞剂治疗,尽可能控制患者血压,防止过高的血压导致子痫或心衰的发生。因此患者在原降压药物的基础上,每晚追加口服甲磺酸多沙唑嗪缓释片 4mg。患者在分娩前必须持续住院观察,尽可能使用半坡卧位,减小上腹部压力。给予地塞米松促胎儿成熟、硫酸镁保护胎儿脑神经,并待孕 32 周以上择机行剖宫产终止妊娠。

产妇按上述方案进行药物治疗至孕 33^{+3} 周,产科医生评估胎儿发育情况后决定行剖宫产术终止妊娠,娩出胎儿。并结合术中产妇的循环波动情况,决定是否同期行右侧肾上腺占位切除术。

麻醉管理:该患者在全麻下接受剖宫产手术。手术前夜和术晨患者按时足量服用了抗高血压药物。入手术室时血压 140/90mmHg、心率 102 次/min。立即连接无创血压、心电图和血氧饱和度监测,开放左上肢外周静脉(18G)。并在局麻下完成左手桡动脉和右颈内静脉穿刺置管。待产科医生完成消毒铺巾后开始麻醉诱导。序贯静脉注射丙泊酚 140mg、艾司洛尔 20mg、罗库溴铵 40mg,并进行纯氧面罩通气。1 分钟后经口明视下插入 7.0# 气管导管一根,固定于距门齿 22cm 处,听诊双肺对称。此时打开七氟醚挥发罐维持麻醉。同时产科医生开始切皮操作。5 分钟后经子宫下段切口娩出一活女婴,0 分钟 Apgar 评分 9 分(肤色-1 分),1 分钟 Apgar 评分 10 分。此时立即关闭七氟醚挥发罐,改为丙泊酚血浆靶控输注,并追加舒芬太尼 40μg。由于患者术前使用 α 受体阻滞剂进行了长时间充分准备,且术中操作并未对产妇的肾上腺占位进行直接挤压,因此产妇术中血压平稳,最高未超过 140/90mmHg。经多学科讨论,在完成剖宫产后结束手术,待产后 42 天再行右侧肾上腺占位切除术。

患者术后在手术室内监测有创动脉压的情况下完成气管导管拔除,转至 PACU 进一步观察。改良 Aldrete 评分 10 分时送返 ICU 病房。在此期间产妇循环稳定。2 天后转回产科病房,术后 7 天出院。

术后 42 天患者再次入院接受后腹腔镜下右侧肾上腺嗜铬细胞瘤切除术。术毕患者痊愈出院。术后病理证实为"嗜铬细胞瘤,肿瘤大小 6.5cm×6.0cm×5.0cm,瘤细胞有明显的多形性,并见个别病理性核分裂象,局灶侵犯包膜,未见肯定血管侵犯,未见凝固性坏死。"

相关要点及解析

1. 诊断确立 分析患者此次病情，既往无高血压病史，妊娠 14 周产检发现血压升高。由于高血压出现时间早于妊娠 20 周，因此不符合妊娠期高血压的诊断标准，应诊断为"妊娠合并慢性高血压"。由于该患者收缩压高于 160mmHg、舒张压高于 110mmHg，并且出现了蛋白尿，因此该患者符合"慢性高血压合并子痫前期"这一诊断。

2. 病因诊断 对于患者的高血压发生原因，结合腹部 B 超检查发现的"右侧肾上腺区团块影"，应当首先排除继发性高血压的可能。多种肾上腺疾病都可以导致患者发生继发性高血压。常见的原因包括库欣综合征、原发性醛固酮增多症、嗜铬细胞瘤等。可以通过进行血和/或 24 小时尿液内皮质醇、醛固酮和儿茶酚胺激素的水平检测进行鉴别诊断。由于该患者皮质醇分泌量正常，且存在明显的昼夜节律，可以排除库欣综合征；血醛固酮水平正常，且血钾正常，可以排除原发性醛固酮增多症；患者存在 24 小时尿游离甲氧基去甲肾上腺素水平明显升高，应考虑神经内分泌嗜铬细胞瘤诊断，且该患者的肿瘤主要分泌去甲肾上腺素。同时可以通过 MRI 检查进一步明确占位的形状、大小及其周围结构等。

3. 诊疗计划 对于诊断明确的嗜铬细胞瘤，手术切除是最佳的治疗手段。但考虑到目前已经过了孕中期，进入了孕后期，此时对孕妇进行手术治疗可能引发胎儿早产。此时胎儿发育状况较差，发生新生儿并发症的风险极大。因此仅对胎儿而言，手术时机是越晚越好。但伴随着妊娠的持续，孕妇的子宫会进一步增大，可能增加腹腔内压力，更频繁地导致肿瘤受压，继而发生儿茶酚胺大量释放，因此对于母体而言，妊娠不可能一直持续到胎儿足月，需要做好促进胎儿宫内发育的药物准备，寻找一个合适的时机及早终止妊娠，通过剖宫产娩出胎儿。胎儿娩出以后。可以同期对产妇实施右侧肾上腺嗜铬细胞瘤切除术，也可以在剖宫产术后 42 天再次手术切除右侧肾上腺嗜铬细胞瘤。术后需要将患者转入 ICU 进一步治疗。如待产中出现病情恶化，则应立即行急诊行剖宫产终止妊娠，并同期行右肾上腺肿瘤切除术。在肿瘤切除前，该产妇还需要在原有降压药物的基础上加用 α 受体阻滞剂治疗，尽可能控制产妇血压，防止过高的血压导致子痫或心衰的发生。

4. 麻醉前准备 注意测量患者的血压，评价其抗高血压药物治疗效果。手术前夜患者需要继续服用甲磺酸多沙唑嗪缓释片，术晨也需要足量服用拉贝洛尔。

5. 麻醉前用药 为减少对胎儿的影响，不需要使用麻醉前镇静药物。

6. 麻醉监测 由于患者可能存在术中循环的剧烈波动，除常规的心电图、无创血压和氧饱和度监测以外，还必须在麻醉前做好有创动脉压的监测，同时可以方便地进行动脉血气监测。为了术中应用心血管活性药物，需要进行中心静脉穿刺置管，可同时监测中心静脉压。

7. 麻醉方法的选择 椎管内麻醉可以用于此类产妇的剖宫产，但子痫前期可能伴发血小板减少和肝功能障碍，需要在麻醉前评估患者是否存在椎管内麻醉的禁忌证。考虑到该产妇术中循环剧烈波动的可能性，全身麻醉是更为稳妥的选择。但全麻需要在完成动脉穿刺置管、局麻下深静脉穿刺、产科消毒铺巾后和充分预吸氧后开始。此例患者使用快速序贯无阿片类药物诱导后进行气管插管。若经过评估，产妇无法耐受循环的波动，则诱导时可以考虑使用瑞芬太尼这一超短效阿片类药物。瑞芬太尼在血浆中代谢迅速，分布半衰期 1 分钟，消除半衰期约为 6 分钟，持续使用无蓄积效应，对产妇可提供良好的循环稳定作用，同时对胎儿无明显副作用，是产科全麻诱导的首选阿片类药物。插管完成后可以使用吸入麻醉药物维持麻醉。待胎儿娩出断脐后，足量追加阿片类药物，并停用吸入麻醉药物，改为全凭静脉麻醉。围手术期注意避免二氧化碳蓄积，以免诱发儿茶酚胺大量释放。术中可以根据血压的波动加用酚妥拉明控制血压。胎儿娩出后，需要专人注意观察其 Apgar 评分和呼吸状况，如有呼吸功能不全等问题应及时抢救。

8. 术后转归 若患者术中循环平稳，可以考虑暂缓右肾上腺占位切除术；若术中患者循环波动严重，则可以考虑同期完成右肾上腺占位切除术。此类患者术后应转入 ICU 进行严密观察,并做好术后镇痛。防止术后发生儿茶酚胺危象(若肿瘤未切除)或严重低血压(若肿瘤已切除)。

(罗 艳)

思考题

1. 常见的妊娠合并甲状腺疾病有些? 分别会对孕产妇和胎儿造成怎样的影响? 麻醉前评估应该重点关注什么(包括症状、体征、实验室检查、影像学检查和麻醉科专科体检等)?
2. 针对妊娠合并神经内分泌嗜铬细胞瘤拟接受剖宫产的产妇,麻醉前评估应重点关注哪些问题? 如何制订个体化的麻醉方案(包括麻醉方式选择、麻醉药物的选择和术后镇痛计划的制订等)?

推荐阅读

[1] CHESTNUT DH.,DOLLEY LS.,TSEN LC.,et al. Chestnut 产科麻醉学:理论与实践. 5 版. 连庆泉,姚尚龙,译. 北京:人民卫生出版社,2017:825-834.

[2] BAYSINGER CL.,BUCKLIN BA.,GAMBLING DR. 产科麻醉学.2 版. 陈新忠,黄绍强,译. 北京:中国科学技术出版社,2019:433-448.

[3] SURESH MS.,SEGAL B.S,PRESTON RL.,et al. 施耐德产科麻醉学.5 版. 熊利泽,董海龙,路志红,译. 北京:科学出版社,2018:432-442.

第三十三章

妊娠合并哮喘剖宫产麻醉

本章要求

1. 掌握妊娠合并哮喘患者的病理生理改变,妊娠对哮喘发作的影响,麻醉方式的选择及围手术期管理原则。
2. 熟悉哮喘对妊娠的影响,妊娠期间哮喘病情改善或恶化的可能因素,妊娠合并哮喘患者的麻醉评估。
3. 了解哮喘的发病机制、诊断和药物治疗。

妊娠期哮喘的发生率是 2%~13%,其中有相当一部分会出现哮喘加重的情况,围生期不良后果的风险随之增高。控制哮喘对于产科和麻醉科管理具有重要意义,而妊娠期哮喘的控制不仅要考虑到哮喘本身对母体和胎儿的影响,还要兼顾妊娠对哮喘的影响。本章将主要介绍妊娠合并哮喘产妇的病理生理改变,妊娠和哮喘之间的相互影响,妊娠期哮喘的治疗,以及围手术期管理等。

第一节　概述

哮喘(asthma)是妊娠期女性最常见的呼吸系统疾病,是母体和胎儿妊娠期/围生期多种并发症的重要危险因素。妊娠可能引起哮喘病程的变化,妊娠期哮喘的严重程度可能改善、加重或者保持不变。另一方面,哮喘也可能影响妊娠的结局,妊娠期间哮喘加重可对母体和胎儿造成不良后果。预防急性发作和优化哮喘控制,是哮喘治疗的两个主要目标,妊娠情况下应依然如此。对于妊娠合并哮喘患者,应最大程度地保护母胎健康,减少哮喘相关围生期并发症,因此给妇产科医师和麻醉科医师带来了一定的挑战。

一、哮喘的定义

哮喘是一种以气道可逆性阻塞、气道反应性增高、气道炎症及重建为特征的慢性炎症性疾病。气道阻塞可引起咳嗽、喘息和呼吸困难等临床症状。气道高反应性表现为对大多数刺激支气管平滑肌收缩的因素(如组胺、前列腺素、冷空气等)反应过度。气道炎症本身可引起气道阻塞和气道反应性增高,导致气流受限、胸闷和呼吸困难等呼吸系统症状,从而影响哮喘病程。

二、流行病学

近年来,孕妇的哮喘患病率逐渐上升。来自美国的流行病学资料显示,妊娠期女性的患病率从 2001 年的 5.5% 增加至 2007 年的 7.8%。目前世界范围内约 2%~13% 的妊娠期女性患有哮喘,其中约 55% 在妊娠期会经历至少 1 次哮喘发作,10% 在妊娠期会发生一次加重发作,并需要口服激素治疗。目前我国妊娠期女性哮喘的患病率尚无资料,但 2017 年 Lancet 发表的中国成人哮喘流行状况的调查显示,我国 20 岁及以上人群中女性患病率 3.7%,患者人群超过 2 000 万人(排除妊娠期妇女),可推测我国哮喘孕妇数量可能同样惊人。事实上,我国哮喘诊断率、治疗率和控制水平均较低,其流行病学情况被严重低估,尽管治疗水平有所进步,但哮喘仍然是高危疾病。

三、哮喘的发病机制及病理生理

哮喘属于变态反应性疾病,其发病机制极为复杂,目前尚未完全清楚,与免疫、神经、精神、内分泌因素和遗传等密切有关。

对过敏原的易感性,即特应质(atopy),是发生哮喘的最确定危险因素,而免疫反应在哮喘发病中具有重要意义。目前认为特应质和哮喘的免疫学发病机制为:抗原或过敏原等因素导致I型树突状细胞成熟障碍,分泌 IL-12 不足,使 Th0 细胞不能向 Th1 细胞分化;在 IL-4 诱导下 Th0 细胞向 Th2 发育,导致 Th1/Th2 细胞功能失衡。Th2 细胞促进 B 细胞产生大量 IgE(包括抗原特异性 IgE),并分泌炎症性细胞因子刺激其他细胞产生一系列炎性介质,最终诱发速发型变态反应和气道慢性炎症。

哮喘的本质是气道慢性炎症,表现为多种炎症细胞特别是肥大细胞、嗜酸性粒细胞和 T 淋巴细胞等在气道的浸润和聚集,并分泌多种炎性介质和细胞因子。其中,各种生长因子促进气道的增殖与重建,黏附分子则介导白细胞的迁移。气道壁中的慢性炎症渗出可引起平滑肌收缩、气道狭窄,进而引起气流受限。

气道高反应性表现为气道平滑肌对各种刺激因子出现过强或过早的收缩反应,是哮喘发生的另一个重要因素。气道炎症也可导致气道高反应性。受遗传因素影响,气道高反应性常有家族聚集倾向,为哮喘患者共同的病理生理特征。

气流受阻是哮喘病理生理改变的核心,其原因是气道炎症和气管平滑肌收缩导致的气管腔直径变窄。临床主要表现为呼气困难,患者可将空气吸入肺,却无法将其呼出。患者试图在肺过度充气的状态下呼吸,势必增加呼吸做功。肺泡的过度扩张可对肺泡壁毛细血管产生压力,导致过度扩张处肺泡血流减少,因此引起通气血流比例失调。严重哮喘时,肺动脉高压可使室间隔向左偏移,每搏量减少。深吸气时收缩压下降,可出现奇脉。长期慢性和反复的炎症,可导致气道重塑,即气道管壁增生变厚,气道内径不可逆性狭窄。此时,肺功能呈进行性下降,各种治疗均难以奏效。

四、哮喘的诊断

因多数患者妊娠前即有哮喘病史,通常可直接诊断。对于妊娠期首次出现呼吸系统症状的患者,需行诊断和鉴别诊断。妊娠合并哮喘的诊断与非妊娠患者无异,主要通过病史、典型症状、体征及实验室检查来确诊。

1. 病史　需要了解哮喘症状及其严重程度、持续时间、病程、诱发和加重因素,以及相关治疗情况等。

2. 典型症状　包括呼吸困难、喘息、咳嗽和胸闷,多与接触变应原、冷空气、物理、化学性刺激、病毒性上呼吸道感染、运动等有关。

3. 体格检查　在双肺可闻及散在或弥漫性以呼气相为主的哮鸣音,呼气相延长。上述症状可经治疗缓解或自行缓解。

4. 变应原　变应原的诊断至关重要,可以通过检测血清特异性 IgE(specific IgE,sIgE)来明确,妊娠期患者一般不用皮肤试验。症状不典型者应行诊断性试验,应至少具备以下一项试验阳性:①支气管激发试验或运动试验阳性;②支气管舒张试验阳性,第 1 秒用力呼气容积(FEV_1)增加 15% 以上,且 FEV_1 绝对值增加 >200ml;③最大呼气流量(PEF)日内变异率或昼夜波动率≥20%。但对于妊娠患者,一般很少采用支气管激发试验。

5. 根据变应原吸入后哮喘发生的时间,可将哮喘反应分为 3 种类型:①速发型哮喘反应,吸入变应原的同时发生反应,15~30 分钟达高峰,2 小时后逐渐恢复正常;②迟发型哮喘反应,吸入变应原后 6 小时左右发病,持续时间长,可达数天,临床症状重,常呈持续性哮喘表现,肺功能损害严重而持久,发病机制与变态反应和气道炎症有关;③双相型哮喘反应。

五、哮喘对妊娠的影响

由于妊娠期气道力学没有明显变化,妊娠期哮喘的肺功能变化及评估与非妊娠期类似,即"可逆性气流受限"。妊娠期通常避免进行支气管激发试验,因此妊娠期母体气道高反应性的资料有限。有小样本前瞻性研究提示,多数患者的气道反应性在妊娠期下降。

现有文献提示,哮喘可能对妊娠产生多方面不利影响,包括围生期死亡和一些常见妊娠并发症。有证据显示,妊娠合并哮喘患者围生期死亡率及下述事件的风险增高:流产、早产、先兆子痫和新生儿低体重等。

不良妊娠结局的原因主要为缺氧及哮喘控制不佳、哮喘治疗药物的并发症。很多患者在知道自己妊娠后不久可能擅自减少或停用哮喘药物,这可能导致哮喘控制不佳。当哮喘急性发作时,伴随的任何血气变化都是在妊娠期"正常"呼吸性碱中毒基础上发生的。因此,妊娠期急性哮喘时 $PaCO_2 > 35mmHg$ 或 $PaO_2 < 70mmHg$ 所带来的损害比非妊娠期更严重。同时,缺氧也可能影响胎儿的发育和健康。药物并发症参见本章第三节。

对于妊娠合并哮喘患者,由于哮喘控制不佳,接受引产和剖宫产的比例近年有增高趋势。然而,我们不应将哮喘对妊娠的影响视为哮喘患者妊娠的禁忌证,因为通过恰当的治疗和良好的哮喘控制能够大大减少这些并发症。

六、妊娠合并哮喘患者的管理原则

妊娠会加重约 1/3 女性的哮喘,另有 1/3 女性无变化,而其余 1/3 会出现症状改善。妊娠期哮喘的全程化管理可以减少哮喘症状波动或急性发作给孕妇和胎儿带来的负面影响。

对患者要加强宣教。患者应了解疾病基本知识,认识到哮喘并不是妊娠的禁忌证,妊娠同样不是哮喘药物的禁忌。患者应避免各种诱发因素,如吸烟、呼吸道感染、接触变应原等。建议患者定期随访(至少 4 周一次),监测自身和胎儿情况,并配合医师制订合理有效的治疗计划。

药物治疗方面,虽然在妊娠期间使用任何药物都存在对母亲或胎儿产生潜在不良影响的可能性,但积极治疗以预防并控制哮喘发作的益处超过药物的潜在风险。妊娠期间哮喘药物一般治疗原则与非妊娠患者相似,包括阶梯式分步治疗以达到并维持哮喘控制。

急性发作时,除药物治疗外,还应该进行辅助供氧(鼻套管,起始为 3~4L/min),调整吸入氧浓度来维持 $PaO_2 \geq 70mmHg$,和/或脉搏血氧饱和度 $\geq 95\%$。

产科方面,高达 55% 的妊娠合并哮喘患者在妊娠期可能出现哮喘发作,多数发生在妊娠中期,因此妊娠期间应密切监测哮喘情况。缩宫素依然是妊娠合并哮喘患者用于引产和控制产后出血的首选药物。而前列腺素 $F_{2\alpha}$ 类似物(如卡前列素)由于可引起支气管收缩,不应用于终止妊娠、引产和控制出血。因为前列腺素 E_2(地诺前列酮)和 E_1(米索前列醇)具有支气管扩张作用,是更为安全的药物。通过适当控制孕妇的孕期哮喘症状,可以降低后代患哮喘的风险。孕期维生素 D 的充足摄入也可以降低儿童哮喘的风险。分娩期如有哮喘急性发作且哮喘症状不稳定,而胎儿已成熟,可考虑终止妊娠。

麻醉管理方面,硬膜外麻醉是哮喘患者在临产时控制疼痛的优选方法,不仅能降低第一和第二产程的氧耗和每分通气量,行急诊剖宫产时也可以提供充足的麻醉效果。在控制围生期疼痛时,应尽量避免使用吗啡和哌替啶,因为这两种药物可引起机体,尤其是皮肤的肥大细胞释放组胺。然而,目前未见这些药物引起急性支气管收缩的证据。布托啡诺或芬太尼可能是合适的替代药物。需要注意的是,研究显示,哮喘患者在接受手术和麻醉的过程中,哮喘急性发作的比例高达 10.2%,由此所致的低氧血症可能危及母体和胎儿生命。因此选择合适的麻醉药物至关重要,如需全身麻醉,优先选择有支气管扩张作用的氯胺酮和卤代类麻醉剂。麻醉管理具体可参见本章第四节。

第二节　妊娠对哮喘发作的影响

妊娠期母体病理生理改变可能影响哮喘的临床症状,该过程较为复杂,对哮喘的控制也可能产生相应的影响。

一、妊娠期哮喘的临床变化

大部分研究提示,妊娠前的哮喘严重程度可预测妊娠期哮喘的严重程度,总体趋势如下:
1. 在有改善的女性中,哮喘病情随孕周增加而逐渐改善。
2. 在出现哮喘发作的患者中,症状增加最显著的时期是妊娠中晚期。
3. 在妊娠期最后 4 周,哮喘的严重程度往往较轻。
4. 临产和分娩时很少出现严重的哮喘症状。
5. 剖宫产比自然分娩哮喘发生率更高。
6. 单个患者在连续妊娠中的哮喘病程通常相似。
产前检查时,提倡对患者哮喘的病情进行监测。建议每月对哮喘病史、治疗、肺功能情况进行评估。

二、妊娠期哮喘急性发作

妊娠期哮喘急性发作引起的缺氧可能会直接损害胎儿氧合和子宫胎盘血流,造成妊娠并发症和不良妊娠结局。根据国外的研究数据,孕妇哮喘加重需要干预的风险显著高于非妊娠女性哮喘患者,大约 18% 的孕妇可能因为哮喘发作而急诊就医,其中高达 62% 的孕妇需要住院治疗。妊娠期严重哮喘的最常见诱因是母体细胞介导的免疫抑制增加其对病毒的易感性。妊娠期孕酮水平的升高可使平滑肌松弛,降低食管下端括约肌张力,导致胃食管反流。哮喘患者胃食管反流的发生率为 45%~89%。研究显示,超重或肥胖及早期妊娠体重增加过多是妊娠期哮喘发作的危险因素。其他研究显示孕期吸烟的女性更容易发生哮喘且症状更严重;孕妇焦虑也会升高哮喘发作的风险。在一项前瞻性研究中,从妊娠开始就持续使用吸入型糖皮质激素的女性中只有 4% 出现了急性发作,而未持续用药的女性中有 17% 出现哮喘急性发作。研究证实很多女性在知道自己妊娠后会减少或停用哮喘药物,这可能导致后期的哮喘控制不佳。尤其应注意,吸入型糖皮质激素的使用不充分可能增加哮喘发作的风险。

三、妊娠期哮喘临床变化的可能机制

妊娠期间哮喘的临床变化可能有很多机制来解释(表 33-2-1)。其中一种机制是孕激素水平的增加可以改善哮喘。由于妊娠伴随的孕酮水平增加,通过腺苷酸环化酶介导了支气管扩张,因此,改善了哮喘症状和呼气峰流速。妊娠最后 4 周,哮喘患者的喘息、睡眠障碍和日常活动受限均减轻,其原因很可能与激素水平改变相关。

妊娠中晚期激素水平大幅度变化,如前列腺素、皮质类固醇(如醛固酮、去氧皮质醇)、孕酮等,可能影响哮喘的临床症状。前列腺素家族中前列腺素 E、前列腺素 I_2 的升高可能扩张支气管,起到支气管稳定作用,而前列腺素 F_2 水平的升高可能导致气道收缩。另外循环中皮质醇水平增加和皮质醇受体的敏感性也可能影响到气道的反应性。

表 33-2-1　妊娠期间哮喘病情改善或恶化的可能因素

改善哮喘的因素

　　孕激素诱导的气道平滑肌舒张

　　具有支气管扩张作用的前列腺素产生增加

　　循环皮质醇水平增高

加重哮喘的因素

　　对 β 肾上腺素受体激动剂的敏感性下降

　　具有支气管收缩作用的前列腺素产生增加

　　对循环皮质醇敏感性降低,因为皮质类固醇(如黄体酮)与皮质醇受体结合

第三节　麻醉前病情评估及药物治疗

麻醉前评估对于了解妊娠合并哮喘患者的病情具有重要意义,在术前积极干预并优化患者哮喘情况,可以有效降低围手术期风险。

一、病情评估

麻醉前评估的目的是优化治疗方案,控制哮喘症状,降低术后肺部并发症的风险。如果是择期剖宫产,应尽量提前一周对患者进行评估,这样有足够的时间对患者治疗方案进行调整。若是急诊剖宫产,对患者病情的详细评估有助于了解患者目前的哮喘控制状态,充分进行术前准备,应对可能出现的急性发作。麻醉前评估应详细询问患者病史、进行体格检查并根据患者的辅助检查结果对病情进行综合评估。

(一)询问病史

详细询问病史有助于确定哮喘的严重程度和控制情况,有助于预测围手术期发生支气管痉挛的风险,并有利于减少可能过敏原的暴露,控制使哮喘恶化的诱发因素。除了常规询问既往史、心肺功能外,应着重询问以下内容:

1. 患者自觉哮喘严重程度。

2. 过敏史及诱发因素。

3. 哮喘药物的使用。

4. 使用短效 β_2 受体激动剂治疗的频率。

5. 因哮喘发作的住院史和/或急诊就诊史。

6. 严重发作时气管插管的病史。

7. 口服糖皮质激素的使用频率和近期的使用情况。

8. 近期上呼吸道感染史。

9. 基线和目前的呼气峰流速(PEF)或第一秒用力呼气量(FEV_1)。

(二)体格检查

与患者对话过程中可以着重观察患者的呼吸频率、呼吸是否平顺、有无言语断续。肺部听诊应着重评估有无哮鸣音、呼气相延长,还需注意有无肺部感染征象。在哮喘急性发作期的患者中可能观察到夸张的奇脉(吸气呼气相压差 >20mmHg)、辅助呼吸肌参与呼吸、不能耐受平卧等。在急性严重支气管痉挛发作时,呼吸音可能减弱或消失。

(三)辅助检查

1. 血液检查　术前常规血液检查与非哮喘患者相似。需注意评估患者目前用药的影响,如使用大剂

量 β_2 受体激动剂可能导致低钾血症、高血糖、低镁血症;全身使用糖皮质激素可能导致低钾血症、高血糖。

2. 动脉血气分析　术前不推荐常规进行动脉血气分析,但在急性发作期有助于评估哮喘的严重程度。

3. 肺功能检查　呼气峰流速和肺量计检查是两种常用的评估哮喘患者肺功能的方法。手持峰流速仪便携、经济,可以在家由患者自行测定以监测哮喘病情。肺量计检查用于门诊和住院时评估肺功能,患者哮喘控制欠佳时应行此检查。妊娠患者不推荐使用支气管激发试验,若患者既往已明确诊断哮喘,此检查仅用于评估目前肺功能状态。PEF 及 FEV_1>80% 预计值时说明哮喘控制良好。

4. 其他　妊娠期哮喘患者通常不行皮肤过敏原试验,因为强变应原可能导致严重的全身过敏反应;可针对变应原的血清 IgE 抗体进行检测。

根据以上病史、体格检查和辅助检查,可以把哮喘控制情况分为控制很好、控制欠佳和控制很差(表33-3-1)。哮喘控制欠佳/很差的患者应请相关专科会诊,在择期手术前将治疗方案调整至最优。

表 33-3-1　哮喘控制水平的分级

	控制良好	控制欠佳	控制很差
日间症状	≤2 天/周	>2 天/周	全天出现
夜间症状/觉醒	≤2 次/月	1~3 次/周	≥4 次/周
活动受限	无	部分受限	明显受限
短效 β_2 受体激动剂使用(需药物缓解)	≤2 次/周	>2 次/周	一日多次
肺功能(FEV₁ 或 PEF)	>80% 预计值	60%~80% 预计值	<60% 预计值
病情恶化(需全身使用糖皮质激素)	近 1 年 0~1 次	近 1 年 ≥2 次	

二、药物治疗

妊娠期哮喘的药物治疗原则与非妊娠期相似,包括阶梯式分步治疗以达到维持哮喘控制的目的(表33-3-2),但在妊娠过程中仍需慎用一些药物。术前评估时不仅需了解孕妇目前的用药方案及是否控制住哮喘,还需了解此类药物可能对麻醉和手术带来的影响,以便对可能出现的围手术期并发症进行应对。

(一)糖皮质激素

糖皮质激素可控制气道炎性反应,是减轻气道变应原和诱发因素导致气道高反应性的最有效药物。给药途径可分为吸入性糖皮质激素(inhaled corticosteroid,ICS)、口服或全身性糖皮质激素。

1. 吸入性糖皮质激素　ICS 是长期控制哮喘的首选药物,也是妊娠期间不同程度持续性哮喘的首选药物。对于有轻度持续性哮喘或更严重哮喘的患者,吸入性糖皮质激素可减少妊娠期间的哮喘发作,而妊娠期间停用吸入性糖皮质激素则可能增加哮喘发作的风险。

布地奈德是妊娠 B 类药品,在妊娠期使用的安全性相关证据最多,因此是妊娠期间首选的 ICS。目前已有证据提示其他 ICS 如倍氯米松、氟替卡松在妊娠中使用也是安全有效的。因此,如果患者在妊娠前通过其他某种 ICS 良好地控制了哮喘,就可继续使用这种药物。

通过消化道或呼吸道进入血液的 ICS 药物大部分被肝脏灭活,因此一般剂量下的 ICS 引起的全身不良反应小,可避免全身应用糖皮质激素给孕妇及胎儿带来的副作用。但需注意,氟替卡松使用超过 750μg/d或其他 ICS 超过 1 500μg/d 患者出现下丘脑—垂体—肾上腺轴(HPA)抑制的风险较高,应接受 HPA 轴评估或在麻醉或手术前给予应激剂量的糖皮质激素。

2. 口服/全身性糖皮质激素　全身性糖皮质激素属于妊娠 C 类药物。静脉糖皮质激素一般用于治疗严重急性哮喘发作。口服糖皮质激素用于轻至中度哮喘发作及慢性持续性哮喘大剂量 ICS 联合治疗无效的患者,或作为静脉应用激素治疗后序贯应用。妊娠期使用糖皮质激素可能导致的不良后果包括先天畸形、子痫前期、妊娠糖尿病、低体重儿和新生儿肾上腺皮质功能减退。若哮喘严重而未得到良好控制也可能对母体和胎儿造成极大风险,因此对于哮喘的孕妇来说,要充分权衡全身性糖皮质激素的潜在风险和哮喘的相关风险。对于严重哮喘患者和妊娠期急性发作的患者,基于风险—收益考量推荐使用全身性糖皮质激素。

长期使用全身性糖皮质激素需注意其并发症,如骨质疏松、高血压、糖尿病、青光眼、肥胖、皮肤菲薄、肌无力等。此外,此类患者在麻醉和手术过程中有 HPA 轴抑制及肾上腺功能不全的风险,需术前给予应激剂量的糖皮质激素。一般认为不会引起 HPA 轴抑制的全身用药剂量:①用任意剂量的糖皮质激素但不超过 3周;②早晨使用泼尼松 <5mg/d(或等效剂量)持续任意时间;③隔日使用 <10mg 泼尼松(或等效剂量)持续任意时间。使用此类剂量的患者在围手术期应继续使用平日剂量。可引起 HPA 周抑制的全身用药剂量:超过 20mg/d 的泼尼松(或等效剂量)持续 3 周或以上,以及任何有库欣样表现的患者。此类患者除围手术期继续使用此剂量外,还应在诱导麻醉前接受应激剂量的糖皮质激素。

(二)吸入性 β_2 受体激动剂

β_2 受体激动剂通过作用于气道平滑肌和肥大细胞等细胞表面的 β_2 受体,舒张支气管平滑肌、减少肥大细胞等细胞的脱颗粒和介质释放,是强效的支气管扩张药,推荐用于严重哮喘的治疗,从时效上分为短效(维持 4~6 小时)和长效(维持 ≥2 小时)。

短效 β_2 受体激动剂(short-acting β_2-adrenergic agonist, SABA)是缓解轻中度急性哮喘发作的首选药物。SABA 应按需使用,不宜长期、单一使用,也不应过量使用,否则会导致骨骼肌震颤、低血钾、心律失常等不良反应。SABA 属于妊娠 C 类药品,妊娠期间使用通常较安全。目前妊娠期首选沙丁胺醇,其妊娠期间安全性证据最多。

长效 β_2 受体激动剂(long-acting β_2-adrenergic agonist, LABA)主要用于哮喘的长期控制,目前更推荐 LABA 联合 ICS 使用,两者具有协同的平喘和抗炎作用。LABA 目前主要有沙美特罗和福莫特罗,其中沙美特罗用于临床的时间比福莫特罗更久,关于两者的回顾性队列研究均显示其在孕妇中使用安全性良好。新型的 LABA,如茚达特罗、奥达特罗和维兰特罗,尚缺少用于妊娠期人群的安全性证据。

(三)白三烯调节剂

炎性介质白三烯可以促进支气管水肿、收缩和黏液分泌,加重哮喘,白三烯抑制剂扎鲁司特、孟鲁司特及 5-脂加氧酶抑制剂齐留通都可影响白三烯合成或作用。此类药物可提高 ICS 的疗效,减少中至重度哮喘患者每天 ICS 的剂量。对于妊娠期哮喘患者,孟鲁司特或扎鲁司特仅作为 ICS 的辅助治疗,尤其是妊娠前就对此药反应良好的患者,目前证据提示孟鲁司特和扎鲁司特在妊娠期使用的安全性良好。然而在动物生殖实验中,观察到了齐留通相关不良事件,并且仍未在妊娠期女性中得到充分研究,因此妊娠期间应避免使用。

(四)色甘酸钠

色甘酸钠属于妊娠期 B 类药物。可以通过稳定肥大细胞减少炎症介质释放,用于轻度哮喘的替代治疗或中重度哮喘的辅助治疗。

(五)茶碱

茶碱为甲基黄嘌呤类药物,有支气管扩张作用,与糖皮质激素、抗胆碱能药联合使用有协同作用。茶碱过量可引起心律失常、血压下降,与 β_2 受体激动剂合用时更易出现心律失常和心动过速。茶碱可穿过胎盘,导致新生儿血液及脐带血内茶碱的浓度与母亲血液相近,因此有导致新生儿发生一过性心动过速和易激惹的风险,但目前茶碱应用的临床证据表明其不会增加胎儿的异常。妊娠期间可以继续服用茶碱,但由于茶碱与白蛋白的结合以及肝脏清除在妊娠期间发生改变,所以必须仔细评估其血药浓度并调整剂量使其血药浓度在 5~12μg/ml,以避免毒性。

（六）吸入抗胆碱能药

抗胆碱能药通过降低迷走神经张力而舒张支气管,但其作用比 β_2 受体激动剂弱、起效也慢,通常用于 LABA 联用 ICS 未能控制的中至重度哮喘患者。异丙托溴铵为短效 M 受体阻断剂（short-acting muscarinic antagonist,SAMA）妊娠分级为 B 级。长效 M 受体阻断剂（long-acting muscarinic antagonist,LAMA）噻托溴铵、克利溴铵、格隆溴铵和芜地溴铵的妊娠期安全性仍不确定,因为动物研究已报道了不良反应,而人类婴儿的结局则尚无报道,因此妊娠期哮喘患者应慎用。

（七）免疫疗法

妊娠期接触过敏原可能造成严重全身过敏反应而对胎儿造成危害,因此不推荐在妊娠期间开始皮下或舌下变应原免疫治疗,但若患者耐受维持性免疫治疗并且能从中获益,则可继续予以免疫治疗。

抗 IgE 单克隆抗体奥马珠单抗用于血清 IgE 水平升高的患者,主要用于 ICS 联合 LABA 仍无法充分控制症状的中至重度哮喘患者。奥马珠单抗等 IgG 分子可穿过胎盘,目前其妊娠人群安全性数据有限,但部分结果显示其安全性良好。

美国 FDA 已批准抗 IL-5 抗体制剂用于重度嗜酸粒细胞性哮喘患者的维持治疗,但尚无此类药物用于妊娠人群的安全性数据（表 33-3-2）。

表 33-3-2　全球哮喘防治创议（GINA）推荐的成人哮喘治疗方案

根据患者个体化需求上调或下调治疗					
	第 1 级	第 2 级	第 3 级	第 4 级	第 5 级
优选控制方案	按需使用低剂量 ICS-福莫特罗*	规律使用低剂量 ICS,或按需使用低剂量 ICS-福莫特罗*	规律使用低剂量 ICS-LABA	规律使用中剂量 ICS-LABA	规律使用高剂量 ICS-LABA 推荐进行基因检测,可附加治疗如噻托溴铵、抗 IgE、抗 IL-5
其他控制方案	按需使用低剂量 ICS-SABA,	LTRA,或低剂量 ICS-SABA,	中剂量 ICS,或低剂量 ICS+LTRA△	高剂量 ICS+噻托溴铵（或 +LTRA）△	增加低剂量 OCS 但需考虑副作用
优选缓解方案	按需使用低剂量 ICS-福莫特罗*		按需使用低剂量 ICS-福莫特罗◇		
其他缓解方案	按需使用 SABA				

ICS,inhaled corticosteroid,吸入性糖皮质激素；SABA,short-acting β_2-agonist,短效 β_2 受体激动剂；LTRA,leukotriene receptor antagonists,白三烯受体拮抗剂；LABA,long-acting β_2 agonist,长效 β_2 受体激动剂；OCS,oral corticosteroid,口服糖皮质激素

*:仅有布地奈德—福莫特罗数据；

¶:合剂或分开吸入；

△:如果患者存在过敏性鼻炎且 FEV_1>70% 时考虑加入尘螨抗原舌下免疫疗法；

◇:仅当患者使用布地奈德—福莫特罗或倍氯米松—福莫特罗作为控制方案时

第四节　麻醉方式选择与管理

妊娠合并哮喘患者行剖宫产手术,麻醉管理主要应关注两方面问题:一是产科的麻醉管理,二是哮喘的麻醉管理。总体原则与非妊娠哮喘患者的管理原则无显著差异,根据产科患者妊娠相关的生理改变,结合哮喘管理原则,制订麻醉计划,完善术中管理,以期达到良好预后。

一、麻醉注意事项

除产科患者常见的病理生理改变外,呼吸系统的改变及患者哮喘控制的情况是麻醉关注的重点。妊娠期潮气量及每分通气量均增加,功能残气量下降,耗氧量增加约 20%。因此,孕妇更易发生低氧血症（具体

参见第6章——妊娠期生理变化）。而缺氧可能诱发哮喘发作。另一方面,哮喘患者的麻醉方式和麻醉药物的选择,更应考虑到避免促发哮喘。

二、妊娠合并哮喘麻醉方式的选择

剖宫产手术的麻醉,无论合并哮喘患者还是非哮喘患者,为减少对胎儿的影响,均应避免全身用药、首选椎管内麻醉。椎管内麻醉包括连续硬膜外阻滞,蛛网膜下隙阻滞(简称腰麻),以及蛛网膜下隙与硬膜外隙联合阻滞即腰硬联合麻醉(combined spinal-epidural anesthesia,CSEA)。

对于哮喘患者,椎管内麻醉一方面避免了全身用药对胎儿的影响,另一方面避免了全身麻醉气管插管。气管插管是支气管收缩的强刺激因素,避免气管插管可显著降低哮喘发作风险。硬膜外麻醉阻滞平面和血压较易控制,较少出现母体阻滞平面过高、呼吸抑制,对母婴安全可靠,硬膜外隙留置导管,可持续给药,不受手术时间限制,但其麻醉起效时间相对较长,可能出现镇痛不全或牵拉反应。蛛网膜下隙麻醉起效迅速、麻醉成功率高、肌松完善,但易出现阻滞平面过高,导致产妇低血压、呼吸抑制等,且因为单次给药,麻醉时间受限。腰硬联合麻醉结合了腰麻起效迅速、效果确切,以及硬膜外置管可连续给药的优点,妊娠合并哮喘患者建议采取腰硬联合麻醉方式。

当患者存在椎管内麻醉禁忌证时,如凝血功能异常、腰椎病变、血流动力学不稳定等,需考虑全身麻醉。全身麻醉应限制使用通过胎盘屏障的药物,避免刺激气道的吸入性麻醉药物,同时保证产妇能够耐受手术。

三、妊娠合并哮喘的麻醉管理

(一) 吸氧

妊娠期功能残气量明显减少、氧储备能力下降,同时代谢增加、耗氧量增加,因此妊娠女性更易发生低氧血症。缺氧容易诱发哮喘发作,因此妊娠合并哮喘患者围手术期要积极吸氧,保证充分氧供,避免缺氧的发生。

(二) 完善的镇痛

对于哮喘患者,围手术期疼痛管理也至关重要。剖宫产术后镇痛方案应在术前或术中确定。

如果使用了椎管内麻醉,可以选择椎管内镇痛。硬膜外隙留置导管,使用低浓度罗哌卡因(或利多卡因)联合阿片类药物(吗啡除外),可行患者自控硬膜外镇痛(patient-controlled epidural anesthesia,PCEA),需注意椎管内镇痛存在呼吸抑制的风险。吗啡会增加支气管平滑肌张力,可能诱发哮喘,因此哮喘患者禁用吗啡。

腹壁切口还可以考虑区域阻滞镇痛,使用低浓度罗哌卡因行腹横肌平面阻滞(transversus abdominis plane block,TAP)或者髂腹下髂腹股沟神经阻滞。局部用药对母婴安全可靠,但这类阻滞存在镇痛不全的问题。

全麻剖宫产术后镇痛可以通过静脉途径,可行患者自控静脉镇痛(patient controlled intravenous anesthesia,PCIA)给予阿片类镇痛药。需要注意的是,虽然哌替啶在美国FDA妊娠女性安全用药分类中为B类药物(在动物研究中安全性良好但缺少充足且有对照的人类数据),且治疗剂量的哌替啶对支气管无影响,可用于哮喘患者镇痛,但美国妇产科医师协会《2017产科镇痛和麻醉实践指南》不建议在分娩前后使用盐酸哌替啶镇痛,因为其代谢产物去甲哌替啶有毒性,在新生儿体内半衰期长达72小时,并且纳洛酮不能拮抗其作用。因此哌替啶用于妊娠期女性尚存在争议。

目前对于哮喘患者剖宫产术后镇痛尚无最佳方案,以上几种镇痛方案可单独或联合使用,但要特别关注阿片类药物对新生儿的呼吸抑制,同时避免使用吗啡、非甾体抗炎药(non-steroidal anti-inflammatory drugs,NSAIDS)等可能诱发哮喘的镇痛药物。

（三）避免哮喘触发因素

为预防哮喘发作、降低气道高反应、减少药物干预的需要，即使处于哮喘稳定期的妊娠患者，亦应尽可能避免或减少接触哮喘触发因素。常见的哮喘触发因素包括变应原、病毒感染、大气污染物、烟草烟雾、药物等。麻醉和手术过程中，常见触发因素包括气管插管及拔管、缺氧、吸入刺激性气体、药物如 NSAIDS 类和 β 受体阻滞剂以及患者既往有过敏反应的药物等。

（四）术中管理

产妇尤其合并哮喘的患者，更易发生低氧血症，而缺氧又会诱发哮喘，因此患者进入手术间后，应立即面罩吸氧，建立静脉通路，常规监测心电图、无创血压、脉搏指氧饱和度。结合术前评估、哮喘严重程度和控制情况，以及近期有无上呼吸道感染症状，考虑是否需要建立有创动脉监测（病情稳定且无须药物控制者可行无创袖带血压监测）。病情严重者建立有创动脉后，获取动脉血气分析。近期有过哮喘发作、病情不稳定的患者，建议麻醉前吸入短效 β$_2$ 受体激动剂（推荐沙丁胺醇）扩张支气管。妊娠合并哮喘患者剖宫产手术的麻醉方案包括两种，椎管内麻醉和全身麻醉，不管选择哪种麻醉方案，术前都要进行详细的气道评估，准备困难气道工具。

1. 椎管内麻醉　前文提到，妊娠合并哮喘患者剖宫产手术的麻醉，无椎管内穿刺禁忌时首选椎管内麻醉，建议采取腰硬联合麻醉。麻醉前或同时，经静脉快速输液补充一定容量（约 500ml），选取 L$_{3\sim4}$ 或 L$_{2\sim3}$ 间隙穿刺。妊娠期间硬膜外隙血管怒张，腹腔压力增加，椎管内麻醉所需局部麻醉药量低于非妊娠患者，虽然这一点目前尚存在争议，但考虑哮喘患者对缺氧十分敏感，为避免阻滞平面过高引起呼吸抑制，建议该类患者使用最低有效局部麻醉药剂量，一般推荐蛛网膜下隙的局部麻醉药用量：0.5% 丁哌卡因不高于 10mg（因为丁哌卡因的难治性心脏毒性，严禁将 0.75% 丁哌卡因原液用于产科麻醉），阻滞平面控制在 T$_4$ 以下水平。

腰麻产生的血管扩张作用、仰卧位综合征、围产期出血等多种因素可导致产妇出现低血压，对于哮喘患者亦应积极处理低血压，避免胎儿缺氧。可采取的措施包括使产妇子宫处于左倾位，减少子宫和胎儿对血管的压迫，以及使用血管活性药物。产科麻醉中理想的升压药应在升高母体血压同时不减少子宫胎盘血流：①麻黄碱，同时兴奋 α、β 受体，也可促进去甲肾上腺素神经末梢释放去甲肾上腺素而产生间接作用，从而提升血压，使外周和子宫血流均有所增加；其缺点是增快心率、增加心肌耗氧量，会增加新生儿酸血症的发生率。由于麻黄碱可兴奋呼吸道上 β 受体，缓解哮喘时的气道痉挛，因此可以作为妊娠合并哮喘患者的优先选择。②去氧肾上腺素，兴奋 α 受体，对 α$_1$ 受体的激动作用远大于 α$_2$ 受体，作用较弱且持久、毒性小，使产妇收缩压和舒张压升高，可反射性兴奋迷走神经，减慢心率、降低心肌氧耗、保护心肌，小剂量去氧肾上腺素对子宫胎盘血流无影响。如产妇不存在心动过缓，推荐作为首选用药之一。③盐酸甲氧明，高选择性 α$_1$ 受体激动剂，药理作用同去氧肾上腺素，推荐作为首选用药之一。

另外，椎管内麻醉并不能完全抑制手术过程中清理宫腔和探查腹腔的牵拉反应，应在进行此类操作前静脉给予小剂量阿片类药物（如芬太尼）抑制牵拉反应，或者嘱托产科医师缝合子宫切口时不要将子宫翻出腹壁切口，尽可能减少术中对哮喘患者的不良刺激。

2. 全身麻醉　当患者存在椎管内穿刺禁忌证时，可选择全身麻醉完成手术。全身用药除了避免使用引起产妇哮喘发作的药物，也要尽可能减少对胎儿的不良影响。为了尽量缩短胎儿接触全麻药物的时间，麻醉科医师应和产科医师密切配合，待产科医师消毒铺巾完成后再开始全麻诱导，确认气道安全后即刻开始手术，从子宫切开到胎儿娩出的时间比从诱导到娩出的时间对新生儿预后的影响更为重要。全麻后胎儿娩出 1 分钟的 Apgar 评分低于区域麻醉，但 5 分钟后 Apgar 评分无明显差异。妊娠合并哮喘患者行全麻剖宫产时主要应关注以下四方面问题：全麻药物的选择、误吸和困难气道、支气管痉挛和术中知晓。

（1）全麻药物的选择：针对妊娠女性用药安全，美国 FDA 将该群体用药分为 5 类：A 类、B 类、C 类、D 类和 X 类，其中 D 类和 X 类药物严禁用于妊娠女性。

1）非巴比妥类静脉麻醉药：氯胺酮为妊娠 B 类药物，可以拮抗组胺、乙酰胆碱和 5-羟色胺的支气管收缩作用，松弛支气管平滑肌，用于哮喘患者具有明确优势，推荐用法 1~1.5mg/kg 静脉注射，剂量过高可能使产妇出现精神症状以及子宫张力增加，也会对新生儿产生呼吸抑制作用；丙泊酚为 B 类药物，半衰期短、起效及苏醒迅速，可透过胎盘，但未发现引起新生儿长时间抑制的报道，但因其心肌抑制及血管扩张作用，应注意对产妇血压的影响，临床不推荐大剂量使用（>2.5mg/kg）；依托咪酯为 C 类药物，对产妇血流动力学影响较小，用于产妇麻醉诱导推荐 0.2~0.3mg/kg 静脉注射。

2）麻醉性镇痛药：瑞芬太尼为 C 类药物，其在血浆中迅速代谢，分布半衰期 1 分钟，消除半衰期 6 分钟，持续使用无蓄积，对产妇可提供良好镇痛，同时对胎儿无明显副作用，是产科全身麻醉诱导首选阿片类药物；芬太尼为 C 类药物，静脉注射可迅速通过胎盘，会增加新生儿呼吸抑制风险，静脉注射后 1 分钟起效，3~5 分钟达高峰，维持时间约 30 分钟；舒芬太尼为 C 类药物，静脉注射可迅速通过胎盘，可能引起新生儿抑制，静脉注射后 1~2 分钟达高峰，作用持续时间为 30~60 分钟。对于产妇的全麻诱导要谨慎使用芬太尼和舒芬太尼。

3）肌肉松弛药：目前临床常用的去极化肌松药和非去极化肌松药均为大分子，不易通过胎盘屏障，临床剂量下可安全用于产科麻醉，但应注意所有按公斤体重给予的静脉药物，体重应该按标准体重而非实际体重计算。

4）吸入麻醉药：尽管吸入麻醉药可扩张支气管，但禁止哮喘患者在非镇静状态下吸入挥发性麻醉药，因为有可能诱发支气管痉挛。七氟烷为 B 类药物，对宫缩抑制作用较弱（宫缩抑制作用比较：恩氟烷 > 异氟烷 > 七氟烷），同时可以扩张支气管，推荐用于妊娠合并哮喘患者的麻醉维持。但应注意，妊娠期间 MAC 下降，过高吸入浓度存在抑制宫缩风险，因此建议使用的吸入浓度低于 1MAC。氧化亚氮麻醉作用较弱，不能单独用于麻醉维持，尽管可通过胎盘，但对母婴无明显不良影响，50% 的氧化亚氮复合其他麻醉药物对子宫收缩影响小，使用高浓度时，应警惕宫缩抑制和缺氧的发生。

（2）误吸和困难气道：妊娠女性即使严格禁食水，全麻诱导期间发生反流误吸的风险仍可能高于非孕妇女，妊娠合并哮喘患者一旦发生误吸，诱发哮喘的风险极高，因此该类患者全身麻醉前应口服非颗粒性抑酸药柠檬酸钠 30ml 和/或 30 分钟前静脉注射 H_2-受体阻滞剂（法莫替丁），甲氧氯普胺 10~20mg。另外，由于妊娠期间全呼吸道黏膜毛细血管扩张充血、患者肥胖、舌体肥大等因素，妊娠患者黏膜出血、困难插管发生率高于普通患者，同时妊娠患者氧储备下降，更易发生低氧血症，因此在全麻诱导前应充分预吸氧，准备好困难气道装置。

（3）术中支气管痉挛：气管插管是一个强力的哮喘诱发因素。全麻行剖宫产手术时，麻醉诱导和手术切皮间隔时间极短，导致麻醉科医师在实际操作中有可能会把插管时间提前，诱导药物作用尚未达峰就进行气管插管，这对哮喘患者极为不利。因此在保证患者氧供充分的同时，对于哮喘患者进行气管插管时需确认合适的插管时机，尽可能避免插管导致的支气管痉挛。但由于哮喘患者的气道高反应性，插管全麻过程中发生支气管痉挛风险增加。术中应严密监测气道压、脉搏氧饱和度、潮气量以及血流动力学，一旦发生支气管痉挛，应及时发现并积极处理。术中支气管痉挛的处理详见下一节"术中哮喘发作的治疗"。

（4）术中知晓：由于妊娠期间生理改变所需全麻药物减少，同时为了减少全麻药物对胎儿影响，对于全麻行剖宫产手术的患者，麻醉科医师往往使用最低有效剂量的麻醉药物，导致全麻术中知晓风险增加。因此，对于这类患者应常规监测麻醉深度，选择合适的药物剂量，以防矫枉过正。

第五节　术中哮喘发作的治疗

术中急性哮喘发作不可能完全避免。研究显示，哮喘患者在接受手术和麻醉的过程中，哮喘急性发作的比例可高达 10.2%，由此所致的低氧血症可能危及母体和胎儿生命。故哮喘急性发作的产妇属于高危患者,应由产科、麻醉科、呼吸科和儿科医生多科协作进行管理。

一、术中哮喘发作的诊断

手术室内虽然缺乏肺功能检查等辅助检查手段,但对于既往患有哮喘的产妇,结合其病史、症状、体征及相关诱发因素,术中进行临床诊断通常并不困难。此外还应从以下几方面着手进行病情分析评估。

（一）危险因素

术中急性哮喘发作的危险因素主要包括:

1. 术前未控制的哮喘　术前患有哮喘但未曾接受过正规治疗、近期急性发作过或伴有上呼吸道感染的中重度哮喘患者。

2. 麻醉、手术刺激　麻醉医生在浅麻醉下对患者进行气管插管、拔管、吸痰等操作、气管导管过深,手术刺激等。

3. 药物　给予兴奋迷走神经系统的药物,如硫喷妥钠、γ-羟基丁酸钠;诱导组胺释放,如筒箭毒碱、阿曲库铵和米库溴铵;其他药物如乙醚等。

4. 精神因素　如睡眠障碍、紧张、恐惧等。

（二）诊断与鉴别诊断

术中急性哮喘发作的诊断要点包括

（1）既往有哮喘病史或有反复发作的呼吸困难、喘息、咳嗽、胸闷等症状的可疑哮喘者。

（2）呼气相延长、胸壁活动减弱及听诊双肺可闻及散在或弥漫性,以呼气相为主的哮鸣音,或呼吸音消失。

（3）SpO_2 持续下降。

（4）气道峰压明显增加。

（三）鉴别诊断

哮喘是一种以气道可逆性阻塞、气道反应性增高、气道炎症及重建为特征的慢性炎症性疾病,主要表现为支气管痉挛。而术中支气管痉挛的病因主要包括:

1. 生理性　急性哮喘、慢性哮喘急性发作、急性左心功能不全、肺栓塞(空气或羊水栓塞)、急性呼吸窘迫综合征。

2. 解剖性　声带功能障碍、气道黏液栓。

3. 机械性　气道阻塞、气管内导管扭曲、支气管插管。

4. 麻醉并发症　误吸、药物反应。

术中诊断哮喘时应排除上述原因导致的支气管痉挛。

（四）病情评估

术中哮喘发作的程度轻重不一,病情发展的速度也有不同,多数哮喘急性发作多存在早期征兆,发生频率最高的三个症状为咳嗽、胸闷及气促,严重者可在数分钟内危及生命。通常出现以下表现可以认为属于中重度哮喘:静息状态下气短、端坐呼吸、大汗淋漓、只能单字讲话或无法讲话、焦虑烦躁甚至嗜睡或意识模糊、呼吸脉搏频率增快、三凹征。

二、术中哮喘发作的治疗

（一）处理原则

术中哮喘急性发作的管理原则:积极应对哮喘急性发作的危险因素,早期判断术中急性发作并及时处理,重视术后哮喘管理。

术中哮喘急性发作的管理目标是：

1. 脱离过敏原、去除诱因、避免危险因素的接触和暴露，必要时停止手术。

2. 吸氧、辅助或机械通气以预防或纠正低氧血症、改善高碳酸血症，必要时气管插管。

3. 吸入 β_2 受体激动药或全身激素以逆转支气管痉挛。

4. 避免母体衰竭。

（二）药物选择

哮喘急性发作时的常用药物包括支气管舒张剂和激素，对经各种常规药物治疗哮喘症状仍未缓解者，可酌情选用非常规的治疗药物。

1. 支气管扩张剂

（1）β_2 受体激动剂：是目前作用最强的支气管扩张药，通过兴奋气道平滑肌和肥大细胞膜表面的 β_2 受体，舒张气道平滑肌、增加气道黏膜纤毛运动、减少肥大细胞和嗜碱性粒细胞脱颗粒及炎性介质释放、降低微血管通透性等机制缓解哮喘症状。哮喘急性发作时，应选用能在数分钟内起效的 SABA，这类药物松弛气道平滑肌作用迅速，疗效可维持数小时，是最有效的治疗哮喘急性发作的药物。这类药物主要包括沙丁胺醇和特布他林定量气雾剂或溶液，沙丁胺醇是推荐使用的 SABA 药物，其安全性极佳，平喘作用较为迅速，且妊娠相关安全数据最多，可用于急性哮喘严重发作、呼吸浅弱、昏迷或呼吸心搏骤停的患者。用法：沙丁胺醇或特布他林 0.2~0.25mg 加入生理盐水 40ml 中缓慢静脉注射（15 分钟以上）。

（2）抗胆碱能药物：抗胆碱能药物可阻断副交感神经，通过降低迷走神经张力而舒张支气管，并进一步增加 β 受体激动药的支气管扩张效应。其舒张支气管的作用比 β_2 受体激动剂弱，起效也较慢。短效抗胆碱能药物与 SABA 联合应用具有协同舒张支气管的作用。对重度哮喘急性发作，联合 SABA 和短效抗胆碱能药物比单一使用支气管舒张剂治疗可更好地改善肺功能，降低住院率。短效抗胆碱能药物有气雾剂和雾化溶液两种剂型。异丙托溴铵是一种阿托品的四元化合衍生物，经定量气雾剂吸入。

（3）茶碱类药物：茶碱具有弱舒张支气管平滑肌作用，并具有强心、利尿、扩张冠状动脉、兴奋呼吸中枢和呼吸肌等作用。氨茶碱加入葡萄糖溶液中，缓慢静脉滴注，适用于哮喘急性发作且近 24 小时内未用过茶碱类药物的患者。负荷剂量为 4~6mg/kg，维持剂量为 0.6~0.8mg/（kg·h）。由于茶碱的"治疗窗"窄以及茶碱代谢存在较大的个体差异，可引起心律失常、血压下降、甚至死亡，有条件的情况下应监测其血药浓度，及时调整浓度和滴速。茶碱有效、安全的血药浓度范围应在 6~15mg/L。茶碱还明显受药物相互作用影响，如西咪替丁、喹诺酮类或大环内酯类等药物均可影响茶碱代谢而使其排泄减慢，应酌情调整剂量。不推荐静脉推注氨茶碱。茶碱与激素和抗胆碱能药物联合应用具有协同作用，但茶碱与 β 受体激动剂联合应用时易出现心率增快和心律失常，应慎用并适当减少剂量。多索茶碱的作用与氨茶碱相同，但不良反应较轻。茶碱的主要优点是其长效性，药物可持续释放长达 12 小时。

2. 糖皮质激素　糖皮质激素是最有效的抑制哮喘气道炎症的药物，也是治疗中重度哮喘急性发作的重要药物。糖皮质激素可减少微血管渗漏，抑制黏液分泌，阻止炎性细胞的趋化和激活，增加气道平滑肌 β 受体表达，减轻气道对变应原和激发因素的高反应性。糖皮质激素无直接舒张气道平滑肌的作用。急性哮喘发作时激素可通过溶液雾化吸入、口服或静脉应用。

（1）雾化吸入：布地奈德溶液等吸入激素经以压缩空气或高流量氧气为动力的射流装置雾化吸入，对患者吸气配合的要求不高，起效较快，适用于哮喘急性发作时的治疗。大剂量雾化吸入激素可部分替代全身激素。雾化吸入激素的患者耐受性良好，可减少全身激素的不良反应发生。

（2）静脉应用：严重的急性发作患者应及时经静脉注射或滴注激素。推荐用法：甲泼尼龙 40~80mg/d，或琥珀酰氢化可的松 400~1 000mg/d 分次给药。地塞米松抗炎作用虽较强，但由于血浆和组织中半衰期长，对脑垂体—肾上腺轴的抑制时间长，应尽量避免使用。

（三）吸氧与机械通气

哮喘急性发作时,应给予吸氧以维持氧饱和度≥95%。在一般情况下,应避免气管插管。但当重度急性发作者经上述药物治疗仍未改善或继续恶化,应及时给予机械通气呼吸支持治疗。指征为重度低氧血症伴或不伴 CO_2 潴留,呼吸性酸中毒时 pH<7.20~7.25 或伴发严重代谢性酸中毒、意识障碍、呼吸肌疲劳、自主呼吸微弱甚至停止等。对重度哮喘患者宜选用经口插管的途径,气管插管的内径不 <7.5mm。

呼吸机参数开始时可选择控制通气或同步间歇指令通气,潮气量 6~10ml/kg,频率 8~12 次/min,吸呼比（I/E）1：2~1：3,吸气流速 100L/min,吸氧浓度 1.0 并逐渐降至 0.6,需维持血氧饱和度≥95%。可根据患者对治疗反应进一步调整。

在某些情况下可考虑加用呼气末正压:①合并肺炎或其他急性肺损伤,导致严重的低氧血症;②对严重的呼吸肌疲劳或衰竭且血流动力学仍稳定者,加用适当的 PEEP 可减轻呼吸肌的负荷。加用 PEEP 时应注意:①PEEP 水平不宜太高,一般 <10~15cmH_2O,PEEP 应低于 auto-PEEP;②加用 PEEP 的时间不宜过长,一般 20~30 分钟应能出现明显效果,否则应弃用。使用呼吸机患者有烦躁、谵妄,发生人机对抗,或严重气道痉挛时,可适当选用镇静剂和/或肌松药。镇静剂可选用地西泮 10~20mg 或氯氨酮 50mg 静脉推注;或丙泊酚 1~2mg/kg,以 0.5mg/（kg·min）静脉推注;或丙泊酚 0.1~0.5mg/h 静脉推注。肌肉松弛药常用维库溴铵 0.08~0.10mg/kg,静脉推注,继予 0.01~0.015mg/kg 维持。

（四）纠正水电解质和酸碱失衡

哮喘急性发作期,由于缺氧、摄入不足、体液流失过多等,常并发水、电解质和酸碱平衡失调。应检测电解质及行动脉血气分析,及时发现异常并及时处理。孕产妇通常有代偿性呼吸性碱中毒。急性哮喘发作可加重碱中毒,并导致胎儿缺氧。碱中毒可减少胎盘血流,胎儿缺氧可能比母体更严重。纠正脱水、湿化气道、防止黏液痰栓形成。需要时可采用支气管肺泡灌洗方法处理气道黏液栓。及时发现和纠正酸碱失衡及电解质紊乱。仅有呼吸性酸中毒时,当 pH<7.20 时可补碱（5% 碳酸氢钠）,达到 pH>7.20 即可;若有混合性酸中毒存在时,pH>7.20 可补碱,达到 pH>7.30 即可。监测血清电解质和血糖,β_2 肾上腺素受体激动剂和激素会导致高血钾和高血糖。

思考题

1. 哮喘对妊娠母体和胎儿分别有哪些影响和危害?
2. 妊娠对支气管哮喘急性发作的影响与应对措施是什么?
3. 妊娠合并支气管哮喘患者的围手术期麻醉管理要点有哪些?

（刘孝文 赵 晶）

推荐阅读

[1] CHESTNUT DH.,DOLLEY LS.,TSEN LC.,et al. Chestnut 产科麻醉学:理论与实践.5 版. 连庆全,姚尚龙,译. 北京:人民卫生出版社,2017:1053.

[2] SURESH MS.,SEGAL B.S,PRESTON RL.,et al. 施耐德产科麻醉学.5 版. 熊利泽,黄海龙,路志红,译. 北京:科学出版社,2018;476.

[3] GLUCK JC. The change of asthma course during pregnancy. Clin Rev Allergy Immunol,2004,26:171.

[4] SCHATZ M,DOMBROWSKI MP,WISE R,et al. Asthma morbidity during pregnancy can be predicted by severity classification. J Allergy Clin Immunol,2003,112:283.

［5］ SCHATZ M,HARDEN K,FORSYTHE A,et al. The course of asthma during pregnancy,post partum,and with successive pregnancies:a prospective analysis. J Allergy Clin Immunol,1988,81:509.

［6］ MURPHY VE,GIBSON P,TALBOT PI,et al. Severe asthma exacerbations during pregnancy. Obstet Gynecol,2005,106:1046.

［7］ STENIUS-AARNIALA BS,HEDMAN J,TERAMO KA. Acute asthma during pregnancy. Thorax,1996,51:411.

［8］ ROBIJN AL,JENSEN ME,MCLAUGHLIN K,et al. Inhaled corticosteroid use during pregnancy among women with asthma:A systematic review and meta-analysis. Clin Exp Allergy,2019,49:1403.

［9］ MURPHY VE,JENSEN ME,POWELL H,et al. Influence of Maternal Body Mass Index and Macrophage Activation on Asthma Exacerbations in Pregnancy. J Allergy Clin Immunol Pract,2017,5:981.

［10］ ALI Z,NILAS L,ULRIK CS. Excessive gestational weight gain in first trimester is a risk factor for exacerbation of asthma during pregnancy:A prospective study of 1283 pregnancies. J Allergy Clin Immunol,2018,141:761.

［11］ MURPHY VE,CLIFTON VL,GIBSON PG. The effect of cigarette smoking on asthma control during exacerbations in pregnant women. Thorax,2010,65:739.

［12］ POWELL H,MCCAFFERY K,MURPHY VE,et al. Psychosocial variables are related to future exacerbation risk and perinatal outcomes in pregnant women with asthma. J Asthma,2013,50:383.

［13］ ENRIQUEZ R,WU P,GRIFFIN MR,et al. Cessation of asthma medication in early pregnancy. Am J Obstet Gynecol,2006,195:149.

［14］ VATTI RR,TEUBER SS. Asthma and pregnancy. Clin Rev Allergy Immunol, 2012,43(1-2):45-56.

［15］ GLOBAL INITIATIVE FOR ASTHMA(GINA). Global Strategy for Asthma Management and Prevention. ［2020-12-03］ http://www.ginasthma.org.

［16］ NATIONAL HEART,LUNG,AND BLOOD INSTITUTE,NATIONAL ASTHMA EDUCATION AND PREVENTION PROGRAM ASTHMA AND PREGNANCY WORKING GROUP. NAEPP expert panel report. Managing asthma during pregnancy:recommendations for pharmacologic treatment-2004 update. J Allergy Clin Immunol,2005,115:34.

第三十四章

妊娠合并神经肌肉疾病剖宫产麻醉

本章要求

1. 掌握妊娠合并神经肌肉疾病剖宫产的麻醉方式、术中监测和围手术期管理。
2. 熟悉妊娠合并神经肌肉疾病的麻醉前评估和药物治疗。
3. 了解妊娠合并神经肌肉疾病的病理生理改变。

神经肌肉疾病是神经系统疾病中罕见但最复杂的一组疾病,包括肌病、神经—肌肉接头疾病、周围神经病和运动神经元病,其病因复杂,临床表现多样,治疗困难,是一组神经系统难治性疾病。临床上重要的妊娠合并神经肌肉疾病包括重症肌无力、肌营养不良、肌强直、脊髓灰质炎和周期性瘫痪等。妊娠合并神经肌肉疾病时,在围产期可能出现病情加重或产生新的并发症,危及产妇甚至胎儿/婴儿的安全,因此,往往需要多学科合作处理。此类孕妇的剖宫产麻醉应根据具体病情制定个体化管理方案,全程精心调控方可获得理想的临床结局。本章主要阐述妊娠合并重症肌无力和妊娠合并低钾性周期性瘫痪的剖宫产麻醉。

第一节　妊娠合并重症肌无力的剖宫产麻醉

重症肌无力(myasthenia gravis,MG)是一种由神经—肌肉接头突触后膜上乙酰胆碱受体抗体介导的获得性自身免疫性疾病,其特征是神经肌肉接头传递功能障碍,骨骼肌无力,平滑肌和心肌一般不受累。其发病机制与自身免疫功能障碍有关。主要病因是患者机体出现针对突触后膜上成分的病理性抗体所致,主要是抗乙酰胆碱受体(acetylcholine receptor,AChR)。自身抗体结合突触后膜上的 AChR 导致神经—肌肉接头突触后膜中 AChR 分子数量的减少,不能产生足够的终板电位,引起神经肌肉传递功能障碍。重症肌无力的发病率为(0.5~5)/10 万,女性发病率是男性 2 倍,而且发病年龄更早,以 20~30 多岁的育龄期女性最为常见。重症肌无力的主要临床表现为病人容易疲劳和进行性肌无力,晨轻暮重,活动时加重,休息后减轻,并且随时间出现波动性。最先受累的横纹肌是眼肌,通常表现为上睑下垂和复视;其次可以出现延髓受累症状,特征表现为发声困难、吞咽困难、颈部和近端肌肉无力;最终呼吸肌包括膈肌和肋间肌受累,甚至导致重症肌无力危象。

重症肌无力危象是指病情突然加重或治疗不当,引起呼吸肌无力或麻痹而致急性呼吸功能衰竭,需要建立机械通气。其中包括三种危象:①肌无力危象,即新斯的明不足危象,由各种诱因和治疗药物减量诱发,临床表现为呼吸微弱、发绀、烦躁、吞咽和咳痰困难、声音微弱直至不能出声,最后呼吸完全停止,可反复发作或迁延成慢性;②胆碱能危象,即新斯的明过量危象,多在用药过量后发生,除上述呼吸困难等症状外,尚有乙酰胆碱蓄积过多症状,包括毒蕈碱样中毒症状(呕吐、腹痛、腹泻、瞳孔缩小、多汗、流涎、呼吸道分泌物增多、心率减慢等)、烟碱样中毒症状(肌肉震颤、痉挛和紧缩感等)以及中枢神经症状(焦虑、失眠、精神错乱、意识不清、抽搐、昏迷等);③反拗性危象,难以区别危象性质又不能通过停药或加大药量改善症状者,多在长期较大剂量用药后发生。肌无力危象和胆碱能危象可以通过依酚氯铵试验鉴别,肌无力危象静脉注射依酚氯铵 10mg,数分钟后肌无力症状明显改善,说明需要应用更大剂量的胆碱酯酶抑制剂;胆碱能危象应用依酚氯铵后症状无改善。当重症肌无力危象发生后,必须注意鉴别诊断,确认属于哪类危象,然后进行相应的药物治疗。但不管哪类危象,一旦发生了急性呼吸衰竭,必须及时建立机械通气,改善患者的通气和氧合功能。

诱发或恶化重症肌无力的因素包括全身麻醉、手术、应激、全身疾病、感染、甲状腺功能减退、甲状腺功能亢进、妊娠、产后和某些药物(表 34-1-1)。

表 34-1-1 诱发或恶化重症肌无力的药物

药物名称	注意事项
抗菌药物 氨基糖苷类、喹诺酮类、大环内酯类 四环素类、多黏菌素类、抗真菌药	具有神经肌肉阻滞作用,可恶化 MG,MG 患者慎用
心血管系统药物 利多卡因、奎尼丁、奎宁、普鲁卡因胺 钙通道阻滞剂、β-受体阻滞剂	引起神经肌肉阻滞或传导减慢,加重 MG,MG 患者慎用
他汀类药物:如阿托伐他汀、瑞舒伐他汀	可加重 MG 病情,需要严密监测
吸入麻醉药:如异氟烷、七氟烷、地氟烷	有箭毒样作用,高浓度吸入可加重 MG,需控制用量
抗癫痫药:卡马西平、加巴喷丁、苯妥英钠	影响神经肌肉信号传输,加重 MG,MG 患者慎用
青霉胺、α-干扰素、A 型肉毒毒素	可诱发或加重 MG
镁剂	高浓度镁抑制乙酰胆碱释放,可加重 MG

注:MG,重症肌无力

妊娠合并重症肌无力的患者其病情发展变化多样且难以预料。约 1/3 的妊娠合并重症肌无力的患者在妊娠期出现病情恶化,例如流产、早产及母体肌无力危象甚至死亡等,通常发生在妊娠早期、分娩时和产后。妊娠合并重症肌无力属于低发病率的高危妊娠,但麻醉科医师仍需掌握并加强麻醉前评估和围手术期麻醉管理。

一、麻醉前评估

所有妊娠合并重症肌无力的孕妇在妊娠早期甚至整个孕期都应到麻醉门诊进行咨询。如果当地医院没有设立麻醉门诊,可以建议其在孕产期定期到神经内科随诊,以了解妊娠期间重症肌无力的病情发展及调整专科治疗药物。孕妇入院后,需要再次请麻醉科和神经内科会诊,再次确认重症肌无力的临床分型(表34-1-2)。

在病史采集时,需要特别询问患者有无咀嚼和吞咽困难史,吞咽困难通常提示延髓支配的肌群受累,病情危重;了解目前是否服用胆碱酯酶抑制剂及剂量。体格检查注意寻找上睑下垂的证据,这是疾病活动期的体征;肺部检查注意有无肋间肌和膈肌无力导致的平静状态下的呼吸困难。建议对呼吸困难和/或延髓支配的肌群受累的患者行肺功能检查和动脉血气分析。此外,重症肌无力患者常合并其他相关的自身免疫性疾病,包括系统性红斑狼疮、结节病、多发性肌炎和溃疡性结肠炎。13% 的重症肌无力患者合并甲状腺异常,包括甲状腺功能亢进、甲状腺功能减退和无功能性甲状腺肿大,注意检查甲状腺功能五项。

表 34-1-2　重症肌无力的临床分型

类型	临床特点
Ⅰ型	限于眼外肌,表现为上睑下垂、复视;药物治疗敏感性差,但预后好
ⅡA型	累及四肢和延髓支配的肌肉,呼吸肌很少受累;轻度全身性肌无力,进展慢,无肌无力危象,对药物敏感
ⅡB型	四肢肌群中度受累,常伴眼外肌受累,伴有咀嚼、吞咽和构音困难;中度全身性肌无力,无肌无力危象,药物治疗反应不佳
Ⅲ型	有延髓支配的肌肉麻痹和肌无力危象;发病急、迅速进展性肌无力,发生呼吸困难,药物反应差,死亡率高
Ⅳ型	有延髓支配肌肉麻痹和呼吸肌麻痹;隐性发病,进展缓慢,多由ⅡA型、ⅡB型发展而来,晚期严重肌无力

二、药物治疗

活动期的重症肌无力患者多使用胆碱酯酶抑制剂、免疫抑制剂、血浆置换和免疫球蛋白治疗。

胆碱酯酶抑制剂是临床上最常用于治疗重症肌无力的药物,主要通过抑制乙酰胆碱水解酶从而增加结合突触后膜受体的乙酰胆碱含量而产生治疗作用,需每日使用。胆碱酯酶抑制剂如新斯的明和溴吡斯的明属于季铵化物,不能通过胎盘屏障,妊娠期口服可以安全使用,但静脉注射时具有催产作用,可导致早产,孕妇慎用。妊娠期间血容量增加,应注意调节胆碱酯酶抑制剂用量,密切观察,避免出现重症肌无力危象。其他治疗方法如免疫球蛋白治疗可以下调免疫系统,血浆置换可以去除乙酰胆碱受体抗体,对处于危险期的患者尤为适用。因许多免疫抑制剂如甲氨蝶呤和硫唑嘌呤可以导致胎儿先天性畸形等副作用,故在妊娠期禁用或慎用此类药物。

三、麻醉方式的选择

重症肌无力主要累及骨骼肌,而子宫由平滑肌组成,故不受影响。因此,对合并重症肌无力的孕妇推荐经阴道分娩。剖宫产手术本身可加重重症肌无力病情,故仅在有适应证的情况下采用。椎管内麻醉不但母体安全性较高,新生儿麻醉药物暴露程度较低,而且避免了全身麻醉和肌肉松弛药加重肌无力的风险,因此,妊娠合并重症肌无力的剖宫产首选椎管内麻醉。因硬膜外麻醉阻滞平面易于控制,通常选择硬膜外麻醉,也可选择蛛网膜下隙阻滞,但需要防止阻滞平面过高。有椎管内麻醉禁忌证或已经出现严重延髓支配的肌群受累和呼吸功能衰竭的患者,可选择气管插管全身麻醉。应告知所有行全身麻醉的重症肌无力患者需要呼吸机支持治疗和气管拔管延迟的可能。

四、麻醉管理

麻醉前对妊娠合并重症肌无力的患者应进行全面评估,包括患者目前重症肌无力临床分型、药物治疗的剂量、有无其他并存疾病和对呼吸功能受累者完善肺功能检查和动脉血气分析。术前谈话签署麻醉知情同意书时,告知患者及家属,整个围手术期都可能出现的重症肌无力病情加重甚至出现危象,术后需要转至重症监护室继续呼吸机治疗;新生儿出生后可能发生一过性重症肌无力,需要抢救性气管插管和转新生儿重症监护室治疗等风险。此类患者围手术期需要包括产科医师、麻醉科医师和新生儿科医师以及神经内科医师的多学科团队共同参与管理。

（一）椎管内麻醉的管理

对于妊娠合并重症肌无力的患者,剖宫产椎管内麻醉的管理目标主要是痛觉阻滞平面控制在 T_6 以下,在保证手术部位的充分镇痛和肌肉松弛的同时,最大程度地减少对肋间肌和膈肌的影响,从而保留孕妇的自主呼吸功能。因此,术中既要避免患者镇痛不足,又要防止阻滞平面过高或辅助镇痛药物引起的呼吸抑制,甚至诱发肌无力危象。对于中度呼吸功能受累的患者,应用双相呼吸道正压的呼吸支持可有效地提高椎管内麻醉的安全性。长期胆碱酯酶抑制剂治疗和血浆置换可降低胆碱酯酶活性,导致酯类局麻药的半衰期延长,故硬膜外麻醉应选用酰胺类局麻药,从而避免酯类局麻药蓄积引起中毒。罗哌卡因属于酰胺类局麻药,其麻醉效果明显,对运动神经阻滞相对较轻,因此对此类患者尤为适用。如选择蛛网膜下隙阻滞,因局麻药用量小,酯类或酰胺类局麻药均可选用。

母体的乙酰胆碱受体抗体可以通过胎盘屏障,故新生儿出生后可能发生一过性重症肌无力,引起新生儿肌张力下降、全身无力、哭声微弱和呼吸窘迫,新生儿科医师或麻醉科医师需要注意辅助通气,必要时行气管插管。

（二）全身麻醉的管理

有椎管内麻醉禁忌证或已经出现延髓支配的肌群严重受累和呼吸功能衰竭的孕妇,其剖宫产宜选择气管插管全身麻醉。麻醉前注意困难气道的评估。术中除常规监测外,还应进行麻醉深度、呼气末二氧化碳和神经肌肉监测。如考虑患者存在误吸风险,应采用快速顺序诱导进行气管插管。

全麻药物可选择丙泊酚、艾司氯胺酮和瑞芬太尼。如使用吸入麻醉,应控制其用量,避免高浓度吸入,以免加重肌无力。全身麻醉应参照麻醉深度监测调整麻醉药物剂量,以维持合适的麻醉深度。重症肌无力患者对去极化肌肉松弛药(如琥珀胆碱)反应多样,表现为受累肌肉对去极化肌肉松弛药的作用更敏感,而未受累肌肉则更耐受。通常使用常规剂量的琥珀胆碱(1~1.5mg/kg)可产生足够的肌肉松弛以满足气管插管的需求(尽管起效时间可能延长),但因长期胆碱酯酶抑制剂治疗和血浆置换血浆致胆碱酯酶活性降低的患者,琥珀胆碱的肌松作用则明显延长。如需要快速顺序诱导气管插管,琥珀胆碱的剂量需增至1.5~2.0mg/kg。此类患者对非去极化的肌肉松弛药非常敏感,病情越重,敏感度越高。如必须使用非去极化肌肉松弛药,则宜选择短效的药物(如米库氯铵、罗库溴铵和顺阿曲库铵等),而且要降低用药剂量,应用一般剂量的1/4~1/5即可满足肌肉松弛的要求。气管插管后一般不需要追加剂量。为了确保良好的肌松作用,并最大限度降低术后肌松残余,应通过临床评估和神经肌肉监测来确定肌肉松弛药的应用剂量和持续时间。

麻醉苏醒期必须严密监测肌松情况,罗库溴铵的神经肌肉阻滞作用可用舒更葡糖钠逆转,慎用新斯的明拮抗肌松残余,以免引起胆碱能危象。部分施行全麻的产妇术后仍需要继续机械通气。评估重症肌无力产妇术后是否需要机械通气的指标包括:①$FEF_{25\%~75\%}$(用力肺活量中段呼气流量)<3.3L/s,小于预计值的85%;②FVC(用力肺活量)<2.6L/s,小于预计值的78%;③$MEF_{50\%}$(50%肺活量最大呼气流量)<3.9L/s,小于预计值的80%。

临床病例 1

患者:女,30岁,身高158cm,体70kg,BMI 28.1kg/m²。

主诉:因"停经37周,阴道排液6小时"急诊入院。

现病史:此次怀孕过程顺利,定期产检,阴道排液6小时急诊入院。

既往史:患者7年前于神经内科门诊确诊"全身型重症肌无力",治疗用药:口服泼尼松20mg/次,1次/d,溴比斯的明60mg/次,2次/d。

既往孕产史:8年前顺产一活女婴,妊娠过程无特殊。

查体:T 36.5℃,P 80次/min,R 22次/min,BP 120/75mmHg。常规体格检查:呼吸平顺,两肺呼吸音稍弱,未闻干湿啰音,心脏听诊:心率80次/min,心律齐,心音有力,各瓣膜听诊区未闻及病理性杂音。脊柱生理性弯曲存在,棘突间隙触摸清晰。产科检查:子宫高度30cm,腹围98cm,胎心率145

次/min。

辅助检查：入院急诊实验室检查均无特殊。当地医院心电图、心脏超声心动图无异常。胎儿 B 超见脐带绕颈一周。

入院诊断：①孕 4 产 1，孕 35 周，头位待产；②胎膜早破；③脐带绕颈（一周）；④全身型重症肌无力。

术前经过：孕妇于 7 年前曾诊断"全身型重症肌无力"，一直规律口服泼尼松 20mg/d，溴比斯的明 60mg/次，2 次/d。术前访视进一步了解产妇无咀嚼和吞咽困难史，体格检查无明显上睑下垂的证据，肺部检查无肋间肌和膈肌无力导致的平静状态下的呼吸困难，甲状腺功能正常。目前孕妇属于药物控制良好ⅡA 型的全身型重症肌无力，无重症肌无力危象。孕妇术前继续口服泼尼松 20mg/次，1次/d，溴比斯的明 60mg/次，2 次/d。入院后行胎心监护见晚期减速，可疑胎儿宫内窘迫，拟行急诊剖宫产终止妊娠。

麻醉管理：产科医师虽考虑可疑胎儿宫内窘迫，但胎心率 145 次/min（>120 次/min），不需紧急实施全身麻醉。该孕妇无椎管内麻醉绝对禁忌证，故选择硬膜外麻醉。孕妇入手术室后予面罩吸氧 6L/min，常规监测。选取 $L_{2\sim3}$ 椎间隙穿刺并向头端置入硬膜外导管，给予 2% 利多卡因（含 1：200 000 肾上腺素）3ml 试验剂量排除导管误入血管和蛛网膜下隙后，给予 0.5% 罗哌卡因多次少量（3~5ml/次）滴定法椎管内追加局麻药，痛觉阻滞平面控制在 T_6 以下。胎儿娩出后 1 分钟和 5 分钟的 Apgar 评分均为 10 分。术中出血 200ml，术中予静脉注射卡贝缩宫素注射液 100μg，静脉滴注缩宫素 10U，手术时间 45 分钟。产妇术后无视物模糊、呼吸困难、吞咽困难等主诉，术毕测麻醉平面 $T_8\sim S_4$，应用硬膜外自控镇痛，局麻药为 0.125% 罗哌卡因，背景剂量 5ml/h，追加 5ml/次，锁时时间为 30 分钟。产妇术后在麻醉复苏室观察 1 小时，VAS 评分 2 分、运动神经 Bromage 评分 2 分和麻醉平面为 $T_{10}\sim S_4$，无特殊不适，转回产科病房继续治疗。

相关要点及解析

1. 病情评估　该产妇为妊娠合并重症肌无力轻型，妊娠期间规律服药，定期产检，重症肌无力的病情控制稳定，临床分型为ⅡA 型。

2. 重症肌无力的临床分型与麻醉方式的选择　合并重症肌无力的孕妇需要进行剖宫产时，麻醉医师应首先熟悉重症肌无力的临床分型。麻醉前访视重点了解孕妇与重症肌无力临床分型密切相关的症状与体征，结合神经内科医师的诊断意见，综合判断孕妇合并哪类型的重症肌无力，是否存在肌无力危象。合并Ⅰ型和Ⅱ型重症肌无力的孕妇，无肌无力危象，剖宫产麻醉方式首选椎管内麻醉（通常选择硬膜外麻醉，也可选择蛛网膜下隙阻滞）。已发生肌无力危象、呼吸功能衰竭的孕妇则选择全身麻醉，并做好产妇术后呼吸机治疗的准备。

3. 麻醉管理要点　麻醉科医师熟练掌握椎管内麻醉，采用少量多次滴定椎管内给药，严格控制麻醉平在 T_6 以下，在保证手术部位的充分镇痛和肌肉松弛的同时最大程度地保留产妇的自主呼吸功能。低浓度的罗哌卡因硬膜外自控镇痛可产生良好的术后镇痛，从而避免术后镇痛不足诱发重症肌无力病情加重的可能。

临床病例 2

患者：女，30 岁，身高 154cm，体重 63kg，BMI 26.6kg/m²。

主诉：因"进行性肌无力 10 年，停经 36^{+4} 周，流涕咳嗽呼吸困难 2 天，阴道排液 4 小时"急诊入院。

现病史：孕期未接受正规产检，两天前出现流涕咳嗽并且出现明显呼吸困难，凌晨 01:00 阴道排液，急诊入院。

既往史：患者主诉10年前因冷水刺激后出现双下肢行走无力，在外院诊断"重症肌无力"，不规律服药，因经济原因，自行停药2年。

既往孕产史：孕1产0。

查体：T 36.8℃，P 112次/min，R 30次/min，BP 140/85mmHg。常规体格检查：神志清醒，双眼上睑下垂，颈软，甲状腺无肿大，胸廓明显吸气性三凹征，活动度减小，双肺呼吸音弱，未闻及干湿啰音，双上肢肌力2/4级，双下肢肌力3/4级。产科检查：子宫高度30cm，腹围98cm，胎心率145次/min。

辅助检查：入院急诊查血常规、心电图无异常。胎儿B超提示单胎头位，约孕33^{+5}周大小。

入院诊断：①孕1产0，孕36^{+4}周，头位待产；②胎膜早破；③胎儿宫内生长受限；④全身型重症肌无力危象。

术前经过：孕妇既往10年前曾诊断"全身型重症肌无力"，无规律药物治疗。近2天出现上呼吸道感染，并伴有呼吸困难的症状。体格检查可见明显上睑下垂，胸廓明显吸气性三凹征，活动度减小，双肺呼吸音减弱。考虑为上呼吸道感染诱发重症肌无力危象，导致呼吸功能衰竭。神经内科医师建议术后给予大剂量糖皮质激素冲击治疗和注射免疫球蛋白治疗肌无力危象。术前急查动脉血气分析：pH 7.298，PaO$_2$ 43.1mmHg，PaCO$_2$ 62.3mmHg，HCO$_3^-$ 30.5mmol/L。入院后行胎心监护，见晚期减速，可疑胎儿宫内窘迫，拟行急诊剖宫产终止妊娠。

麻醉管理：孕妇因上呼吸道感染诱发重症肌无力危象，出现呼吸衰竭，为了保证围手术期产妇和胎儿的氧供，选择气管插管全身麻醉。孕妇入手术室后面罩吸氧6L/min，常规监测加脑电双频谱指数（BIS）监测和神经肌肉监测。麻醉诱导用药为依次静脉注射氯胺酮1.5mg/kg，丙泊酚2.0mg/kg，待产妇意识消失后，静脉推注琥珀胆碱1.5mg/kg，肌颤消失后行气管插管。麻醉维持：靶控输注丙泊酚（血浆浓度为1.5~2.0μg/ml）和瑞芬太尼（血浆浓度为2ng/ml），吸入1%~2%七氟烷，维持BIS值在40~60。术中监测呼气末二氧化碳和体温，警惕恶性高热的发生。手术开始5分钟后胎儿娩出，Apgar评分3~7分，立即面罩加压给氧，保暖、吸痰、气管插管辅助呼吸，随后转新生儿科继续监护治疗。术中出血120ml，静脉滴注缩宫素10U，手术历时55分钟，术中血流动力学稳定。术后镇痛予NSAID类药物静脉PCA镇痛联合超声引导下双侧腰方肌阻滞。产妇术后转入麻醉复苏室时已经苏醒（未拔除气管导管），双上肢肌力2/4级，双下肢肌力3/4级，脱机前最大吸气负压12cmH$_2$O，用力肺活量<2.6L/s，未能达到撤离呼吸机指征，转重症监护室继续呼吸机支持治疗。

相关要点及解析

1. 病情评估　孕妇妊娠合并重症肌无力，无规律药物治疗，上呼吸道感染诱发重症肌无力病情加重，出现呼吸衰竭，导致重症肌无力危象，临床分型为Ⅲ型，病情紧急危重。

2. 麻醉选择　考虑孕妇术前已有明显呼吸困难甚至出现呼吸衰竭，麻醉科医师选择快速顺序诱导的气管插管全身麻醉。

3. 麻醉管理要点　该例患者麻醉诱导虽然仅单次使用琥珀酰胆碱，术中采用吸入七氟烷维持肌肉松弛，最大限度地减少了肌肉松弛药的应用，但考虑到孕妇术前没有使用任何治疗重症肌无力的药物，术后仍需要密切观察呼吸功能的恢复，如果没达到撤离呼吸机条件，必须将产妇转至重症监护室继续呼吸机支持治疗，并且在神经内科医师指导下使用药物治疗肌无力危象。

第二节　妊娠合并低钾性周期性瘫痪的剖宫产麻醉

低钾性周期性瘫痪（hypokalemic periodic paralysis，HypoKPP）是与钾离子代谢有关的肌肉疾病，其特点为肌肉的可兴奋性降低，临床表现为反复突发的肌无力，并伴随明显的血钾水平降低。低钾性周期性瘫痪的常见诱发因素有饱食、运动、应激、疲劳、月经、妊娠、呕吐、腹泻和某些药物。发作初期可有口渴、出汗、肢体酸痛、感觉异常等症状，常在睡眠中或清晨醒来时发病。肢体酸痛常常自下肢开始，逐步向上，并累及上肢，两侧对称，近端重于远端，在数小时内瘫痪达到高峰。发作持续数小时至数天。严重的低钾会造成肢体瘫软，不能翻身，可因呼吸肌麻痹而造成呼吸困难，甚至窒息、心律失常、心搏骤停等。

一、低钾性周期性瘫痪的类型

根据病因，HypoKPP 可分为家族性低钾性周期性瘫痪（familial hypokalemic periodic paralysis，FPP）、甲状腺毒性周期性瘫痪（thyrotoxic periodic paralysis，TPP）和散发性低钾性周期性瘫痪（sporadic hypokalemic paralysis，SPP）。

（一）家族性低钾性周期性瘫痪（FPP）

FPP 是一种常染色体显性遗传性肌肉病，是一种以发作性的迟缓性瘫痪伴血钾水平降低为特征的骨骼肌离子通道病。肌无力经累及四肢，严重者可死于呼吸肌麻痹或血清钾降低所致的心律失常。发病机制尚不明确，目前认为由 *CACNA1S* 基因和 *SCN4A* 基因突变导致的精氨酸替换而产生的"门控漏电流"为致病的关键。该电流的持续存在导致骨骼肌细胞膜静息电位稳态改变，因而在低血钾诱因的存在下，引发肌无力。FPP 的发病率大约为 1:100 000，在高加索人群中发病率最高。女性与男性均可受累，但是男性具有完全外显率，而女性则具有不完全外显率。起病年龄多在 20 岁之前，而且在 15~30 岁之间为发作高峰期。FPP 发作表现为由轻度肌无力发展至完全瘫痪，伴有血钾浓度不同程度的降低。少数患者也可发展至永久性肌无力，通常还有前驱症状，如腿部僵硬或沉重步伐。

（二）甲状腺毒性周期性瘫痪（TPP）

TPP 多见于中国及日本等亚洲国家，发病率约为 1.9%~8.8%。尽管甲状腺功能亢进症在女性人群发病率较高，但 TPP 主要为男性患者，部分患者具有甲状腺功能亢进家族史。该病伴有明显的甲状腺功能亢进症，多数由弥漫性毒性甲状腺（Graves 病）引起，也可由甲状腺炎、毒性结节性甲状腺肿及毒性腺瘤等，临床表现为体重下降、心动过速、甲状腺肿大、震颤及眼征等。甲状腺功能亢进性低血钾的发病机制可能与细胞膜上的 Na^+-K^+-ATP 酶活性增加有关。Na^+-K^+-ATP 酶基因上游存在甲状腺素反应元件，一方面甲状腺素通过转录和转录后机制增加 Na^+-K^+-ATP 酶的活性，同时 β 肾上腺能受体激活进一步增加 Na^+-K^+-ATP 酶的活性，促进钾离子由细胞外向细胞内转移。这类患者的甲状腺功能检查提示甲状腺功能亢进，可见游离三碘甲状腺原氨酸（free triiodothyronine，FT_3）和游离甲状腺素（free thyroxine，FT_4）升高，促甲状腺激素降低（thyroid stimulating hormone，TSH），常伴有甲状腺刺激性抗体呈阳性。多数 TPP 患者常由饱食、劳累、上呼吸道感染及久坐等因素诱发，血钾水平可低至 2mmol/L。有研究认为，TPP 仅在甲状腺功能亢进时发生，纠正甲状腺功能亢进症状并给予补钾治疗可有效预防并缓解 TPP 的发作。

（三）散发性低钾性周期性瘫痪（SPP）

SPP 在亚洲青年男性具有较高的发病率，女性患者少见。其临床表现与 FPP 具有相似性，但没有周期性瘫痪的家族史，且甲状腺功能正常。其肌无力表现多样，可由轻度的四肢无力至完全迟缓性瘫痪，但呼吸肌及心肌通常不受累。发作期血钾浓度可有不同程度地降低，持续时间也由数小时至数天不等。少数患者伴有肌酸激酶的短暂性升高。与 TPP 诱发因素相似，常可由饱餐、久坐、劳累及上呼吸道感染等因素引起。

发作期,补钾治疗可明显缓解肌无力发作的症状。

二、麻醉管理

低钾性周期性瘫痪(HypoKPP)主要表现为四肢对称性迟缓性瘫痪、肌张力降低、腱反射减弱或消失、感觉正常或异常,伴低钾血症及心电图异常,表现为 ST 段下降、U 波、P-R 间期延长、窦性心动过速、偶发室性期前收缩、偶发房性期前收缩等。此外,继发性 Hypo KPP 可伴原发病如甲状腺功能亢进的临床表现。HypoKPP 如果未及时得到治疗,严重者发生呼吸肌麻痹和恶性心律失常而危及生命。但是补钾治疗不当,又容易产生反跳性高钾血症。虽然妊娠合并 HypoKPP 并不常见,但在妊娠期间若未得到有效诊治,易影响胎儿发育甚至引发流产,对母婴均产生严重危害,因此提高麻醉科医师对妊娠合并 HypoKPP 的诊断、治疗及围手术期麻醉管理的认识,对临床实践具有重要的指导意义。

(一)麻醉前病情评估

麻醉科医师在麻醉门诊接受孕妇咨询或剖宫产手术术前访视时,应注意了解孕妇既往或孕期有无反复突发的四肢对称性迟缓性瘫痪、肌张力降低、腱反射减弱或消失、感觉异常,伴低钾血症及心电图改变,并进一步追问发作前有无明显诱因、发作次数、周期性瘫痪家族史、甲亢病史、以及药物治疗情况。体格检查注意评估四肢肌力、肌张力、腱反射以及呼吸肌麻痹等情况,注意有无甲亢性突眼、甲状腺肿大等特征。必要时复查血钾、甲状腺功能(如 FT_3、FT_4 和 TSH)、心电图等。麻醉科医师及时发现并诊断妊娠合并 HypoKPP,有助于围手术期的麻醉安全管理和危机事件的处理。

(二)药物治疗

原发性 Hypo KPP 发作时,血钾<3.0mmol/L 或心电图有低钾表现者,在心电监护下经静脉及口服补充氯化钾,当血钾≥3.0mmol/L 时采用口服补钾;伴低镁血症者应同时补充硫酸镁。继发性 HypoKPP 补钾治疗同时积极治疗原发病,例如丙硫氧嘧啶就是妊娠和哺乳期首选的抗甲状腺药物,β 肾上腺能受体阻滞剂如美托洛尔、艾司洛尔也是必不可少的药物,既可以控制甲状腺功能亢进导致的心动过速,也可以逆转 β 肾上腺能受体激活导致的 Na^+-K^+-ATP 酶的活性增加。

(三)麻醉选择

妊娠合并 HypoKPP 的孕妇如果需要择期剖宫产,术前已经纠正低钾血症和控制甲状腺功能亢进症状,肌力恢复正常,可以选择椎管内麻醉;如果孕妇出现呼吸肌麻痹导致呼吸困难无法及时纠正时,应在心电监护和密切监测血钾水平下经静脉补钾的同时,选择快速顺序诱导的气管插管全身麻醉,同时备好预防和控制甲状腺功能亢进危象的药物。

(四)麻醉实施

1. 术中监测 包括心电图、血压、心率、脉搏血氧饱和度、体温、动脉血气体分析、电解质检测等监测项目,全身麻醉需监测麻醉深度、有创动脉压,维持血流动力学平稳,注意预防甲状腺功能亢进危象。

2. 椎管内麻醉的管理 该类患者剖宫产硬膜外麻醉可选择 L_{2-3} 或 L_{1-2} 椎间隙穿刺并向头端置入硬膜外导管。如果是合并 TPP 的孕妇,局麻药液避免添加肾上腺素,以免诱发 TPP 病情加重。麻醉平面控制在 T_6 以下。围手术期避免摄入或输入含糖液体,并监测血糖及血钾水平,避免补钾过度发生高钾血症。

3. 气管插管全身麻醉的管理 这类孕妇往往是因为低钾血症及甲状腺功能亢进症状没有得到良好控制,出现呼吸肌麻痹而选择气管插管全身麻醉。术前应进行由产科、麻醉科、内分泌科及新生儿科的医师组成多学科会诊,充分讨论孕妇的病情,共同制订围手术期治疗方案,避免术中出现甲状腺功能亢进危象及恶性心律失常。术前复查血钾、甲状腺功能(FT_3、FT_4 和 TSH),根据检查结果在内分泌医师指导下服用治疗量丙硫氧嘧啶,如果无法吞咽,可以给予鼻饲管灌入。术前药品准备除了全麻药物外,还需要备好 β 肾上腺能受体阻滞剂如美托洛尔、艾司洛尔或者等和糖皮质激素如氢化可的松、地塞米松或甲泼尼龙等控制甲状腺功能亢进症状的药物。全麻药物诱导药物可选择丙泊酚、依托咪酯、瑞芬太尼和琥珀胆碱；术中可以静吸复合麻醉维持，保证充分镇静与镇痛；术后镇痛可以选择静脉镇痛泵联合行双侧腹横肌平面阻滞或腰方肌平面阻滞。术中避免含糖液的输注，监测血糖，根据血钾水平指导静脉补钾，密切关注围手术期心电图、循环功能和体温的变化，及时发现甲状腺功能亢进危象并给予对症处理普萘洛尔。麻醉科医生根据产妇术后血钾水平、甲状腺功能亢进症状控制情况和肌力恢复情况，决定产妇是否可以常规复苏，拔除气管导管。如果短时间内无法纠正以上症状，则术后需要转至重症监护室继续呼吸机治疗和针对原发病的治疗。

4. 新生儿的管理　新生儿出生后可能出现低钾血症导致的呼吸肌无力和心律失常，必要时查脐血血钾，并给予面罩辅助通气和气管插管，必要时心脏按压等抢救处理后转至新生儿科进一步治疗。

（五）小结

1. 麻醉科医师在门诊咨询或术前访视时，对于孕妇既往出现反复突发肌无力，要追问其家族史和既往有无甲状腺功能亢进史，注意检查甲状腺功能、血钾水平、血糖水平和心电图，及时识别妊娠合并 HypoKPP。

2. 合并 HypoKPP 的孕妇围产期应避免高糖液体的输注及高碳水化合物的摄入，规律监测血糖和血钾水平，以免诱发 HypoKPP。

3. 麻醉方式的选择应根据孕妇的症状和体征而确定，已经纠正低钾血症，恢复正常肌力的孕妇首选椎管内麻醉；严重 HypoKPP 致呼吸困难的孕妇，如需要紧急剖宫产，且无法在短时间内完全纠正低钾血症，则在补钾治疗原发病同时选择行全身麻醉实施手术。

4. 麻醉管理目标是保证充分围手术期疼痛、维持呼吸循环稳定、维持稳定的血钾血糖水平、避免出现恶性心律失常和甲亢危象。

5. 密切关注新生儿血钾和甲状腺功能，预防新生儿低钾性瘫痪和新生儿甲状腺功能亢进。

临床病例

患者：女，36 岁，身高 156cm，体重 65kg，BMI 26.7kg/m²。

主诉：因"停经 38 周，阴道排液伴严重全身无力 4 小时"急诊入院。

现病史：孕妇主诉怀孕后有明显的呕吐史，发作当天晚餐摄入高碳水化合物为主。

既往史：曾 3 次怀孕均无并发症，在妊娠期间均无甲状腺功能异常，第一胎在妊娠 40 周时自然阴道分娩一个女儿。

家族史：她唯一的妹妹没有甲状腺病史，家族里也无类似病例。

查体：T 36℃，P 133 次/min，R 15 次/min，BP 170/75mmHg。常规体格检查：神志清醒，无明显呼吸困难，双侧甲状腺Ⅱ°肿大，闻及血管杂音；双肺呼吸音对称，未闻及明显干湿啰音；心脏听诊：心率 133 次/min，心律整齐，心尖部闻及 2/6 级收缩期喷射性杂音；双上肢和下肢的肌力对称性降低为 2/4 级，无水肿。产科检查：腹部膨隆，宫底平脐，胎心率 179 次/min。

辅助检查：FT₄ 70.7pmol/L（正常参考值 8~22pmol/L），FT₃ 12.3nmol/L（正常参考值 1.1~2.8nmol/L），TSH 0.01mU/L（正常参考值 0.2~6mU/L），血钾 2.4mmol/L，血镁为 0.78mmol/L（0.65~1.05mmol/L），空腹血糖 4.2mmol/L。

诊断：①孕 4 产 1，妊娠 38 周待产；②胎膜早破；③头位；④Graves 病并甲状腺毒性周期性瘫痪。

术前经过：该孕妇发病前高碳水化合物饮食、典型的四肢对称性肌无力伴低钾血症，符合 HypoKPP 的临床表现，同时有甲状腺功能亢进的临床表现和实验室检查支持，诊断为妊娠合并 TPP。孕妇四肢肌力 2/4 级，血钾水平<3.0mmol/L，但并无明显呼吸困难和吞咽困难，在心电监护下口服补钾 4g 和颈内中心静脉快速补钾 3g，补钾后 30 分钟，复查血钾 5.0mmol/L，四肢肌力恢复 4/4 级。同时请内分

泌科医师会诊,术前给予口服治疗量丙硫氧嘧啶 400mg。因胎膜早破拟行剖宫产术。

麻醉管理:该孕妇产前已经纠正低钾血症及肌无力症状,故选择椎管内麻醉。选取 $L_{2\sim3}$ 椎间隙穿刺并向头端置入硬膜外导管 4cm,给予 1.5% 利多卡因 3ml 试验剂量排除导管误入蛛网膜下隙后,给予 0.5% 罗哌卡因共 12ml(4ml/次,分 3 次注入),局麻药免添加肾上腺素,麻醉平面控制在 T_6 以下,保证充分镇痛和肌肉松弛的同时维持正常的呼吸功能。术中输注不含糖液体,密切监测血糖及血钾水平,避免补钾过度发生高钾血症。胎儿娩出后 1 分钟和 5 分钟的 Apgar 评分均为 10 分;抽取脐静脉血查血钾水平为 3.4mmol/L,血糖水平为 4.3mmol/L,术后复查新生儿甲状腺功能正常。手术时长 54 分钟,过程顺利,出血 100ml。术后采用硬膜外 PCA 镇痛,安返病房。术后顺利康复。

相关要点及解析

1. 术前评估与准备　妊娠合并 TPP 的孕妇,如需要紧急剖宫产,则术前应组织由产科、麻醉科、内分泌科和重症医学科专家组成的多学科会诊,共同制定围手术期甲状腺功能亢进危象的防治措施。

2. 麻醉管理要点　孕妇在妊娠期间如有全身无力和/或伴有心悸(心动过速)的主诉,应高度警惕 HypoKPP,通过询问与 HypoKPP 相关的病史、检查甲状腺、心电图以及检测血清 K^+、FT_3、FT_4 和 TSH 等项目,综合分析后作出诊断。HypoKPP 确诊后,剖宫产麻醉前应尽快纠正危及生命的低钾血症。若孕妇已出现因呼吸肌无力致呼吸衰竭和/或严重心律失常(如频发室性期前收缩)时,应在严重监测心电图和血清钾的前提下,静脉快速补钾,同时注意纠正低镁血症,必要时辅助呼吸,纠正呼吸功能衰竭。经过治疗后,如果孕妇的 HypoKPP 症状体征消失,低钾血症已纠正,呼吸功能恢复正常,则可选择椎管内麻醉。严重 HypoKPP 致呼吸困难的孕妇,如需要紧急剖宫产,且无法在短时间内完全纠正低血钾,则在补钾治疗原发病同时选择全身麻醉。孕妇围产期应避免高糖液体的输注及高碳水化合物的摄入,规律监测血糖和血钾水平,以免诱发 HypoKPP。

思考题

1. 妊娠合并重症肌无力剖宫产麻醉的管理要点有哪些?

2. 何谓重症肌无力危象? 如何鉴别肌无力危象和胆碱能危象?

3. 妊娠合并重症肌无力剖宫产麻醉的管理要点有哪些?

4. 何谓重症肌无力危象? 如何鉴别肌无力危象和胆碱能危象?

5. 根据病因,HypoKPP 可分为几类型?

6. 合并 TPP 的孕妇剖宫产麻醉的处理原则?

(利　莉　刘敬臣)

推荐阅读

[1] BAYSINGER CL.,BUCKLIN BA.,GAMBLING DR. 产科麻醉学. 2 版. 陈新忠,黄绍强,译. 北京:中国科学技术出版社,2019:518-520.

[2] CHESTNUT DH.,DOLLEY LS.,TSEN LC.,et al. Chestnut 产科麻醉学:理论与实践. 5 版. 连庆泉,姚尚龙,译. 北京:人民卫生出版社,2017:913-914.

[3] SURESH MS.,SEGAL B.S,PRESTON RL.,et al. 施耐德产科麻醉学. 5 版. 熊利泽,董海龙,路志红,译. 北京:科学出版社,2018:490-491.

［4］ DONOVAN L,PARKINS VM,MAHALINGHAM A. Thyrotoxic periodic paralysis in pregnancy with impaired glucose tolerance:a case report and discussion of management issues.Thyroid,2007,17（6）:579-583.

［5］ EDMUNDSON C,GUIDON AC. Neuromuscular Disorders in Pregnancy. Semin Neurol,2017,37（6）:643-652.

［6］ EISENKRAFT JB,BOOK WJ,MANN SM,et al. Resistance to succinylcholine in myasthenia gravis:a dose-response study. Anesthesiology,1988,69（5）:760-763.

［7］ MICHAEL A. GROPPER. Miller's Anesthesia. 9th ed. Holland:elsevier,2019:1135-1138.

［8］ SANDERS DB,WOLFE GI,BENATAR M,et al. International consensus guidance for management of myasthenia gravis: Executive summary. Neurology,2016,87（4）:419-425.

［9］ WEIMER LH.Neuromuscular disorders in pregnancy.Handb Clin Neurol,2020,172:201-218.

第三十五章

妊娠合并颅内和脊髓病变的剖宫产麻醉

■ **本章要求**

1. 掌握妊娠合并神经系统疾病患者术前评估、麻醉方式选择与麻醉管理的要点。
2. 熟悉妊娠合并脊髓栓系综合征、颅内肿瘤、脑血管病和脊髓病变的临床表现。
3. 了解妊娠合并神经系统疾病患者的流行病学特点。

妊娠合并神经系统疾病是产科医师和麻醉科医师关注的重要问题。妊娠期合并颅内和脊髓病变的患者的临床特点、治疗时机、麻醉方式的选择及注意事项是麻醉科医师需要掌握的重点。本章系统讲解妊娠合并脊髓栓系综合征、椎管内占位、颅脑肿瘤、蛛网膜下腔出血和自发性脊髓硬膜外血肿的患者的临床表现、术前评估、麻醉方式选择、麻醉管理等内容。

第一节　妊娠合并脊髓栓系综合征

脊髓栓系综合征（Tethered cord syndrome，TCS）是指由于各种原因造成的脊髓纵向牵拉、圆锥低位、末端脊髓发生病理改变而引起的神经损害综合征。TCS 的病因包括基因和染色体的异常、胚胎发育的异常、后天氧化损伤等原因。TCS 可发生于任何年龄段，病理类型和年龄不同，临床表现各异。妊娠合并脊髓栓系综合征较为罕见，其发病率与非妊娠患者无明显差异。

一、临床表现

TCS 是由于脊髓圆锥受牵拉所致，故症状多出现在快速生长期，如胎儿期、幼儿期和青春期。脊髓圆锥受牵拉的程度决定了症状出现的年龄。其临床表现主要包括以下几个方面：

1. 腰骶部皮肤改变　大约 24%~74% 的患者在腰骶部有凹陷斑块、丛生毛发、血管瘤、下肢马蹄内翻或高弓足畸形等，患者腰骶部可出现脂肪瘤，局部皮肤隆突或凹陷，多毛。

2. 下肢运动障碍　主要表现为行走异常，肌力弱，可合并脊柱侧弯。

3. 下肢感觉障碍　患者可出现下肢、会阴部和腰背部感觉异常和疼痛。疼痛范围广泛，且不能用单一神经根损伤来解释，在弯腰时疼痛程度加重。

4. 大小便障碍　膀胱功能障碍是 TCS 患者的重要临床表现之一。患者可出现尿潴留、尿失禁等。但尿动力学检测结果可能差异很大。

妊娠合并 TCS 的患病率低且多数患者症状不典型，常有轻度肢体发育异常或无任何症状和体征，主要症状包括排尿困难、腰骶部疼痛、下肢运动障碍等，与腰椎管狭窄和腰椎间盘突出症相似，易误诊。

二、剖宫产手术麻醉方式选择

一部分 TCS 患者起病隐匿，无明显临床症状。有患者行椎管内麻醉后出现下肢无力、感觉异常而被确诊为 TCS 的报道。由于 TCS 患者脊髓圆锥终止于 L₂ 平面或以下，因此 TCS 产妇应该禁止蛛网膜下隙阻滞或镇痛，以免穿刺针损伤脊髓。TCS 的产妇行硬膜外阻滞或镇痛也可能进一步压迫并加重脊髓圆锥受牵拉的程度，甚至引起缺血，使神经功能的损伤加重，出现神经系统症状。

产妇在行椎管内麻醉或镇痛前，需要严格查体和询问病史。如果发现腰骶部皮肤有凹陷、斑块、伴有毛发，或患者具有腰腿痛、尿失禁等神经症状以及一些无法解释的下肢神经功能异常时，应高度怀疑 TCS。影像学是确诊 TCS 的重要手段，X 线平片上的隐性脊柱裂、椎体畸形、椎管扩大和骶骨发育不良有助于 TCS 的诊断。一旦怀疑 TCS，应做磁共振（magnetic resonance imaging，MRI）检查进行确诊，MRI 不但能确诊 TCS，还能准确定位下降的脊髓圆锥和脊髓的其他畸形。若考虑到可疑 TCS 的孕妇，蛛网膜下隙阻滞或镇痛为绝对禁忌，硬膜外阻滞和镇痛应为相对禁忌。因此，建议妊娠合并 TCS 的产妇的剖宫产手术在全身麻醉下进行比较安全。

三、麻醉管理和注意事项

1. 麻醉前评估　术前访视患者需要严格查体、询问病史。对于有腰骶部皮肤有凹陷、斑块、伴有毛发，有腰腿痛、尿失禁等神经症状和无法解释的下肢神经功能异常的患者，应高度怀疑 TCS。这类患者应进行 MRI 等影像学检查明确诊断，准确定位下降的脊髓圆锥和脊髓的畸形。尽量选择全身麻醉的方式，避免椎管内麻醉，禁忌蛛网膜下隙阻滞。访视时，麻醉科医师要耐心与患者及其家属沟通麻醉方案与风险。

2. 麻醉管理　对于选择全身麻醉下行剖宫产手术的患者，术前应注重合并症、插管条件等方面评估。麻醉诱导推荐快速续贯诱导，注意诱导药物的给药时机，尽量维持诱导过程中循环的平稳，避免反流误吸。麻醉维持相关细节详见本章第三节。

3. 注意事项　合并 TCS 的妊娠患者行剖宫产术的麻醉关键点在于麻醉方式的选择。了解患者病史，识别患者病变特点至关重要。对于确诊了 TCS 的患者，首选全身麻醉，硬膜外阻滞和镇痛为相对禁忌。切记蛛网膜下隙阻滞和镇痛为绝对禁忌。

第二节　妊娠合并椎管内肿瘤

原发性椎管内肿瘤在孕期占中枢神经系统肿瘤的 12%，这些髓内肿瘤浸润并破坏实质，可延伸至多个脊髓节段，并可导致瘘管的形成。最常见的肿瘤类型是星型细胞瘤、室管膜瘤和血管母细胞瘤。在成年人，室管膜瘤是最常见的肿瘤类型，占所有髓内肿瘤的 40%~60%，平均发病年龄在 35 岁~40 岁。

一、临床表现

椎管内肿瘤通常病情进展缓慢，恶性或转移性肿瘤病程短，为数周到数月，可突然发生瘤腔内出血而出现症状。其最常见的症状和体征包括：背痛，肢体麻木、感觉异常，单侧或双侧肢体无力，共济失调，肠道或膀胱功能不全、轻度痉挛，步行困难等。

1. 管神经鞘瘤　整个脊髓的各个节段都可以发生。病程大多较长，首发症状最常见者为神经根痛，其次为感觉异常和运动障碍。晚期可出现括约肌紊乱等脊髓受压症状。

2. 髓内肿瘤　室管膜瘤最为常见。与颅内室管膜瘤相比，脊髓室管膜瘤发病率低，多见于年轻人。神经纤维瘤病患者也可合并室管膜瘤。早期无特异性，进展较缓慢。未诊断的室管膜瘤产妇在椎管内麻醉后,可出现神经系统并发症,甚至截瘫。

3. 椎管内转移性肿瘤　最常见于原发恶性肿瘤扩散至椎骨,如肺癌、乳腺癌、前列腺癌、肾癌、甲状腺癌和淋巴瘤。当转移瘤压迫到脊髓或神经根,会发生疼痛、神经系统并发症甚至截瘫。

4. 椎骨血管瘤　多为良性,发病率为10%且没有症状。多见于腰段或胸段脊柱,有报道在孕期多发生在上胸段。易在妊娠中、晚期出现症状,患者表现为脊髓综合征,出现疼痛和神经功能障碍。该肿瘤在孕期易于扩大,有症状或神经功能障碍快速进展的患者,应当考虑手术解压。

5. 先天性椎管内肿瘤　包括表皮样囊肿/畸胎瘤、椎管内蛛网膜囊肿、椎管内脂肪瘤等。

二、手术时机

合并原发或继发脊髓肿瘤的产妇,其麻醉和产科管理具有挑战性。分娩的方式和手术时机必须考虑脊髓肿瘤性质、稳定性、疼痛控制能力和其他相关并发症。

1. 良性肿瘤在定期随访和密切关注下,控制神经系统疾病的恶化,处理肿瘤的手术可以延迟到分娩以后。

2. 恶性肿瘤或良性肿瘤伴有神经系统症状恶化的患者,无论孕龄大小都应尽早手术。

3. 分娩时机与颅脑手术关系取决于孕周、肿瘤性质。若诊断椎管内肿瘤时胎儿已经成熟(>28周),可先行剖宫产术,再行椎管内手术;若预计胎儿不能存活(≤25周),应尽早行神经外科手术,改善预后。

三、麻醉方法的选择

麻醉方式的选择取决于术前病情评估。这需要麻醉科医师术前访视病人时,认真询问病史和查体。对于有椎管内占位的孕产妇,实施椎管内麻醉的风险较高。应首选全身麻醉下实施剖宫产手术。

四、麻醉管理与注意事项

1. 麻醉前评估　在产妇的病史和体检方面,重点应放在详细了解和麻醉有关的产科和神经科病史,并仔细检查气道。如果选择区域性麻醉,应进行必要的背部和脊柱检查。为保障产妇和新生儿的安全,麻醉科医师应与产科、神经科和儿科医师针对每个患者的具体情况进行讨论。在整个医疗过程中必须保持有效和密切的联系。

麻醉前在病情允许的情况下对每个产妇做血小板检查,尤其对患有能改变血小板数量的疾病(如妊娠期高血压)的患者。但临床决策应根据每个患者的具体情况而定。应根据患者的具体情况来决定是否做输血准备,包括血型鉴定和交叉配血。接受剖宫产手术的患者应与其他择期手术的患者一样禁食8小时以上。产妇有下列情况应特别注意禁食水:胃肠动力失调,如肥胖症、糖尿病、胃食管反流等情况;困难气道;颅内高压。

尤其重要的是,麻醉科医师需详细了解患者病情,包括急慢性期,占位所在节段及相关的节段引起的病理生理改变。如位于颈胸段的椎管内占位产妇可能合并高位截瘫,这类患者常伴有肺活量和动脉血压降低,易导致胎儿宫内窒迫,应提高警惕。

2. 麻醉管理注意事项

(1)自主反射亢进:这是脊髓损伤者常出现的一种特殊症状,是当皮肤或内脏受到刺激时,机体表现出的一种急性全身性自主性过度活跃的反应,主要发生在横断性脊髓损伤的患者并取决于脊髓损伤平面。第6胸椎(T_6)平面以上脊髓损伤的患者,85%都会出现自主反射性亢进,其典型特征是突发严重的高血压。对该类患者,首选全身麻醉,严密监测血压的变化,胎儿娩出前注意麻醉深度不宜过深,以免产生胎儿呼吸抑制,胎儿娩出后应维持足够的麻醉深度,避免自主反射亢进的发生。

（2）肌松药的选择:肌松药为低脂溶性,常用剂量极少透过胎盘。但对于妊娠合并截瘫的患者,去极化肌松药(琥珀胆碱)的使用可能发生高钾血症的危险,因而推荐使用非去极化肌松药,如维库溴铵、罗库溴铵。

第三节　妊娠合并颅脑肿瘤

在妊娠期妇女和非妊娠期妇女中,颅内肿瘤的发生率并无太大差异。但在妊娠期,有些肿瘤可能增长更快或症状更明显,这可能与妊娠所致全身体液潴留加重肿瘤周围水肿,肿瘤滋养血管怒张和免疫耐受等机制相关。许多证据表明怀孕相关的激素改变或许会影响一些肿瘤的生长;90%的脑膜瘤和部分胶质瘤具有黄体酮受体活性;孕期激素的刺激作用可加速垂体瘤(尤其是催乳素瘤)的生长;绒毛膜癌脑转移是妊娠期特异性的肿瘤。

一、临床表现与特点

妊娠期颅内原发和转移性恶性肿瘤的常见症状和体征是:头痛、恶心呕吐、癫痫发作、进行性局灶性神经功能缺失。头痛和恶心呕吐是正常妊娠期经常出现的症状,不足以诊断颅内病变。但对于缓慢发病者,如果持续发作咳嗽或 Valsalva 动作等升高颅内压动作时伴有头痛症状加重,以及持续到孕中晚期的恶心呕吐,应予以重视,及时检查确诊。孕期癫痫的发作需要与子痫发作相鉴别,子痫性痉挛通常表现为全身肌肉抽动,而局灶性神经功能缺失的程度和类型取决于肿瘤位置和侵袭程度。对于孕早中期出现的癫痫发作,因为发生子痫的可能性较低,需及时做神经放射学评估。而对于孕晚期出现的局灶性癫痫发作,尤其是不伴高血压和蛋白尿时,提示需要进一步检查。孕期脑组织水肿、肿瘤急性出血可使颅内压急剧增高,导致病情恶化。

1. 胶质瘤　胶质瘤是妊娠期最常诊断的肿瘤,约占全部脑肿瘤的33%。根据其潜在的侵袭性,妊娠期胶质瘤可分为:低级别(WHO Ⅱ级)、未分化(WHO Ⅲ级)或胶质母细胞瘤、多形性/未分化星形胶质细胞瘤(WHO Ⅳ级)。肿瘤分级对患者预后评估和妊娠期手术干预具有指导意义。低级别胶质瘤很少需行急诊神经外科手术,而高级别胶质瘤需要及早诊断和治疗。

2. 脑膜瘤　脑膜瘤起源于蛛网膜层,一般生长缓慢,在组织学上是良性的。但孕期雌激素和黄体酮效应的影响会刺激加速脑膜瘤的生长。此外,妊娠期患者全身体液潴留会加重脑组织水肿,从而症状更加明显。

3. 听神经瘤　听神经瘤是神经纤维瘤病患者更易伴发的肿瘤。它起源于前庭耳蜗神经的前庭部分。患者主要临床表现为进行性的听力下降或缺失,耳鸣和眩晕。听神经瘤在孕期的大小可以显著增长,这与其高表达孕激素受体相关。对于生长缓慢的肿瘤可以推迟至分娩后手术切除。

4. 垂体腺瘤　垂体腺瘤在孕期很少被诊断。临床上一般表现为神经症状(如视野缺损)和内分泌病。约有23%的垂体瘤并不分泌激素,35%分泌催乳素瘤,其余普遍分泌生长激素和肾上腺皮质激素,极少数分泌促甲状腺素。催乳素瘤瘤在妊娠期受激素的刺激可出现快速生长,给予溴隐亭可有效降低催乳素瘤水平,缩小催乳素瘤分泌型腺瘤的大小,通常认为在孕期使用是安全的。

5. 脑转移病变　脑转移肿瘤在妊娠女性中的发病率并不高于非妊娠女性,但绒毛膜癌除外。患绒毛膜癌的女性中 4%~17% 会出现脑转移。肿瘤出血可导致神经系统症状急性加重。

二、手术时机与麻醉管理

(一)手术时机

妊娠期神经外科手术的时机取决于患者的神经外科病情,而非孕周。考虑因素包括病变部位、病理特点和神经功能评估。对于良性肿瘤如脑膜瘤,如果能够定期随访和密切监测神经功能变化,手术可以延迟至产后;若患者有手术指征,但神经功能状态稳定,则可推迟手术等待胎儿发育成熟,此时须严密监测孕妇和胎儿状态,择期手术可推迟至产后;对于恶性肿瘤或引起神经功能恶化的肿瘤,如垂体瘤伴严重的视野缺损,则无论孕周大小都应立即手术。妊娠合并胶质瘤虽然罕见,但会危及孕妇和胎儿的生命,此前已有34周孕妇成功实施剖宫产-开颅联合手术治疗胶质瘤的案例。

如果计划在孕期行开颅手术,产科医师应考虑患者是否能够继续妊娠至足月或是否需要同时行剖宫产手术。通常以32周为界决定是否终止妊娠,32周之前,可以继续妊娠;32周以后,可以剖宫产继而行开颅手术。主要原因不是32周后胎儿存活率高,而是由于控制性降压、渗透性利尿和过度通气等治疗措施对胎儿影响较大,相对而言,早产的危害较小。

(二)麻醉方式

妊娠合并颅脑肿瘤的患者若行剖宫产术,选择椎管内麻醉或全身麻醉,这取决于患者自身的病情和完善的麻醉前评估。

1. 椎管内麻醉　椎管内麻醉可避免全麻插管时的屏气和高血压,减少胎儿对麻醉药物的暴露,且产妇清醒可以参与整个生产过程。但是由于颅内病变的产妇常合并颅内压增高,即便没有明显的症状和影像学表现,椎管内麻醉时如果操作不当可能会引发脑疝或脑出血,这是选择椎管麻醉的潜在风险。为评估这些患者是否适合椎管内麻醉或镇痛,需要了解造成脑疝的主要因素,包括颅内压(intracranial pressure, ICP)升高、脑水肿和脑积水。若产妇仅患有颅内占位病变,没有合并椎管内麻醉的其他禁忌证,也没有肿瘤占位效应、ICP升高的临床症状和影像学表现以及脑积水,则其脑疝的风险不会增加。相反,如果患者的颅内病变压迫了正常脑组织导致中线移位或下移,伴或不伴脑脊液循环梗阻,则穿破硬膜时发生脑疝的风险很高。

2. 全身麻醉　在全身麻醉技术发展的现在,对于合并颅脑肿瘤ICP增高,颅内顺应性差,不合作的患者,全身麻醉应作为首选终止妊娠的麻醉方法。

(三)麻醉管理

1. 椎管内麻醉　对于妊娠合并颅脑肿瘤的患者,若在椎管内麻醉下行剖宫产手术,首要考虑的因素是颅内压的妥善管理。对于颅高压的患者,穿透蛛网膜可能引发脑疝,因而应首选考虑不穿透蛛网膜的硬膜外麻醉。而在硬膜外隙给予局麻药可以增高颅内压,在需要增加硬膜外药物的剂量时,最佳的方式是每5分钟注入不超过5ml的药液,逐渐缓慢达到手术所需麻醉平面,以防ICP突然升高。

2. 全身麻醉　术前过度紧张的患者可给予镇静药,但存在通气不足、高碳酸血症和继发颅内压升高的风险,需予以重视和严密监测,最好在术前等待室内完善的监护下给药。由于孕妇反流误吸胃内容物的风险更高,术前应给予抗酸药降低胃液酸度和容量。

对于妊娠期合并颅内病变的患者,麻醉诱导需权衡各方利弊。快速序贯诱导旨在防止误吸,但不能预防插管引起的血流动力学波动,而后者对于动脉瘤或颅高压患者有致命影响。而慢诱导应用丙泊酚、阿片类镇痛药、非去极化肌松药和面罩通气无法降低误吸的风险,联合剖宫产时还会造成新生儿抑制。剖宫产全身麻醉策略首选快速序贯诱导。诱导之前需要充分给氧。环状软骨按压可能妨碍暴露声门的视野,导致咳嗽和呕吐。因此防止反流误吸的更有效措施是缩短意识消失和开放气道之间的时间,即在患者意识消失和肌肉松弛后尽快插管。

麻醉诱导时使用阿片类药物最主要的顾虑是新生儿呼吸抑制的发生。瑞芬太尼是可以被母婴快速代谢的阿片类药物,因此可用于剖宫产全身麻醉诱导。各种剂量方案都有报道。持续输注瑞芬太尼0.1μg/(kg·min)的剂量不会产生新生儿呼吸抑制。但若使用剂量过大,会引起新生儿胸壁僵硬。丙泊酚是全麻诱导的主要药物,剂量为2~2.5mg/kg,其优势包括易于应用,抑制气道反应性,恢复快,降低术后恶心呕吐发生率。在快速序贯诱导时肌肉松弛剂推荐应用快速起效的非去极化肌松药,如罗库溴铵 1~2mg/kg。

由于妊娠期通气量增加,因此妊娠期正常 $PaCO_2$ 稳定在 30~32mmHg。在急性颅高压的患者可以采用控制性过度通气降低 ICP。孕妇过度通气可降低脑血量从而改善术野暴露,但是过度的过度通气(<25mmHg)可能导致子宫动脉收缩,使母体血红蛋白氧合曲线左移,影响对胎儿的氧供。事实上,对脑创伤患者预防性过度通气,使 $PaCO_2$<25mmHg,不利于患者预后。此外,过度通气还会增加胸膜腔内压进而降低心排出量。因此,适当的过度通气维持 $PaCO_2$ 在 25~30mmHg,可以提供良好的手术条件且对胎儿无明显影响。

在合并有胎儿宫内窘迫的病例,麻醉维持阶段推荐使用纯氧。吸入麻醉维持时,吸入麻醉药浓度在 0.7~0.8MAC 可以预防术中知晓,这一浓度低于非分娩患者。如果术中需要,可以使用咪达唑仑辅助,以防吸入麻醉浓度过深导致的宫缩乏力。此外,必须评估术中出血量,因为全身麻醉下出血量可能多于局部麻醉手术。当失血量在正常范围内,可补充晶体液以维持体液平衡。

等待患者完全清醒且气道反射恢复之后再拔除气管导管,推荐使用昂丹司琼预防恶心呕吐,将误吸的风险降到最低。患者清醒有利于早期神经功能评估,术后持续意识障碍需安排影像学检查。拔除气管导管过程避免呛咳,降低出血风险。另一种方法是在拔管前静脉输注右美托咪定,使患者清醒合作、耐受气管导管且血流动力学稳定。由于包扎头部敷料时搬动头部会刺激气道造成呛咳,应在固定好敷料之后再拮抗肌松作用。上述处理原则不适用于术前意识不清,或者术中发生大出血、脑肿胀或脑缺血的患者,这些患者应保留气管插管直至能够评估神经系统功能。

神经系统的并发症最为常见的是颅内出血,肿瘤卒中或是动脉瘤破裂。合并有颅内巨大肿瘤的患者,剖宫产手术期间需要维持血压的稳定,保障充分的脑灌注。血压控制在 140/90mmHg 以内,避免先兆子痫的风险。对于急诊 ICP 增高患者,不建议降低血压。合并颅内动脉瘤患者的理想血压仍存在争议,既往血压正常的患者推荐其收缩压<150mmHg。为了维持脑和子宫胎盘的血供,血流动力学稳定非常重要,同时进行合适的液体管理,避免下腔静脉压迫,预防性或尽早使用血管活性药。麻黄碱已经不再作为产科手术麻醉中首选的血管收缩药物。α-受体激动剂如去氧肾上腺素,可以改善母体心血管稳定性,改善新生儿酸碱状态,在产科应用有很好的临床证据支持。

全身麻醉下剖宫产术中,可能发生一些常见的全身麻醉并发症,如呼吸抑制,气道梗阻等,术后子宫收缩乏力致产后大出血也是严重的围手术期并发症。全身麻醉是宫缩乏力性出血的危险因素,可能的机制包括:吸入性麻醉药导致剂量依赖性的自发子宫肌层收缩的抑制作用;全身麻醉导致的低血压和器官灌注不足。因此,术中麻醉需要维持在合适麻醉深度,避免过度循环抑制。

第四节　妊娠合并蛛网膜下隙出血

动脉瘤或动静脉畸形(arteriovenous malformation,AVM)破裂出血容易导致妊娠期蛛网膜下隙出血(subarachnoid hemorrhage,SAH)。颅内动脉瘤在人群的发病率约为 2%,妊娠期发病率与普通人群相当,而破裂略高于普通人群。脑血管病导致的蛛网膜下隙出血的发生率为 20%~67%,其中大多数 SAH 由颅内动脉瘤出血导致,约占 77%,因 AVM 所致的出血较少见,占 23%。此外,高血压脑出血、血管炎和细菌性心内膜炎也可引起 SAH。妊娠期发生 SAH,孕妇和胎儿的死亡率分别为 35% 和 25%。

一、临床表现

没有出血的动脉瘤和 AVM 通常没有症状,当病变足够大时,可能会引起持续性头痛或局灶性神经功能症状。妊娠期的 SAH 的临床表现与非妊娠女性一样,表现为突然发生的剧烈头痛,常伴有呕吐和畏光,大多数病例均表现为眶周疼痛、颈部疼痛、颈项强直,且常伴有尼格征阳性。有些患者主诉在 SAH 前数周有固定点头痛。因颅内压快速升高导致脑灌注下降者可引发意识丧失。急性血管痉挛可出现局灶性神经功能障碍,同时心电图可表现出与心肌缺血类似的应激性心肌病的改变,如宽大的 QRS 波、T 波倒置或增高。

二、妊娠期蛛网膜下隙出血特点

妊娠期动脉瘤和 AVM 破裂导致 SAH 与孕妇孕周呈正相关,这可能与心排血量增加和激素影响血管的完整性有关。在分娩时发生颅内出血的患者当中,34% 存在高血压和/或蛋白尿,临床上较难与子痫前期鉴别。颅内动脉瘤的出血倾向与动脉瘤的直径、大小、类型相关。90% 的动脉瘤破裂发生在直径>4mm 的患者,直径<4mm 的动脉瘤其瘤颈和瘤壁均较厚,不易出血。对于无家族史、瘤直径<1cm,外形光滑、长在海绵窦内的未破裂的动脉瘤,暂时不需要治疗。

所有怀疑因动脉瘤或 AVM 出血所致的 SAH 的孕产妇都应进行紧急的神经放射学检查,同时进行腰穿寻找持续出血的痕迹和脑脊液黄变症,以监测再出血、处理血管痉挛。约 10%~30% 的患者在动脉瘤破裂后的 1 个月会再次出血,AVM 第 1 次出血后再出血的概率是 25%。10%~25% 的 SAH 患者可出现脑水肿,少数病例还可能出现抗利尿激素分泌不足综合征。

合并 SAH 的孕妇的医学处理需要多学科协作,包括产科、神经外科、神经放射科、新生儿科和麻醉科。SAH 的预后差,及时诊断和适当处理至关重要,尽早治疗可改善预后。对于主诉突发头痛持续 1 小时以上的患者需尽快排除 SAH 的可能。入院时意识差、高龄产妇、CT 示颅内出血量大是死亡和致残的三个主要预测因子。SAH 的主要并发症是再出血、脑血管痉挛导致即刻或迟发的脑缺血、脑水肿、心肺功能异常和电解质紊乱。脑血管痉挛的预防和治疗措施包括维持合适的脑灌注压(cerebral perfusion pressure,CPP),纠正血容量,静脉注射尼莫地平,适当提高血压,球囊血管成形术,以及动脉内应用尼莫地平和罂粟碱。颅内动脉瘤的治疗方法包括外科手术(动脉瘤夹闭)或血管内治疗(动脉瘤栓塞)。需要维持足够的 CPP(预防脑缺血和脑血管痉挛),并同时保持较低的动脉瘤跨壁压(预防动脉瘤破裂)。整个麻醉过程中,应降低颅内压、预防和减轻脑水肿及脑血管痉挛,以改善预后。

三、妊娠期合并蛛网膜下隙出血神经介入治疗

随着技术和设备的改善,破裂或未破裂的动脉瘤可以通过神经介入栓塞术,越来越多地成为开颅动脉瘤夹闭术的替代治疗手段。相比动脉瘤夹闭术,介入栓塞术可降低脑血管痉挛和手术操作相关并发症的发生率,其梗阻性脑积水的发生率与动脉瘤夹闭术相似。尽管动脉瘤栓塞属微创手术,但也可能会出现严重的并发症,麻醉管理首选全身麻醉,术中严密监测循环和呼吸,随时做好应对紧急事件的准备。

(一)胎儿放射线暴露

孕妇往往顾虑神经介入手术中胎儿对放射线的暴露。在与患者讨论胎儿暴露于放射线的风险之前,需考虑放射线剂量、胎儿孕周等因素。胎儿暴露于放射线的风险取决于治疗部位、孕周大小和放射线剂量。尽管许多放射科医师认为孕期进行头部 CT 检查,胎儿暴露于放射线的风险很小,但大多数情况还是会使用铅衣防护,且尽可能选用最小放射剂量。放射暴露用放射线吸收量来量化,单位是 rad。Gray 是另一种常用的放射线暴露单位,1Gy=100rad。放射剂量<5rad(0.05Gy)很少对胎儿产生不利影响。如果权衡利弊后认为患者需使用 CT,则放射科医师不应推迟或拒绝 CT 检查,但需尽量减少放射线暴露。孕期各个阶段胎儿放射线暴露的风险见表 35-4-1。麻醉科医师应充分了解放射线对母体和胎儿的影响,以及减少放射线暴露的措施,并能够为焦虑的孕妇解答相关疑惑。

头部 CT 检查对胎儿的放射线剂量很小。放射线透视检查对胎儿辐射较大,恰当的防护措施可显著降低放射线暴露剂量。铅裙和甲状腺铅围脖是常规使用的防护设备,能减少透视时全身对放射线的暴露,因

而也能减轻宫内胎儿的放射暴露。最好由专门的有经验的医师常规评估放射剂量,以便与患者讨论治疗的风险与收益,更好的权衡利弊。即便是在介入手术室工作的医务人员也会担心放射暴露的风险,因此为产妇详细解答相关问题后,有些患者可能尚存顾虑,需进一步耐心安慰。

表 35-4-1　胎儿放射暴露的健康效应—国际放射保护协会的资料

	胚芽时期 (0~2周)	器官形成期 (2~8周)	胎儿生长期 (8~15周)	胎儿生长期 (16~25周)	胎儿生长期 (26~38周)
<0.05Gy	无不良影响				
0.05~0.5Gy	着床失败率增加,对成功着床的胚胎无影响	可能发育迟缓重大畸形发生率轻度增加	发育迟缓,IQ* 降低(下降高达 15),20%发生严重学习障碍	无不良影响	
>0.5Gy	进一步增加着床失败率(1Gy 可杀死 50% 的胚胎)	增加流产概率,发育迟缓,运动和神经系统重大畸形风险大	流产概率增加,IQ降低>15,学习障碍发生率>20%	流产概率增加,IQ降低>15,学习障碍发生率>20%	增加流产概率,新生儿死亡增加

*IQ,intelligence quotient,智力商数

(二)麻醉管理

破裂动脉瘤开颅手术的麻醉原则也适用于血管内治疗患者。不同医院对麻醉方式的选择不同,常用的方法是清醒镇静和全身麻醉。尚无研究比较这两种麻醉方式的利弊。全身麻醉的主要目标是制动以保证图像清晰便于血管内操作,且动脉瘤栓塞术的产妇,一旦出现破裂等并发症,患者的意识水平会迅速恶化,因此首选全身麻醉气管插管或喉罩的麻醉方式。在全麻诱导前可行动脉穿刺置管,应常规使用胎心监测,可以指导血压调控,防止血压过低造成子宫胎盘低灌注。常使用丙泊酚全凭静脉麻醉以改善脑代谢氧供需平衡。此外,丙泊酚还具有止吐作用及苏醒期平顺的优点。

(三)动脉瘤破裂

这是脑血管病介入手术的主要风险。一旦发生动脉瘤破裂,ICP 增高会导致血压的急骤升高(伴或不伴心动过缓),应采用过度通气和渗透性利尿来控制颅高压。过于积极处理恶性高血压可能会导致脑缺血,因此降压治疗需十分谨慎。在栓塞动脉瘤的过程中常使用肝素抗凝,若动脉瘤破裂则需快速使用鱼精蛋白进行中和。随着血管内支架应用的增加,抗血小板药物(阿司匹林、氯吡格雷和Ⅱb/Ⅲa 受体拮抗剂)的使用也越来越多,若这种情况下发生动脉瘤破裂,则可输注血小板来快速逆转抗血小板药物的作用。

(四)其他技术上的难题

在介入手术室内工作还存在许多技术上的难题。大多数介入手术床都不能调节体位来满足孕期气道的管理;手术过程中,C 臂靠近头部,导致气道管理很困难;术中 C 臂和手术床均由介入医师操控,增加了气管导管意外脱出的风险;在介入手术室无法按常规将麻醉机摆放在麻醉科医师的右侧。当患者术中出现紧急气道问题或血流动力学不稳定时,上述因素会给麻醉管理造成很大的困难。有报告分析显示手术室外发生的气道事件是手术室内的 2 倍。许多在神经介入手术室工作的人员对麻醉准备并不熟悉,更对该环境中的孕妇麻醉管理知之甚少,往往不理解继而忽视主动脉和下腔静脉受压等问题。

四、围手术期胎心监测

2011 年,美国产科医师协会(American College of Obstetricians and Gynecologists,ACOG)委员会意见提出,可在以下情况下使用术中胎心监测:胎儿出生后可存活;监测具有可行性;有可行剖宫产手术的医师在场;产妇同意紧急剖宫产手术;可以中断非产科手术以行紧急剖宫产手术。此外也可以对<32 周的胎儿

进行监测以指导治疗改善胎儿氧供,应根据患者的个体情况,考虑孕周、手术类型和设施条件等因素决定术中是否进行胎儿监测。

妊娠期间实施神经外科手术,围手术期并发症最常见的就是产科问题,如胎儿宫内窘迫,早产甚至流产。除了对母体的常规监测,非常有必要术中进行胎心监测。胎心监测有助于及时发现降低胎盘灌注的可逆转原因,如低血压和低氧血症。对于母体处于全麻下的胎儿,在短时间和长期监测过程中,若出现胎心率基线降低时,需予以高度重视。应用胎心监测应该个体化,可从18~22周或25周开始,监测胎儿心率变化,获得个体化基础值,为产妇和胎儿提供最佳的围手术期胎心监测管理方案。

五、神经外科手术时机与麻醉管理

(一)手术时机

妊娠期神经外科手术的时机取决于患者的神经外科情况,包括病变部位、病理特点和神经功能评估。

1. 动脉瘤夹闭术　SAH后动脉瘤夹闭术与保守治疗相比,前者母亲和胎儿的存活率更高。因此,对于临床分级较轻的SAH孕妇,应尽早行动脉瘤夹闭术以预防再出血。未破裂的对侧动脉瘤可推迟至产后再手术。

2. AVM切除术　如果患者因出血就诊,AVM破裂的风险会显著增加。未破裂的AVM可推迟至产后手术,不会增加孕妇的死亡率,自发破裂风险较低的患者更是如此。相反,孕期是否应切除已破裂的AVM仍然存在争议,目前尚无定论。孕妇早期手术的预后有所改善,但并无统计学意义。AVM破裂的风险取决于病变本身,而非妊娠状态。需权衡孕妇的手术风险与AVM破裂的风险,决定最佳手术时机。

(二)麻醉方式与管理

对于妊娠合并脑血管病的产妇行神经外科手术时,麻醉方式的选择与管理与合并颅脑肿瘤患者产妇的麻醉管理原则相近。

(三)动脉瘤夹闭术麻醉管理有几个特殊问题

1. 目前很少使用控制性降压,这已被临时阻断近端血管的方法取代。主要因为控制性降压可能会增加早期和迟发性神经功能缺陷的风险。胎盘血流直接依赖于灌注压,严重低血压会造成胎儿宫内窘迫。因此血压下降水平需维持在母亲生理需求的范围内,且降压时间应尽可能短。当胎儿发生缺氧时,胎心监测可及时提醒麻醉科医师,如果此时控制性降压并非必需,应将血压恢复至正常水平。使用硝普钠降压存在额外的风险,因为胎儿肝脏代谢氰化物的能力有限。可以联合使用β受体阻滞剂和吸入麻醉药或钙离子阻滞剂等,而尽量减少硝普钠的用量。

2. 虽然尚未证实33℃的亚低温可以改善SAH开颅手术的神经功能预后,目前轻度的允许性低温(35℃)仍然应用于临床。这一水平的低温对胎儿没有显著影响,但更低的温度会引起胎儿心律失常。

3. 避免术中高血糖(130mg/dl)可降低动脉瘤夹闭期间短暂局部脑缺血引起神经损伤的风险。尽管尝试了将许多药物用于动脉瘤手术的脑保护,但均无显著效果。

第五节　妊娠合并自发性脊髓硬膜外血肿

自发性脊髓硬膜外血肿(spontaneous spinal epidural hematoma,SSEH)是造成脊髓压迫的一种罕见病因,常与先天或后天性出血异常、肿瘤出血、脊髓动静脉畸形(AVMs)或胸膜腔内压增高有关。

一、临床表现

SSEH患者的临床表现与血肿发生的节段密切相关。发生在颈段时,患者可出现高位截瘫;发生在胸腰段时,最初的症状是下肢神经根痛以及膀胱和肠道功能异常,此后几小时内逐渐出现运动和感觉异常。

二、手术时机与术前评估

SSEH 的诊断主要依据影像学表现:MRI 在孕期是首选的方法。分娩与手术时机的判断取决于孕周。当诊断 SSEH 时胎儿估计已经成熟(>28 周),可在血肿清除术之前先行剖宫产。如果预计胎儿不能存活(24 周或更少),则应该尽早手术以改善预后。对于神经系统症状严重并逐渐恶化的患者,应立即行血肿清除术。在症状出现 12 小时内行减压手术的患者,其神经功能预后显著改善。目前为止,没有孕期 SSEH 保守治疗成功病例报道。不推荐经阴道分娩,因产程时间不可预测,且产程中(尤其是第二产程)患者的血流动力学变化很大。

妊娠期间实施神经外科手术术前的评估需要包括常规的全身麻醉术前评估患者的心肺功能、潜在困难气道评估,还需要评价患者的神经系统症状及体征,如意识、神经功能障碍等。另外评估产科的症状及体征,是否存在胎儿宫内窘迫,基础胎心率等。此外,术前评估患者的容量状态,判断是否存在脱水、血容量不足、贫血等,做好术中大出血的准备。

三、麻醉管理要点

实施全身麻醉下 SSEH 血肿清除术时,无论是否同时行剖宫产,都应遵循颅内肿瘤手术的麻醉管理原则,包括术前镇静、麻醉诱导和维持、胎心监测和麻醉苏醒。

麻醉维持阶段平均动脉压应维持在正常范围的高限(血压正常的患者术中 MAP 维持在 70~85mmHg),以确保足够的脊髓灌注压。

对于行胸腰段椎板切除和血肿清除术的孕妇而言,术中体位十分重要。若患者未先行剖宫产术,应避免主动脉和下腔静脉受压,以防止母体心排血量下降、血压降低和子宫胎盘灌注减少。生理学研究表明,俯卧位相比坐位或侧卧位能更好的解除子宫对大血管的压迫,而侧卧位时主动脉和下腔静脉受压的风险更高。Jea 等采用 SSEH 手术的四点式 Wilson 支架,该支架的两点放置在胸前两侧锁骨下方,另两点置于髂前上棘支撑骨盆。孕妇处于这种体位时,腹部在四个支点之间悬空,防止腹主动脉和下腔静脉受压。Jackson 手术床也可减轻孕妇腹腔大血管压迫。

苏醒期按妊娠期颅内手术麻醉的苏醒期原则处理。长时间俯卧位手术后可能出现呼吸道水肿,因此需评估患者的拔管条件。待患者完全清醒,行漏气试验之后方可拔管。

临床病例 1

产妇,34 岁,身高 153cm,体重 57kg。

主诉:停经 31 周,右侧肢体麻木无力伴头痛 1 个月余。

妊娠经过:平素月经规律,14,4~5/30 天,量中,无痛经,末次月经 2016 年 8 月 1 日。停经 30 余天查尿 HCG(+)确诊妊娠,无明显早孕反应。孕早期无感冒、发热、服药史,孕早期曾阴道少量流血,口服保胎灵等保胎。当地医院非正规产检。停经 4 个月自觉胎动,活跃至今。孕中晚期无头晕、眼花、胸闷等不适,无血压增高,无腹痛及阴道出血。

现病史:1 个月余前无诱因突发右侧肢体麻木无力,伴头痛,无恶心、呕吐,无眼花、视物成双等,无抽搐,就诊于当地医院,颈椎 MRI 平扫+增强提示延髓、颈 1、2 颈髓异常信号病变,考虑肿瘤(室管膜瘤可能性大),给予甘露醇等药物治疗(具体不详),无明显好转。为进一步治疗,1 周前就诊于脑科医院,入院后完善相关检查,请妇产科会诊,建议引产手术,并转院至我院。以"妊娠 31 周,G₅P₁,LOA;延髓、颈 1、2 髓内占位伴出血"收入院。自停经以来,精神、饮食可,睡眠佳,二便正常,体重增加 20 斤,体力无明显变化。

既往史：左氧氟沙星过敏。否认高血压、心脏病、糖尿病史，否认哮喘、青光眼、癫痫病史，否认肝炎、结核等传染病史，否认手术及外伤史。

查体：T 37.0℃，P 80 次/min，R 20 次/min，BP 90/66mmHg。一般状态较好，被动体位，神志清楚，面部感觉右侧减弱，额纹、鼻唇沟右侧变浅，伸舌居中，颈强直2横指，有抵抗，右侧躯干皮肤感觉减退。双肺呼吸音清晰。心率 80 次/min，律齐，各瓣膜听诊区未闻及杂音。脊柱正常生理弯曲，右侧肢体发麻，右上肢近端肌力 4 级，远端肌力 3 级，右下肢近端肌力 4 级，远端肌力 3 级，左侧肢体肌力、肌张力正常，下肢无水肿。妊娠腹，宫底脐上 5 指，宫高 27cm，腹围 92cm，LOA，浮，胎心 140 次/min，估计胎儿 1 700g。PV：宫颈未消，宫口未开，S-2.5cm，胎膜存。

化验检查：化验结果中血生化结果显示 ALT、AST 轻度升高，白蛋白略低，D-二聚体轻度增加，余化验结果未见明显异常。头部 MRI 平扫＋增强：延髓背侧、上部颈髓内异常信号影，考虑海绵状血管瘤合并出血；左侧基底核异常信号影，考虑 V-R 间隙扩大；3.各脑室池形态正常，中线结构居中。

入院诊断：延髓、颈 1、2 髓内占位伴出血；妊娠 31 周，G_5P_1，LOA；羊水过少；妊娠合并甲亢；轻度贫血；低蛋白血症。

术前经过：完善相关化验检查：血气分析、免疫、甲状腺功能、双侧下肢静脉彩超、超声心动图、胎心监测。给予地塞米松促胎肺成熟，向家属交代病情：在待产过程中有可能发生颅内出血、颅内压增高、脑疝、危及生命、胎儿宫内窘迫、胎死宫内、胎盘早剥、弥散性血管内出血、多脏器衰竭、产儿存活力低等情况。请神经外科、麻醉科会诊评估病情，协助诊治。左侧卧位，计数胎动，监测血压。

麻醉前评估：患者青年女性，神清，查体合作。妊娠合并颅内及椎管内占位，拟行剖宫产术。既往否认高血压、心脏病、糖尿病史，否认哮喘、青光眼、癫痫病史。化验结果显示肝功能轻度异常，白蛋白低；MRI 检查提示中线居中，未见偏移。但患者有头疼、恶心等颅内高压的症状，且肿瘤存在出血。因此，首选全身麻醉下剖宫产术。做好麻醉前准备及新生儿抢救的措施。

麻醉及手术经过：患者入室，常规监测无创血压、心电图和脉搏血氧饱和度。开放外周静脉。待产科医师消毒铺巾，准备切皮前，进行麻醉诱导：面罩预充氧，丙泊酚 100mg，待产妇意识消失，手术开始，给予罗库溴铵 50mg，1 分钟后气管插管。胎儿出来后，给予舒芬太尼 15μg。胎儿出生后 1、5、10 分钟的 Apgar 评分均为 10 分。麻醉维持：瑞芬太尼 0.2μg/(kg·min)，丙泊酚 6mg/(kg·h)。术中生命体征平稳。潮气量 450ml，呼吸频率 14 次/min，维持气道压峰压 18mmHg，平均压 16mmHg，PEEP=0，$PetCO_2$ 在 32mmHg 左右。手术结束，停止麻醉药物，待自主呼吸恢复，静脉注射利多卡因 50mg，防止呛咳，待患者意识清醒，拔除气管插管。术中补液晶体液 500ml，胶体液 500ml，出血 300ml，尿量 200ml。术毕患者安返重症监护室。

术后转归：患者术后第 3 日，转入神经外科继续治疗。

相关要点及解析

1. 本病例为妊娠合并延髓及颈髓占位患者，病变位于脑干周围且有出血，虽然脑室和中线结构未见明显异常，但颅高压症状明显，且存在颅内病情恶化的可能，此次手术只进行剖宫产术，因此选择全身麻醉下剖宫产术，以尽量避免对颅内情况的影响。

2. 本病例麻醉选择快速序贯诱导。为避免胎儿宫内窘迫，出生后呼吸抑制的发生，选择待胎儿出生后才给予阿片类镇痛药，但这种方式对于合并颅内占位尤其是脑干占位伴出血的患者而言，可能存在循环波动，使得颅内出血加重、病情恶化的风险。应随时备好血管活性药物。

3. 多学科合作十分重要　本病例术前邀请神经外科和麻醉科会诊，各科室相互合作，围手术期做好充分的准备，随时应对急诊情况。此外，还应积极联系新生儿科，随时准备抢救新生儿，确保产妇和新生儿的安全。

产妇,37 岁。身高 158cm,体重 58kg。

主诉:间断头痛伴右耳失聪 2 年余,停经 31⁺ 周,双目失明 1 个月余。

现病史:2 年前无明显诱因出现间断头痛伴右耳失聪,余无不适,我院就诊,磁共振检查提示"右侧桥小脑区听神经瘤(2.8cm×3.3cm×3.3cm)",建议定期复查。患者平素月经规律,量中,末次月经 2015 年 8 月 15 日。停经 30 余天查尿 HCG(+)确诊妊娠,无明显早孕反应。孕早期无感冒、发热史。停经 40 余天因阴道少量流血 1 周孕酮保胎后血止。停经 4 个月自觉胎动,活跃至今。定期外院产检。1 个多月前头痛加剧,伴双目失明,余无不适,我院就诊,MRI 提示右侧桥小脑区占位性病变。以"颅内占位性病变:右侧听神经瘤? 妊娠 31⁺ 周"收入院。

既往史:曾因右耳听力障碍 10 年,头痛、头晕伴恶心、呕吐 3 年就诊于神经外科,但未接受手术治疗。2004 年因"脐带绕颈"行剖宫产术。否认高血压、心脏病、糖尿病史,否认肝炎、结核等传染病史,否认外伤史,否认药物过敏史。

查体:T 36.6℃,P 86 次/min,R 20 次/min,BP 128/72mmHg,心肺未及明显异常,腹部膨隆,宫高 31cm,腹围 95cm,胎心 130 次/min,先露浮,双下肢不肿。右耳失聪,双目失明。

化验检查:化验结果显示乙肝抗原阳性。血常规、凝血功能、血生化检查未见明显异常。头 MRI 平扫+增强:右侧桥小脑区占位性病变:听神经瘤(3.8cm×3.5cm×3.6cm);空蝶鞍;小脑扁桃体下疝;右额蛛网膜囊肿可能性大;右侧桥臂受压,四脑室变形,幕上脑室稍扩大,中线结构居中,脑沟和脑裂无异常发现。

入院诊断:①右侧桥小脑区占位:听神经瘤? ②妊娠 31 周,G₃P₁,ROA;③瘢痕子宫;④乙肝病毒携带者。

术前经过:患者青年女性,神清,查体合作。妊娠合并颅内占位,拟行剖宫产术+开颅肿瘤切除术。既往否认高血压、糖尿病史,否认哮喘、青光眼、癫痫病史。化验结果显示血常规、凝血功能、血生化检查未见明显异常。头 MRI 显示右侧桥小脑区占位,大小(3.8cm×3.5cm×3.6cm),且右侧桥臂受压,四脑室变形,幕上脑室稍扩大,中线结构居中,脑沟和脑裂无异常发现。考虑患者剖宫产术后,立刻接台行开颅手术,为尽量避免全麻药物对胎儿的影响,因此,拟选择椎管内麻醉下先行剖宫产,待胎儿出生后,全身麻醉下行开颅肿瘤切除术。积极做好麻醉前准备及新生儿抢救的措施。

麻醉管理:患者入室,常规监测无创血压、心电图和脉搏血氧饱和度。开放外周静脉。右侧卧位下行硬膜外穿刺置管,缓慢给予 2% 利多卡因 3ml 试验剂量后,患者无明显不适,测麻醉平面约为 T₁₀ 水平继续缓慢分次硬膜外隙注入 1% 罗哌卡因:每 5 分钟注入 3ml 麻醉药,共 9ml。随时观察患者有无颅内压升高的表现以及循环是否稳定。直至麻醉平面达 T₆ 水平满足手术需要。开始剖宫产术,胎儿出生后 1 分钟、5 分钟、10 分钟的 Apgar 评分均为 10 分。术中生命体征平稳,补液晶体液 1 000ml,出血 300ml,尿量 300ml。术毕翻身拔除硬膜外导管。术毕即刻,对患者进行全身麻醉,麻醉诱导:舒芬太尼 30μg+罗库溴铵 50mg+丙泊酚 80mg,气管插管,深静脉穿刺及动脉穿刺置管,行右桥小脑区入路肿瘤切除术。麻醉维持:瑞芬太尼 0.2μg/(kg·min),丙泊酚 6mg/(kg·h)。术中生命体征平稳。潮气量 480ml,呼吸频率 13 次/min,维持气道压峰压 19mmHg,平均压 17mmHg,PetCO₂ 在 33mmHg 左右。术中补充晶体液 3 000ml,胶体液 500ml,术野回收血 250ml,甘露醇 250ml,出血 500ml,尿量 2 000ml。术毕停药,产妇自主呼吸回,带气管导管安返重症监护室。

术后转归:患者术后第 7 天,无头晕、头痛,仍有双目视物不清,右耳失聪。病情平稳,顺利出院。

相关要点及解析

1. 本病例为右侧桥小脑区占位患者,曾因右耳听力障碍 10 年,头痛、头晕伴恶心、呕吐 3 年前就诊于神经外科,因不能接受手术风险,自动出院未予手术治疗。本次怀孕后,右耳听力下降症状加重,出现右耳失聪,近 1 个月出现双眼失明,并发小脑扁桃体下疝,这可能是因为怀孕加重了患者症状的恶化。经多学科会诊,选择剖宫产联合开颅肿瘤切除术。

2. 本病例考虑到尽量避免全麻对胎儿和产妇的影响,且神经外科医师在场,可随时处理颅内病情的变化,因而剖宫产术选择的是椎管内麻醉,但在硬膜外麻醉给药时,缓慢分次追加药物,以达到满足手术需要平面,患者未出现颅内压突然增高等病情恶化的表现。

3. 神经外科手术的麻醉选择快诱导气管插管 麻醉处理等同于普通桥小脑区占位患者神经外科手术麻醉。但要考虑到患者为产妇,且刚完成剖宫产手术,循环波动的风险可能更大,应做好全面的监测和准备。

4. 多学科合作十分重要 本病例术前邀请神经外科会诊,各科室相互合作,围手术期做好充分的准备,随时应对急诊情况。此外,还应积极联系新生儿科,进入手术间,随时准备抢救新生儿,确保产妇和新生儿的安全。

思考题

1. 妊娠合并神经系统疾病患者手术时机的把握重点考虑哪些方面?

2. 妊娠合并椎管内占位患者麻醉方式的选择及麻醉管理要点有哪些?

3. 妊娠合并颅脑肿瘤患者行剖宫产手术时的术前评估、麻醉方式选择与管理的要点是什么?

(吴 蓓 韩如泉)

推荐阅读

[1] 韩如泉,王保国,王国林. 神经外科麻醉学. 3 版. 北京:人民卫生出版社,2018.

[2] SURESH MS.,SEGAL B.S,PRESTON RL.,et al. 施耐德产科麻醉学. 5 版. 熊利泽,董海龙,路志红,译. 北京:科学出版社,2018:502-521.

[3] COTTRELL JE.,YOUNG WL. Cottrell and Young's 神经外科麻醉学. 5 版. 韩如泉,周建新,译. 北京:人民卫生出版社,2012.

第三十六章

妊娠合并人类免疫缺陷病毒剖宫产麻醉

本章要求

1. 掌握妊娠合并 HIV 剖宫产麻醉的术前全身状况评估,HIV 治疗药物的不良反应及对麻醉的影响,麻醉方式的选择及管理。
2. 熟悉医护人员预防 HIV 职业暴露的措施及暴露后预防性治疗,HIV 感染后的临床表现。
3. 了解 HIV 的传播过程、致病机制、诊断与对妊娠的影响。

人类免疫缺陷病毒(human immunodeficiency virus,HIV)是一种反转录病毒,人感染后可致获得性免疫缺陷综合征(acquired immune deficiency syndrome,AIDS),也称艾滋病。

HIV 感染可影响各个器官系统的功能;且 HIV 治疗药物不仅自身存在不良反应,还可与麻醉药物产生相互作用,这些因素均会对围手术期产生影响。本章将围绕合并 HIV 的剖宫产麻醉进行阐述,麻醉科医师应熟知 HIV 对各个系统的影响以及治疗药物对麻醉的影响,需在普通产妇术前评估及麻醉管理的基础上,针对合并 HIV 的特殊点,予以适当的麻醉方式及术中管理,在做好自身及患者防护的前提下,保障产妇和新生儿的安全和舒适。

第一节 HIV 概述

HIV 可通过血液、性接触、母婴等途径传播,主要侵犯人体的免疫系统引起细胞免疫缺陷,可影响到全身各器官功能。

一、流行病学

美国于 1981 年报告了首个艾滋病病例,全球现有约 3 800 万 HIV 感染者,遍及 150 多个国家。在南非和东非的部分城市中,孕妇 HIV 感染率高达 25%。我国首例艾滋病出现于 1985 年,截至 2019 年 10 月底,全国报告存活的艾滋病感染者 95.8 万。我国艾滋病女性感染者逐渐增多,20 世纪 90 年代 HIV 感染者男女比例为 5∶1,目前比例为 2∶1,部分地区孕妇和婚前检查者 HIV 感染率>1%。由于围产期 HIV 的母婴传播,儿童流行病学与妇女流行病学相似,HIV 儿童感染者的数量随着 HIV 女性感染者的增多而增多,仅在 2007 年就有约 37 万名儿童感染了 HIV,其中 90% 以上的感染 通过母婴传播发生。

1. **传染源** HIV 的传染源是艾滋病患者和 HIV 携带者。通常感染 HIV 后存在 2~6 周 HIV 抗体阴性的窗口期,处于窗口期的 HIV 感染者和 HIV 抗体阳性的无症状感染者都是重要的传染源。感染者的血液、精液、阴道分泌物、乳汁、脑脊液、胸腹水等体液均有传染性。

2. **传播途径**

(1)性接触传播:性接触是 HIV 的主要传播途径。

（2）血液和血制品传播：共用针具吸毒、与感染者共用牙刷剃须刀、文身、不规范的医疗介入性操作、输注含 HIV 的血液和血制品、医护人员被 HIV 患者使用过的针刺伤、医护人员破损皮肤接触 HIV 患者的体液等可导致 HIV 传播。

（3）母婴传播：HIV 可通过胎盘、分娩时的血性分泌物或哺乳等进行传播，大多数儿童的 HIV 感染是母婴传播的结果。通常采用高效联合抗反转录病毒治疗（highly active antiretroviral therapy，HAART）、选择性剖宫产和避免母乳喂养降低母婴传播。

3. 易感人群　人群普遍易感。

二、致病机制

HIV 是球形颗粒，有包膜和核心两部分，最外层的包膜中有 gp120（外膜蛋白）和 gp41（跨膜蛋白），可协助 HIV 进入宿主细胞；核心的外层是衣壳蛋白，内部是两条单股正链 RNA、核壳蛋白和病毒复制所需的酶（反转录酶、整合酶和蛋白酶）。

HIV 在生物体外的生存能力弱，对物理和化学因素抵抗力弱，70% 的酒精可灭活 HIV，但紫外线、γ 射线不能灭活 HIV。对乙型肝炎病毒有效的消毒和灭活方法如碘酊、过氧乙酸、戊二醛、次氯酸钠等消毒剂可较好地灭活 HIV。HIV 不耐高温，100℃ 20 分钟可完全灭活 HIV。

HIV 主要侵犯人体的免疫系统，不仅可致 CD4$^+$ T 淋巴细胞数量降低，还可引起 CD4$^+$ T 淋巴细胞、B 淋巴细胞、单核巨噬细胞、自然杀伤细胞（NK 细胞）、树突状细胞等免疫细胞的功能障碍和异常免疫激活。

HIV 在细胞内的感染过程：HIV 进入人体后，首先选择性地依附靶细胞的 CD4 受体，在辅助受体 CCR5（趋化因子受体）或 CXCR4（嗜淋巴细胞受体）的帮助下进入细胞。之后病毒 RNA 在反转录酶的作用下，形成互补 DNA，在 DNA 聚合酶的作用下，在胞质中合成双链 DNA。双链 DNA 进入细胞核，在整合酶作用下整合到宿主细胞的 DNA 中，此时的病毒 DNA 被称为前病毒。病毒 DNA 可以多年以非活性形式整合于宿主 DNA 中，一旦激活，前病毒经过转录可形成子代基因组 RNA 和 mRNA，mRNA 通过翻译生成子代病毒的蛋白和酶类，与子代基因组 RNA 装配成新病毒，通过出芽的方式，释放出成熟的有传染性的病毒再感染其他细胞。

第二节　HIV 与妊娠

HIV 感染后的发病持续时间长，且会影响全身多个器官系统，妊娠合并 HIV 存在不同于普通妊娠的特殊点。抗反转录病毒药物的不良反应会影响围手术期的麻醉管理。

一、临床表现

（一）分期

《2018 版中国艾滋病诊疗指南》依据 HIV 感染后的临床表现及症状体征将发病过程分为急性期、无症状期和艾滋病期。

1. 急性期　急性期通常在感染后 2~4 周。大部分感染者症状轻微，发热是最常见的临床表现，可伴有咽痛、盗汗、恶心、呕吐、腹泻、皮疹、关节疼痛、淋巴结肿大等。实验室检查表现为 CD4$^+$ T 淋巴细胞数量一过性迅速降低，部分感染者 CD4$^+$ T 淋巴细胞/CD8$^+$ T 淋巴细胞比值可倒置，可存在白细胞和血小板轻度降低或肝功能异常。

2. 无症状期　HIV 感染者可未出现急性期症状直接进入无症状期。一般持续 6~8 年，此期 HIV 在体内不断复制，可出现淋巴结肿大等体征，实验室检查为 CD4$^+$T 淋巴细胞数量逐渐下降。

3. 艾滋病期 此期主要为 HIV 相关症状及体征,可合并各种机会性感染及肿瘤。实验室检查为 CD4$^+$T 淋巴细胞数量明显下降,通常<200 个/μl,血浆病毒载量明显升高。

HIV 相关症状及体征:主要为持续 1 个月以上的发热、盗汗、腹泻等症状;体重减轻 10% 以上;可出现记忆力减退、精神淡漠、性格改变、头痛、癫痫、痴呆等神经精神症状;还可出现持续性全身性淋巴结肿大。

(二) 各个系统临床表现

1. 神经系统 HIV 感染几乎可累及神经系统所有结构。感染初期就可从脑脊液中检测出病毒颗粒,神经系统的症状可出现在感染后的任何阶段:①感染初期,头痛、畏光、脑膜脑炎、认知和情感改变、脑神经病变、周围神经病变;②潜伏期,脱髓鞘性神经病变、有无症状均可存在脑脊液异常;③晚期,脑膜炎、弥漫性脑病、大脑局部损害、弥漫性或阶段性脊髓病、周围神经病变、肌病。晚期可合并多种机会性感染和肿瘤,如脑弓形虫病、隐球菌脑膜炎、原发性中枢神经系统淋巴瘤、转移性淋巴瘤、艾滋病痴呆综合征等。

部分患者在无症状期可无神经系统症状,但存在典型的脑脊液异常,即存在 HIV 颗粒、HIV 抗体复合物或病毒核酸,这是在对无症状者实施椎管内麻醉时评估病毒传播至中枢神经系统的风险需要考虑的重要因素,在感染初期中枢神经系统已存在感染。

2. 呼吸系统 肺部症状不是 HIV 直接引起的,而是由 HIV 损害机体免疫系统后发生的机会性感染引起的,HIV 感染者存在的肺部感染会影响围手术期的气道管理。

较常见的呼吸系统合并症是卡氏肺孢子菌肺炎(pneumocystis pneumonia,PCP)。PCP 为亚急性起病,表现为呼吸困难逐渐加重,伴有发热、干咳、胸闷,严重者发生呼吸窘迫。肺部阳性体征少,或可闻及少量散在的干湿啰音,X 线可见双肺从肺门开始的弥漫性网状结节样间质浸润,CT 示双肺毛玻璃状改变。PCP 可致低氧血症,血气分析显示动脉血氧分压降低。

HIV 感染者免疫功能受损,原本处于潜伏静止状态的结核病可复发,接触有传染性的结核患者后更易被传染。HIV 感染者的细菌性肺炎(如肺炎链球菌、流感嗜血杆菌等)和其他真菌性肺炎(如曲霉、隐球菌、球孢子等)发病率也高于正常人。

3. 心血管系统 HIV 感染者心血管系统症状较少,但超声心动图和尸体解剖显示 HIV 累及心血管系统者可至 50%,可见心包炎、肺动脉高压、局灶性心肌炎、心内膜炎、自身免疫性血管炎、急性冠脉综合征等。

4. 血液系统 HIV 本身可影响血液系统的每种血细胞,抗反转录病毒药物也对血液系统有毒性作用。①红细胞,HIV 感染者中贫血很常见,HIV 可直接感染原始红细胞,HIV 引起释放的细胞因子可抑制红细胞生成,恶性肿瘤骨髓浸润和消化道出血等原因均可引起贫血;②白细胞,CD4$^+$ T 淋巴细胞数量降低,CD4$^+$ T 淋巴细胞、中性粒细胞和单核—巨噬细胞也会发生功能受损;③血小板,HIV 感染者可发生凝血功能紊乱,其中常见的是因 HIV 感染巨核细胞影响血小板生成而发生的免疫性血小板减少性紫癜。

5. 消化系统 HIV 感染者发生消化系统异常较常见,常由各类细菌、真菌、病毒的机会性感染和肿瘤引起。可出现口腔食管炎症或溃疡、腹泻、体重减轻、肛周疱疹病毒感染、疱疹性直肠炎、肝大、丙氨酸转氨酶(ALT)升高等表现。

6. 肾脏 感染 HIV 后,含有病毒的抗原免疫复合物可沉积在肾小球内引起增生性肾小球肾炎,表现为慢性肾功能不全。HIV 感染者急性肾衰竭的风险较高,常见病因是脓毒症、脱水或药物毒性等。

二、诊断

《2018 版中国艾滋病诊疗指南》中对于 HIV 感染的诊断原则为:HIV/AIDS 的诊断需结合流行病学史(包括不安全性生活史、静脉注射毒品史、输入未经 HIV 抗体检测的血液或血液制品、HIV 抗体阳性者所生子女或职业暴露史等)、临床表现和实验室检查等进行综合分析,慎重作诊断。

（一）实验室检查

1. 常规检查　对 HIV 感染者行常规实验室检查时,可见红细胞、白细胞、血红蛋白或血小板等存在不同程度的降低,可出现肝肾功能异常。

2. HIV 的实验室检查　可用于诊断 HIV 感染的实验室检查包括 HIV 抗体、HIV 核酸定性和定量检测、CD4+T 淋巴细胞计数和 HIV 基因型耐药检测等。

（1）HIV 抗体检测是诊断 HIV 感染的金标准,包括筛查试验和补充试验。

（2）HIV 核酸检测既可用于 HIV 感染诊断的补充试验,其病毒载量的检测也可用于判断疾病的进展、评估药物的治疗效果等。

（3）CD4+T 淋巴细胞计数可用于判断疾病的进展、评估 HIV 感染者的免疫功能、评估药物的治疗效果、判断并发症等。

（4）HIV 基因型耐药检测可用于抗反转录病毒药物的选择与调整。

（二）HIV 诊断标准（2018 版中国艾滋病诊疗指南）

成人、青少年及 18 月龄以上儿童,符合下列一项者即可诊断:①HIV 抗体筛查试验阳性和 HIV 补充试验阳性(抗体补充试验阳性或核酸定性检测阳性或核酸定量>5 000 拷贝/ml);②HIV 分离试验阳性。

18 月龄及以下儿童,符合下列一项者即可诊断:①为 HIV 感染母亲所生和 HIV 分离试验结果阳性;②为 HIV 感染母亲所生和两次 HIV 核酸检测均为阳性(第二次检测需在出生 6 周后进行);③有医源性暴露史,HIV 分离试验结果阳性或两次 HIV 核酸检测均为阳性。

三、治疗

对于 HIV 感染者的治疗主要包括高效联合抗反转录病毒治疗（HAART）和对机会性感染、肿瘤等合并症的治疗。HAART 是指多种类型抗反转录病毒药物联合应用,通过攻击 HIV 生命周期的不同阶段抑制 HIV,控制疾病的进展,也称"鸡尾酒疗法"、抗反转录病毒治疗。

（一）HIV 治疗药物

1. 抗反转录病毒药物　国际上的抗反转录病毒药物有 6 类 30 多种药物,分为核苷类反转录酶抑制剂（nucleoside reverse transcriptase inhibitor,NRTI）、非核苷类反转录酶抑制剂（non-NRTI,NNRTI）、蛋白酶抑制剂（protease inhibitor,PI）、整合酶链转移抑制剂（integrase strand transfer inhibitor,INSTI）、膜融合抑制剂（fusion inhibitor,FI）和 CCR5 抑制剂。国内的抗反转录病毒药物有 NRTI、NNRTI、PI、INSTI、FI 5 类。抗反转录病毒药物的常用药物及主要不良反应见表 36-2-1。

（1）NRTI 的不良反应:胃肠道功能异常、头痛、肝毒性、脂肪变性、乳酸酸中毒、神经系统异常、高敏反应等。①齐多夫定（AZT）可引起骨髓抑制,出现严重贫血和中性粒细胞减少,AZT 比其他 NRTI 的恶心呕吐发生率高;②AZT 和司他夫定（d4T）存在肝毒性,可出现肝脂肪变性和乳酸酸中毒。

（2）NNRTI 的不良反应:皮疹、肝毒性、中枢神经系统毒性等。①细胞色素 P450 是许多药物代谢所必需的,有些 NNRTI 如依非韦伦（EFV）可诱导细胞色素 P450 的活性增加导致部分麻醉药物如咪达唑仑、芬太尼等血药浓度降低,所以使用 NNRTI 的患者,在麻醉过程中需增加上述药物的剂量。依托咪酯、阿曲库铵、瑞芬太尼和地氟烷不依赖细胞色素 P450 代谢,可予以常规剂量,是应用 NNRTI 的患者行全身麻醉时的优选药物。②降脂药、避孕药、抗惊厥药、抗结核药、大环内酯类药物、美沙酮、免疫抑制剂、钙离子通道阻断剂、其他抗反转录病毒药等药物可通过诱导或抑制肝脏的药物代谢与 NNRTI 和 PI 相互作用。

（3）PI 的不良反应:高脂血症、血糖异常、肝毒性、胃肠功能异常等。①PI 对细胞色素 P450 有抑制作用,可增强依赖细胞色素 P450 代谢药物的药效。已经证明利托那韦(r)能显著降低芬太尼、咪达唑仑、胺碘酮和奎尼丁的代谢速率。使用利托那韦的患者芬太尼的清除率减少了 67%。使用 PI 的患者,在围手术期需降低阿片类药物的剂量。PI 可能影响苯二氮䓬类药物的代谢而出现镇静时间延长的情况。②PI 会延长出血时间,增加血管收缩反应,所以使用 PI 的产妇应谨慎选择产后出血的治疗药物。对于子宫收缩乏力引起的产后出血,首先应使用催产素、前列腺素 $F_{2\alpha}$ 和米索前列醇等,尽量避免使用甲麦角新碱等麦角生物碱类药物,在没有其他药物可用的前提下,应小剂量短期使用。③PI 可引起血糖异常,妊娠期易出现妊娠糖尿病,应用 PI 的孕妇应密切监测血糖水平。

2. 机会性感染的治疗药物　治疗机会性感染的常用药物及不良反应见表 36-2-2。

（二）孕妇抗反转录病毒治疗方案

目前推荐所有感染 HIV 的孕妇无论病毒载量或 CD4$^+$ T 淋巴细胞水平的高低,均应立即且终身接受 HAART。指南推荐 TDF/FTC(或 TDF+3TC 或 ABC/3TC 或 ABC+3TC)+LPV/r(或 RAL)作为首选方案。替代方案为 TDF/FTC(或 TDF+3TC 或 ABC/3TC 或 ABC+3TC 或 AZT/3TC 或 AZT+3TC)+EFV 或 DTG 或 RPV 或 NVP。

表 36-2-1　抗反转录病毒药物的主要不良反应

分类	代表药物	主要不良反应
NRTI	齐多夫定(zidovudine,AZT)	骨髓抑制、严重贫血、中性粒细胞减少;胃肠道不适:恶心呕吐、腹泻等;磷酸肌酸激酶(CPK)和 ALT 升高、乳酸酸中毒、肝脂肪变性
	拉米夫定(lamividine,3TC)	不良反应少且较轻微,偶有恶心呕吐、头痛、胰腺炎(儿童)等
	阿巴卡韦(abacavir,ABC)	高敏反应,一旦出现应终身停用;头痛、恶心呕吐、腹泻等
	替诺福韦(TDF)	肾脏毒性;轻中度胃肠道不适:恶心呕吐、腹泻等;代谢异常如低磷酸盐血症、脂肪分布异常等;可能引起酸中毒、肝脂肪变性
	恩曲他滨(FTC)	头痛,恶心呕吐
	司他夫定(stavudine,d4T)	周围神经病变、胰腺炎、乳酸酸中毒
	去羟肌苷(didanosine,ddI)	恶心呕吐、周围神经病变、胰腺炎、乳酸酸中毒
NNRTI	奈韦拉平(nevirapine,NVP)	皮疹、肝毒性、严重高敏反应、中毒性表皮坏死
	依非韦伦(efavirenz,EFV)	中枢神经系统毒性如头晕、头痛、失眠、抑郁等;皮疹;肝损害;高脂血症和高甘油三酯血症
	利匹韦林(rilpivirine,RPV)	抑郁、失眠、头痛、皮疹
	依曲韦林(etravirine,ETV)	胃肠道不适、皮疹、疲劳、头痛
PI	茚地那韦(indinavir,IDV)	肾结石、胃肠耐受、血脂异常、高血糖
	利托那韦(ritonavir,r)	腹泻、恶心、血脂异常、也可出现头痛和转氨酶升高
	洛匹那韦(lopinavir,LPV)	腹泻、恶心、血脂异常、也可出现头痛和转氨酶升高
	达芦那韦(darunavir,DRV)	腹泻、恶心、皮疹
	阿扎那韦(ATV)	恶心呕吐、头痛、与其他药物相比甘油三酯较少增加
INSTI	拉替拉韦(raltegravir,RAL)	腹泻、恶心、头痛、发热等较常见,少见的有腹痛、乏力、肝肾损害
	多替拉韦(dolutegravir,DTG)	失眠、头痛、头晕、异常做梦、抑郁等精神和神经系统症状;恶心呕吐、腹泻、皮疹、瘙痒、疲乏等
FI	艾博韦泰(albuvirtide)	血甘油三酯、胆固醇升高、腹泻等

注:NRTI. 核苷类反转录酶抑制剂;NNRTI. 非核苷类反转录酶抑制剂;PI. 蛋白酶抑制剂;INSTI. 整合酶链转移抑制剂;FI. 膜融合抑制剂。

表 36-2-2　机会性感染治疗药物及其不良反应

机会性感染	常用药物	药物不良反应
卡氏肺孢子菌肺炎（PCP）	甲氧卞啶—磺胺甲噁唑 氨苯砜 喷他脒	恶心、呕吐、厌食、皮疹、肝酶升高 发热、皮疹、肝炎 静脉使用：肾毒性、白细胞降低、低血糖、高血糖、心律失常；吸入使用：咳嗽、支气管痉挛、呼吸困难
巨细胞病毒	更昔洛韦 膦甲酸	中性粒细胞降低、血小板降低、中枢神经系统异常、肾毒性、电解质紊乱
分枝杆菌	克拉霉素	恶心、呕吐、腹泻
真菌感染：隐球菌,组织包浆菌,球孢子菌	两性霉素 氟康唑	肾毒性、发热、低血压 恶心、头痛、皮疹
单纯疱疹病毒	阿昔洛韦	肾毒性、神经毒性

四、HIV 与妊娠的相互影响

（一）HIV 对妊娠的影响

目前没有证据证明妊娠会改变 HIV 感染妇女的病毒载量和疾病进程。依据发达国家的数据统计,孕产妇的死亡率很少会归因于 HIV 感染。HIV 感染妇女在妊娠期间,CD4[+] T 淋巴细胞数量会因血液稀释而下降,产后可恢复至孕前水平。有研究显示,HIV 感染的产妇在分娩时无论是否停用 HARRT,在产后 6 周期间,病毒载量都会增加,导致病毒载量增加的部分原因可能是产后药代动力学的变化。

（二）HIV 对胎儿的影响

目前关于妊娠期间抗反转录病毒药物对胎儿影响的研究较少。ACTG 议案 076 不仅显示 AZT 可降低母婴传播,还显示使用 AZT 和安慰剂对于新生儿出生缺陷的数量和类型无差别,未发现两组孩子的生长或神经发育状况存在差别,仅有的差别是使用 AZT 后新生儿可出现短暂轻度贫血,但无须治疗。依据美国抗反转录病毒妊娠登记处的数据显示齐多夫定、阿巴卡韦、奈韦拉平不会致畸。

第三节　HIV 的防护及预防性治疗

HIV 暴露可分为职业暴露和非职业暴露。HIV 职业暴露是指卫生保健人员在职业工作中与 HIV 感染者的血液、组织液或其他体液等接触而具有感染 HIV 的危险。

一、暴露源

1. 确定有传染性的暴露源　血液、精液、阴道分泌物、体液。
2. 有传染性但危险程度不明确的暴露源　脑脊液、关节液、胸腔积液、腹腔积液、心包积液、羊水。
3. 目前认为无传染性的暴露源　唾液、痰液、汗液、泪液、尿液、粪便、呕吐物、鼻分泌物。

二、安全防护

（一）医护人员的安全防护

预防 HIV 职业暴露的主要且有效的方法是做好隔离血和体液的屏障措施。屏障措施必须是普遍的,我们通常更关注已确诊的 HIV 感染者,而忽视处于窗口期未检出的 HIV 感染者,所以对于血和体液的屏障必须做到普遍。医护人员预防 HIV 职业暴露的措施（2018 版中国艾滋病诊疗指南）如下：

1. 进行可能接触患者血液、体液的诊疗和护理工作时，必须佩戴手套；

2. 在进行有可能发生血液、体液飞溅的诊疗和护理操作过程中，医务人员除需佩戴手套和口罩外，还应戴防护眼镜；当有可能发生血液、体液大面积飞溅，有污染操作者身体的可能时，还应穿上具有防渗透性能的隔离服；

3. 医务人员在进行接触患者血液、体液的诊疗和护理操作时，若手部皮肤存在破损，必须戴双层手套；

4. 使用后的锐器应当直接放入不能刺穿的利器盒内进行安全处置；抽血时建议使用真空采血器，并应用蝶型采血针，禁止对使用后的一次性针头复帽；禁止用手直接接触使用过的针头、刀片等锐器。

（二）患者的安全防护

建议将 HIV 感染者当作免疫功能低的感染易感者，在麻醉手术期间做好无菌措施，为 HIV 感染者做好避免其他感染的防护。

在 HIV 感染产妇的剖宫产麻醉中，需做好麻醉设备的消毒与防护，以防通过麻醉设备发生患者之间的传播。麻醉设备的污染是 HIV 传播的一个潜在途径。虽然一次性呼吸回路不会在患者之间重复使用，但其他麻醉设备如喉镜手柄和喉镜片可能会被患者体液污染，有些污染是肉眼可见的，有些是不可见的即隐血。一项研究证实，65 个可供患者使用的喉镜片和手柄中，26 个（40%）存在隐血污染。湿热交换过滤器的应用可有效过滤细菌和病毒，从而将气道设备污染的风险降至最低，所以应常规使用。

三、暴露后预防性治疗

医护人员发生 HIV 职业暴露后，需要进行局部紧急处理和暴露后预防性用药，《2018 版中国艾滋病诊疗指南》中给出了暴露后局部处理措施、预防性用药意见和监测项目。

1. 暴露后局部处理措施

（1）用肥皂液和流动的清水清洗被污染局部；

（2）污染眼部等黏膜时，应用大量等渗氯化钠溶液反复对黏膜进行冲洗；

（3）存在伤口，应轻柔由近心端向远心端挤压伤处尽可能挤出损伤处的血液，再用肥皂液和流动的清水冲洗伤口；

（4）用 75% 的酒精或 0.5% 碘伏对伤口局部进行消毒、包扎处理。

2. 职业暴露后预防性用药原则

（1）用药方案：首选方案为 TDF/FTC +RAL 或 DTG 等 INSTI；如果无法使用 INSTI，可使用 PI 如 LPV/r 和 DRV/r；合并肾功能异常者可使用 AZT/3TC。

（2）时间及疗程：发生暴露后，在最短的时间内（尽可能在 2 小时内）进行预防性用药，最好在 24 小时内，即使超过 24 小时，也建议实施预防性用药。需连续用药 28 天。

3. HIV 职业暴露后的监测　发生 HIV 职业暴露后即刻、4 周、8 周、12 周和 6 个月后检测 HIV 抗体。一般不推荐进行 HIV p24 抗原和 HIV-RNA 测定。

第四节　麻醉管理

HIV 会影响人体的各个器官系统，对妊娠合并可能存在全身疾病的患者予以麻醉时，需做好全面的评估与管理。麻醉科医师需全面评估患者各个系统的功能状况、药物治疗对围手术期的影响和辅助检查等，在普通产妇剖宫产麻醉的基础上，明确 HIV 感染产妇剖宫产麻醉围手术期管理的特殊注意事项。

一、术前评估

对于合并 HIV 感染产妇剖宫产麻醉的术前病情评估,应在之前章节对于普通产妇病情评估的基础上,增加针对 HIV 的补充评估。同时需要注意 HIV 治疗药物的副作用。

二、各个系统的评估

对于合并 HIV 感染产妇的补充评估应着重于 HIV 引起的全身症状改变,做好患者呼吸功能、心血管功能、肝肾功能、神经系统、血液系统、胃肠道、内分泌功能等情况的术前评估。

1. HIV 感染可引起机会性感染肺炎,出现呼吸困难、低氧血症等症状,妊娠期间上述症状因功能残气量的减少而加重,从而影响患者的气道管理。

2. HIV 感染者可合并心包炎、肺动脉高压、局灶性心肌炎、心内膜炎、自身免疫性血管炎、急性冠状动脉综合征等疾病而影响心血管功能,在进行心血管功能评估时应予以关注。

3. 不仅 HIV 本身可累及肝脏和肾脏出现肝肾功能异常,抗反转录病毒药物也可影响肝肾功能,需关注患者的凝血功能、白蛋白水平、经肝肾的药物代谢等。对于肾功能不全的患者需要调整麻醉药物,避免使用肾毒性药物。

4. 对于 HIV 感染者的神经系统评估 若合并颅内肿瘤可影响脑血流动力学;若合并艾滋病痴呆综合征,大脑对镇静剂或精神活性药物(如阿片类、苯二氮䓬类、精神抑制药等)的敏感性可增加;伴随头痛、精神状态和神经系统体征改变的患者建议予以影像学评估;周围神经病变在 HIV 感染者中的发生率可达 35%,是感染者最常见的神经系统表现;机会性感染(如弓形虫病)可能与颅内压升高有关。颅内压升高和中枢神经系统感染(如脑膜炎、脑炎、脊髓炎等)是椎管内麻醉的禁忌证,在椎管内麻醉和神经阻滞前,应进行彻底的神经系统检查,并记录异常情况。

5. HIV 本身及抗反转录病毒药物会影响血液系统,可出现血小板减少、贫血、中性粒细胞减少、凝血异常等。应注重评估患者的血红蛋白水平、白细胞数量、血小板水平及凝血功能。若选择椎管内麻醉,应重视患者血小板水平及凝血功能。

6. 胃食管反流在 HIV 感染晚期较常见,可能增加反流误吸的风险。HIV 感染患者可存在腹泻,在麻醉前需关注是否存在补液不足和电解质紊乱等情况。

7. 抗反转录病毒药物常见的副作用有脂肪营养不良和代谢综合征。脂肪营养不良表现为脂肪再分布,引起向心性肥胖、水牛背、周围消瘦等。代谢综合征包括血浆甘油三酯、葡萄糖和胆固醇升高。还可能存在其他异常情况如皮质醇增多症、肾上腺功能不全、抗利尿激素异常、低血糖或甲状腺功能亢进、乳酸性酸中毒等。

三、术前用药评估

HIV 感染者需服用抗反转录病毒药物和治疗 HIV 合并症的药物,这些药物本身的不良反应和与其他药物的相互作用会对围手术期产生影响,如抗反转录病毒药物存在贫血、中性粒细胞降低、肝毒性、乳酸酸中毒、恶心呕吐、血糖异常等不良反应;NNRTI 和 PI 可影响部分麻醉药物血药浓度;治疗机会性感染的药物存在恶心呕吐、肝酶升高、肾毒性、白细胞降低、血糖异常、心律失常、支气管痉挛等不良反应。术前应详细了解患者的用药情况,明确药物对围手术期的影响,针对可能出现的不良反应做好相应预案,保障患者安全。

四、辅助检查

术前应对 HIV 感染者进行详细的辅助检查,完善术前前评估,以了解疾病的严重程度、涉及的器官系统以及对麻醉有影响的情况。辅助检查应包括：血常规、肝肾功能、凝血功能；心电图、超声心动图；肺功能检查、动脉血气分析等，可依据患者的自身状况针对性添加其他检查。

五、麻醉方式选择及麻醉管理

对于妊娠合并 HIV 感染剖宫产麻醉的研究较少，基于现在的研究认为椎管内麻醉和全身麻醉均可安全地用于无症状 HIV 感染产妇。麻醉方式应综合考虑外科和产妇本身。对于合并 HIV 感染剖宫产麻醉的围手术期管理可在普通剖宫产麻醉围手术期管理的基础上，针对 HIV 本身和 HIV 治疗药物引起的器官功能变化予以相应调整。

（一）麻醉方式

1. 椎管内麻醉　剖宫产麻醉最常用的麻醉方式是椎管内麻醉，应用椎管内麻醉除了该方法在剖宫产手术中的通常优点外，还可避免全身麻醉药物与抗反转录病毒药物之间的相互作用。

合并 HIV 感染产妇的椎管内麻醉存在中枢神经系统感染 HIV、中枢神经系统疾病恶化或其他病原体感染中枢神经系统等担忧，但已证实在 HIV 感染的早期阶段就已从中枢神经系统中分离出 HIV 病毒和抗体，目前的研究中没有证据表明椎管内麻醉对 HIV 感染者有害。椎管内麻醉具有不干扰免疫系统的优势，已被证明可以降低 HIV 感染产妇的死亡率。但椎管内麻醉对患者是否存在晚期影响尚不清楚。Hughes 等人对应用椎管内技术行分娩镇痛或麻醉的 18 例 HIV 感染产妇进行产后 4~6 个月随访研究，未发现不良神经或免疫后遗症。Gershon 和 Manning Willams 回顾性研究了 96 例无症状 HIV 感染产妇，其中 36 例椎管内麻醉，11 例全身麻醉，22 例局部麻醉或镇静，27 例无麻醉，产后 24~48 小时和 4~6 周的并发症发生率未发现差异，随访 2 年未出现神经后遗症。

因此，对于无禁忌证的 HIV 感染产妇的剖宫产麻醉，推荐选择椎管内麻醉。

2. 全身麻醉　虽然剖宫产麻醉常选用椎管内麻醉，但存在严重凝血功能障碍、脓毒症、休克、患者强烈要求等特殊情况时会选择全身麻醉。全身麻醉的用药及围手术期管理可参照之前章节中的剖宫产全身麻醉，因合并 HIV 感染，需针对其特殊点予以相应调整：麻醉药物对免疫系统的可能影响、全身各系统的功能状况、麻醉药物与 HIV 治疗药物的相互作用等。

全身麻醉虽可引起短暂的免疫功能抑制，但目前的研究无法证实这种短暂的功能抑制对 HIV 感染者存在临床意义。邓友明等选取 22 例 HIV 感染者与 22 例非感染者，对比实施全身麻醉时麻醉药物用量、血管活性药物和拔管时间，证实无症状期 HIV 感染者对全身麻醉的耐受力与非感染者无差异，HIV 对全身麻醉的耐受力与艾滋病的进程及其合并症有关。

（二）麻醉管理

1. 气道管理　HIV 感染存在影响患者呼吸功能的风险。如术前气道评估正常，但使用直接喉镜暴露时存在困难，可能原因是 HIV 相关的脂肪营养不良导致的面部脂肪萎缩，面部正常弹性丧失，出现下颌半脱位和张口困难；以及背颈部的脂肪堆积（即水牛背），限制颈部运动。对于 HIV 感染和接受 HARRT 治疗的患者应考虑存在困难插管的风险，做好相应的气道准备。术中做好氧合功能监测和气道管理，可予以动脉血气分析检查。因患者本身可能存在肺功能异常、困难插管、全身麻醉药的药代动力学改变等情况，术后拔除气管导管时应谨慎。

2. 用药管理

（1）全身麻醉中使用的药物和 HIV 感染及 HIV 治疗药物的相互影响很复杂，目前研究较少，所以对于合并 HIV 感染的全身麻醉药物的选择及用量没有明确标准，应综合考虑 HIV 治疗药物的影响及患者自身情况予以调整。

1）依托咪酯、阿曲库铵、瑞芬太尼和地氟烷不通过细胞色素 P450 代谢，对于应用 NNRTI 的患者可予以常规剂量,是该类患者行全身麻醉时的优选药物。

2)咪达唑仑、芬太尼等药物通过细胞色素 P450 代谢。应用 EFV 等 NNRTI 的患者需增加上述药物的剂量;应用利托那韦(r)等 PI 的患者需降低围手术期阿片类药物的剂量,PI 也会延长苯二氮䓬类药物的镇静时间。

3)对于 HIV 感染者伴随的神经系统疾病状况,存在使用琥珀胆碱是否会出现高钾血症、高热等并发症的担忧,目前没有关于 HIV 感染者出现此类并发症的文献报道,所以琥珀胆碱的使用并非绝对禁忌。

(2)目前对于 HIV 感染产妇实施剖宫产椎管内麻醉的研究较少,用药方式和围手术期管理可参照之前章节中普通产妇的麻醉方案,但应关注 HIV 引起的器官功能变化以及用药史对麻醉的影响等特殊情况。

HIV 本身及使用 AZT 治疗的患者都可能存在贫血和血小板减少的情况;使用 PI 可存在影响葡萄糖代谢的情况,应严密监测围手术期血糖水平;PI 和膦甲酸钠存在肾毒性,应关注肾功能;膦甲酸钠可改变钙离子和镁离子的浓度,应监测电解质水平;使用 PI 的患者若出现因子宫收缩乏力引起的产后出血,应首先选用催产素、前列腺素 $F_{2\alpha}$ 和米索前列醇,尽量避免甲麦角新碱等麦角生物碱类药物;甲氧苄啶—磺胺甲噁唑可能导致肝酶升高;喷他脒雾化使用有支气管痉挛的风险、静脉使用有心律失常的风险。

3. 术后管理

(1)苏醒延迟:HIV 引起的器官功能改变及抗反转录病毒药物引起的麻醉药物药代动力学改变都可能引起苏醒延迟,为了保障患者苏醒安全,可考虑使用全身麻醉药物的拮抗药物:舒更葡糖钠注射液(布瑞亭)拮抗罗库溴铵或维库溴铵;纳美芬拮抗过量的阿片类药物;氟马西尼拮抗苯二氮䓬类药物引起的中枢镇静和催眠。

(2)硬膜穿刺后头痛(post-epidural puncture headache,PDPH):PDPH 是一种常见的椎管内麻醉后并发症,对于 PDPH 的保守治疗包括卧床休息、饮水补液、镇痛药等,但效果不显著。治疗 PDPH 可使用硬膜外血补片,Tom 等人对 6 名使用硬膜外血补片治疗 PDPH 的 HIV 感染者进行随访,两年期间未发现神经后遗症。硬膜外血补片可能达到永久性疼痛缓解,而不用硬膜外血补片治疗的严重头痛可能会导致衰弱的神经后遗症,二次硬膜外血补片仍可减轻初次使用血补片失败患者的疼痛。

思考题

1. 妊娠合并 HIV 剖宫产麻醉的术前评估要点有哪些?
2. 妊娠合并 HIV 剖宫产手术的麻醉方式选择及围手术期管理要点有哪些?
3. 医护人员个人防护及患者的安全防护要点有哪些?

(张艺璇　袁红斌)

推荐阅读

[1] 邓友明,张维峰,殷国平,等. 艾滋病感染者手术的麻醉观察. 海南医学,2014.5,25(9):1364-1365.

[2] SURESH MS.,SEGAL B.S,PRESTON RL.,et al. 施耐德产科麻醉学. 5 版. 熊利泽,董海龙,路志红,译. 北京:科学出版社,2018.6.

[3] CHESTNUT DH. Chestnut 产科麻醉学. 4 版. 连庆泉,译. 北京:人民卫生出版社,2013.

[4] 李兰娟. 传染病学. 3 版. 北京:高等教育出版社,2018.

[5] 中华医学会感染病学分会艾滋病丙型肝炎学组. 中国艾滋病诊疗指南(2018 版). 协和医学杂志,2019,10(1):31-52.

[6] OLUWABUKOLA A,ADESINA O. Anaesthetic considerations for the HIV positive parturient. Annals of Ibadan ostgraduate Medicine,2009,7(1):31-35.

［7］ BOER K,NELLEN J,PATEL D,et al. The AmRo study：pregnancy outcome in HIV-1 infected women under effective highly active antiretroviral therapy and a policy of vaginal delivery.Br J Obstet Gynaecol,2007,114：148-55.

［8］ EVRON S,GLEZERMAN M,HAROW E,et al. Human immunodeficiency virus：anesthetic and obstetric considerations. Anesth Analg,2004,98：503-511.

［9］ DURBRIDGE G.J. Human immunodeficiency virus（HIV）-associated lipodystrophy and difficult intubation.Anaesthesia, 2009：10.

［10］ Guidelines for managing advanced HIV disease and rapid initiation of antiretroviral therapy.Geneva：World Health Organization,2017 considerations in patients with HIV infection. Journal of pharmacy and Bioallied sciences,2013,（5）： 10-16.

［11］ LEELANUKROM,RUENREONG. Anacsthetic considerations of the HIV-infected patients. Anesthesia and disease,Current Opinion in Anaesthesiology,2009,6,22（3）412-418.

［12］ SOUZA MCO,MARQUES MP,DUARTE G,et al. Pharmacokinetics and placental transfer of bupivacaine enantiomers in HIV-Infected parturient women on antiretroviral therapy. J Clin Pharmacol,2019.

［13］ MINKOFF H,HERSHOW R,WATTS DH,et al. The relationship of pregnancy to human immunodeficiency virus disease progression. Am J Obstet Gynecol,2003,189：552-559.

［14］ MICHAEL SA,PHILIPPA G,MARGARET B,et al.Low complication rate associated with cesarean section under spinal anesthesia for HIV-1-infected women on antiretroviral therapy. Anesthesiology,2002,97（2）：320-324.

［15］ PAU ROBERTSON S. AIDS-related medications. In Dolin R,Masur H Saag MS,editors.AIDS Therapy. 3rd. Amsterdam： Elsevier,2008：1407-1440.

［16］ OLKKOLA K.T,PALKAMA V.J,NEUVONEN P.J. Ritonavir's role in reducing fentanyl clearance and prolonging its half-life. Anesthesiology,1999,91：681-685.

［17］ RACHEL MA,BCHIR MB. Anesthesia for the pregnant HIV patient. Anesthesiology Clinics,2008,（26）：127-143.

［18］ SAMUEL C HUGHES. HIV and anesthesia. Anesthesiol Clin North Am,2004,22（3）：379-404.

［19］ SAHAI J. Risks and synergies from drug interactions . AIDS,1996,10（Suppl 1：S21-25）.

［20］ TUOMALA RE,SHAPIRO DE,MOFENSON LM,et al. Antiretroviral therapy during pregnancy and the risk of an adverse outcome. N Engl J Med,2002,346：1863-1870.

［21］ BALABAUD-PICHON V,STEIB A. Anesthesia in the HIV positive or AIDS patient. Ann Fr Anesth Reanim,1999,18（5）： 509-529.

第三十七章

重大疫情防控期间产科麻醉

本章要求

1. 掌握疫情防控期间麻醉科医师的操作防护,产科麻醉方式的选择及管理。

2. 熟悉产科麻醉术前感染评估与治疗。

3. 了解麻醉科医师的心理防护与药物防护措施。

近年来国际传染病疫情频发,且波及范围、影响程度等都明显增大。如 2003 年 SARS 疫情、2009 年甲型 H1N1 流感疫情、2012 年中东呼吸综合征、2013 年 H7N9 流感疫情以及 2019 年新冠疫情都呈现出病例数增多,病死率增加的趋势。疫情中孕产妇的感染有时是不可避免的。理论上孕妇因特有的免疫抑制状态和生理改变,对病原体易感且感染后易发展为重症,进而对胎儿和新生儿也产生不良影响。因此,在重大疫情爆发期间提供安全的产科麻醉是必不可少的。完善的个人防护有利于降低医务人员的感染风险,同时医护人员进行详细的术前病情评估、药物治疗计划和准备,有利于提供安全有效的产科麻醉。

第一节 个人防护

一、医务人员的操作防护

(一)椎管内操作的防护

由于病毒的主要传播途径是近距离飞沫和接触传播,而与呼吸道有关的操作,例如气管内吸引术、气管切开检查或治疗、雾化治疗、痰诱导诊断、面罩式正压通气等过程中,患者气道开放,含大量病毒的痰液,或通过呼吸道喷、呼出的气体产生的气溶胶等直接污染医务人员的面部、眼睛、皮肤等,造成医务人员的被动感染。因此,与呼吸道相关的上述操作成为麻醉科医师被动感染中最危险的操作。对麻醉科的工作而言,产科麻醉中,相对全身麻醉大多数医生倾向于采用椎管内麻醉,以减少气管插管、拔管过程中的感染可能,避免全身麻醉对新生儿的影响。在非插管全麻或椎管内操作中,应当注意以下防护事项:

1. **限制暴露的机会** ①相对限制能使感染患者产生气溶胶的操作,除气管内吸引术需及时实施外,其他操作只有在认为必须时才进行;②在麻醉时应用适当的镇静剂,以减少操作过程中的阻力和咳嗽反射;③进行能产生气溶胶操作的房间内,应限制医务人员的人数,只准许对患者确有必要的护理或其他辅助人员在场。

2. **严格规范个人防护装备** 按照疑似接触高危险呼吸分泌物的标准来穿戴个人防护装备,严格执行国家卫生健康委员会发布的《医用防护用品使用范围指南》,在进行易产生气溶胶的操作中,应正确佩戴医用防护口罩及护目镜。在对感染患者进行能产生气溶胶操作现场中,产科麻醉工作人员的个人防护装备建议如下:①保护手臂暴露区域和躯干的一次性隔离衣,应采用一次性的全身隔离套装,该装备可以较好地保护颈部;有些套装还带有一个兜帽来护住头发。另一种可用的装备是能提供头、面和呼吸保护的一次性外科兜帽,附带有面罩和一次性呼吸器。②一副腕部松紧恰当的一次性手套。③眼睛的保护应包括防止呼吸飞沫和气雾的护目镜。

3. 操作安全　①必须小心对待污染的区域,污染病区的空气中和环境表面有一定概率滞留高浓度的病毒或含病毒的气溶胶,手术室工作人员应当避免用污染的手套来触摸其头、面部的个人防护装备,同时也应避免污染患者周围环境;②手术室工作人员在脱卸个人防护装备时应小心规范,避免污染皮肤、衣服和黏膜,应根据所用的个人防护装备的标准流程脱卸该装备,将自我污染降到最低,培训手术室工作人员正确操作并熟悉这些流程;③在离开病房和脱卸个人防护装备后,要进行手清洁,有条件时更换手套,但洗手仍是最重要的;④净化、清洗和消毒个人防护装备及环境表面,消毒净化个人防护装备时,为处理安全,在擦拭装备表面时应佩戴清洁的手套,可重复使用的个人防护装备的清洗和消毒,应遵循生产厂家的指南;⑤医疗操作后患者周围环境表面应进行及时消毒处理;⑥若产妇诊断为重大感染性疾病,如 SARS,COVID-19,手术及相关人员需根据医院规定进行健康观察,出现发热、咳嗽、气促等情况应及时就医并上报。

(二)不同种类的患者需手术或急诊气管插管情况下的具体防护措施

1. 已排除感染的患者标准防护措施　①患者戴医用口罩;②麻醉医师穿工作服(洗手衣),戴一次性手术帽、外科口罩,手卫生,戴乳胶手套,在气管插管及拔管时宜戴护目镜或防护面屏。

2. 待排除感染的患者防护措施　在标准防护措施的基础上加强防护,麻醉医师应戴医用防护口罩或双层外科口罩、无菌乳胶手套、戴护目镜或防护面屏、穿一次性隔离衣、鞋套。

(1)气管插管

1)插管工具:尽量选择可视化插管工具,推荐可更换镜片的视频喉镜(采用一次性透明保护套保护镜柄和显示屏)、光棒和喉罩等。

2)插管过程:麻醉诱导前在麻醉面罩与呼吸回路之间加装呼吸滤器,同时麻醉机的吸入及呼出端各加装一个呼吸滤器;麻醉诱导期间吸纯氧,注意采用调整氧流量等措施以避免环境污染;采用静脉快速诱导技术,充分肌松,避免插管过程中患者出现呛咳,争取一次插管成功;如遇困难气道,应在首次气管插管失败后,置入喉罩,避免反复尝试气管插管带来的感染风险;非一次性气管插管用具使用后应严格消毒。

(2)气管拔管:在苏醒期应采取有效措施防止患者呛咳,可预防性给予利多卡因,小剂量阿片类药物,或术中持续输注右美托咪定等;术毕拔管前应在较深麻醉下提前清理患者呼吸道分泌物,避免拔管前即刻清理气道导致躁动和呛咳;拔管时机应选择在患者意识尚未恢复,但已恢复规律自主呼吸,符合拔管条件时进行;拔管时注意保留气管导管尾端的过滤器,麻醉医师戴护目镜或防护面屏,以防止呼吸道分泌物和飞沫的污染。

(3)插管物品的处理:每例手术及急诊气管插管结束后须严格按国家相关规定及时完成气管插管用具、相关设备和器械消毒,医疗废物的处理及手术间清洁和消毒。

(4)术后随访:术后密切追踪该类患者是否确诊相关感染。

3. 确诊/疑似病例防护措施　在标准预防措施的基础上严密防护,麻醉医师戴医用防护口罩、穿防护服、戴护目镜及防护面屏(有条件时可加戴全面型呼吸防护器)、双层乳胶手套、一次性防渗隔离衣、靴式防水鞋套。该类患者病情危重,建议在以上方式的基础上,确保有一名麻醉医师在隔离病房外辅助,尽量缩短插管操作时间,进行急救气管插管。

(1)术前准备:麻醉医师进入患者隔离病房实施抢救前,须在指定的区域依次穿戴好上述防护用具。

(2)插管工具:同前所述的插管工具。

(3)插管过程:同前中所述的插管过程。

(4)插管后相关物品、设备处理:气管插管完成后患者接触的各类物品均须放入指定的医疗废物袋,按涉疫情医疗废物处理;所使用的相关设备,如插管用具、麻醉机、监护仪等,应该按照相关要求进行消毒处理。

（5）插管后人员管理:麻醉医师离开隔离病房前依次脱掉外层防护装备;在缓冲区依次脱掉内层防护用具;进入清洁区后应及时沐浴更衣。注意在每个环节做好手卫生。

二、医务人员的心理防护问题

医务人员在感染防治过程中担任着双重角色,他们既是救治者,也是受帮助者。因新型传染病具有传播迅速、医务人员高聚集感染等特点,医务人员甚至与其他普通社会感染群体比较,更可能有紧张、恐惧、寂寞、孤独、烦躁等情绪,直接影响到其健康和医疗工作的正常实施。因此,需要针对医务人员的心理反应做出相应的心理干预调整。

一般情况下,参与防治感染的医务人员进入病房初期会有一些过度的紧张,如不敢接触患者,甚至不敢进行医疗操作等。这种状态可能造成大脑反应迟钝、失眠、焦虑、不安烦躁等。轻度的恐惧与紧张是正常的心理反应,但如果恐慌过度,持续时间过长,可能通过机体神经体液的影响从而抑制身体免疫功能,使机体的免疫力下降或失调,增加了疾病的易感因素,甚至可能出现非常时期的非理性行为,对工作和生活直接产生不良后果。但经过1~3天的适应后,又会放松警惕,这两种情况都是危险状态。要克服这种危险状态,使心理状态维持在一个平台上并保持住,这样才能把感染率降到最低。因此医务人员应当注意以下心理调整:

提高自身专业水平,正确认识疾病与传染途径,掌握好个人与治疗的防护措施,做到有备无患;严格认真地执行各种防护措施,确保防护到位,做到心中有数而避免带着紧张情绪上岗。

调整心态,保持心情舒畅,保持乐观和积极向上的工作精神,适应变化。发扬团队精神,团结友爱,互帮互助,共同勉励,坚定战胜疾病的信念。

合理分工,善于共同分担责任,减轻工作压力,使大家不要有过强的劳动负荷,避免体力透支。一旦发现身体不适,要及时汇报,及时替换休息。避免"强撑"引发的心理负担,避免早期感染引发的医务人员之间、医务人员与患者之间的交叉感染。

医务人员由于长期在隔离区,工作压力大,治疗时会过度卷入患者的痛苦之中,因此要学会善于放松,缓解压力;要保证身心健康,以便更好地投入工作。必要时进行心理咨询,或派心理医生给予协助指导和治疗。

三、药物防护问题

感染流行早期,人们对突发性传染性疾病了解甚少,不知如何防止医务人员的高感染,不知如何应对这种有高度传染性的传染病。许多医疗单位苦于预防对策不足,设法为一线医务人员提供不同的增强免疫药物,如干扰素、丙种球蛋白、转移因子、胸腺肽,或抗病毒药物等。预防药物的使用较为盲目和混乱,同时也带来许多临床与社会问题,如药物的毒副反应等。另一方面,至今尚无证据表明这些药物是否都能确实预防病毒感染或降低感染率。因此,应当科学、正确地看待免疫增强剂,慎重使用,避免滥用造成的不良反应和浪费。

由于病毒是寄生于细胞内的微生物,必须利用宿主细胞代谢系统进行增殖复制,然后从细胞内释放出来。所以,这种病毒与宿主细胞间的寄生关系,导致抗病毒药对宿主细胞的毒性无法避免。此外,这种被动免疫会对机体正常的主动免疫产生一定的抑制,但对于确有免疫缺陷、免疫力低下的个人和群体,应当考虑特殊环境下防护所需要的被动免疫增强药物的应用。常用药物有:

1. 干扰素（nertferon,IFN） 是一类糖蛋白,具有高度的种属特异性,故动物的 IFN 对人无效。作为一种广谱抗病毒药,干扰素具有抗病毒,抑制细胞增殖、调节免疫及抗肿瘤等作用,其机制是作用于蛋白质合成阶段,临床可用于病毒感染性疾病,如疱疹性角膜炎、病毒性眼病、带状疱疹等皮肤疾患、慢性乙型肝炎等。其免疫调节作用在小剂量时对细胞免疫和体液免疫都有增强作用,大剂量则产生抑制作用。目前有ω扰素和-α干扰素的气雾剂供临床使用。

2. 转移因子(transfer factor,TF) 是从正常人或猪牛的淋巴细胞或淋巴组织脾、扁桃体中制备的一种核酸肽。可将供体细胞免疫信息转移给受体的淋巴细胞,使之转化、增殖、分化为致敏淋巴细胞,从而获得较持久的免疫力。其作用机制是 TF 的 RNA 通过逆转录酶(reverse tanseriptase)的作用掺入到受体的淋巴细胞中,形成含有 TF 密码的特异性 DNA 发挥作用。主要用于原发性或继发性细胞免疫缺陷的补充治疗,还试用于慢性感染、麻风及恶性肿瘤等。目前也用于感染的预防,效果有待于临床验证。

3. 胸腺素(thymosin) 又称胸腺多肽,为小分子多肽。可促进 T 细胞分化成熟,即诱导前 T 细胞(淋巴干细胞)转变为 T 细胞,并进一步分化成熟为具有特殊功能的各亚型群 T 细胞。临床主要用于细胞免疫缺陷的疾病、某些自身免疫缺陷性疾病和晚期肿瘤。目前亦用于感染的治疗和预防。除少数过敏反应外,一般无严重不良反应。

4. 丙种球蛋白 为人血浆提制的一种免疫球蛋白制剂,含广谱的抗细菌和抗病毒 IgG 抗体,对广泛的感染性疾病提供人工被动免疫保护和减轻症状的作用。临床用于预防甲型肝炎和麻疹等病毒性疾病,也用于脊髓灰白质炎、腮腺炎、水痘等的预防或减轻病情。用于感染的预防是否有效,尚不清楚。已有临床研究指出,以注射方式给药的丙种球蛋白等对防治感染无效,使用时应注意。

5. 中药 人参、黄芪、五味子、枸杞子、党参、冬虫夏草、灵芝和银耳多糖等具有提高免疫功能的作用。要特别强调的是,中药的预防处方用药应当在中医师的指导下,区别不同情况,因时、因地、因人选择中药预防处方。中药预防处方不宜长期服用,一般服用 3~5 天。

上述预防、保健药物究竟作用如何,尚不明确,仅供大家参考使用。

第二节 术前感染病情评估、药物治疗、分娩管理及感染控制

一、病情评估

(一)疾病筛查

患者入院前常规进行重大传染性疾病筛查,包括接触史、临床症状、血常规、呼吸道核酸检测、胸部影像学检查以及病原学或血清学证据。以下为常用的检测手段。

1. 核酸 RT-PCR 检测 下呼吸道标本的阳性检出率高于上呼吸道标本,首选鼻拭子或咽拭子。

2. 抗体检测 IgM 和 IgG 抗体联合检测优于单独 IgM 或 IgG 抗体检测。

3. 胸部 CT 或 X 线检查 胸部 CT 和 X 线检查是 RT-PCR 检测的重要替代检查方法。具有典型胸部 CT 和 X 线表现的疑似患者应按照临床诊断者进行隔离及治疗。应考虑孕产妇胸部 CT 检查的安全性:临床指征明确时,无须回避 CT 检查及使用造影剂,但须严格控制剂量,评估风险。

对于孕产妇而言,筛查疑似和确诊病例的难度非常大,原因包括:①妊娠期体温升高有多种混杂原因;②妊娠期白细胞和淋巴细胞数量增多,干扰血常规结果的判断;③单次病毒核酸检测结果准确性欠佳,术前筛查时间紧迫,复查的概率很低;④部分孕产妇对影像学检查存在抵触心理。

(二)症状和体征

呼吸道传染病传染性强,可以引起轻症、重症、危重症感染。疾病感染的症状可表现为发热、疲劳、咳嗽、肌痛、头痛、咽喉痛等普通流感样症状,也可表现为结膜炎、腹泻等其他症状,甚至可导致重症肺炎、呼吸

衰竭、休克甚至死亡。感染孕产妇的临床过程与同龄患者相近。

（三）临床分级标准

1. 轻型　临床症状轻微，影像学未见肺炎表现。

2. 普通型　患者有发热和呼吸道症状，影像学可见肺炎表现。

3. 重型　符合下列任何一项的成人患者：呼吸频率≥30 次/min；静息状态下血氧饱和度≤93%；氧合指数（PaO$_2$/FiO$_2$）≤300mmHg；肺部影像学检查显示 24~48 小时内病灶进展>50% 的患者。

4. 危重型　符合下列任何一项：发生需要机械通气的呼吸衰竭；出现休克；出现需要在 ICU 中进行监测和治疗的其他器官衰竭。

二、治疗

1. 抗病毒治疗　干扰素、法匹拉韦、阿比多尔、瑞德西韦可用于 COVID-19 患者治疗；神经氨酶抑制剂如磷酸奥司他韦用于禽流感、甲型 H1N1 流感治疗。

2. 抗生素治疗　一般不需要预防应用抗菌药物，如果确定了细菌感染需选用抗生素如红霉素等合并治疗。

3. 糖皮质激素治疗　①甲泼尼龙可考虑以小剂量、短疗程使用 1~2mg/（kg·d），约 3 天；②地塞米松可考虑联合使用，单日剂量 6mg，1 次/d（口服或静脉注射），最多使用 10 天。不建议对普通型患者使用糖皮质激素治疗。重型或危重型患者若病情急剧恶化，可考虑使用小剂量、短疗程的糖皮质激素治疗。

4. 特异性免疫球蛋白　如抗 SARS 特异性免疫球蛋白被用作治疗 SARS 的紧急药物。

5. 无创或有创通气治疗　对于高流量吸氧（HFNO）或无创通气（NIV）的患者，在短时间内（1~2 小时）其病情没有改善甚至恶化或氧合指数≤150mmHg 时，应及时进行气管插管和有创机械通气。

6. 人工膜肺氧合（ECMO）治疗　适应证为 ARDS、呼吸骤停、心搏骤停、急性严重呼吸功能衰竭等。

三、孕产妇疫苗接种

（一）疫苗种类

1. 新冠病毒灭活疫苗　原理是使用非洲绿猴肾（vero）细胞进行病毒培养扩增，经 β 丙内酯灭活病毒，保留抗原成分以诱导机体产生免疫应答，并加用氢氧化铝佐剂以提高免疫原性。

2. 腺病毒载体疫苗　原理是将新冠病毒的刺突糖蛋白（S 蛋白）基因重组到复制缺陷型的人 5 型腺病毒基因内，基因重组腺病毒在体内表达新冠病毒 S 蛋白抗原，诱导机体产生免疫应答。

3. 重组亚单位疫苗　原理是将新冠病毒 S 蛋白受体结合区（RBD）基因重组到中国仓鼠卵巢（CHO）细胞基因内，在体外表达形成 RBD 二聚体，并加用氢氧化铝佐剂以提高免疫原性。

（二）疫苗接种条件

1. 根据新冠病毒疫苗接种技术指南，妊娠期妇女一般禁忌接种疫苗。

2. 在接种后怀孕或在未知怀孕的情况下接种了疫苗的女性，不推荐仅因接种新冠病毒疫苗而采取特别医学措施（如终止妊娠），建议做好孕期检查和随访。

3. 建议对新冠病毒感染高风险的哺乳期女性（如医务人员等）可提前接种疫苗。考虑到母乳喂养对婴幼儿营养和健康的重要性，哺乳期女性接种新冠病毒疫苗后，建议继续母乳喂养。

（三）其他事项

虽然与非孕妇相比，孕妇并不被认为有更高的疫苗接种并发症风险，但针对孕妇的新冠病毒疫苗接种证据十分有限。随着新冠病毒疫苗研究的不断完善，孕妇接种疫苗的研究结果正在进行中，未来将解决孕妇新冠病毒疫苗接种的可能性。

四、分娩管理

呼吸道传染疾病可因肺部浸润性炎性病变导致患者出现不同程度的低氧血症,重症患者可出现急性呼吸窘迫综合征和凝血功能紊乱。对孕产妇而言低氧的风险更高,造成的影响更大。

(一) 分娩方式

阴道分娩或剖宫产术何种方式对产妇更为安全,这方面尚无定论。除了常规剖宫产术指征外,手术终止妊娠的指征还包括:重型肺炎;临产但短时间无法分娩。对于被感染的孕产妇,应适度放宽剖宫产指征。

(二) 分娩时机

1. 被感染孕产妇是否有提前终止妊娠的产科指征,如前置胎盘、子痫前期、臀位等,需要根据产科具体情况进行判断。

2. 若被感染孕产妇没有提前终止妊娠的产科指征,孕周<28周者,应以孕妇安全为先,优先积极抗感染治疗,吸氧并动态观察胎儿情况;如病情快速进展,可考虑终止妊娠;孕周>28周者,特别是>32周的孕晚期者,胎儿生存概率大,可酌情尽快终止妊娠。

3. 若被感染孕产妇诊断为重型或危重型,此时首先应保障孕妇安全,不论孕周,应考虑提前终止妊娠。

五、感染控制

1. 对于疑似和确诊被感染孕产妇,终止妊娠应在隔离产房或负压手术间进行。应限制进入产房或手术间的人员数量,由经验丰富的麻醉医师进行麻醉管理。

2. 疑似或确诊病例医护人员须采取标准三级防护;筛查结果正常者采用二级防护。

3. 孕产妇入室和出室均应佩戴医用外科口罩。对于椎管内麻醉者,建议术中全程佩戴外科口罩或医用防护口罩。

第三节 麻醉方式选择及管理

关于重大传染性疾病感染产妇的麻醉选择,目前没有证据表明椎管内麻醉和全身麻醉之间有明显差别。对于剖宫产术而言,全身麻醉导致气道相关并发症的发生率显著高于椎管内麻醉,且全身麻醉过程中的呼吸道相关操作会增加医护人员感染的风险。因此在没有禁忌证的情况下,向剖宫产患者推荐椎管内麻醉。

一、椎管内麻醉

分娩镇痛和大多数剖宫产术首选椎管内麻醉,尤其是腰硬联合麻醉。优势包括:有助于避免患者插管和机械通气时呼吸状态的任何恶化;同时降低了医护人员插管和拔管时气溶胶暴露和感染传播的风险。

腰硬联合麻醉取 L3~4 间隙穿刺,见脑脊液后注入罗哌卡因 10~15mg,硬膜外留置导管酌情追加 2% 利多卡因 5~10ml 保证术中麻醉效果。术中患者全程佩戴一次性外科口罩,面罩吸氧。

入院时应进行血小板计数,在血小板计数为 70×10^9/L 或以上的情况下进行手术通常是安全的。鉴于脊髓/硬膜外血肿的罕见风险和全身麻醉下呼吸道感染的高风险,应考虑放宽血小板计数的限制。

椎管内麻醉期间产妇讲话和咳嗽、麻醉平面过高和仰卧位低血压导致的呕吐和用力呼吸等情况,均可增加医护人员感染风险,应控制麻醉平面在适当范围内,通过调整体位和使用血管活性药物避免低血压,维持血流动力学平稳。麻醉和手术过程中应注意安抚产妇情绪,胎儿娩出后,可给予镇静镇痛药物,以减轻产妇的紧张或兴奋。

如果患者氧合恶化(脉搏血氧度测定<95%),应及时进行动脉血中含氧量测定,评估是否需要机械通气。高流量的鼻导管吸氧或无创通气只是临时措施,因为增加需氧量是疾病进展的一个标志,而且可能增加肺不张和肺实变的风险。建议在紧急情况下进行早期气管插管。

二、全身麻醉

若产妇存在椎管内麻醉禁忌证、或紧急产科状况无法实施椎管内麻醉或重症感染而无法维持充足的氧合时,则应选择全身麻醉。

评估为无困难气道的产妇,应采用快速序贯诱导:①采取子宫左倾体位进行充分预充氧,术前存在低氧血症需要高流量吸氧或无创通气的产妇,采用纯氧无创通气 5 分钟;②静脉注射丙泊酚,产妇意识消失后静脉注射足量罗库溴铵或顺氏阿曲库铵,避免气管插管过程中呛咳;③采用可视喉镜进行气管插管,充分肌松后直接插管,尽量避免面罩正压通气;④麻醉维持,胎儿娩出前七氟烷吸入麻醉维持,胎儿娩出后采取丙泊酚/瑞芬太尼静脉麻醉,酌情追加肌肉松弛药、舒芬太尼、右美托咪定等。孕产妇术中低血压和低氧血症的发生率可高于普通产妇,建议静脉输注血管活性药物以维持血压平稳,重症呼吸窘迫综合征产妇采用保护性肺通气策略,并加用 PEEP 或间断进行手法肺复张预防术中肺不张;⑤气管拔管操作在手术间进行,手术结束前 10 分钟静脉泵注瑞芬太尼以减少呛咳;⑥气管拔管后产妇佩戴医用防护口罩,在手术间内继续观察,避免转运至麻醉恢复室。术前病情危重者,术毕带管转入 ICU 单间隔离病房。

三、药物的特殊考虑

1. 瑞芬太尼/芬太尼　静脉阿片类药物用于分娩镇痛,应避免引起肺换气不足和氧饱和度降低的风险,随时准备紧急气道插管。因此,应特别注意静脉注射阿片类药物产妇的呼吸状况。

2. 非甾体抗炎药　对于被感染产妇,考虑避免服用非甾体抗炎药。

3. 地塞米松　考虑避免使用地塞米松预防 PONV,所有接受剖宫产的产妇,应使用替代止吐药以防止呕吐。

四、注意事项

椎管内麻醉时机械性损伤引起的神经痛和感染呼吸道传染疾病引起的神经痛很难区分。椎管内麻醉也有一定概率使病毒从血液或组织中进入脑脊液,从而导致病毒进入中枢神经系统。在决定被感染患者的麻醉方式时,我们认为应该考虑椎管内麻醉对神经系统产生的有害影响。

对于有明显中枢或周围神经系统症状的患者,全身麻醉或许是一个可以接受的替代方案。但全身麻醉可以损害血脑屏障,促进病毒入侵中枢神经系统。因此患者最佳的麻醉策略还需要进行进一步的研究。

临床病例

患者,女,30 岁,身高 160cm,体重 65kg,BMI 25.4kg/m^2,ASA Ⅰ级。

主诉:停经 39^{+6} 周,阴道排液 1 小时。

现病史:患者平素月经规律,末次月经 2019 年 4 月 30 日。停经 1 个多月自测 HCG 阳性,于我院行 B 超示宫内早孕确诊妊娠。孕 4 个多月感胎动至今。腹部随孕周逐渐增大。孕中晚期否认头晕、眼花、胸闷、气促等不适、否认双下肢水肿。1 小时前无明显诱因出现阴道排液,色清,量不详,无异味,伴不规则腹痛,无阴道流血等不适,遂入院待产。于 2020 年 2 月 3 日入院。

既往史:无特殊。

既往孕产史:孕1产0。

家族史:父母均无高血压、糖尿病等病史,否认明显遗传病史。

个人史:无吸烟史,无饮酒史

查体:T 36.5℃,P 80次/min,R 20次/min,BP 120/80mmHg。发育正常,神志清楚,检查合作。心脏听诊律齐,未闻及心脏杂音,双肺呼吸音清,未闻及干湿啰音及哮鸣音。腹软,未扪及肿物。神经系统查体未见异常,生理反射存在,病理反射未引出。产科检查:胎方位ROA,胎心率148次/min,扪及不规律宫缩,外阴及阴道(-),余未查。宫底高低34cm,腹围88cm,估计胎儿体重3 192g,胎儿评分5+3分,高危评分10分。

实验室检查:血常规、肝肾功能、出凝血功能等均无明显异常。新型冠状病毒核酸:阳性:新型冠状病毒抗体:阴性。

辅助检查:B超(2014年12月30日)①单胎ROA;②胎盘Ⅱ级;③脐血流S/D比值正常。

入院诊断:宫内妊娠,G_1P_0;新冠阳性。

术前经过:穿戴一次性全身隔离套装,佩戴一副腕部松紧恰当的一次性手套,并使用护目镜。

麻醉管理:选择L3~4行腰硬联合麻醉,蛛网膜下隙注射0.75%罗哌卡因2.2ml,硬膜外留置导管酌情追加2%利多卡因保证术中麻醉效果,通过调整体位和使用血管活性药物避免低血压,维持血流动力学平稳。胎儿娩出后,加用托烷司琼,舒芬太尼以防止呕吐,镇静镇痛。

术中情况:生命体征稳定,常规吸氧,娩出一女活婴,术后送隔离病房。

相关要点及解析

1. 术前病情评估、药物治疗、分娩管理及感染控制,确诊病例医护人员需要采取的感染控制。
2. 麻醉方式的选择与管理　椎管内麻醉。

思考题

1. 剖宫产患者选择椎管内麻醉术后的恢复情况与普通产妇相比是否存在差异?
2. 相对全身麻醉,椎管内麻醉能否有限降低医护人员感染率?

(钟　琦　张宗泽)

推荐阅读

[1] 李师阳,黄宇光,董海龙,等. 新型冠状病毒肺炎流行期间产科麻醉的指导建议. 中华麻醉学杂志,2020,40(3):275-280.
[2] 北京市临床麻醉质量控制和改进中心专家组. 麻醉科防控新型冠状病毒肺炎工作建议. 麻醉安全与质控,2020,4(1):1-4.
[3] 靳英辉,詹庆元,彭志勇,等. 新型冠状病毒肺炎药物预防、诊断、治疗与出院管理循证临床实践指南(更新版). 解放军医学杂志,2020,45(10):1003-1031.
[4] 国家卫生健康委员会. 关于印发新型冠状病毒感染的肺炎疫情紧急心理危机干预指导原则的通知. 中华人民共和国国家卫生健康委员会公报,2020(01):11-15.
[5] 北京市卫生健康委员会. 北京市新型冠状病毒感染的肺炎医护人员防护指南. 北京:北京市卫生健康委员会,2020:1.
[6] 中华医学会麻醉学分会,中国医师协会麻醉学医师分会. 疑似及感染新型冠状病毒患者的麻醉与护理规范及流程. 中华医学会麻醉学分会,2020:1.
[7] 北京协和医院新型冠状病毒感染的肺炎诊治专家组. 北京协和医院关于"新型冠状病毒感染的肺炎"诊疗建议方案(V2.0). 中华内科杂志,2020,059(003):186-188.

［8］ 王韶双,宋平义,谯谯,等.新型冠状病毒感染患者的急诊气管插管与临床麻醉.临床医学研究与实践,2020(S1).

［9］ 赵茵,邹丽,欧阳为相,等.妊娠合并新型冠状病毒感染的管理建议.中华妇产科杂志,2020,55(2):75-76.

［10］ 佚名.协和新型冠状病毒肺炎防护手册.北京:协和出版社,2020:50-67.

［11］ 常后婵,别逢桂,常莉,等.似或确诊新型冠状病毒肺炎患者相关手术室感染防控建议.中华临床感染病杂志,2020,13(1):4-8.

［12］ HUANG C,WANG Y,LI X,et al. Clinical features of patients infected with 2019 novel coronavirus in Wuhan,China. The Lancet,2020,395(10223).

［13］ HUI J.C,JUAN J.G,CHEN W,et al. Clinical characteristics and intrauterine vertical transmission potential of COVID-19 infection in nine pregnant women:a retrospective review of medical records. Lancet(London,England),2020,395(10226):809-815.

［14］ MORAUE,BOUVET L,KEITA H,et.al. Anesthesia and intensive care in obstetrics during the COVID-19 pandemic. Anesthesia Crit Care Pain Med,2020,39(3):345-349.

［15］ BAUER M.E,BERNSTEINK,DINGES E,et.al. Obstetric Anesthesia During the COVID-19 Pandemic. Anesthesia and analgesia,2020,131(1):7-15.

［16］ Lee A.I,HOFFMAN M.J,ALLEN N.N,et al. Neuraxial labor analgesia in an obese parturient with influenza A H1N1. International journal of obstetric anesthesia,2010,19(2):223-226.

［17］ MAXWELL C.,MCGEER A.,TAI Y.,et al.,Management guidelines for obstetric patients and neonates born to mothers with suspected or probable severe acute respiratory syndrome(SARS). J Obstet Gynaecol Can,2009. 31(4):358-364.

［18］ PAULES C.I.,MARTON H.D.,FAUCI A.S.Coronavirus Infections-More Than Just the Common Cold. JAMA,2020,323(8):707-708.

［19］ RIGBY F.B . Pneumonia During Pregnancy. American Journal of Medicine,2007,119(10):872-876.

［20］ STOCKMAN L.J,LOWTHER S.A,COY K,et al. SARS during pregnancy,United States. Emerging Infectious Diseases,2004,10(9):1689.

第七篇

孕期非产科手术麻醉

第三十八章

孕期心脏手术的麻醉

■ **本章要求**

1. 掌握孕期心脏手术的麻醉管理原则、围手术期监测内容。
2. 熟悉孕期手术麻醉及体外循环对孕妇和胎儿的影响。
3. 了解孕期心脏手术的术后管理。

妊娠合并心脏病是孕产妇死亡的主要原因之一。育龄女性如果患有结构性心脏病,应在进行专科咨询后再决定是否妊娠。孕期常合并的结构性心脏病包括先天性心脏病、心脏瓣膜病和主动脉疾病等。未经矫治的结构性心脏病孕妇,如果心功能良好、无并发症,可定期专业咨询,必要时经药物治疗,多可安全渡过围产期。对于妊娠期间出现心力衰竭、明显肺动脉高压(pulmonary arterial hypertension,PAH)经药物治疗无效患者,如有介入指征(如房间隔缺损、室间隔缺损及心律失常等),可行介入治疗,如具有心脏手术指征时,需在适当时机进行心脏手术,并适时终止妊娠。国内外尚缺少孕产期心脏手术前瞻性、多中心、大样本的研究报告。样本量超过 20 例的单中心妊娠期心脏手术报道中,母体死亡率约为 2.9%~9.5%,接近非孕产妇心脏手术的数据;胎儿/新生儿死亡率约为 10%~32%。对母胎而言,在严格质量质控下的孕产期心脏手术是可行的。

第一节　孕产期心脏手术的术前评估

一、孕期心脏手术的母胎风险评估

孕期心脏手术需要由多学科团队进行充分的术前评估,多学科团队成员应包括产科、心脏外科、麻醉科、重症监护室、新生儿科、心内科和呼吸科医师。评估重点包括手术指征、心脏手术时机、终止妊娠时机、围手术期监测及管理要点等。此类患者共同特征是妊娠生理性循环系统变化合并心血管病相应改变,使得麻醉处理复杂化。如果按照一般妊娠或单纯心脏病诊治原则处理,可导致临床处理偏差。在风险评估中,用 ASA 分级估测此类患者麻醉风险有明显不足。目前,关于妊娠合并心脏病孕期风险评估系统,都是针对孕产妇发生心脏不良事件风险,评估结果与麻醉风险基本一致,主要包括改良 WHO(modified World Health Organization,mWHO)分级、2016 年中华医学会妇产科分会专家共识中的风险分级方法、CARPREG 风险指数及 ROPAC 研究。

mWHO 分级由欧洲心脏病学会(European Society of Cardiology,ESC)最早在其颁布的 2011 妊娠合并心脏疾病临床管理指南中提出,并于 2018 年再次更新指南(表 38-1-1)。该系统将患者发生孕产期心脏不良事件的风险分为 I~IV 级,其中含有一个 II~III 的过渡分级,IV 级最高。主要内容涉及妊娠合并心脏病孕产期心脏事件风险评估、临床处理、转诊、随访及围产期管理等。2016 年《妊娠合并心脏病的诊治专家共识》

中基于改良 mWHO 分级和我国的国情,提出了心脏病妇女妊娠风险分级方法及分层管理(表38-1-2)。该分级系统将妊娠合并心脏病不同病种的孕产期心脏事件风险分为五个等级,其中的 V 级表示风险最高。在 mWHO 分级基础上补充并修改了部分常见心脏疾病的危险分级,并提出了不同风险分级的建议就诊医院级别。2001 年,CARPREG 研究对来自加拿大共 13 家产科和心脏病医院(总年分娩量为 55 000 例)为期 5 年、共 562 例心脏病孕产妇的 617 次妊娠临床数据进行分析,提出了孕产妇 CARPREG 风险指数。他们提出 4 个独立危险因素是妊娠合并先天性心脏病发生心脏并发症的预测因子,患者具备一个预测因子则为 1 分,根据累加的总分为 0 分、1 分和>1 分,该系统预测患者孕产期发生心脏并发症风险的概率分别为 5%、25% 和 75%。该评估方法的 4 个风险预测因子为:①孕前心脏事件(心力衰竭、TIA、脑卒中)或曾发生需要药物干预的心动过速或心动过缓;②NYHA 分级>Ⅱ级或发绀;③左心梗阻性疾病(二尖瓣口面积<2cm²,主动脉瓣口面积<1.5cm²,或超声心动图测定的左室流出道压差峰值>30mmHg);④体循环左室的功能下降(射血分数<40%)。2019 年,ESC 官方期刊发布了权威的 ROPAC 研究结果。这是一个妊娠合并先心病、瓣膜病、心肌病以及缺血性心脏病的国际、前瞻性、多中心、观察性临床研究。该研究纳入来自 53 个国家共 138 个医疗机构的 5 738 例孕产妇资料,分析了妊娠合并不同心脏病患者的结局及其危险因素。研究发现,死亡率最高的人群为妊娠合并 PAH 孕产妇。母体发生心力衰竭和死亡主要危险因素包括孕前心衰或 NYHA 分级>Ⅱ级,体循环心室射血分数<40%,mWHO 分级Ⅳ级和使用抗凝药。

上述针对妊娠合并心脏疾病患者发生严重心脏不良事件风险进行评估的方法,虽然不能完全作为围手术期心脏手术风险评估的依据,但可以在孕期心脏手术前评估中作为重要参考。妊娠期心脏手术的风险评估应根据术前诊断、孕周数、心功能、手术紧急程度以及其他脏器功能等因素综合考虑,进行个体化分析和判断。结合目前国内外的情况,围产期心脏手术患者发生严重心脏不良事件的危险因素包括(但不限于):①心脏病相关因素,主动脉夹层、冠心病、左心梗阻(跨主动脉瓣或左室流出道平均压差≥40mmHg、二尖瓣瓣口面积<1.0cm²);②心功能状态,NYHA 分级>Ⅱ级、LVEF<50%、BNP 或 NT-proBNP 显著增高;③肺循环状态,重度 PAH 或 PVR>3Wood 单位;④手术特点,急诊手术、再次开胸手术的风险提高;⑤孕周数,孕中晚期的心脏手术风险更大。

在孕期心脏手术前需通过胎儿超声判断胎儿生长发育情况,了解有无胎儿畸形及胎盘因素相关的产科风险,估测胎儿体重及羊水量。

二、手术时机及终止妊娠时机的选择

根据临床实际情况,孕期心脏手术包括保留妊娠的心脏手术、剖宫产术同期心脏手术和产褥期心脏手术(终止妊娠后 42 天内行心脏手术)。

心脏手术及分娩时机的选择,应结合心脏手术紧急程度、孕周数、心功能、新生儿抢救条件、产褥期感染风险等因素,根据多学科的会诊意见决定。符合急诊心脏手术条件者(如妊娠合并 A 型主动脉夹层),则应尽快安排手术。孕早期心脏手术优先考虑母体安全;孕中、晚期心脏手术在优先考虑母体安全前提下,努力改善胎儿/新生儿的预后。

孕 16~28 周是孕期心脏手术的最佳时机。孕中期的胎儿各系统器官发育受手术相关的各种潜在致畸因素影响相对较小,但孕周<15 周的心脏手术可能会增加胎儿并发症(如早产和死亡)的风险;而随着孕周增加,母体的心脏事件风险增加,因此手术具体时机判断应该根据患者的个体化情况决定。具备条件的患者可于心脏手术后继续妊娠,但要充分考虑麻醉、体外循环、手术本身和术后监护治疗对胎儿发育带来的影响。若术前评估心脏手术后继续妊娠风险过高,或围手术期发生胎心消失、胎停育等情况,可在心脏手术后周密准备下尽早终止妊娠。对于孕晚期需要进行心脏手术的患者,在多学科团队充分评估后,可先进行促进胎肺成熟处理,选择剖宫产同期心脏手术或产褥期心脏手术。终止妊娠时,应密切关注血流动力学改变,

必要时,心外科及体外循环团队需做好紧急开胸准备(如妊娠合并 Stanford A 型主动脉夹层或左心梗阻等情况)。产褥期心脏手术目前报道较少,在参考非孕期手术管理的基础上,应考虑产后早期回心血量增加、血管阻力回升、高凝状态和产褥期感染等风险。

第二节　孕期心脏手术的围手术期监测及药物特点

一、孕期心脏手术的常规监测

孕期心脏手术中常规监测包括五导联心电图、SpO_2、有创动脉压及中心静脉压、呼吸监测、体温(包括鼻咽温及膀胱温)、血气、ACT 等。

二、特殊血流动力学监测

除心脏手术常规监测外,孕产期患者属下列情况时可考虑使用肺动脉导管:①术前存在中—重度肺动脉高压;②心力衰竭或预计脱离体外循环困难;③心肌缺血;④其他可明显获益的患者。放置肺动脉导管时,应注意动作轻柔、精确,避免引起心律失常。

三、脑电及脑氧的监测

为避免体外循环预充液对药物浓度的稀释及妊娠期药代动力学变化相关的术中知晓,建议常规行麻醉深度监测。根据各医院条件可采用诸如脑电双频指数(BIS),Narcotrend 或者熵指数等麻醉深度监测技术以及呼气末麻醉药物浓度等。对于需要深低温停循环、选择性脑灌注及处于脑血管事件(亚)急性期的患者,建议行围手术期脑氧饱和度(rSO_2)监测。

四、术中经食管超声心动图(TEE)监测

建议术中常规使用 TEE 监测。参考美国超声学会和心血管麻醉学会 2013 年围手术期 TEE 指南和 2016 年三维超声指南,根据患者原发疾病的种类不同,应用 TEE 进行围手术期综合评估。主要目的:①再次明确诊断、评估心功能;②评估手术效果,了解主动脉开放后的心腔内气泡情况;③血流动力学不稳定时协助诊疗。

五、胎儿监测

推荐对孕周>24 周的保留妊娠手术患者,实施持续围手术期胎心及子宫收缩监测。如术中无法实施行持续胎儿监测,可在麻醉诱导前后及术毕通过经腹部超声或多普勒监测胎心。由于孕妇腹壁较厚或术中胎儿位置变化,通过孕妇腹壁的胎心监测不一定能获取稳定且准确的信号。在条件允许时,可经阴道或经股静脉置入超声探头实施胎儿监测,但操作具有一定风险。产科医师手术台上动态调整腹壁胎心监测探头位置,可获得较稳定的监测信号。对于孕中晚期患者,心脏手术中可通过 TEE 探头,于深胃底切面探查脐带血管或胎儿降主动脉进行胎心监测。围手术期子宫收缩影响胎盘灌注及胎儿氧供,持续性的宫缩往往与胎心减缓及胎儿酸中毒相关,因此推荐胎心监测的同时行宫缩监测。剖宫产同期心脏手术前,胎儿监测的方案由多学科团队根据母体术前情况制定,入室后外科消毒前建议再次进行胎心测量。

六、围手术期特殊用药对妊娠、分娩及哺乳潜在的影响

妊娠期用药应遵循以下原则:①谨慎用药,仅在获益大于风险时使用,使用前获取药物妊娠期及哺乳期

的相关安全数据;②避免孕早期用药,在其他孕期尽量减少药物种类及剂量暴露,分娩前后注意药物对新生儿及哺乳的潜在影响;③除非无替代药物或紧急情况,避免使用临床已证实以及在动物试验中已知有胚胎或胎儿毒性的药物。

目前临床常用的静脉及吸入麻醉药物,尚未有明确致畸的报道,但个别药物(如笑气和苯二氮草类)存在争议,应尽量避免使用。妊娠期全身麻醉药物对胎儿的影响难以通过临床研究证实,麻醉药物的选择应根据个体情况,优先考虑维持母体的循环及内环境稳定。

由于胎儿致畸作用,口服华法林的患者在妊娠期需要调整抗凝策略。如果患者使用小剂量华法林(<5mg/d),建议妊娠期可继续使用至孕36周;如果患者使用大剂量华法林(>5mg/d),建议在孕6~12周期间改为低分子量肝素抗凝,孕中期至孕36周使用华法林,孕36周至计划分娩前使用低分子量肝素。除小剂量阿司匹林外,目前可供妊娠期患者应用抗血小板药物的参考数据较少,未能证实其安全性,仅在获益大于风险时使用。此外,口服抗血小板药物(除小剂量阿司匹林外)的患者不推荐哺乳。由于缺乏妊娠期使用新型口服抗凝药(Xa因子抑制剂)安全性数据,不推荐孕期使用。

肾上腺素、去甲肾上腺素、去氧肾上腺素、异丙肾上腺素均可透过胎盘并作用于胎儿。除异丙肾上腺素外,前3种药物均具有显著收缩血管作用,大剂量应用时,可影响胎盘血供。

妊娠期高血压治疗的常用药物包括钙通道阻滞剂和β受体阻滞剂。钙通道阻滞剂(calcium channel blockers,CCB)(最常用为硝苯地平)未见明显致畸作用,可安全用于妊娠期及哺乳期。硫酸镁可用于子痫及重度子痫前期的预防和治疗,但避免与CCB合用,以免协同作用引起低血压。β受体阻滞剂常用于妊娠期高血压及心律失常,但可引起胎儿心动过缓、生长受限及低血糖,应严格选择药物种类及剂量,避免使用阿替洛尔。ACEI和ARB可透过胎盘并有胎儿毒性,同时可以通过乳汁分泌,慎用于妊娠期及哺乳期。

除了β受体阻滞剂、CCB(最常用为维拉帕米)和地高辛等,大部分的抗心律失常药对胎儿有潜在影响。胺碘酮可引起胎儿甲亢、甲减、胎心减缓、生长发育受限等,并可通过乳汁分泌,故应慎用于妊娠期及哺乳期。利多卡因可引起胎儿胎心减缓、酸中毒和中枢神经毒性,在保留妊娠的心脏手术中应用需要谨慎。

孕期心律失常除了考虑药物治疗外,对于血流动力学不稳定或药物治疗效果不明显的患者,可视情况考虑射频消融、同步或非同步电复律和植入ICD或起搏器等。射频消融时注意腹部铅板遮挡、使用电生理导航系统可减少射线暴露。电复律对胎儿的循环影响尚不确定,应常规进行胎心监测。

第三节　麻醉管理

一、剖宫产术同期心脏手术麻醉

术前评估确认胎儿具有存活条件时,对于孕晚期的急诊或限期心脏手术孕妇,优先考虑促进胎肺成熟后,行剖宫产术同期行心脏手术或产褥期心脏手术。

由于母体心脏疾病及围手术期抗凝药物的应用,剖宫产术同期心脏手术一般选择全身麻醉。

全身麻醉诱导原则包括:①维持母体血流动力学稳定;②避免新生儿呼吸循环抑制;③预防反流误吸、术中知晓等并发症;④提前做好处理困难气道的准备。推荐在局部麻醉下行外周动脉及中心静脉穿刺置管,做好体外循环管路预充,待消毒铺巾完成后,麻醉科医生与产科医生及新生儿科医生沟通后行麻醉诱导。胎儿娩出前,避免使用苯二氮草类药物及阿片类药物(瑞芬太尼除外)等具有长时间新生儿呼吸抑制作用的药物。非去极化肌松药不透过胎盘,对新生儿不产生呼吸抑制。由于孕妇全麻时的反流误吸风险,全麻剖宫产优先选择快速起效的药物进行快速序贯诱导。根据母体血流动力学特点,可选择丙泊酚或依托咪酯,瑞芬太尼及罗库溴铵等药物。钳夹脐带后,可追加长效药物。麻醉诱导及维持过程中需注意预防术中知晓。

剖宫产术同期心脏手术的患者常为妊娠合并主动脉夹层或左心系统梗阻性病变等,麻醉诱导和胎儿娩出前后血流动力学易波动,因此,麻醉中需要精细化管理。紧急情况下,胎儿娩出前可先完成快速建立体外循环的前期准备工作。

胎儿娩出后,对于合并重度肺动脉高压、严重心力衰竭或主动脉夹层的患者,可通过腹部沙袋加压、调整手术床至头高位的方法,缓解回心血量剧增。避免使用高浓度吸入麻醉药(>1MAC),以免影响子宫收缩。为避免肝素化后子宫出血,可置入子宫腔内水囊、缝扎子宫动脉等措施减少出血,除严重心衰或重度肺动脉高压患者外,必要时可应用缩宫素。亦可同期行全子宫切除术。保留子宫的同期心脏手术过程中若宫腔引流量较大,应提醒产科医师及时判断并进行干预。

二、妊娠早中期的心脏手术麻醉

孕早中期的妊娠合并心脏病患者,若具有急诊或限期手术指征,推荐先行保留妊娠的心脏手术,并根据针对母胎预后多学科讨论结果,决定是否继续妊娠或终止妊娠时机。术前需与患者及其家属做非常充分的沟通。

对于保留妊娠心脏手术麻醉中,应保证术中平均动脉压>65mmHg,以维持重要脏器的充分灌注,麻醉中避免低氧、酸中毒及高碳酸血症。若出现胎心减速(FHR<110 次/min),在维持母体平均动脉压>65mmHg、抑制宫缩、积极纠正低氧、酸中毒或高碳酸血症等的基础上,可视情况予母体静脉注射适量阿托品、山莨菪碱或泵注适量肾上腺素、异丙肾上腺素。孕 20 周以上患者可左倾 15° 或抬高右髋,以避免仰卧位低血压。避免持续宫缩,预防早产。结合临床实际,保留妊娠的心脏手术术中预防早产的药物可选用:①硫酸镁;②一氧化氮(NO)和硝酸甘油,后者通过其代谢产物 NO 对子宫平滑肌产生松弛作用;③缩宫素受体拮抗剂,如阿托西班;④黄体酮(孕酮);⑤高浓度吸入麻醉药,如七氟烷、异氟烷及地氟烷等。需要注意的是,这些药物可引起母体血管不同程度的扩张,由此导致的血压下降可影响胎盘血供,因此,应用时常需联合使用缩血管药。

保留妊娠心脏手术中体外循环的理想条件:较高的灌注流量(>2.5L/(㎡·min),较高的灌注压(>70mmHg),常温、搏动性灌注,较短的主动脉阻断及体外循环(cardiopulmonary bypass,CPB)时间,合理的血液稀释度(HCT≥28%)和稳定的内环境。虽然偶有妊娠期中低温及深低温 CPB 后胎儿存活的报道,但低温会显著降低胎儿存活率。因此,推荐保留妊娠的心脏手术推荐使用常温体外循环,术中母体中心温度不低于 35.5℃。使用冷停跳液或心包腔冰屑保护心肌。常温 CPB 时由于预冲液稀释可使血药浓度下降,故应注意调整麻醉深度,避免术中知晓,同时注意动态监测血乳酸水平。对于保留妊娠的 Stanford A 型主动脉夹层等情况,CPB 的最低温度应优先考虑手术及母体脏器保护需要。CPB 的起始 30 分钟内,以及中、深低温 CPB 复温时易发生术中宫缩,可经 CPB 机加入黄体酮或硫酸镁等方法处理。有研究结果提示,使用搏动性灌注可改善胎盘灌注及胎儿预后,建议用于保留妊娠的心脏手术。

部分行微创手术的心脏疾病,如二尖瓣和/或三尖瓣病变、心房黏液瘤等,CPB 后单肺通气易发生低氧血症和高碳酸血症,对胎儿氧供不利,建议妊娠期胸腔镜手术在 CPB 结束前充分止血、缝合心包并恢复双肺通气。神经阻滞(如肋间神经阻滞、椎旁阻滞、前锯肌平面阻滞、竖脊肌平面阻滞等)联合静脉镇痛可有效减轻胸腔镜切口及胸腔引流管引起的疼痛,从而达到加速术后康复的目的。

三、术后管理

对保留妊娠的心脏手术患者,应积极实施术后镇痛,推荐使用多模式镇痛,避免因疼痛刺激引起宫缩。

结合快速康复外科策略,在条件允许时,尽早拔除气管导管及引流管。

妊娠合并心脏病孕妇实施心脏手术及剖宫产后,由于产后回心血量增加、血管阻力回升及高凝状态,在产后 3~7 天需高度警惕心血管事件的发生,密切监测,并采取措施预防急性心衰、肺动脉高压危象及血栓栓塞事件等。一旦出现以上危象,除了药物治疗外,可视情况考虑应用 IABP(intra-aortic pump counterpulsation)、ECMO(extracorporeal membrane oxygenation)及连续性肾替代治疗(CRRT,continuous renel replacement therapy)等辅助措施进行救治。孕产期高凝状态及术后卧床,可增加患者发生深静脉血栓及肺动脉栓塞的风险,高危患者应根据术后胸腔及腹腔引流量情况,尽早开始预防性抗凝治疗。

临床病例 1

患者,女,28 岁,身高 163cm,体重 73kg,BMI 28.5kg/m^2。

主诉:突发胸背部疼痛 10 小时,呈撕裂样,伴胸闷气促。

现病史:G$_2$P$_1$,孕 36^{+2} 周,妊娠未规律产检。因突发胸背部疼痛 10 小时,呈撕裂样,伴胸闷气促,急诊入院。

既往史:平素体健,无传染病史、过敏史、家族遗传史。3 年前因"妊娠期高血压"行剖宫产术。

既往孕产史:孕 2 产 1。既往孕中期因"妊娠期高血压"行剖宫产术。

查体:T 36.5℃,P 73 次/min,R 20 次/min,BP 150/45mmHg。心包及双侧胸腔少许积液,腹部膨隆,未见明显宫缩,胎心 145 次/min。

辅助检查:血常规及生化未见明显异常,凝血功能:D-二聚体水平显著升高。全主动脉 CT 示:主动脉夹层:Debakey Ⅰ 型;累及头臂干、左颈总动脉及左锁骨下;腹腔见胎儿影;心包及双侧胸腔少许积液。心脏超声:主动脉夹层 Stanford A 型,具体情况请结合 CT;主动脉窦部瘤样扩张,重度主动脉瓣反流;轻度二尖瓣反流;微量心包积液。

入院诊断:①主动脉夹层;②妊娠期高血压;③妊娠合并子宫瘢痕;④附带妊娠状态(孕 2 产 1,宫内妊娠 36^{+2} 周,LOA 未临产);⑤心功能 Ⅳ 级。

术前经过:患者情况危急,全院多学科会诊后,紧急进入手术室,全身麻醉下行剖宫产 + 次全子宫切除术 + 主动脉瓣、升主动脉置换术(Bentall)+ 全主动脉弓置换术 + 降主动脉支架植入术。

麻醉管理:患者入室后常规心电监测,心率 70 次/min,氧饱和度 99%。局部麻醉下左桡动脉、左足背动脉置管测压,右颈内静脉置入三腔中心静脉导管及 8.5Fr 鞘管。产科及心外科消毒铺巾后,静脉推注丙泊酚 120mg,瑞芬太尼 150μg,罗库溴铵 60mg 快速序贯诱导,气管插管同时产科切皮,胎儿娩出后追加咪达唑仑 3mg,舒芬太尼 15μg。麻醉维持药物包括:七氟烷、丙泊酚、瑞芬太尼、罗库溴铵及右美托咪定。胎盘胎膜娩出后,行次全子宫切除术。心外科医师分离右腋动脉,主动脉弓上分支血管,肝素化后经右腋动脉,上下腔静脉插管,留左室引流管,开始体外循环。完成主动脉瓣及升主动脉置换术、冠状动脉移植术(Bentall's)后,在深低温选择性脑灌注下行全主动脉弓置换术及降主动脉象鼻支架置入术。术中全程监测经皮脑氧饱和度。主动脉开放后,予肾上腺素 0.05μg/(kg·min),硝酸甘油 0.5μg/(kg·min)静脉持续泵注,TEE 检查显示心脏结构及心功能未见异常,逐渐降低体外循环流量至停机。常规中和肝素,输注新鲜冰冻血浆、血小板、纤维蛋白原等,止血关胸。术中总出量 500ml,尿量 2 500ml,超滤 6 000ml;晶体液 3 000ml(含机液),胶体液 1 500ml(含机液),血浆 400ml,血小板 1U。

患者术后返回 ICU,术后第一天苏醒,下调呼吸机参数,拔除气管导管。术后第 3 天返回普通病房。

相关要点及解析

1. 疾病的病理生理　患者主动脉夹层的高危因素包括哪些？

患者既往有妊娠期高血压病史，此孕未规律产检，间断血压升高。近年研究表明，妊娠期妇女患有主动脉瘤夹层及破裂的风险较同年龄的非妊娠期妇女高。此外，需关注患者有无马凡综合征、Loey-Dietz综合征或Turner综合征等遗传性主动脉疾病的病史或家族史。

2. 术前评估及准备

（1）妊娠合并主动脉夹层患者术前全身系统评估应注意哪些方面？

主动脉夹层属于全身疾病，对各脏器的血供都可能产生影响，因此在术前评估中应包含累及脏器的功能评价，尤其是心肺功能。除了常规化验检查，应着重关注全主动脉CT和心脏超声的报告。此外，还需要评估胎儿的生长发育、胎盘血流及胎心。此类患者急诊手术前应进行心外科、产科、新生儿科、麻醉科、重症监护科等多学科评估及会诊，进行综合评估。

（2）术前的血压控制可以选用哪些药物？

妊娠期高血压及主动脉夹层患者的血压控制可选用CCB、β受体阻滞剂。慎用或禁用ACEI/ARB、硝酸酯类、硝普钠等。

3. 术中管理

（1）剖宫产麻醉方式和麻醉药物应如何选择？

由于心脏手术需要肝素化，因此剖宫产同期心脏手术应选择全身麻醉。患者有高血压及主动脉夹层，不适宜使用氯胺酮，诱导时镇静药物首选丙泊酚或依托咪酯。胎儿娩出前避免使用苯二氮䓬类及长效阿片类药物，镇痛药物首选短效阿片类药物，如瑞芬太尼。肌松药物不透过胎盘，可根据患者情况选择。在此例中，孕晚期急诊手术的患者应被视作饱胃，首选罗库溴铵进行快速诱导。

（2）胎儿娩出后患者的血流动力学可能发生哪些变化？

胎儿娩出后，由于子宫收缩引起回心血量增加。若产妇心功能良好，可引起血压短暂升高，此时需防止血压过高引起夹层破裂，必要时在腹部放置无菌盐水袋加压。如果夹层（可疑）累及右冠状动脉，需警惕回心血量骤增引起的右心功能不全，表现为心率减慢、P波消失、血压下降、TEE显示右心扩张及收缩功能减退等。

术中出血及凝血功能异常应如何处理？

患者术中出血同时考虑产科出血及心脏手术出血两个方面，心脏手术期间需要密切关注宫腔或腹腔内引流情况，必要时及时干预。虽然妊娠期妇女整体呈高凝状态，但深低温体外循环易引起凝血功能障碍，主要包括凝血成分的消耗和纤溶亢进。凝血功能异常的处理应包括：实时的床旁血红蛋白、凝血功能监测（ACT、TEG或ROTEM等），鉴别外科出血及凝血功能异常；根据血气及凝血功能监测的结果，相应地进行成分输血及抗纤溶治疗；脱离体外循环后注意保温。

临床病例 2 ———————————————————————————————————

患者，女，38岁，身高160cm，体重70kg，BMI 27.3kg/m²。

主诉：体检发现心脏杂音10年，活动后胸闷气促5年。

现病史：G_2P_0，孕18周。因体检发现心脏杂音10年，活动后胸闷气促5年急诊入院。患者10年前体检发现心脏杂音，无明显症状，超声提示风湿性心脏病，建议定期复查。5年前轻度活动后胸闷气促，未予重视。孕期行心脏超声：二尖瓣瓣尖增厚，开放受限，2DE测MVA 1.02cm²，PHT测MVA 1.08cm²，LVEF 63%，二尖瓣反流8.9cm²，三尖瓣反流5.0cm²，估测肺动脉收缩压62mmHg；提示：风湿性心脏病,中—重度二尖瓣狭窄并中—重度反流,中度三尖瓣反流,中度肺动脉高压。血常规、生化、凝血功能检查无特殊。胎儿发育良好,符合孕周。

既往史:平素体健,无传染病史、过敏史、手术史、家族遗传史。

既往孕产史:孕2产1。首胎自然分娩,经过顺利。

查体:T 36.3℃,P 73次/min,R 20次/min,BP 140/50mmHg。常规体检及产检无特殊。

辅助检查:血常规、生化、凝血功能检查无特殊。

心脏超声:二尖瓣瓣尖增厚,开放受限,2DE测MVA 1.02cm²,PHT测MVA 1.08cm²,LVEF 63%,二尖瓣反流8.9cm²,三尖瓣反流5.0cm²,估测肺动脉收缩压62mmHg;提示:风湿性心脏病,中—重度二尖瓣狭窄并中—重度反流,中度三尖瓣反流,中度肺动脉高压。

入院诊断:①妊娠合并心脏病;②风湿性二尖瓣狭窄并反流;③三尖瓣轻度反流。

术前经过:患者情况危急,考虑患者围产期的心血管事件风险较高,计划行胸腔镜下二尖瓣机械瓣置换术及三尖瓣成形术。

麻醉管理:患者入室后常规心电监测,左倾15°仰卧位,局麻下行动脉穿刺。丙泊酚2mg/kg、舒芬太尼0.5µg/kg、罗库溴铵0.8mg/kg诱导后,置入35Fr左双腔气管导管。右颈内静脉置入上腔静脉引流管及三腔中心静脉导管。麻醉维持药物包括:七氟烷、右美托咪定、丙泊酚、瑞芬太尼、罗库溴铵,根据麻醉深度监测(narcotrend)调整药物剂量。术中全程硫酸镁持续泵注(速度0.5g/h,总量不超过2g),抑制宫缩。

常规肝素化后经股动静脉建立体外循环,升主动脉插入灌注针。主动脉阻断后左心房,探查二尖瓣,显示二尖瓣瓣叶增厚,后叶僵硬,交界粘连,开放受限,关闭不全。探查后行二尖瓣交界切开、人工腱索植入及二尖瓣瓣环成形术。主动脉开放后,静脉泵注肾上腺素0.03µg/(kg·min),TEE评估二尖瓣反流面积0.5cm²,对合高度68mm,前向血流1.6m/s,心脏收缩功能可。无菌操作下拔除上腔静脉,逐渐减少体外循环流量至脱机。术后镇痛为0.5%罗哌卡因单次肋间神经阻滞,复合舒芬太尼及右美托咪定静脉持续镇痛。患者术毕返回ICU,术后2小时拔除气管插管,术后第1天转回普通病房,拔除胸腔引流管。患者保胎治疗后出院,规律产检,口服华法林3个月后停药。继续妊娠至37周择期椎管内麻醉剖宫产分娩,新生儿无明显异常,围产期无心血管事件发生。

相关要点及解析

(一)疾病的病理生理

若患者未于孕中期进行手术,孕中晚期及产时产后可能的病理生理改变包括哪些?

患者患有风湿性二尖瓣狭窄并关闭不全,及肺动脉高压。在mWHO分级、CARPREG评分及ROPAC研究中均属于围产期心脏事件的最高危人群。随着妊娠进展,心排血量逐渐增加,二尖瓣狭窄的症状会逐渐加重,包括活动后胸闷、气促、呼吸困难,活动耐量逐渐下降,甚至出现不能平卧、夜间阵发性呼吸困难等。产时及产后由于回心血量及心排血量急剧上升,加上二尖瓣瓣口面积小(约1.0cm²),有急性左心功能不全及肺动脉高压危象的风险,严重时可出现心搏骤停。随着病情逐渐进展,若合并心房颤动,高凝状态也会增加左心房血栓(形成甚至脱落)及产后肺栓塞风险。

(二)术前评估及准备

1. 应如何进行术前评估?

术前评估应包括孕妇和胎儿的全面评估。孕妇的术前评估中除了关注心肺功能,还需要注意有无合并肝肾功能及凝血功能的异常,有无合并其他慢性疾病或家族史。

胎儿的评估包括生长发育情况及胎心,有无先兆流产征象。

2. 术前应进行哪些方面的准备？

监测设备：常规全身麻醉及心脏手术监测、呼吸参数监测、麻醉深度监测仪器、体表超声及 TEE、胎心及宫缩监测仪器。

药品准备：麻醉药物、去氧肾上腺素、多巴胺、肾上腺素、硝酸甘油、硫酸镁、罗哌卡因。

物品准备：气管插管器械、双腔气管导管、纤维支气管镜。

（三）术中管理

1. 术中应如何实施胎儿监护？

考虑患者孕周和胸腔镜心脏手术的消毒范围，术中可采用经腹壁探头持续监测胎心及宫缩，但术中存在信号丢失的风险。若无条件进行连续监测时，应在术前及术后经腹壁测量胎心。

2. 术中体外循环期间的注意事项包括哪些？

高流量[>2.5L/（m²·min）]、高灌注压（平均动脉压>65mmHg）、常温体外循环，有条件的中心推荐搏动性灌注，以保证胎盘血供；合理的血液稀释度（HCT>28%）；稳定的内环境，避免酸中毒、高碳酸血症、缺氧等情况发生，尤其是体外循环刚开始以及准备脱离体外循环时；由于预冲液稀释，血药浓度改变，注意根据麻醉深度监测调整药物剂量。

3. 术中应如何抑制宫缩并减少对母体循环的影响？

可使用的抑制宫缩药物包括硝酸甘油、硫酸镁、阿托西班和高浓度的吸入麻醉药（>1MAC）。根据患者的血压变化，必要时可单次注射或持续泵注 α 受体激动剂，如去氧肾上腺素。

4. 若术中出现胎心减缓（<100 次/min），应如何处理？

维持母体平均动脉压>65mmHg，根据血气结果纠正酸中毒、高碳酸血症、缺氧等情况，若合并明显宫缩，可追加抑制宫缩药物。若上述处理后仍无明显改善，可视情况经母体静脉应用阿托品、异丙肾上腺素或肾上腺素等药物进行治疗，并注意维持血流动力学稳定。

妊娠合并心脏病孕妇心血管风险的改良 WHO 分级和我国心脏病妇女妊娠风险分级及分层管理见表 38-3-1 和表 38-3-2。

表 38-3-1　妊娠合并心脏病孕妇心血管风险的改良 WHO 分级

	诊断（无其他并发症）	风险	母体心脏事件风险，是否需要会诊	孕期诊疗，孕期最少随访次数	分娩地点
Ⅰ 级	小或轻度 -肺动脉瓣狭窄 -动脉导管未闭 -二尖瓣脱垂 成功修补后的简单缺损（房间隔或室间隔缺损，动脉导管未闭，肺静脉异位引流） 单独的房性或室性异搏	孕妇死亡率无明显增加，并发症发生率无或轻度增加	2.5%~5%，是	当地医院，一次或两次	当地医院
Ⅱ 级	未手术的房间隔或室间隔缺损 修补后的法洛四联症 大部分的心律失常（室上性心律失常） 无主动脉扩张的 Turner 综合征	孕妇死亡率风险轻度上升，并发症发生率中度增加	5.7%~10.5%，是	当地医院，每个孕期一次	当地医院
Ⅱ~Ⅲ 级	轻度左室功能不全（EF>45%） 肥厚性心肌病 非 WHO 分级 Ⅰ 或 Ⅳ 的原发或组织瓣膜疾病（轻度二尖瓣狭窄，中度主动脉瓣狭窄）	孕妇死亡率中度增加，并发症发生率中—重度增加	10%~19%，是	转诊医院，两月一次	转诊医院

	诊断（无其他并发症）	风险	母体心脏事件风险,是否需要会诊	孕期诊疗,孕期最少随访次数	分娩地点
Ⅱ~Ⅲ级	无主动脉扩张的马方综合征或其他遗传性胸主动脉疾病 主动脉直径<45mm 的主动脉瓣二叶瓣 修补后的主动脉缩窄 房室间隔缺损				
Ⅲ级	中度左心室功能不全（EF 30%~45%） 既往围产期心肌病,无遗留左室功能不全 机械瓣 体循环右心室,心室功能良好或轻度下降 Fontan 循环,除非患者一般状况良好及心功能无受损 未修补的发绀型心脏病 其他复杂心脏病 中度二尖瓣狭窄 无症状的重度主动脉瓣狭窄 中度主动脉扩张（马方综合征或其他遗传性胸主动脉疾病 40~45mm,二叶主动脉瓣 45~50mm,Turner 综合征的主动脉直径指数 20~25mm/m^2,法洛四联症<50mm） 室速	孕妇死亡率和严重并发症的发生率显著增加	19%~27%,是:专家会诊	妊娠及心脏病专家中心,每月一次或两月一次	妊娠及心脏病专家中心
Ⅳ级	肺动脉高压 严重的心室功能障碍（EF<30% 或 NYHA Ⅲ~Ⅳ级） 既往围产期心肌病,遗留左室功能不全 重度二尖瓣狭窄 有症状的重度主动脉瓣狭窄 体循环右心室,心室功能中—重度下降 严重的主动脉扩张（马方综合征或其他胸主动脉遗传性疾病>45mm,二叶主动脉瓣>50mm,Turner 综合征主动脉直径指数>25mm/m^2,法洛四联症>50mm） 血管 Ehlers-Danlos 综合征 严重的主动脉（再）缩窄 合并并发症的 Fontan 循环	孕妇死亡率和并发症发生率非常高	40%~100%,是:妊娠禁忌征,一旦怀孕,需讨论终止妊娠	妊娠合并心脏病专家中心,每月一次	妊娠合并心脏病专家中心

表 38-3-2　我国心脏病妇女妊娠风险分级及分层管理

妊娠风险分级	疾病种类	就诊医院级别
Ⅰ级（孕妇死亡率未增加,母儿并发症未增加或轻度增加）	无合并症的轻度肺动脉狭窄和二尖瓣脱垂;小的动脉导管未闭（内径≤3mm） 已手术修补的不伴有肺动脉高压的房间隔缺损、室间隔缺损、动脉导管未闭和肺静脉畸形引流 不伴有心脏结构异常的单源、偶发的室上性或室性期前收缩	二、三级妇产科专科医院或者二级及以上综合性医院

妊娠风险分级	疾病种类	就诊医院级别
Ⅱ级(孕妇死亡率轻度增加或母儿并发症中度增加)	未手术的不伴有肺动脉高压的房间隔缺损、室间隔缺损、动脉导管未闭 法洛四联症修补术后且无残余的心脏结构异常 不伴有心脏结构异常的大多数心律失常	二、三级妇产科专科医院或者二级及以上综合性医院
Ⅲ级(孕妇死亡率中度增加或者母儿并发症重度增加)	轻度二尖瓣狭窄(瓣口面积>1.5cm²) 马方综合征(无主动脉扩张),二叶式主动脉瓣疾病,主动脉疾病(主动脉直径<45mm),主动脉缩窄矫治术后 非梗阻性肥厚型心肌病 各种原因导致的轻度肺动脉高压(<50mmHg) 轻度左心功能障碍或左心射血分数40%~49%	三级妇产科专科医院或者三级综合性医院
Ⅳ级(孕产妇死亡率明显增加或母儿并发症重度增加;需要专家咨询;如果继续妊娠,需告知风险;需要产科和心脏科专家在孕期、分娩期和产褥期严密监护母儿情况)	机械瓣置换术后 中度二尖瓣狭窄(瓣口面积1.0~1.5cm²)和主动脉瓣狭窄(跨瓣压差≥50mmHg) 右心室体循环患者或Fontan循环术后 复杂先天性心脏病和未手术的发绀型心脏病(氧饱和度85%~90%) 马方综合征(主动脉直径40~45mm);主动脉疾病(主动脉直径45~50mm) 严重心律失常(房颤、完全性房室传导阻滞、恶性室性期前收缩、频发的阵发性室性心动过速等) 急性心肌梗死、急性冠状动脉综合征 梗阻性肥厚型心肌病 心脏肿瘤,心脏血栓 各种原因导致的中度肺动脉高压(50~80mmHg) 左心功能不全(左心射血分数30%~39%)	有良好的心脏专科的三级甲等综合性医院或综合实力强的心脏监护中心
Ⅴ级(极高的孕妇死亡率和严重的母儿并发症,属妊娠禁忌证;如果妊娠,须讨论终止问题;如继续妊娠,需充分告知风险;需由产科和心脏科专家在孕期、分娩期和产褥期严密监护母儿情况)	严重的左室流出道梗阻 重度二尖瓣狭窄(瓣口面积<1.0cm²)或有症状的主动脉瓣狭窄 复杂先天性心脏病和未手术的发绀型心脏病(氧饱和度<85%) 马方综合征(主动脉直径>45mm),主动脉疾病(主动脉直径>50mm),先天性的严重主动脉缩窄 有围产期心肌病病史并伴左心功能不全 感染性心内膜炎 任何原因引起的重度肺动脉高压(≥80mmHg) 严重的左心功能不全(左心射血分数<30%);纽约心脏病协会心功能分级Ⅲ~Ⅳ级	有良好的心脏专科的三级甲等综合性医院或综合实力强的心脏监护中心

思考题

1. 简述心脏病妇女妊娠风险分级及分层管理。
2. 简述妊娠合并心脏病孕妇心血管风险的改良WHO分级。
3. 简述孕期心脏手术的常规监测有哪些? 特殊监测有哪些?

(王　晟)

推荐阅读

[1] 林建华.妊娠合并心脏病的诊治专家共识(2016).中华妇产科杂志,2016,(6):401-409.
[2] 王焕英,张军,李斌,等.妊娠期体外循环下心脏手术孕妇的母儿结局分析.中华妇产科杂志,2014,2:104-108.

［3］ 赵丽云,徐铭军.妊娠合并心脏病围麻醉期中国专家临床管理共识.临床麻醉学杂志,2019,7:24.

［4］ POMINI F,MERCOGLIANO D,CAVALLETTI C. Cardiopulmonary bypass in pregnancy.Annals of Thoracic Surgery,1996, 61（1）:259-268.

［5］ REGITZ-ZAGROSEK V,ROOS-HESSELINK JW,BAUERSACHS J. 2018 ESC Guidelines for the management of cardiovascular diseases during pregnancy. European Heart Journal,2018,39（34）:3165-3241.

［6］ ROOS-HESSELINK J,BARIS L,JOHNSON M. Pregnancy outcomes in women with cardiovascular disease:evolving trends over 10 years in the ESC Registry Of Pregnancy And Cardiac disease（ROPAC）.European Heart Journal,2019,40（47）: 3848-3855.

［7］ SIU SC,SERMER M,COLMAN JM.Prospect Ⅳe multicenter study of pregnancy outcomes in women with heart disease. Circulation,2001,104（5）:515-521.

［8］ ZHU JM,MA WG,PETERSS S. Aortic dissection in pregnancy:management strategy and outcomes. Annals of Thoracic Surgery,2017,103（4）:1199-1206.

第三十九章

孕期腹腔镜手术麻醉

■ 本章要求

1. 掌握孕期常见腹腔镜手术的围手术期管理要点。
2. 熟悉孕期生理变化和麻醉药物对孕妇的影响。
3. 了解孕期腹腔镜手术的指征、时机和安全性。

　　临床上大约 0.3%~2.2% 的孕妇会在妊娠期行非产科手术,即与妊娠无关的外科手术,其中腹部手术的发生率约为 1/1 000~2/2 000。腹腔镜手术作为新型微创手术技术,自临床应用以来,由于具有创伤更小、术后疼痛更轻、并发症少、平均住院日短以及患者术后恢复快等优点,在外科领域得到广泛的应用。传统观念认为由于担心腹腔镜手术中损伤妊娠期增大的子宫、气腹压力导致胎盘灌注不良进而引起胎儿缺氧或窘迫等原因,妊娠期曾被认为是腹腔镜手术的禁忌证。然而,随着多项妊娠期患者安全接受腹腔镜手术的系列研究和个案报道,腹腔镜技术在孕期的应用逐渐普及并可成功应用于各类有指征的手术。

　　美国胃肠内镜外科医师协会于 2008 年首次发布了《腹腔镜诊断和治疗妊娠期外科疾病指南》,并于 2011 年及 2017 年进行了两次更新,规范了妊娠期腹腔镜的使用。2019 年,英国妇科内镜学会和英国皇家妇产科医师学会也制定了《妊娠期腹腔镜手术指南》,对妊娠期非产科腹部疾病的腹腔镜管理做了系统的总结和证据等级评价。由于妊娠相关的解剖和生理变化以及胎儿因素,在孕期行腹腔镜手术可能需要酌情调整麻醉管理方案。本章将介绍孕期行腹腔镜手术麻醉的基本原则、术前准备和麻醉管理等相关内容。

第一节　基本原则

　　随着医学水平的提高和科学技术的不断发展,腹腔镜技术日臻成熟并安全用于妊娠期患者的诊断和治疗。其诊疗范畴涉及妊娠期非产科外科急症以及需要手术治疗的其他疾病。麻醉科医师需掌握腹腔镜手术适应证、手术时机,以及腹腔镜手术对母体和胎儿的影响等方面内容。

一、妊娠期手术类型和相关疾病发病率

　　妊娠的任何阶段都有可能需要手术。妊娠期最常见的非产科外科急症是急性胆道疾病和阑尾炎,其发病率分别为 0.16% 和 0.10%。孕期需要手术治疗的其他疾病包括>5cm 的卵巢囊肿(0.05%)、卵巢囊肿扭转或出血(1/4 000)、异位妊娠、肾上腺肿瘤、脾脏疾病、有症状的疝气以及炎症性肠病并发症等。

　　随着腹腔镜技术的成熟和外科医师熟练度的增加,妊娠期腹部手术多数都可以在腹腔镜下完成。妊娠期最常见的腹腔镜手术有腹腔镜胆囊切除术、阑尾切除术和附件肿块的处理,如卵巢扭转、卵巢囊肿切除术和异位妊娠等。

除手术外,腹腔镜检查还可用于诊断。尽管影像学检查优于诊断性腹腔镜检查,但当根据影像学检查尚不能做出临床决策时,可考虑使用腹腔镜作为诊断工具。考虑到腹腔镜操作带来的早产和胎儿死亡的风险,应谨慎使用,同时通过腹腔镜检查诊断出的疾病应有完备的治疗方案。目前,尚无诊断性腹腔镜检查的风险和获益的确切结论,因此在制定医疗决策时,应以优化母婴结局为首要关注点,权衡延迟诊断和腹腔镜检查的利弊。

二、腹腔镜手术的适应证、优势和安全性

(一)腹腔镜手术的适应证、禁忌证

一旦孕妇决定手术治疗,手术方式(开腹手术与腹腔镜手术)应根据孕妇病情、外科医师的专业水平、医疗设备的可及性、以及患者的意向进行权衡。腹腔镜手术对于妊娠患者的益处与非妊娠患者类似。血流动力学不稳定是腹腔镜手术的禁忌证。此外,如果术前超声诊断发现巨大的卵巢实性肿块,或患者既往有多次手术史和/或有粘连性疾病病史,开腹手术通常优于腹腔镜手术。

(二)腹腔镜手术的优势

1. 可视化效果好　术中由于光学放大、照明及其他技术性因素,腹腔镜可提供更好的术野,可视化效果更好,从而减少子宫操作的需要,降低激惹子宫的风险。

2. 肠道刺激轻微　因腹腔镜操作对肠道的影响较少,术后胃肠功能恢复快,术后粘连和肠梗阻等并发症较少。

3. 术后疼痛轻　由于术后疼痛较轻,术后麻醉性镇痛药需求减少,对胎儿呼吸抑制减轻。

4. 腹部切口小　腹部小切口有助于术后快速康复和早期活动,从而最大限度地降低妊娠相关血栓栓塞的风险。

5. 住院时间缩短　患者可迅速恢复正常生活,更快地重返工作岗位。

6. 伤口并发症少　瘢痕小、切口疝更少、伤口并发症风险降低。

(三)腹腔镜手术的安全性

在孕期实施腹腔镜手术时,可能会增加对孕妇及胎儿造成伤害的潜在风险。因此,在围手术期不仅要考虑孕妇的安全,还要兼顾胎儿在子宫内的发育生长。总体原则是,妊娠期的手术干预应在不影响母亲安全的前提下尽量减少对胎儿的不利影响。

腹腔镜手术也可能有出血、败血症、血栓栓塞等风险。虽然对于腹腔镜和开腹手术的安全性尚无定论,但目前研究提示腹腔镜手术比开腹手术更安全。一项队列研究纳入了近20 000例孕期接受阑尾切除术或胆囊切除术的女性,结果表明开腹手术的术后产科并发症,包括早产、早产临产不伴分娩和流产的风险是腹腔镜手术的3倍。一项回顾性研究纳入了近2 000例孕妇,分别比较了开腹与腹腔镜下阑尾切除术和胆囊切除术。结果表明,腹腔镜手术的手术时间和住院时间均短于开腹手术,并发症也相对较少。

腹腔镜手术中孕妇的多种生理改变均可影响胎儿。气腹时由于CO_2吸收入血,母体的血流动力学、动脉血氧合和酸碱平衡均可发生改变,导致心排血指数下降,平均动脉压和体循环血管阻力增加。子宫胎盘血管受压后使子宫血流减少,而横膈上抬又使母体肺残气量和功能残气量进一步减少。对胎儿而言,腹腔镜手术带来的可能风险包括:①腹内压增加导致子宫血流量降低;②由于母体静脉回流和心排血量减少导致胎儿低血压和缺氧;③胎儿吸收二氧化碳引起酸中毒。目前尚缺乏评估腹腔镜手术安全性的前瞻性研究,但多项病例队列研究结果表明,在妊娠各期进行腹腔镜手术,发生胎儿并发症的概率极低。一项来自瑞典的注册研究比较了2 181例在妊娠第20周前对孕妇行腹腔镜手术与1 522例在类似人群中行开腹手术的结局。结果表明,两组之间在出生体重、妊娠持续时间、宫内生长受限、先天畸形、死产和新生儿死亡等结局性指标方面均无统计学差异。目前尚缺乏孕妇接受腹腔镜手术后长期不良反应的相关研究报道。

三、手术时机

急诊腹腔镜手术可在妊娠期的各个阶段进行,而择期手术应推迟至分娩后进行。尽管如此,与妊娠期的其他类型手术一样,如遇不能推迟到分娩后的非紧急手术时,最佳手术时机应选择在妊娠中期的早期。

尽管在妊娠早期进行手术技术难度较小,但考虑到自然流产、阴道出血和胎儿发育等手术风险,应当尽量避免在孕早期,特别是在胎儿器官形成期进行手术。有研究表明,在妊娠早期接受腹部手术的女性自然流产率较高,但尚不清楚其原因是手术本身、基础疾病(如感染、高热)、孕妇个人因素(如吸烟、年龄大)还是其他因素(如在妊娠早期切除黄体)所致。鉴于妊娠早期的自然流产率在妊娠 13 周内为 8%~16%,在妊娠 13~20 周时为 2%~4%,最好在可能发生自发性流产的高发期之后再行手术。

推荐在妊娠中期施行手术主要是出于机械性原因的考虑:在妊娠中期的早期,子宫大小和位置不会影响腹部手术视野,并且与妊娠晚期相比,在妊娠中期进行手术时的早产风险可能较低。因此,孕中期是施行腹腔镜手术的最佳时期。

妊娠晚期,虽然增大的子宫可能干扰术野,但也有在妊娠晚期(孕 34 周)成功实施腹腔镜下阑尾炎、胆囊炎、肠套叠和附件包块治疗的报道。因此,妊娠晚期能否行腹腔镜手术需要综合考虑患者条件、原发病、子宫大小、共存的内科及产科疾病以及技术是否可行等因素。

特殊情况包括有些手术无法从妊娠早期推迟至妊娠中期,如疑诊卵巢囊肿蒂扭转即需要迅速进行手术干预。另外,对于重症产妇,应该首先考虑挽救产妇的生命,而麻醉和手术对胎儿远期的影响则为次要考虑因素。

四、腹腔镜手术麻醉对胎儿的影响

腹腔镜手术对孕妇的影响主要表现在对氧合、二氧化碳及胎盘循环等方面的影响。

(一)母体和胎儿的氧合

胎儿的氧供依赖于母体的氧供,因此,在围手术期维持母体正常的氧供和胎盘循环对于胎儿安全至关重要。由于存在母体—胎儿血氧分压梯度,即使母体血氧分压增加至 600mmHg,胎儿血氧分压也不致过高。由于胎儿血红蛋白对氧的亲和力很高,胎儿可以较好地耐受母体短暂的轻到中度 PaO_2 降低。但母体严重缺氧,可能导致胎儿缺氧,如果母体缺氧时间过长,可能会导致胎儿死亡。在围手术期应特别注意避免发生母体持续缺氧事件。

(二)母体二氧化碳和酸碱状态

二氧化碳可快速通过胎盘,胎儿的 $PaCO_2$ 与母体的 $PaCO_2$ 密切相关。母体高碳酸血症可引起胎儿酸中毒,而严重酸中毒将导致胎儿心肌抑制和低血压。过低的 $PaCO_2$ 和高 pH 可使脐动脉收缩、母体氧离曲线左移而影响胎儿氧输送。同时,机械通气造成的胸腔内压力增加,减少母体静脉回流和母体心排血量,进一步降低胎盘的灌注。因此,孕期手术患者应将 $PaCO_2$ 维持在正常范围内。

(三)子宫胎盘灌注

任何引起母体血压下降的因素,均可影响子宫胎盘血流灌注,导致胎儿缺血缺氧。因此,在孕期手术中应避免由于麻醉过深、下腔静脉压迫和出血等情况导致的低血压。同时,避免出现引起脐带血管收缩的因素,包括各种原因造成的子宫张力增加,孕妇由于紧张、焦虑导致的儿茶酚胺释放,以及使用可能引起胎盘血管收缩的药物等。

第二节　术前评估与准备

孕妇接受任何手术都要进行详细的术前评估。除与非妊娠患者相同的术前评估外,还应包括产科医师的会诊,明确孕妇的妊娠情况,包括妊娠周数、基本生命体征,是否合并妊娠期疾病,如妊娠期高血压、糖尿病等。为了确保孕产妇的安全,需掌握妊娠的生理和药理学。特别是在胎儿发育的关键时期避免使用潜在风险的药物,以保证子宫胎盘的正常血流灌注,防止流产和早产。在体格检查方面,应包括孕妇气道的全面、详尽评估。在术前应充分告知患者及家属,麻醉药物、麻醉方法以及手术应激等均可能对孕妇和胎儿产生影响,有可能导致早产等并发症的风险,并签署知情同意书。

一、充分考虑妊娠相关的生理变化

在妊娠期间,体内激素浓度变化、妊娠子宫的机械效应、新陈代谢的增加和低胎盘循环压所导致的血流动力学变化等因素均可对母体的生理变化产生一定的影响。其中,孕早期的大部分生理变化与激素水平变化有关,而孕中晚期,麻醉管理面临的主要问题是增大的子宫对周围脏器的机械压迫作用。因此,术前对各系统进行功能评估时应充分考虑妊娠不同时期带来的影响。妊娠期主要器官系统的变化如下:

(一)呼吸系统

妊娠初期,在孕激素的作用下,肺泡通气量开始增加;到了妊娠中期,肺泡通气量可增加 30% 以上,$PaCO_2$ 一般在 28~32mmHg,呈过度换气和慢性呼吸性碱中毒状态。引起的代偿性反应是碳酸氢盐血浆浓度降低至 20mEq/L,母体缓冲能力降低。尽管由于心排血量增加以及肺通气/灌注比例改变,妊娠期 PaO_2 可略微升高,达 104~108mmHg,但妊娠期氧耗增加近 20%,因此动脉血氧分压仅轻度增加或维持在正常水平。从妊娠 20 周开始,由于子宫增大,膈肌上抬,功能残气量(functional residual capacity,FRC)减少约 20%。

(二)心血管系统

妊娠期间,虽然心肌收缩力没有明显变化,但由于血容量增加、血管阻力下降、心率增快(15~20 次/min)等原因,心排血量(cardiac output,CO)增加。CO 在妊娠 8 周时增加 20%,并持续上升直至妊娠 30~32 周,其后稳定在超过基线约 50% 的水平。妊娠 32 周后直到临产开始,CO 保持稳定。在孕妇仰卧位时,足月妊娠子宫可压迫下腔静脉使静脉回流受阻,从而使 CO 比左侧卧位降低 25%~30%。

(三)血液系统

妊娠早期,血容量开始增加,妊娠 32 周前血浆容量增加 50%,而红细胞总量仅增加 20%~30%。由于红细胞增加少于血容量的增加,因此导致血液稀释,称为妊娠期生理性贫血,血红蛋白水平可低至 10.5g/dl。妊娠期间,由于循环血液中纤维蛋白原、凝血因子Ⅶ、Ⅷ、Ⅹ、Ⅻ以及纤维蛋白原降解产物等的浓度增加;同时内源性抗凝血辅因子蛋白 S 水平降低,1 型和 2 型纤溶酶原激活物抑制因子浓度增加导致纤溶功能降低,出现相对高凝状态。深静脉血栓形成(deep vein thrombosis,DVT)的风险在产后的 4~6 周内最高。因此,对于行腹腔镜手术的孕妇,在围手术期应高度重视血栓栓塞的风险,适时采用个体化防治血栓栓塞的相关措施。

(四)消化系统

胃食管反流在妊娠中的发生率为 30%~50%,可能的相关因素包括腹内压增加以及食道下段括约肌松弛。虽然胃排空不受妊娠影响,但可因临产和阿片类镇痛药而减慢。

(五)泌尿系统

妊娠期肾小球滤过率(glomerular filtration rate,GFR)和肾血流量明显升高,最高可升高 50%,从而使血清肌酐浓度出现生理性下降。

二、孕妇准备

孕期的术前准备除标准流程外,还应考虑妊娠期生理改变带来的误吸、插管困难、血栓栓塞和胎儿发育的风险。

（一）术前访视与评估

术前访视时应采集病史和生育史，并进行麻醉相关体格检查，包括气道评估等。此外，术前访视可以减轻孕妇的疼痛和焦虑，避免孕妇由于紧张、焦虑引起儿茶酚胺释放而影响胎儿血供。

（二）术前禁食

标准的成人禁食指南也适用于孕妇的腹腔镜手术。美国麻醉医师学会（American Society of Anesthesiologist，ASA）推荐，患者在手术前至少 6 小时禁食固体食物（油炸或多脂食物需禁食 8 小时）；清流质的胃排空时间较短，可禁食 2 小时。

（三）预防误吸

孕妇在全身麻醉诱导过程和苏醒过程中误吸风险可能增加，尤其是因插管困难或失败需要进行面罩辅助通气者。另外，足月孕妇的胃食管反流病（gastroesophageal reflux disease，GERD）发生率较高，可能增加误吸风险。因此，除严格禁食外，可在开始手术之前置入胃管，以降低误吸胃内容物的风险。术前需根据患者情况，个体化评估是否需要给予药物预防误吸。需术前预防性治疗的患者包括：存在 GERD 症状；或孕龄>18 周且计划实施全身麻醉（需要根据个人情况进行评估）。在预防性治疗中可选择使用促胃肠动力药（如麻醉诱导前 60 分钟经静脉给予甲氧氯普胺 10mg）、H_2 受体拮抗剂（如诱导前 60~90 分钟经静脉给予 20mg 法莫替丁，或手术前 1 晚和术晨各口服 150mg），以及非颗粒的抗酸剂（如在即将诱导时口服柠檬酸钠 30ml）。

（四）麻醉前用药

通常在孕期腹腔镜手术前无须给予镇静药物，如确需药物缓解焦虑，应从小剂量开始，如静脉注射咪达唑仑 0.5mg，按需重复给药，逐步调整至效果满意为止。

（五）胎心监测

手术前应确认和记录胎心率，通常使用便携式多普勒装置进行监测。

第三节 麻醉管理

麻醉医师应尽早参与到孕产妇的围手术期管理中。鉴于目前尚未见应用随机临床试验来评估妊娠女性接受非产科腹腔镜手术的安全性研究报道，本节主要基于观察性研究和专家意见介绍围手术期麻醉管理相关内容。

一、围手术期管理要点

（一）常规监测和建立静脉输液通路

1. 患者监测　在麻醉诱导前应建立标准麻醉监测，包括血压、心电图、血氧饱和度、二氧化碳监测和体温等。由于胎儿 $PaCO_2$ 与母体 $PaCO_2$ 直接相关，母体的高碳酸血症可导致胎儿酸中毒、胎儿心肌抑制和低血压。另一方面，如果母体过度通气伴低 $PaCO_2$ 和高 pH 也可能会对胎儿氧合产生不利的影响。因此，在围手术期须调整呼吸参数，将孕妇呼气末二氧化碳维持在 32~35mmHg，以最大限度避免胎儿酸中毒。在此基础上，根据患者的全身状况及 ASA 分级、预计失血量、手术时间等情况，按需增加高级监测项目，例如，对于异位妊娠、失血性休克患者应采用有创动脉压装置，实时、持续监测血流动力学变化。

2. 建立静脉输液通路　患者应建立至少 1 条静脉输液通路。是否需放置额外的或开放粗大静脉应由预计的失血量决定。如患者已处于休克状态或需要大量输血、输液应考虑开放多条静脉输液通路或中心静脉置管。

3. 胎心监测　在不干扰手术视野或手术创面的情况下,根据孕妇的个体情况,可进行间歇或者连续的胎心监护和子宫张力监测,并由专业的妇产科医师对胎心率情况进行解读。术后应持续对胎心率和宫缩情况进行监测。美国妇产科学院委员会就"妊娠期非产科手术"建议,非产科医师在进行非产科手术前进行产科会诊非常重要。在实施个体化胎儿监护的基础上,每位孕妇都需要一个团队来保证母体和胎儿的安全。值得注意的是,由于全身麻醉药可能透过胎盘,在全身麻醉下胎儿心率缺乏变异性不一定是胎儿窘迫,而可能是麻醉药作用于胎儿自主神经系统的结果。术中胎儿心率减慢既可能与胎儿低氧血症和酸中毒有关,也可能与体温降低、母体呼吸性酸中毒、服用药物、使用麻醉药物或胎儿和母体因素共同作用有关。

(二) 麻醉方式

对于腹腔镜手术而言,除了极少数特殊情况外,一般均需全身麻醉。对于没有椎管内麻醉禁忌证的患者,可考虑复合椎管内麻醉,以减少全身麻醉药物、阿片类药物用量,但应注意避免复合麻醉造成母体低血压。

1. 麻醉用药　麻醉药物可影响细胞信号传导、有丝分裂和 DNA 合成,因而可能影响细胞分化和器官发生。在怀孕期间给予的任何药物均可能对胎儿的发育产生潜在的不利影响,其影响程度取决于给药的剂量、给药途径和暴露时间。研究表明,一氧化二氮可影响 DNA 合成,对动物有致畸作用。而大多数其他麻醉药物,包括丙泊酚、巴比妥类药物、阿片类药物、神经肌肉接头阻断剂和局部麻醉剂,在孕期使用均有良好的安全记录。为尽可能降低麻醉用药在妊娠期胎儿大脑发育中的神经毒性,可选择全凭静脉麻醉,降低术后恶心呕吐的发生率以及神经内分泌应激反应,尽量减少麻醉用药对胎盘血流的影响。此外,麻醉用药的剂量还应考虑产科用药如保胎药与麻醉用药的协同作用,如硫酸镁能加强非去极化肌松药的作用,降低血管反应性等。

2. 困难气道　妊娠期间孕妇体重增加及呼吸道黏膜毛细血管充血,可能会导致面罩通气及气管插管困难。据报道,在孕妇的气管插管中,插管困难的发生率为 0.45%~5.7%。虽然与一般手术人群中插管困难的比例相似(5.8%),但孕产妇人群中插管困难的后果更为严重。随着妊娠进展,氧耗逐渐增加、功能残气量逐渐减少,孕妇在呼吸暂停期间缺氧症状发生更快。随着孕妇体重逐渐增加并出现上气道水肿,气道管理难度越来越大。一项关于妊娠期气道评估的研究发现,与妊娠 12 周相比,38 周时的 Mallampati 4 级的概率增加 34%。在孕期全身麻醉手术中,插管失败是麻醉相关孕妇死亡的首要原因。因此,应高度重视孕产妇麻醉前气道评估,做好困难气道准备。在实施全身麻醉之前,须再次对患者的气道进行评估。在麻醉诱导前,须充分给氧去氮,所有的孕妇均须做好困难气道的准备。考虑到孕期可能存在呼吸道黏膜充血、水肿,在气道操作时须小心、轻柔,以选择小于正常口径的气管导管型号为宜。

3. 低氧血症　在手术麻醉状态下(如存在病态肥胖、气腹、头低脚高位或截石位)均可能出现低氧血症。在孕期,由于功能潮气量下降,氧耗量增加以及氧储备下降,可能会引起麻醉诱导和拔管时低氧血症的发生。尽管胎儿血红蛋白对氧的亲和力更高,可以耐受母体轻到中度的 PaO_2 降低,但母体严重的低氧血症可以引起胎儿宫内缺氧,甚至胎儿死亡,因此须将避免孕妇低氧血症放在首要位置。

(三) 术中管理

1. 体位　从孕 16~18 周开始,孕妇行腹腔镜手术,应尽可能的置于左倾体位,以避免增大的子宫对下腔静脉的压迫。妊娠 18~20 周之后,孕妇接受手术治疗,均应将子宫推向一侧。可采取倾斜手术台或在患者右臀下放置楔状物,以实现子宫左斜位。

2. 气腹建立和腹内压控制　为防止建立气腹的穿刺针对妊娠子宫的损伤,一般建议采取开放式或 Hassan Trocar、Veress 气腹针或可视化 Trocar 建立气腹。为避免气腹对子宫的压力所导致的子宫胎盘血流灌注降低,以及二氧化碳吸收造成的胎儿酸中毒,在孕妇行腹腔镜手术时,应尽量选择低的气腹压力,建议把气腹压力控制在 10~15mmHg。

3. 血流动力学　腹腔镜手术期间,气腹、妊娠子宫压迫下腔静脉和头高脚低位都可能导致孕妇血压下降,在术中应予以纠正,有文献表明,采用去氧肾上腺素比麻黄碱对胎儿影响更小。

4. 预防血栓 对于需要卧床的患者,要注意预防孕期高凝状态引起的血栓栓塞性疾病。术中和术后可使用腿部加压装置。尽管目前还没有关于妊娠期间使用普通肝素或低分子量肝素的研究数据,在临床上多数情况下预防性使用肝素是安全的。

（四）术后管理

1. 术后镇痛 可以应用阿片类药物、对乙酰氨基酚以及神经阻滞进行术后镇痛。对于孕 20 周以上的孕妇,应避免使用非甾体抗炎药,以避免因药物导致的胎儿动脉导管过早关闭。

2. 胎心监测 术后应继续监测胎心。

二、孕期常见腹腔镜手术的麻醉关注要点

孕期常见腹腔镜手术治疗的疾病包括阑尾炎、胆囊炎等外科疾病,以及卵巢囊肿蒂扭转、异位妊娠等妇科疾病。

（一）外科情况

阑尾炎和胆囊炎是妊娠期最常见的急腹症。如果外科治疗不及时,可能会引起弥漫性腹膜炎和败血症等并发症。一旦发生,将显著增加流产、早产和死产的发病率。

在正常怀孕期间,厌食、恶心、呕吐、白细胞增多、心动过速、右下腹疼痛和腹部压痛等与急性阑尾炎临床表现相似的某些特征也很常见,加之妊娠子宫使阑尾移位,往往因缺乏阑尾炎的典型定位压痛体征,容易延误急性阑尾炎诊断,增加阑尾穿孔的风险,加重病情并危及胎儿生长发育。

在外科腹腔镜手术中,血流动力学变化主要受 CO_2 气腹的影响。气腹可增加腹内压,导致平均动脉压增加。随着胎儿的生长发育,孕妇的膈肌向头侧移位,导致肺容量和功能残气量下降。这些妊娠引起的变化与 CO_2 气腹引起的功能残气量降低相叠加,使孕妇更容易缺氧。此外,CO_2 气腹引起的腹内压升高也可降低心率,增加平均动脉压和全身血管阻力,减少胎盘血流。因此,手术期间应避免腹内压>15mmHg,以尽量减少 CO_2 气腹对胎盘血液灌注的不利影响。值得关注的是,高碳酸血症可引起肺血管收缩,增加肺血管阻力,在术中应尽量避免其发生。

外科腹腔镜手术中须关注的另一个因素是手术体位。下腹部的腹腔镜手术一般采取 Trendelenburg 体位,即仰卧头低体位,以利于更好的腹腔镜手术视野。该体位可增加静脉回流、右心房压、肺毛细血管楔压和肺动脉压力,加之孕期本身的高动力循环,外科医师应尽量采用小的 Trendelenburg 体位角度,以减少上述不利影响。

（二）妇科情况

妊娠期因卵巢囊肿蒂扭转需要急诊手术的风险较低。因此,一旦出现可疑的囊肿急性并发症,应立即手术治疗,不应因对手术安全性的顾虑而延误治疗。在孕早期,如患者不存在早产的明确征象,在全面监测的前提下,采用腹腔镜手术是较安全的手术方式。在麻醉管理中,须注意全程监测腹内压的变化,保持腹内压在安全范围内（10~15mmHg）。

异位妊娠患者可能伴随血流动力学不稳定,需要立即手术或复苏。腹腔镜手术是治疗异位妊娠的标准手术方式,也有部分妇产科医师倾向于在急性出血时选择开腹治疗。因此,麻醉科医师在术前应充分了解手术医师的手术方案,并基于患者病情做出相应的麻醉决策。预计大量出血者还应做好抗休克治疗和术中血液回收的准备。

三、急诊手术的围手术期处理

孕妇在有急诊手术指征时应尽早实施手术,不应因患者妊娠而延误治疗。如胎儿已达存活孕周,实施

手术治疗的医疗机构须有产科和新生儿科专业设置。在实施急诊手术时，应尽快组织包括妇科医师、产科医师、外科医师、麻醉科医师以及新生儿医师在内多学科团队。多学科团队成员均应由资深医师组成，且技术娴熟，如妇科及外科医师应具备丰富腹腔镜手术经验，麻醉科医师应具备孕期麻醉管理经验，以达到缩短手术时间、减少并发症的目的。产科及新生儿医师应在手术开始前到达手术室，以配合应对紧急情况。术前与患者和家属的有效沟通至关重要。抢救医疗团队应使患方充分知情，以取得其信任、理解和配合。

临床病例

患者，女，32岁，身高158cm，体重70kg，BMI 28.0kg/m²，ASA I级。

主诉：停经11^{+6}周，恶心、呕吐1天，右下腹痛2小时。

现病史：患者平素月经规律，末次月经为2月10日，停经30天后测尿妊娠反应阳性。停经11^{+6}周，经超声核对预产期准确。1天前无明显诱因出现恶心、呕吐，呕吐物为胃内容物，共呕吐6次，伴厌食和上腹部不适。2小时前自觉右下腹不适，否认腹泻、便血、阴道流血、寒战、发热。就诊于医院急诊，相关检查提示白细胞升高，腹部超声未见明显异常，予以抗炎补液治疗，自觉症状好转。1小时前自觉右下腹痛，复查血常规提示血象升高，为进一步诊治收入院。发病以来精神一般，饮食差，大小便正常，孕期体重增加0.5kg。

既往史：体健。否认高血压、糖尿病、心脏病病史。否认手术、外伤、输血史。否认食物、药物过敏史。

既往孕产史：G_1P_0，否认不良孕产史。

个人史：生于北京市辖区，久居本地。否认疫区、疫情、疫水接触史，否认牧区、高氟、低碘区居住史，否认吸烟、饮酒、吸毒史。

月经婚育史：14岁月经初潮，经期7天，周期32~35天，经量中等，偶有痛经。已婚，G_1P_0。

家族史：母亲患有高血压病，外婆患有冠心病。否认家族遗传病史。

查体：T 36.8℃，P 110次/min，R 20次/min，BP 109/80mmHg。体格检查示肥胖体型，右下腹部压痛、反跳痛，以麦氏点为著。肝脏肋下未触及，未扪及包块，Murphy氏征阴性，叩诊呈鼓音。移动性浊音阴性，肠鸣音正常，未听及血管杂音。产科检查示宫高平耻骨联合，腹围70cm。胎心155次/min。

辅助检查：白细胞计数$33.95×10^9$/L，中性粒细胞97%。腹部超声示宫内孕12周，胎心胎动可见。右下腹阑尾区未见明显包块及积液。

入院诊断：①宫内孕11^{+6}周，G_1P_0；②腹痛待查，急性阑尾炎可能；③肥胖。

拟行手术：腹腔镜下阑尾切除术

术前经过：入院后进行产科评估并确定胎儿健康状况良好。入院当日出现体温升高，最高38℃，伴右下腹压痛、反跳痛。予头孢哌酮钠舒巴坦钠进行抗感染治疗。复查腹部超声示右下腹可见一盲管样结构，宽约1.7cm，压痛明显，周围网膜回声增强，周围肠间可见积液，最大液深1.2cm。经外科、麻醉科、产科的多学科团队会诊后制定手术及麻醉方案，术前与患者及其丈夫签署麻醉知情同意书。

麻醉管理：患者入手术室后进行无创血压、心电图、脉搏血氧饱和度监测。患者保持仰卧位，着弹力袜预防血栓形成。术前使用多普勒探头监测胎儿心率为160次/min。术前监测患者动脉血气示pH 7.44，PaO_2 88mmHg，$PaCO_2$ 40mmHg。采取全身麻醉，先吸入纯氧6L/min进行预充氧10分钟，之后采用Sellick手法进行快速序贯诱导，诱导用药包括舒芬太尼20μg、丙泊酚150mg（分次）和罗库溴铵50mg，采用7.0号气管导管，可视喉镜下经口气管插管，插管过程顺利，妥善固定。麻醉维持采用全凭静脉麻醉，持续泵入丙泊酚400~500mg/h和瑞芬太尼300~600μg/h，间断给予罗库溴铵10mg。术中监测还包括腹内压和呼吸动力学曲线。外科采取开放方式置入Trocar，成功建立气腹，气腹压

12mmHg,调整体位头低 30°。此时,呼气末二氧化碳显示为 44mmHg,气道压为 24cmH$_2$O,调整呼吸参数,增加潮气量和呼吸频率,将呼气末二氧化碳降至 32mmHg。术毕清点纱布器械无误,排气拔除 Trocar,可吸收缝线缝合伤口。伤口局部注射 0.25% 罗哌卡因 5ml 浸润麻醉。停用丙泊酚和瑞芬太尼,给予舒芬太尼 5μg 镇痛,注射新斯的明和阿托品逆转残余肌松作用。待孕妇完全清醒后拔除气管导管,送入术后麻醉恢复室。30 分钟后,患者神志清楚、循环稳定、肌力 5 级、呼吸道通畅且吞咽、咳嗽反射恢复。血气分析示 pH 7.40,PaO$_2$ 96mmHg,PaCO$_2$ 39mmHg,送返病房。

相关要点与解析

1. 手术时机 孕期手术的手术时机应该尽量避免在孕早期进行麻醉和手术,虽然麻醉药物的致畸作用尚无定论,但应该尽可能减少或消除在胎儿器官形成期暴露于手术和麻醉中。对于必须进行外科手术的患者,应区分择期手术、限期手术和急诊手术。本病例经保守治疗无效,若不及时进行手术干预,可能造成弥漫性腹膜炎、流产等严重并发症,属于不能推迟的急诊手术,因此应按照孕期手术积极准备。

2. 孕期腹腔镜阑尾切除术围手术期关注要点(结合该患者具体情况)

(1)在产科患者入院后,应迅速组建多学科团队,尽可能明确诊断,并制定个体化治疗方案;同时,与患者及家属充分沟通,签署知情同意书。

(2)准备手术阶段,除了详细采集病史,进行体格检查,并重点对气道进行评估,结合患者病情,置入胃管,记录胎心率情况。

(3)麻醉诱导期间,采取快速序贯诱导,预防误吸,避免低氧;尽可能选择细管径气管导管,同时准备困难气道处理工具;诱导药物选择致畸可能低的麻醉用药。

(4)在手术过程中,采取可视化方式放置气腹针或 Trocar,注意气腹压力不超过 15mmHg,采用尽量小的 Trendelenburg 体位角度,调整呼吸参数,避免低氧,维持 PaCO$_2$ 在 32~35mmHg。

(5)术后阶段,注意预防血栓,监测宫缩情况和胎心率变化,防止流产、早产。

思考题

1. 妊娠期常见的腹腔镜手术类型有哪些?
2. 孕期腹腔镜手术与常规腹腔镜手术有何不同?
3. 如何对孕妇进行术前评估?
4. 在孕妇行腹腔镜过程中可能出现什么问题,如何防治?

（韩 彬 李正迁 郭向阳）

推荐阅读

[1] CHESTNUT DH,POLLEY LS,TSEN LC,et al. Chestnut 产科麻醉学理论与实践. 5 版. 连庆泉,姚尚龙,译. 北京:人民卫生出版社,2017:297-316.

[2] SURESH MS,SEGAL BS,PRESTON RL,et al. 施耐德产科麻醉学. 5 版. 熊利泽,董海龙,路志红,译. 北京:科学出版社,2018:741-752.

[3] BAYSINGER CL,BUCKLIN BA,GAMBLIN DR. 产科麻醉学. 2 版. 陈新忠,黄绍强,译. 北京:中国科学技术出版社. 2019:80-88.

[4] BALL E,WATERS N,COOPER N,et al. Evidence-based guideline on laparoscopy in pregnancy:commissioned by the British society for gynaecological endoscopy（BSGE）endorsed by the Royal College of Obstetricians & Gynaecologists（RCOG）.

Facts Views Vis Obgyn,2019,11（1）:5-25.

［5］ GROPPER MA. Miller's Anesthesia. 9th ed.Holland:ELSEVIER,2019:2006-2041.

［6］ KUCZKOWSKI KM. Laparoscopic procedures during pregnancy and the risks of anesthesia:what does an obstetrician need to know?. Arch Gynecol Obstet,2007,276（3）:201-209.

［7］ PEARL JP,PRICE RR,TONKIN AE,et al. SAGES guidelines for the use of laparoscopy during pregnancy. Surg Endosc, 2017,31（10）:3767-3782.

［8］ REITMAN E,FLOOD P. Anaesthetic considerations for non-obstetric surgery during pregnancy,BJA,2011,107（Suppl 1）: i72-i78.

第四十章

孕期神经外科手术麻醉

本章要求

1. 掌握孕期神经外科手术麻醉管理的主要原则。
2. 熟悉孕期神经外科手术主要的风险及预案。
3. 了解孕期主要的神经外科手术类型及病理生理特点。

孕期行神经外科手术麻醉应充分考虑神经外科手术的需求、孕妇的生理病理状态及胎儿的安全。有时这几者之间存在一定的冲突,则需要根据患者的情况来权衡所行措施的风险与获益。对于孕期神经外科手术麻醉的文献证据较少,详细的术前评估、个体化的麻醉方案、多学科的讨论与合作是达成前述三个目标的关键。在实施孕期神经外科手术病例的麻醉时,应关注以下几个问题:神经外科病症的基本病理生理是什么?这一病症对全身其他器官功能的影响是什么?目前所行的治疗措施对麻醉有无影响?分娩的方案是什么?

第一节　基本原则

一、手术与分娩时机

良性肿瘤者若无严重症状通常应推后至分娩后再行手术。如为恶性肿瘤或患者合并癫痫、视觉损害等症状,则应考虑尽快手术。如胎儿成熟度允许,可在神经外科手术前即刻先行剖宫产术。若胎儿成熟度不足以分娩,在神经外科术中应注意监测胎心率。

二、神经外科麻醉角度的考量

神经外科手术麻醉常用的管理技术包括控制性低血压、低体温、过度通气和利尿,但对于孕期患者这些措施必须谨慎使用。控制性低血压常用的方法有增加挥发性吸入麻醉药浓度、泵注硝普钠或硝酸甘油等药物,能够减少子宫胎盘血流量增加胎儿风险,而且这些药物都能穿过胎盘并可能对胎儿产生不良影响。一般来说,收缩压降低 25%~30% 或者平均动脉压<70mmHg 即可导致子宫胎盘的血流量降低。此外,硝普钠经过肝药酶作用会转化成氰化物,孕期患者若长时间应用硝普钠,氰化物在胎儿体内堆积具有毒性,甚至造成死胎。因此对于产妇应尽量避免使用硝普钠,如使用避免长时间或大量输注。硝酸甘油代谢产物是亚硝酸盐,可导致高铁血红蛋白血症,与胎儿不良预后也可能有关。临床浓度的吸入麻醉药可以提供良好的麻醉和控制性低血压,降低代谢率,可以单独或联合用于控制血压。如果必须进行控制性降压,应注意在低血压期间严密监测胎心率。

在权衡控制性降压利弊的同时,神经外科手术中还应时刻关注仰卧位下增大的子宫对下腔静脉和腹主动脉的压迫,应避免仰卧位血压下降影响子宫和胎盘的血流。将患者置于轻度的头高位也能够有效地降低颅内压,在正压通气时采用小潮气量也有益于降低颅内压。

有的神经外科手术中需要低体温以降低脑和其他器官的代谢需求,减少脑血流量。通常的低温目标是30℃,这一温度会导致胎儿温度降低和胎儿心动过缓。随着复温胎儿心率会慢慢增快。

过度通气是神经外科手术麻醉中常用的减少脑血流量、降低颅内压的方法。孕期患者的通气往往是增加的,一般 $PaCO_2$ 维持在 27~31.5mmHg。过度的过度通气($PaCO_2$ <25mmHg)可能导致子宫动脉血管收缩和孕妇血红蛋白氧离曲线左移。有研究表明脑外伤患者预防性过度通气($PaCO_2$ <25mmHg)对患者预后不利。对健康胎儿来说,母亲接受适中的过度通气($PaCO_2$ 25<30mmHg)一般不会影响脐血管收缩,给予孕妇过度通气时同样应行胎儿心率监测。

神经外科手术中为降低脑组织张力需使用渗透性利尿剂或髓袢利尿剂。给予孕妇的甘露醇会慢慢地堆积在胎儿体内,造成胎儿肺内液体生成减少,肾血流量降低,血浆 Na^+ 浓度增高。在个案报告中,小剂量(0.25~0.5mg/kg)甘露醇的使用对胎儿没有不利影响,是相对安全的剂量。髓袢利尿剂可能较渗透性利尿剂影响小,但也要谨慎使用并对胎儿进行监测。

孕期神经外科手术推荐行动脉内连续测压。高血压能导致颅内压升高,而低血压会降低脑和子宫的灌注压,应严密监测母体和胎儿状态,谨慎确定适宜的血压水平。快速顺序诱导时应特别注意气管插管反应对颅压的不良影响。丙泊酚能减轻插管相关高血压反应,同时减轻颅内压的升高和脑代谢率。有报道琥珀酰胆碱可能升高颅内压,但其临床意义尚不明确。其他降低气管插管所致高血压反应的措施包括持续输注硝普钠,静脉注射小剂量硝酸甘油,和静脉注射阿片类药物。术中输液应选择等钠、等渗、不含糖的液体,以降低低渗、低钠液体所致脑水肿的风险,减少高血糖相关的不良神经系统预后。

三、产科麻醉角度的考量

孕妇全身麻醉时困难气道和反流误吸的风险增加,无论是否同时行剖宫产术,孕期神经外科手术者均应同时遵循产科麻醉的基本原则。全身麻醉之前应仔细评估气道,给氧去氮,并快速顺序诱导同时按压环状软骨。水肿、体重增加、以及乳房的增大都会使气管插管更为困难。应准备数种喉镜手柄和镜片、以及其他紧急气道管理设备。孕期伴发上呼吸道黏膜毛细血管充血。在气道操作时必须特别小心,而且应选用小于正常口径的气管导管。应避免使用鼻咽气道和经鼻插管。应使用较高吸入氧浓度(至少 50%)。

应关注胎儿的状态,术前和术中应有专人行胎心监测。若神经外科术后仍需保胎者,对胎心率和子宫活动的监测应持续到术后。吸入麻醉药物有利于松弛子宫,理论上来讲有利于围手术期胎儿状态,但尚缺乏足够证据支持在需保胎的孕期神经外科手术中吸入麻醉优于静脉麻醉。

剖宫产者常需给予促子宫收缩药物,这类药物在神经外科手术中的应用证据比较少。从个案报道来看,适当剂量的催产素如 5μg 是安全的,但仍应密切关注和处理给予催产素后可能的低血压。前列腺素 $F_{2\alpha}$ 可能导致体循环和肺循环高压,麦角新碱可缩血管而导致高血压,从而增加颅内压升高的风险。不管使用哪种技术,都应注重细节,注意在围手术期维持正常宫内生理环境,包括避免低血压、低氧血症、高碳酸血症、低碳酸血症、低体温和酸中毒,这些是获得良好预后的关键。

第二节 术前准备

一、术前评估

孕产妇中的一些中枢神经系统和脊髓疾病通常在妊娠前已经存在,例如肿瘤、特发性颅内高压、脑积水和 Arnold-Chiari 畸形；而另一些疾病在妊娠期发生率增加，例如由于颅内出血和动静脉闭塞性疾病导致的脑梗。孕期的生理改变，如血容量、心排血量增加，激素变化导致血管结缔组织的软化等，对神经外科手术麻醉会产生一系列影响。例如，对于颅内血管疾病的患者，妊高征血管负荷增加和结缔组织软化可能会增加血管破裂、颅内出血的风险。因此，对于孕期行神经外科手术的患者，术前应认真了解患者的病史和孕期状况，严密监测神经系统相关症状体征。

宫缩痛时脑脊液压力可能增加，若孕妇合并颅内较大病灶，这种情况会增加脑疝的风险。分娩时深吸气屏气用力的动作会进一步增加脑疝的风险。对这类患者若在颅脑手术前终止妊娠，剖宫产或器械助产比较合适。通常选择剖宫产后即刻进行神经外科手术。因此，应对病灶的大小和位置进行细致评估，以确定个体化的分娩方式。

二、术前用药

术前避免使用镇静镇痛药物。考虑到产妇全身麻醉反流误吸的风险，可在诱导前 1 小时左右给予药物来降低误吸的风险，如口服或静脉注射 H_2 受体拮抗剂以减少胃酸分泌，或口服柠檬酸钠来中和胃酸。2015年英国产科麻醉医师协会和困难气道学会发布的产科困难气管插管和气管插管失败管理指南对术前预防反流误吸伤害的措施进行了推荐，建议在手术前夜及麻醉前 2 小时预防性使用 H_2 受体拮抗剂。包括全麻诱导前 15~20 分钟口服柠檬酸钠 30ml 中和胃酸；全麻诱导前 45~60 分钟静注法莫替丁 20mg 减少胃酸分泌；全麻诱导前 60~90 分钟静脉注射甲氧氯普胺 10mg，增加食管下段括约肌张力并加速胃排空。

三、监测的准备

无论是自然分娩后行肿瘤切除，还是剖宫产后进行神经外科手术，所涉及的全身麻醉管理都需要了解妊娠相关的生理改变，并做好调控产妇颅内压和血流动力学的准备。应常规准备有创动脉测压和呼气末 CO_2 监测。

如前文所述，孕产妇发生困难气道的风险较高。除谨慎评估外，应积极准备气道管理设备和较小型号的气管导管，包括但不限于可视喉镜、喉罩、纤维支气管镜或气管软镜，必要时应准备紧急气道设备，如环甲膜穿刺或环甲膜切开包，或者有外科医生在场备气管切开。

除孕妇的监测外，应密切关注胎儿状态。如前所述，术前和术中应有专人行胎心监测。

第三节　麻醉管理

无论是分娩后行肿瘤切除，还是剖宫产之后进行神经外科手术，麻醉管理都应关注孕期的生理改变对神经系统疾病的影响、神经外科手术管理对母儿的影响、以及术中变化对神经系统疾病的影响，针对这些问题制定麻醉管理目标。

一、颅内肿瘤

孕妇颅内肿瘤的患病率和非孕妇相似，但孕期的生理变化对其症状和管理有显著影响，在孕期至孕后8 周相当一部分颅内肿瘤患者会出现病情的进展。脑膜瘤和部分胶质瘤中有雌激素和孕激素受体表达，因此孕期的激素变化对其发展有影响。表 40-3-1 显示了女性患者颅内肿瘤的组织学分类，可见胶质瘤是最常见的颅内肿瘤。脑膜瘤也较多，但其一般为良性，多可择期手术。垂体瘤占大约 7%，孕期垂体瘤通常会增大，并可能引发症状。有的孕妇在孕前已确诊有微腺瘤，对这类孕妇在孕期要密切观察是否出现垂体压迫症状。除此之外，哺乳也可能引起垂体肿瘤增长。因此哺乳期也应注意观察。孕期还有一类颅内肿瘤为转移瘤,主要来源于结肠、肺和乳腺,整体发生率较低,但绒毛膜癌的脑转移率高,是孕期特异性的肿瘤。对于孕期颅内肿瘤应结合症状与原发病进行诊治。若患者病灶较大,应密切关注发生脑疝的风险。

表 40-3-1　女性颅内肿瘤的分类(引自)

组织学分类	比例 /%	组织学分类	比例 /%
良性		多形性胶质母细胞瘤	23
脑膜瘤	35	其他星形细胞瘤	8
施旺细胞瘤	7	其他胶质瘤	5
垂体瘤	7		
恶性		淋巴瘤	2
胶质瘤		髓母细胞瘤	2
低级别星形细胞瘤	3	其他脑肿瘤	8

　　流行病学调查表明颅内原发肿瘤的孕妇自发流产的发生率更高,剖宫产率和先兆早产率也更高。而恶性肿瘤者母体死亡率也更高。一旦接受神经外科手术,孕妇也更容易发生妊娠并发症。

　　对于颅内肿瘤孕妇,颅内压的控制是比较重要的麻醉管理议题。应遵循第一节基本原则中描述的内容,适度地过度通气和控制性降压,谨慎地使用利尿剂。若颅内压急剧升高,可将 $PaCO_2$ 维持于 25~30mmHg。同时进行剖宫产和颅内肿瘤切除术的患者,应避免在诱导和插管时出现大的血流动力学波动。肿瘤切除术后孕期应加强颅内压监测,颅内压正常孕妇行剖宫产术可选择椎管内麻醉。

二、脑积水

　　孕产妇脑积水大多数是在产前就存在的疾病,而且很多都已放置了脑室腹腔分流或脑室心房分流。既往导致脑积水的疾病包括有颅内感染或颅内出血,先天性中脑导水管狭窄,神经管缺陷、Arnold-Chiari 畸形等。若分流管功能良好,则大部分产妇都能正常分娩。但也有证据提示孕期分流装置发生功能障碍的风险增加,这可能与解剖结构的变化导致机械故障以及腹内压增加带来的功能性梗阻有关。分流装置功能障碍会导致颅内压升高,但有时颅压升高的症状会与产科因素所致的头痛和视觉改变相混淆。对此类产妇行分流器调整手术时,麻醉应遵循前文基本原则中所述的针对颅压升高的注意事项。分娩方式和时机往往不受影响,但若孕产妇出现神经系统症状迅速恶化、颅压升高,则在分流器调整时有可能需要进行急诊剖宫产术。腰麻可能引起分流装置感染风险增加,对此类患者应谨慎使用。

三、颅内出血

　　孕期颅内出血包括蛛网膜下隙出血和脑出血,发生率为 5~31/100 000 例妊娠。孕期脑出血的发生率在高风险患者高于非妊娠女性高风险患者。蛛网膜下隙出血和脑出血都可能增加产妇和胎儿的死亡率。蛛网膜下隙出血所致的死亡占所有死亡孕妇的 5%,在非产科性孕妇死亡原因中位列第三。据报道,孕妇一旦发生脑出血,院内孕妇死亡率可高达 20%,而蛛网膜下隙出血导致的胎儿死亡率可高达 25%。

　　(一)蛛网膜下隙出血

　　大多数妊娠期蛛网膜下隙出血是颅内动脉瘤出血所致,而较少见于动静脉畸形。随着孕周增加,母体血容量不断增加,动脉壁强度逐渐发生改变,动脉瘤出血的风险也随之增加,这一风险会一直持续到产后 6 周。若孕期合并凝血障碍和高血压控制不良,则动脉瘤和动静脉畸形出血的风险将进一步增加。

　　孕期蛛网膜下隙出血的临床表现与非妊娠女性一致,可表现为突发剧烈头痛,通常伴有呕吐和畏光,很多病例会出现眶周疼痛,颈部疼痛,颈项强直。若颅内压急剧升高、脑灌注下降,患者可出现意识丧失。急性血管痉挛可导致局灶性神经功能障碍,同时心电图可表现出与心肌缺血类似的变化,以及宽大的 QRS 波,T 波倒置或增高。所有怀疑因动脉瘤或动静脉畸形出血所致的蛛网膜下隙出血患者都应立即行放射影像学检查,密切监测再出血和处理血管痉挛。孕期动静脉畸形第一次出血后发生再出血的可能性是 25%。动脉瘤破裂后 4~11 天内有 35% 的患者可能发生血管痉挛。

合并蛛网膜下隙出血孕妇的神经外科处理与未孕患者相同,需要多学科协作,包括产科、神经外科、神经放射科、新生儿科和麻醉科。动脉瘤破裂的患者往往需要早期手术干预。血管内栓塞术已经成为非妊娠患者动脉瘤出血所致蛛网膜下隙出血的首选治疗方法,但对于孕妇是开颅夹闭好还是血管内栓塞好暂无研究证据。血管痉挛是此类患者围手术期管理的焦点,常用的防治脑血管痉挛的方法包括维持较高的血容量、血液稀释和维持一定的血压(3H 疗法),以及持续泵注尼莫地平。孕期的生理改变包括了高血容量状态和血液相对稀释,因此理论上来讲对于孕妇不宜再进一步使用 3H 疗法。尼莫地平被用于治疗子痫前期患者,对母婴没有显著影响,是此类患者相对安全的治疗措施。对于孕 26~34 周母体状态不稳定的和孕周满34 周的蛛网膜下隙出血者应做好同时行紧急剖宫产的准备。麻醉管理应遵循基本原则部分的注意事项。特别要注意尽量降低动脉瘤壁的跨壁压,重点减轻在麻醉诱导和气管插管时平均动脉压的剧烈波动,保障硬膜打开前颅内压变化幅度最小。此类患者可以一定范围内控制性低血压,选择短时使用硝普钠。孕周满20 周者建议监测胎儿心率变化,以保障控制性降压过程中胎儿安全。

(二) 脑出血

孕期高血压是脑出血的重要风险因素,据报道 14%~50% 的脑出血患者合并有子痫或子痫前期,而子痫患者最常见的死亡原因也是脑出血。高龄、饮酒和吸烟、慢性高血压和凝血障碍也是孕期脑出血的风险因素。此外,大多数研究发现产后脑出血的发病率更高,约 60% 的脑出血发生在分娩后。

脑出血患者主要表现为局灶性神经功能障碍和头痛、恶心呕吐及其他颅内压升高的症状。脑出血手术治疗的指征是进行性增大的血肿或有脑疝风险。麻醉管理的主要考量是控制颅内压和维持脑灌注,应遵循基本原则部分的注意事项。若脑出血患者行剖宫产手术,如果颅内压已经得到控制,且没有凝血障碍,则可首选区域麻醉,避免全身麻醉时气管插管反应。如需全身麻醉,则应遵循前文所述的监测方法、以及产妇血流动力学和颅内压的控制原则。

(三) 硬膜下血肿

存在凝血障碍的孕产妇一旦出现神经系统症状,应当将硬膜下血肿作为鉴别诊断之一。产程中进行用力屏气(Valsalva 动作)、椎管内麻醉时穿破硬脊膜、或既往低颅压会增加硬膜下血肿的风险。产妇一旦发生意外穿破硬脊膜,与非妊娠患者相比其脑脊液漏出更多,因此发生硬膜下血肿的风险更高。

脑组织移位对桥静脉的牵拉可能导致出血,因为这些静脉从静脉窦发出后通过硬膜外和蛛网膜下隙时是直行的,且在通过硬膜外的部分最薄,因此在这些最薄弱的部分更可能发生撕裂。硬膜下血肿可以采用药物或外科治疗的方法,这取决于症状的严重程度、血肿的大小、CT 扫描提示中线是否偏移及对药物治疗的反应。通常,<10mm 的血肿可以采用降低颅内压的治疗,而血肿大小>5mm 且有中线移位的,或血肿>10mm 的需要外科治疗。麻醉管理需关注颅内压变化,遵循相关基本原则。

四、颅脑外伤

外伤是妊娠期孕妇死亡的首要非产科原因,同时胎儿死亡数超过孕妇死亡的 3 倍,其中胎盘早剥是胎儿死亡的最常见原因。有的创伤程度较轻的患者也会出现胎盘早剥。格拉斯哥昏迷评分<8 分是胎儿死亡的重要风险因素之一。而且与其他足月新生儿相比,分娩期创伤后延迟娩出的新生儿,其预后明显更差。颅脑创伤包括开放性、穿透性、闭合性创伤,闭合性创伤包括扩散性和局限性,这些都决定着脑组织受损的程度。严重的孕妇颅脑外伤发生时常伴随其他重要器官损伤。对于严重颅脑外伤的孕妇,抢救原则优先顺

序是挽救母体生命、防治母体功能障碍和保障胎儿安全。

妊娠患者颅脑外伤的管理取决于脑损伤的严重性和类型。因为低氧和低血压会增加颅脑损伤患者的并发症发病率和死亡率,所以要考虑维持孕妇的血压、氧合、通气、脑灌注和胎盘灌注。格拉斯哥昏迷评分<9 分、不能维持气道通畅、在吸氧的情况下仍然低氧的,应行气管插管并控制通气。复苏时应当使用晶体液而不是胶体液,应将患者置于头高 30°、头部居于正中的体位,以增加静脉回流降低颅内压,同时子宫左倾。对已知的严重头部损伤孕妇在采集病史后应尽早行 CT 扫描。颅内压超过 20~25mmHg 者,应对升高的颅内压进行处理,包括采用过度通气,药物干预(甘露醇、呋塞米、高渗盐和激素类),低温和手术治疗。过度通气和利尿剂可能不利于子宫血流和胎儿,通常可以短时间采用过度通气和利尿剂来紧急降低颅内压直到开始后续治疗。激素可以加速胎肺成熟,但是在颅脑外伤患者中不推荐使用。高渗盐和低温对胎儿的影响仍未可知,应谨慎使用。

临床病例 1

患者:女,28 岁,身高 162cm,体重 72kg。

主诉:因"孕 36 周,头痛 2 个月,加重 1 周,视物不清 1 周"入院。

既往史:既往体健,无传染病史、手术史、过敏史、家族遗传史。

既往孕产史:孕 1 产 0。

查体:T 36.2℃,P 68 次/min,R 16 次/min,BP 130/84mmHg。心肺未见明显阳性体征。

辅助检查:血常规、凝血功能正常。宫内超声示:单活胎,头位,胎盘成熟度Ⅱ⁺。胎心监测未见异常。头部磁共振示右侧桥小脑区及右侧侧脑室颞角旁巨大占位,轻度脑积水。

诊断:颅内肿瘤,考虑胶质瘤。

术前经过:本例患者为妊娠中晚期合并脑部肿瘤,目前出现了加重的头痛和视物不清,提示孕期肿瘤发展加快,出现了颅内压增高和视神经压迫。因此,应及时终止妊娠,同时进行剖宫产及开颅脑肿瘤切除。该患者气道评估无异常,麻醉方式选择气管插管全身麻醉,诱导方式选择快速顺序诱导。

麻醉管理

1. 开放静脉及生命体征监测　连续监测心电图(ECG)、HR、BP、脉搏血氧饱和度(SpO_2)、脑电双频谱指数(BIS)、体温。局麻下行左桡动脉穿刺置管,监测有创动脉压(ABP)。

2. 快速顺序诱导　充分给氧去氮,静脉注射丙泊酚 150mg、罗库溴铵 50mg、瑞芬太尼 0.2mg,1 分钟后经口插入 7.0 号气管导管,连接麻醉呼吸机行机械通气,吸入 1% 七氟烷。

3. 手术开始 3 分钟后成功娩出一活男婴　夹闭脐带后关闭七氟烷,给予咪达唑仑 2mg 和舒芬太尼 20μg,给予丙泊酚和瑞芬太尼持续泵注维持麻醉。剖宫产手术历时 45 分钟。随后神经外科医师将患者转为左侧卧位行开颅颅内肿瘤切除术。手术历时 2 小时 50 分钟。手术结束后 12 分钟患者苏醒,拔管顺利。送返神经外科监护室。次日患者转回普通病房。

相关要点及解析

1. 麻醉技术的选择　椎管内麻醉是剖宫产手术的首选麻醉技术。但本例患者更宜于直接全身麻醉下行剖宫产手术。一方面本例患者同时伴有颅内肿瘤,有颅内高压的临床表现,颅内高压是椎管内麻醉的禁忌证之一。另一方面母体和胎儿的状态都满足接受全麻的条件,该孕妇 BMI 为 27.4kg/m²,经评估困难气道的风险较低。在全麻诱导的过程中,充分考虑了孕妇误吸的风险。根据产科麻醉专家共识,全麻诱导采用快速顺序诱导,诱导前给予充分的预充氧,诱导用药选择丙泊酚和罗库溴铵。在夹闭脐带前采用吸入麻醉可能降低新生儿抑制的风险、在夹闭脐带后转为全凭静脉麻醉可能降低抑制子宫收缩的风险。

2. 缩宫药物对颅压的影响　该患者有明显的颅压升高症状。剖出胎儿后常需使用子宫收缩药物。催产素在行神经外科手术患者中的应用尚未有充足和明确的证据，仅有病例报道在分娩后使用 5u 的催产素是安全的。使用催产素后有发生低血压的风险，应及时发现和处理。其他促宫缩药物在神经外科手术产妇的应用少见报道，仅有少量证据表明前列腺素 $F_{2\alpha}$ 可能导致体循环和肺循环高压。麦角新碱具有缩血管效应，能引起高血压，从而导致颅内压升高。

临床病例 2

患者，女，42 岁，身高 160cm，体重 85kg，BMI 33.2kg/m²。

主诉：因"剧烈头痛 1 小时"入院。

现病史：1 小时前情绪激动时出现剧烈头痛，合并头晕和恶心。孕 26^(+3) 周。

既往史：平素体健，无传染病史、手术史、过敏史、家族遗传史。

既往孕产史：孕 2 产 1。首胎自然分娩，经过顺利。

查体：T 36.8℃，P 120 次/min，R 22 次/min，BP 185/110mmHg。辅助检查：血常规、凝血功能、心脏彩超，宫内超声及胎心监测等均无异常。头颅 CT 示蛛网膜下隙出血。CTA 示前交通动脉瘤。

术前经过：患者突发剧烈头痛，合并头晕和恶心，有一定的颅压升高。手术方式为介入动脉瘤栓塞术。给予持续泵注硝普钠和尼莫地平，输注甘露醇降颅压。

麻醉管理

1. 开放静脉及生命体征监测　连续监测心电图（ECG）、HR、BP、脉搏血氧饱和度（SpO_2）、脑电双频谱指数（BIS），体温，呼气末二氧化碳分压（$PetCO_2$）。局麻下行左桡动脉穿刺置管，监测有创动脉压（ABP）。

2. 快速顺序诱导　充分给氧去氮，静脉注射丙泊酚 150mg、罗库溴铵 50mg，1 分钟后经口插入 7.0 号气管导管，连接麻醉呼吸机行机械通气。丙泊酚和瑞芬太尼持续泵注维持麻醉，间断给予罗库溴铵。

3. 手术结束停止泵注丙泊酚和瑞芬太尼，患者苏醒良好，拔管顺利。术后送至神经外科监护室，监测生命体征，间断行胎心监护。次日患者转回普通病房。

相关要点及解析

1. 影像学检查对胎儿的影响　神经外科手术的诊断和治疗中往往都需要将孕妇暴露于放射线中。在肿瘤诊断中 MRI 优于 CT，而对脑出血的诊断 CT 优于 MRI。头部 CT 扫描对于胎儿是非常安全的，通过严密贴合和给腹部加盖屏蔽垫，可使胎儿射线暴露降低至约 1mrem，相当于 2 周的宇宙背景照射量，没有研究表明其对胎儿有害。MRI 和 CT 检查中会使用静脉造影剂，因为其获得的诊断信息价值远超过使用造影剂的风险。CT 使用的造影剂由碘复合物组成，经肾脏排泄，文献报道发生孕妇过敏反应、肾毒性、以及胎儿甲状腺功能减退的风险极低。钆发生过敏反应的风险更低（1∶350 000），尽管它易于通过胎盘，但在孕期使用并不会带来胎儿相关不良结果。

2. 神经外科手术后的保胎　孕早期行神经外科手术后一方面流产的风险较高，且流产时应及时行清宫术，以免加重母体负担及诱发 DIC；另一方面胎儿因诊治中的药物和射线等因素而致畸风险较高，因此一般保胎的弊大于利。孕中期胎儿发育已达到一定程度，能一定程度上耐受围手术期的损伤因素，最为安全。孕晚期手术的主要风险为早产，对于孕满 36 周的可同时行剖宫产术，否则应在围手术期尽量维持胎盘血供，保全胎儿。很多医疗机构都推荐对孕 24 周后的胎儿进行非产科手术中的持续胎儿监测。术中使用吸入麻醉剂可能有利于子宫松弛，但对于保胎是否吸入麻醉维持优于静脉麻醉尚无直接证据。

1. 孕期神经外科手术如何权衡分娩的时机？如何提高胎儿的安全性？
2. 孕期病理生理特点对神经外科手术麻醉中常规技术的影响？

（路志红）

推荐阅读

[1] SURESH MS.，SEGAL B.S，PRESTON RL.，et al. 施耐德产科麻醉学. 5 版. 熊利泽,董海龙,路志红,译. 北京:科学出版社,
2018:109-126

[2] CHESTNUT DH,WONG CA,TSEN LC,et al. Chestnut's Obstetric Anesthesia:principles and practice. 5th ed. Amsterdam:
Elsevier. 2014:1160-1183.

[3] Practice Guidelines for Obstetric Anesthesia:An Updated Report by the American Society of Anesthesiologists Task Force on
Obstetric Anesthesia and the Society for Obstetric Anesthesia and Perinatology. Anesthesiology,2016,124:270-300.

[4] SWENSEN R,KIRSCH W. Brain neoplasms in women:a review. Clin Obstet Gynecol,2002,45:904-927.

第四十一章

孕期其他外科手术的麻醉

■ **本章要求**

1. 掌握非产科常见外科手术的麻醉管理的基本原则。
2. 熟悉妊娠期非产科手术的麻醉方式选择、围手术期管理、术中监测方法。
3. 了解妊娠期非产科手术的术后管理(抗凝治疗、预防血栓、术后镇痛)。

大约有 1%~2% 的孕妇需要实施非产科手术,常见孕期非产科手术包括孕期急腹症、胆囊炎、创伤、恶性肿瘤、宫颈功能不全等。原发疾病和妊娠期的病理生理变化给麻醉科医师和手术医师提出了挑战。

妊娠期手术的麻醉处理比非妊娠状态手术的麻醉处理复杂得多,妊娠期的麻醉要同时考虑孕产妇与胎儿的安全。与围产期产科麻醉不同的是,妊娠期非产科手术麻醉期间要防止流产,同时防止因麻醉药物通过胎盘抑制胎儿发育,还必须考虑早期妊娠期间疾病、手术、药物等胎儿致畸的可能性。孕期心脏手术麻醉、腹腔镜手术麻醉、神经外科手术麻醉在前面的章节已经详细叙述,本章将围绕孕期其他外科手术的麻醉管理进行阐述。

第一节　妊娠期非产科手术的类型和麻醉管理基本原则

阑尾切除术和胆囊切除术是妊娠期非产科手术最常见的两种外科手术,根据文献回顾性调查,孕期接受非产科手术者,最多的是腹部手术(26.2%),其次是乳腺手术(10.4%)、口腔(牙齿)手术(11.3%)、指甲和皮肤手术(10%)、肛周手术(6.2%)、肌肉与骨科手术(9.6)、其他手术(包括创伤)26.3%。

一、麻醉管理目标

①维持母体正常的生理功能;②维持正常子宫—胎盘血流和氧供;③避免对腹主动脉—腔静脉的压迫;④避免循环剧烈波动;⑤避免药物对胎儿的副作用;⑥避免刺激子宫(催产作用);⑦避免全麻术中知晓;⑧尽可能选择区域阻滞麻醉;⑨应监测胎心率、子宫活动情况;⑩完善的术后镇痛。

二、妊娠早期实施麻醉要点

妊娠 6~8 周后,孕妇心血管系统、呼吸系统和代谢指标都相应地改变,每分通气量增加,耗氧量也增加,功能残气量降低,氧储备减少,因而孕妇在妊娠早期 6~8 周后已经容易缺氧,所以麻醉时应当注意维持孕妇呼吸稳定,充分供氧,孕妇会有轻度过度通气,全身麻醉过程中 $EtCO_2$ 应该维持在 30~35mmHg。由于妊娠期呼吸道黏膜毛细血管扩张、黏膜充血,尽量避免气管导管经鼻置入通气道;孕妇对麻醉药敏感,吸入麻醉药 MAC 降低约 30%,静脉麻醉药的用量也要相应减少,麻醉深度监测有助于减少术中知晓和麻醉过深的发生率。在孕 15~56 天时胚胎对药物的致畸作用是最敏感的,虽然既往的研究没有确定目前临床上所用的静脉镇静催眠药、阿片类药物等对胚胎有致畸作用，但在这一时期最好避免使用苯二氮䓬类药物，也要避免使用氧化亚氮（笑气）。因为氧化亚氮是蛋氨酸合成酶抑制剂，可能影响叶酸代谢，干扰DNA合成，从而影响胚胎发育。麻醉维持过程中应当避免出现低血压，以维持子宫、胚胎血供。

三、妊娠中、晚期实施麻醉要点

麻醉实施除了要注意妊娠早期麻醉原则以外，还建议预防性使用制酸剂以防误吸。孕妇妊娠中晚期胸壁前后径增加，乳房增大，体重增加，组织水肿，困难气道的可能性增加，麻醉前要充分评估和准备。处于妊娠中、晚期的孕妇，随着胎儿、子宫的增大，子宫压迫腹腔内血管引起母胎相应的改变是麻醉中要警惕的问题，一旦出现腹腔血管受压，不仅会影响母体循环稳定，而且也会进一步导致子宫、胎盘供血不足，使胎儿处于缺氧的威胁之下。孕妇侧卧位、令手术台左偏15°~30°或者在孕妇右臀下垫枕等都可以使子宫向左移位，有效缓解腹腔血管受压。妊娠期孕妇处于高凝状态，并发症血栓栓塞的发病率至少增加5倍，应当采取预防措施。

麻醉过程中最重要的是避免胎儿宫内缺氧，要求维持母体正常的氧合与正常的血流动力学状态。麻醉过程中避免母体低氧血症、高碳酸血症、低碳酸血症、低血压和子宫张力增高，这比考虑避免不同麻醉剂的致畸作用还重要。母体高碳酸血症直接导致胎儿呼吸性酸中毒，严重呼吸性酸中毒可以引起胎儿心肌抑制，高碳酸血症还引起子宫动脉收缩从而减少子宫、胎儿血供，低碳酸血症也会引起子宫动脉收缩从而减少子宫、胎儿血供，最终导致胎儿酸中毒。

四、胎心率监测和宫缩描记图监测

妊娠18~22周以后就可以监测胎心率，25周后可以监测胎心变异性，如果有条件，手术过程中应该监测胎心率。虽然没有证据表明胎心监测可以改善胎儿结果，但是胎心率监测确实是提示子宫—胎盘灌注不足的很好指标，因而很多产科教科书建议进行监测。

第二节　麻醉前评估和准备

麻醉前孕产妇状况评估：麻醉前评估包括与产科医师、新生儿科医师密切的沟通，如果是临产孕妇应当进行超声波诊断，很多与心脏疾病有关的症状如呼吸困难、心脏杂音和周围组织水肿等在正常孕期也常见到。孕期可能的心电图改变包括心电轴左偏、期前收缩和非特异性的ST-T改变等。重视孕妇气道评估，妊娠期女性困难气道发生率高，并会出现非预计困难气道。术前应当进行相关的实验室检查，包括血常规、生化常规、肝肾功能和凝血功能等，大手术要进行交叉配血。必要时按照急救复苏原则进行抢救，同时采取左侧倾斜体位以防止仰卧位低血压发生。术前用药可使用镇痛药物和抑制胃酸分泌药物等。此外，还要了解妊娠中、晚期的孕妇仰卧位时有没有不适感觉出现，平时是否可以平躺或喜欢采取哪种姿势等，这些信息可供术中调节患者体位时参考。原则上择期手术应当尽量推迟到产后实施，限期手术则最好推迟到妊娠中、晚期实施。胎儿状况评估：孕妇的外科疾病症状是否影响胎心率；孕妇的感染情况是否会引起胎儿败血症；孕妇疼痛、发热是否引起胎心增快等。

麻醉前准备：①麻醉药品的准备，术前按照产妇情况及手术要求选择麻醉方式，根据麻醉方式准备好需要的麻醉药，注：必须准备抢救药品，如阿托品、肾上腺素、去氧肾上腺素等；②麻醉用品的准备，如果采用局部麻醉的方式进行，也需使成人喉镜、气管导管等处于随时可用的状态，必须备好新生儿喉镜以及不同型号的新生儿气管导管、吸引器、吸痰管等，检查麻醉机以及监护仪，不论局麻还是全麻，均应准备合适型号的面罩，口咽通气道及呼吸回路；③人员准备，麻醉科医师、产科医师、新生儿科医师以及有资历的胎心监护人员应到位。

第三节　孕期非产科手术的麻醉管理要点

一、创伤手术

车祸是导致孕妇外伤的首要因素,其次是摔伤,再其次是家庭暴力。孕妇损伤越严重,胎儿受到损伤的风险越高,孕妇外伤后存活者其胎儿死亡常常是由于胎盘早剥引起,也可能是由于早产并发症或者对胎儿的直接穿通伤引起。

妊娠期外伤分为钝器伤和穿通伤。钝器伤多由车祸、摔伤引起,可能导致包括颅脑外伤、肝脾破裂腹腔内出血、骨盆骨折、子宫胎盘血管损伤等威胁生命的多发性复合伤,由于骨盆区血供丰富,骨盆骨折时可能存在大量隐性失血,妊娠期子宫血流量达 500ml/min,因此子宫损伤时可能导致大出血。由于增大的子宫具有保护作用,妊娠期妇女消化道受损的机会降低,由于腹壁和子宫的保护,钝器伤时直接损伤胎儿的可能性较小,但也可能导致胎儿颅骨骨折、颅内出血或者胎盘早剥。穿通伤常常导致胎儿损伤,这种情况胎儿死亡率高达 40%~70%,对于大部分外伤孕妇主要处理方法与普通外伤处理相同,多数需要急诊手术治疗,对于腹部穿通伤,多数专家都建议实施剖腹探查,如果处于妊娠晚期的胎儿宫内窘迫,应该行剖宫产术。相关检查包括超声胎心监测和 CT,如果有明确的指征,也可以进行剖腹探查手术。

孕妇的创伤救治应该首先直接救治孕妇本身,这样能改善母婴存活率,并且在创伤初级检查和高级检查中考虑妊娠导致的生理变化。妊娠时间是一个重要的创伤评估指标。妊娠早期因子宫尚在盆腔内受骨盆保护的胎儿受损伤的可能性不大,所以只有孕妇严重失血才可能对胎儿造成伤害。然而,随着妊娠的进展,子宫不仅暴露于骨盆之外,还对孕妇的下腔静脉和主动脉造成压迫从而可能损害血流灌注和抢救复苏,所以妊娠>20 周的产妇开始急救时应该处于子宫左倾位。且妊娠期增大的子宫将膀胱向腹腔内推移,所以膀胱受损的可能性增加,妊娠中、晚期子宫位于腹腔内时受到穿通伤则容易直接损伤胎儿或者导致胎膜破裂。钝性创伤的风险包括胎儿损伤、宫内胎儿死亡、胎盘早剥和子宫破裂。

(一)麻醉前评估和准备

妊娠期外伤患者病情多数是比较紧急的,麻醉前评估所见病历资料可能不足以充分评估患者状态,故在麻醉前应该更加仔细询问病史、既往史等以采集第一手临床资料,细心地进行体格检查,并且与外科医师、产科医师充分交流,总体掌握患者病情。对于外伤致腹腔内出血比较重、失血量大、病情紧急的孕妇,要准备足够的同型血以备输入,同时准备实施有创监测生命体征器械和血管活性药物。

(二)麻醉方法

1. 麻醉方式选择　①局麻,适合于小伤口的清创缝合术;②神经阻滞,适合于四肢外伤手术的麻醉;③椎管内麻醉,适合于下肢外伤、下腹部轻伤手术的麻醉;④全身麻醉,适合于所有外伤手术的麻醉,病情严重者首选;妊娠早期患者非全身麻醉可以满足手术要求者尽量不选择全身麻醉。

2. 麻醉实施　①上肢外伤手术选用超声引导下臂丛神经阻滞麻醉,根据手术部位可以选择肌间沟、锁骨上或者腋路臂丛神经阻滞麻醉,根据手术估计用时的长短可以选择单次或者置管连续阻滞,注入局麻药时一定要确定没有注入血管内,预防局麻药毒性反应;②下肢外伤、下腹部轻伤手术可以选择椎管内麻醉,根据不同手术区域选择相应的间隙穿刺(置管)实施麻醉;③病情严重者首选全身麻醉,外伤严重者区域阻滞无法满足手术需要,外伤严重、失血较多甚至失血性休克代偿期的患者都应该选择全身麻醉。麻醉诱导前应当根据个体情况充分准备好应对困难气道措施,麻醉诱导时用药剂量应当根据具体情况相应减小,诱导时尽量避免血流动力学指标大幅度波动,以保障子宫—脐动脉血液供应,同时应当选用临床用药记录良好的药物,减小致畸的可能性。气管插管时操作动作要轻柔,避免加重本来就存在水肿的咽喉区的水肿程度。妊娠 8~56 天的患者尽量避免使用可能有致畸作用的药物。已经处于失血性休克代偿期的患者,应该首先补充血容量,纠正休克状态的同时实施麻醉诱导。麻醉诱导时要更加小心用药剂量与速度,力求诱导期血流动力学稳定。

3. 术中麻醉管理　术中严密监测孕妇各项生命体征,有条件时可连续监测胎心,及时处理可能出现的孕妇胎儿异常情况。术中应当维持确切的麻醉效果,EtCO$_2$ 维持在 30~35mmHg,以适应孕妇妊娠期生理需要。妊娠中、晚期孕妇应该调整体位使子宫偏移以避免仰卧位综合征。术中液体维持剂量应相对增加以适应妊娠期血容量增加的需要。妊娠期血容量增加、心排出量增大,这通常会掩盖低血容量病情,在发现血流动力学指标不稳定前可能已经失血达 2L 或者孕妇血容量的 30%,所以应该警惕潜在的低血容量,及时纠正,维持麻醉过程中血流动力学稳定。必要时监测有创血流动力学和血气指标,根据监测结果指导治疗。

二、急腹症手术

(一)卵巢囊肿破裂或者蒂扭转

妊娠合并卵巢囊肿是产科临床较常见的疾病,然而一旦发生破裂或蒂扭转,常常需急诊手术治疗。卵巢囊肿破裂或蒂扭转一般继发于卵巢良性肿瘤、卵巢子宫内膜异位囊肿或卵巢生理性囊肿,其发生率约为 10%~15%,随着妊娠月份的增加,囊肿随增大的子宫进入腹腔,活动余地增加而易发生扭转。因此,孕期卵巢囊肿发生破裂或蒂扭转的概率比非孕期增加数倍。

卵巢囊肿破裂或蒂扭转可能发生卵巢坏死、出血、破裂、感染及腹膜炎,可以诱发子宫收缩引起流产或早产,且妊娠期卵巢囊肿中少数可能为恶性肿瘤。因此,若腹痛症状明显,一经确诊,应及早手术,手术方式分为开腹手术及腹腔镜手术。

开腹手术具有视野好、暴露较充分、操作相对容易的优点,故适合于妊娠各个时期,同时手术操作技巧相对容易掌握,因此对术者的技能要求相对较低。如为恶性肿瘤,视孕周及分期决定手术方式:如果孕周<28 周,分期在Ⅲ期以上,可取出胎儿,并行卵巢癌分期手术;如果孕周在 32 周以上,分期为Ⅰ期,可切除单侧附件,待到胎儿出生后再作进一步治疗。目前国内多采用腹腔镜手术方式,认为创伤小,恢复快。两种手术方式麻醉原则和麻醉方法选择相同。

1. 麻醉前评估和准备　麻醉前应该详细询问孕妇现病史、既往史、手术史、药物过敏史等,询问术前禁食禁饮时间,复习术前必要检查结果,包括血常规、血清电解质检查结果、凝血功能等,病情较重患者应该了解更多的相关检查信息。与患者充分沟通,解除患者恐惧心理。并且与妇科医师、产科医师充分交流,总体掌握患者病情。

2. 麻醉方法

(1)麻醉方式选择:生命体征稳定的患者首选椎管内麻醉,尤其是妊娠早期的患者,采取椎管内麻醉时所用药物对胎儿影响较小。但是在椎管内麻醉不能满足手术需要或者不能实施椎管内麻醉时则要选择全身麻醉。

(2)麻醉诱导:①根据手术方式、时间可以选择腰麻、连续硬膜外麻醉或者腰硬联合麻醉,实施腰麻穿刺点多选择 L$_{3~4}$ 椎间隙,腰麻药用量要相应降低。根据具体情况实施连续硬膜外麻醉穿刺点选择 T$_{11}$~L$_1$ 进行硬膜外隙置管。在椎管内麻醉同时,严密监测孕妇生命体征,在血压、心率稳定正常的情况下,可持续泵注右美托咪定 0.5μg/(kg·h),起到镇静镇痛作用,也可以缓解腹腔镜手术气腹压力带来的不适。但要注意的是腹腔镜手术椎管内麻醉时气腹压力最好控制在 12mmHg 以下,以及尽量轻的头低位。②选择全身麻醉诱导时尽量避免血流动力学指标大幅度波动,以保障子宫—脐动脉血液供应,同时应当选用致畸风险低的药物,减小致畸的可能性。如果评估可能为困难气道,则应作好充分准备。

(3)麻醉监测和维持:麻醉过程中应该常规监测血压、呼吸频率和幅度、SpO$_2$、尿量、体温等指标,有条

件者最好监测 $EtCO_2$，孕 25 周以上的患者有条件应监测胎心率和宫缩描记图。连续硬膜外麻醉维持硬膜外隙应用局麻药的剂量要相应降低，防止阻滞平面过广，引起孕妇低血压；全身麻醉维持可以采用静吸复合或者 TIVA（TCI）维持，术中避免使用氧化亚氮吸入麻醉，尤其是在妊娠 15~56 天期间。麻醉时尽可能选用致畸风险低的药物维持麻醉。

（4）术中麻醉管理：术中应当维持确切的麻醉效果，$EtCO_2$ 维持在 30~35mmHg，以适应孕妇妊娠期生理需要。维持循环稳定以保障子宫、胎盘血流，防止因麻醉影响胎儿发育，尤其是在孕早期。妊娠中、晚期孕妇应该调整体位使子宫偏移以避免仰卧位综合征。术中液体维持剂量应相对增加以适应妊娠期血容量增加的需要。

（二）妊娠合并急性阑尾炎

急性阑尾炎是妊娠期急腹症中最常见的外科合并症。由于妊娠的影响，炎症容易扩散，易发生阑尾坏死、穿孔和腹膜炎，引起流产或早产，甚至造成孕妇及胎儿死亡。

妊娠期间，随着子宫的增大，盲肠和阑尾向上向外移位，临床表现不典型，给诊断造成困难，常因延误诊疗发生坏疽和穿孔，其穿孔率比非孕期高 2~3 倍。同时增大的子宫把大网膜向上推，不能包围感染病源，炎症不易局限而扩散、造成广泛的腹膜炎，当炎症波及子宫浆膜层时，可刺激子宫收缩，发生流产、早产或刺激子宫强直性收缩，导致胎儿缺氧而死亡。

妊娠合并阑尾炎，宜手术治疗。妊娠早期（1~3 个月），阑尾切除术对子宫干扰不大；中期（4~7 个月），胚胎在子宫内已固定，不易流产，是手术切除阑尾的最好时机；晚期（8~9 个月），即使手术造成早产，婴儿大多也能存活。可以说，妊娠并发阑尾炎对胎儿存活的危险不是手术造成的，而是延误诊断或拖延手术引起的，特别是一旦阑尾穿孔，后果不堪设想。手术方式可以是开腹手术或腹腔镜手术。

1. 麻醉前评估和准备　同前。

2. 麻醉方法

（1）麻醉方式选择：首选连续硬膜外麻醉，不适合实施硬膜外麻醉的患者则选择全身麻醉。

（2）麻醉实施：硬膜外麻醉选择 $T_{11~12}$ 或 $T_{12}~L_1$ 间隙穿刺硬膜外置管，硬膜外置管时要细心谨慎，尽量减少导管对硬膜外隙内血管的损伤甚至导管置入硬膜外隙血管丛内导致置管失败，硬膜外麻醉诱导的剂量应该根据具体情况相应减小，因为妊娠期患者神经组织对局麻药敏感度增加，治疗剂量和中毒剂量降低30%，同时蛛网膜下隙、硬膜外隙容积减小，所以常规剂量药物常会导致广泛的麻醉阻滞平面。同时要尽量避免麻醉阻滞平面过广，导致患者血压下降，对胎儿极其不利。

（3）麻醉监测和维持：麻醉过程中应该常规监测血压、呼吸频率和幅度、SpO_2、尿量、体温等指标，孕 25周以上的患者有条件应监测胎心率和宫缩描记图。

（4）术中麻醉管理：术中麻醉维持应该确保镇痛完善，可以适当使用镇静镇痛剂，但是应当避免使用可能有致畸作用的药物，例如咪达唑仑、地西泮等。术中应该及时补液，以补充代偿性血管内容量扩张量、缺失量、维持剂量、丢失量和液体再分布量。术中吸氧，增加孕妇氧储备，维持患者循环稳定，维持子宫和脐动脉的血供和氧供。

（三）妊娠期胆囊切除术

妊娠期急性胆囊炎和胆石症的发病率仅次于急性阑尾炎，国外报道妊娠期急性胆囊炎的发病率为0.8%，70% 急性胆囊炎合并胆石症。妊娠期在孕激素的作用下，胆囊及胆道平滑肌松弛致使胆囊排空缓慢及胆汁淤积；雌激素降低胆囊黏膜对钠的调节，使胆囊黏膜吸收水分能力下降而影响胆囊浓缩功能；加之胆汁中胆固醇成分增多，胆汁酸盐及磷脂分泌减少，有利于形成胆结石，妊娠是胆囊结石的重要诱因。胆囊炎和胆石症可发生在妊娠期任何阶段，以妊娠晚期更为多见。总体上妊娠期胆囊炎和胆囊结石发病率并不高。

妊娠合并急性胆囊炎,绝大多数合并胆石症,主张非手术疗法,多数经非手术治疗有效。经非手术治疗效果不佳且病情恶化者,或并发胆囊积脓、胆囊穿孔及弥漫性腹膜炎时,应尽快行手术治疗。于妊娠早、中期行腹腔镜切除胆囊,对母婴较安全,对妊娠结局无明显不良影响。

1. 麻醉前评估和准备　尽量避免妊娠早期麻醉手术,其他评估和准备同前。

2. 麻醉方法

(1) 麻醉方式选择:首选全身麻醉。

(2) 麻醉诱导:麻醉诱导前应当根据个体情况充分准备好应对困难气道措施,麻醉诱导时用药剂量应当根据具体情况相应减小,诱导时尽量避免血流动力学指标大幅度波动,以保障子宫—脐动脉血液供应,同时应当选用致畸风险较低的药物,减小致畸的可能性。气管插管时操作动作要轻柔,避免加重本来就存在水肿的咽喉区水肿程度。

(3) 麻醉监测和维持:麻醉过程中应该常规监测血压、呼吸频率和幅度、SpO_2、尿量、体温等指标,有条件者最好监测 $EtCO_2$,孕 25 周以上的患者有条件应监测胎心率和宫缩描记图。麻醉维持可以采用静吸复合或者 TIVA(TCI)维持,术中避免使用氧化亚氮(笑气)吸入麻醉,尤其是在妊娠 15~56 天期间。

(4) 术中麻醉管理:术中严密监测,及时处理可能出现的胆心反射,术中应当维持确切的麻醉效果,$EtCO_2$ 维持在 30~35mmHg,以适应孕妇妊娠期生理需要。妊娠中、晚期孕妇应该调整体位使子宫偏移以避免仰卧位综合征。术中液体维持剂量应相对增加以适应妊娠期血容量增加的需要。

(四) 其他急腹症手术的麻醉

除外急性阑尾炎、胆囊炎和卵巢囊肿蒂扭转等疾病,妊娠期其他急腹症还有肠梗阻、胰腺炎、十二指肠溃疡穿孔等,这些急腹症也要及时急诊手术治疗,一旦耽误治疗时机,将导致严重后果。

1. 麻醉前评估和准备　同前。

2. 麻醉方法

(1) 麻醉方式选择:首选全身麻醉。

(2) 麻醉诱导:醉诱导时用药剂量应当根据具体情况相应减小,诱导时尽量避免血流动力学指标大幅度波动,以保障子宫—脐动脉血液供应,同时应当选用致畸风险低的药物,减小致畸的可能性,尤其是孕 2~8 周的孕妇。气管插管时操作动作要轻柔,避免加重本来就存在水肿的咽喉区水肿程度。

(3) 麻醉监测和维持:麻醉过程中应该常规监测血压、呼吸频率和幅度、SpO_2、尿量、体温等指标,有条件者最好监测 $EtCO_2$,孕 25 周以上的患者有条件应监测胎心率和宫缩描记图,病情危重患者应当监测有创动脉血压、CVP、PCWP、血气分析等指标。全身麻醉维持可以采用静吸复合或者 TIVA(TCI)维持,术中避免使用氧化亚氮(笑气)吸入麻醉,尤其是在妊娠 15~56 天期间。麻醉时尽可能选用临床记录良好的药物维持麻醉。

(4) 术中麻醉管理:同前。

三、妊娠期乳腺手术

包括乳腺结节切除、乳腺癌手术。

乳腺癌:妊娠期进行乳腺癌的治疗需要多学科的协作,整个妊娠期都可以进行乳腺癌的手术,但是应综合考虑肿瘤的生物学特征、分期及诊断时的孕周。妊娠 12 周以内诊断的乳腺癌如果不考虑终止妊娠,可以进行乳腺保守手术或乳房切除术,前哨淋巴结检查或腋窝淋巴结切除;妊娠>12 周诊断的乳腺癌,若是局部晚期,则使用新辅助化疗联合手术或不手术,直到胎儿成熟,若非局部晚期,可进行乳腺保守手术或乳房切除术,辅助化疗直至胎儿成熟。

其他类型的乳腺疾病,如乳腺结节、乳腺纤维腺瘤等可根据具体情况,决定是否需要进行手术治疗。

（一）麻醉前评估和准备

同前。

（二）麻醉方法

1. 麻醉方式选择　根据手术类型选择麻醉方式，如果是乳腺小结节之类的浅表手术，可以通过局部麻醉（如局部浸润、肋间神经阻滞等）进行手术，如果是乳腺切除术之类的手术，应选择全身麻醉。

2. 麻醉诱导　麻醉诱导前应当根据个体情况充分准备好应对困难气道措施，麻醉诱导时用药剂量应当根据具体情况相应减小，诱导时尽量避免血流动力学指标大幅度波动，以保障子宫—脐动脉血液供应，同时应当选用致畸风险低的药物，减小致畸的可能性。气管插管时操作动作要轻柔，避免加重本来就存在的咽喉区水肿程度。

3. 麻醉监测和维持　麻醉过程中应该常规监测血压、呼吸频率和幅度、SpO_2、尿量、体温等指标，有条件者最好监测 $EtCO_2$，孕 25 周以上的患者有条件应监测胎心率和宫缩描记图。麻醉维持可以采用静吸复合或者 TIVA（TCI）维持，术中避免使用氧化亚氮（笑气）吸入麻醉，尤其是在妊娠 15~56 天期间。

4. 术中麻醉管理　术中严密监测，应当维持确切的镇痛效果，$EtCO_2$ 维持在 30~35mmHg，以适应孕妇妊娠期生理需要。妊娠中、晚期孕妇应该调整体位使子宫偏移以避免仰卧位综合征。术中液体维持剂量应相对增加以适应妊娠期血容量增加的需要。

5. 术后镇痛　可以使用肋间神经阻滞、局部浸润、椎旁神经阻滞等方式进行术后镇痛。

第四节　术后管理

妊娠期非产科手术的术后镇痛非常重要。椎管内麻醉下进行的手术可以采用持续硬膜外术后镇痛。全身麻醉手术后可采用多模式术后镇痛：神经阻滞加静脉自控镇痛。术后使用阿片类药物静脉镇痛，包括患者自控静脉镇痛，镇痛药物都可以通过胎盘。没有证据显示阿片类药物对胎儿存在危害。如果在孕妇使用阿片类药物后的短时间内发生了胎儿早产，则需要对胎儿进行呼吸支持。非甾体类抗在妊娠期需要谨慎使用，孕早期使用非甾体类药物会增加流产和胎儿畸形的风险，而在妊娠 30 周后使用则会增加动脉导管未闭和羊水过少的风险。对乙酰氨基酚通常被认为可以安全地应用于孕妇。低剂量右美托咪定也可用于术后镇痛。具体参见本书术后镇痛部分。

麻醉恢复期进行胎儿心率和子宫收缩监测，可以通过合适的保胎药物，主要是抑制子宫收缩药物预防早产。因为手术刺激、疼痛以及术后镇痛药物的使用可能导致患者难以察觉的子宫收缩，因此不能凭患者自身的感觉来替代标准的产科监测。此外，还应当提前预防患者静脉血栓的形成。

临床病例 1

患者，女，34 岁，身高 164cm，体重 70kg，BMI 26kg/m²。

主诉：右下腹疼痛 2 天，加重伴恶心、呕吐 12 小时。

现病史：停经 26⁺³ 周，2 天前右下腹疼痛，12 小时前疼痛加重，伴恶心、呕吐，现急诊平车推入院。

既往史：平素体健，无传染病史、手术史、过敏史、家族遗传史。

孕产史：孕 2 产 0。既往孕早期自然流产 1 次。

查体：T 37.3℃，P 90 次/min，R 18 次/min，BP 130/76mmHg。患者痛苦面容，心肺未见明显阳性体征，腹肌略紧，右下腹压痛，反跳痛阳性，胎心 145 次/min。

辅助检查：血常规中白细胞计数 $12.42×10^9$/L，中性粒细胞占比 76.4%，血小板计数正常，B 超检查结果为右附件可及 68mm×62mm 的囊性回声，内透声欠佳。

入院诊断:妊娠合并卵巢囊肿蒂扭转。

术前经过:产科医师了解情况后拟实施急诊剖腹探查术。

1. **妇科评估** 妇科医师详细了解患者妊娠史、既往史,完善相关检查,完成配血后拟行剖腹探查术。

2. **产科评估** 备用有效的抑制子宫收缩药物,预防围手术期出现异常子宫收缩。手术前、手术中及手术后严密监测宫缩和胎儿心率。

3. **麻醉前评估** 了解患者既往无手术麻醉史、无食物药物过敏史、无其他合并症,因下腹疼痛12小时未进食,2小时前饮用少量温白开,进行体格检查及查看相关辅助检查检验结果后未发现椎管内麻醉禁忌证。

4. **拟定麻醉方案** 孕妇及家属经告知椎管内麻醉风险后,签署知情同意书。拟行椎管内麻醉。

麻醉管理

1. **开放静脉及生命体征监测** 三方核对后,开放患者上肢静脉通道,输注电解质晶体液 $5\sim10ml/(kg\cdot h)$ 同时面罩吸氧($4L/min$),并持续生命体征监测及胎心监测。

2. **腰硬联合穿刺置管** 患者取左侧卧位,行 $L_{3\sim4}$ 间隙穿刺,硬膜外穿刺针突破黄韧带后,置入腰麻针,刺破硬脊膜,脑脊液回流后推入蛛网膜下隙 0.5% 罗哌卡因 3ml,操作顺利,退出腰麻针,通过硬膜外穿刺针头向置管 4cm,妥善固定硬膜外导管。

3. 协助患者摆好平卧位,手术床向左侧倾斜 $15°\sim30°$,视患者血压情况给予血管活性药物甲氧明 1mg,妇科医师开始操作前给予患者羟考酮 5mg,术中根据手术情况间断硬膜外追加局麻药鲁普鲁卡因 5ml/次,维持麻醉平面达 T_8,患者无明显不适。

4. **手术经过** 术中见患者腹腔内有少量淡黄色清亮液体,右侧附件有一直径约 6mm 大小的囊性包块,蒂部扭转 3 圈,囊壁及同侧输卵管呈紫黑色,考虑为扭转坏死,盆腔余部未见异常,故行右侧附件切除术。

5. **术后镇痛** 术后配置硬膜外镇痛泵(硬膜外镇痛泵的配制及参数设置:罗哌卡因 200mg 与舒芬太尼 100μg,加生理盐水配制到 240ml,即终浓度为 0.08% 罗哌卡因 +0.4μg/ml 舒芬太尼。镇痛泵设置为持续有背景剂量输注模式,持续量 6ml/h,单次量 5ml,锁定时间 30 分钟)。手术结束后超声引导下行双侧腹横肌平面阻滞,使用 0.33% 的罗哌卡因每侧各 20ml。

6. **术后管理** 对患者持续心电监护并监测胎心、宫缩。麻醉护士对患者进行术后随访,记录其手术后 2 小时、4 小时、8 小时、12 小时及 24 小时 VAS 评分,并记录其恶心、呕吐等不良反应的发生。待患者硬膜外镇痛泵内药物使用完毕后,拔除硬膜外导管。

7. **术后恢复** ①患者无明显不适,胎心监护良好;②术后镇痛效果良好,且无其他不良反应。

相关要点及解析

1. **手术过程中胎儿的监测** 妊娠期手术中最严重的胎儿风险是宫内窘迫,这种风险可由维持母体血流动力学稳定来降至最低。手术应在具有新生儿科的医疗机构进行,在达到胎儿具备存活能力的孕周之前,手术前后需要充分确定胎儿的心率;如果胎儿已经具有存活能力,应在手术前后进行胎儿心率电子监护与宫缩联合监护。产科医师、儿科医师、麻醉科医师做好随时抢救胎儿的准备。

2. **围手术期预防血栓的形成** 预防血栓形成应个体化,妊娠期高凝状态可能增加术后发生血栓栓塞事件的风险。2012 年美国胸科医师学院发布了第 9 版针对妊娠期妇女抗栓治疗及血栓预防指南,推荐可应用低分子量肝素预防和治疗静脉血栓,在孕早、中、晚期均可适用,引产或剖宫产前 24 小时停用(证据级别 1B);尤其对于恶性肿瘤,增加产后发生血栓风险,除了鼓励早期下床、穿戴弹力袜以外,应考虑延长使用预防性抗凝药物至产后 4~6 周(证据级别 2C)。

患者:女,26 岁,身高 157cm,体重 55kg,BMI 22.31kg/m²。

主诉:右食指绞伤后疼痛、出血伴活动受限 1 小时。

现病史:患者停经 35 周,1 小时前洗衣服时不慎被洗衣机绞伤右食指,患者即感疼痛剧烈、活动性出血伴活动受限,当时在当地医院简单包扎后,来我院求进一步治疗。

既往史:平素体健,无传染病史、过敏史、家族遗传史,自述青霉素过敏,1 年前进行过无痛取卵术。

孕产史:孕 1 产 0,此次怀孕为胚胎移植术后,胎儿为珍贵儿。

专科检查:右食指自中节中段以远离断,仅部分屈指肌腱及桡侧指神经相连,创缘不齐,挫伤重,近端活动性出血,尺侧指神经抽出约 4cm,伸指肌腱抽出约 2cm,骨折断端外露。离断指体肤色白、皮温、张力无,毛细血管反应无;指间关节活动受限,掌指关节活动尚可。余指未见异常。

辅助检查:血常规中白细胞计数 10.46×10⁹/L,中性粒细胞占比 64%,血小板计数正常,在予铅衣保护下行右手摄片示:右手食指离断,胎心监护显示胎儿心率正常。

入院诊断:妊娠合并手指离断伤。

术前经过:骨科医生了解情况后拟实施急诊断指再植手术。

1. 骨科评估 骨科医生详细了解患者妊娠史、既往史,完善相关检查,完成配血后拟行断指再植手术。

2. 产科评估 备用有效的抑制子宫收缩药物,预防围手术期出现异常子宫收缩。手术前、手术中及手术后严密监测宫缩和胎儿心率。评估孕妇可能的分娩方式,在不具备继续妊娠的情况下采取相应的措施保证母婴安全。

3. 麻醉前评估 了解患者既往有全身麻醉史、有青霉素过敏史、无其合并症,术前 2 小时吃米饭,饮用约 200ml 白开水,进行体格检查及相关辅助检查结果后未发现臂丛神经阻滞麻醉禁忌证。

4. 拟定麻醉方案 拟定行臂丛神经阻滞麻醉。孕妇及家属经告知臂丛神经阻滞风险后,签署知情同意书。同时备用臂丛阻滞失败的麻醉方案:饱胃情况下的全身麻醉。

麻醉管理

1. 开放静脉及生命体征监测 三方核对后,开放患者上肢静脉通道,给予电解质晶体液输注,5ml/(kg·h),同时面罩吸氧(4L/min),并持续生命体征监测及胎心监测。维持患者术中收缩压 ≥100mmHg。

2. 臂丛神经阻滞麻醉的实施 患者入室后,监测患者 SpO₂、NBP、HR 以及胎儿心率,患者取平卧子宫左倾位,头偏向对侧,肩下垫薄枕,上肢紧贴身旁。超声引导下通过右侧肌间沟入路进行臂丛神经阻滞,使用 0.3% 罗哌卡因 20ml,阻滞顺利。

3. 手术经过 术中术者进行清创,再植手术。吻合动脉,静脉以及神经。患者未诉不适及疼痛感。

4. 术后管理 对患者持续心电监护并监测胎心、宫缩。麻醉护士对患者进行术后随访,记录其手术后 2 小时、4 小时、8 小时、12 小时及 24 小时 VAS 评分,并记录其恶心、呕吐等不良反应的发生。

5. 术后恢复 ①患者无明显不适,胎心监护良好;②术后患者恢复良好,且无其他不良反应。

相关要点及解析

1. 断指的保存 建议患者发生指体离断的时候,首先将离断的指体用干净卫生的纱布进行包裹,如果是离医院比较近,要尽快就医,如果离医院比较远,就诊不是很方便,可以先将断指用纱布包裹后,放到塑料袋里,然后将塑料袋的口进行包扎,将塑料袋放置在装有冰块的冰桶里,进行一个保温处理,尽快就医,一定切记不要将离断的肢体直接与冰块进行接触,以防止组织发生冻伤,影响再植的成活率。

2. 孕晚期手术胎儿的管理 早产是此时孕期手术对胎儿最大的风险,术中应进行实时胎心率和子宫收缩监测,手术床应保持左倾 15°~30°,术中各种操作及刺激应尽量轻柔,避免对产妇及胎儿造成伤害,预防术中产妇低血压的发生。如果出现胎儿窘迫等紧急情况,应由产科医生及时进行剖宫产,改善胎儿结局。儿科医生以及麻醉科医生应及时配合,努力保护母婴安全。

思考题

1. 孕期非产科常见外科手术的麻醉方式选择的依据是什么?
2. 孕期非产科常见外科手术的麻醉方式的选择对手术的影响?

(姜丽华)

推荐阅读

[1] MILLER RD.,COHEN NH.,ERIKSSON LI.,et al. 米勒麻醉学. 8 版. 邓小明,曾因明,黄宇光,主译. 北京:北京大学出版社,2017.

[2] ADEBAMOWO CA. Emergency non-obstetrics surgery during pregnancy. West Afr J Med,2000,19(2):92-100.

[3] BONNET MP. Sedation and anaesthesia for non-obstetric surgery. Anaesth Crit Care Pain Med,2016,35 Suppl 1:s35-s41.

[4] CADTH Rapid Response Reports,Anaesthetic Agents in Pregnant Women Undergoing Non-Obstetric Surgical or Endoscopic Procedures:A Review of the Safety and Guidelines,Ottawa(ON):Canadian Agency for Drugs and Technologies in Health Copyright © 2015 Canadian Agency for Drugs and Technologies in Health,2015.

[5] FANZAGO E. Anaesthesia for non obstetric surgery in pregnant patients. Minerva Anestesiol,2003,69(5):416-427.

[6] RAVINDRA GL,MADAMANGALAM AS,SEETHARAMAIAH S. Anaesthesia for non-obstetric surgery in obstetric patients. Indian J Anaesth,2018,62(9):710-716.

[7] UPADYA M,SANEESH PJ. Anaesthesia for non-obstetric surgery during pregnancy. Indian J Anaesth,2016,60(4):234-241.

第八篇

胎儿与新生儿评估及其治疗

第四十二章

胎儿的产前评估和治疗

本章要求

1. 掌握胎儿宫内情况的监护方法及临床意义,高危儿的临床识别与判断。
2. 熟悉常用的胎盘功能监测手段,胎儿成熟度评估方法。
3. 了解高危儿的相关高危因素,胎儿畸形与遗传性疾病筛查方法。

防止胎儿出生缺陷与降低围产儿死亡率的重要方法在于对每一个胎儿进行及时而准确的产前评估诊断。目前有几种孕期评估胎儿的方法已经得到了确认,包括胎心监测、超声、孕妇血清筛查及一些通过无创(或有创)手段获取胎儿标本进行生化与基因检测等方法,进而对高风险胎儿进行评估诊断以及治疗。本章将从胎儿宫内情况的监护、高危儿的识别与判断、胎盘功能监测、胎儿成熟度检查及胎儿畸形及遗传性疾病筛查 5 个方面来阐述当前高危妊娠胎儿评估与治疗的有效方法,为围手术期的决策提供重要参考与借鉴。

第一节　胎儿宫内情况的监护

一个健康胎儿的出生离不开系统而规范的产前检查,而产前检查的主要内容包括母体各项指标的筛查及胎儿宫内情况的监护。妇产科医师与麻醉科医师对母体的评估相对较为直接,而对胎儿功能状况的监护与评估则面临很大的挑战。本节将重点介绍胎儿宫内情况的监护方法及临床意义。

一、妊娠早期胎儿宫内情况的监护

妊娠早期(前 13 周)是胚胎形成、胎儿器官分化的重要时期,此期了解胎儿功能情况最重要的检查包括妇产科专科检查和超声检查。

(一)妇产科专科检查

妇产科专科检查有助于早期妊娠的诊断,同时可根据子宫大小估测孕周并判断胎儿宫内发育是否正常。妊娠 8 周时,子宫大小为非妊娠期的 2 倍;妊娠 12 周时,子宫大小为非妊娠期的 3 倍,在耻骨联合可触及。

(二)超声检查

超声检查最早可于妊娠第 6 周检测到宫内见妊娠囊和原始心管搏动;妊娠 11~13^{+6} 周可通过超声测量胎儿颈项透明层厚度,早期排查无脑儿等严重胎儿畸形;并且通过超声测量胎儿头臀长度,能较准确地估计孕周,校正预产期。

二、妊娠中期胎儿宫内情况的监护

妊娠中期(第 14~27 周末)是胎儿生长发育的关键时期。每次产检需测量宫底高度和腹围,协助判断胎儿大小及是否与妊娠周期数相符;建议每次产前检查听取胎心率;超声检查胎儿宫内生长状况并筛查胎儿结构有无异常。

（一）宫高、腹围测量

检查者可通过腹部触诊检查与测量宫底高度，利用软尺绕脐1周测量孕妇腹围大小。大约在12周可于耻骨联合上方触及宫底，此后宫底高度每一周升高1cm，在20~22周时达脐平。在20~32周，宫底高度（cm）大致等于孕周。大概36周时，宫底最高，此后胎儿入盆为分娩做准备。宫高、腹围大小异常往往提示胎儿宫内发育异常，如明显小于相应标准值，提示胎儿宫内生长受限、羊水过少等，反之则提示巨大胎儿、双胎甚至多胎妊娠、羊水过多等。

（二）胎心率

确定胎方位后，于胎背位置听取胎心音，计数胎心率，胎心率正常为110~160次/min。

三、妊娠晚期胎儿宫内情况的监护

妊娠晚期（第28~40周）是胎儿生长发育及成熟的重要时期，更应注重母亲和胎儿的安全，须定期接受产前检查，尤其对于高风险胎儿，进行胎儿宫内监护是必不可少的。妊娠晚期胎儿宫内监护主要包括四步触诊、胎动、电子胎心监护、胎儿宫内储备监测、胎儿生物物理评分以及超声检查等。

（一）四步触诊

产前通过四步触诊可了解产妇的子宫大小、胎产式、胎先露、胎方位及先露部是否衔接，进而预测可能的分娩方式以及分娩过程中可能面临的问题。

（二）胎动

妊娠中后期，孕妇感觉胎动持续减少可能预示着胎儿有危及生命的风险。ACOG指南中推荐了2种计数胎动的方案：①产妇侧卧位，2小时内感受10次以上胎动即为满意的胎动；②指导产妇每次自数胎动1小时、每周3次，以确定胎动的基础水平；当胎动达到或超过基础水平时即为满意的胎动，当胎动低于基础水平时，则需要进一步检查以评估胎儿宫内状态。

（三）电子胎心监护

电子胎心监护（electronic fetal monitorning，EFM）已经成为产科不可缺少的辅助检查手段。其优点是可连续观察并记录胎心率（fetal heart rate，FHR）的动态变化，同时描记子宫收缩和胎动情况，并能较为准确地反映三者间的关系。FHR有4个基础特征，即胎心率基线、基线变异、加速和减速，其中基线变异是胎心监测最重要的评价指标。

1. 胎心率基线　指任意10分钟内胎心率平均水平（除外胎心加速、减速和显著变异的部分），观察至少2分钟以上的图形，该图形可以是不连续的。根据胎心率基线的变化趋势，可分为：①正常胎心率基线，110~160次/min；②胎儿心动过速，胎心基线>160次/min；③胎儿心动过缓，胎心基线<110次/min。

2. 基线变异　指每分钟胎心率自波峰到波谷的振幅改变。按照振幅波动程度分为：①变异消失，振幅波动完全消失；②微小变异，振幅波动≤5次/min；③中等变异（正常变异），振幅波动6~25次/min；④显著变异，振幅波动>25次/min。

基线变异性降低的最常见原因包括：①FHR周期的"睡眠"或"安静"阶段；②缺氧；③早产；④心动过速；⑤药物（镇静剂和麻醉药物）；⑥中枢神经系统及心血管系统先天性畸形；⑦心律失常；⑧胎儿贫血；⑨胎儿宫内感染。

3. 加速　指基线胎心率突然显著增加，开始加速到波峰时间<30秒。从胎心率开始加速至恢复到基线胎心率水平的时间定义为加速时间。妊娠≥32周胎心加速标准：胎心加速≥15次/min，持续时间>15秒，但不超过2分钟。妊娠<32周胎心加速标准：胎心加速≥10次/min，持续时间>10s，但不超过2分钟。延长加速为胎心加速持续2~10分钟。胎心加速≥10分钟则考虑胎心率基线变化。

4. 减速　分为早期减速、晚期减速与变异减速。①早期减速是指伴随宫缩而出现胎心率减速,通常表现为对称性地、缓慢地下降到最低点再恢复至基线。减速的开始到胎心率最低点的时间≥30秒,胎心率减速的最低点常与宫缩的峰值同时出现。一般来说,胎心率减速的开始、最低值及恢复与宫缩的起始、峰值及结束时间同步。早期减速通常认为是无害的,但持续出现并逐渐加重需考虑脐带受压和胎儿缺氧。②晚期减速则表现为减速的开始到胎心率最低点的时间≥30秒,减速的最低点通常晚于宫缩峰值。一般来说,减速的开始、最低值及恢复分别延后于宫缩的起始、峰值及结束。晚期减速出现时常提示胎盘功能不良与胎儿缺氧。③变异减速是指突发胎心率急速下降,减速的开始到最低点的时间<30秒,胎心率下降≥15次/min,持续时间≥15秒,但<2分钟。当变异减速伴随宫缩时,减速的起始、深度和持续时间与宫缩之间无固定规律。典型的变异减速是现有一初始加速的肩峰,紧接一快速的减速,之后快速恢复到正常基线伴有一继发性加速。

变异减速常见病因为宫缩时脐带受压诱发的迷走神经兴奋。

（四）胎儿生物物理评分

胎儿生物物理评分（biophysical profile,BPP）是一种针对胎儿在宫内是否缺氧及胎儿宫内安危情况的评估方法。BPP包括无应激试验（non stress test,NST）、实时胎儿超声的4项观察指标（胎儿呼吸动度、胎儿体动、肌张力和羊水量）,共5部分。每一项评分为2分（出现）或0分（不出现）,8~10分提示正常（无急慢性缺氧）,6~8分提示可疑缺氧,4~6分提示急性或慢性缺氧,2~4分提示急性缺氧同时伴有慢性缺氧。无论总分多少,当出现羊水过少时,都应该进一步详细评估（表42-1-1）。

表42-1-1　胎儿生物物理评分

指标	评分2分	评分0分
无应激试验（non stress test,NST）	≥2次增速（≥15次/min,≥15s）,20~40min内	0或1次递增
胎儿呼吸运动	≥1段节律呼吸,持续≥30s,30min内	呼吸<30s
胎动	≥3次躯体或肢体运动,30min内	<3次
胎儿张力	≥1段肢体末端伸展及随后的屈曲	无伸展屈曲动作
羊水量	两个象限中,羊水暗区>2cm,	羊水最大暗区≤2cm

备注:总分0~10分。8~10分提示正常,无急慢性缺氧;6~8分提示可疑缺氧4~6分提示急性或慢性缺氧;2~4分提示急性缺氧同时伴有慢性缺氧

（五）改良生物物理评分（modified biophysical profile,又称改良BPP）

孕中晚期,羊水量可反映胎儿尿量。胎盘功能减退导致胎儿肾灌注减少与尿量减少,造成羊水过少。因此可以用羊水量来衡量与评估胎盘功能。改良BPP包括NST（反映短期内胎儿酸碱平衡状态）和羊水量评估（反映较长时间内的胎盘功能）。当NST为反应型且羊水最大平面深度>2cm时,提示改良BPP正常,否则为异常。

（六）脐动脉多普勒血流速度

发育正常的胎儿与生长受限的胎儿脐动脉血流波形是不一样的,前者脐动脉以舒张期高血流速度为特征,而后者脐动脉舒张期血流速度较低,严重的生长受限胎儿脐动脉舒张期血流消失甚至反流,围产儿死亡率显著增加。异常的血流速度波形在组织学上与胎盘三级绒毛小动脉的闭塞有关,在功能上与胎儿缺氧、酸中毒、围产儿死亡有关。脐动脉多普勒血流速度的测量指标包括脐动脉收缩压与舒张压比值（systolic to diastolic ratio,S/D）、阻力指数（resistance index,RI）及搏动指数（pulsatility index,PI）。异常脐动脉血流被定义为舒张末期血流反向或消失。目前尚无证据表明脐动脉多普勒血流速度对于评估正常发育胎儿健康状

态的价值。然而高质量的临床证据表明,对于宫内生长受限的胎儿,脐动脉血流速度联合 NST 或 BPP 可改善胎儿预后。

第二节　高危儿的判断

高危儿是指在胎儿期、分娩时、新生儿期面临各种高危因素的危害,已发生或即将可能发生危重疾病的新生儿。绝大多数高危儿均能正常存活及健康地生长发育,部分高危儿视疾病危重程度可能在出生后出现运动障碍、智力低下、语言障碍、癫痫、多动、学习困难、自闭、行为异常等后遗症。

一、高危因素

在胎儿期、新生儿期、婴幼儿期等各个阶段,对胎儿、新生儿、婴幼儿的生长发育和机体重要功能(如脑、心、肝、肾和免疫功能等)有不良影响的因素称为高危因素。

（一）胎儿期高危因素

1. 母亲孕期感染　孕期尤其是孕早期病毒、原虫等病原体的感染可通过胎盘途径传染至胎儿,轻者可造成胎儿器官发育障碍和畸形(如大脑损伤、眼部畸形、听力障碍等),严重的可导致流产、死胎或死产。

2. 接触或使用有害物质　妊娠期孕妇频繁或较长时间、较大剂量地接触或暴露于各种有害有毒物质,可对胎儿组织器官的发育造成不良,导致器官发育障碍、器官功能异常、畸形、流产或死胎等。

3. 多胎妊娠　多胎妊娠时宫内环境复杂多变,孕妇各个器官系统的负担均加重,早产、生长受限、先天畸形的发生率明显增加,且出现得较早、较重。

4. 羊水异常(过少、过多)　羊水过多易引起胎膜早破、脐带脱垂、胎儿窘迫及早产,病死率增加;而羊水过少使其对胎儿的保护作用下降,容易导致胎儿宫内缺氧。

5. 脐带异常　各种脐带的结构、位置异常(如脐带缠绕、扭转、打结、脱垂等),均可导致脐带功能障碍,轻者引起胎儿生长受限、宫内窘迫、发育障碍,严重的可致胎儿急性宫内缺氧而死亡。

6. 胎盘异常　胎盘异常的形式有多种,对母亲和胎儿危害较大且易于诊断的胎盘异常为前置胎盘。前置胎盘对胎儿的主要危害在于异常剥离引起的出血、失血导致的胎儿早产,或因孕妇休克致使胎儿宫内窘迫、缺氧乃至死亡。

7. 妊娠期高血压病　妊娠期高血压病易导致胎盘功能不良、胎儿宫内窘迫、生长受限、早产、死产等严重后果。

8. 妊娠期合并糖尿病　妊娠糖尿病和糖尿病合并妊娠均会增加胎儿畸形、胎儿生长受限或生长过度(巨大胎儿)、呼吸窘迫、脑发育异常、早产、出生后低血糖的风险,同时在出生后带来一系列远期并发症(如肥胖、糖尿病、神经精神发育偏离等)。

9. 妊娠期贫血　轻症的缺铁性贫血对胎儿无明显影响,然而较重的贫血易造成胎儿铁储备不足、发育迟缓、胎儿窘迫、早产或死胎。若贫血为叶酸、维生素 B_{12} 缺乏所引起的巨幼细胞性贫血,则会引起胎儿脑发育障碍与神经管畸形。

10. 胎儿生长受限　出生体重低于同胎龄体重 10% 的新生儿称为小于孕龄儿。胎儿生长受限指胎儿应有的生长潜力受损,估测的胎儿体重小于孕龄 10% 的小于孕龄儿。

11. 宫内窘迫　指胎儿在宫内处于缺氧或酸中毒状态,可分为急性和慢性宫内窘迫。宫内窘迫是导致胎儿宫内死亡、死产、新生儿窒息和神经系统损伤的常见原因之一。

（二）分娩期高危因素

1. 早产儿、低体重儿　于妊娠 28~37 周分娩的新生儿为早产儿。低出生体重儿是指足月胎儿出生时的体重<2 500g。妊娠期越短、出生体重越低，新生儿器官发育越不成熟，发生窒息、颅内出血、胆红素代谢异常、脑损伤、全身感染的机会明显增加。

2. 过期产儿　胎龄满42周或以上（≥294天）出生的称新生儿为过期产儿。过期妊娠的危害在于容易发生胎盘功能减退，从而引起胎儿宫内窘迫、发育障碍、羊水过少，严重的引起死胎、死产。

3. 先天缺陷　中枢神经系统畸形（如小头畸形），先天性代谢缺陷（如甲状腺功能低下症），常染色体畸变疾病（如21-三体综合征等）都会直接或间接地造成婴儿大脑发育障碍或功能异常；先天性心脏疾病（如法洛四联症、左心室发育不良综合征等）均可能引起胎儿宫内缺氧、器官发育障碍等。

4. 新生儿窒息　窒息时的缺氧可导致大脑、心脏、肝脏、肾脏等多器官的损伤，引发近期和远期的器官功能障碍。

（三）新生儿期高危因素

1. 新生儿缺血缺氧性脑病　主要由于宫内窘迫、新生儿窒息等围产期异常引起缺血缺氧所致的脑部病变，是新生儿死亡和婴幼儿脑功能障碍的最常见原因。

2. 颅内出血　是新生儿脑损伤的常见形式。颅内出血导致局部脑组织压迫、炎性反应、血液循环异常、脑脊液循环障碍等原发与继发性损伤，进而引起各种脑功能障碍，进展急剧者可导致死亡。

3. 病理性黄疸　未结合胆红素通过血脑脊液屏障，可对中枢神经系统造成潜在毒性，过高的未结合胆红素可造成脑核黄疸等损伤，可遗留远期后遗病症，是小儿脑瘫最常见的病因之一。

4. 新生儿低血糖　是指新生儿血糖值<2.2mmol/L（40mg/dl）。反复、持续或严重的低血糖可导致低血糖脑病等严重后果，表现为出汗、惊厥、震颤、呼吸异常等，远期可出现运动障碍、智力落后、视力障碍和惊厥发作等发育问题。

5. 严重感染病史　严重的感染（如新生儿肺炎、颅内感染、败血症等全身感染），可以直接或间接地造成多器官（如大脑）损害和功能异常，也会导致长期的后遗问题。

二、高危儿的识别与判断

各种高危因素均可能导致脑发育不良、缺血缺氧性脑损伤，引起脑的结构和功能受损，可表现为：全面发育迟缓、运动功能发育迟缓、肌张力异常、脑性瘫痪、智力低下、癫痫、感觉功能障碍或行为异常等。因此，可通过严密观察高危儿的早期表现来及时发现问题，早期识别并早期干预。

高危儿的早期临床表现有：①生后情绪不稳定、易惊吓、易哭闹、易激惹或过度安静；②睡眠障碍（夜间睡眠时间短，易醒，易翻滚）；③吐奶频繁或喂养困难；④对声、光反应强烈或无反应；⑤喂奶时不注视人脸、眼球转动不灵活；⑥头后背、憋气；⑦四肢过度紧张（呈棒状）或过度松软；⑧下颌、手脚频繁出现抖动。

第三节　胎盘功能监测

胎盘是胎儿和母体之间的重要关联器官，担负着物质交换、新陈代谢、屏障功能等多种使命。临床上除先天畸形外，多数胎儿异常与胎盘的功能改变密切相关。故而监测胎盘功能，可发现与预测胎儿宫内情况（如胎儿宫内发育迟缓、胎儿窘迫、围产儿死亡等），对于指导孕妇休息、用药、医务人员进行胎儿监护以及产科处理具有重要意义。目前常用的胎盘功能监测手段有超声检查和母体内分泌学检测等。

一、超声检查

胎盘的形态学变化是超声评价胎盘成熟度的基础。妊娠8周时，超声即可检测早期胎盘，超声可见妊娠囊局部增厚；妊娠10~12周，超声可清晰地显示胎盘组织；近足月时胎盘成熟，超声影像表现为纤维沉积于绒毛下、绒毛周围及基底板。根据 Grannum 标准,可将胎盘成熟度分为 4 级:①0 级,绒毛板平直光滑,胎盘实质回声均匀,基底层无回声,多出现在孕 28 周及以前;②Ⅰ级,绒毛板呈微小的波浪状起伏,胎盘实质呈散在分布的不均匀致密点状回声,基底层无回声,多出现在孕 29~36 周;③Ⅱ级,绒毛板呈明显锯齿状,可伸入胎盘实质,但未达基底层,胎盘实质呈粗点状致密回声,基底层回声呈线状排列,多出现在孕 36~40 周;④Ⅲ级,绒毛板明显呈锯齿状,伸入胎盘实质并达基底层,胎盘小叶形成,胎盘实质内可出现透声暗区,周围光环,并可见钙化斑及声影,基底层大而融合,回声增强,可有声影,出现在孕 36 周以后。若妊娠 37 周前发现胎盘Ⅲ级并结合双顶径的数值及胎儿体重估计在 2 500g 者,应考虑胎盘早熟,需警惕发生胎儿宫内生长发育迟缓的可能。

二、内分泌学检测

胎盘是重要的内分泌器官,能产生多种非孕时母体没有或者含量很低的激素、蛋白和酶等。这些内分泌产物可反映胎盘的功能。临床上常用的胎盘相关内分泌学检查包括以下几种:

1. 孕妇尿中雌三醇值　正常值为 15mg/24h,10~15mg/24h 为警戒值,<10mg/24h 为危险值。若妊娠晚期连续多次测得尿中雌三醇值<10mg/24h,表示胎盘功能低下。也可用孕妇尿中雌激素/肌酐(E/C)比值,评估胎儿胎盘单位功能。

2. 孕妇血清游离雌三醇值　通常采用放射免疫法,妊娠足月该值的下限为 40nmol/L。若低于此值,表示胎儿胎盘单位功能低下。

3. 孕妇血清胎盘生乳素(HPL)值　通常采用放射免疫法,若该值于妊娠足月<4μg/L,提示胎盘功能低下。

4. 孕妇血清催产素酶值　5mg/dl/h 为警戒值,<2.5mg/dl/h 为危险值。若测得的数值急剧降低 50%,则提示急性胎盘功能障碍。

三、其他监测

1. 胎心监护　可通过观察胎动及胎动时胎心率加速情况来了解胎儿宫内安危情况,是孕晚期评估胎儿宫内状况和胎盘功能的主要监测手段。宫内缺氧、脐带异常、宫缩等情况均会在胎心监护图上有所表现。若为高危妊娠,应自妊娠 34 周后每周去医院检查一次;若超过预产期,应每周检查 2~3 次。若 NST 阳性,意味着胎儿无宫缩压力下宫内情况良好;倘若可疑,则需进一步评估;若结果为阴性则提示胎儿可能存在宫内缺氧,需进行复查,全面评估胎儿状况,必要时及时终止妊娠。需要注意的是 NST 结果的假阳性率较高,异常 NST 需要复查,延长监护时间,必要时行 BPP 评估。

2. 缩宫素激惹试验(oxytocin challenge test,OCT)　OCT 是利用缩宫素诱导宫缩并用电子胎心监护仪记录胎心率的变化。OCT 的理论基础是建立在宫缩应激下暂时性胎儿缺氧的基础上,对于已处于亚缺氧状态的胎儿,在宫缩的刺激下缺氧逐渐加重,可能出现晚期减速。OCT 的解读主要基于是否出现晚期减速,OCT 主要临床应用于产前监护及引产时胎盘功能的评价。

3. 胎儿唤醒试验　亦称声振动声刺激试验(vibratory acoustic stimulative test,VAST),是指用外形似剃须刀样的仪器,放在孕妇腹壁胎头部位轻轻刺激,以观察胎儿的反应。VAST 通过声音和振动共同引起胎儿反应,能使休眠状态的胎儿进入活动状态。当 VAST 阳性时,预示胎儿胎盘储备功能良好,与 NST 联合使用,可避免因胎儿处于睡眠期没有胎动而影响 NST 的结果。

4. 脐动脉血流测定　是近年来了解胎盘功能、预测胎儿安危的一种有效监护手段。常用的指标分别是:①S/D 值(收缩期的最大速率与舒张期最大速率之比),反映被测动脉远端循环末梢的阻抗;②PI(搏动指数),反映血管弹性;③RI(阻力指数),反映外周阻力。若脐动脉的舒张末期血流频谱消失或倒置,预示胎儿缺氧严重;若胎儿大脑中动脉的 S/D 比值降低,提示血流在胎儿体内重新分布,预示胎儿缺氧。正常妊娠时,随着妊娠的进展,胎盘绒毛血管增多,阻力逐渐下降,脐动脉 S/D 值、PI 和 RI 也随之下降,一般而言,足月时若脐动脉血流 S/D 值≥3,往往提示胎盘阻抗增高,子宫—胎盘循环障碍,可能存在胎盘功能不良及胎儿宫内缺氧,应及时住院处理。

然而,目前常用的监测胎盘功能的方法有以下 4 种:①24 小时孕妇尿雌三醇值<12mg 即为异常;②孕妇血雌三醇值,在孕 36~41 周时,血雌三醇值<40nmol/L 即为异常;③孕妇血胎盘生乳素,孕晚期如果持续<4mg/mL 或突然下降 50%,提示胎盘宫内异常;④超声检查,观察胎盘是否有钙化点,绒毛膜板是否光滑等情况进行综合分析。

第四节　胎儿成熟度检查

围产儿能否存活,很大程度上取决于胎儿成熟度,更重要的是胎肺的成熟度。胎肺是胎儿的重要器官,其成熟度是围生儿能否存活的决定性因素。围产期的大多数发病率和死亡率是由于早产并发症引起的,其中最为常见的并发症是新生儿呼吸窘迫综合征(respiratory distress syndrome,RDS),这种疾病与未成熟的胎肺功能密切相关。因此监测与评估胎儿成熟度(尤其是胎肺成熟度)是保障胎儿宫内健康、防止围产儿死亡的重要辅助手段。

一、肺泡表面活性物质物质

肺泡表面活性物质是由 II 型肺泡上皮细胞合成并分泌的一种磷脂蛋白复合物,其中磷脂约占 80%,磷脂酰胆碱即卵磷脂是肺表面活性物质的主要成分,妊娠 18~20 周开始产生,继之缓慢上升,在妊娠 36 周时会产生足够量的磷脂。妊娠满 34 周(经妊娠早期超声核对)胎儿肺发育基本成熟。肺泡表面活性物质的生理意义在于降低肺泡表面张力,防止呼气末肺泡萎陷,保证功能残气量,而一旦肺泡表面活性物质的缺乏,则可导致胎儿在宫内或出生后出现 RDS 等呼吸系统并发症。

二、胎肺成熟度的监测方法

1. 卵磷脂/鞘磷脂(L/S)　羊水 L/S 比值是目前最常用监测胎肺成熟度的指标。卵磷脂是肺泡表面活性物质的重要成分,其浓度在妊娠 32~33 周时在羊水中开始上升,并一直持续至足月。鞘磷脂的浓度保持相对恒定,因此两者的比值(L/S)是评估胎儿或新生儿肺成熟度的重要指标。当 L/S 比>2 时,新生儿 RDS 的风险<1%;如果该比值<1.5,80% 的新生儿可能进展为 RDS。但检测 L/S 的缺点是周期长、潜在毒性及测试无法标准化,因此,很少医院进行 L/S 比值的测量。

2. 饱和磷脂酰胆碱(SPC)　SPC 亦是胎儿肺表面活性物质的主要成分。对于健康产妇,羊水中 SPC 浓度>500μg/dl 时,提示胎肺功能基本成熟,发生 RDS 的风险较小。而对于妊娠糖尿病产妇,SPC 值应大于为 1 000μg/dL。

3. 荧光偏振—胎儿肺成熟度测试(TDx-FLM)　该测试依赖于添加至羊水溶液中染料的荧光偏振,然后将其与标准曲线上的数值进行比较,进而确定肺泡表面活性物质和白蛋白的相对浓度。测定值以每克白蛋白表面活性物质毫克数表示。与 L/S 比值相比,TDx 检测成熟度的灵敏度相同(0.96),但特异性更高(0.88 相对于 0.83)。

三、麻醉注意事项

各种高危妊娠都可能影响肺泡表面活性物质的合成,增加新生儿 RDS 罹患的概率,必要时需提前终止妊娠。与肺泡表面活性物质相关的胎肺成熟度是决定新产儿存活的重要因素,对于糖尿病孕妇,因其血中高浓度胰岛素能拮抗肾上腺皮质激素对肺泡表面活性物质合成的促进作用,其新生儿 RDS 的发生率比正常增加 5~6 倍,肺泡表面活性物质的合成还受到体液 pH、体温和肺血流量的影响,因此围生期窒息、酸中毒、低体温及前置胎盘、胎盘早剥和母亲低血压等导致胎儿血容量减少,均可导致肺泡表面活性物质合成不足,诱发 RDS。此外,剖宫产儿、双胎中的第二婴和男婴,RDS 的发生率也明显增加。因此,了解胎肺成熟度以决定终止妊娠合适时机,可以避免发生 RDS,提高新产儿的生存率。

因此,在高危妊娠管理中,麻醉科医师需要与产科医师共同评估胎儿的成熟度、讨论手术时机以及麻醉的实施。

第五节 胎儿畸形及遗传性疾病的宫内诊断

一、胎儿畸形

胎儿畸形可以是解剖上的,也可以是生理上的,或两者兼有。解剖上的异常包括神经管缺损(如脑脊膜膨出、脊柱裂等)、先天性心脏疾病(如法洛四联症、大血管移位、左心室发育不良综合征等)、巨大肿块(如巨大囊性畸胎瘤)、先天性腹壁缺损(如腹裂、脐膨出等)和连体婴儿等;生理上的异常包括先天性脑积水、胎儿 Graves 病和宫内生长受限等;解剖与生理均异常的合并疾病包括继发于染色体缺陷的多种先天性畸形和继发于严重脑积水的第二巨颌畸形。

二、胎儿遗传性疾病的筛查

约 3%~5% 的新生儿出现先天性出生缺陷,大部分可在出生前检测出来,然而出生缺陷的病因尚未明确。遗传因素被认为是目前胎儿先天性出生缺陷的主要危险因素(占 20%~25%)。在活产儿中,染色体异常的发生率约为 1/170。胎儿染色体异常通常被分为染色体数目异常、结构异常及镶嵌异常 3 种类型。

(一)染色体数目异常

即染色体的数目多于或少于 46 条及出现三倍体。唐氏综合征是由一条额外的 21 号染色体所引起的,亦是最常见的染色体数目异常的胎儿遗传性疾病,其次是 Klinefelter 综合征(47,XXY)和 Turner 综合征(46,X)。其他常染色体异常在活产胎儿中很少见。

(二)染色体结构异常

即染色体缺失、易位、倒位、插入、重复和环状染色体等,且常可以多种方式发生。如猫叫样哭泣综合征是由 5 号染色体上遗传物质的缺失引起的。

(三)染色体镶嵌异常

即染色体嵌合体。同一个体中,由于受精卵有丝分裂早期染色体丢失或染色体不分离而导致个体可能出现 2 个(或更多)遗传性状的嵌合或混杂表现。

三、胎儿畸形及遗传性疾病的产前诊断

目前可用于检测胎儿出生异常的方法包括孕妇血清筛查、超声、磁共振(MRI)、绒毛膜绒毛取样、羊膜腔穿刺术、脐带血穿刺术等。多种方法联合应用可对胎儿畸形及遗传性疾病作出准确的产前诊断。

(一)孕妇血清筛查

多种母体血液筛查项目用于检测先天性胎儿畸形。如通过检测孕妇血清中雌二醇、绒毛膜促性腺激素(HCG)和甲胎蛋白(AFP)的浓度来分别预测唐氏综合征、18-三体综合征和完全神经管缺陷的风险。通常在妊娠的 16~18 周进行。最常见的产前母体血筛查项目是甲胎蛋白,AFP 主要用于筛查神经管缺陷。

（二）超声

超声是一种诊断胎儿畸形的主要诊断方法及辅助治疗技术，如超声引导下绒毛膜绒毛取样、羊膜穿刺术及经皮脐血取样术。超声检查不仅可以静态监测胎儿缺陷，还可以监测胎动、胎儿呼吸和心跳甚至血管异常搏动。许多先天性畸形也是通过超声扫描偶然诊断出来的。

（三）MRI

主要用于诊断胎儿的解剖异常和结构缺陷，尤其是脑结构与发育异常。目前 MRI 主要用于识别母亲的解剖病理异常（如盆腔肿块）或特殊情况（如胎盘植入）。

（四）羊膜腔穿刺术

是一项侵入性的产前诊断技术，最常用于胎儿遗传性疾病的诊断。羊膜腔穿刺术简单可靠，可通过腹部超声进行实时引导，通常在妊娠中期（15~20^{+6} 周）收集羊水，进行胎儿细胞培养、染色体或 DNA 分析；也可在妊娠晚期，收集羊水评估胎肺成熟度。羊膜腔穿刺术的适应证包括高龄产妇、母体血清筛查异常、染色体易位、性联遗传疾病和单基因缺陷遗传性疾病。羊膜腔穿刺术最常见的风险是：流产、早产、胎膜早破、感染、胎儿创伤、胎盘穿孔和羊膜囊出血。

（五）绒毛膜绒毛取样

绒毛膜绒毛取样活检的方法与羊膜穿刺术相似，区别在于绒毛膜绒毛标本是通过经腹针或经阴道穿刺进入绒毛膜中心获取。绒毛膜绒毛取样通常在妊娠前 3 个月获取滋养细胞，用于染色体、酶和 DNA 分析，目前已被用于许多产前疾病的诊断，如溶酶体贮积症（泰—萨克斯病或戈谢氏病）、先天性肾上腺发育不全、血红蛋白病、囊性纤维化及杜氏肌萎缩症等。

（六）脐带血穿刺术

脐带血穿刺术也称为经皮脐血取样术。借助超声定位胎盘及脐带，经腹壁和子宫壁进入脐静脉，直接取出胎儿血液。主要用于对胎儿血液疾病及其他疾病进行评估，如各种代谢紊乱、不同类型的贫血（镰状细胞性贫血、地中海贫血）、血友病、血小板减少症（自身免疫性血小板减少症、同种免疫性血小板减少症）等。脐带血穿刺术是一种侵入性强的操作技术，存在孕期弓形体病毒感染的风险。

四、麻醉注意事项

某些特殊的胎儿异常或先天性畸形（如巨颅、畸胎瘤、连体婴、糖尿病性巨大胎儿等）因胎儿娩出困难，具有剖宫产的指征。剖宫产术可防止连体婴或婴儿过大导致的难产，也可避免畸形组织受到外力损伤或挤压。某些特殊原因，如胎儿宫内窘迫或存在血小板减少症，尤其是在同种异体血小板减少症的情况下推荐剖宫产。剖宫产时，如果胎儿存在先天性异常，可能需要更大的切口，产科医师常常会选择腹壁直切口而不是横切口，同时，胎儿取出的时间也可能会相应延长。

麻醉科医师在术前建立大孔径静脉通路，术前静脉输注 1 500~2 000ml 液体进行扩容，以应对出血量的增加。在胎儿先天性异常妨碍阴道分娩的情况下，麻醉科医师应尽量使孕妇腹部放松，同时尽可能减少麻醉药物对母亲和胎儿的不良影响。硬膜外麻醉或脊髓麻醉采用常规浓度的局麻药可满足剖宫产术的腹部肌松需求；但在某些特殊情况下，如果胎儿娩出困难，麻醉科医师应准备好全麻药物（如琥珀胆碱、七氟烷、地氟烷等挥发性麻醉药物）及插管器具，迅速进行全麻诱导。

思考题

1. 胎儿宫内情况的监护方法及临床意义有哪些？

2. 高危儿的相关高危因素及高危儿的识别与判断有哪些?

3. 评价胎肺成熟度的指标及其麻醉注意事项有哪些?

4. 胎儿异常或先天性畸形行产科手术的麻醉注意事项有哪些?

(王宜衡　胡啸玲)

推荐阅读

［1］刘彩霞. 母胎医学临床诊疗及护理流程. 北京:人民卫生出版社,2018:745-754.

［2］MAYA SS. 施耐德产科麻醉学. 5 版. 熊利泽,董海龙,路志红,译. 北京:科学出版社,2018:717-740.

［3］DAVID HC. Chestnut's Obstetric Anesthesia Principles and Practice. 6th ed. Holland:elsevier,2019:132-150.

［4］MICHAEL AG. Miller's Anesthesia. 9th ed. Holland:elsevier. 2019:2042-2070.

［5］HOBBINS JC,GRANNUM PA,BERKOWITZ RL,et al. Ultrasound in the diagnosis of congenital anomalies. American journal of obstetrics and gynecology,1979,134(3):331-345.

［6］ROBERT L,DIANE S,DAVID Y. No.197a-Fetal Health Surveillance:Antepartum Consensus Guideline. J Obstet Gynaecol Can,2018,40(4):e251-e271.

第四十三章

胎儿手术的麻醉

本章要求

1. 掌握胎儿手术的麻醉方式和围手术期管理,维持子宫松弛和逆转子宫松弛的方法。
2. 熟悉胎儿手术麻醉对孕妇和胎儿的影响,胎儿手术类型和适应证。
3. 了解胎儿外科发展史,胎儿手术并发症。

随着胎儿治疗学的发展,很多先天缺陷儿在产前得到矫治,有效防止了胎儿不可逆的器官损害,提高了产后的生存机会。然而接受胎儿手术的孕妇和胎儿都面临较高风险,对麻醉管理提出很高的要求。有别于单纯的产科或新生儿手术的麻醉,胎儿手术的麻醉既要配合外科团队提供良好的操作条件,又要最大限度降低对孕妇的不利影响,保障母胎的双重安全。胎儿外科包含宫内微创手术、开放式宫内手术和产时手术三种类型。胎儿手术的麻醉应根据不同的手术类型选择适宜的麻醉方式,术中做好孕妇及胎儿的监测,完善胎儿的麻醉及镇痛,术后积极预防早产等多种并发症的发生。本章将就胎儿手术的麻醉管理进行专题阐述。

第一节 胎儿外科的发展

胎儿外科是 20 世纪的一门新兴学科。1963 年 Liley 首次成功为一例溶血症胎儿进行宫内输血治疗,开创了胎儿治疗的先河。1965 年,Adamson 等报道了人类胎儿手术,但由于感染和早产等原因,成功率较低。20 世纪 70 年代产前诊断技术迅猛发展,为胎儿医学的发展创造了有利条件。1982 年美国加州大学的 Harrison 团队,首次采用显微外科技术完成了胎儿膀胱造口术、双肾造口术。1990 年,该团队又成功进行胎儿膈疝修复术,并在国际胎儿医学和外科学会第一次会议上明确了适合进行产前胎儿治疗的病例,如膈疝、肾积水等疾病。1989 年 Norris 等首次报道了对颈前肿物胎儿的胎盘支持手术。之后,在先天性高位气道阻塞综合征、颅面发育不良综合征、胸部肿瘤和纵隔肿瘤等疾病中也得到应用。上述探索为胎儿手术理念的推进和临床研究奠定了坚实的基础。

历经半个多世纪的进程,胎儿外科在微创胎儿手术、开放的妊娠中期手术和产时宫外治疗方面均取得了长足发展,手术适应证涵盖了神经、泌尿、心脏等多器官系统的先天性解剖异常。随着治疗技术的改进与发展,母体和胎儿风险的降低,胎儿手术的治疗范围会越来越广泛。展望未来,其他诸如完全性房室传导阻滞的胎儿药物治疗无效时起搏器的安装、颅面部畸形的修复、通过异体骨移植矫正骨骼畸形等手术均有望开展。这需要多学科间加强合作,不断深入地探索与进步。

第二节 胎儿手术的类型、适应证和并发症

目前,胎儿手术根据手术方式和手术时机的不同划分为 3 种类型,本节将讨论不同类型手术的适应证

及可能的并发症。

一、胎儿手术的类型

胎儿手术主要分 3 类:①胎儿微创手术,是目前最常实施的胎儿手术方式。包括超声引导下的经皮干预或胎儿内镜手术。手术时机通常选择在妊娠早期或中期,用于宫内输血、选择性减胎、激光凝结术治疗双胎输血综合征、心脏畸形的治疗等。②妊娠中期开放式手术,多在妊娠中期实施,此类手术创伤大,并发症较多,目前仅用于持续恶化需及时治疗而难以实施微创手术的疾病,如脊髓脊膜膨出、骶尾部畸胎瘤、胸腔肿瘤等。③产时宫外治疗(exutero intrapartum treatment,EXIT),也称胎盘支持下的胎儿手术(operation on placental support,OOPS),即在分娩过程中胎儿部分娩出时,在子宫胎盘循环支持下对胎儿实施的治疗。主要适用于胎儿娩出后会发生严重呼吸困难的疾病,如颈部肿物、先天性高位气道梗阻综合征等,同时也适用于胸腔内或纵隔肿物的切除,连体儿的分离以及严重心肺疾患的胎儿进行体外膜肺的过渡性治疗。

二、胎儿手术的适应证

与传统的新生儿手术相比,胎儿手术是针对某些严重畸形的胎儿进行产前的宫内干预,具有预防不可逆器官损害和胎死宫内的优势,是矫治具有严重先天缺陷胎儿的治疗方法。相比新生儿,胎儿期机体免疫系统发育不完善,手术不会发生强烈的免疫反应。此外,宫内环境为胎儿提供充足的营养与呼吸支持,伤口愈合更有利。然而鉴于胎儿手术本身的风险,术前需多学科充分讨论病情,明确疾病诊断和分期,排除影响手术的其他畸形。确定手术可显著逆转胎儿病理状态且没有有效的产后治疗方法,不实行胎儿干预可导致严重器官功能受损或胎儿死亡。手术方案已通过动物实验检验。常见胎儿手术的疾病、手术方法和治疗目的见表43-2-1。

表 43-2-1 常见胎儿手术的种类、治疗目的和手术方法

疾病	治疗目的	手术方法
胎儿贫血或血小板减少	预防胎儿心功能不全和胎儿水肿	超声引导子宫内输血
主动脉狭窄 肺动脉闭锁	预防左右心发育不良、心功能障碍和胎儿水肿	超声引导经皮主动脉瓣膜成形术、肺动脉成形术
尿道梗阻	通过膀胱减压预防肾功能不全以及羊水过少可能造成的肺发育不良和肢体畸形	超声引导经皮膀胱羊膜腔分流术
双胎输血综合征	阻断交通血管,防止受血胎儿发生心功能不全	胎儿镜下胎盘血管交通支激光凝结术
胎儿颈部包块(淋巴管瘤、畸胎瘤、神经母细胞瘤、甲状腺肿)	保证气道开放,防止出生时呼吸窒迫	分娩期子宫外产时治疗
先天性膈疝	预防肺发育不良	胎儿镜下气道闭塞术或 分娩期子宫外产时膈肌修补术
先天性肺囊性腺瘤样畸形	预防肺发育不良和心功能不全	超声引导胸羊膜腔分流术或开放式肺囊性腺瘤切除术
脊髓脊膜膨出	减轻脑积水和脑疝,改善神经功能	开放式缺损修补术
骶尾部畸胎瘤	预防高心排血量性心力衰竭、胎儿水肿和羊水过多	超声引导肿瘤血管消融术或开放式胎儿减瘤术

修改自 Partridge EA. Flake AW:Maternal-fetal surgery for structural malformation. Best Pract Res Clin Obstet Gynaecol 26:669-682,2012

三、胎儿手术的并发症

胎儿手术的成功实施扭转了既往先天缺陷的胎儿器官不可逆的损害,不仅提高了新生儿的存活率,同时大大提高了新生儿的生存质量。但与此同时,接受胎儿手术的孕妇和胎儿都面临较高风险。孕妇术后存在出血、感染、胎盘早剥、大量宫腔灌注液和宫缩抑制剂使用所致肺水肿风险。胎儿风险包括中枢神经系统受损、绒毛膜羊膜炎、术后羊水渗漏、早产和胎儿死亡。

第三节　胎儿手术麻醉特点

孕期产妇和胎儿均发生了复杂的生理变化,对手术和麻醉产生了重要的影响。胎儿的各器官系统发育不成熟,手术和麻醉的风险显著增加。麻醉医生应熟悉可能影响胎盘血流的各种因素和麻醉药物的胎盘运输,做好围手术期麻醉管理,维护胎盘血流稳定,保障母体胎儿安全,使手术平稳顺利进行。

一、孕妇的病理生理特点

相对于普通产科手术,胎儿手术孕妇的麻醉风险大大增加。除了高反流误吸和全麻插管困难的风险外,孕妇在胎儿手术中持续仰卧位,相比剖宫产手术,孕妇下腔静脉受压迫的时间更久,更易导致孕妇低血压,胎儿缺氧。因此术中使孕妇右侧臀部垫高保持子宫左倾很重要,以此最大程度上增加静脉回流,提供足够的心排血量。胎儿手术期间通常采用高浓度吸入麻醉药获得子宫松弛,可能造成孕妇低血压,需要使用升压药物增加外周血管阻力。使用大剂量硝酸甘油或硫酸镁抑制宫缩的孕妇,应考虑到毛细血管张力的降低和通透性的升高,这些都会增加肺水肿的风险。

二、胎儿的病理生理特点

胎儿各器官发育尚不完善,麻醉管理具有一定挑战。胎儿心肌的非收缩成分比例高,顺应性较成人心肌差,前负荷的变化对心排血量的影响有限,心排血量的提高有赖于心率的提升。术中低氧、伤害性刺激和低体温等因素均可刺激迷走神经造成心动过缓。胎儿的循环血容量较低,妊娠中期胎儿平均血容量50~70ml(120ml/kg),少量的外科失血也能发生低血容量。

胎儿痛觉传导通路的建立始于孕7周,孕8周形成完整的脊髓反射弧。约17周开始直至胎儿出生,大脑皮质经历分化逐步成熟。23~24周,丘脑传入纤维穿透大脑皮质构成完整的痛觉传导回路。目前,对胎儿感知疼痛的能力尚有争论,但可以肯定的是胎儿会对疼痛刺激产生反应,表现为皮质醇增加,β-内啡肽、去甲肾上腺素均明显增加,这些伤害性刺激的神经内分泌反应可以被μ受体激动剂调节。

三、胎儿手术麻醉对胎盘血流的影响

子宫胎盘血流为高排低阻血流,血流量与子宫灌注压成正比,与胎盘血管阻力成反比。在胎儿手术过程中,孕妇低血压、主动脉或腔静脉受压和子宫收缩都会降低胎盘血流。疼痛和应激会降低子宫血流量,通过硬膜外镇痛可以减轻这种作用。麻醉药物对胎盘血流的影响不同,静脉麻醉药硫喷妥钠、丙泊酚、依托咪酯对子宫血流的影响轻微,挥发性麻醉药可以降低子宫张力增加出血的危险。但中低剂量的挥发性麻醉药对血压影响轻微,虽降低血压,但扩张子宫血管又可以维持正常血流量。

四、麻醉药物的胎盘转运

麻醉药物经胎盘的运输是一种单纯扩散,其扩散率和峰值取决于药物分子量大小、脂溶性、解离度、

母-胎浓度梯度和母体蛋白结合率。挥发性麻醉药分子量小且脂溶性低,容易在胎儿和孕妇之间迅速转运。静脉麻醉药易通过胎盘,丙泊酚可以用于微创外科的孕妇镇静。地西泮是常用的孕产妇和胎儿镇静的药物。阿片类药物均具有高度亲脂性,易通过胎盘,常用吗啡和瑞芬太尼。肌肉松弛药中的所有非去极化药物,均为水溶性的大分子物质,具有离子化的特性,极少能通过胎盘。琥珀胆碱虽然分子量较小但解离度高,临床剂量难以通过胎盘屏障。

第四节　胎儿手术的麻醉选择

胎儿手术的麻醉不同于单纯剖宫产或新生儿手术的麻醉,需要同时兼顾孕妇和胎儿两个个体的安全和镇痛。有效的孕妇麻醉既要满足充分的镇痛,又要保证孕妇和胎盘血流的稳定,麻醉的选择还应符合手术对子宫松弛的要求。胎儿的麻醉,除部分通过胎盘途径获得外,对于创伤大、容易引起强应激反应的手术,还应选择适宜的方式为胎儿额外补充镇痛和肌松药物,以使手术安全顺利进行。

一、孕妇的麻醉方法

各种麻醉方法都可用于产前干预和胎儿手术,麻醉医师可根据孕妇胎儿特有的生理药理特点以及手术需求,权衡每种麻醉方法的优缺点,选择母胎安全度高的适合不同手术的麻醉方式。

（一）局部麻醉

主要用于微创手术,采用局部麻醉药局部浸润。此种麻醉方法的优点是母体清醒,安全性高。缺点是没有胎儿麻醉和镇痛,没有子宫松弛,胎儿活动可增加误伤的风险。

（二）基础麻醉

应用苯二氮䓬类、阿片类药物等对孕妇进行镇静镇痛。优点是减轻孕妇的焦虑和疼痛,同时可通过胎盘供给胎儿麻醉药和镇痛药。缺点是母体气道缺乏保护,误吸和呼吸抑制风险增加,也不能使子宫松弛。

（三）区域神经阻滞

包括蛛网膜下隙阻滞、硬膜外阻滞、腰硬联合阻滞麻醉,可用于各种胎儿手术,但以微创胎儿手术为主。麻醉感觉平面要求一般需要达到 T_6 水平。

（四）气管插管全身麻醉

主要用于孕中期开放式胎儿手术和产时宫外治疗,能提供有效的孕妇和胎儿的麻醉和镇痛,较理想的子宫松弛以及保障孕妇和胎儿的安全。全身麻醉气管插管困难的发生率较高。麻醉诱导常采用快速诱导插管,麻醉维持基本采用高浓度的吸入麻醉药物进行深度麻醉,以防止子宫收缩和胎盘剥离。

（五）区域神经阻滞联合全身麻醉

通常用于开放式手术。除具有区域神经阻滞和全身麻醉的优点,还能提供硬膜外术后镇痛。

二、胎儿的麻醉方法

胎儿具有一定的对伤害性刺激的感受能力,孕中期以后的胎儿手术都必须考虑胎儿的麻醉和镇痛。胎儿麻醉的给药途径主要有 3 种。

（一）直接给药

1. 血管内注射　血管内注射能确保即刻血药浓度,给药量更精确。可选择脐静脉、肝静脉或心内注射。

2. 肌内注射　胎儿肩部和臀部是肌内注射的常用位点。

直接给药方式可避免母体暴露于药物,但可能会使未经麻醉的胎儿发生较强的应激反应。脐静脉注射可引起血管痉挛继而发生胎儿乏氧。心内注射常用于心脏治疗时可能出现的心律失常和心脏压塞的治疗。

（二）母体途径

此途径药物需经胎盘转运。由于存在胎盘屏障,需要母体应用较大剂量的镇静或全麻药物。胎儿对吸入性麻醉药的摄取延迟于母体,但仍可达到临床效果,因为胎儿 MAC 值低于母体。

（三）羊膜腔途径

动物实验证明,在妊娠羊的羊膜腔注射舒芬太尼,胎羊体内能达到镇痛所需浓度,提示该途径有一定的可行性。

第五节　胎儿手术麻醉的实施

胎儿手术的麻醉涉及母胎两个方面,管理起来较为复杂。术中母体持续仰卧位、深麻醉、失血等因素均可引起母体循环的不稳定,胎盘血流降低,胎儿宫内乏氧等情况。为保证术中安全和良好的手术预后,对所有患者应该制订严格而完善的麻醉方案,包括全面的术前评估、充分的术前准备以及精细的术中和术后管理。

一、术前评估及准备

术前与产科及新生儿科医师充分讨论胎儿病情,制订围手术期治疗方案。详细了解孕妇的病史、手术麻醉史、有无合并其他疾病。体格检查重点关注孕妇脊柱、心肺功能和有无困难气道。实验室检查除血常规还应根据病史及体格检查增加相应的项目。

胎儿评估需借助超声、MRI 及超声心动图明确手术需要修复的异常及相邻器官的受累情况,了解胎心率基线水平和胎儿心血管功能,胎盘的位置及羊水量,评估胎儿体重以便术中胎儿用药计量。

术前手术室温度设定为 26~27℃,为孕妇备好同血型红细胞,胎儿备 Rh 抗原呈阴性的 O 型红细胞,尤其可能失血量较多的开放性胎儿手术。为预防发生吸入性肺炎,术前孕妇可口服组胺受体拮抗剂、质子泵抑制剂及促胃动力药甲氧氯普胺。

二、术中监测

胎儿手术的术中监测需考虑孕妇和胎儿两个方面。

（一）孕妇的监测

包括心电图、血压、心率、血氧饱和度、体温等常规监测项目,全身麻醉需监测麻醉深度、直接动脉压,维持血流动力学平稳,防止母体麻醉过深,影响子宫胎盘血流灌注。

（二）胎儿监测

取决于手术类型。胎儿微创手术由于无法直接接触到胎儿,监测手段受到限制,常用多普勒超声测量胎心率和变异度或经胎儿超声(经母体腹壁)获取胎儿心室容量、心肌收缩力、心率、脐血流等,但易受手术操作影响,不能连续监测。开放式胎儿手术和产时胎儿手术胎儿监护相对方便,常用方法:①胎儿血氧饱和度和胎心率可应用脉搏血氧同时监测,正常胎儿血氧饱和度的范围在 50%~70%,但一般 40% 以上就能满足胎儿氧合需求,低于此可能发生心动过缓;②经头皮电极可监测胎心率、心律;③胎儿超声监护评估胎儿心脏功能,如心排血量、心肌收缩力、血流、心率等。也可用一些特制的超声探头直接监测子宫胎盘血流量、脐血流等;④体温监测可使用肛温探头监测控温;⑤必要时可行胎儿脐动静脉血气。

三、麻醉管理

(一) 产时宫外治疗的麻醉管理

EXIT 的麻醉方式多选用气管插管全麻。不同于全麻剖宫产,EXIT 术中要额外关注子宫松弛和胎儿的监护,以及术后宫缩抑制。

麻醉前为孕妇建立常规监测,取子宫左倾卧位预吸氧,3 分钟后行快速诱导,诱导药物可选择丙泊酚和琥珀胆碱,阿片类药物可应用舒芬太尼或瑞芬太尼。诱导插管应注意预防反流误吸。另外,麻醉诱导的同时应监测胎心率和脐血流,以免产妇血流动力学的波动对胎儿造成影响。

对于胎儿宫内手术而言,成功的关键因素是保持良好的子宫松弛,子宫松弛度不够,不仅影响手术操作,还可降低子宫血流,减少子宫胎盘血供,严重可致胎盘剥离和早产。

在子宫切开之前,逐渐增加吸入麻醉剂的浓度,一方面通过胎盘实现胎儿的麻醉;另一方面,高浓度的吸入麻醉剂可有效松弛子宫。吸入麻醉剂的子宫松弛作用具有良好的剂量依赖性。氟烷、异氟烷、七氟烷、地氟烷均成功地应用于胎儿手术。其中,地氟烷的血气分配系数最低,可迅速滴定浓度,停用后子宫收缩恢复快。然而,有研究发现高浓度的氟烷类麻醉剂(2~3MAC)在使子宫肌层松弛的同时,增加胎儿心动过缓的发生率。原因可能是吸入高浓度的麻醉剂降低孕妇血压,减少子宫胎盘灌注,最终减少胎儿宫内供氧。一项回顾性研究显示,吸入 1.5MAC 地氟烷复合静脉使用丙泊酚和瑞芬太尼同样可以达到适宜的子宫松弛。另外,辅以子宫松弛剂或静脉泵注小剂量硝酸甘油 0.5~1.5μg/(kg·min),可降低吸入麻醉剂的浓度。硝酸甘油起效快、消除快、作用时间短,在 EXIT 中更有优势,当胎儿操作结束后立即停用,应用子宫收缩剂,子宫张力可迅速恢复,从而减少产后出血。不建议使用大剂量硝酸甘油,因为后者可能影响胎儿的血管张力,导致脑血流的改变并增加胎儿脑缺血和脑室出血的风险。

长时间的子宫松弛存在一定的副作用,高浓度的吸入麻醉剂和子宫松弛剂均可使孕妇血管扩张而产生低血压,影响胎盘灌注。为此,术中需密切关注孕妇血流动力学变化,力求使血压波动不超过基础值的 10% 或平均动脉压不低于 65mmHg。通过及时的输血补液,适当应用麻黄碱或去氧肾上腺素等血管活性药物稳定血压。研究表明,去氧肾上腺素在升压的同时能更好地维持胎儿酸碱平衡。另外,子宫松弛使子宫出血增加,目前采用可吸收的钉合器将羊膜和子宫肌层缝合在一起,可有效减轻子宫出血。

如果进行的是颈部或气道手术,需在胎头或肩部娩出后即刻建立人工气道以便术后呼吸支持及呼吸道手术的实施。其他类型手术虽不是必需,但在手术操作前建立人工气道备用,方便一旦发生胎盘剥离胎儿乏氧时迅速实施抢救。插管成功后可根据需要经气道给予肺表面活性物质促胎肺成熟,断脐前不接机械通气,过早的肺通气会启动胎儿过渡性循环,甚至造成胎盘剥离。

胎儿麻醉可通过母体胎盘途径部分获得,为了更充分地抑制胎儿应激反应,通常在胎儿外露后肌注芬太尼补充镇痛,维库溴铵或泮库溴铵制动,肌注阿托品预防心动过缓。以上药物也可在子宫切开前通过超声引导给予。

胎儿缺乏体温的自我调节能力,EXIT 术中应尽量减少胎儿暴露,减少胎儿热量散失。子宫切开以后,羊水大量流失,通过向宫腔持续注入温热的晶体,可有效保持胎儿体温,还可预防宫腔缩小,减少脐带受压和胎盘剥离的可能。

EXIT 的胎儿干预过程可持续几分钟(气管插管)至几小时(如纵隔肿物、严重的先天性心脏病)不等,但多数可在 1 小时内完成。胎儿干预过程中需持续重点监测胎心率及血氧,上半部躯干暴露的胎儿可利用胎儿超声监测心室充盈和心肌收缩情况。

胎儿干预完成断脐后,降低吸入麻醉药浓度,联合使用阿片类药物、丙泊酚和笑气维持后续麻醉。停用宫缩抑制剂,预防性使用宫缩药物如缩宫素、米索前列醇、甲基麦角新碱逆转子宫松弛状态,减少产妇出血。如留置硬膜外导管,则通过导管给予镇痛药物。手术结束,待产妇完全清醒,有指令性动作时拔出气管导管。

(二)妊娠中期开放式手术的麻醉管理

妊娠中期开放式手术麻醉管理的总体目标与 EXIT 相同,即保持子宫松弛和防止胎盘剥离,因此麻醉处理总体上与 EXIT 相似。两者的区别在于开放式手术术后胎儿要放回子宫继续妊娠,因此子宫松弛要一直维持到术后阶段。此外,开放式手术术中胎儿和孕妇的出血较多,麻醉医师需做好应急准备。

开放式手术同样采用气管内插管全身麻醉,快速诱导前开放外周静脉,择一条粗大的静脉作为输血通道。桡动脉穿刺置管实时监测直接动脉压的变化。预置硬膜外导管和麻醉诱导的方法同 EXIT。开放式手术同样需要维持良好的子宫松弛状态,以防子宫收缩胎盘早剥导致手术失败。单纯通过吸入麻醉药获得子宫松弛,需将浓度提高至 2~3MAC。为了减少高浓度吸入麻醉药引起的不良反应,可采用静吸复合维持麻醉,辅助硝酸甘油增加子宫松弛度,以减少孕妇低血压的发生率。在子宫松弛阶段,应保证足够的循环血量,密切观察血流动力学的变化,如出血较多,需及时应用血管活性药物,以稳定母体血压,保证足够的子宫胎盘灌注。除非失血过多,晶体液的用量应当限制在 2L 以内,以降低术后肺水肿的发生率。

一旦子宫切开,胎儿胸部及上肢显露。利用液体加温仪将预热的等渗晶体液不断注入子宫腔或利用羊水循环装置回输外溢的羊水,防止宫内容量及温度骤变,导致子宫收缩和胎儿循环衰竭。于暴露的胎儿上臂肌注芬太尼、肌肉松弛剂和阿托品,预防胎儿应激反应和迷走神经反应,并提供镇痛和消除体动。对于出血风险较高的开放性手术,应在胎儿肢体上留置静脉套管用于输血,如无法建立肢体的静脉通路,也可建立脐静脉通路为胎儿输液,注意胎儿输注的任何液体或血制品都需经过加温。术中胎儿监测至关重要,可通过无菌超声心动图探头、脉搏血氧探头获得,胎儿心动过缓伴或不伴血氧下降均是胎儿窘迫的标志,应及时予以纠正,穿刺脐血管行胎儿动脉血气分析可进一步指导治疗。

胎儿干预完成后,将胎儿送回宫内并缝合子宫切口,超声评估羊膜腔容量,容量不足用加温等渗液补充。开始子宫缝合时,降低吸入麻醉药浓度,以阿片类药物和静脉麻醉药维持麻醉。静滴硫酸镁抑制子宫收缩,并开始硬膜外镇痛。硫酸镁能直接舒张血管,增加肺水肿的发生,而且有增强肌肉神经阻滞的作用,拔除气管导管前,需确认神经肌肉功能的恢复。

术后需要注意以下问题:孕妇和胎儿的疼痛、胎膜早破、感染和各种潜在的胎儿并发症如心力衰竭、颅内出血等。早期可通过持续硬膜外泵注低浓度局麻药联合阿片类药物来维持镇痛,预防早产。也可使用阿片类药物行静脉镇痛替代硬膜外镇痛或在硬膜外镇痛结束后继续给药,但缺点是可能出现胎儿心率变异度下降。宫缩抑制剂的使用有助于预防早产。术中输注的硫酸镁应持续至术后 24 小时或更长时间。经常需要联合其他宫缩抑制剂如吲哚美辛或特布他林。使用吲哚美辛的患者需定期检查胎儿超声心动图,因为吲哚美辛可引起胎儿动脉导管提早闭合。术后持续监测胎心率,对于可能出现的胎儿心力衰竭和宫内窘迫等严重并发症应制定好处理预案。

(三)胎儿微创手术的麻醉管理

胎儿微创手术是最常实施的胎儿手术。这类手术根据手术方式和胎儿疾病的不同,选择的麻醉方式也有所不同。鉴于手术创伤较小,大部分手术局麻或区域神经阻滞(蛛网膜下隙阻滞、硬膜外阻滞、腰硬联合阻滞麻醉)即可完成。微小手术如羊膜腔穿刺、脐带穿刺、宫内输血等通过腹壁局部浸润就能满足孕妇的麻醉需要。可以使用阿片类药物、苯二氮䓬类药物或小剂量丙泊酚对孕妇进行镇痛和镇静治疗并对胎儿镇痛和制动。当经皮手术需要多点穿刺或小切口操作,局部浸润和镇静难以达到满意效果,最好采用区域神经阻滞。对于一些特殊类型手术,如主动脉扩张术,需要将穿刺针穿入胎儿胸部,伤害性刺激较强,手术要求最大程度减少胎动,选择全身麻醉会更有优势。

胎儿监测方面,由于胎儿微创手术无法直接接触胎儿,常用多普勒超声间接监测胎心率,经皮心脏治疗时通过胎儿超声(经母体腹壁)获取胎儿心室容量、心肌收缩力、脐血流等信息。术中孕妇应用镇静药物时,应密切监测胎心率的变化,直至药物完全代谢,避免过度镇静造成胎儿心动过缓,宫内缺氧。术中应备好按体重计算的阿托品和肾上腺素,以抢救胎儿窘迫。一旦经宫内复苏后胎儿窘迫仍持续存在,且胎龄达到宫外存活条件,产科医生应准备好行急诊剖宫产,麻醉医师做好紧急全身麻醉的准备。

胎儿微创手术需控制液体入量。术后孕妇肺水肿多与术中灌洗液的吸收有关,其次是宫缩抑制剂的使用。宫内输血和脐带穿刺后无须常规使用宫缩抑制剂,但胎儿镜等经皮侵入性操作术后往往需使用宫缩抑制剂。

(四) 胎儿复苏

胎儿手术期间,脐带受压或扭转,胎盘剥离,产妇低血压、缺氧,胎儿低血容量、低体温等均可引起胎儿窘迫,表现为胎心率下降、血氧饱和度降低。胎儿宫内窘迫可导致严重后果,应积极采取纠正措施。治疗措施包括提高母体吸入氧浓度;通过液体治疗和血管活性药物提升母体血压;同时调整胎儿位置,增加子宫容量以缓解脐带的压迫。如治疗无效或出现胎心率<100 次/min、低氧血症(SpO_2<30%~40%),应立即行胎儿复苏,肌注或经静脉给予阿托品 0.02mg/kg,肾上腺素 1μg/kg,必要时胸外按压 100~150 次/min。胎儿如行开胸手术,可直接心内注射。

临床病例 1

患者:女,34 岁,身高 160cm,体重 78kg,BMI 30.5kg/m^2,ASA Ⅱ级。

主诉:孕 38^{+2} 周,发现胎儿颈部肿物 3 个月。

现病史:患者平素月经规律,孕 24 周行产前检查时发现胎儿颈部一肿物,大小 2cm×3cm×3cm,羊水穿刺排除染色体疾病。孕期无头晕头痛,无视物不清,无胸闷气短,双下肢无水肿。

既往史:平素健康,否认高血压、心脏病、糖尿病病史。

既往孕产史:孕 2 产 0,人工流产 1 次。

家族史:否认明显的遗传病史。

入院查体:T 36.5℃,P 102 次/min,R 18 次/min,BP 116/72mmHg。心肺听诊未闻及异常,腹部无压痛。胎心 146 次/min,无规律宫缩。

辅助检查:心电图正常。化验检查未见明显异常。超声提示胎儿颈部 5.5cm×6.8cm×8.0cm 囊性肿物,其内可见分隔,气管及食管受压移位,胎儿生长发育良好,大小符合孕周。

入院诊断:孕 2 产 0,妊娠 38^{+2} 周,胎儿颈部淋巴管瘤。

拟施手术:EXIT 胎儿颈部淋巴管瘤切除术。

术前评估:孕妇术前一般状态良好,ASA Ⅱ级,心功能Ⅰ级。无妊娠合并疾病。气道评估 Mallampti 分级Ⅱ级。超声评估胎儿心脏功能未见异常,胎儿染色体核型正常,胎盘位于子宫前壁,胎儿体重约 2 910g。

术前准备:孕妇麻醉所需设备、胎儿监测设备、新生儿保温设备、新生儿复苏设备。按公斤体重计算的单次剂量的镇痛药和肌肉松弛药,血管活性药物(阿托品、麻黄碱、去氧肾上腺素、肾上腺素、硝酸甘油),促子宫收缩药(缩宫素、卡贝缩宫素),晶体液、胶体液和滤白红细胞(O 型 Rh 阴性、与母体交叉配型)。手术室温度设为 26℃。

麻醉及手术经过:麻醉方式采取全身麻醉。入室后取平卧位右侧右髋部垫高 15°~30°,建立行心电、血氧监护,桡动脉穿刺置管。测得动脉血压 122/75mmHg,心率 105 次/min。预吸氧,待术者消毒铺单完成后进行麻醉诱导,诱导采用舒芬太尼、丙泊酚、罗库溴铵,插管过程顺利。麻醉维持采用七氟烷吸入,静脉泵入瑞芬太尼。切皮后,逐渐加深七氟烷的麻醉深度,达到 2MAC,触诊子宫时发现松弛度不足,遂继续增加吸入七氟烷浓度,同时静脉追加硝酸甘油 100μg 抑制宫缩。此时监护示孕妇血压下降至 90/58mmHg,心率 86 次/min,考虑高浓度七氟烷吸入所致孕妇心肌抑制,遂予麻黄碱 10mg 静脉注射,孕妇血压心率回升。进一步子宫切开、止血,暴露出胎儿头、颈和肩部后,在胎盘循环的支持下对胎儿行气管插管,直接喉镜下插入 3.0 号无套囊气管导管。因胎儿口内羊水过多及颈部肿物压迫气道,插管较困难。听诊双肺,确认导管位置准确后妥善固定导管,监测胎儿脉搏血氧及心率。断脐前吸入 100% 纯氧,待胎儿 SpO_2>80% 时断脐,将新生儿交由新生儿外科医师处理。孕妇立即停用硝酸甘油,降低七氟烷浓度,减浅麻醉深度。应用缩宫素同时按摩子宫加强宫缩。术毕待产妇完全清醒后拔出气管导管。新生儿完整切除颈部肿物,生命体征稳定,术后第 2 天拔除气管导管。

相关要点及解析

1. 淋巴管瘤的病因和对胎儿的影响　淋巴管瘤又称囊性水瘤,常位于胎儿的颈部、腋窝或胸部,产生原因是在胎儿发育的早期,淋巴囊腔未能加入全身淋巴系统,最终产生独立的囊腔,淋巴液不断分泌,使囊腔不断增大,最终压迫周围组织。60% 在妊娠早期诊断淋巴管瘤的胎儿可能有相关的染色体异常,合并心脏缺血、唇腭裂、骨骼异常和胎儿水肿。头颈部较大的淋巴管瘤,在患儿出生后压迫气道,无法通气,常需产时手术治疗。

2. 产时宫外治疗适应证　产时宫外治疗是在胎儿脐带未断,保持胎儿胎盘循环的情况下,对胎儿进行气管插管或胎儿手术,以保证胎儿在离开母体时的气道通畅和氧气供应。胎儿气道梗阻或通气障碍类疾病是产时治疗最好的适应证,包括颈部占位性病变(颈部畸胎瘤、颈部淋巴管瘤、颈部食管重复畸形等)或先天性上呼吸道梗阻综合征。胸腔内病变(先天性膈疝、肺纤维囊性病变、隔离肺等)也是产时治疗的适应证,其他宫外产时治疗的适应证还包括先天性膈疝患儿气道封堵物的取出、严重心肺疾病患儿体外膜肺治疗等。

3. EXIT 胎儿气道的处理　EXIT 手术需要在胎儿部分娩出后建立临时的胎儿气道。受肿物压迫胎儿气管可能被完全挤压或扭曲,建立人工气道的技术要求很高,成功开放气道需要精心的准备。如普通喉镜不能顺利插管,可行纤支镜引导插管或气管切开。对肿物巨大的胎儿行气管切开,往往需要首先切除部分肿物以显露气管切开所需的部位。胎儿在气管插管完成后,仔细清理气道内的羊水,无菌听诊器听诊双肺,确认气管导管位置的准确,听诊肺膨胀的情况。新生儿皮肤表面布满胎脂,胶带通常难以固定住导管,将导管缝至牙龈上可避免导管移位或脱管。

4. EXIT 术中常见问题及防治　EXIT 术中可发生孕妇低血压、胎儿低温、胎儿窘迫、胎盘剥离等,危及孕妇和胎儿的安全,需要立即采取纠正措施。

全身麻醉中吸入高浓度的麻醉药可造成孕妇心肌抑制、低血压,影响子宫胎盘灌注。为保证孕妇血流动力学稳定,应尽量避免深度麻醉,采用子宫收缩抑制剂辅助松弛子宫。在孕妇出现低血压时,及时应用麻黄碱或去氧肾上腺素提升孕妇血压,还应注意避免孕妇主动脉和腔静脉受压。术中持续向羊膜腔灌注加温的晶体液,维持胎儿环境温度恒定,同时有利于减少胎儿脐带受压的风险。将脐带放置在便于观察处,留意脐带的波动,如发生胎儿心率下降,直接给予胎儿复苏药物(如阿托品和肾上腺素等)或输血。用超声监测胎盘状况,如发现胎盘剥离不可避免,需及时娩出胎儿。

5. EXIT 与剖宫产在麻醉管理上有何区别?

EXIT 与剖宫产最终都是将胎儿从母体娩出,但 EXIT 在断脐前会针对胎儿特定的先天异常进行矫治。因此两者麻醉管理上有诸多不同。

(1)剖宫产麻醉首选椎管内麻醉;EXIT 首选全身麻醉。

(2)剖宫产无须子宫松弛;EXIT 在进行胎儿手术操作时要尽量增加子宫松弛度。

（3）剖宫产无须胎儿麻醉；全麻下的 EXIT 胎儿除经胎盘获得部分麻醉，有时还需为胎儿直接注射麻醉药物。

（4）EXIT 在胎儿手术操作时需向宫腔持续灌注温暖的液体，保持宫腔足够的容积；剖宫产不需要。

患者，女，33 岁，身高 158cm，体重 68kg，BMI 27.2kg/m^2，ASA Ⅱ级。

主诉：孕 30^{+2} 周，发现胎儿胸腔占位性病变 3 周。

现病史：患者平素月经规律，孕 23 周产检时 B 超发现胎儿左侧胸腔占位性病变，大小约 4.2cm×3.8cm×3.5cm，后多次 B 超检查提示胎儿胸腔占位性病变并逐渐增大，正常肺组织逐渐被压缩。羊水穿刺排除染色体疾病。孕期无头晕头痛，无视物不清，无胸闷气短，双下肢无水肿。

既往史：平素健康，否认高血压、心脏病、糖尿病病史。

既往孕产史：孕 2 产 1，6 年前剖宫产 1 次。

家族史：否认明显的遗传病史。

入院查体：T 36.5℃，P 92 次/min，R 18 次/min，BP 122/70mmHg。心肺听诊未闻及异常，腹部无压痛。胎心 146 次/min，无规律宫缩。

辅助检查：心电图正常，化验检查未见明显异常。胎儿左侧胸腔类圆形增强回声，大小约 5.4×5.1×5.0cm，内部回声欠均匀，可见数个小的囊性暗区，邻近肺组织受压，心脏受压右移。胎儿左右胸腔内见液性暗区分别为 1.2cm 与 0.7cm，腹腔内液性暗区约 1.0cm。

入院诊断：孕 2 产 1，妊娠 30^{+2} 周，胎儿左胸部先天性肺囊性腺瘤样畸形伴双侧胸腔积液、腹腔积液。

拟施手术：开放式胎儿肺囊性腺瘤样畸形切除术。

术前评估：患者术前一般状态良好，ASA Ⅱ级，心功能Ⅰ级，无妊娠合并疾病。气道评估 Mallampati 分级Ⅱ级。超声心动图、染色体分析排除了胎儿其他先天性异常，胎盘位于子宫后壁，羊水量正常，预估胎儿体重 1 620g。

术前准备：孕妇麻醉所需设备、胎儿监测设备。按公斤体重计算的单次剂量的镇痛药和肌肉松弛药、血管活性药物（阿托品、麻黄碱、去氧肾上腺素、肾上腺素、硝酸甘油）、促子宫收缩药（缩宫素、卡贝缩宫素）、晶体液、胶体液。完成血型鉴定和血制品的交叉配型。手术室温度设为 26℃。

麻醉和手术过程：麻醉诱导采用舒芬太尼、丙泊酚、罗库溴铵，气管插管后行机械通气。吸入 4% 七氟烷和 50% 氧气，静脉小剂量泵入去氧肾上腺素维持孕妇血压。待七氟烷浓度达到 2MAC，手法探查子宫松弛度满意时，切开子宫，暴露胎儿后立即建立心电、血氧监护，并开放胎儿上肢静脉通路。取患儿胸部肋间切口切除肿物，在肿物压迫突然解除时胎儿突发心率下降，心率 95 次/min，紧急静脉注射阿托品 30μg，胎儿心率回升至 146~155 次/min。肿物切除过程历时 25 分钟，由于子宫处于持续松弛状态，出血量较多，超声监护胎心功能处于抑制状态，予胎儿肾上腺素 20μg 静脉注射，并输注滤白红细胞 30ml，胎心功能逐渐恢复稳定。关闭胎儿胸腔，加温液体补充羊膜腔容量，最后缝合子宫。术后拔除气管导管，患者安返病房。术后定期监测，于孕 38 周行剖宫产结束分娩。

相关要点及解析

1. 先天性肺纤维囊性病变的病理和病理生理　先天性肺纤维囊性病变（congenital cystic adenomatoid malformation，CCAM）是一种肺支气管畸形，特点是呼吸末细支气管过度生长，形成多囊性不成熟的肺泡组织，不能参与气体交换。该病根据组织学特征分为 3 种类型：Ⅰ型为大囊泡型，囊泡直径 2~10cm；Ⅱ型为多个小囊泡型,囊泡直径小于 2cm;Ⅲ型为微囊型,囊泡直径<0.5cm,即实质性肿块。其中以Ⅰ型最多。CCAM 胎儿可合并其他畸形,常见的有心脏畸形、肾发育不良、染色体异常等。15%~20% 的 CCAM 病例病变可能在怀孕期间体积缩小。40% 的病例病变在胎儿期持续生长,影响正常肺的发育,最终可能导致纵隔移位、回心血量减少,从而导致胎儿水肿、心力衰竭。

2. CCAM 的治疗方法,行开放式胎儿手术的时机 目前认为孕 32 周之前,CCAM 胎儿的处理方法由囊泡的特点、是否存在羊水过多、水肿,肺发育情况等因素决定。抽吸和引流囊泡囊液是治疗 CCAM 的一种方法。通过囊液抽吸可以降低囊肿压力,从而促进周围肺组织正常生长。但穿刺后液体通常很快再生成。CCAM 合并有单个巨大的囊泡时提倡放置胸腔羊膜腔引流管,研究表明胸腔羊膜腔引流管可使胎儿死亡率降低 70%。放置胸腔羊膜腔引流管存在一些潜在并发症,包括导管移位、堵塞、致命的胎儿出血及胎盘早剥等,还有导管放置部位的肋骨畸形。对于巨大占位,存在胎儿水肿,孕周<32 周,染色体核型正常无其他先天性异常者可考虑胎儿开放性手术经胸切除病灶。

3. 开放式胎儿手术孕妇的循环管理 全麻下行开放式胎儿手术,为了维持孕妇松弛的子宫状态,需要吸入高浓度的麻醉剂,孕妇常常出现低血压。与高浓度吸入麻醉剂相比,在手术开始时复合静脉麻醉以降低吸入麻醉剂的浓度对稳定孕妇血流动力学是有益的。使用适量宫缩抑制剂也可相应减少吸入麻醉剂的使用。术前为孕妇放置动脉测压导管实时监测血压,术中一旦出现血压低于基线 20%,或平均动脉压<65mmHg,及时给予血管活性药物和液体治疗,麻黄碱和去氧肾上腺素均可以选择。研究认为两种药物对维持孕妇血压具有同样的有效性和安全性。

4. 开放式胎儿手术的胎儿麻醉管理 开放式 CCAM 切除术预计出血较多,应在胎儿肢体上建立静脉通路,紧急情况下,如果无法建立胎儿静脉通路,可选择脐静脉建立输液通路直接为胎儿输血输液。

定期采用超声评估胎心率和胎儿心脏功能,子宫切开后可以采用脉搏血氧饱和度仪或其他直接监测设备。胎儿麻醉可部分通过母体胎盘途径获得,但胎盘途径的吸收受诸多因素影响,如药物脂溶性、蛋白结合度、胎盘血流灌注等。如前所述,可在子宫切开后给胎儿肌内注射阿片类药物和肌松药以补充麻醉效果,也可同时肌内注射阿托品,以降低胎儿心动过缓的风险。

5. 术中胎儿体温的维持 母体中的胎儿不具备自我调节体温的能力,术中子宫切开和手术暴露可明显降低胎儿体温。开放性胎儿手术胎儿暴露的时间较长,应尽量减少暴露面积,可用 37℃ 左右的盐水纱布覆盖胎儿身体和脐带,增加表皮湿度同时减少热量散失。利用加温的晶体液进行羊膜腔内持续灌注替代流失的羊水,浸泡暴露的胎儿,有利于维持体温。另外,给胎儿输注任何血制品或液体都必须经过加温。

6. 使用硫酸镁保胎的注意事项 开放式胎儿手术在胎儿操作完成关闭子宫时,即开始硫酸镁的保胎治疗。硫酸镁能直接舒张血管,增加肺水肿的发生并增强肌肉神经组织神经阻滞作用,术中需严格控制液体入量,有条件可行神经肌肉功能监测,全麻结束后充分逆转肌肉松弛作用,待肌松完全恢复后方可拔出气管导管。长期使用硫酸镁还需警惕中毒反应。

7. 开放式胎儿手术的术后管理 术后管理的一般方面包括疼痛管理、预防深静脉血栓形成、监测出血征象、感染的控制。此外需重点监测子宫活动和胎儿宫内情况,预防早产。术后镇痛方面,开放式胎儿手术可采用稀释的局麻药和阿片类药物行硬膜外镇痛数天。应用自控镇痛装置行静脉阿片类药物镇痛可以替代硬膜外镇痛,或在硬膜外镇痛结束后继续用药,但有降低胎儿心率变异性的风险。

8. 开放式胎儿手术术后的保胎治疗 开放性胎儿手术后患者常出现早期宫缩,术后 2~3 天需持续监测宫腔压力,了解子宫活动性,以此为依据调整保胎治疗。术后患者保证充分的休息,确保满意的术后镇痛,对术中开始输注的硫酸镁应持续至术后 24 小时或更长的时间。必要时可伍用其他保胎药物,如经口、皮下或静脉给予特布他林或口服硝苯地平等保胎药物,患者低血压时不能持续应用。

患者,女,26 岁,身高 163cm,体重 69kg,BMI 25.7kg/m², ASA Ⅱ级。

主诉:双胎妊娠 21^{+2} 周,腹胀 1 周。

现病史:患者妊娠后于外院定期产检,1 个月前超声检查提示单绒毛膜双羊膜双胎妊娠,余未见明显异常。1 周前自觉腹胀,并逐渐加重,无腹痛,无下腹紧缩感。孕期无头晕头痛,无视物不清,无胸闷气短,双下肢无水肿。

既往史:平素健康,否认高血压、心脏病、糖尿病病史,无家族遗传性疾病史和双胎史。

既往孕产史:孕 1 产 0。

家族史:否认明显的遗传病史。

查体:T 36.8℃,P 95 次/min,R 16 次/min,BP 125/76mmHg。心肺听诊未闻及异常,腹部偶可触及宫缩,强度弱。

辅助检查:心电图正常,化验检查未见明显异常。多普勒检查发现胎儿静脉导管血流减少,舒张末期血流消失。超声可见单绒毛膜双胎出现胎膜重叠。胎儿 1 羊水过多,胎儿 2 羊水过少。最大羊水池深度分别为 86mm 和 12mm,供血儿膀胱未显示。

入院诊断:双胎妊娠 21^{+2} 周,双胎输血综合征。

拟施手术:胎儿镜胎盘血管交通支激光凝结术。

术前评估:患者一般状态良好,ASA Ⅱ级,心功能 Ⅰ级。无妊娠合并疾病。脊柱形态正常,穿刺部位皮肤无异常,无棘突压痛。

术前准备:孕妇麻醉所需设备、胎儿和新生儿复苏设备以及紧急剖宫产设备。孕妇麻醉所需药品(局部麻醉药)、胎儿麻醉所需镇静药品(咪达唑仑、丙泊酚、瑞芬太尼等)和抢救药品(阿托品、去氧肾上腺素、麻黄碱、肾上腺素)。

麻醉和手术经过:入室后对孕妇进行常规监测,开放静脉通路后行椎管内麻醉。取 L_{3-4} 间隙,蛛网膜下隙缓慢给予 0.5% 丁哌卡因 1.3ml,向头侧置入硬膜外导管。平卧后垫高孕妇的右侧髋部预防仰卧位低血压,测试感觉平面达 T_{6-8} 水平。监护示孕妇血压略下降(<基础值10%),胎儿心率在正常范围,未予特殊处理。孕妇静脉给予咪达唑仑 2mg,手术开始。腹部超声定位,避开胎盘,将直径 3mm 胎儿镜经孕妇腹壁进入羊水过多的受血儿羊膜腔,在胎儿镜下找到胎盘血管交通支,此时胎儿仍有体动。为减少胎儿体动,静脉追加 1mg 咪达唑仑,3 分钟后孕妇出现轻度打鼾伴脉搏血氧饱和度下降至 94%,面罩 3L/min 吸氧后脉搏血氧饱和度回升至 98%。此时胎儿无明显体动,取出胎儿镜,置入双极凝固胎盘血管交通支,整个手术历时 35 分钟。麻醉效果满意,术后孕妇安返病房。

相关要点及解析

1. 双胎输血综合征的发病机制及治疗　双胎输血综合征(twin-twin transfusion syndrome,TTTS)是单绒毛膜双胎的特殊并发症。TTTS 的双胎间存在动静脉血管交通支,导致血流灌注不平衡。供血的胎儿可出现低血容量、少尿、羊水过少和生长受限;相反,受血的胎儿由于血流量增加会导致多尿、羊水过多,并可出现胎儿水肿、肥厚性心肌病和充血性心力衰竭。如不治疗,严重的 TTTS 可能导致宫内胎儿死亡和流产。

TTTS 目前的治疗方法包括渐进性抽取羊水、选择性减胎和胎儿镜胎盘血管交通支激光凝结术。羊水抽取术有助于减轻羊膜腔压力,改善胎盘灌注,并延长妊娠时间,但此法常需多次穿刺,感染及胎膜早破的风险增加。对胎儿间的血管吻合进行胎儿镜胎盘血管交通支激光凝结术是治疗孕龄 19~26 周 TTTS 的最好手段,术后胎儿存活率显著增加。激光凝结后,仍可采用单次羊水抽取术以降低早产的风险。对于双胎均已不正常且其中之一较为严重时，选择性减胎术是最后的治疗选择。

2. TTTS的麻醉方式选择 胎儿镜下胎盘血管交通支激光凝结术的操作部位在胎盘血管，对胎儿无伤害性刺激。但手术时间相对较长，对孕妇有一定镇痛及制动的要求，因此选择椎管内麻醉最适宜。胎儿镜手术打孔进镜的部位一般在脐水平或以下，椎管内麻醉平面需控制在 T_8 左右，如果打孔部位超过脐水平，麻醉平面需控制在 T_6 及以上，但不超过 T_4 水平，以实现良好的镇痛。

3. TTTS 术中如抑制胎动的方法 椎管内麻醉无胎儿麻醉作用，胎儿镜手术凝结胎盘异常血管是精细的操作，胎儿频繁的体动会对操作产生不良影响，因此需要额外应用镇静药物或麻醉药来抑制胎动。常用胎儿镇静药物麻醉药包括咪达唑仑、丙泊酚、瑞芬太尼等。手术过程中可给孕妇单次静脉注射咪达唑仑或持续静脉输注小剂量丙泊酚/瑞芬太尼，使药物经过胎盘作用于胎儿发挥作用。注意用滴定的方式给药，其间密切观察孕妇气道是否通畅，避免镇静过深，增加胃内容物误吸或气道梗阻的风险。

4. 胎儿镜手术持续子宫灌流的风险及防治 为了胎儿镜视野的清晰和维持子宫扩张便于手术操作，胎儿镜手术中需温暖的生理盐水持续灌注子宫。生理盐水灌注可能会使大量水分经输卵管进入腹腔，经腹膜吸收引起水中毒。为了防止水中毒的发生，术中需严密监测灌注液的出入量，将出入量之差控制在 2L 以内。定期进行血气分析，有助于及早发现异常。另外术中也要控制补液量，必要时使用利尿药降低孕妇肺水肿的发生率。

5. TTTS 术后可能出现的并发症 胎儿镜手术后可能出现羊水渗漏、胎盘早剥、胎膜早破和早产。最常见的是胎膜早破继发早产。因此术后常采用宫缩抑制剂治疗，并持续监护子宫活动。

思考题

1. 胎儿手术如何维持稳定的胎盘血流？

2. 如何进行胎儿监护？

3. 何时需要进行胎儿复苏？复苏应采取哪些措施？

4. 如何预防胎儿早产？

（孙 丹 赵 平）

推荐阅读

［1］刘彩霞. 母胎医学临床诊疗及护理流程. 北京：人民卫生出版社，2018：745-754.

［2］SURESH MS., SEGAL B.S, PRESTON RL., et al. 施耐德产科麻醉学. 5 版. 熊利泽，董海龙，路志红，译. 北京：科学出版社，2018：717-740.

［3］DAVID H, CHENTNUT. Chestnut's Obstetric Anesthesia Principles and Practice. 6th ed. Holland：elsevier，2019：132-150.

［4］MICHAEL A. GROPPER. Miller's Anesthesia. 9th ed. Holland：elsevier，2019：2042-2070.

［5］JANCE T, HARRISON MR. A history of fetal surgery. Clinics in perinatology，2009，36（2）：227-236.

［6］LILEY AW. Intrauterine transfusion of foetus in haemolytic disease. British Medical Journal，1963，2（5365）：121-125.

［7］HARRISON MR. Fetal surgery. West J Med，1993，159（3）：341-349.

第四十四章

产时胎儿评估与治疗

━━ 本章要求

1. 掌握持续胎心监护。
2. 熟悉间断胎心听诊。
3. 了解羊水性状的临床意义以及其他产时胎儿监测方法。

在分娩过程中胎儿要承受一定的负荷,如果胎儿不能耐受分娩负荷,容易引起胎儿窘迫,进而导致窒息。胎儿受损后可导致神经系统后遗症,其中有一部分发生于产时。对于产时因素所致的胎儿损害,完全可以通过适时干预加以避免。因此,产时评估与治疗越来越受到重视,产时干预在评估和保障胎儿健康方面的价值也受到了重新审视。

产时胎儿监护的目标应该是在不增加母体发病率和干预措施的前提下,降低胎儿或新生儿的脑病发病率和围生期死亡率。理想的产时监护目标包括:①确保胎儿健康并改善围生期预后,降低死胎和新生儿惊厥的发生率;②监测低氧和代谢性酸血症的发生、发展和严重程度,评估二者对心脏节律、变异性和抑制的影响;③辨别胎儿是否受到产程的负面影响,以及是否有足够的耐受能力;④及时地给予干预,以避免胎儿的死亡和疾病的发生,同时尽量使非必须的产科干预措施最少化。

在分娩的全过程中,进行胎心率监护是评价胎儿安危的一个重要方法。胎心率监护主要包括两种监测方法,即间断性胎心听诊和持续性胎心监护,方法虽然不同,但均能达到监测胎儿宫内状况的目的。羊水的性状与量的异常通常是胎儿异常、母体疾病和胎盘功能减退的信号,因此产时羊水监测也是胎儿监护的重要手段之一。此外,其他监测手段还包括胎儿超声多普勒脐带血检测、胎儿头皮刺激、胎儿头皮血样分析、脐带血气分析等。

第一节 间断胎心听诊

对于低危产妇,专业人员应该提供并推荐间断胎心听诊,用以评估分娩时胎儿宫内安危。间断胎心听诊需借助胎心听筒或手提式多普勒仪。与胎心听筒间断听诊相比,手提式多普勒仪数据更加可靠,产妇体感更舒适,并且产妇可以自主选择体位;但有可能增加剖宫产的比例。

作为一项在分娩时评估胎儿宫内安危的方法,间断胎心听诊的临床实践应做到:在分娩的活跃期,每一次宫缩后都应进行间断听诊,至少持续听诊60秒;第一产程时,每15分钟听诊一次;第二产程时,每5分钟听诊一次。

间断胎心听诊的步骤是:①用多普勒探头确定胎心最强的位置;②区别产妇的脉搏和胎儿的脉搏;③触摸宫缩;④评估两次宫缩间隔的胎心率,要求两次宫缩之间的胎心率要计数30~60秒,以确定基线胎心率。在宫缩期间和之后测定胎心率、并多次持续6秒(进行10次获得速率),再与原先的基线胎心率进行差异比较,评估胎心率减速的倾向。

应用间断胎心听诊时应注意以下问题:①正确判断是否为低危产妇很重要;②产程中任何时刻都可能出现危险因素,出现高危情况时应使用持续的电子胎心率监护;③在听诊胎心前应该对产妇的脉搏进行评估和记录,如果对于听到的心率有任何疑问,应同时进行产妇脉搏评估;④对于胎心率的任何疑问都应该记录,同时启动持续胎心监护。

尽管对间断胎心听诊的意义存在一些争议,但它仍然被认为是在低危产妇中评估胎儿情况的一种安全方法。

第二节　持续胎心监护

持续胎心监护(cardiotocography,CTG)是目前应用极其广泛的胎儿监护手段的一种,能够实时反映胎儿生物物理活动。CTG 的临床应用可评估胎儿氧合情况,有助于判断氧供中断的频率、持续时间以及严重程度,并且可降低新生儿痉挛发生率。当持续 CTG 提示胎儿处于危险状况时,通过宫内复苏或立即分娩,可以预防胎儿严重损伤或死亡。根据美国妇产医师协会(American College of Obstericians and Gynecologists,ACOG)的推荐,无论低危产妇还是高危产妇,产程中均可使用 CTG 进行胎心监护。

一、CTG 监护的时机及指征

ACOG 建议产前胎儿监护应该主要用于对胎儿宫内发育和安危可能产生影响的高危妊娠,这包括抗心磷脂综合征、未控制的甲状腺功能亢进、血红蛋白病、发绀型心脏病、系统性红斑狼疮、慢性肾脏疾病、1 型糖尿病、高血压合并妊娠、妊娠高血压综合征、羊水过少或过多、胎儿宫内生长受限、多胎妊娠、过期妊娠、Rh 母儿血型不合、胎动减少、死胎史等情况。对于低危产妇,在妊娠 32 周后启动胎心监护为最佳时机,ACOG 也建议胎儿监护启动时机应在妊娠 32~34 周,当间断胎心听诊发现胎心异常时,也应进行持续 CTG 监测;而对于高危产妇,胎儿监护时间应提前至 26~28 周。考虑到高危产妇的胎儿储备能力差,较正常胎儿难以耐受间断缺氧这一过程,部分临床医师倾向于产程中进行持续 CTG 监测。在实际临床工作中,持续 CTG 监测在产程中的应用较指南推荐更为广泛。

二、CTG 监护的曲线分析

目前对于胎心监护曲线的分析缺乏统一标准。美国国家儿童健康和人类发展研究院(National Institute of Child Health and Human Development,NICHD)对胎心曲线的分析制定了标准,并被 ACOG 采用。经过多次修订,根据上述标准提出了系统而有条理的方法来分析 CTG 曲线,即 "DR C BRAVADO" 口诀。

在开始进行 CTG 前,应该先用胎心听筒确认胎心的存在。如果对 CTG 上记录的胎心率有任何疑问时,也应该使用胎心听筒或手提式多普勒仪进行听诊,并在 CTG 上记录心率。与此同时,在使用任何电子胎心监护记录前,均应记下产妇的脉搏,并在产程中规律记录。要想准确地分析 CTG,必须同时记录子宫活动与胎心率。胎心率异常时,应根据其与宫缩的关系来进行分析。如果没有记录宫缩,就无法进行准确的分析。

(一)风险确定(determine risk,DR)

分析 CTG 曲线时,首先应确定胎儿是否存在高危因素及其程度,包括产前危险因素、产时危险因素、胎儿储备及产程进展。通常来说,足月和低危胎儿比存在高危因素(早产、生长受限等)的胎儿更具有储备能力,存在高危因素的胎儿在分娩过程中发生胎儿窘迫等的风险更高。

(二)宫缩(contractions,C)

如果想准确地分析 CTG,那么在记录胎心率时必须同时记录子宫活动,当胎心率异常时,应根据其与宫缩的关系来进行分析。如果没有记录宫缩,就无法进行准确的分析。宫缩强度一般通过触诊、腹壁压力传感器和子宫内压力装置进行测定。根据宫缩发生的频率可将其分为:①正常宫缩(监护 30 分钟以上,每 10 分钟平均宫缩≤5 次);②宫缩过频(监护 30 分钟以上,每 10 分钟平均宫缩>5 次)。应该注意的是,宫缩曲线的观察在判断减速的类型方面不可或缺。

(三)胎心率基线(baseline rate,BRA)

胎心率基线是指在无胎动和无子宫收缩影响时,10 分钟以上的胎心率平均值。需注意的是 10 分钟窗口期内必须存在至少 2 分钟可辨认的基线段(并非连续),任何 10 分钟区域内少于 2 分钟的基线段即为不确定,这需要参考之前 10 分钟的监护来确定基线。正常情况下,胎心率维持在 110~160 次/min。胎心率基线描述了由自主神经系统控制的胎心率。交感神经的活动使胎心率加速,而副交感神经的活动使胎心率减慢。胎心率基线也与胎龄及迷走神经的成熟程度有关,胎儿越成熟,迷走神经使胎心率下降的作用就越明显。

1. 基线心动过缓(bradycardia)

(1)定义:胎心率基线<110 次/min、持续超过 10 分钟。

(2)原因:①部分妊娠超过 40 周的过熟儿迷走神经张力显著增加,可以使胎心率基线下降至 90~110 次/min;②在急性低氧血症和脐带受压的情况下,胎心率会明显地从正常水平降至心动过缓水平;③先天性心脏畸形;④某些药物的影响,比如苯二氮䓬类药物。

(3)处理:胎心率过慢时,如果怀疑是低氧血症,需要取胎血检测血液 pH 和酸碱平衡,同时进行阴道检查以排除脐带脱垂。如果 CTG 显示胎心率不再有异常,则只需继续严密观察。

2. 基线心动过速(tachycardia)

(1)定义:胎心率基线>160 次/min、持续超过 10 分钟。

(2)原因:①胎动或胎儿刺激过多;②产妇压力过大或焦虑时,体内儿茶酚胺类物质增加,使母体和胎儿心率增快;③胎龄不到 32 周的胎儿交感神经占优势,使基础胎心率维持在高水平;④临产时产妇可发生与感染无关的发热,伴随出现胎儿心动过速;⑤胎儿感染时,氧气需要量增加,导致心率增快;⑥慢性低氧血症使交感神经活性增加,胎心率增快。

(3)处理:①记录母亲的体温和脉搏,以排除发热等因素。如怀疑有感染,应该给予恰当的治疗;②如怀疑胎儿有低氧血症,应取胎儿血进行血气分析,测定其血液 pH 和碱剩余,尤其在出现胎心率异常时。

(四)变异(variability,V)

1. 定义 胎心率基线在振幅和频率上的不规则波动被定义为胎心率变异。

2. 分类

(1)变异缺(消)失:指胎心率基线振幅无改变。

(2)微小变异:胎心率基线振幅有变异,但≤5 次/min。

(3)正常变异:胎心率基线振幅变异在 6~25 次/min 之间。

(4)显著变异:胎心率基线振幅变异超过 25 次/min。

3. 原因

(1)胎心率变异增加:在胎儿急性缺氧时,副交感神经系统活性增加,胎心变异初期表现为一过性增加。

(2)胎心率变异减少:胎儿处于睡眠状态、产妇使用药物(如硫酸镁、阿托品、麻醉药、镇痛药等)、妊娠小于 28~30 周以及胎儿出现严重缺氧或慢性缺氧时。

4. 处理 CTG 提示胎心率变异减少且排除了产妇使用镇静药等明显原因时,必须考虑是否存在胎儿缺氧。需采集胎儿血样本,评估血液 pH 和碱剩余。胎心率基线和胎心变异二者共同构成了胎儿氧合系统的有效监测指标。正常的胎心率变异代表胎儿神经系统充分发挥了作用。即使出现了其他提示胎儿缺氧的胎心率异常,如果胎心率变异是正常的,那么预后也通常较好。当发生慢性胎儿大脑缺氧时,胎心率变异减少或者消失可能是唯一的胎心率异常表现。

（五）加速(acceleration,A)

1. 定义　加速是指胎心率增加大于或等于15次/min,持续至少15秒。加速通常发生在一次胎动或者一次宫缩后。典型的加速在2分钟内回到基线。

2. 原因　加速的原因通常是脐静脉和胎儿躯干受压或胎儿活动,此时胎儿代谢需求增加,从而使交感和副交感神经系统发生相互作用。

（六）减速(decelerations,D)

根据减速发生的时间与宫缩的关系可将胎心率减速分为早期减速、可变减速、晚期减速和延长减速,每种减速的定义及生理解释都是不同的。准确地识别不同减速非常重要,以便采取有效的处理措施。为了区分这些减速,必须同时准确监测和记录宫缩。

1. 早期减速

（1）定义:早期减速的曲线形状比较一致,与宫缩同时出现。早期减速与宫缩形成镜像图像。宫缩开始时减速即开始,在宫缩达到峰值时胎心率达到最低点,在宫缩停止后又恢复到基线水平,从开始减速到谷底的时间≥30秒。早期减速并不常见,一旦出现必须引起注意。

（2）原因:早期减速是由宫缩时胎头受压引起的。胎头受压导致颅内压升高,脑组织氧供和血流量减少。氧分压降低被大脑化学感受器识别,副交感神经活动加强,进而胎心率减慢;同时,胎头受压时大脑迷走中枢压力也可能增加,也加强了副交感神经的活性。这些减速多是由轻微的、一过性缺氧引起的,一般不会造成胎儿不良的结局。

（3）处理:处理目标是减轻宫缩时胎儿头部受压,一般改变孕妇体位即可。

2. 可变减速

（1）定义:可变减速是指胎心率减速与宫缩关系不一致,通常出现在宫缩之前或之后,从开始减速到降至谷底的时间≤30秒,同时胎心率下降≥15次/min,且持续≥15秒但<2分钟。

（2）原因:宫缩时脐带或胎儿本身短暂受压,导致了变异减速的出现。

（3）处理:变异减速对胎儿的影响取决于宫缩时脐带受压的程度和时间。处理包括:①变换孕妇体位;②考虑有脐带脱垂可能时,应行阴道检查以排除;③停用催产药物;④增加静脉输液量;⑤面罩吸氧;⑥当减速持续、严重或伴基线变异减少时,应取胎儿血测pH和碱剩余,同时做好分娩准备。

3. 晚期减速

（1）定义:胎心率最低点发生在收缩峰值后15秒以上称为晚期减速。晚期减速往往在波形和深度上较一致。从胎心率开始减速到降至谷底的时间≥30s;同时,减速的开始、谷底和恢复均出现在相对应的宫缩开始、峰值和结束后。

（2）原因:任何引起胎盘血流量减少的情况都可能导致晚期减速,例如胎盘早剥、产妇低血压和子宫活动过多等。此外,任何能导致胎盘病变以及与母亲或妊娠相关的疾病都能引起晚期减速,如糖尿病、妊娠期高血压等。晚期减速通常伴随严重的胎儿缺氧。

（3）处理:目的是增加子宫的血流量和从胎盘到胎儿的氧气传输,处理包括:①改变孕妇体位;②静脉输液;③面罩吸氧;④如果晚期减速处于进展状态,停止所有促进宫缩的输液;⑤取胎儿血测pH和碱剩余;⑥采取上述措施后,产妇要做好分娩的准备,尤其是变异减少或同时出现心动过速或过缓时。

4. 延长减速

（1）定义:延长减速是指胎心率下降至低于基线或胎心率下降≥15次/min,持续时间≥2分钟但<10分钟。

（2）原因：①完全的脐带闭塞如脐带脱垂；②椎管内麻醉引起产妇低血压；③子宫张力过高；④阴道检查和人工破膜操作可使延长减速变明显，可能是因为进行操作时对胎儿头部直接施压从而压迫了大脑迷走中枢。

（3）处理：在明确减速原因的同时，增加子宫的血流量和胎儿氧气供给。包括：①变换孕妇体位；②增加静脉输液量；③停止使用宫缩药物；④面罩吸氧⑤阴道检查以排除脐带脱垂；⑥测量产妇血压，尤其是进行椎管内麻醉时；⑦做好分娩准备；⑧胎心率恢复到基线后，取胎儿血检测 pH 和碱剩余。如果在减速期取血，会出现暂时的酸中毒，但并不能真实反映胎儿缺氧的程度。

（七）总体评估（overall assessment，O）

NICHD 对胎儿的监护进行了总体评估，分为 3 类：Ⅰ类正常图形、Ⅱ类不确定图形和Ⅲ类异常图形。

1. Ⅰ类胎心监护　即正常的胎心监护，具备所有以下特征：基线率 110~160 次/min，变异正常，存在或不存在加速，不存在可变减速或晚期减速的波形。Ⅰ类胎心监护对胎儿正常血氧状态的预测价值极高，不需特殊干预。Ⅰ类胎心监护图形是正常的胎心监护图形，提示在监护期内胎儿酸碱平衡状态良好。

对Ⅰ类胎心监护可按常规进行连续或间隙监护。在分娩过程中，医护人员需根据具体的临床状况以及潜在的危险因素对胎心监护图形进行定期评估和记录。在第一产程需每 30 分钟评估一次，在第二产程需每 15 分钟进行一次评估。当出现Ⅱ类或者Ⅲ类胎心监护图形时，需要改变管理方式。

2. Ⅱ类胎心监护　为不确定的胎心率图形，包括出现以下任何情况：胎心过缓；基线变异缺失、轻度或显著的变异；反复的可变减速伴轻度到中度变异；反复的晚期减速伴基线中度变异；可变减速伴缓慢恢复；延长减速；胎儿受刺激后仍无加速。Ⅱ类胎心监护图形属于可疑的胎心监护图形，既不能提示胎儿宫内有异常的酸碱平衡状况，也没有充分证据证明是Ⅰ类或Ⅲ类胎心监护图形。Ⅱ类胎心监护在进行宫内复苏的同时，应继续进行持续胎心监护和再评估。如转变为Ⅰ类或Ⅲ类图形，则按照该类图形处理。但若仍为Ⅱ类图形，并没有统一的处理原则或管理流程，产科医生应根据该类图形处理原则进行处理。评估时需充分考虑产程、孕周，以及患者和胎儿的临床情况，推荐采用更多的试验（如胎儿头皮 pH 和乳酸测定）来再次评估胎儿的状态以及是否继续采取非外科干预措施，必要时实施宫内复苏措施。如无胎心加速伴微小变异或变异缺失，应行宫内复苏；如宫内复苏后胎心监护图形无改善或发展为Ⅲ类监护图形，则应立即分娩。

3. Ⅲ类胎心监护　即异常的胎心监护，包括两种情况：①正弦曲线图形；②基线变异缺失伴以下任何一项：反复性晚期减速、反复性变异减速或胎儿心动过缓。Ⅲ类胎心监护与胎儿缺氧性酸血症的风险增加有关，对于预测胎儿正常或即将出现窒息、神经系统损伤、胎死宫内等有很高的预测价值。Ⅲ类胎心监护图形为异常胎心监护图形，提示在监护期内胎儿出现异常的酸碱平衡状态，发生新生儿脑病、脑瘫和新生儿酸中毒的风险增高。根据临床情况，尽快消除这种异常胎心是很有必要的，如向母体供氧、改变母体体位、终止分娩刺激、纠正母体低血压和心动过速。如过这些处理未能消除Ⅲ类胎心监护，则必须立即宫内复苏，同时应考虑终止妊娠。

三、椎管内麻醉与胎心监护

（一）硬脊膜外麻醉

对于低风险、足月的自然分娩，硬脊膜外麻醉时可使用间歇胎心听诊以监护胎儿。但应注意：①孕前 BMI 应<35kg/m²，BMI 超过 35kg/m² 能够增加低血压及胎心率异常的概率；②硬脊膜外麻醉给药首剂量及之后的药物给予 30 分钟内均应增加胎儿评估的频率（如间断胎心听诊增加至每 5 分钟一次）；③硬脊膜外麻醉后应保证母体生命体征的平稳。通常来说，未出现低血压及子宫收缩频繁情况的硬脊膜外麻醉或蛛网膜下隙阻滞，其胎心率变化会更小；④由于病人自控硬脊膜外镇痛（patient controlled epidural anesthesia，PCEA）使用相对低的局麻药和阿片类药物浓度，因此在病人进行了镇痛装置按压后无须增加间断胎心监

护的频率。但当产科风险因此增加时,应进行电子胎心监护。

（二）硬脊膜外—蛛网膜下隙联合阻滞

当使用硬脊膜外—蛛网膜下隙联合镇痛（combined spinal-epidural analgesia,CSEA）时,应使用电子胎心监护而非间断胎心听诊。这是因为与单纯的硬脊膜外镇痛相比,CSEA有更高的出现非典型/异常胎心图形的风险。

第三节　羊水监测

胎儿在羊膜腔内被羊水包围,含有羊水的羊膜腔为胎儿创造了一个实际空间,有利于胎儿骨骼发育,保护胎儿避免外力冲击,对抗微生物的入侵,促进胎儿肺的发育,并且避免脐带对胎儿的压迫。羊水的来源、量和成分随孕周不同而有所变化,主要取决于胎儿成熟状态、孕产妇激素水平以及子宫胎盘灌注情况。

一、羊水量

在早期胚胎,羊水主要来自母体血浆中通过胎膜和胎盘层的水和溶质。妊娠10~20周时,羊水体积以线性方式从25ml增加至约400ml。在这之后,羊水量取决于胎儿尿液、呼吸道分泌物以及胎儿吞咽的液体。妊娠36周时,羊水量可达1L左右;随后到妊娠42周时,可减少至不足200ml。羊水过多或过少均会对母体及胎儿产生不良影响。

（一）羊水过多

妊娠期间羊水量超过2 000ml称为羊水过多。羊水过多时,胎儿在宫内过于浮动,易产生胎位不正及脐带脱垂等情况。羊水过多还可导致子宫过度增大,使膈肌上移,压迫胸腔,引起母体呼吸急促、心跳加快。而在分娩时,羊水过多还容易引起宫缩乏力和产后出血。

1. 急性羊水过多　较少见,多发生在妊娠20~24周,数日内子宫急剧增大,并产生一系列压迫症状。孕妇出现呼吸困难、腹壁皮肤疼痛,严重者出现局部皮肤变薄,皮下静脉清晰可见。

2. 慢性羊水过多　较多见,多数发生在妊娠晚期,孕妇多无自觉不适,仅在产前检查时可见腹部膨隆。测量宫高及腹围大于同期孕妇,腹壁皮肤发亮、变薄,触诊时感到皮肤张力大,有液体震颤感,胎位不清,有时扪及胎儿部分有浮沉胎动感,胎心遥远。

3. 处理原则　取决于胎儿有无畸形、孕周及孕妇自觉症状的严重程度。

（1）羊水过多合并胎儿畸形:应尽早终止妊娠。

（2）羊水过多而胎儿无明显畸形:症状较轻者、妊娠不足37周,可以继续妊娠;症状严重、胎龄不足37周,应考虑经腹壁羊膜腔穿刺。羊膜腔穿刺时,羊水排放速度不宜过快,以500ml/h为宜,放液总量不超过1 500~2 000ml,同时应注意观察血压、脉搏、胎心,以便及早发现是否出现胎盘早剥。如术后羊水继续增加,间隔1~2周可重复穿刺减压。妊娠近37周,羊水量反复增长且症状严重者,可在羊膜腔穿刺的同时确定胎肺成熟度。如胎肺已成熟,可行人工破膜引产终止妊娠;如尚未成熟,可以向羊膜腔内注射地塞米松10mg,促进胎肺成熟,注射24~48小时后再考虑引产。

（二）羊水过少

妊娠足月时羊水量少于300ml为羊水过少。羊水过少可能与胎儿泌尿系统畸形、过期妊娠、胎儿宫内发育受限等有关。

二、羊水性状

正常情况下,羊水无色透明,并可见胎脂。当胎粪排入羊水并使其变得浑浊时称为羊水污染或羊水胎粪污染,发病率约为18%。

（一）羊水污染的机制

1. 胎儿成熟学说　该学说认为羊水污染是一种生理现象。随着妊娠周数的增加,胎儿迷走神经张力逐渐增加,胃肠道蠕动增多,胎粪亦增多,羊水污染的概率也逐渐增加。临床观察发现,妊娠周数与羊水污染率成正比。早产及孕周小于38周者羊水污染率较低,部分羊水污染病例的预后相对良好。

2. 胎儿窘迫学说　该学说认为羊水污染是一种病理现象。羊水污染是胎儿缺血、缺氧的结果。当胎儿缺血、缺氧时,为保证心、脑等重要脏器的血供,消化系统血供减少,胃肠道蠕动增加、肛门括约肌松弛,引起胎粪排出增加。

（二）羊水污染的分级和意义

1. Ⅰ度羊水污染　羊水稀薄,呈淡绿色或黄绿色。Ⅰ度羊水污染时,异常胎心率发生率、头皮末梢pH及新生儿Apgar评分等与无胎粪污染相比无显著差异。若羊水呈现Ⅰ度污染,则表示既往有宫内低氧血症,胎儿处于轻微缺氧代偿期,一般无特殊临床意义。

2. Ⅱ度羊水污染　羊水质厚,呈绿色,内含有簇状胎粪。Ⅱ度羊水污染时,异常胎心率比例明显增高,可能是由于急性缺氧所致,代偿机制无法在短时间内清除胎粪。

3. Ⅲ度羊水污染　羊水质厚或呈粘稠状,量少,呈黄褐色或褐绿色。Ⅲ度羊水污染时,胎儿严重缺氧,代偿机制失代偿,多见于胎盘功能减退者。

羊水污染发生的时间也应该得到重视。产程早期发生羊水污染,或原来清亮的羊水经过一段产程后出现粪染,尤其是Ⅱ、Ⅲ度羊水污染者,胎儿窘迫、新生儿窒息、新生儿胎粪吸入综合征的发生概率均增高。产程后期或胎儿娩出时出现胎粪污染,多由宫缩对胎儿的压力和应激反应引起,不能完全预示胎儿窘迫,需结合临床过程、特别是胎心监护情况作出综合判断。

（三）羊水污染的处理

1. 分娩前羊水污染　嘱产妇左侧卧位,记录胎动次数,并给予吸氧。加强胎儿监护,包括B型超声、羊水分布等。应积极处理各种产科合并症和并发症,有剖宫产指征者应及时终止妊娠。无产科异常者无须过度干预。

2. 潜伏期羊水污染　破膜后发现羊水污染,应首先考虑是否存在胎儿储备能力下降、胎盘功能不良以及引起胎儿窘迫的可能因素。在积极纠正、处理致病因素的同时,评估胎儿情况,结合产程进展决定分娩方式。

3. 活跃期羊水污染　临产开始时羊水清亮、而活跃期发现胎粪污染,说明存在使胎儿缺血、缺氧的因素。常见于产程长、头盆不称、胎位异常等情况。胎儿长时间受到宫缩的挤压,急性缺血、缺氧,从而导致机体失代偿,胎粪排出。此时还应以阴道分娩为主,但同时应加强监测、缩短产程,必要时行阴道助产以尽快结束分娩。

4. 新生儿的处理　羊水粪染新生儿的处理,需要产科与儿科医生共同协助完成。胎儿娩出后应立即进行呼吸道清理,对已有窒息患儿行气管插管、负压吸引。但应注意,正压通气、呼吸兴奋剂可使较大的粪块进入下呼吸道。对于Ⅲ度羊水污染、Apgar评分低、酸中毒、窒息等患儿,应经抢救后送入新生儿病房治疗。

第四节　其他产时胎儿监测

一、胎儿超声多普勒脐带血检测

胎儿脐血流检测是产前与产时检查项目之一,脐血流速度指数可反映胎儿/胎盘循环状态。胎儿超声多普勒脐带血流仪能给出孕妇胎儿脐血流循环状况一组客观数据,为临床判别胎儿是否发育正常提供有力参考。

二、胎儿头皮刺激

胎儿头皮刺激(fetal scalp stimulation,FSS)的主要目的是在 CTG 显示变异性下降的情况下区别胎儿深睡眠和缺氧以及酸中毒,能够间接对胎儿酸碱状态进行评估。FSS 的方法及原理是阴道检查时轻触胎儿头皮并持续 15s,能够引起交感神经系统反应,增加胎心率。而给予头皮较大施压则引起迷走神经反应,导致胎心率减速。FSS 时胎心率加速(增加 15 次/min 并持续 15 秒)对 pH 和胎儿酸血症有较高的预测度及敏感性,与胎儿头皮 pH>7.20 和常氧状态高度关联。FSS 时未出现胎心率加速时应考虑进行胎儿头皮血样分析(fetal scalp blood sampling,FSBS)。如果 FSBS 无法进行的话则应该根据临床情况进行快速分娩。

三、胎儿头皮血样分析

当电子胎心监护出现非典型或异常波形、且通过宫内复苏及其他手段无法缓解时,推荐应用 FSBS 检测。使用 FSBS 可使胎心率监护更具特异性。与单独应用 CTG 相比,CTG 与 FSBS 联合应用时剖宫产的概率更低。在条件允许的地方,这项检查可作为分娩监护的组成部分之一。

FSBS 可以测出胎儿的酸碱度(pH)、二氧化碳分压(PCO$_2$)、氧分压(PO$_2$)、氧饱和度及碱储备。其中最有意义的是 pH,pH<7.20 为酸中毒,pH 7.20~7.25 为可疑酸中毒,pH>7.25 为正常。

FSBS 并不是一种连续的测量方法,而是在一个时点上的检查,故需要测定一次以上,来确定发展的趋势。假如开始时 pH 正常,而胎心率又持续异常,则应重复 FSBS 以了解胎儿的缺氧情况。在第二产程中,如怀疑胎儿状态不良,则不需再作 FSBS,而应尽快分娩。

FSBS 的适应证包括:①头先露胎位;②孕龄>34 周;③非紧急分娩;④有适宜的 FSBS 操作的场所及经验;⑤羊膜已破,同时宫口开大至少 2~3cm;⑥已获取知情同意授权;⑦能够处理 FSBS 的异常结果。FSBS 的禁忌证包括:①面/额先露或者未知胎位;②已知或怀疑胎儿存在出血异常(如血友病或血小板减少症);③出血疾病家族史;④母体感染活跃期(HIV、生殖器疱疹、肝炎以及可疑宫内感染等)。

目前,FSBS 是评估产程中胎儿酸—碱平衡的最好方法,但这一方法对产妇和胎儿都是有创的,故应征得产妇同意。FSBS 需要特殊的设备、经过训练的操作人员及血气分析仪。与胎儿头皮 pH 检测相比,胎儿头皮乳酸检测更适于指示分娩过程中的胎儿异常的酸碱状态。同时,胎儿头皮乳酸检测时头皮创口更小,更易于床旁操作,得到结果的速度也更快。

四、脐带血气分析

生后立即取脐血检查,可以获得胎儿出生前对胎盘呼吸功能适应性变化的生化资料及了解其他方面的状况。动脉和静脉脐带血气分析能提供产时胎儿及胎盘氧供的客观证据。动脉血气(脐动脉)反映临产或产时的胎儿状态,而静脉血气(脐静脉)反映胎盘组织的酸碱状态。如脐动-静脉血 pH 相差很大,则意味着急性酸中毒,如两者都偏酸性,则可能是慢性酸中毒。脐血分析尤其适用于可疑或确定有胎儿损害的情况,如异常胎心率图形、羊水严重粪染、低 Apgar 评分。虽然在新生儿期有酸中毒的婴儿可无临床表现,但酸中毒的程度越严重,其发生新生儿脑病的概率也越大,尤其当脐血 pH<7.05 时。

临床病例 1

患者,女,26 岁,身高 156cm,体重 67kg,BMI 27.53kg/m^2。

主诉:停经 40 周伴规律宫缩 1 小时。

现病史:患者平素月经规律,16 岁 7/30 天,末次月经 2020 年 7 月 26 日,预产期 2021 年 5 月 3 日。停经 40$^+$ 天出现轻微恶心、呕吐等早孕反应,1 个月后好转,孕 4 个月自觉胎动,至今良好。孕早期无有害物质接触,无感冒发热及阴道出血等症状。定期产前检查,无特殊异常。患者自妊娠以来,精神食欲好,大小便正常。

既往史:无。

既往孕产史:孕 2 产 1。

家族史:无。

查体:T 36.7℃,P 88 次/min,R 16 次/min,BP 127/67mmHg。子宫颈口开大 1cm,4 小时后子宫颈口开大 2cm。要求进行分娩镇痛,人工破膜后有清亮的羊水流出。宫缩不规律。

辅助检查:入院 CTG 正常。人工破膜后 CTG 观察到轻微的变异减速,基线为 145~150 次/min,基线变异<5 次/min。变异减速,先加速紧接着出现减速。子宫在 10 分钟内收缩 4~5 次。采集胎儿血样本:pH 7.23,碱剩余 −14.3。

诊断:①妊娠 40 周,头位活单胎,G$_2$P$_1$;②胎儿宫内窘迫。

治疗:给予改变孕妇体位、面罩吸氧、静脉输液等治疗后未见明显好转,采取紧急剖宫产,术中发现脐带绕身,手术经过顺利。

随访:活产一个男婴,Apgar 评分 5/1、9/5,出生体重 3.620kg。

相关要点及解析

1. 胎心率变异减速通常与胎儿宫内缺氧相关,轻度的变异减速考虑与脐带受压引起迷走神经兴奋导致,可尝试变换孕妇体位改善。

2. 变换体位无法改善者,应考虑有脐带绕颈、脐带脱垂和脐带真结可能,应行阴道检查以排除。

3. 停用催产药物。

4. 增加静脉输液量。

5. 面罩吸氧。

6. 减速时间越长、变化幅度越大,对胎儿造成危害的可能性就越大。当减速持续、严重或伴基线变异减少时,应取胎儿血测 pH 和碱剩余。

7. 做好分娩准备,必要时紧急剖宫产。

临床病例 2

患者,女,24 岁,身高 161cm,体重 59kg,BMI 22.76kg/m^2。

主诉:停经妊娠 41^{+5} 周,宫缩 2 小时。

现病史:患者平素月经周期规律。15 岁 6/28,末次月经时间:2019 年 6 月 12 日,预产期 2020 年 3 月 19 日。停经 30 余天自查尿 EIPT(+),停经 50 余天出现轻微恶心等早孕反应,孕 5 个月自觉胎动至今。孕 6 个月开始于医院定期产前检查,无特殊异常。现无下腹痛,无阴道流血及流液等不适,自觉胎动正常。孕期以来精神、饮食好,二便正常,体重随孕周增长,否认孕早期药物、放射物及毒物接触史。

既往史:无。

孕产既往史:孕 2 产 0。

家族史:无。

查体:T 37.1℃,P 89 次/min,R 18 次/min,BP 111/59mmHg。子宫颈口开大 2cm,3 小时后子宫

颈口开大 6cm。

辅助检查:CTG 胎心率基线 100~110 次/min,变异为 5~15 次/min,无减速,有一些加速。10 分钟之内有 2 次宫缩,伴有强度上的变化。

诊断:妊娠 41 周,头位活单胎,G_2P_1。

治疗:胎心率基线低,但有正常的变异和加速,属正常 CTG,无须特殊处理,密切观察即可。

随访:活产一个女婴,Apgar 评分 10/1、10/5,出生体重 4.220kg。

相关要点及解析

1. 特点 胎心率基线<110 次/min、持续超过 10 分钟。但有加速以及宫缩强度上的变化,应为正常 CTG。

2. 部分妊娠超过 40 周的过熟儿迷走神经张力显著增加,可以使胎心率基线下降至 90~110 次/min。此患者妊娠超过 40 周,可出现胎儿心动过缓情况。

3. 在急性低氧血症和脐带受压的情况下,胎心率会明显地从正常水平降至心动过缓水平。如果变异不回到正常水平,应考虑取胎儿血样进行血气分析。

4. 先天性心脏畸形。

5. 某些药物的影响。

思考题

1. 持续胎心监护的时机有哪些?

2. 进行 CTG 监测前为何要进行胎心听诊?

3. 胎心率基线的意义?

4. 胎心率基线变化的种类及处理原则有哪些?

5. 简述羊水污染的分级有哪些?

6. 简述 CTG 曲线分析 "DR C BRAVADO" 口诀的基本内容。

(陶 涛 薄玉龙)

推荐阅读

[1] 赵玉沛. 北京协和医院产科诊疗常规. 北京:人民卫生出版社,2018:745-754.

[2] SURESH MS., SEGAL B.S, PRESTON RL., et al. 施耐德产科麻醉学. 5 版. 熊利泽,董海龙,路志红,译. 北京:科学出版社,2018:717-740.

[3] CHENTNUT DH. Chestnut's Obstetric Anesthesia Principles and Practice. 6th ed. Holland:elsevier,2019:132-150.

[4] DORE S,EHMAN W. No.396-Fetal Health Surveillance:Intrapartum Consensus Guideline. J Obstet Gynaecol Can,2020,42(3):316-348.

[5] SUSAN G. CTG made easy. 4th ed. British:Elsevier,2012:15-31.

第四十五章

新生儿评估和复苏

本章要求

1. 掌握新生儿评分标准,新生儿复苏的实施时机、流程、方法及管理。
2. 熟悉胎儿—新生儿过渡期的生理改变。
3. 了解新生儿复苏的高级生命支持。

全球每年大约有 1 亿的新生儿出生,新生儿由宫内向宫外生存过渡期需要进行全身各系统的重要调整。大多数新生儿分娩后都可以安全度过此期,但仍有 1% 的新生儿需要急救与复苏。当新生儿无法顺利由宫内向宫外过渡时,需立即给予新生儿进行评估和支持治疗。

胎儿向新生儿过渡的时间非常短暂,但却伴随着显著的病理生理变化。胎儿为胎盘功能依赖的寄生生活状态,而新生儿则为心肺功能依赖的独立生活状态。在这短暂过渡期间胎儿需进行一系列重大生理功能的调整,适应出生后的生活环境。胎儿—新生儿过渡主要包括呼吸、血液循环及内分泌基础代谢三方面的变化。这些变化不仅仅是呼吸、循环和内分泌系统本身正常过渡的需要,更是其他靶器官如大脑、肾、胃肠道等保持正常功能的基础。

因此每一个分娩过程都至少需要一位熟练的复苏人员负责新生儿复苏工作。新生儿复苏团队应由来自儿科学、麻醉学、产科学和呼吸治疗学的专业人员组成。ASA 强调,除急诊等紧急情况外,应由手术医师和麻醉科医师负责产妇的治疗,同时至少有 1 名熟练掌握新生儿复苏技术的儿科医师或麻醉科医师负责照料新生儿。这些医护人员应具备相应的技术条件和知识去恰当应对这类挑战,充分理解新生儿对宫外生存环境的适应,胎儿循环通过过渡向成人循环转换的生理机制,对提高新生儿安全、改善新生儿临床结局,具有举足轻重的作用。本章将围绕新生儿评估和复苏进行阐述。

第一节　新生儿评分标准

新生儿评分是最常用的评估新生儿病理生理状态的方法,是对刚刚出生的新生儿的整体状态、心率、呼吸、肌张力、反应和肤色做出迅速、及时、简单的评估,然后根据精准的评分来进行科学合理的救治计划及治疗方案。新生儿评分具有非常实用的临床意义,尤其出生时存在高危因素的新生儿,对新生儿复苏有指导意义,但同时需要结合新生儿临床表现作出充分评估。

一、胎儿向新生儿过渡期的生理改变

(一)呼吸系统

胎儿向新生儿的呼吸过渡分为 3 个不同的生理阶段:肺内液体进入肺间质组织,液体由肺间质进入淋巴组织或血液循环,以及气体交换与组织能量代谢。

1. 呼吸运动的驱动 胎儿在母体内有微弱呼吸运动,是由低氧血症、高碳酸血症等内源性刺激原刺激呼吸中枢,再通过膈神经控制膈膜升降而完成。娩出后呼吸运动的驱动力转变为脐带结扎后的短暂缺氧以及远低于体温的室温等外源性刺激原。

2. 肺内液体清除与肺通气 胎儿肺中充满大约30ml/kg液体,这些液体是胎儿肺分泌的血浆超滤,在分娩中一部分肺液被肺泡壁毛细血管吸收。自然分娩时产道对婴儿胸廓的压迫将残余的液体从上气道和口腔中挤压出去,足月儿约2/3的肺液能被挤压排出;但小早产儿和剖宫产的新生儿由于缺乏产道挤压,可能使得大量肺液积存在肺部,引起新生儿第一次呼吸困难。此外,孕晚期胎儿在经历出生这一应激状态时,体内肾上腺素与抗利尿激素释放激活了肺泡上皮细胞的钠离子通道,促使肺内液体的再吸收。

3. 肺功能残气量的产生与维持 新生儿大约在出生后9秒开始第一次呼吸,胸膜腔内压开始降低,空气进入新生儿肺内。这些进入肺内的空气建立了新生儿的功能残气量(functional residual capacity,FRC),出生后功能残气量的产生与维持是充分气体交换的必要条件,在新生儿呼吸中起到重要的作用。肺泡表面活性物质可降低肺泡表面张力,使肺泡不易萎陷,从而阻止液体回流,促进肺功能残气量的产生与维持。正常的呼吸过渡是胎儿脱离母体后在空气环境中进行氧合的必需条件,为机体其他系统的顺利过渡奠定基础。

（二）循环系统

分娩后,血液循环由胎儿循环通过过渡期,转为成人循环。胎儿血液循环来自胎盘,血液自胎盘经脐静脉进入胎儿体内,自静脉导管流入下腔静脉和右心房。这种含氧丰富的血流经卵圆孔分流入左心房、左心室,这样流经左、右心室的混合血均经主动脉向全身输送。随着出生后呼吸的建立与脐带血管结扎,胎盘功能终止,过渡期血液循环系统也发生显著的动力学变化。

1. 脐血管结扎 脐带钳夹或暴露在空气中导致体循环阻力增加而静脉回心血量减少。

2. 肺的膨胀与通气 出生后肺扩张,肺血流增加,氧合和pH改变导致肺循环阻力下降和肺动脉血流量增加。

3. 卵圆孔与动脉导管功能性关闭 循环系统阻力变化最终导致动脉导管和卵圆孔的功能性关闭,由宫内的肺循环高阻力、体循环低阻力状态逐渐过渡到出生后肺循环低阻力、体循环高阻力状态,是完成胎儿向新生儿正常循环过渡的最关键步骤。延迟或不能正常过渡则会导致新生儿持续性肺动脉高压(persistent pulmonary hypertension of newborn,PPHN),也会引起新生儿缺氧性呼吸衰竭。

（三）内分泌及能量基础代谢过渡

1. 皮质醇 妊娠早期胎儿的皮质醇水平很低,胎龄36周时开始逐渐增长,在出生后数小时内可达到峰值。皮质醇参与了胎儿向新生儿的生理过渡。

2. 儿茶酚胺 胎儿向宫外过渡过程中,体内儿茶酚胺的大量分泌起着重要作用,也是过渡期成功的必需物质。儿茶酚胺在人体内主要的作用包括:促使肺表面活性物质释放;分娩应激状况下调节母婴血流,保证重要器官的供血量;帮助新生儿调节体温。

3. 能量代谢 胎儿的能量主要通过胎盘转运葡萄糖提供。随着胎儿分娩和脐带结扎,母体能量来源被切断,血糖水平通常在生后数小时内下降,尤其是早产儿,因此胎儿出生后必须保证适量的能量供应来维持宫外的正常过渡。

4. 体温调节 体温维持是新生儿在子宫外环境生存的一大严峻挑战。新生儿受寒冷刺激,耗氧量和代谢活动增加,大量释放去甲肾上腺素,激活脂肪组织激酶,分解棕色脂肪,产生热量。温度调节对新生儿,特别是棕色脂肪存储量少的早产儿是需要重视的问题。

二、新生儿评估

（一）新生儿高危因素

大约 10% 的新生儿分娩后需进行不同程度的心肺复苏,其中约 80% 复苏可通过产前高危因素评估进行预测(表 45-1-1)。

表 45-1-1　新生儿复苏的高危因素

产前因素	产时因素
孕母糖尿病	急诊剖宫产
妊娠高血压	产钳或胎吸助产
贫血或同种免疫反应	臀或其他非正常先露
既往死胎史	早产
孕中晚期阴道出血	急产
孕母感染	绒毛膜羊膜炎
孕母慢性疾病(如心血管疾病、肺部疾病、肾脏疾病、甲状腺或神经系统疾病)	长期胎膜破裂(分娩前>18h)
	产程延长(>24h)
母亲药物成瘾	巨大胎儿
母亲药物治疗(如碳酸锂、镁、肾上腺素受体阻滞剂)	变异型胎儿心律模式
	全身麻醉分娩
过期妊娠	宫缩频繁伴随胎心改变
早产妊娠	分娩期 4h 内产妇使用阿片类药物
多胎妊娠	羊水胎粪污染
胎儿大小与妊娠时间不符	脐带脱垂
羊水过多	胎盘早剥
羊水过少	前置胎盘
胎儿畸形	产时大出血
无产前保健	

（二）新生儿评估

1. Apgar 评分　新生儿 Apgar 评分在 1952 年由弗吉尼亚 Apgar 博士提出,为分娩后新生儿提供了一个标准化的评估方案。该评分由五个部分组成:肤色、心率、反射、肌张力、呼吸,每个项目分别给予 0 分、1 分或 2 分的评判标准,总共 10 分(表 45-1-2)。一般于新生儿出生后 1 分钟,5 分钟,10 分钟时进行评分,对于评分<7 分的新生儿,每间隔 5 分钟评分一次,直到出生后 20 分钟。

表 45-1-2　新生儿 Apgar 评分标准

体征	评分标准		
	0	1	2
皮肤颜色	青紫或苍白	身体红,四肢青紫	全身红
心率(次/min)	无	<100	>100
弹足底或插鼻反应	无反应	有些动作,如皱眉	哭,喷嚏
肌张力	松弛	四肢略屈曲	四肢活动
呼吸	无	慢,不规则	正常,哭声响

8~10 分为正常、4~7 分为轻度窒息、0~3 分重度窒息

新生儿 Apgar 评分是在一个时间点对新生儿的生理状态进行评估,1 分钟和 5 分钟 Apgar 评分,是反映复苏效果的一个重要指标。若首次评分分值较低,可每隔 5 或 10 分钟再次进行评分,直至 20 分钟。然而,新生儿 Apgar 评分不能单独作为窒息的证据。在分娩时的缺氧缺血事件中需要考虑许多其他因素,其中包括胎心监测无反应型和异常的脐动脉血气,临床脑功能,神经影像学结果,新生儿脑电图,胎盘病理检查,血液检查,多器官功能障碍等。胎心监护 I 类图形或 II 类图形的患儿往往 5 分钟 Apgar 评分≥7,同时/或者脐动脉血 pH(±1 标准偏差)正常,这些指标与急性缺氧缺血性事件并不一致。尽管 Apgar 评分在复苏中的价值还存在争议,但该方法可预测新生儿死亡率和神经系统严重并发症,已被广泛地用于新生儿评估中。

2. 脐带血气分析　除 Apgar 评分外,脐带血的血气分析能进一步阐明胎儿的宫内环境。血样采集应在脐带夹闭后立即从 20~30cm 长的脐带的脐动脉和脐静脉中抽取。美国妇产科医师协会产科学组建议在下列情况下及时采集脐带血进行血气分析:胎儿宫内窘迫行剖宫产,5 分钟 Apgar 评分偏低,严重宫内生长迟缓,胎心异常,产妇患甲状腺疾病,分娩时发热,多胎妊娠。

脐带血气分析内容包括 pH、$PaCO_2$、PaO_2 和 HCO_3^-。同时采集脐静脉和脐动脉血气可评估胎儿在围生期的宫内环境,有助于解释胎儿宫内窘迫的形成原因。由于脐静脉血流是直接从胎盘过来的,静脉血样可以间接监测母亲和胎儿的状态,提示胎盘转运是否正常;脐动脉血样则可以直接监测胎儿氧合功能和酸碱状态(表 45-1-3)。

为了保证脐血血气分析结果准确,血液样本的采集和运送都应该采取正确的方法:分娩后立即将脐带双侧钳夹;分娩后 15 分钟内将血样抽取到预先肝素化的注射器中;采集的血样在 30~60 分钟内完成测试分析。

表 45-1-3　新生儿脐动脉和脐静脉的正常值

	脐动脉	脐静脉
pH	7.26 ± 0.07	7.34 ± 0.06
PCO_2(mmHg)	53 ± 10	41 ± 7
PO_2(mmHg)	17 ± 6	29 ± 7
碱剩余(mEq/L)	0.4 ± 3	0.3 ± 3

3. 神经功能状态　新生儿的活力、运动和躯体屈曲程度都反映了神经系统状态。可能存在神经系统异常的表现包括窒息、惊厥、肌张力低下、反应低下。新生儿需要进行缺氧缺血性脑病(hypoxic-ischemic encephalopathy,HIE)的评估,不同的 HIE 阶段反映了不同的转归结局(表 45-1-4)。

表 45-1-4　新生儿缺氧缺血性脑病分级

第一期	第二期	第三期
易激惹	嗜睡或浅昏迷	昏迷状态
正常呼吸	呼吸降低	呼吸暂停
肌张力升高	肌张力低下	肌张力减弱或消失
反射增强	反射减弱	反射消失
无惊厥	有惊厥发作	癫痫持续状态或接近等电位脑电图
预后好	预后一般	预后差

第二节　新生儿复苏指南和流程

每十名新生儿就有一名需在帮助下才能从羊水包围的子宫环境过渡到的空气环境,因此每名新生儿均须由至少一名技术熟练并装备有正压通气设备的人员护理以使过渡顺利进行。新生儿存活最重要的优先事项是出生后建立适当的肺充气和通气。

一、新生儿复苏准备与流程

(一)复苏准备

1. 人员　每次分娩时至少有一名熟练掌握新生儿复苏技术的医护人员在场,其职责是照料新生儿。高危孕妇分娩时需要组成有儿科医师参加的复苏团队。多胎妊娠孕妇分娩时,每名新生儿都应有专人负责。

每个产科单元都应该有一个专业的新生儿复苏团队,在任何情况下一旦怀疑胎儿异常,必须保证该团队随叫随到。接受过新生儿复苏培训的参与者参加个人或团队强化培训的频率应高于每 2 年一次,以帮助维持知识、技能和操作。

2. 物品　新生儿复苏设备和药品齐全,单独存放,功能良好。标准的新生儿复苏设备和药品应集中摆放,经常检查性能是否正常及药品失效期,并于用完后及时补充:①吸引设备,冲洗球、机械吸引器、吸引导管 5F~10F、胎粪吸引器;②气道设备,带压力释放阀的新生儿气囊、新生儿面罩、口咽通气道、氧气及流量计、新生儿呼吸机;③插管设备,喉镜、0 号和 1 号直喉镜片、气管导管内径 2~4mm、管芯、备用灯泡电池、胶布;④急救药品,肾上腺素、生理盐水、10% 葡萄糖;⑤血管通道,脐动脉置管盘、脐带胶布、脐带导管、注射器及针头、三通开关;⑥监护设备,听诊器、脉搏氧饱和度及心电监测;⑦其他设备,辐射保暖器、剪刀、手套。

(二)复苏流程

新生儿复苏流程图(图 45-2-1)描述了协助顺利过渡的过程,以新生儿普遍需求为起点,发展到应对高危新生儿需求的步骤。2020 年的 AHA 指南提供了有关如何遵循流程图的建议,包括预测和准备、分娩时脐带管理、初始操作、心率监测、呼吸支持、胸外按压、血管内通路和治疗、暂停和中止复苏、复苏后治疗以及人为因素和表现。

此评估-决策-措施的程序在整个复苏中不断重复。以 60 秒为一个间隔,每次干预完成后,立刻重新评估新生儿状态,并决定是否要进入下一步干预。评估主要基于以下 3 个体征:呼吸、心率、脉搏氧饱和度。通过评估这 3 个体征中的每一项来确定每一步骤是否有效。其中心率是最重要的。

二、新生儿复苏

(一)快速评估

新生儿出生后立即快速评估 3 项指标:①是否足月? ②肌张力好吗? ③呼吸或哭声如何? 如果三个问题的答案均为"是",可以在妈妈身边接受常规护理;如果三个问题的答案有一个为"否",则在辐射保温台依次接受初始复苏、通气和氧气支持、胸外按压、药物等措施中的一项或多项。

快速评估后,应在黄金时间(60 秒内)完成初始复苏、再评估及必要时开始通气支持。2020 年 AHA 指南特别强调黄金 60 秒时间,强调通气开始前应避免不必要的延迟,因为通气是对初始步骤没反应新生儿复苏成功的最关键环节。

(二)初步复苏

1. 稳定体温　低体温与多种严重疾病密切相关,因此在复苏过程中应记录体温,并作为评估复苏是否

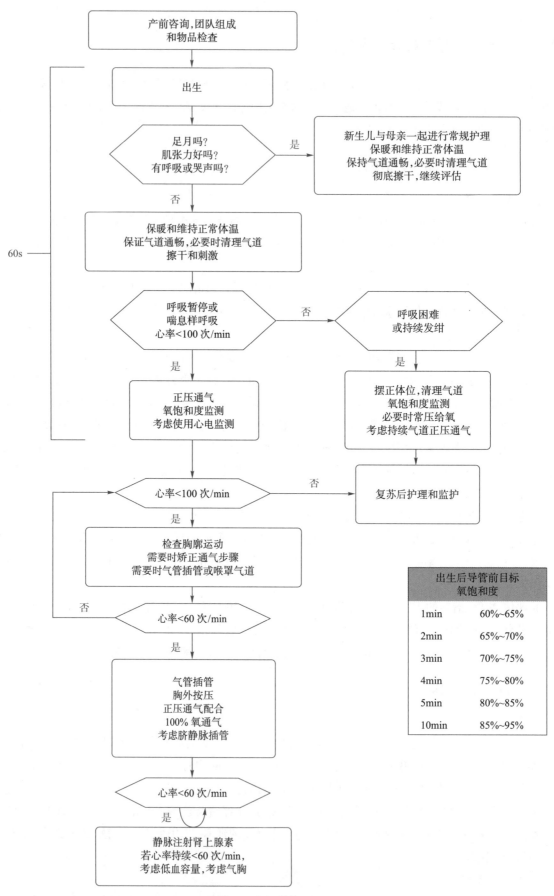

图 45-2-1 新生儿复苏流程图

成功及复苏质量的指标之一。无窒息新生儿生后体温应维持在 36.5~37.5℃。辐射保温台、塑料膜包裹、塑料帽子、加热床垫、暖湿化空气、提高室内的温度等许多措施均可避免新生儿低体温,同时也应避免体温过高(>38℃)及其所带来的潜在风险。在医疗资源不足地区,生后 1 小时内应使用塑料膜包裹、皮肤接触等简单方法进行保温,避免新生儿低体温、降低死亡率。

2. 评估心率　新生儿复苏第 1 分钟内,准确的心率评估至关重要,否则可能造成不必要的复苏。一般多采用间断心前区听诊来计算心率,当脉搏可测得时,触诊脐动脉搏动比其他部位更能准确快速地评估心率。脉搏血氧仪和三导联心电图均可以不间断地连续评估心率,且三导联心电图更快更准确。心率的上升是有效通气和对复苏干预有反应的最重要指标。

3. 辅助通气　对于出生后需要支持的新生儿,肺部扩张和通气是首要任务。新生儿需要正压通气的指征是:出生后 30 秒仍呼吸暂停、通气不足或喘息样呼吸和/或心率低于 100 次/min。辅助通气可以用气囊面罩、喉罩气道或气管插管。

对于过渡期的新生儿,不推荐将肺复张策略作为常规使用。对出生时未能建立自主呼吸的新生儿复苏时,一般使用 T-组合器或有呼气末正压(positive end expiratory pressure,PEEP)的自动充气复苏囊进行正压通气;如果早产儿复苏进行正压通气,推荐呼吸末正压约 0.49kPa(5cmH₂O);有自主呼吸但存在呼吸窘迫的早产儿,推荐最初给予持续气道正压通气(continuous positive airway pressure,CPAP),而不是常规插管进行正压通气。

对在胎粪污染羊水(meconium-stained amniotic fluid,MSAF)中出生的有活力或无活力婴儿,不建议进行常规气管内吸引。仅在提供正压通气后疑似气道梗阻时,才适用气管内吸引。

4. 气管插管　当气囊面罩通气无效或需要延长通气时间时应改为气管插管。要想插管顺利,新生儿头部应处于正中“嗅物位”。新生儿喉部较成人靠前,并且位于第 3 颈椎水平而不是成年人的第 6 颈椎水平,因此一般选用 0# 或 1# 直喉镜片进行插管。气管导管插入深度应超过声带 2cm,在气管内的位置可以通过测定呼末 CO₂、听诊双侧呼吸音以及观察胸廓活动度是否对称来确认(表 45-2-1)。

表 45-2-1　新生儿气管导管内径和插入深度

胎龄/周	体重/g	ETT 尺寸/mm	距离唇距离/cm
<28	<1 000	2.5	6~7
28~34	1 000~2 000	3.0	7~8
>34~≤38	2 000~3 000	3.5	8~9
>38	>3 000	3.5~4.0	9~10

5. 喉罩置入　对足月儿和胎龄 34 周及以上的早产儿进行复苏时,当气管插管失败或无效时,推荐使用喉罩。但对于复苏时,胎龄<34 周或体重<2 000g 的早产儿,喉罩是否能达到有效的通气,目前证据不足。

6. 吸氧　吸氧是新生儿复苏的基本措施。AHA 和 AAP 在最新指南中支持对足月新生儿的复苏开始先用室内空气。如果有效的空气正压通气后,心率没有增加或氧合仍然不足,则应该考虑用较高浓度的氧。对于出生时需要呼吸支持治疗的早产儿(孕周<35 周),初始依然建议使用 21%~30%,随后根据脉搏氧饱和度调整氧浓度。氧浓度的增加应参考右手或腕部的动脉导管前脉搏氧饱和度值来调节。

7. 胸外按压　不管复苏初期氧浓度多少,如果在正压通气 30 秒后心率仍低于 60 次/min,就需要实施胸外按压。胸外按压以 3:1 的比率开始(每分钟 90 次按压:30 次呼吸),每次按压深度达到胸骨前后径的 1/3。每隔 2 分钟可暂停胸外按压以确认自主心率是否恢复正常。当心率>80 次/min 且脉搏跳动明显时可停止胸外按压。胸外按压时可将吸入氧浓度增加至 100%,一旦心率恢复,则需要逐渐降低吸入氧浓度以避免高浓度氧损伤。按压手法包括拇指按压法(图45-2-2)和双指按压法(图45-2-3),指南推荐常规应用拇指按压法。

8. 肾上腺素 当给予充分通气和30秒胸外按压心率仍<60次/min,此时应考虑使用肾上腺素。通常以0.01~0.03mg/kg剂量血管内给予肾上腺素,每隔3~5分钟重复给药直到心率恢复到60次/min以上,给药前必须建立有效充足的通气。尚未获得脐静脉通路时,可通过气管内途径给予肾上腺素,剂量为0.05~0.1mg/kg。如果心率保持在60/min以下,肾上腺素的剂量间隔为每3~5分钟一次,剂量为0.05~0.1mg/kg。如果对气管内肾上腺素的反应不充分,可在获得脐带通道后立即给予静脉内剂量。

9. 补充容量 新生儿需要进行容量扩张的指征有:低血容量、怀疑失血或休克的新生儿在对其他复苏措施无反应时。一般使用生理盐水进行扩容,首次剂量为10ml/kg,经脐静脉或外周静脉5~10分钟缓慢推入,必要时可重复扩容1次。扩容时一般使用脐静脉路径,如果静脉通路不可行,可以使用骨内路径。

10. 复苏中止 AHA提出了中止复苏的条件和时机。出生后立即出现多器官衰竭并通过20分钟以上各种复苏抢救仍为出现心率反应(Apgar评分为0分),应与复苏团队和患儿家属讨论调整救治方案,考虑是否中止复苏。

(三) 复苏后监护

复苏后的新生儿可能有多器官损害的危险,应继续监护,包括:①体温管理;②生命体征监测;③早期发现并发症。

继续监测维持内环境稳定,包括血氧饱和度、心率、血压、红细胞比容、血糖、血气分析及血电解质等。

需要复苏的新生儿断脐后立即进行脐动脉血气分析,生后脐动脉血 pH<7 结合 Apgar 评分有助于窒息的诊断和预后的判断。及时对脑、心、肺、肾及胃肠等器官功能进行监测,早期发现异常并适当干预,以减少死亡和伤残。

一旦完成复苏,为避免血糖异常,应定期监测血糖,低血糖者静脉给予葡萄糖。如合并中、重度缺氧缺血性脑病,有条件的医疗单位可给予亚低温治疗(具体诊疗见第四十六章)。

(四) 早产儿复苏

早产儿的多个器官都存在着高风险问题,尤其是在肺和脑。早产儿肺泡表面积及表面活性物质的减少都可使肺通气变得困难并且很容易在正压通气中产生正压伤。另外由于抗氧化防御系统的发育不完善,早产儿更易受到过量吸氧不良反应的伤害。这些都是早产儿复苏过程中需要注意的重点。

与肺部类似,早产儿的脑组织结构通常还未发育完善。此外早产儿的体温调节功能通常也不成熟,由于褐色脂肪的缺乏,使得早产儿极易迅速损伤热量。因此体温管理和脑功能监测也是早产儿复苏中需要重

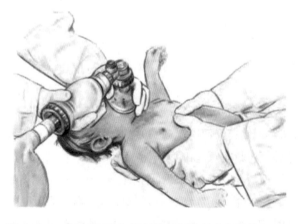

图45-2-2 拇指按压法:双拇指按压住新生儿胸骨下1/3段,其余手指环绕胸廓并托住新生儿后背

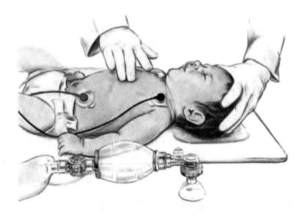

图45-2-3 双指按压法:用中指和示指指尖垂直于胸廓方向,另一只手托住后背,以便同时进行多种干预

点关注的环节。

1. 体温管理　置于合适中性温度的暖箱。对胎龄<32周早产儿复苏时可采用塑料袋或包裹保鲜膜保温。

2. 正压通气　早产儿由于肺发育不成熟,通气阻力大,不稳定的间歇正压给氧易使其受伤害。正压通气需要恒定的吸气峰压及呼气末正压。

3. 避免肺泡萎陷　胎龄<30周、有自主呼吸,或呼吸困难的早产儿,产房内尽早使用持续气道正压通气。根据病情选择性使用肺表面活性物质。

4. 维持血流动力学稳定　由于早产儿生发层基质的存在,易造成室管膜下-脑室内出血。心肺复苏时要特别注意保温、避免使用高渗药物、注意操作轻柔、维持颅压稳定。

5. 缺氧后器官功能监测　围产期窒息的早产儿因缺氧缺血易发生坏死性小肠结肠炎,应密切观察,延迟或微量喂养。注意尿量、心率和心律。

6. 减少氧损伤　早产儿对高动脉氧分压非常敏感,易发生氧损害。需要规范用氧,复苏开始时给氧浓度为21%~30%,并进行脉搏血氧饱和度或血气的动态监测,使血氧饱和度维持在目标值。复苏后应使脉搏氧饱和度维持在90%~95%,并定期眼底检查随访。

临床病例1

患者,女,30岁,身高163cm,体重76kg,BMI 28.6kg/m^2,ASA Ⅲ级。

主诉:停经36^{+2}周,发现肝功能异常21天。

现病史:患者诉2周前产检结果示肝功能异常,谷丙转氨酶213.0L,谷草转氨酶150.0U/L,自诉偶有双手皮肤瘙痒,无厌食、厌油、无恶心呕吐,自觉胎动正常。2天前复查肝功能提示,谷丙转氨酶313.0U/L,谷草转氨酶166.3U/L,总胆汁酸64.73μmol/L,予静脉保肝治疗两天后就诊入院。患者否认孕早期有毒有害物接触史,否认流感、风疹、肝炎等病毒感染史。孕期行NT检查1.3mm,行唐氏筛查低风险,胎儿结构筛查未见明显异常,OCTT检查未见异常,定期产检。

既往史:无。

既往孕产史:孕5产2,首胎和二胎均自然分娩,过程顺利。因非计划妊娠行人流两次。

家族史:父母均无高血压、糖尿病等病史,否认明显遗传病史。

查体:T 36.5℃,P 94次/min,R 20次/min,BP 115/70mmHg。常规体格检查无特殊。产科检查:宫高30cm,腹围98cm,胎方位LOA,胎心104次/min,阴道检查示宫颈中位,颈管2.0cm。

辅助检查:B超:双顶径84mm,股骨69mm,羊水:右上52mm,右下63mm,左上62mm,左下46mm,提示宫内单胎存活(横位),胎儿脐带绕颈一周。心脏超声:二尖瓣及主动脉瓣轻度反流,轻度三尖瓣反流,左室腔假腱索。肝胆胰脾超声:胆囊壁毛糙。肝功能:谷丙转氨酶313.0U/L,谷草转氨酶166.3U/L,总胆汁酸64.73μmol/L。

入院诊断:①晚孕,G$_5$P$_2$,孕36^{+2}周待产,RScA;②妊娠期肝内胆汁淤积综合征;③妊娠合并肝损害;④胎位不正。

术前经过:患者入院后完善相关检查,行保肝、降胆酸等对症治疗,入院第二日患者出现规律宫缩,遂急诊行子宫下段剖宫产术。

麻醉管理:待儿科医生到场后,麻药下行急诊子宫下段剖宫产术。术中见胎儿横位,牵引双足娩出极其困难。手术开始后17分钟改全身麻醉,以臀位娩出一活女婴,迅速将新生儿转至辐照台上,1分钟Apgar评分5分,监测心率<60次/min,行新生儿心肺复苏。快速清理气道后,呼吸囊辅助正压通气,同时胸外按压,按压呼吸比率3:1,按压1分钟后,听诊心率可维持在80~100次/min,停止胸外按

压。监测新生儿脉搏氧饱和度难以维持,呼吸频率较低,遂经口气管内插管(ID 3.0$^\#$,持续正压通气,FiO$_2$ 100%)。5分钟Apgar评分8分,10分钟Apgar评分8分,抢救30分钟后新生儿心率130次/min,脉搏氧饱和度95%,转入新生儿重症监护室进一步检查治疗。

相关要点及解析

新生儿心肺复苏　新生儿娩出后,快速进行新生儿评分和评估新生儿的状态,决定是否开始新生儿复苏。新生儿复苏第1分钟内,准确的心率评估至关重要,一般多采用间断心前区听诊来计算心率,或者使用脉搏血氧仪不间断地连续评估心率。同时对出生后30秒仍呼吸暂停、通气不足或喘息样呼吸和/或心率低于100次/min的新生儿进行吸氧和辅助通气。

如果在正压通气30秒后心率仍<60次/min,就需要实施胸外按压。胸外按压以3:1的比率开始(每分钟90次按压:30次呼吸),每次按压深度达到胸骨前后径的1/3。每隔2分钟可暂停胸外按压以确认自主心率是否恢复正常。当心率>80次/min且脉搏跳动明显时可停止胸外按压。

当给予充分通气和30秒胸外按压心率仍低于60次/min,此时应考虑使用肾上腺素。通常以0.01~0.03mg/kg剂量血管内给予肾上腺素,每隔3~5分钟重复给药直到心率恢复到60次/min以上,给药前必须建立有效充足的通气。在复苏过程中必须注意对新生儿进行全程的体温保护,尤其是早产儿。

临床病例 2

患儿,男,1天15小时,系 G$_3$P$_2$,孕 35^{+5} 周顺产,出生体重 2 720g,Apgar 评分不详。

主诉:气促1天余。

现病史:患儿1天余前生后即出现气促,伴呻吟、吐沫,呼吸费力,经无创辅助通气,抗感染等处理后呼吸无明显缓解,伴脉搏氧饱和度波动,后突然出现心率、脉搏氧饱和度下降,给予呼吸气囊加压给氧、经口气管插管、胸外心脏按压、肾上腺素静推及生理盐水扩容等治疗后恢复自主心率,但机械通气下 SpO$_2$ 仍不能维持,查心脏彩超提示:右心房室增大,动脉导管未闭,三尖瓣轻—中度反流,肺动脉高压(89mmHg),予吸入 NO、美罗培南加强抗感染,肺表面活性物质、输血、改善循环等对症支持治疗,患儿血氧较前好转,仍气促、呼吸费力,由120转入。

入院诊断:新生儿呼吸窘迫综合征;新生儿持续肺动脉高压;新生儿肺炎;早产儿;先天性心脏病。

入院处理

1. 机械通气　模式 SIPPV,参数:PIP 27cmH$_2$O,PEEP 6cmH$_2$O,FiO$_2$ 100%,RR 60次/min,Ti 0.34s;联合 NO 吸入(浓度20ppm),SpO$_2$ 90% 左右。

2. 抗感染治疗。

3. 多巴胺、多巴酚丁胺维持血压及补液支持治疗。

抢救经过

1. 病情变化　入院10小时后,患儿机械通气下 SpO$_2$ 突然降至50%左右,无抽搐,口唇发绀,全身皮肤无黄染,前囟平软,听诊双肺呼吸音粗,心率160次/min,腹软。

2. 维持气道　予以清理气道、加压给氧后,SpO$_2$ 上升至90%左右,改为高频振荡通气(参数:PIP 17cmH$_2$O,频率10Hz,振幅40cmH$_2$O,FiO$_2$ 100%),SpO$_2$ 维持在94%左右;后患儿 SpO$_2$ 波动频繁,呼吸机辅助通气提示漏气率高,予更换经鼻气管插管(ID 3.5$^\#$,模式 SIPPV,参数:PIP 31cmH$_2$O,PEEP 7cmH$_2$O,FiO$_2$ 100%,RR 60次/min,Ti 0.34s)后,SpO$_2$ 渐上升至 90%~94% 之间。

3. 床边胸片　提示左侧气胸,左侧胸腔穿刺,抽出约300ml气体,SpO$_2$ 短暂上升后再次下降,行右侧诊断性胸腔穿刺,抽出约100ml气体,予以紧急会诊行双侧胸腔闭式引流。

4. 胸外按压　在行左侧胸腔穿刺过程中，患儿生命体征不平稳，心率、血氧持续下降，面色青紫，SpO_2 降至 50%，心率降至 35 次/min，神志不清，反应极差，听诊两肺呼吸音粗，心音遥远低钝。立即予呼吸气囊加压给氧，胸外心脏按压，患儿心率无明显上升，予 1:10 000 肾上腺素 0.3ml 静脉推注 3 次，1:10 000 肾上腺素 1.0ml 气管内滴入 1 次，5% 碳酸氢钠纠正酸中毒，心率渐上升至 140 次/min，SpO_2 上升至 60%~70%。复查血气分析提示：PH 7.18，PCO_2 44.4mmHg，PO_2 18mmHg，HCO_3^- 16.0mmol/L，BE−12.4mmol/L，SO_2 17.5%，K^+ 3.98mmol/L，Na^+ 147mmol/L，Cl^- 104mmol/L，Ca^{2+} 1.15mmol/L。继续机械通气联合 NO 吸入，多巴胺、多巴酚丁胺及肾上腺素维持血压，抗炎、纠酸及扩容处理，猪肺磷脂注射液气管内滴入，患儿 SpO_2 渐上升至 94% 左右，生命体征趋于平稳。

相关要点及解析

新生儿气胸　新生儿气胸指气体进入胸膜腔，造成胸膜腔积气状态。该病的发病率占新生儿的 1%~2%，但具有临床症状者仅为 0.05%~0.07%。其发病率在胎粪吸入患儿中占 41%，窒息患儿中占 25%。新生儿气胸一般分为医源性气胸、病理性气胸和自发性气胸。医源性气胸多发生于重度窒息、胎粪吸入综合征并呼吸衰竭的患儿，在气囊加压给氧、气管插管复苏和机械通气的过程中发生。病理性气胸是由肺部本身的疾病所致，多见于足月儿，常有宫内窘迫或生后窒息史，多由于吸入性肺炎引起。自发性气胸产生的原因可能由于新生儿肺弹力组织发育尚不成熟，足月儿生后最初几次呼吸活动较强，使肺泡内压过高，从而导致肺泡破裂而形成气胸。

气胸的症状与起病急缓、胸腔内含气量多少、原先肺部病变范围大小、气胸的类型等有关。婴幼儿气胸发病多较急重，大都在肺炎病程中突然出现呼吸困难。小量局限性气胸可全无症状，如果气胸范围较大，可致胸痛、持续性咳嗽、憋气和发绀，出现呼吸减弱，胸部叩诊鼓音及病侧呼吸音减弱或消失等。张力性气胸时，可见肋间饱满，膈肌下移，气管与心脏均被推移至健侧，同时气促加重，严重缺氧，脉甚微、血压降低，发生低心搏出量休克。

胸部 X 线为新生儿气胸最可靠的诊断方法，血气分析可见 PaO_2 降低和 $PaCO_2$ 增高。无症状和轻度症状气胸可临床密切观察而不需要特殊治疗。如临床状况急剧恶化或血流动力学受影响时，可紧急进行胸腔穿刺，气体持续漏出可采用闭式引流。对于张力性气胸如果一般闭式引流仍不能奏效，则可施行胸腔连续吸引法引流。

思考题

1. 新生儿 Apgar 评分标准，何时可以开始新生儿复苏的时机？

2. 新生儿复苏的基本流程，新生儿胸外按压的比例和方法的标准是什么？

3. 实施新生儿复苏的过程中，气管插管的时机如何掌握？如何调整氧浓度和辅助通气模式可以保证新生儿氧供，并减少高流量氧损伤？

（钱　玥　顾小萍）

推荐阅读

［1］SURESH MS.，SEGAL B.S，PRESTON RL.，et al. 施耐德产科麻醉学. 5 版. 熊利泽，董海龙，路志红，译. 北京：科学出版社，2018：219-235.

［2］CHESTNUT DH.，DOLLEY LS.，TSEN LC.，et al. Chestnut 产科麻醉学：理论与实践. 5 版. 连庆泉，姚尚龙，译. 北京：人民

卫生出版社,2017:137-159.

［3］ 叶鸿瑁,虞人杰,王丹华,等. 中国新生儿复苏指南（2016 年北京修订）. 中华围产医学杂志,2016,19（07）:481-486.

［4］ 唐秋霞,王来栓. 胎儿-新生儿过渡期生理指标改变及意义. 临床儿科杂志,2016,34（3）:223-226.

［5］ AZIZ K,LEE HC,ESCOBEDO MB,et al. Part 5:Neonatal Resuscitation:2020 American Heart Association Guidelines for Cardiopulmonary Resuscitation and Emergency Cardiovascular Care Circulation. 2020,142（16suppl_2）:S524-S550.

［6］ Committee on Obstetric Practice American Academy of Pediatrics-Committee on Fetus and Newborn. Committee Opinion No. 644:The Apgar Score. Obstetrics & Gynecology,2015,126（4）:52-55.

［7］ ESCOBEDO MB,AZIZ K,KAPADIA VS,et al. 2019 American Heart Association Focused Update on Neonatal Resuscitation: An Update to the American Heart Association Guidelines for Cardiopulmonary Resuscitation and Emergency Cardiovascular Care. Circulation,2019,140（24）:e922-e930.

［8］ WYCKOFF MH,AZIZ K,ESCOBEDO MB,et al. Part 13:Neonatal Resuscitation:2015 American Heart Association Guidelines Update for Cardiopulmonary Resuscitation and Emergency Cardiovascular Care. Circulation,2015,132（18 Suppl_2）:S543-S560.

第四十六章

新生儿神经损伤管理

本章要求

1. 掌握新生儿缺氧缺血性脑病和臂丛神经损伤治疗原则。
2. 熟悉新生儿神经系统临床检查方法和常见神经损伤的诊断及预后。
3. 了解新生儿神经系统发育和损伤机制。

随着围产医学诊治水平的日益提高和重症监护病房的日渐普及,早产儿和危重新生儿的存活率已经有了较大幅度的提高,然而神经发育的伤残率仍然不容忽视。新生儿神经损伤可由围生期的很多事件引起,例如宫内缺氧缺血事件(脐带脱垂、胎盘早剥或者子宫破裂)、产伤(肩难产、产钳阴道分娩)或孕妇外伤。这一章将重点介绍新生儿常见神经损伤的管理。

第一节 新生儿神经系统生理特点

人类神经系统的发育是个漫长的过程,从胎儿期延续至出生后若干年。胎儿期主要完成神经系统结构的建立和初步神经功能的形成,为以后发展高级神经功能奠定基础。神经系统分为中枢神经系统和周围神经系统,中枢神经系统又包括脑和脊髓两部分,脑是最核心的部分。

早期脑的发育大致分为 3 个阶段,即神经管形成期,细胞增殖与迁移期,突触大量形成期。正常足月新生儿出生时,脑细胞数已达成人水平,约 140 亿个神经细胞,脑重 350~400g,脑沟回数量也已完备,但脑沟仍浅于成人,脑表面积和脑重会在发育中增加。已建立的神经突触连接经历用则留,不用则废的修剪过程。至新生儿期,脑细胞内的 DNA、各脑区生化反应基质、酶的含量与活性以及各类化合物的浓度等都达到了胎儿期以来的最高水平。以脑的解剖组织结构和生化代谢为基础,形成了新生儿神经系统生理特点。

一、新生儿神经系统的生理状态

正常足月新生儿可存在安静睡眠、活动睡眠、瞌睡状态、安静觉醒、活动觉醒、哭闹共 6 个生理状态。从睡到醒,具有生物钟的支配。

二、新生儿神经系统的生理功能

新生儿的神经生理功能主要体现在感觉功能、运动功能和交流能力。

（一）主要感觉功能

1. 视觉 胎龄 37 周后的新生儿即开始有眼的随光动作,40 周后可以对光或鲜艳的红球有明确的眼追随动作。红球在眼前 20cm 左右时,新生儿才能发现目标,在此基础上水平方向移动红球,新生儿的头可转动,目光随之转动 90°,是视觉定向反应。

2. 听觉　足月儿对声音的反应才逐渐敏感及明确,能够听到 10~15cm 距离的声音,并有定向力,如声音刺激后,中止进行中的动作、停止啼哭等。

3. 触觉　新生儿全身皮肤均存在触觉反应,从一些原始反射可以证实新生儿出生后即有触觉存在,如口周的皮肤接触东西后,新生儿可出现寻找动作(寻觅反射);轻柔地抚摸新生儿的皮肤,其会出现明显的安静或舒适感。

（二）运动功能

运动功能是神经系统与肌肉发育的体现,因此,是神经发育成熟程度的重要检查指标。新生儿有主动性运动,如俯卧位时下颌可稍离开台面,头自主地转向一侧;从仰卧被拉向坐位时,头可短暂竖立 1~2 秒。很多以原始反射形式出现,可完成牵拉动作,检查者扶持新生儿为站位时,可感觉到其下肢及躯干刹那间的直立姿势。新生儿在被动运动时可产生与运动方向相反的阻力,即检查时进行的被动肌张力项目。

当神经系统受损时,如脑室周围白质软化、颅内出血,使皮质脊髓投射纤维损伤,则会影响新生儿自发运动质量,出现扭动运动单调,痉挛同步性动作,不安运动缺乏等,对预测后期的运动发育异常具有参考价值。因此,现有全身运动(GMs)质量评估法作为高危新生儿自发运动评价的手段。

（三）交流能力

新生儿出生时因已有了前述的感觉及运动功能,因而具备了与周围环境和人的交往能力。新生儿对父母有潜意识的选择性,母亲似乎更容易引起新生儿的偏好。

第二节　新生儿神经系统临床检查方法

新生儿神经系统检查是全身体格检查的重要组成部分,但其方法和内容均有别于其他年龄组。不同胎龄的新生儿神经特征与脑的成熟度有关,故需矫正胎龄。新生儿神经系统状态易受多因素干扰,因此,检查时需注意小儿的睡眠与清醒状态,有时需重复数次检查方能获得正确的结论。检查环境应温暖、舒适,阳光不能直射小儿的眼睛,动作需轻柔、快捷。临床检查内容主要包括一般状态、运动功能、脑神经、反射、行为。

一、一般状态

1. 反应性　指新生儿对外界事物反应的机敏程度,是皮层功能的体现。正常情况下新生儿具备睡眠觉醒周期的 6 个生理状态。新生儿在睡眠、饥饿、疾病等状态时,反应性均会受到不同程度的影响。

2. 头颅　胎龄 40 周的正常足月新生儿平均头围 40cm,当头围低于正常同胎龄新生儿头围的 2 个标准差时为小头,常与遗传、先天代谢性疾病、中毒、宫内感染等因素有关。当头围大于同胎龄正常新生儿头围的 2 个标准差时为巨头,需注意脑实质发育异常、巨脑症、脑积水、颅骨发育异常等。

新生儿的前囟平坦,约 1×1cm 大小。如张力高、膨隆,提示颅压高,可能存在颅内出血、脑膜炎、脑水肿等病症。有些小儿在剧烈哭闹时前囟是膨隆的,安静后恢复平坦状态,不属异常。前囟过小时常伴小头,过大时应注意巨头相关疾病。新生儿颅缝明显增宽,应警惕脑积水和颅压高。因产道挤压,有时颅缝可重叠。新生儿颅形改变多与分娩过程有关。

胎儿先露部位挤压时间过长,可出现局部软组织肿胀,称为"先锋头"或"产瘤"。头颅血肿多在双侧顶结节处隆起,个别胎头位置异常的小儿,血肿发生在其他部位。

3. 脊柱　对新生儿进行脊柱检查时,首先观察其自然的躯体伸展、侧弯是否协调,然后引出躯体侧弯反射,观察双侧动作对称性。另外,应注意脊柱部位皮肤有无陷窝、肿物、色素痣、毛发等,警惕脊柱裂、脊膜膨出等。

4. 皮肤　与神经系统疾病相关的皮肤改变主要是色素沉着或减退,常与外胚层的发育有关,造成不同类型的神经皮肤综合征。有些神经皮肤综合征病例是在色素异常出现前表现为小疱疹,内为浆液性物质,易误诊为脓疱病。

5. 哭声　新生儿娩出,经清理呼吸道后,即自然啼哭,提示肺膨胀,肺循环建立。新生儿哭声异常是很多疾病时的表现,如脑损伤颅内压增高时,哭声高尖、无调,伴不同程度意识障碍。有巨大头颅血肿、帽状腱膜下出血、颅骨骨折时,可因疼痛刺激而哭,但哭声短促,面部有痛苦表情。新生儿不哭少动,有可能是严重疾病的表现。

二、运动功能

新生儿运动功能与胎龄有关。

1. 姿势　早产儿由于肌张力低,韧带偏松弛,活动的力度和频率均低于足月儿,胎龄越小越明显。当早产儿受到声音刺激时,会引发肢体的快速颤抖动作,以上肢明显,这是神经发育不成熟,兴奋性泛化的表现,随胎龄增加与足月儿逐渐接近。当胎龄达 40 周足月时,新生儿显示出以屈肌张力为主的状态,四肢可有力地屈曲,在清醒后自发地双手张开,肢体伸展、屈曲性交替,这些动作是连贯的、柔和的,又是有力的。双侧肢体运动的幅度和频率对称。

足月新生儿仰卧时,颈部能贴近台面,其间无缝隙,如颈部与台面有一个三角形缝隙,说明颈伸肌张力增高。如新生儿仰卧位时双肘关节过度屈曲,双手位于头的两侧,为上肢肌张力高的表现。如双下肢过度外展,大腿外侧接触台面,是肌张力低下的异常姿势。在疾病时,新生儿的自发运动会减少,有锁骨骨折、臂丛神经损伤时双侧运动不对称。

2. 被动张力　通常称为肌张力,是肌肉对牵张力所产生的阻抗,表现为相关的一组肌群短暂、有力的收缩。早产儿肌张力低于足月儿,疾病状态对肌张力有不同程度的影响。围巾征、前臂弹回、下肢弹回、腘窝角检测等是常规检查项目。足月儿被动运动毫无阻力,见于脑的严重抑制状态、脊髓损伤或运动单位疾病。

3. 主动性肌肉活动　也称主动肌张力,是新生儿在被检查时克服地心引力而产生的主动性动作。足月儿如双侧肢体运动持续不对称,一侧运动功能减弱,应注意臂丛神经损伤。如足月儿神经过于敏感,刺激后肢体抖动频繁,是大脑皮层功能发育不全的表现,可持续数月逐渐正常。新生儿主动性肌肉活动评价方法包括头竖立、手握持、牵拉反应、支持反应、直立位举起试验、水平托起试验。

4. 脑神经检查　由于新生儿的发育特点,对新生儿脑神经检查的许多项目需在观察其动作中做出判断,常视个体状况选择部分项目。

视神经是必查项目。新生儿自发的眼球水平向运动,或通过红球、人脸诱发新生儿眼的注视、追随动作做出评价。为新生儿作瞳孔反射检查相对困难,因其遇强光刺激会自发保护性闭眼。因此,最好两个人协同操作,一人用两手各持一个消毒棉签,轻轻分开新生儿上下眼睑,另一人持手电筒,按照瞳孔检查的要求,使光快速从眼前闪过,并观察瞳孔反射,做出结论。当脑半球损伤,可出现眼位偏离,水平偏向一侧;颅内压增高可使眼向下视;眼向不同方向斜,提示脑干功能损伤;在昏迷时瞳孔扩大或反应迟钝,是同侧钩回疝的征象;臂丛神经损伤时(C_8~T_1 神经丛),在患侧上肢运动异常同时,可伴瞳孔麻痹,单侧瞳孔缩小。

三、反射

1. 原始反射　新生儿存在多种原始反射,包括吸吮反射、握持反射、拥抱反射、踏步反射、躯体侧弯反射、颈肢反射,是生后即有的,在一定刺激下某一组神经通路发生的反应性动作,体现了中枢和外周神经的完整性。在疾病状态下,原始反射亢进、减弱或消失。原始反射长久持续存在,是神经系统异常的表现。

2. 腱反射　当上运动神经元损伤时,腱反射活跃、亢进;下运动神经元损伤时,腱反射减弱、消失。根据腱反射减弱状况,有利于了解脊髓损伤的部位。例如在迟缓、不动的小儿,存在完整的下颌反射,但二头肌、膝腱反射减弱,有可能是颈段脊髓损伤。当下颌反射、肱二头肌腱反射完整,但缺乏膝腱反射,提示胸、腰脊髓段损伤可能性大。

3. 浅反射　如持续缺乏腹壁反射,可能存在同侧锥体束损伤。如提睾反射缺乏或双侧不对称,可能存在皮质脊髓束异常。肛门反射缺乏,可能存在脊髓损伤。巴氏征在新生儿属生理现象,但过强的反应,有可能存在皮质脊髓束损伤。

第三节　新生儿缺氧缺血性脑病

缺氧缺血性脑病(hypoxic-ischemicencephalopathy,HIE)指是围生期窒息引起的部分或完全缺氧、脑血流减少或暂停而导致的新生儿脑损伤。其有特征性的神经病理和病理生理改变以及临床上脑病症状。是新生儿死亡和伤残的主要原因,活产儿的发生率约为 3‰~6‰,其中 15%~20% 在新生儿期死亡,存活者中25%~30% 可能留有某种类型的远期神经发育后遗症,如智力低下、脑瘫、惊厥和认知缺陷等,给家庭及社会带来巨大影响。

一、病因及发病机制

(一)病因

当脑的灌注降低严重到足以超过组织从血液中提取氧气的能力时导致缺氧缺血性脑病发生。一般来说,单纯的缺氧不会引起严重的脑损伤,只有在缺氧同时伴有缺血时才会造成严重的神经系统损伤。尽管以前的资料显示,相当部分的新生儿 HIE 主要与产前因素相关,近来 MRI 资料证实:绝大多数有 HIE 和产时窒息证据的婴儿仅展示急性的脑损伤,而没有产前慢性缺氧缺血性脑损伤的证据。导致胎儿缺氧缺血的急性产时事件包括胎盘早剥、脐带脱垂、子宫破裂、横位滞产等急性胎盘或脐带障碍。

(二)发病机制

HIE 是由缺氧缺血事件所起动并在缺氧缺血后继续进展和演变的病理过程,绝大多数神经元的死亡不是发生在窒息缺氧时,而是发生在缺氧缺血后的继发阶段中,HIE 的防治重点应主要针对迟发性的神经元损伤。

原发性细胞损伤阶段——原发性能量衰竭:缺氧缺血事件是细胞损伤的原发阶段。在此阶段,脑血流和氧供的减少起动了潜在有害的生化级联反应,从而导致细胞毒性水肿和细胞死亡。

窒息复苏期间假性能量恢复阶段——"潜伏期":窒息复苏后,脑氧合和灌注恢复,细胞内磷酸肌酸和ATP 水平迅速的部分或完全恢复,细胞毒性水肿也在 30~60 分钟后暂时消退。然而,脑能量衰竭的过程在6~48 小时后可以再次发生。

迟发性细胞损伤阶段——继发性能量衰竭:此阶段以细胞能量代谢的第二次衰竭、惊厥、细胞毒性水肿、兴奋毒性物质堆积和最终神经元死亡为标志。在此阶段中,线粒体功能障碍在神经细胞凋亡的发生中起了关键的作用,细胞色素 C 从线粒体释放到细胞质,可激活 caspases 的级联反应,最终促发凋亡的发生。

因此,在 HIE 的发病机制中,最关键的环节是二次能量衰竭的发生,二次能量衰竭之前的"潜伏期"亦就是所谓的治疗"时间窗",是减轻脑损伤的神经保护措施能被成功应用的最佳时期。此间期在动物模型约为 6~15 小时,在人类新生儿中可能更短(6 小时左右)。

二、临床管理

HIE 的临床症状和体征取决于窒息缺氧事件的严重性和持续时间,神经系统症状一般于生后 6~12 小时出现,逐渐加重,至 72 小时达高峰,随后逐渐好转。严重者多在 72 小时内恶化或死亡。

（一）神经系统症状

1. 意识障碍　主要表现为不同程度的兴奋与抑制,如易激惹,肢体颤抖,反应退钝,自发运动减少,嗜睡,甚至昏迷。

2. 肌张力异常　可增强,常表现为姿势异常,肢体过度屈曲,被动活动阻力增高。肌张力减弱则表现为头竖立差,围巾征肘过中线,腘窝角>90°,甚至四肢松软。

3. 原始反射　减弱或消失,主要是吸吮反射、握持反射、拥抱反射等。

4. 颅内压升高　随脑水肿加重,可表现出前囟张力增高,颅缝分离。

5. 惊厥　是颅内压增高的结果。惊厥形式以微小型多见,有时表现为呼吸暂停。可间断发作或呈持续状态。随脑水肿的缓解,疾病急性期的惊厥数日内消失。

6. 脑干症状　重度脑病时脑干损伤,表现为中枢性呼吸衰竭和瞳孔对光反射异常。

（二）临床表现和诊断

经历了明显窒息的胎儿和新生儿处于发生 HIE 或多器官系统损伤的危险,但不是所有的窒息儿都会发生 HIE。HIE 的诊断必须具备新生儿早期的神经学症状和患儿曾经经历过严重的窒息事件两方面的证据。因此,临床表现是诊断 HIE 的主要依据,同时具备以下 4 条者方可确诊:①有明确的可导致胎儿宫内窘迫的异常产科病史,以及严重的胎儿宫内窘迫表现(胎心<100 次/min,持续 5 分钟以上,和/或羊水Ⅲ度污染),或者在分娩过程中有明显窒息史;②出生时有重度窒息,指 Apgar 评分 1 分钟≤3 分,并延续至 5 分钟时仍≤5 分;和/或出生时脐动脉血气 PH≤7.00;③出生后不久出现神经系统症状,并持续至 24 小时以上,如意识改变(过度兴奋、嗜睡、昏迷),肌张力改变(增高或减弱),原始反射异常(吸吮、拥抱反射减弱或消失),病重时可有惊厥,脑干体征(呼吸节律改变、瞳孔改变、对光反应迟钝或消失)和前囟张力增高;④排除电解质紊乱、颅内出血和产伤等原因引起的抽搐,以及宫内感染、遗传代谢性疾病和其他先天性疾病所引起的脑损伤。根据患儿生后 3 天内的神经表现,可将 HIE 患儿分为轻、中、重三度(表 46-3-1)

表 46-3-1　HIE 的临床分度

项目	轻度	中度	重度
意识	兴奋、抑制交替	嗜睡	昏迷
肌张力	正常或稍增高	降低	松软或间歇性肌张力增高
原始反射			
拥抱反射	活跃	减弱	消失
吸吮反射	正常	减弱	消失
惊厥	可有肌阵挛	常有	有,可呈持续状态
中枢性呼吸衰竭	无	有	明显
瞳孔改变	正常或扩大	常缩小	不对称或扩大,对光反射迟钝
EEG	正常	低电压,可有痫样放电	爆发抑制,等电线
病程及预后	症状在 72 小时内消失,预后好	症状在 14 天内消失,可能有后遗症	症状可持续数周,病死率高,存活者多有后遗症

（三）辅助诊断及预后

神经影像学在新生儿 HIE 辅助诊断及预后判断中使用的目的不仅是为了诊断 HIE,更是为了明确 HIE

的神经病理类型及病变的部位和范围。对于足月儿来说，MRI 是识别 HIE 的最好方法。仅就生后早期进行的 CT 扫描有局灶性低密度就确定 HIE 的诊断显然并不恰当，必须连续跟踪随访才有价值。

足月儿 HIE 的 MRI 表现基本上可被归纳为两种主要的类型：①以基底核、丘脑损伤为主，②以分水岭区域损伤占优势。以基底核/丘脑损伤为主的患儿有最差的运动和认知结局；以分水岭区域的白质/皮质损害占优势者则主要表现为认知缺陷。

振幅整合脑电图（amplitudeintegrated electroencephalogram，aEEG，又称为脑功能监测仪）检测可早期发现处于发生中重度 HIE 危险的患儿，为早期干预提供客观的依据，为治疗赢得宝贵时间。荟萃分析显示：aEEG 预测足月新生儿 HIE 神经发育不良的总敏感性为 86%（95% CI：81%~89%）、特异性为 90%（95% CI：86%~93%）。

三、治疗

迄今为止，HIE 的治疗仍以稳定内环境为目的的支持疗法为主，除亚低温治疗具有推广应用前景外，并不主张过多的"特殊神经保护"治疗。尽管多种药物和疗法经历了广泛的实验研究，如钙通道阻滞剂、自由基清除剂、谷氨酸受体拮抗剂、神经生长因子、高压氧、干细胞移植等，但由于缺乏大样本安全性和有效性的多中心随机对照试验（RCT），距离临床应用还有相当距离。

HIE 治疗的基本原则包括支持对症治疗和特殊神经保护措施两个方面。支持对症治疗是为了阻断缺氧缺血的原发事件和避免/减轻继发性的脑损伤；特殊神经保护措施则是希望针对 HIE 的发病机制，寻找阻断缺氧缺血生化级联反应的药物或方法，减轻和预防脑损伤。

（一）维持适当的通气和氧合

大多数窒息新生儿在宫内已经发生了明显的缺氧缺血，出生后通气和灌流障碍可进一步加重已经存在的脑部损害。在缺氧缺血时推荐维持正常的氧和二氧化碳分压，避免低氧血症、高氧血症、高碳酸血症和低碳酸血症的发生。

（二）维持适当的脑血流灌注

HIE 存在压力被动性脑循环，任何轻度的血压波动都会加重脑损伤，因此应维持正常动脉血压值，避免发生体循环低血压、高血压和血液高凝状态。迄今尚缺乏足以证实小至中剂量多巴胺可降低足月儿 HIE 的病死率和严重伤残率的证据，因此不推荐在 HIE 患儿中常规应用。

（三）维持适当的血糖水平

在 HIE 的处理中，应该严密监测血糖水平，维持在 4.2~5.6mmol/L。对于新生儿来说，低血糖的危害性比高血糖更为严重，但因高血糖的高渗作用可导致脑出血和血乳酸堆积，也应避免。

（四）适量限制入液量

新生儿脑水肿一般都在 HIE 的第 2 天或第 3 天发生，很少发生脑疝，且由于颅缝未闭，新生儿脑水肿罕见脑灌注压降低。因此对于脑水肿的处理，更重要的是预防液体负荷过重，但应维持尿量>1ml/(kg·h)。甘露醇虽能减轻脑水肿，但不能减轻最终脑损伤程度，只有在颅内压明显升高，导致脑灌注压严重下降时才使用甘露醇。

（五）亚低温疗法

亚低温疗法是迄今唯一可被推荐临床用于中、重度 HIE 的特殊神经保护措施。国际上 6 个大型的多中心 RCT 均已完成试验，荟萃分析显示：与对照组相比较，低温治疗组的病死率显著降低；严重神经运动发育障碍、智力发育迟缓、脑瘫和失明的发生率均明显降低；不良反应除低温组血小板明显减少外，其他如心律失常、凝血功能异常、低血压、败血症、肺动脉高压等的发生率两组间无统计学意义。

亚低温有选择性头部亚低温(冰帽系统)和全身亚低温(冰毯系统)两种方式。根据亚低温治疗方案，接受治疗的患儿应胎龄≥36周和出生体重≥2 500g,并且同时存在下列情况:①有胎儿宫内窒迫的证据;②有新生儿窒息的证据;③有新生儿HIE或aEEG脑功能监测异常的证据。

选择性头部亚低温使鼻咽部温度维持在33.5~34℃(目标温度),可接受温度为33~34.5℃,同时直肠温度维持在34.5~35℃。全身亚低温使直肠温度维持在33.5~34℃(目标温度),可接受温度为33~34.5℃。亚低温治疗最适宜在生后6小时内进行,越早越好,治疗时间为72小时,治疗结束复温后至少严密临床观察24小时,出院后至少随访至生后18个月。

(六)苯巴比妥控制惊厥

惊厥常发生在大多数的中重度HIE病例中,可进一步加重脑的损伤,因此惊厥的控制极为重要。苯巴比妥是治疗新生儿HIE惊厥的首选药物。然而荟萃分析结果显示,预防性应用苯巴比妥并不能降低HIE的病死率和严重伤残发生率,因此不建议作为预防用药。

第四节　产伤导致的神经损伤

产伤是指在分娩过程中的机械因素引起的新生儿身体结构与功能上的损伤。产前检查与助产技术的进步减少了产伤的发生率,在自然分娩中其发生率为2%,剖宫产为1.1%。胎儿体位与产伤发生密切相关,分娩方式、胎儿大小、产程、母亲产道条件等也是产伤发生的重要因素。产伤可发生于身体的任何部位,种类亦多,轻重程度各异。头部是最容易发生损伤的部位,可伴或不伴颅骨骨折及其他颅外损伤,产伤导致的神经损伤还包括脊髓和外周神经的损伤。

一、损伤性颅内出血

颅内出血(intracranial hemorrhages,ICH)是较为严重的产伤,包括硬膜下、蛛网膜下隙、硬膜外、脑室内出血等。病死率高,存活者常有神经系统后遗症。

(一)病因与发病机制

产伤性颅内出血多见于足月儿及异常分娩儿。高危因素为产钳助产、胎头吸引术、第二产程延长、巨大胎儿、臀位产儿,顺产也难以避免本病发生。分娩时,子宫收缩、产道挤压及助产牵引可引起脑膜撕裂,脑血管破裂导致颅内出血。破裂的血管部位即为颅内出血部位。脑幕撕裂与颅内出血时常同时伴有脑水肿。

(二)临床表现与检查

临床表现与出血量、出血部位有关。87%颅内出血在生后48小时内出现症状,常见症状为呼吸暂停与惊厥。虽然目前诊断技术日益提高,但临床对此症误诊率仍可高达45.2%。发生硬膜外血肿、颅骨骨折时应注意排除颅内血肿。确诊依靠CT检查,有助于了解颅内出血的出血部位、出血量及有无合并脑水肿。

(三)预防与治疗

临床处置过程尽可能维持患儿较稳定的颅内压和脑血流范围,避免"涨落"状态。尤其在应用呼吸机、特殊药物治疗时更应注意。一般不静脉推注高渗液体。在护理方面,动作轻柔,做好保暖,保持安静,减少干扰,避免患儿剧烈哭闹。头位保持15°~30°,可有效地减少新生儿颅内出血的发生。

对颅内出血的新生儿,常规采用止血药物,常用维生素K_1 3~5mg,肌肉或静脉注射,或应用立止血等其他止血药物。有惊厥时可给予苯巴比妥等对症治疗。按需采用不同形式氧疗,及时纠正缺氧和酸中毒,维持体内代谢平衡。出血造成脑实质压迫损伤患儿采取止血等恰当的医疗护理措施的同时,应对脑实质损伤予以积极的治疗,如适当脱水、选用营养脑细胞药物等。

特殊针对性治疗应根据神经系统症状及病变的程度而定。有时可能需要连续腰椎穿刺、脑室外引流和神经内镜技术等外科干预治疗。

二、外周神经损伤

以臂丛神经和面神经损伤较多见,可分别引起患侧上肢运动障碍和面部肌肉麻痹,较少见的尚有膈神经损伤导致同侧膈肌运动瘫痪、喉返神经损伤引起先天性声带麻痹,以及桡神经损伤而致患侧手腕麻痹呈垂腕畸形。

(一)臂丛神经麻痹

臂丛神经麻痹(brachial plexus paralysis)的发病率为活产儿中 0.013%~0.36%,是分娩过程中多种原因导致臂丛神经根牵拉性损伤引起的上肢运动障碍。

1. 病因与发病机制 臂丛神经由第 5~8 颈神经前支,第 1 胸神经前支的大部分组成,分为上、中、下三个神经干,围绕腋动脉形成内侧束、外侧束和后束,神经主要分布于上肢和部分胸、背浅层肌。肩难产时头部极度侧屈及牵拉可造成臂丛神经损伤,但即使在助产时采用恰当的轴向牵拉,甚至无肩难产、无头部牵拉及侧屈病史、不采用助产术也会发生臂丛神经损伤。高危因素为巨大胎儿、第二产程延长、使用产钳、肩难产、初产、高龄产妇及多胎,也有部分原因不明。上肢受到过度牵拉时,就可导致 C_5~T_1 神经根磨损及破裂。目前没有证实有明确引起或避免臂丛神经损伤的助产措施。

2. 临床表现 患儿常在出生后不久发现一侧上肢运动障碍。根据神经损伤部位及临床表现,臂丛神经麻痹共分 3 型。

(1)Ⅰ型:上臂型-Erb 瘫,发生率占全部病例 90%,损伤 $C_{5~7}$ 神经。上臂型受累肢体呈现为"服务员指尖"位。C_5 和 C_6 神经受损表现为肩外展及屈肘不能,肩关节内收及内旋,肘关节伸展,前臂旋前;C_7 神经受损表现为手腕及手指屈曲。二头肌肌腱反射消失,拥抱反射不对称,握持反射存在。上臂型-Erb 瘫可伴有膈神经损伤。

(2)Ⅱ型:下臂型-Klumpke 瘫,该型少见,占臂丛神经损伤中 1%。累及 C_8 及 T_1,致使手内肌及手腕与手指长屈肌无力。握持反射消失,二头肌肌腱反射能被引出。下臂型导致 T_1 交感神经能纤维损伤时可伴发同侧霍纳综合征(Honer syndrome),除Ⅱ型表现外还有眼睑下垂、瞳孔缩小及半侧面部无汗。

(3)Ⅲ型:全臂型——全上肢瘫,为所有臂丛神经根均受损伤。10% 臂丛神经损伤表现为全臂型,临床表现为全上肢松弛,反射消失。并可同时存在胸锁乳突肌血肿,锁骨或肱骨骨折及霍纳综合征。

臂丛神经损伤根据损伤程度可分为 4 种类型:①神经功能性麻痹伴暂时性传导阻滞;②轴突断伤伴重度轴突损伤,但周围神经元成分完整;③神经断伤伴完全性节后神经破坏;④撕脱伴伤及与脊髓节前的连接。神经功能性麻痹与轴突断伤预后较好。

3. 诊断 根据临床表现即可诊断。需结合相应神经症状与脑损伤鉴别。存在呼吸窘迫提示伴有膈神经损伤。损害波及臂丛下部时注意同侧霍纳综合征。如受损的神经不能得到修复,将影响手臂肌肉的生长发育,与健侧二头肌相比,患侧二头肌较短而圆,但肌腱较长,严重程度与神经损伤程度有关。

注意与上臂肱骨骨折相鉴别,后者表现为生后上肢运动减少,可通过体格检查及 X 线检查排除。

4. 治疗及预后 结合神经—肌电图及影像学检查结果确定治疗方案。

首选保守治疗。第 1 周将前臂固定在上腹部以减少不适。出生 1 周以后为了避免挛缩,对肩关节、肘关节及手腕关节进行移动度训练。指导父母亲对患儿进行活动练习。2~3 个月不恢复,应转诊到专科中心进行进一步检查。3~6 个月不恢复,考虑手术探查,修补损伤神经。

对手术作用的评价尚未统一。近年来,采用神经显微修补技术使臂丛神经麻痹预后有了明显改善。当考虑手术时,神经电生理学及影像诊断如 CT 脊髓造影术或 MRI 有一定帮助。

局限于 C_5、C_6 神经根损伤者预后最好。完全性臂丛损伤及下部臂丛损伤的预后差。臂丛神经撕脱性损伤(brachial plexus avulsion injury,BPAI)则较为严重,可能造成终身残疾,有些病例可伴随脊髓神经损伤。如在生后 3 个月内出现二头肌抗重力运动及肩外展运动,预后良好。

(二)面神经麻痹

新生儿面神经麻痹(facial paralysis)为先天性的周围性面瘫,由发育异常及损伤所致。体重>3 500g、产钳助产是引起面神经损伤的高危因素。

1. 病因与发病机制　仅 7% 为产伤所致,可因妊娠后期胎位不正而使从乳突—茎突孔穿出的外周部面神经或面神经下颌支受压、出生时产钳损伤面神经或第二产程延长时面神经被颧骨峡压迫等所致。胎位不正,颧骨峡压迫的部位就是面神经瘫的位置,左枕横位时出现左侧面瘫,右枕横位时出现右侧面瘫。通常神经受压由神经周围组织肿胀所致,而不是因为神经纤维破裂。

2. 临床表现　典型面神经下运动神经损伤时,出现上部与下部面肌无力。安静时患侧眼持续张开及患侧鼻唇沟变平。哭叫时,同侧前额不起皱,眼不能闭合,口角歪向对侧。多数患儿头面部有裂伤、挫伤的外伤表现。偶尔仅一支面神经受损时,表现局限于前额、眼睑或口。外伤性面神经损伤须与其他原因所致面神经瘫区别。

面瘫伴颅内损伤则伴有其他神经系统异常。临床上须与面瘫区别的疾病还包括口角提肌先天性发育不良,又称歪嘴哭综合征(asymmetric crying facies syndrome,CAFS),其特征为哭叫时口角不对称,患侧口角不能向下与向外侧运动,不存在面瘫其他表现,如两侧鼻唇沟不对称、前额不起皱及眼不能闭合等。

3. 治疗与预后　取决于面神经是否损伤或神经纤维是否撕裂。外伤性面瘫仅神经受压损伤预后良好,90% 以上可完全恢复,其余可部分恢复。多数病例在 2 周内恢复。治疗包括应用人工泪液及眼罩保护眼睛,防止角膜受损。感染引起者根据血清学及病原学检查进行内科治疗。如病变明显又无恢复证据,应使用神经电生理学及影像学诊断帮助判断预后。由于恢复机会很大,只在 1 年后仍无恢复才考虑进行神经外科修复术。

三、脊柱及脊髓损伤

脊柱和脊髓损伤为新生儿死亡的主要原因之一,幸存者往往遗留程度不等的神经系统缺陷。本病少见,发病率为每 10 万活产儿 0.14 例。上部颈段脊髓损伤较下部脊髓损伤多见。

(一)病因与发病机制

直接原因为分娩时的过度伸展或屈曲,特别是侧位牵引时使胎儿的脊髓沿长轴发生扭转和压缩,引起脊柱、脊髓及脑干组织的伸延性损伤。内在因素为胎儿在子宫内的位置异常,例如额位、颜面位,或者臀先露、难产、早产、初产、急产等;胎儿脊柱内血管闭塞;胎儿的脊柱与枕大孔畸形等。

上颈段脊髓损伤常发生于头先露使用产钳过度旋转胎头所致。颈胸段脊髓损伤常发生于臀位牵引,胎头过伸或因头盆不称胎头嵌入骨盆内,牵引过度旋转下肢所致。

脊髓扭曲或撕裂可有出血、水肿、坏死,甚至完全性横断,伴或不伴脊柱的损伤。脊柱的骨折极少发生,这是由于脊髓和脊柱的伸展能力不同,而使相对弹性较差的脊髓更易在分娩时遭受严重的纵向牵拉而受损伤。

(二)临床表现

轻者仅有脊柱后突角的改变,皮下可见受伤脊突向外凸出,局部肿胀及触痛,脊旁肌紧张。脊柱的损伤势必影响经过脊髓管中的脊髓,如出血较多、水肿较重,可出现相应的神经体征,如损伤处远端神经所支配的随意肌出现暂时性或永久性麻痹,引起截瘫、大小便失禁。主动运动减弱或消失,深腱反射消失,损伤断面以下疼痛刺激无反应。

呼吸抑制的程度取决于脊髓损伤的水平,C_4 以上脊髓损伤常伴呼吸暂停;$C_4 \sim T_4$ 损伤时,由于累及膈神经根及肋间肌的神经支配,常伴不同程度的呼吸窘迫;胸腰段损伤($T_1 \sim L_5$)极少或不累及肋间肌,不影响呼吸,但可因腹肌麻痹导致腹部松软、隆起及肛门括约肌松弛和膀胱膨隆。脑神经根及脑干损伤除相应的神经支配的肌肉麻痹外,由于伤及生命中枢,可伴发脊髓休克征,软弱,苍白,呼吸抑制、表浅、暂停,迅速死亡。

（三）诊断

有高危病史,受伤局部有脊柱变形、椎间变窄。新生儿出现四肢软瘫、胸部高位截瘫应警惕本病,需进行详细的体格检查、X线平片,尤其要注意详尽的神经系统检查,必要时可做腰椎穿刺检查 CSF,以明确诊断。应与颅内损伤、神经肌肉疾病及先天性脊髓疾病相鉴别。有报道宫内自发性脊髓硬膜外血肿的症状类似脊髓损伤,可应用超声进行鉴别诊断。MRI 有助于诊断及判断预后。

（四）治疗

在产房怀疑有脊髓损伤时,应对头、颈及脊柱进行固定。单纯性脊柱骨折可采用非手术治疗。如脊柱骨折伴发脊髓损伤,血肿较大、骨折片压迫,腰椎穿刺有部分或完全梗阻者,宜早期行椎板减压术。

（五）内科治疗

以支持疗法为主,高位脊髓损伤的急性阶段常需机械通气。存活者可遗留永久性损害,预后取决于脊髓损伤的水平和程度。Bucher 认为 T_4 是判断预后的关键水平,在此水平以下的损伤预后相对较好。另外,上段颈髓损伤的患儿也可通过观察首次呼吸出现的时间和前 3 个月中四肢运动功能的恢复速度来预测其远期预后,生后第 1 天即发生呼吸暂停和前 3 个月中动作恢复欠佳者往往预后不良。

临床病例

患者,男,出生 2 小时,系 G_3P_2,孕 37+5w 顺产,出生体重 2 550g,Apgar 评分 2—3—5。

主诉:窒息复苏后精神反应差 1 小时。

现病史:因母亲前置胎盘,患儿胎心监护不良行急诊剖宫产,出生后苍白窒息,Apgar 评分 1 分钟 2 分,5 分钟 5 分,麻醉科医师和手术室护士进行窒息复苏,气管插管、胸外心脏按压及药物处理后心率稳定,氧饱和度 90% 以上,但反应欠佳,转运入新生儿内科。

查体:反应欠佳,双侧瞳孔对光反射尚可,前囟平软,气管插管下双侧呼吸音对称,心率 110 次/min,心音低钝,腹软,肝脾未触及。四肢肌张力低下,握持反射不全。

初步诊断:新生儿窒息;急性呼吸窘迫综合征。

（一）入院处理

1. 机械通气　模式 SIPPV,参数:PIP 23cmH₂O,PEEP 6cmH₂O,FiO₂ 30%,RR 50 次/min,Ti 0.34s;SPO₂ 90% 左右;

2. 查血气分析提示代谢性酸中毒,pH 7.01,PO₂ 70mmHg,PCO₂ 50mmHg,BE −20mmol/L。予以纠酸处理。

3. 亚低温治疗　选择性头部亚低温(冰帽系统),鼻咽部温度维持在 33.5~34℃。

4. 静脉补液　适量限制入液量。

（二）抢救经过

1. 病情变化　入院 12 小时后,患儿机械通气下氧饱和度突然降至 50% 左右,伴抽搐,表现为双上肢抖动,氧饱和度波动,心率下降到 90 次/min,持续 1 分钟,后缓解。体检:前囟稍隆起,双侧瞳孔对光反射迟钝,听诊双肺通气音对称,心率 100 次/min,心音低钝,腹软,四肢肌张力低下,握持反射不全。入院后 30 小时又出现抽搐一次,表现同前,持续时间 2 分钟,氧饱和度和心率维持不稳定,需要调高呼吸机参数到模式 SIPPV,参数:PIP 27cmH₂O,PEEP 6cmH₂O,FiO₂ 60%,RR55 次/min,Ti 0.33s;予以苯巴比妥止痉,速尿消除水肿等治疗。

2. 入科 EEG 提示脑波低平,有爆发抑制现象,停止呼吸机 3 天后,MRI 提示缺氧缺血性脑病,

1周后 aEEG 仍提示中度异常。2周后仍有肌张力偏低和反射不全表现。

（三）小结

1. 此患儿出生后即患有新生儿窒息、缺氧缺血性脑病、新生儿呼吸窘迫综合征等一系列疾病，基础心肺状态差，需要辅助呼吸支持。

2. 虽入院即开始亚低温治疗，但入院后24小时内患儿仍出现抽搐，伴有氧饱和度波动、心率下降、前囟张力高等临床表现，需要使用苯巴比妥止痉。患儿有肌张力及反射异常，MRI 和脑电图均提示异常，考虑存在缺氧缺血性脑病，需要追踪随访康复治疗。

3. 产房有效复苏可减少和改善脑损伤发生率和严重程度，需反复训练提高。

相关要点及解析

新生儿缺氧缺血性脑病足月儿多见，是导致儿童神经系统伤残的常见原因，所有引起新生儿窒息的原因都可导致本病，与胎儿在围分娩期宫内所处的环境及分娩过程密切相关。

HIE 的神经症状生后逐渐进展，有的病例可由兴奋转入抑制甚至昏迷，于72小时达最重程度，轻中度72小时后逐渐好转、恢复。重度可死亡或有持续神经系统和其他全身多器官受损症状，后期发展为后遗症。

治疗原则：早期识别可能的危险因素，及时准确的产房复苏。窒息复苏后出现神经症状即应开始治疗，首选亚低温治疗：最好在6小时内开始。采取综合措施，保证机体内环境稳定和各脏器功能正常，对症处理和恢复神经细胞的能量代谢，促使受损神经细胞的修复和再生。

思考题

1. 新生儿缺氧缺血性脑病治疗原则有哪些？

2. 新生儿神经系统运动功能和反射的临床检查方法有哪些？

3. 常见产伤导致的新生儿神经损伤有哪些？简述臂丛神经损伤的处理原则。

（孙志鹏　钟　良）

推荐阅读

[1] CHESTNUT DH.,DOLLEY LS.,TSEN LC.,et al. Chestnut 产科麻醉学：理论与实践. 5 版. 连庆泉,姚尚龙,译. 北京：人民卫生出版社,2017：178-201.

[2] 邵肖梅,叶鸿瑁,丘小汕. 实用新生儿学. 5 版. 北京：人民卫生出版社,2018：834-879.

[3] 江载芳,申昆玲,沈颖. 诸福棠实用儿科学. 8 版. 北京：人民卫生出版社,2015：468-478.

[4] SURESH MS.,SEGAL B.S,PRESTON RL.,et al. 施耐德产科麻醉学. 5 版. 熊利泽,董海龙,路志红,译. 北京：科学出版社,2018：236-244.

[5] 王卫平,孙锟,常立文. 儿科学. 9 版. 北京：人民卫生出版社,2018：95-105.

[6] 卫生部新生儿疾病重点实验室,复旦大学附属儿科医院,《中国循证儿科杂志》编辑部,等. 足月儿缺氧缺血性脑病循证治疗指南（2011-标准版）. 中国循证儿科杂志,2011,06（5）：327-335.

第九篇

产科并发症的麻醉管理

第四十七章

胎位异常、肩难产

本章要求

1. 掌握胎位异常、胎难产的临床表现，解剖特征，以及胎位异常高风险分娩，如臀位阴道分娩，分娩镇痛及剖宫产的麻醉方式选择和处理原则。
2. 熟悉异常胎位和胎难产的围产期并发症及紧急情况的麻醉处理。
3. 了解胎先露异常和胎难产的产科干预原则和分娩方式选择。

胎位异常、胎难产等围产期特殊情况显著增加母亲和胎儿并发症的风险，给产科医师和麻醉医师带来严峻挑战。因此，产科医师和麻醉医师应该对相关的解剖和生理特征有全面的了解。

描述胎儿在宫内的方位需考虑 3 个因素：胎产式、胎先露和胎位。胎产式指胎儿的长轴与子宫长轴的相对关系，可以是纵向、横向或倾斜；胎先露指胎儿与骨盆入口重叠的部分，通常可通过阴道指检穿过子宫颈触及。先露可以是头部，臀部和肩部，头部进一步分为顶部、额部或面部。正常先露是指顶部先露，先露异常是指任何非顶部胎先露。

第一节　病史和临床表现

胎位是指先露骨性突出部分与母体骨盆之间的关系。顶先露是指枕部，面先露是指颏部，臀先露是指骶骨，肩先露是指肩峰。大多数单胎分娩为顶先露，枕前位（occipitoanterior，OA），其他所有胎位或先露均被认为是异常的。本节将分别介绍这些胎位异常。

一、枕后位

持续性枕后位（occipitoposterIor，OP）是常见的头位异常，发生率约为 5.5%，初产妇（7.2%）的发生率高于经产妇（4.0%）。其发生机制是从初始的后位或横位旋转失败，或初始的枕前位旋转不良。OP 通常引起产程延长伴有产妇明显不适感。如果第一产程枕后位没有积极处理或者没有发现，进入第二产程后的处理比较棘手。此时宫口已经开全，胎头位置较低，宫缩较强，选择适宜的分娩方式比较困难。如果处理不妥，将显著增加母体和胎儿并发症的风险。

二、面或额先露

面先露是指胎头呈极度仰伸位，枕骨与背部接触，因此先露部是眶脊和颏之间的面，多在临产后发现，常导致难产。面先露一般不发生于妊娠期，往往是分娩中由额先露进一步仰伸而形成，其发生率为 0.08%~0.14%。颏部可呈前位，横位或后位。只有当颏部是前位时才可能经阴道分娩，占所有病例的60%~80%。10%~12% 的颏部是横位，通常在产程中自然旋转至前位。20%~25% 的病例为后位，约有 1/3

自动转换为前位。面先露时胎头以较大的枕额径(13.3cm)衔接,下降及内旋转均发生困难,除非胎儿较小或死胎,足月儿很难自然分娩。

造成面先露的常见的原因有:①经产妇腹壁松弛或悬垂腹,使胎背向前或与枕骨成同一方向,胎儿颈椎与胸椎仰伸。此外,脐带绕颈、前置胎盘或低置胎盘都可能影响胎头俯屈;②头盆不称,如骨盆入口狭窄等因素,临产后胎头衔接不良,造成胎头仰伸,当极度仰伸时即形成面先露;③胎儿畸形中的无脑儿因无颅顶骨,自然造成面先露;胎儿先天性甲状腺肿等颈部解剖异常,胎头无法俯屈,也可导致面先露。

额先露,胎头在完全屈曲(顶)和过伸(面)之间,先露部位是眼脊和前囟之间的胎头。发生率约为1/1 500,与面先露的发生因素相同。在产程中,额先露可以自动转换为面或顶先露,或保持额先露。分娩过程中表现为胎头衔接受阻,宫缩正常但产程进展缓慢,产程图显示潜伏期及活跃期延长。腹部检查若胎儿背部在前,耻骨联合上方可触及胎儿枕骨隆突与胎儿背部之间明显的凹沟,胎心音弱而遥远;如胎儿肢体在前,腹前壁可触及胎儿肢体、胎儿胸部前挺,耻骨联合上方可触及胎儿颈部及下颏,触不到胎头。

三、肩先露和肩难产

肩先露又被称为横位难产、横产式、是指胎儿在分娩时为异常胎位所导致的难产。美国妇产科医师协会定义肩难产为"轻轻向下牵引胎头帮助分娩肩部失败后需要更多产科操作的分娩"。部分产科医师使用他们自己的标准诊断肩难产,包括分娩肩部所需操作的数量,不同诊断标准反映肩难产发生率有 0.2%~3% 的差异。因为胎儿肩峰间径与骨盆入口前后径不相称导致肩难产的发生,胎儿的肩膀前部受限于耻骨联合后方。肩难产通常发生于横向胎产式(当脊柱垂直于母体脊柱)或斜向产式(胎轴偏差朝向一侧或另一侧髂窝),可以通过体外胎头外倒转术(external cephalic version,ECV)成功转为顶先露,但如果失败必须实施剖宫产。例外的情况是双胎中的第一个经阴道分娩,第二个为横位。在这种情况下产科医师可尝试宫内胎足倒转术,旋转胎儿到臀位然后取出胎儿。

四、臀先露

该术语是从旧英文单词"brec"派生出来的,意思是臀部或骶部,描述先露部分与骨盆入口之间的关系。臀先露主要有 3 种类型:

1. 单臀先露型 胎儿的腿在髋部屈曲和在膝部伸展。臀部是先露部位。

2. 完全型 胎儿的腿在髋部和膝部屈曲,足在臀部旁边为先露部位。

3. 不完全型 胎儿的 1 只或 2 只足(足臀)或膝(膝臀)的位置低于臀部(例如,一侧或两侧髋部伸展)。

臀位的类型一般可通过超声检查确定,同时产科医师也可以通过超声检查排除严重的先天性畸形。这可能会影响产科医师对分娩方式的选择。单臀先露的足月胎儿通常位置保持不变,但完全性臀先露在产程开始之前或产程中的任何时间都可能变为不完全臀先露,需要产科医师管理一条或两条腿先露的分娩。

单胎妊娠臀先露的发生率 28 周时在 20%~40%,足月时可降至 3%~4%。这个发生率的变化是由于胎儿在宫内有移动至最合适的胎位的一个自然过程。有很多母体或胎儿因素可干扰这一进程,增加足月时臀先露的风险(表 47-1-1)。

表 47-1-1　臀先露的相关因素

与臀先露相关的母体因素	与臀先露相关的胎儿因素
子宫松弛或扩张	先天性胎儿畸形
多产	无脑畸形
多胎妊娠	脑积水
羊水过多	低出生体重
子宫异常	宫内发育迟缓
盆腔肿瘤（良性和恶性）	早产
子宫畸形	
产科条件	
前次臀位	
羊水过少	
前置胎盘	
非产科条件	
高龄	
母体糖尿病	
吸烟	

第二节　麻醉方式选择及处理原则

胎位异常对产科医师和麻醉科医师带来巨大挑战，在良好沟通的基础上，麻醉科医师的作用不仅在于实施椎管内麻醉来实现区域镇痛，也可能需要在妊娠的不同阶段配合产科医师快速实现子宫松弛。本节主要描述异常胎先露的情况下的麻醉方式选择以及处理原则。

一、枕后位

由于产妇通常要承受长时间和巨大的痛苦，尽管存在争议，OP 位仍然是区域镇痛的常见适应证。低位腰背痛是这一人群需要得到照护和处理的特殊问题，阻滞应覆盖骶神经根，需要仔细评估皮区扩散范围。目前普遍接受的是使用腰-硬膜外联合阻滞（CSE）技术，与硬膜外阻滞相比起效更快，可能更早实现骶神经阻滞。某些女性在使用低剂量的局麻药与阿片类药物混合实施硬膜外镇痛尽管能提供一个良好的感觉阻滞，但 OP 位引起的骶部疼痛和低位腰背痛无法得到完全缓解，可能需要使用更高浓度的局麻药。

广泛使用低剂量局麻药的方案减少了硬膜外分娩镇痛引起的运动阻滞。如果头顶的位置是最初的枕后位，盆底肌肉及会阴部肌肉的深度松弛可能会阻碍自发旋转到正常 OA 位或使最初 OA 位的胎儿旋转不良至 OP 位。但是在器械助产过程中，可能有必要通过有意松弛盆底帮助产科医师更容易放入产钳或吸杯，减少阴道损伤和胎头创伤，这可以通过提高局麻药浓度增加阻滞强度来实现，可以选择 2% 或 3% 的 2-氯普卡因、2% 利多卡因、0.5% 丁哌卡因或左旋丁哌卡因、或 0.75% 的罗哌卡因，取决于紧急程度和个人偏好。

二、面或额先露

面或额先露往往在临产后发生，事先难以预防。但在妊娠晚期临近分娩时，如 B 超检查发现胎儿颈椎反屈，枕骨与颈椎角度较小，应提高警惕，临产后有进一步发展成额或面先露的可能。面先露颏前位时，如胎儿不大、产力良好,可能经阴道自然分娩,但多有产程延长。面先露在无头盆不称的情况下,多数在正常产力与宽大盆腔内可自发旋转成为颏前位。故只要胎儿情况良好、产程进展顺利,应给予足够时间的观察,直到出现明确的干预指征为止。颜面位产程时间长,容易引起宫缩乏力,产程中保持良好的宫缩是促进内旋转的重要保证。如果出现活跃期延长,经积极处理仍不好转,并有滞产倾向时,应放宽剖宫产指征。进入第二产程,如出现继发性宫缩乏力,第二产程延长,可用产钳助产,会阴切开。颏后位通常不能经阴道分娩,一经确诊立即剖宫产。过去采用的手转胎头、经腹壁手法纠正胎位及内倒转的方法此时都已被证实是有害的,不宜采用。除畸形儿、早产儿及死胎可能经阴道分娩外,正常足月儿如为持续性额先露,阴道分娩成功的机会很小,一般均需剖宫产。因此试产时要注意产程进展,一旦产程进展缓慢、胎头下降受阻,结合阴道检查尽早作出诊断,确诊后不应再试产,应及早行剖宫产。

三、臀先露

(一) 分娩方式选择

分娩方式也许是臀先露产科管理中最具争议的领域之一。2000 年,Lancet 杂志发表了 TERM 臀位试验。这项大型,多中心、随机对照试验比较了经阴道分娩与计划剖宫产母体与胎儿预后。该研究发现,在 1 041 例计划剖宫产的产妇中中,941 例(90.4%)实施了剖宫产术。在 1 042 例计划阴道分娩的产妇中,有591 例(56.7%)通过阴道分娩。计划剖宫产组的围产期死亡率、新生儿死亡率或严重新生儿发病率明显低于计划阴道分娩组【17/1 039(1.6%)和 52/1 039(5.0%)】。这种差异在围生儿死亡率低(英国、美国、加拿大)的国家中更为显著。这两组母体的预后无显著差异。这项研究发表后,使得已经在上升中的臀位剖宫产率急剧升高。ACOG 于 2001 年将对分娩方式的推荐意见修订为"足月时持续臀先露单胎妊娠患者应该接受计划剖宫产术"。

然而,许多学者认为,这项研究中存在缺陷,特别是关于纳入标准和实施分娩的方式,产生了误导性的结果,实际上臀先露经阴道分娩对特定的患者人群还是有效选择。臀位经阴道分娩不良预后的危险因素包括胎顶过伸、产程延长、分娩时缺乏有经验的临床医师和足月胎儿极端体重(<2 500g 或>4 000g)。偏向于经阴道分娩的医师认为,排除以上涉及的患者人群,可能确定出能成功经阴道分娩的患者并避免剖宫产潜在的并发症风险。然而应当注意的是,在当今对此类产妇倾向于选择计划剖宫产的产科环境下,培训机会越来越少,导致有经验的臀位经阴道分娩临床医师越来越少。

对阴道分娩的进一步支持来自 TERM 臀位试验的 2 年随访结果。研究人员发现,不管分娩方式如何,2 岁时死亡或神经发育异常的风险没有差别,这说明在原先的研究中发现的经阴道分娩增加严重并发症发生率的风险,并不导致任何长期并发症的发生。最后形成了折中意见,2006 年 ACOG 指南推荐分娩方式的决定应取决于产科医师的经验,医院也应该有各自臀位阴道分娩方案。加拿大妇产科医师学会(The Society of Obstetricians Gynecologists of Canada,SOGC)也发布了一系列指南指出适合阴道臀位分娩的患者和如何进行管理。然而,目前仍不确定将来会有多少产科医师能自信的管理臀位经阴道分娩,目前计划剖宫产仍是最常见的分娩方式。即使是计划阴道分娩的产妇,紧急剖宫产率可能高达 45%。根据 2017 年 RCOG 和 2009 年 SOGC 的指南建议,第二产程超过 2 小时产程无进展是剖宫产的指征。

(二) 产科管理

针对臀先露产科医师有 3 个基本干预途径。首先,可以尝试通过 ECV 转换成顶先露。若成功,则可避免臀位分娩的风险;其次,可尝试经阴道分娩;第三通过剖宫产分娩,这可能是计划或急诊剖宫产。臀先露的 ECV 是经由母体腹壁将胎儿从臀先露转为顶先露的操作手法。ECV 成功率在 30%~85%,与 ECV 成功率较高相关的因素包括多胎、母亲体重小于 65kg、胎盘后位、臀位未接合、可触及胎儿头、臀位完整、羊水指数大于 10 以及使用宫缩抑制剂。英国皇家妇产科医师协会(RCOG)、美国妇产科医师协会(ACOG)、加拿大妇产科医师协会（SOGC）指南都建议在实施 ECV 前有必要进行初步超声检查，以确认胎儿的宫内情况，评估臀先露的类型，并排除任何会使阴道分娩复杂化的异常情况。在确认臀位后，除了 SOGC，其他的指南都建议 ECV 应该提供给无禁忌证的产妇，因为一个成功的 ECV 会减少剖宫产的机会。ECV 的并发症包括胎盘早剥（0.08%）、脐带脱垂（0.06%）、胎膜破裂（0.2%）、死胎（0.09%）、母体输血（0.9%）和胎儿心率变化（6.1%）。关于实施 ECV 手术的禁忌证，RCOG 和澳大利亚和新西兰皇家妇产科学院（RANZCOG）均认为具备其他剖宫产指征或孕妇要求剖宫产、产前 7 天内的阴道出血、胎监异常、子宫畸形、胎膜早破、多胎妊娠（第二胎分娩除外）、先兆子痫和羊水过少、B 超、多普勒检查诊断或疑有脐绕颈是 ECV 的禁忌证。RANZCOG 认为子宫畸形和所有需要剖宫产的病例为绝对禁忌证，多普勒参数异常的小于胎龄胎儿为相对禁忌证。ACOG 表示，如果产妇的临床情况不适合阴道分娩，ECV 应属禁忌。2016 版《ACOG 臀位外倒转指南》则强调：目前没有充足的数据明确外倒转的相对或绝对禁忌证，多数情况还得根据实际情况个体化对待。随着瘢痕子宫阴道分娩成功率的增加，有过剖宫产史的臀位妊娠，在符合阴道分娩条件的情况下，ECV 也可能是安全的。

（三）麻醉管理

1. 椎管内麻醉技术在 ECV 中的应用　由于已发表的关于 ECV 时使用椎管内麻醉益处的证据存在冲突，2010 年发表了一项荟萃分析回顾了截至当时的证据，结果显示研究的主要区别是剂量而非技术。如果研究组使用药物的麻醉剂量，使用椎管内麻醉改善 ECV 成功率的结果有统计学意义。但是若使用药物的镇痛剂量，则椎管内麻醉没有益处。除了产妇低血压，椎管内麻醉不影响 ECV 严重不良事件的发生率，但是应注意到由于严重不良事件的发生率相对较低，这些研究中没有一个单独的研究有足够的检验效能检测出并发症发生率的统计学差异。目前对于区域阻滞下行 ECV 的观点，大西洋两岸存在分歧，北美较英国更常用这种技术，在英国并不将椎管内麻醉作为常规应用于 ECV 操作。然而，越来越多证据支持使用椎管内麻醉下行 ECV 操作，提示麻醉医师在改善臀先露产妇的管理经验和预后中发挥一定的作用。

2. 分娩镇痛技术　过去认为，臀位分娩使用硬膜外镇痛会延长第一产程，也增加剖宫产率，导致人们认为臀先露是硬膜外镇痛的相对禁忌证。然而，这些通过回顾性、观察性研究得出的结论只能说明那些产程延长、产痛更剧烈的产妇更可能要求硬膜外镇痛。此外，这些研究中多是较早期的研究，与目前的临床实践相比，其中硬膜外使用了较强效的局部麻醉药。还有其中的一些研究显示硬膜外镇痛能改善新生儿预后。目前大多数作者认为臀先露是硬膜外分娩镇痛的适应证，原因包括以下几个方面：①疼痛缓解质量更佳；②防止母体在第一产程过早用力，若患者在子宫颈完全扩张之前用力，增加胎头包埋和脐带脱垂的风险。然而在第二产程，必须小心确保母体有足够向下用力分娩的力量；③放松盆底肌肉以有助于第二产程末的分娩；④提供了将分娩镇痛中转至手术麻醉的选择。臀位经阴道分娩可能迅速进展为需要紧急剖宫产，此时必须有麻醉医师在场向硬膜外追加药物或者实施全麻，进行急诊剖宫产。

最常用于建立和维持硬膜外阻滞的配方是 0.1% 丁哌卡因和 2μg/ml 芬太尼（通常最高达 20ml/h，以间断追加的方式给药）。自从标志性比较产科可行走硬膜外试验（comparative obstetric mobile epidural trial，COMET）于 2001 年发表在 Lancet 杂志后，使用低剂量硬膜外混合药物给药或"可行走的硬膜外试验"已成为发达国家的常规。COMET 的作者得出，与传统的硬膜外镇痛相比（0.25% 丁哌卡因），低剂量镇痛（0.1% 丁哌卡因联合 2μg/ml 芬太尼；或者作为腰麻—硬腰外联合技术推注追加药物或者连续硬膜外输注）能够减少器械助产的使用并且维持镇痛效果；使用可行走硬膜外技术正常阴道分娩率为 43%，而传统硬膜外镇痛该比率为 35%（P=0.04）。其解释是在分娩时更好地保留了运动功能。

3. 剖宫产的麻醉管理　臀先露分娩时椎管内麻醉技术更好，可避免全身麻醉的风险，但在某些情况下无法实施椎管内麻醉技术，如急诊剖宫产时，现有硬膜外导管的存在可以加快决定手术到切皮的时间，这是另一个支持先露阴道试产产妇使用硬膜外镇痛的理由。硬膜外分娩镇痛向手术麻醉转换时局部麻醉药物的选择尚存在很多争议。

当速度最重要的时候,优选快速起效的局部麻醉药。3%氯普鲁卡因已被证明比1.5%利多卡因起效快,但与2%利多卡因和肾上腺素混合溶液起效速度相似。然而,由于其存在潜在的神经毒性引发这种药物使用的顾虑,虽然有些人认为这是由于防腐剂亚硫酸氢钠所引起的,现存的质疑导致该药物使用的减少,随着无防腐剂3%普鲁卡因的产生,它已被更为广泛地使用。添加碳酸氢盐已被证明可能对加快阻滞起效最有效果。与0.5%左旋丁哌卡因相比,利多卡因/碳酸氢盐/肾上腺素溶液阻滞起效时间减半。另一个研究团队发现,碱化药液可加快2%利多卡因加肾上腺素和芬太尼的起效时间。将手术麻醉平均起效时间从9.7分钟减少到5.2分钟($P<0.001$)。在解读这些结果的时候必须谨慎,因为试验之间对阻滞起效的定义是不一致的。但是即使加上配药所需时间,含有2%利多卡因、肾上腺素和碳酸氢钠的溶液麻醉起效最快。但这一配方的稳定性可能不好,特别是暴露在光线下时,建议不要预先配制。

最近,一项随机比较0.5%丁哌卡因与2%利多卡因/肾上腺素/芬太尼的研究显示,虽然利多卡因混合液平均起效更快(13.8分钟 vs. 17.5分钟),但差异无统计学意义,还存在需要更长配药时间的缺陷。另一项研究显示,普通0.5%丁哌卡因与0.5%丁哌卡因/2%利多卡因和1∶200 000肾上腺素以50∶50比例混合相比,达到手术麻醉效果的时间无差异。相反,2%利多卡因/肾上腺素/芬太尼与0.5%左旋丁哌卡因相比,即使加上配药时间,两者阻滞起效时间也有显著差异。左旋丁哌卡因比消旋丁哌卡因心脏毒性小,因此主张使用左旋丁哌卡因作为硬膜外追加药物来实现硬膜外麻醉向剖宫产手术麻醉的转换。但是,当纯左旋丁哌卡因与混合芬太尼的溶液相比,阻滞的速度和镇痛的效果都没有显著差异。这归因于使用含有芬太尼的溶液进行分娩镇痛,在追加药物进行剖宫产之前提供了阿片类药物效果。在这种情况下,0.75%罗哌卡因15ml是硬膜外镇痛追加的快速有效药物。

相比阴道分娩,臀先露剖宫产在技术上要求更高,手术医师有时要求子宫更加松弛。清醒患者可使用硝酸甘油,但必须注意预防或快速纠正低血压,必要时分娩后纠正其子宫松弛效应。接受全身麻醉的患者,可通过增加吸入麻醉药的浓度达到2~3 MAC提供子宫松弛。但儿科医师应当清楚加深麻醉深度可加深分娩后婴儿的呼吸抑制。

四、肩难产

由于肩难产的不可预知性,麻醉医师通常作为应急反应团队的成员,虽然可能有一些确定为高风险的患者,例如,糖尿病母亲怀有巨大胎儿,但这部分患者的情况也可能不那么紧急。但大多数情况下肩难产是不可预见的,在这种情况下可通过预先放置的硬膜外导管追加高浓度、快速起效的局部麻醉药,如3%氯普鲁卡因、0.75%罗哌卡因或2%利多卡因。这不仅确保了操作过程中充分的镇痛,也有助于骨盆松弛、吸引出胎儿。如果所有这些操作失败,决定实施Zavanelli操作,通常给予特布他林或硝酸甘油(50~100μg静脉注射)等子宫松弛药,随后给予麻醉药进行剖宫产。在有硬膜外分娩镇痛的产妇,达到充分阻滞所需的时间与充分准备的全身麻醉所需的时间相似。但是在产妇没有硬膜外分娩镇痛的情况下,无论是考虑到麻醉起效速度还是准备方面的困难,全身麻醉都优于重新开始实施椎管内麻醉技术。在这种情况下,无论是产科团队还是患者都比较焦虑和激动。麻醉医师应尽力保持冷静和专业,并向处于高度应激状态的母体提供支持。

第三节　并发症处理

在妊娠和随后的产程过程中,胎位异常会增加母体和胎儿的围产期并发症的风险,可能会影响母体对麻醉的反应及麻醉技术的选择。本节主要介绍胎位异常并发症的麻醉处理。

一、枕后位的并发症处理

由于胎头与骨盆不是完美匹配，导致胎儿下降缓慢和宫颈扩张的延迟，对骶后神经的压力增加，可导致严重的腰背部疼痛，这是 OP 妊娠产妇在生产过程中的常见并发症。持续性 OP 位被认为是高风险分娩，因为剖宫产或器械助产的可能性大于正常的 OA 位。虽然 OP 位占所有产妇的 5.5%，但占因难产而行剖宫产分娩的 12%。持续性后位也与胎膜早破、引产、外阴切开、阴道撕裂、出血和三或四度撕裂的发生率增加有关。传统上，徒手或借助产钳旋转胎头术具有手术操作简单的优势，可有效提高自然分娩率，是处理 OP 位难产的有效方式。这种技术目前已经越来越不流行，因为它增加孕母体和胎儿的创伤，然而很多初级产科医师在使用高转产钳（如 Kielland 钳）时缺乏经验和信心。目前观点认为，如果胎儿没有自然旋转至 OA 位，产科医师允许产程进展并在 OP 位分娩，以这种方式自然经阴道分娩的成功率在初产妇高达 1/3，经产妇高达 55%。

二、面先露的并发症处理

面先露是一种罕见的先露异常，只有当胎儿处于阴道前部位置时，才可能通过阴道分娩。超过一半的面先露病例是通过剖宫产分娩的。由于面先露胎头难以入盆，在宫缩作用下胎头极度变形，如不能及早识别与处理，对母婴危害很大。产妇可发生子宫破裂或其他软组织严重损伤，胎儿则容易发生窘迫、新生儿窒息及颅内出血，严重者甚至导致新生儿死亡。此外，面先露分娩的新生儿通常有严重的面部水肿、面部瘀伤或瘀斑。因此产程中一旦出现胎头衔接受阻，胎头仰伸过度等要高度警惕面先露的发生。面先露往往在临产后发生，事先难以预防，为避免严重母儿合并症的发生，及早识别与处理非常重要。一旦产程进展缓慢、胎头下降受阻，应警惕面先露的发生。当面先露确诊后，必须查清颏方位，颏前位可经阴道自然分娩，而颏后位不能经阴道分娩，一经确诊立即剖宫产。面先露应放宽剖宫产指征，以避免严重并发症的发生。

三、臀先露的并发症处理

臀位胎先露比正常先露围生期发病率与死亡率更高，即便通过早产矫正之后依然如此，不仅取决于臀先露分娩的易感因素，而且机械条件可能导致胎儿缺氧和脑损伤。先天性胎儿异常例如无脑畸形或脑积水可导致胎儿立即死亡或遗留神经系统后遗症。母体因素例如前置胎盘，子宫异常或高龄也可增加新生儿的风险。臀先露分娩时，以下几种典型的情况可能发生胎儿缺氧。

（一）脐带受压或脐带脱垂

由于脐带插入点与产道内胎儿身体最低点的距离减少（与顶先露相比），臀先露分娩在胎儿骨盆下移过程中脐带受压风险更高，这可导致胎儿缺氧，除非能将胎顶快速娩出。由于胎顶部是胎儿最大的部分，通常需要时间来形变成适应产妇骨盆的形状，这种情况被称之为胎头包埋，可能导致分娩延迟，需要通过剖宫产立即分娩防止加重胎儿缺氧和脑损伤。早产儿风险更高，因为在这种情况下，宫颈未充分扩张，肩和腿可通过未完全扩张的宫颈，但是头部被卡住的风险增加。脐带脱垂是另外一种常见但可能致命的并发症，特别是不完全性臀先露分娩。在这种情况下，先露部分无法像其他类型的臀先露（或顶先露）有效的填充子宫颈，导致脐带可经由子宫脱垂至阴道。随后脐带受压或血管痉挛，可导致胎儿缺血缺氧。这可能会导致胎心监测异常如心动过缓或变异减速需要紧急剖宫产。

（二）胎盘灌注减少

由于第二产程经常延迟，胎盘灌注在子宫收缩时明显减少。在枕位分娩时，分娩头部和手动吸引时，子宫体积减少 1/3（宫缩），同时子宫胎盘交换单元也减少。臀位分娩时，类似的阶段发生在肩胛骨娩出后（此时开始手动吸引），此时子宫体积减少了 2/3，相应子宫胎盘交换单元减少更多。

分娩过程中,胎儿有发生创伤相关并发症的风险。这不仅局限于阴道分娩,因为臀位剖宫产时更困难。这些创伤性并发症包括一般性分娩外伤(特别是人工助产器械的使用),头部过伸,偏转时脊髓损伤等。臀位也增加了母体的死亡率与并发症的发生率,与顶先露相比,围生期创伤特别在使用产钳时,产后出血及感染的风险更高。使用产钳可能直接损伤盆底肌肉或神经,导致尿便失禁、盆腔器官脱垂,性交困难。这些风险也不能通过经腹分娩完全避免,因为剖宫产也与尿便失禁、出血、住院时间延长、血栓性疾病相关。

ECV 是产科医师针对臀先露产妇实施的一项安全有效的操作,目标是降低与臀位分娩相关的不良预后。一项有关足月 ECV 的 Cochrane 综述显示,尝试 ECV 可显著降低非头位出生率和剖宫产率。ECV 术的时机也是影响预后的潜在因素。有研究提示,足月前(孕 34~35 周)行 ECV 术较足月行 ECV 术,非头位出生率降低更多。早期 ECV 试验显示,与足月 ECV 相比分娩时非头先露降低更多,剖宫产率没有明显降低,早产率可能增加(这种差异未达到统计学意义)。

ECV 术是一项非常安全的操作,并发症发生率非常低。然面,却有胎盘早剥,子宫破裂和母体出血的病例报道。据报道,ECV 分娩后 24 小时内紧急剖宫产的风险约为 0.5%。ECV 中显著的疼痛和不适与较低的成功率相关,这也被作为潜在的发生并发症的标志。因此,产科医师不愿意在进行该项操作时实施区域麻醉,担心掩盖并发症发生的预警体征。但最近,为了便于实施 ECV,区域麻醉的实施也在增加。以往研究已证实硬膜外麻醉(2% 利多卡因+肾上腺素或 2% 利多卡因+芬太尼)下行 ECV 比不实施硬膜外麻醉成功率更高。Weiniger 等研究发现,与对照组相比腰麻组(7.5mg 丁哌卡因)成功率较高。其他一些研究显示,之前行 ECV 术失败的孕妇,之后使用椎管内麻醉产生更成功的预后,成功率在 39.7%~89%。

（三）胎头包埋

在胎头包埋受限的情况下,有经验的妇产科医师可能会尝试 Duhrssen 切口,在子宫颈 2、6、10 点钟方向做放射性切口。这在技术上很困难,常伴随明显的母体出血。通常他们需要麻醉医生提供宫颈和子宫松弛,以协助之后胎头通过。根据传统经验,这是通过全身麻醉和高浓度的吸入麻醉药(2~3 MAC)来实现的。因为所有常用的吸入性麻醉药呈剂量依赖性抑制子宫收缩。然而,这将母体暴露于急诊全身麻醉的风险中。更微创的方法是使用硝酸甘油,一种强有力的平滑肌舒张药,可舌下含服或静脉注射。虽然有案例研究发表显示其安全性和有效性,但是没有大的随机对照试验支持其使用。也有人认为由于宫颈组织只有 15% 为平滑肌,硝酸甘油松弛宫颈的作用是有限的。尽管如此,其使用已被广泛接受。推荐静脉注射剂量为 50~500μg,但增加 50~100μg 剂量也正常。舌下使用时,常用 1 个或 2 个喷雾剂量(400~800μg)。静脉用药时需要抽取药物,相对而言舌下使用更简单,对于产科管理比较紧迫的时候,选择舌下给药是更符合临床实践的一线选择,特别是目前没有证据支持某种给药方式更优的情况下。但这也将取决于各个机构的硝酸甘油的配方。然而,胎儿娩出后子宫松弛也应结束,宫缩药如缩宫素和麦角新碱应随时在手,需要时随时使用以预防或治疗宫缩乏力。

四、肩难产的并发症处理

肩难产是产科急症,可导致严重的母体和婴儿并发症。婴儿创伤可引起肱骨、锁骨的撕裂和骨折,臂丛神经损伤伴有显著的神经后遗症。头和肩部娩出时间延长导致低氧,潜在的后果有脑瘫或死亡。肩难产分娩胎儿损伤的发生率约为 20%。母体的风险包括宫颈撕裂,会阴外损包括三度和四度的撕裂,由于创伤或者子宫收缩不良导致的大量出血。危险因素包括之前肩难产病史,巨大胎儿、糖尿病、母体体质指数(>30kg/m^2),诱导分娩、产程延长(第一或第二产程)、缩宫素助产和辅助阴道分娩。但是虽然他们统计上存在关联,这些因素阳性预测值低,事实上大多病例发生于没有明显的危险因素的孕妇,这使肩难产难以预测和预防。

由于肩难产预测和预防困难,管理应以教育所有助产人员当肩难产发生时如何处理为中心。首先,及时诊断非常重要。体征包括产妇正常用力和胎儿头牵引后无法分娩出胎儿的肩部,或胎儿头部缩回母亲的会阴部—"海龟征"。一旦确诊,应该立即呼唤帮助(包括麻醉医师)。进一步的管理可采用会阴侧切辅助等,但这不是必须的。McRoberts 手法是最成功的干预操作,应首先尝试。这包括屈曲和外展母亲的髋部,将母体的大腿置于腹部,目的是增加子宫收缩压和收缩幅度。耻骨上加压和 McRoberts 手法同时使用可提高成功率,能够减少双肩峰的直径,旋转前肩入骨盆斜径,使肩膀滑过耻骨联合下。如果这些操作均失败,需在体内操作和"四足着地体位"之间做出一个选择,系列研究显示其成功率为83%。但是若产妇能移动翻转体位处于四肢着地体位,然后重复之前的操作也能有效地改变骨盆的角度。上述方法全部失败时,可尝试包括断锁骨术(体内胎儿锁骨折断)、耻骨联合切开术和 Zavanelli 手法(抬头复位)和随后的剖宫产。

临床病例

患者,女,32 岁,身高 160cm,体重 71kg,BMI 27.7kg/m²。ASA 分级 Ⅱ 级。

主诉:孕 1 产 0、孕 37^{+3} 周,单胎臀位,自愿要求行外倒转术。

现病史:此孕经过顺利,规律产检。

既往史:平素体健,无传染病史、手术史、过敏史、家族遗传史。无严重合并症及并发症,非 RH 阴性血型。

既往孕产史:孕 1 产 0,无剖宫产史及产前出血史。

家族史:父母均无高血压、糖尿病等病史,否认明显遗传病史。

查体:T 36.8℃,P 80 次/min,R 20 次/min,BP 130/80mmHg,胎心 120~130 次/min,无宫缩。常规体格检查和产科检查无特殊。

辅助检查:血常规、凝血功能、心脏彩超,宫内超声及胎心监测等均无异常。

入院诊断:宫内孕 37^{+3} 周。

术前经过:患者空腹、排空膀胱,建立静脉通道,胎心监测提示 NST 反应型,B 超确定胎方位、胎盘位置,并记录胎心率。麻醉医师准备好急诊剖宫产的所有准备,新生儿科医师做好新生儿复苏准备。如外倒转失败或出现母儿并发症则行剖宫产终止妊娠,孕妇签署知情同意书。

麻醉管理:

1. 静脉通道建立成功后,患者取左侧卧位,行 $L_{2~3}$ 常规穿刺,操作顺利,置管通畅。经硬膜外导管给予试验量(1.5% 利多卡因 3ml),观察 5 分钟无特殊,接硬膜外镇痛泵。

2. 硬膜外镇痛泵的配制 罗哌卡因 100mg 与舒芬太尼 50μg,加生理盐水配制到 100ml(0.75% 罗哌卡因 14ml+50μg 舒芬太尼,总量 100ml)。

3. 硬膜外镇痛泵的参数设置 背景剂量持续输注模式,负荷量 10ml,背景剂量 5ml/h,自控剂量 4ml。

4. 镇痛经过 硬膜外 10ml 负荷量注入 15 分钟后,麻醉平面达 T_{10},VAS 评分一直维持在 3 分。

5. 多学科联合臀位外倒转(ECV)术 产妇取臀高仰卧位,腹壁放松,B 超确定胎位、胎盘位置、脐带有无缠绕、羊水量,胎心监护仪监护胎儿宫内状况。硬膜外麻醉起效后左侧卧位 15°,静脉给予硫酸特步他林注射液 25mg 加入生理盐水 100ml,以 1ml/h 速度静脉微量泵入。用药后 15 分钟开始手术操作:术者立于产妇右侧,查清胎位,松动胎臀部,两手插入胎臀下方向上提拉,松动后,随即一手置于胎臀下方,另一手握住抬头,沿胎儿腹侧轻轻向下推;同时握胎臀手将胎臀沿胎儿背侧轻轻向上推。双手动作要协调,至胎头转至子宫下段、而胎臀至子宫底时,ECV 术成功。术中全程 B 超监测胎心音、胎盘、脐带及胎位改变情况,一旦胎心减慢则停止操作等待恢复。术中产科、麻醉科、B 超科、新生儿科医生及助产士、手术护士均需在场,手术失败即刻行剖宫产手术,随时做好抢救新生儿窒息准备。外倒转术结束后再次行 B 超检查以确定胎位、胎盘及脐带情况,胎心监护 1 小时以了解有无胎儿窘迫,腹带固定孕妇腹部,观察宫缩情况。此例产妇为初产妇,孕 37⁺³ 周时仍为臀位,考虑臀位剖宫产的风险,为尝试阴道分娩、保障母婴安全,自愿行 ECV 术并签署知情同意书。该孕妇有实施 ECV 术的指征,孕周适合,最终成功实施 ECV 术。在硬膜外麻醉下应用宫缩抑制剂施行 ECV 手术,改善了孕妇舒适度、疼痛及满意度,还可使母亲腹壁肌肉松弛以利于胎儿转位,且在外倒转发生并发症需紧急终止妊娠时为紧急剖宫产提供麻醉途径,能在 5 分钟内娩出胎儿,充分保障了 ECV 术的安全性。

相关要点及解析

1. 外倒转术的时机　2000 年 ACOG 指南建议 ECV 的时机为 36 周,2010 年的 RCOG 指南建议初产妇外倒转的时机为 36 周,经产妇为 37 周。2016 年的 ACOG 指南则建议在孕 36 周时可开始评估胎儿先露部位,因为 36 周后自发性倒转的可能性不大,37 周开始可进行 ECV,理由主要有:①37 周之后胎儿自发性倒转的可能性小,未足月行 ECV 术,虽然一次成功率高,但也容易发生自发性倒转,转回臀位,可能需要再次行外倒转术或剖宫产术;②若未足月行 ECV 术,医生和孕妇需要权衡早产的风险和 ECV 间的关系,若因 ECV 失败或并发症发生而需急诊剖宫产手术,37 周足月胎儿娩出,避免了早产风险,新生儿的并发症较少,也避免人为早产。2016 年 Uptodate 发表的 Meta 分析推荐 ECV 的上界时间为 39 周,原因是 39 周后先露入盆,难以实现 ECV,而且胎盘功能的下降,也会增加 ECV 的失败。因此为了避免医源性早产,建议 37 周开始 ECV 术。

2. 硬膜外麻醉的应用　文献报道对 ECV 过程中是否实施麻醉的结论不一致,有研究报道使用硬膜外麻醉能增加 ECV 的成功率,也有些研究建议如果有前次 ECV 失败史,可在麻醉下再次尝试。有随机对照研究发现使用麻醉加宫缩抑制剂下进行 ECV 术成功率高于单纯使用宫缩抑制剂。尽管有着较低的并发症发生率(6.1%)以及较高的成功率,部分孕妇仍然不愿行 ECV 术,究其原因最主要是害怕疼痛。2016 年 ACOG 指南推荐于麻醉下行 ECV 术。使用硬膜外麻醉而不是蛛网膜下隙阻滞麻醉能减轻孕妇在 ECV 过程中的疼痛,增加 ECV 的成功率。国内也有同样结论的报道,经硬膜外镇痛后实施的 ECV 术的成功率明显高于腰硬联合阻滞麻醉组以及无任何镇痛对照组。

3. 宫缩抑制剂的应用　2000 年 ACOG 指南提出宫缩抑制剂的应用有助于提高 ECV 的成功率,尤其是对于初产妇,但没有建议常规应用。2016 年 ACOG 指南推荐静脉使用宫缩抑制剂以提高外倒转的成功率,使用宫缩抑制剂的孕妇 ECV 成功率较未使用者高。目前绝大多数报道中,都常规或选择性使用宫缩抑制剂。2016 年指南推荐常用药物有:①肾上腺素能 β_2 受体激动剂,ECV 时被广泛使用宫缩抑制剂如沙丁胺醇、利托君、海索那林或特布他林,静脉注射或皮下注射。推荐用法:沙丁胺醇 0.15mg/h,每 20 分钟增加一倍,直到容易扪及胎头或产妇心率 ≥100 次/min;海索那林 10μg 静滴;利托君 67mg/min 静滴。②钙离子通道阻滞剂,如硝苯地平,可以口服,但应注意低血压的副作用。③一氧化氮供体如硝酸甘油,可以静脉给药、舌下或者喷雾剂。钙离子通道阻滞剂、一氧化氮供体的应用尚缺乏足够的临床佐证,目前指南主要推荐使用肾上腺素能 β_2 受体激动剂。未使用宫缩抑制剂的前提下的 ECV 术对于母儿也是安全的,但成功率会有所下降,未使用宫缩抑制剂而 ECV 失败后,可尝试使用宫缩抑制剂来重新尝试 ECV。

思考题

1. 什么是胎产式、胎先露和胎位,异常的胎先露和胎位主要包括哪些类型?

2. 臀先露的三种临床类型,如何诊断以及与母体和胎儿相关的风险因素主要有哪些?

3. 臀位分娩实施分娩镇痛的优缺点有哪些,最常用于建立和维持硬膜外阻滞的局麻药配伍方案是什么?

4. 胎位异常高风险分娩时，除了实施椎管内麻醉，麻醉医师还可以选择哪些方法来快速实现子宫松弛？

（董贝贝　于泳浩）

推荐阅读

[1] SURESH MS.，SEGAL B.S，PRESTON RL.，et al. 施耐德产科麻醉学，5 版，熊利泽，董海龙，路志红，译. 北京：科学出版社，2018：109-126.

[2] ACOG Committee Opinion No. ACOG Committee Opinion No. 745：mode of term singleton breech delivery. Obstet Gynecol 2018，132（02）：e60-e63.

[3] AMERICAN COLLEGE OF OBSTETRICIANS AND GYNECOLOGISTS' COMMITTEE ON PRACTICE BULLETINS—OBSTETRICS. American College of Obstetricians and Gynecologists' Committee on Practice Bulletins—Obstetrics. ACOG Practice Bulletin No. 209：Obstetric Analgesia and Anesthesia. Obstet Gynecol. 2019，133（3）：e208-e225.

[4] AMERICAN COLLEGE OF OBSTETRICIANS AND GYNECOLOGISTS' COMMITTEE ON PRACTICE BULLETINS—OBSTETRICS. American College of Obstetricians and Gynecologists' Committee on Practice Bulletins Obstetrics. Practice Bulletin No. 161：External Cephalic Version. Obstet Gynecol，2016，127（2）：e54-e61.

[5] ANDREW K，SAVAS M，ROBERT G，et al. Society of Obstetricians and Gynaecologists of Canada. SOGC clinical practice guideline：vaginal delivery of breech presentation：no. 226，June 2009. Int J Gynaecol Obstet 2009，107（02）：169-176.

[6] CHALIFOUX LA，SULLIVAN JT. Anesthetic management of external cephalic version . Clin Perinatol，2013，40（3）：399-412.

[7] External Cephalic version and reducing the incidence of term breech presentation：Green-top Guideline No. 20a. BJOG 2017，124（07）：e178-e192.

[8] Royal College of Obstetricians and Gynaecologists. Management of Breech Presentation：Green-top Guideline No. 20b. BJOG，2017，124（07）：e151-e177.

第四十八章

多胎妊娠

■ **本章要求**

1. 掌握多胎妊娠的并存疾病、麻醉处理原则。
2. 熟悉多胎妊娠的母婴生理和病理生理特点。
3. 了解多胎妊娠的产科治疗策略。

一次妊娠子宫腔内同时孕有2个或2个以上胎儿,称为多胎妊娠。双胎或多胎妊娠极大地威胁了母体分娩安全和胎儿健康。近年来多胎妊娠发生率的增加,意味着所有的负责产科麻醉的麻醉科医师均应对多胎妊娠的母婴特点、可能的并存疾病、产科管理策略和麻醉处理原则有充分的理解和认识,从而最大程度改善多胎妊娠的母婴结局。

第一节　病史和临床表现

产科麻醉关系到母体和胎儿的安全,多胎妊娠分娩更因产妇的生理发生了显著改变而增加麻醉与手术的风险。作为麻醉科医师,应掌握多胎妊娠产妇妊娠期的生理改变、病理产科以及麻醉方法和药物对母体、胎儿的影响等多方面的知识,对母体和胎儿的情况做出及时全面判断和估计,从而为多胎妊娠产妇围手术期麻醉管理方案的制定奠定基础。

一、多胎妊娠的成因

由一个受精卵分裂成两个独立的个体,称为单卵双胎,发生率较为恒定,大约为4/1 000次分娩。两个独立的卵细胞发生受精,称为双卵双胎,其成因相对复杂,有较大的人口学差异。发生率随母体自身是双胞胎之一、种族、母体年龄增加、产次等有所不同,发生率约为3%~4%。相比双胎妊娠,自然发生的多胎妊娠的发生率呈指数下降。但随着辅助生殖技术(药物促排卵、体外人工授精等)的应用和发展以及女性生育年龄的推迟,这些数据都在发生变化,总体呈上升趋势。

二、母体生理特点及临床表现

多胎妊娠相较于单胎妊娠而言,解剖学和生理的变化更加剧烈。主要集中在循环、呼吸系统和气道管理方面的变化,而肾脏、肝脏和中枢神经系统的变化与单胎妊娠相似。

(一)呼吸系统

多胎妊娠时,子宫增大更加明显,使膈肌上移更加显著,可能导致肺总量(total lung capacity,TLC)和功能残气量(functional residual capacity,FRC)下降。由于FRC的下降和基础代谢率的增加,在换气不足或呼吸暂停期间,更容易发生低氧血症。多胎妊娠的孕妇体型可能更加肥胖,也可增加麻醉时困难插管和困难通气的风险。

（二）循环系统

双胎妊娠的产妇血容量比单胎妊娠的增加约 500~750ml。血液稀释后,血细胞比容降低,贫血经常发生。此外,由于心排血量增加(15%)和心率加快(3%~5%),多胎妊娠心排血量比单胎妊娠高出 20% 以上。因胎儿重量增加和羊水量的增多,对主动脉和腔静脉压迫更明显,使得静脉回流受阻加剧,多胎妊娠的母体更容易发生仰卧位低血压综合征(可能是隐性的)和椎管内静脉充血。

（三）消化系统

增大的子宫将胃向头侧移位及食管下段的括约肌功能下降均增加反流误吸的风险。

三、胎儿生理特点及临床表现

胎盘:多胎胎盘的位置及分布情况是多胎妊娠孕期需要重点关注的焦点之一,胎盘的类型决定是否有血管交通存在的可能性。绒毛膜促性腺激素的最佳测定时间是早孕期,中孕早期可行 B 超检查胎盘情况。

双胎妊娠可以是双卵双胎(更常见)或单卵双胎。胎盘分为以下 4 种情况:①双绒毛膜双羊膜囊(分离胎盘);②双绒毛膜双羊膜囊(融合胎盘);③单绒毛膜双羊膜囊;④单绒毛膜单羊膜囊(图 48-1-1)。

在双卵双胎的情况下,两个卵子各自均受精。双卵双胎每个胎儿有各自的羊膜囊、绒毛膜和胎盘。所有的双卵双胎都是为双绒毛膜双羊膜囊(分离胎盘)(如图 48-1-1A)。

单卵双胎来自同一个受精卵,卵子受精后分裂成两个不同的个体。如果单卵双胎发生在受精后的第

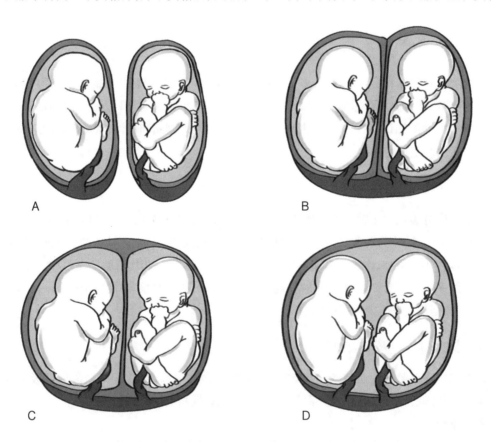

图 48-1-1 双胎胎盘类型

A. 双绒毛膜双羊膜囊(分离胎盘);B. 双绒毛膜双羊膜囊(融合胎盘);C. 单绒毛膜双羊膜囊;D. 单绒毛膜单羊膜囊

2~3天,则有单独的胎盘也可能有共用融合的胎盘,为双绒毛膜双羊膜囊(如图48-1-1B);若单卵双胎发生在受精后的第3天至第8天,则通常是单绒毛膜双羊膜囊(如图48-1-1C);若发生在第8天至第13天,呈单绒毛膜单羊膜囊胚胎(如图48-1-1D);在受精后的第13天至第15天发生分裂,受精卵部分分裂,产生单绒毛膜单羊膜囊的连体双胎。受精后超过15天不能则发生孪生(分裂)。

第二节 麻醉方式选择及处理原则

基于第一节中介绍的多胎妊娠产妇一系列生理变化,由于其各器官功能发生相应改变,麻醉科医师在针对多胎妊娠产妇不同分娩方式施行麻醉时,必须针对这些改变对麻醉方式选择和处理做出决策。麻醉方式包括硬膜外阻滞麻醉、腰硬联合阻滞麻醉、全身麻醉,具体麻醉方式的选择须全面考虑麻醉用药对多胎妊娠产妇母体和胎儿的影响,要综合产妇和胎儿的情况及麻醉科医师的操作熟练程度来选择,且麻醉方法力求简单、安全、有效。

一、产科策略

双胎在妊娠第38周时分娩,三胎在第35周时分娩,围生期死亡率最低。多于三胎或更多胎的妊娠,绝大部分产科医师建议实施剖宫产分娩,但双胎妊娠的产科管理尚不明确。

双胎本身不是阴道试产的禁忌证。有研究证据显示除非双胎中先分娩的是非顶先露,否则预防性的剖宫产对母体没有益处,阴道分娩的母体并发症发生率、新生儿期死亡率、新生儿并发症更少或没有差异。

国内部分产科医师可能更倾向于对双胎妊娠实施剖宫产术。但更多产科医师认为双胎的分娩方式应根据A胎的先露情况来决定。若双胎的A胎为非顶先露通常建议剖宫产分娩;若胎A胎B胎都是顶先露的情况下,可实施经阴道分娩;对于A胎是顶先露而B胎不是的情况如何选择分娩方式尚存在争议。如果A胎经阴道分娩,那么产科医师可对B胎做臀位外倒转、体内足倒转、臀位完全牵引等操作,如失败则行剖宫产分娩B胎。

选择分娩方式需考虑的因素还应包括但不限于以下情况:母体情况、胎儿发育不一致、存在合并症、胎儿畸形、子宫胎盘功能低下、产妇意愿等。

除此以外,产程中需要行急诊剖宫产术或即刻剖宫产的情况包括但不限于:先露异常、可疑胎心监护异常、头盆不称、脐带脱垂等。多胎妊娠的分娩应在可以实施急诊或即刻剖宫产的房间里进行。

二、麻醉管理

面对多胎妊娠,麻醉科医师必须保持高度的警觉性,全程关注、密切监测,与产科医师保持良好的沟通,熟悉产妇用药、产科策略的变化,以便使麻醉方案能更好的配合产科操作,并能在紧急情况下做出快速反应。

三、试产/经阴道分娩

目前对于没有明显禁忌证的双胎妊娠可试产经阴道分娩,大多数麻醉科医师推荐使用硬膜外阻滞技术。会阴区完善的镇痛能防止孕妇过早的用力。同时,硬膜外阻滞的灵活性意味着麻醉科医师可以为产妇快速提供各种程度不同的镇痛或麻醉。从低剂量保留运动功能的分娩镇痛,到辅助分娩所需的更强的镇痛,甚至是直接提供适合剖宫产术的麻醉阻滞平面,这之间的转换通过硬膜外镇痛/麻醉可以很快地实现,调控也较为灵活(具体参考第十四章分娩镇痛)。

较之单胎分娩,双胎时分娩镇痛技术的应用需要注意以下几点:①双胎妊娠孕妇本身更易发生仰卧位低血压综合征,椎管内麻醉交感神经阻滞将加剧这一风险。因此,可以采取全侧卧位,同时做好应对低血压的准备,例如大口径的静脉通路、晶体和胶体液、血管活性药物等。②由于多胎妊娠时剖宫产术的风险较大,麻醉科医师需要确保硬膜外阻滞效果和所置硬膜外导管的通畅,如果对导管的位置或阻滞的效果有任何怀疑,建议重新穿刺放置硬膜外导管。③双胎妊娠的产妇为实施剖宫产术高危产妇,产程中应严格执行禁食禁饮,必要时可提前服用抗酸药物。④分娩房间内,预备 1% 利多卡因 10ml,以备急诊剖宫产的需要。当硬膜外阻滞麻醉起效速度仍不能满足行即刻剖宫产术的需要时,可立即改用全身麻醉。所以,房间内还应提前准备齐全身麻醉所需要的药品和器械;⑤当产科医师实施臀位外倒转或体内足倒转前,需要至少将麻醉平面维持到 T_6。良好的镇痛可以使产妇骨骼肌松弛,利于产科医师操作。

四、剖宫产术

当选择性剖宫产术时,硬膜外阻滞麻醉、腰麻或全身麻醉都是安全可行的。麻醉方式的选择,除了考虑母体和胎儿的合并症、产科医师的偏好,还应考虑到具体实施麻醉的麻醉科医师的习惯和偏好,以及母体意愿等。当存在明显的区域麻醉禁忌证时,全身麻醉也是安全的选择。

对多胎妊娠产妇实施全身麻醉时应注意:①除合并症和全身麻醉本身的风险外,由于多胎妊娠 FRC 降低,在快顺序诱导时更容易出现低氧血症。因此麻醉诱导前的给氧去氮极为重要。②2 个或 2 个以上的胎儿,由于分娩多个胎儿需要额外的时间,所以从切皮到胎儿娩出的时间间隔延长。这增加了脐带的酸血症和新生儿呼吸窘迫的风险。因此,无论何种麻醉,需要有经验丰富的新生儿复苏人员到场。

第三节　并发症及处理

多胎妊娠分娩合并内科和产科并发症常常增加,并常伴有一些特殊情况出现,如血栓栓塞、出血、高血压等,均与与多胎妊娠相关。而对于产妇围产期的死亡风险,多胎妊娠是单胎妊娠的 3.6 倍。对于这类高风险多胎妊娠产妇的麻醉,不仅需要麻醉科医师掌握基本麻醉管理要点,更要了解整个生产过程中的不同变化情况,掌握围产期产妇和胎儿的并发症防治和处理方法,最大程度保障分娩过程安全。

一、母体并发症及处理

多胎妊娠可增加产妇的并发症和死亡率。美国妇产科学会有如下说明:多胎妊娠的产妇因并发症需要住院的概率比单胎妊娠的产妇要高出 6 倍,这些并发症包括子痫前期、早产、足月前胎膜早破、胎盘早剥、肾盂肾炎和产后出血等。母体并发症增加的概率与胎儿数成正比。几乎所有的三胎及以上的妊娠都会发生产前或产后并发症。

多胎妊娠和辅助生殖技术的应用增加了子痫前期的发生率和严重程度。在三胎及以上的妊娠患者中,由于腹部的膨胀和横膈的抬高可引起呼吸窘迫并可能需要提前分娩。多胎妊娠也使剖宫产率增加,导致产妇的并发症和死亡率增高。多胎妊娠孕妇在分娩时的失血量比单胎妊娠多至少 500ml。过度膨胀的子宫增加了子宫收缩乏力和产后出血的风险。大多数情况下,子宫收缩乏力对一般药物治疗是敏感的。难治性的子宫收缩乏力需要行子宫背带式缝合或急诊子宫切除术。

二、胎儿并发症及处理

多胎妊娠引起的围生儿死亡率大约占全部的 9%。在双胎妊娠中,围生儿的死亡率比单胎妊娠高 3 倍。多胎妊娠胎儿的并发症,包括早产、双胎输血综合征、羊水过多、胎儿宫内生长受限、脑损伤、先天性畸形、先露异常(脐带脱垂)等。

（一）早产

多胎妊娠的孕妇，早产风险较高。随着胎儿的数量增加平均孕龄减少，早产非常常见。分娩时的平均孕龄双胎是 35 周，三胎是 32 周，四胎是 30 周。早产是新生儿死亡率增加的主要因素。早产儿还面临更高的脑室内出血和视网膜病的风险。常规卧床休息、预防性宫颈环扎术、阴道使用黄体酮和/或应用子宫收缩抑制药物均不能改善多胎妊娠围生儿的结局。若早产发生，可注射子宫松弛药物，以倍他米松加速肺成熟和/或硫酸镁对胎儿的神经保护作用。子宫松弛药物的副作用，可影响患者对麻醉药物的反应，并可增加产后出血的风险。

（二）双胎输血

如图 48-1-1 所示，胎盘的类型分为双绒毛膜双羊膜囊（分离胎盘）、双绒毛膜双羊膜囊（融合胎盘）、单绒毛膜双羊膜囊、单绒毛膜单羊膜囊。胎盘类型决定是否存在血管交通的可能性。在单绒毛膜双胎中，几乎所有胎盘间都存在血管交通支，有动脉-动脉（A-A）吻合、静脉-静脉（V-V）吻合和动脉-静脉（A-V）吻合。A-A 吻合和 V-V 吻合的血流是双向的，血流的流向取决于压力差。但 A-V 吻合是从动脉到静脉的单向血流。A-A 吻合在维持两个胎儿间血流的平衡中起重要作用，A-A 吻合可以代偿由 A-V 吻合引起的双胎间的血流不平衡，因此多数 A-V 吻合对胎儿不会产生不良后果。双胎输血综合征（twin-to-twin transfusion syndrome，TTTS）主要就发生在存在单向 A-V 吻合但缺少双向 A-A 吻合的单绒毛膜双羊膜囊双胎中。10%~15% 的单绒双胎中会发生 TTTS。单绒毛膜单羊膜囊也可出现 TTTS，但更常见的是出现在单绒毛膜双羊膜囊。TTTS 造成两胎儿的循环不平衡，一个胎儿成为供血者而另一个成为受血者。双胎之间血容量不平衡是 TTTS 的重要特征，也是一系列病理生理改变的关键。

供血儿易出现低血容量、贫血、宫内生长受限（intrauterine growth restriction，IUGR）和少尿。相应的，供血儿周围的羊水也会减少，重度羊水减少会使供血儿以一个固定姿势贴附于子宫壁，形成"贴附儿"。而受血儿有容量负荷过重的问题，可能表现出不同程度的红细胞增多症、心室肥厚、高血压、房室瓣关闭不全、心瓣膜反流、心功能不全，甚至出现胎儿水肿、胸腔积液、腹腔积液、心包积液、心力衰竭等。同时，受血儿尿量增多、羊水过多。

目前对 TTTS 的治疗方法包括：羊膜腔穿刺减压术、胎盘血管吻合支阻断术、胎膜造口术和选择性减胎术。因选择性胎儿镜激光凝固术可以解决异常血管吻合支问题，被认为是目前可改善围生儿结局最有效的治疗手段。

（三）脑损伤

脑损伤是 TTTS 存活儿常见的并发症，发生率可高达 18%，较非 TTTS 双胎儿显著增高。尤其当供血儿宫内死亡后，受血儿可向死亡胎儿扩张的血管急性输血，造成低血压和脑缺血。产前脑损害也可发生于双胎均存活儿。胎儿脑损伤会造成残疾或智力发育障碍，对新生儿要进行神经系统的检查并定期随访。

（四）胎儿宫内生长受限

双胎输血综合征只是多胎妊娠 IUGR 潜在病因中的一个。在三胎或以上妊娠的孕妇中，子宫腔容量有限，可能会限制胎儿生长。此外，可引起单胎妊娠 IUGR 的因素，也同样可引起多胎妊娠的 IUGR（如染色体异常、子宫胎盘功能低下等）。

（五）先天畸形

先天畸形在双胎和多胎中也比单胎更常见。畸形多涉及中枢神经系统、心血管系统和消化系统。

（六）异常胎先露

多胎妊娠先露异常增多，其部分原因是由于子宫需要提供两个或更多胎儿在子宫腔内生长的空间。胎先露异常增加了脐带脱垂的风险，可以发生在第一胎分娩之前或之后。

患者,女,30 岁,身高 164cm,体重 74kg,BMI 27.5kg/m²,ASA Ⅲ级。

主诉:下腹坠胀不适半日。

现病史:患者平素月经规则,周期正常,末次月经 2019 年 12 月 2 日,预产期 2020 年 9 月 9 日。于停经 40 天至医院测尿 HCG(+)确认早孕。停经 6 周出现轻度早孕反应,恶心、呕吐、食欲缺乏,未行特殊治疗,持续至 12 周左右早孕反应消失。孕早期无阴道流血、流水史,无 X 线及有害物质接触史。孕 4 个月自觉胎动至今。近两周无性生活史,现孕 23⁺⁴ 周,因下腹坠痛半日入院。近日患者饮食、睡眠、大小便无异常。

既往史:否认特殊病史。

既往孕产史:患者平素月经规律,G_2P_0。

家族史:否认家族史。

查体:T 36.5℃,P 92 次/min,R 16 次/min,BP 126/76mmHg。心肺听诊无异常,宫高 27cm,腹围 94cm,胎位 RSA、LOA,胎心分别 144 次/min、153 次/min,听诊胎心遥远。

辅助检查:术前 Hb 9.0g/L,余血常规、凝血功能未见明显异常。

入院诊断:单绒毛膜双羊膜囊双胎,双胎输血综合征,孕 23⁺⁴ 周,贫血。

术前经过:拟行胎儿镜下激光凝固胎盘吻合血管术(FLP)、子宫颈环扎术。完善术前准备后行择期手术。

麻醉管理:于 $L_{2\sim3}$ 椎间隙行硬膜外穿刺置管术。硬膜外给予试验量 1% 利多卡因 3ml 后,分次追加 0.5% 罗哌卡因共 12ml。测试阻滞麻醉平面达 $T_6\sim S_4$。静脉给予咪达唑仑 0.02mg/kg,瑞芬太尼 0.002mg/kg,15 分钟泵入母体,使胎儿镇静,以确保在手术时保持不动。孕妇出现血压下降、心率增快时右臀下垫薄枕,并根据血压给予去氧肾上腺素和麻黄碱。

相关要点及解析

1. **手术方法选择**　FLP 技术常见的方法有非选择性血管交通支凝固术、选择性血管交通凝固术和 Solomon 技术。FLP 手术切口多在中上腹部,手术创伤较小。但少部分孕妇可能需同时行子宫颈环扎术。术中胎儿过度活跃可能影响手术操作。

2. **麻醉方法选择**　可采用各种麻醉技术对 FLP 治疗 TTTS 进行麻醉管理,包括用吸入或者全凭静脉实施全身麻醉、椎管内麻醉、区域神经麻醉或镇静下局部麻醉。随着胎儿镜逐渐变小需要的切口也更小,产妇的不适感也随之减少。区域麻醉复合麻醉监控镇静可能是最佳选择,因为其用药量较少,对母体血流动力学影响最小,胎盘灌注压波动小。可选用的区域神经阻滞包括腰方肌阻滞、腹横筋膜阻滞等。镇静镇痛药物包括静脉注射咪达唑仑、芬太尼或瑞芬太尼。使用静脉镇静镇痛药还可以减少胎儿的活动甚至使胎儿处于暂时静止的状态,利于手术操作。此外,FLP 手术可能出现出血并发症,严重时需紧急开腹止血,所以麻醉科医师应备齐全身麻醉所需的药品和器械。

患者,女,25 岁,身高 167cm,体重 81kg,BMI 29.0kg/m²,ASA Ⅲ级。

主诉:孕 37⁺³ 周,待产就诊。

现病史:患者平素月经规则,周期正常,末次月经 2020 年 8 月 26 日,预产期 2021 年 9 月 9 日。患者约 9 个月前在生殖中心植入 2 枚鲜胚,后测尿 HCG(+),确诊早孕。停经 6 周出现轻度早孕反应、恶心、呕吐、食欲缺乏，未行特殊治疗，持续至 12 周左右早孕反应消失。孕早期无阴道流血、流水史，无患病及用药史，无 X 线及有害物质接触史。孕 4 个月自觉胎动至今，孕 20 周行 B 超胎儿大畸形筛查，未提示异常。孕中晚期无头晕、眼花、视物模糊、全身水肿及皮肤瘙痒史。孕期定期产检，甘胆酸正常，无特殊异常发现门诊以"G_2P_0，双胎妊娠，试管婴儿妊娠状态"收治入院。

既往史：否认特殊病史。

既往孕产史：G_2P_0。

家族史：否认家族史。

查体：T 36.8℃，P 94 次/min，R 17 次/min，BP 124/73mmHg。心肺听诊无异常，宫高 37cm，腹围 112cm，胎位 ROA、LSA，胎心分别 140 次/min、150 次/min，听诊胎心遥远。

辅助检查：血常规、生化、凝血未见明显异常。孕中晚期彩超+脐血流监测提示：双胎，两胎间见光带分隔，可见双胎峰，胎儿 A 位于左侧，胎位：ROA，胎儿 B 位于右侧，胎位：LSA。A 胎颈后可见"U"形切迹。

入院诊断：双胎妊娠，脐带绕颈（胎儿 A），试管婴儿妊娠状态。

术前经过：经积极产前准备后拟行经阴道分娩术。

麻醉管理：

1. A 胎　经产科和麻醉科医师共同评估，产妇未见椎管内分娩镇痛禁忌证。待产妇宫口开放 2cm 后，开放静脉通道后，取左侧卧位，在 $L_{3\sim4}$ 间隙行硬膜外穿刺置管术，穿刺过程顺利，产妇无不适主诉。穿刺成功后，嘱产妇取平卧位，经硬膜外导管给予实验剂量（1% 利多卡因）3ml，观察 5 分钟，产妇未见大范围阻滞出现，循环稳定。接电子镇痛泵（药物：0.1% 罗哌卡因+0.5μg/ml 舒芬太尼；输注模式：负荷剂量 10ml，背景剂量 5ml/h，自控量 8ml）。给药 20 分钟后，测镇痛平面 T_{10}，分娩过程中控制 VAS 评分 3 分以下。8 小时后娩出一活男婴（产程：7 小时 23 分钟+1 小时 10 分钟+5 分钟），Apgar 评分：9~10 分。

2. B 胎　在 A 胎娩出后，产科医生拟实施臀位外倒转术，经硬膜外导管追加镇痛药物（0.1% 罗哌卡因+0.5μg/ml 舒芬太尼 5ml），硬膜外阻滞平面至 T_6，产妇平静，腹肌松弛，有利于外倒转。外倒转术实施约 3 分钟后，突然发现产妇阴道内出现大量暗红色血液流出，胎儿心率下降明显。产科医生考虑胎盘早剥可能。立即准备实施剖宫术取 B 胎。经硬膜外导管给予 1% 利多卡因 6ml，同时产科医师洗手消毒准备手术，5 分钟后测试麻醉效果满意，开始手术，第 7 分钟胎儿 B 剖出，Apgar 评分 6~9 分。术后继续硬膜外镇痛。

术后随访：术后随访，产妇术后镇痛满意，VAS 评分<4 分，未见明显不适。新生儿无特殊。术后第 2 天，拔除硬膜外导管，未见不适。术后第 4 天，产妇出院。

相关要点及解析

麻醉方法选择

双胎妊娠的分娩方式主要由胎儿胎位决定，同时也应根据产程的胎儿的变化以及产妇的健康状况来综合判断。本例中产妇胎儿为头—臀位，可以考虑实施阴道分娩，满意完善的分娩镇痛，除减轻产妇疼痛外，也可以提高 B 胎外倒转术的成功率。双胎经阴道分娩的场所应具备紧急剖宫产的条件，尤其是双胎妊娠的产妇。本例中，在分娩镇痛下，A 胎成功经阴道娩出，B 胎在实施外倒转术过程中出现胎盘早剥、胎儿窘迫。立即于椎管内追加麻醉药量，实施剖宫产术，确保了母婴安全。若硬膜外麻醉起效较慢，手术准备完成后，仍未达到满意麻醉效果，应立即实施全身麻醉，避免因等待麻醉效果，而延误手术时机。

思考题

1. 双胎输血综合征的病因、治疗方法及麻醉策略是什么？
2. 硬膜外镇痛技术在臀位阴道试产中的益处有哪些？
3. 多胎妊娠剖宫产术中使用全身麻醉的利弊有哪些？

（杨歆璐 王 胜）

推荐阅读

[1] 韩光,赵平.胎儿医学——母婴麻醉的新领域.麻醉安全与质控,2017,1(5):226-228.

[2] ADANK MC,BROERE-BROWN ZA,GONCALVES R,et al. Cardiovascular adaptation to twin pregnancy:a population-based prospective cohort study. BMC Pregnancy Childbirth,2020,20(1):327.

[3] AYRES A,JOHNSON TR. Management of Multiple Pregnancy:Labor and Delivery. Obstet Gynecol Surv,2005,60(8):550-554.

[4] THOMSEN JK,FOGH-ANDERSEN N,JASZCZAK P. Atrial natriuretic peptide,blood volume,aldosterone,and sodium excretion during twin pregnancy. Acta Obstet Gynecol Scand,1994,73(1):14-20.

[5] WEI J,WU QJ,ZHANG TN,et al. Complications in multiple gestation pregnancy:A cross-sectional study of ten maternal-fetal medicine centers in China. Oncotarget,2016,7(21):30797-30803.

第四十九章

胎膜早破和早产

■ **本章要求**

1. 掌握胎膜早破和早产的定义、病因、临床表现、对母体及胎儿的影响以及相应的麻醉镇痛管理原则。
2. 熟悉保胎药物的药理特性及与麻醉药物的相互作用。
3. 了解胎膜早破和早产的产科处理策略及预防措施。

早产是产科的重要并发症之一,并且是全球范围内新生儿死亡的首位原因。其中未足月胎膜早破是诱发早产的主要原因之一,近年来我国胎膜早破及早产的发生率呈上升趋势,对其及时的诊断与处理一直是产科领域关注的热点问题。麻醉医师应全面了解相关产科处置策略,完善评估母胎状况,规范实施麻醉及镇痛管理,以求最大程度改善其母婴结局。

第一节 胎膜早破的诊断及产科处理

一、胎膜早破的定义

临产前胎膜自然破裂称为胎膜早破(premature rupture of membranes,PROM)。妊娠达到及超过 37 周发生者称足月胎膜早破;未达到 37 周发生者称未足月胎膜早破(preterm premature rupture of membranes,PPROM)。足月单胎 PROM 发生率为 8%;单胎妊娠 PPROM 发生率为 2%~4%,双胎妊娠 PPROM 发生率为 7%~20%。未足月胎膜早破是诱发早产的直接因素,也是导致新生儿发病及死亡的主要原因。

二、胎膜早破的病因及高危因素

足月胎膜早破的发生与妊娠晚期生理性宫缩所致的胎膜薄弱有一定的关系,而 PPROM 更多是由于亚临床绒毛膜羊膜炎所致。具有下述高危因素者更容易发生。

(一) 母体因素

反复阴道流血、阴道炎、长期应用糖皮质激素、腹部创伤、腹腔内压力突然增加(剧烈咳嗽、排便困难)、吸烟、药物滥用、营养不良、前次妊娠发生早产 PROM 史、妊娠晚期性生活频繁等。

(二) 子宫及胎盘因素

子宫畸形、胎盘早剥、子宫颈功能不全、子宫颈环扎术后、子宫颈锥切术后、子宫颈缩短、先兆早产、子宫过度膨胀(羊水过多、多胎妊娠)、头盆不称、胎位异常(臀位、横位)、绒毛膜羊膜炎、亚临床宫内感染等。

三、胎膜早破的临床表现

典型症状是孕妇突感较多液体自阴道流出,增加腹压时流液量增多。足月胎膜早破时检触不到前羊膜囊,上推胎儿先露时阴道排液量增多,可见胎脂或胎粪。少量间断不能自控的阴道排液需与尿失禁、阴道炎溢液进行鉴别。

四、胎膜早破的诊断

(一)临床表现

见上述。

(二)辅助检查

1. 妇科检查　见混有胎脂的羊水自宫颈口内流出或后穹窿有液池形成。操作时注意无菌消毒,同时避免指检引起上行性感染。

2. 超声检查　发现羊水量较阴道排液前减少。

3. 阴道液 pH 测定　正常妊娠阴道液 pH 为 4.5~6.0,羊水 pH 为 7.0~7.5,阴道液 pH ≥6.5 时支持胎膜早破的诊断,但血液、尿液、宫黏液、精液及细菌污染可导致假阳性。

4. 阴道液涂片检查　阴道后穹窿积液涂片见到羊齿植物状结晶。

5. 宫颈阴道液生化检查　①胰岛素样生长因子结合蛋白-1 检测;②可溶性细胞间黏附分子-1 检测;③胎盘 α 微球蛋白-1 测定。以上生化指标检测主要用于无规律宫缩且难确诊时,不受精液、尿液、血液或阴道感染的影响。

五、胎膜早破对母儿的影响

(一)对母体的影响

1. 感染　宫内感染如绒毛膜羊膜炎的风险随破膜时间延长而增加。

2. 胎盘早剥　胎膜早破后宫腔压力变化,容易发生胎盘早剥。

3. 剖宫产率增加　羊水减少导致脐带受压、宫缩不协调和胎儿窘迫出现,从而需要实施剖宫产终止妊娠。

(二)对胎儿的影响

1. 早产　PPROM 是早产的主要原因之一,早产儿的预后与胎膜早破的发生及分娩的孕周密切相关。接受积极保胎处理的患者中,仍有 50% 会在 1 周内分娩。

2. 感染　并发绒毛膜羊膜炎时,易引起新生儿吸入性肺炎、颅内感染及败血症等。

3. 脐带脱垂和受压　羊水过多及胎先露未衔接者胎膜破裂时脐带脱垂的风险增高发羊水少,脐带受压,可致胎儿窘迫。

4. 胎肺发育不良及胎儿受压　破膜时孕周越小,新生儿呼吸窘迫综合征发生的风险越高。而羊水过少程度较重或持续时间较久时可出现胎儿受压表现。

六、胎膜早破的产科处理

(一)足月胎膜早破的产科处理

足月 PROM 明确诊断后,应评估母胎状况,包括有无胎儿窘迫、绒毛膜羊膜炎、胎盘早剥和脐带脱垂等并发症发生。之前筛查 B 族溶血性链球菌(group B streptococcus,GBS)阳性者,应当在胎膜破裂后立即使用抗生素治疗,如未行筛查,则在破膜超过 18 小时或体温超过 38℃时应用抗生素,同时尽量避免频繁阴道检查。若无明确剖宫产指征,宜在破膜后 2~12 小时内积极引产。有明确剖宫产指征时宜行剖宫产终止妊娠。

(二)未足月胎膜早破的产科处理

根据孕周大小可将 PPROM 分为无生机的 PPROM(<24 孕周),远离足月的 PPROM(孕 24~31^{+6} 周),近足月的 PPROM(孕 32~36^{+6} 周)。处理原则包括:①对孕妇和胎儿状况进行全面评估,包括仔细核对孕周、

评估有无感染存在、评估胎儿状况、评估母体有无其他合并症或并发症(如产前出血、胎盘早剥等);②确定处理方案,根据孕周、母胎状况、当地医疗救治水平及孕妇和家属的意愿进行综合决策;当终止妊娠的益处大于期待治疗时则应考虑终止。

1. PPROM 的处理流程见图 49-1-1。

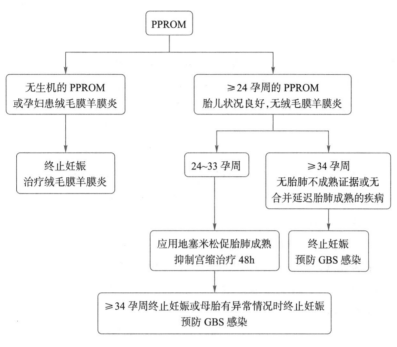

图 49-1-1　PPROM 处理流程

PPROM. 未足月胎膜早破;GBS. B 族溶血性链球菌。

2. PPROM 的期待治疗　孕 24~27^+6 周符合保胎条件同时有强烈保胎意愿,以及孕 28~33^+6 周无继续妊娠禁忌者可以考虑期待保胎疗法,但是应将相关并发症风险告知患者,保胎期间给予的处理措施包括抗生素治疗,合理应用宫缩抑制剂,以及糖皮质激素促胎肺成熟治疗。

(1)糖皮质激素的应用:<34 孕周的患者应给予糖皮质激素治疗来促进胎肺成熟。用法为:地塞米松6mg(国内常用剂量为 5mg)肌内注射,每 12 小时一次,共 4 次;或倍他米松 12mg 肌内注射,每天 1 次,共 2天。如果用药后超过 2 周,但孕周仍<33 周并有早产可能者,可重复一个疗程。

(2)抗生素的治疗:应及时预防性应用抗生素(如青霉素类、大环内酯类),可有效延长孕周,减少绒毛膜羊膜炎和新生儿感染的发生率。通常 5~7 天为一个疗程。B 族链球菌检测阳性者,青霉素类为首选药物。

(3)宫缩抑制剂的应用:宫缩抑制剂包括钙通道阻滞剂、β 受体兴奋剂、前列腺素合成酶抑制剂和催产素受体拮抗剂等,其中临床最常用的为硝苯地平、盐酸利托君、吲哚美辛和阿托西班等。硫酸镁曾被用来抑制子宫收缩,并对早产儿具有神经保护作用,但鉴于使用高剂量硫酸镁增加胎儿围产期死亡率,并存在对胎儿骨骼的不良影响,近期国内外指南明确指出硫酸镁不再作为子宫收缩抑制剂使用。对于<32 孕周者,硫酸镁可作为胎儿中枢神经系统保护剂应用。

临床应用宫缩抑制剂应个体化选择,同时应注意对孕妇及胎儿带来的不良反应。该类药物和麻醉药物的相互作用及影响在本章第三节予以论述。

3. 分娩方式　PPROM 患者分娩方式的选择,需综合考虑母胎因素,如孕周、早产儿存活率、是否存在宫内感染、羊水减少程度、胎儿能否耐受宫缩、胎方位等因素。PPROM 本身并不是剖宫产指征,无明确指征时应选择阴道试产。分娩方式应遵循标准的产科常规,产程中密切注意胎心变化。有异常情况时可放宽剖宫产指征,分娩时应作好新生儿复苏的准备。

第二节　早产的诊断及产科处理

一、早产的定义及分类

我国按照 WHO 的标准,将早产定义为妊娠满 28 周但不足 37 周的分娩,而部分发达国家与地区采取起始孕周为妊娠 20~24 周的标准。根据原因不同,早产分为自发性早产和治疗性早产。前者包括早产和胎膜早破后早产;后者是因妊娠合并症或并发症,为母儿安全需要提前终止妊娠者。

二、病因及高危因素

目前认为有 4 类病因可以导致早产的发生:母体或胎儿的下丘脑—垂体—肾上腺轴过早激活;炎症与感染;蜕膜出血与病理性子宫扩张。早产高危人群包括:

1. 有晚期流产和/或早产史者。

2. 阴道超声检查示孕中期子宫颈长度<25mm。

3. 有子宫颈手术史者如宫颈锥切术、环形电极切除术(LEEP)等。

4. 孕妇年龄过小或过大者:孕妇≤17 岁或>35 岁。

5. 两次妊娠间隔过短的孕妇。

6. 过度消瘦及营养状况差。

7. 多胎妊娠者:双胎的早产率近 50%,三胎的早产率高达 90%。

8. 辅助生殖技术助孕者。

9. 胎儿及羊水量异常者。

10. 有妊娠并发症或合并症者如并发重度子痫前期、子痫、产前出血、妊娠期肝内胆汁淤积症、妊娠糖尿病、甲状腺疾患、严重心肺疾患、急性传染病等。

11. 有烟酒嗜好或吸毒者。

三、早产的临床表现及诊断

早产的主要临床表现是子宫收缩,最初为不规则宫缩,常伴有少许阴道流血或血性分泌物,以后可发展为规则宫缩,其过程与足月临产相似。

临床上早产可分为先兆早产和早产临产两个阶段:①先兆早产,凡妊娠满 28~37 周,孕妇虽有上述规律宫缩,但宫颈尚未扩张,而经阴道超声测量子宫颈长度(cervical length,CL)≤20mm 则诊断为先兆早产;②早产临产,凡妊娠满 28~37 周,出现规律宫缩(每 20 分钟 4 次或每 60 分钟内 8 次),同时宫颈管进行性缩短(宫颈缩≥80%),伴有宫口扩张。

诊断早产一般并不困难,但应与妊娠晚期出现的生理性子宫收缩相鉴别,生理性子宫收缩一般不规则、无痛感,且不伴有宫颈管缩短和宫口扩张等改变,也称为假早产。

四、早产的产科处理

(一)宫缩抑制剂的使用

孕周延长对母儿有益时可以给予宫缩抑制剂,条件允许时,对于有规律宫缩的孕妇可根据宫颈长度决定是否应用,当 CL<20mm 时可考虑使用。宫缩抑制剂类型参见上节。

（二）硫酸镁的应用

推荐妊娠 32 周前早产者常规应用硫酸镁作为胎儿中枢神经系统保护剂治疗。硫酸镁既能降低早产儿的脑瘫风险,也能减轻脑瘫严重程度。推荐用法为:负荷剂量 4.0g 静脉滴注,30 分钟滴完,然后以 1g/h 维持至分娩。建议 24 小时总量不超过 30g,应用时间不超过 48 小时。应用前及使用过程中应监测呼吸、膝反射、尿量。禁忌证为妊娠合并肌无力、肾功能衰竭者。

（三）糖皮质激素促胎肺成熟

见上节。

（四）抗生素的应用

对于胎膜完整的早产,使用抗生素不能预防早产,除非分娩在即而且下生殖道 GBS 检测阳性,否则不推荐应用。

（五）产时处理与分娩方式

1. 最好将面临早产尤其是<32 孕周的孕妇提早转运到有早产儿救治能力的医院分娩。

2. 大部分早产儿可经阴道分娩,分娩镇痛以硬膜外麻醉镇痛相对安全;慎用吗啡、哌替啶等抑制新生儿呼吸中枢的药物;产程中密切监护胎儿状况;不提倡常规会阴侧切,也不支持使用没有指征的产钳助产术;对臀位特别是足先露者应根据当地早产儿救治条件,权衡剖宫产利弊,因地制宜地选择分娩方式。

3. 早产儿延长至分娩 30~120 秒后断脐,可减少新生儿输血的需要和脑室内出血的发生率。

第三节　胎膜早破和早产的麻醉管理

没有绝对禁忌证的情况下,胎膜早破和早产的产妇通常首选阴道分娩,并可以安全地使用椎管内分娩镇痛。但鉴于早产产妇有较高的剖宫产事件发生率,如产程中存在胎儿窘迫等异常情况,可能需要实施紧急剖宫产终止妊娠,给产科医师和麻醉科医师带来巨大挑战。作为参与早产产妇管理的麻醉医师应全面评估了解母胎状况,规范实施麻醉及镇痛管理,最大程度改善其母婴结局。

一、阴道分娩的镇痛管理

持续硬膜外镇痛可作为胎膜早破和早产阴道分娩过程中首选的镇痛技术,因其与各类宫缩药物协同不良效应较少,而且可以降低母亲宫缩程度及急产的发生。对于保胎失败风险较高的孕妇,推荐适当预先留置硬膜外导管,在给予麻醉镇痛药物后,一些产妇的早产临产可能终止发生。此外,硬膜外镇痛还能降低母体分泌儿茶酚胺的水平,改善产妇高血压程度并保持有效的子宫胎盘灌注。

临床实践中椎管内镇痛的实施时机及管理较为棘手。有宫缩的孕妇是否已经临产存在不确定性;而接受了宫缩抑制剂保胎治疗的早产临产产妇,通常会有较长的潜伏期,而一旦产程发动,通常进展迅速,短时间内完成分娩。以上情况会使椎管内镇痛的介入时机变得困难,镇痛期间的药物维持也要根据产程进展及疼痛程度作出相应调整。尽管如此,在早产临产明确之前就给予预置硬膜外导管并早期施行椎管内镇痛可能是合适的,特别是可能需要实施紧急剖宫产终止妊娠的产妇,通过预置的硬膜外导管给药可以迅速转换为剖宫产的硬膜外麻醉。

二、剖宫产的麻醉管理

部分早产患者会选择剖宫产的方式终止妊娠,椎管内麻醉仍是首选的麻醉方式。但当出现严重情况如胎儿窘迫,或是产妇存在诸如凝血异常、脓毒血症等穿刺禁忌证时,麻醉医师不应担忧全身麻醉药物可能引起的新生儿抑制作用而拒绝全身麻醉。早产孕妇剖宫产的全身麻醉实施与管理与足月孕妇相似,可参考相关章节内容。对于高危早产儿,无论采取何种类型的麻醉方式,麻醉医师都应该密切关注产妇的血流动力学变化,及时预防并处理产妇腰麻后低血压等异常情况,采用全麻应尽量减少新生儿全麻药及阿片类药物的暴露时间,避免使用过高浓度卤素类吸入麻醉剂抑制宫缩,慎用吗啡、哌替啶等抑制新生儿呼吸中枢且容易体内蓄积的镇痛药物。

需要指出的是,尽管一些动物实验表明常用静脉全麻药如丙泊酚、氯胺酮及吸入性麻醉剂可使胎儿发育中大脑发生广泛的神经退行性变,并导致长时间的神经认知功能受损。但这些实验中动物暴露于麻醉药物的时间与人类脑发育时间轴换算后,明显长于人类剖宫产分娩时间,且多为高剂量及重复暴露,结果无法完全推算至人类。对早产产妇的麻醉及镇痛方式的选择及管理仍应基于现有的临床证据及规范。

三、保胎治疗药物与麻醉药物的相互作用

在参与早产产妇管理时,麻醉医生还需要熟悉产科常用保胎药物的药理特性,以及其与麻醉药物之间的相互作用。

(一)钙通道阻滞剂

是应用广泛的一线保胎药,其作用机制是抑制钙离子通过平滑肌细胞膜上的钙通道重吸收,从而抑制子宫平滑肌兴奋性收缩,常用药物为硝苯地平。其与吸入麻醉剂联用可能导致血管扩张、低血压、心肌抑制与传导障碍的发生率增加。在已经存在低血压或是多胎妊娠的孕妇中需要谨慎应用。

(二)前列腺素合成酶抑制剂

又称为环氧合酶抑制剂或 NSAIDs,最常用的是作为前列腺素合成酶抑制剂原型的吲哚美辛,为非选择性环氧合酶抑制剂,通过抑制环氧合酶,减少花生四烯酸转化为前列腺素,从而抑制子宫收缩。

NSAIDs 可产生抑制血小板聚集的功能,但吲哚美辛所产生的这一效应是短暂的,已有研究论证了接受前列腺素合成酶抑制剂治疗的患者给予硬膜外和脊髓麻醉的安全性。美国区域麻醉和疼痛学会的椎管麻醉与抗凝的共识认为前列腺素合成酶抑制剂治疗不是椎管内麻醉的禁忌证。

(三)β-肾上腺素受体激动剂

其作用机制为与子宫平滑肌细胞膜上的 β 肾上腺素能受体结合,使细胞内环磷酸腺苷(c-AMP)水平升高,抑制肌球蛋白轻链激酶活化,从而抑制平滑肌收缩。由于可能导致母亲甚至是胎儿副作用的原因,β-肾上腺素受体激动剂的应用已经逐年减少。即使相对特异性激活子宫平滑肌 $β_2$ 受体的药物如利托君和特布他林,仍能产生低血压、高血糖等其他 $β_2$ 受体激活的效应,以及少量 $β_1$ 受体激活所导致的心血管不良反应。肺水肿是 β 肾上腺素受体激动剂所引起的严重可危及生命的并发症,其发生机制尚不明确,可能与血管通透性增高、水钠潴留增多等因素有关。

对于近期接受 β 肾上腺素受体激动剂治疗的产妇,情况允许时最好推迟麻醉至心动过速缓解后进行。但对于保胎失败需要紧急终止妊娠的情况时,椎管内麻醉可能较为合适。当需要进行全身麻醉时,除了适当推延诱导时间,诱导前适量补液,并避免使用那些可能加重心动过速程度的药物(如阿托品、格隆溴铵、泮库溴铵等),心动过速的发生会造成对产妇容量状态和麻醉深度的评估困难。同时需避免过度通气,因其可能加重低钾血症和细胞膜的超极化。当出现母体低血压时,补充液体需要仔细评估,升压药物宜选择去氧肾上腺素更为合适。

(四)硫酸镁

相对其他保胎药物,硫酸镁所产生的不良反应较少,但高剂量的应用仍可能带来风险。此外,硫酸镁与钙通道阻滞剂一同使用时可能出现严重的低血压发生,需要引起重视。

在椎管内麻醉前,需要停止硫酸镁的使用,以避免其引起的血管舒张性低血压的发生。由于镁离子可

以减少神经肌肉接头处乙酰胆碱的释放,降低终板对乙酰胆碱的敏感性以及细胞膜的兴奋性,同时增强去极化和非去极化肌肉松弛剂的效果。因此在为高镁血症产妇进行全麻诱导时,不应在给予琥珀胆碱前应用去肌颤剂量的非去极化肌肉松弛药。在麻醉维持阶段,非去极化肌肉松弛药的剂量也不应过大,最好通过外周神经刺激器的监测来指导用量,以避免肌松药残余所导致的术后麻醉恢复期发生肌无力的潜在风险。

临床病例

患者:女,31 岁,身高 161cm,体重 73kg,BMI 28.2kg/m²,ASA 分级 I 级。

主诉:因"2 胎 1 产,孕 32 周,阴道排液 3 小时"急诊入院。

现病史:保胎治疗后第 5 天,开始自觉不规则下腹痛,阴道出血及流液,胎动好,现急诊入产房。

既往史:平素体健,无传染病史、手术史、过敏史。

既往孕产史:孕 2 产 0。既往孕早期自然流产 1 次。

家族史:否认家族遗传性疾病史。

查体:T 36.8℃,P 87 次/min,R 18 次/min,BP 131/82mmHg。内检:宫颈居中、薄、软,宫口开大 2cm,先露头,S-2。

辅助检查:血常规、凝血功能、心脏彩超,宫内超声及胎心监测等均无异常。

入院诊断:①G_2P_0,孕 32 周,头位;②先兆早产;③未足月胎膜早破。

术前经过:产科予以期待治疗,适当休息、预防感染;地塞米松促胎儿肺成熟;硫酸镁联合盐酸利托君抑制宫缩。

产妇逐渐出现规律宫缩伴疼痛加剧,要求分娩镇痛。

分娩镇痛

1. 经产科与麻醉前评估,无禁忌证,拟行椎管内分娩镇痛。签署知情同意书。

2. 静脉通道建立,行 L_{2-3} 常规穿刺,经硬膜外导管给予试验量(1.5% 利多卡因 3ml),观察 5 分钟无特殊,后续 0.1% 罗哌卡因+0.5μg/ml 舒芬太尼镇痛泵。负荷剂量 10ml,背景剂量 5ml/h,自控量 5ml,锁定时间 20 分钟。

产程管理:分娩镇痛实施 3 小时后,宫口开大 3cm,胎心率基线 167 次/min,T 38.7℃。产科诊断为急性胎儿窘迫;产前发热。产科医师与产妇及其家属告知、知情同意后决定立即终止妊娠行急症剖宫产。

麻醉管理

决定由分娩镇痛中转为急诊剖宫产后,麻醉医师立刻通过硬膜外导管给予试验剂量:1.5% 利多卡因+1:200 000 肾上腺素 3ml,观察 5 分钟无特殊。再经硬膜外导管内快速注入 1.73% 碳酸利多卡因 15~20ml,联合 50~100μg 芬太尼,3~5 分钟内全部给完,快速起效后开始剖宫产手术。

分娩经过

胎儿情况:女婴,1 分钟、5 分钟的 Apgar 评分为 7 分、9 分,体重 2 130g。转入新生儿病房观察。

术后镇痛和随访

1. 选择 PCIA 也可以根据硬膜外导管及凝血功能的情况选择 PCEA。

2. 第 2 天随访 下肢感觉运动无异常,无瘙痒、恶心呕吐、发热、尿潴留等不良反应。

相关要点及解析

1. 期待治疗 未足月胎膜早破应根据孕周、母胎状况、当地新生儿救治水平及孕妇和家属的意愿进行综合决策。期待治疗包括一般处理、促胎儿肺成熟、预防感染、抑制宫缩和胎儿神经系统的保护等。

2. 分娩镇痛及麻醉方法 经阴道分娩早产儿的分娩镇痛以硬膜外阻滞麻醉镇痛相对安全;慎用吗啡、

哌替啶等抑制新生儿呼吸中枢的药物；目前没有证据支持仅因为是早产就要改变剖宫产的常规麻醉方法。

产妇使用过前列腺素合成酶抑制剂和 β-肾上腺素能药物治疗不是椎管内麻醉的禁忌证。

硬膜外分娩镇痛可引起胎膜早破产妇产程中体温增高的幅度增大、产时发热率增加，但该现象可能与宫内感染无关，其机制不明。

思考题

1. 胎膜早破对母体和胎儿的影响？
2. 简述早产的分娩镇痛及剖宫产麻醉管理原则？
3. 近期接受 β-肾上腺素受体激动剂保胎治疗产妇的麻醉管理要点？

（李海冰　刘志强）

推荐阅读

［1］ 中华医学会妇产科学分会产科学组 . 胎膜早破的诊断与处理指南（2015）. 中华妇产科杂志，2015，50（1）:3-8.

［2］ 中华医学会妇产科学分会产科学组 . 早产临床诊断与治疗指南（2014）. 中华妇产科杂志，2014，49（7）:481-485.

［3］ 中华医学会妇产科学分会产科学组 . 妊娠并发症和合并症终止妊娠时机的专家共识（2020）. 中华妇产科杂志，2020，55（10）:649-658.

［4］ CHESTNUT DH.，DOLLEY LS.，TSEN LC.，et al. Chestmut 产科麻醉学：理论与实践.5 版 . 连庆泉，姚尚龙，译 . 北京：人民卫生出版社，2017:654-659.

［5］ MILLER RD. 米勒麻醉学 . 8 版 . 邓小明，曾因明，黄宇光，译 . 北京：北京大学医学出版社，2016:2120-2135.

［6］ American College of Obstetricians and Gynecologists'Committee on Practice Bulletins-Obstetrics. ACOG Practice Bulletin No.217：Prelabor rupture of membranes.Obstet Gynecol.2020，135（3）:e80-e97.

第五十章

产时发热、感染和脓毒症

■ **本章要求**

1. 掌握产时脓毒症的定义、诊断标准、筛查方法及诊疗流程。
2. 熟悉产时发热、感染和脓毒症的病因及病理生理机制,熟悉产时感染的鉴别诊断。
3. 了解产时发热、感染和脓毒症的发病率。

产时发热是孕产妇的常见症状,其时间范围尚无统一界定标准,通常指分娩过程中(从产程开始至胎盘娩出)母体体温>38℃,总体发生率约 1%~5%。造成产时发热的病因多样,大致可分为感染因素及非感染因素。产时发热可引起子宫收缩力下降、剖宫产率增加、产后伤口等部位感染的风险增加,同时产时发热可引起新生儿感染风险增加,以及新生儿脑病如缺血缺氧性脑病、脑瘫等发生率增加。产时感染患者可出现或不出现发热症状,其总体发生率接近 3%,可由产科或非产科相关因素引起。若感染持续进展则疾病可发展至脓毒症。脓毒症(sepsis)是严重威胁孕产妇安全的合并症。在世界范围内,脓毒症不仅是造成孕产妇并发症增加的主要因素,更是其死亡的第 3 大原因。尽管目前尚无产时相关脓毒症的确切流行病学数据,但欧美发达国家的数据显示,每 100 000 次分娩中有 949 次会发生脓毒症,孕产妇的死亡率高达 7.7%~10%。所以早期识别脓毒症,进而采取及时有效的感染源控制、循环复苏以及器官功能支持才有可能降低孕产妇脓毒症病死率及并发症的发生率。

第一节 病因和病理生理机制

产时发热的病因可能涉及多个器官系统,其病理生理机制是一个连续动态的过程。其中,机体对感染的反应涉及局限和控制病原菌侵入,同时启动受损组织的修复,而这个过程的核心在于机体对病原菌所启动的炎症反应。

一、病因

产时发热的病因多样,总体可以分为感染因素及非感染因素;而感染因素又可分为产科因素及非产科因素(表 50-1-1)。妊娠期间造成孕产妇感染的病因很多,其感染来源前三位的部位分别是生殖道、尿道和呼吸道。其中生殖道来源的感染中,有文献报道绒毛膜羊膜炎和子宫内膜炎是造成分娩时严重感染,甚至脓毒症的主要原因。需要警惕的是,尽管生殖道来源的脓毒症发生更普遍,但从致死风险上看,约有 2/3 的产时脓毒症患者死于非生殖道及妊娠相关的感染。如呼吸道来源感染是产时脓毒症很高的致死风险因素,提示在临床诊治过程中对于怀疑感染的孕产妇,关注视野不应仅局限于生殖道或妊娠相关的感染,更应考虑到其他来源尤其呼吸道、肺部感染的可能,及时进行感染部位的筛查,以便为后继感染源的控制提供有力帮助。

表 50-1-1　产时发热的常见病因

产科感染因素	感染性流产	非感染因素	硬膜外镇痛
	胎盘植入		恶性高热
	绒毛膜羊膜炎、子宫内膜炎		急性肺栓塞
	子宫小脓肿/坏死性子宫肌炎		羊水栓塞
	气性坏疽		急性胰腺炎
	盆腔脓肿		妊娠期急性脂肪肝
非产科感染因素	急性肾盂肾炎		药物副作用、药物热
	细菌/病毒性肺炎		急性肝衰竭、药物或病毒相关
	葡萄球菌/肺炎球菌/支原体/军团菌		急性肾上腺皮质功能不全
	流感病毒/疱疹病毒/水痘病毒		急性垂体功能不全
	坏死性筋膜炎		自身免疫性疾病
	腹部切口/会阴侧切/会阴裂伤		隐性出血,包括异位妊娠
	急性阑尾炎/阑尾穿孔		恶性肿瘤播散
	肠坏死		盆腔血栓
	急性胆囊炎		输血反应
	坏死性胰腺炎		

产时感染致病菌的种类与孕产妇基础免疫状态、既往诊治情况及地区流行病学等密切相关。总体上看,产时感染的致病菌与非妊娠人群相似(表 50-1-2),其中大肠埃希菌最为常见,约在 25%~45% 的病例中被分离;A 族和 B 族链球菌也较为常见。感染的致病菌有可能是混合性,提示孕产妇的病情更加危重。有文献报道在因脓毒症死亡且识别出致病菌的孕产妇中,混合性感染的比例达 15%。对于基础免疫功能受抑制的孕产妇,需要警惕条件致病菌感染的风险;而对于住院时间长或近期应用广谱抗生素的孕产妇,还需要警惕多重耐药病原菌感染的风险。需要注意的是,临床中常规的病原学培养方式,如血培养等,仅能在 50%

表 50-1-2　产时感染常见病原菌

病原分类	病原体
细菌—常见	大肠埃希菌 A 族 β 溶血性化脓性链球菌 B 族链球菌 肺炎克雷伯菌 金黄色葡萄球菌 肺炎链球菌 奇异变形杆菌 厌氧菌
细菌—相对少见	流感嗜血杆菌 单核细胞增多性李斯特菌 梭菌属 结核分枝杆菌
病毒	流感病毒 水痘—带状疱疹病毒 单纯疱疹病毒 巨细胞病毒

的脓毒症病例中分离出病原菌。所以应注意积极留取原发感染部位的病原培养，并增加留取频率，以提高检测阳性率。当孕产妇存在免疫抑制的基础疾病或病情进展迅速时，甚至可以考虑进行二代测序病原学检测，以快速获得病原学信息。

非感染性发热中常见病因见表50-1-1，其中硬膜外镇痛相关发热在临床中最为常见，这与硬膜外镇痛及麻醉在产科的广泛应用密切相关，其总体发生率在硬膜外镇痛孕产妇中约为13%~33%。

二、病理生理机制

正常孕产妇体温调节是由下丘脑对来自皮肤、脊髓及中枢神经系统等部位的温度信息进行整合调节的结果。孕产妇具有强大的体温调节功能，使得产热及散热达到动态平衡，以维持体温相对恒定。在上述产时感染及非感染病因的作用下，机体发病部位会产生炎症因子，如白介素-1、白介素-6、肿瘤坏死因子、干扰素等，连同在感染时的微生物毒素进入循环，从而经血脑屏障刺激下丘脑，再通过前列环素的作用使得体温调定点升高，进而出现机体产热与散热的不平衡，最终出现产时发热。

产时感染是一个连续动态的过程，而机体对感染的正常反应涉及局限和控制病原菌侵入，同时启动受损组织的修复。这个过程的核心在于机体对病原菌所启动的炎症反应，包含了局部和循环中吞噬细胞的激活，以及促炎和抗炎介质的产生。当机体对感染的炎症反应累及全身，且损伤到了感染以外的正常机体组织时，就产生了脓毒症。脓毒症发生发展的病理生理机制复杂，至今尚未完全阐明；而妊娠期间，机体循环、呼吸、免疫、血液等各器官系统为适应妊娠发生了相应的生理性变化，使得产时脓毒症的病理生理机制更加复杂，更加具有特异性。

妊娠期间，机体的免疫状态对应不同孕期大概分为三个阶段：第一阶段，伴随受精卵着床和胎盘形成，机体处于强烈的促炎反应状态；第二阶段，为促进胎儿的生长和发育，机体处于抗炎反应阶段；第三阶段，为保证分娩顺利进行，机体再次恢复促炎反应状态。另外妊娠期间，性激素、胎盘及胎儿均对产妇感染时的免疫应答产生复杂的影响。

正常情况下，当病原菌侵入机体的无菌部位后，机体的固有免疫细胞尤其是巨噬细胞，会识别并结合病原菌成分，进而启动一系列免疫反应引起免疫细胞吞噬病原菌、杀灭病原菌以及吞噬受损组织碎片。在这个过程中，巨噬细胞同时产生并释放一系列促炎细胞因子，进而引起机体对额外炎症细胞（白细胞等）的募集。此过程受到促炎介质和抗炎介质的严格调节，不致引起机体正常组织的损伤。当入侵机体的病原体数量或毒力有限时，机体的局部免疫反应通常足以清除致病菌，使得机体受损组织得以修复。

在上述机体对病原体的正常反应中，促炎介质和抗炎介质维持着动态平衡，使得机体的炎症反应程度处于可控的状态，既达到了清除病原菌促进组织修复的目的，又避免了过度炎症反应所致的正常组织损伤。而当这一平衡被打破，如当感染时促炎介质的释放超过局部环境的承载能力后，可引起全身性的炎症反应，进而引起机体全身多器官功能的损伤。目前尚不清楚全身炎症反应发生的具体原因，可能为多因素所致，既包括了入侵病原菌及其毒素产物的直接作用，又包括了机体大量促炎介质释放和补体激活的间接影响。机体的抗炎反应虽然可一定程度上可以减轻过度炎症反应所致的机体损伤，但当其占据主导地位后，机体清除病原菌的能力反而显著下降，使得机体处于对感染的易感状态，亦会造成全身性的损害。上述促炎介质和抗炎介质失衡的结果就是引起脓毒症。

尽管目前对机体的异常炎症反应在脓毒症发生发展中作用的研究取得显著进展，但对机体细胞层面在此机制下如何最终引起器官功能障碍和死亡却知之甚少。当机体的炎症反应超出感染部位的范围时，会造成广泛的细胞损伤，这也构成了脓毒症器官损伤及器官功能障碍的基础。确切的脓毒症所致细胞损伤的机制尚未完全阐明，可能的机制包括：①组织缺血缺氧，即组织氧需求增加，而氧供相对不足；②细胞炎性损伤，即促炎介质和/或其他炎症产物的直接细胞损伤；③细胞凋亡速率的改变，即程序性细胞死亡速率发生改变。这些细胞的损伤又会进一步引起机体促炎和抗炎介质的释放,以致形成炎症反应失控的恶性循环。基于以上机制,脓毒症器官功能障碍与细胞线粒体功能障碍所致的氧利用减少密切相关,而组织氧供减少可能只是参与因素之一。

在脓毒症中,广泛组织细胞损伤的结果是引起脓毒症相关的多器官功能障碍,最常见的受累器官包括心血管、肺脏、胃肠道和肾脏。器官功能损伤的程度依据患者的基础器官功能状态、原发感染灶、休克复苏效果等的不同而存在差异,不同器官损伤程度并不平行,但没有器官系统能从脓毒症的损伤中幸免。所以在脓毒症患者的治疗中,应有全局意识,在关注已经出现损伤器官的同时,也应注意预防功能尚在代偿范围内的器官出现功能恶化。

循环系统方面,孕产妇的血管扩张、血容量增加、心排血量增加。脓毒症时由于机体一氧化氮(nitric oxide,NO)和前列环素释放增加,而血管升压素未能代偿性释放增加,使得血管扩张更加明显;另外毛细血管通透性增加使得血管内容量进一步相对不足;当脓毒症持续进展时,心脏收缩及舒张功能进一步下降。以上病生理变化的最终结果是导致患者持续的低血压。

呼吸系统方面,孕产妇的上呼吸道黏膜水肿、充血、毛细血管淤血,潮气量增加,而残气量和功能残气量减少,肺总容量轻度降低,而肺活量未受影响。孕产妇的每分通气量显著增加,动脉血二氧化碳分压($PaCO_2$)降低,机体处于呼吸性碱中毒的代偿阶段,呼吸系统总体储备功能降低。脓毒症时肺血管内皮受损、血管通透性增加,易于引起孕产妇间质及肺泡水肿,进而造成通气-血流比失衡及低氧血症,甚至急性呼吸窘迫综合征(acute respiratory distress syndrome,ARDS)。

消化系统方面,孕产妇胃肠道平滑肌张力降低、反流误吸风险增加。脓毒症所致胃肠道缺血会引起胃肠黏膜屏障功能损伤,进而造成细菌及毒素的异位。而脓毒症肝脏功能障碍使得网状内皮系统对上述异位物质的清除能力降低,造成其直接进入体循环加重脓毒症。

泌尿系统方面,孕产妇肾脏血流量增加,肾小球滤过率(glomerular filtration rate,GFR)升高,血清肌酐水平降低。脓毒症可能通过缺血缺氧、肾血管收缩、细胞因子释放(肿瘤坏死因子)、以及中性粒细胞激活等机制造成肾脏损伤。鉴于妊娠期间升高的 GFR,临床中常用的评价肾脏功能的指标,如血清肌酐及尿素,即使处于非妊娠状态的正常水平,也应该警惕肾脏功能损伤的发生。

产时发热的非感染因素中硬膜外镇痛相关发热在临床最为常见,其病理生理机制尚未完全阐明,可能与孕产妇体温调节异常、阿片类药物应用减少以及炎症反应相关。体温调节异常主要与寒颤发生率增加、产热增加,以及有效的硬膜外镇痛引起出汗减少、散热减少相关;阿片类药物在孕产妇中可能具有抑制发热的作用,而硬膜外镇痛的应用则大大减少了阿片类药物的应用;硬膜外镇痛时的非感染炎症反应亦可使得孕产妇体温调节点升高,出现发热。

第二节 临床表现和诊断

产时感染因感染部位不同,严重程度不同,呈现出多种多样的临床表现。当发展至脓毒症时,会出现全身多器官受累的表现。早期识别、诊断产时脓毒症是启动早期治疗的基础。多个产科脓毒症量表可协助临床医生完成筛查。产时脓毒症的诊断核心在于感染基础上的急性器官功能改变。在鉴别诊断过程中,亦需对非感染病因及感染原因进行充分鉴别。

一、临床表现

产时感染因涉及器官的不同而有相对特异的临床表现。在常见产科相关病因中,感染性流产通常发生于不完全的自主流产或手术/药物流产后,表现为高热、寒颤、阴道分泌物恶臭、严重腹痛等,查体示腹部和子宫压痛明显;绒毛膜羊膜炎、子宫内膜炎表现为发热、产妇/胎儿心动过速、羊水颜色由黄色变为绿色、阴道分泌物呈脓性等。在常见非产科相关病因中,急性肾盂肾炎可表现为发热、寒颤、恶心、呕吐、排尿困难、侧腹部疼痛等,查体示肋脊角和侧腹部的压痛;肺炎可表现为发热、咳嗽、咳脓痰、喘憋等,查体示呼吸频率增快、肺部啰音、发绀等;坏死性筋膜炎表现为皮肤疼痛、红斑及紫色皮损,查体示皮肤大疱、水肿、捻发音等,病情严重程度与皮肤表现不相符;阑尾炎、肠坏死、胆囊炎、胰腺炎等均有急腹症相关表现。但需要注意的是,妊娠期急腹症时产科及非产科病因的临床表现存在较大交叉重叠,需多学科协作会诊,完成确切病因的诊断及鉴别诊断。

产时脓毒症的临床表现多样,受累器官系统较多,且器官受累的先后顺序和严重程度存在显著的个体间差异。总体临床表现由原发器官感染、全身免疫炎症反应和远隔器官受累等构成。

产时脓毒症共同的临床表现及指标,大致可以分为全身一般性指标、炎症指标、血流动力学指标、器官功能障碍指标和组织灌注指标(表 50-2-1)。

表 50-2-1　脓毒症的常见临床表现

全身一般性指标
发热(>38.3℃)
低体温(核心温度<36℃)
心率>90 次/min,或>同年龄正常值的 2 个标准差
呼吸急促
意识状态改变
严重的水肿或液体正平衡(24h 内>20ml/kg)
无糖尿病时血糖升高(血清葡萄糖>7.7mmol/L)
炎症指标
白细胞增高(>12×10⁹/L)
白细胞降低(<4×10⁹/L)
白细胞计数正常,但存在>10% 的未成熟细胞
血清 C 反应蛋白>正常值的 2 个标准差
血清降钙素原>正常值的 2 个标准差
血流动力学指标
动脉低血压(收缩压<90mmHg,平均动脉压<70mmHg,成人收缩压下降>40mmHg 或收缩压<年龄正常值的 2 个标准差)
器官功能障碍指标
动脉低氧血症(氧和指数<300)
急性少尿(在充分液体复苏的情况下,尿量<0.5ml/(kg·h)至少 2h)
血清肌酐升高>44.2μmol/L
凝血功能异常(INR>1.5 或 APTT>60s)
肠梗阻(肠鸣音消失)
血小板计数<100×10⁹/L
高胆红素血症(血清总胆红素>70μmol/L)

组织灌注指标
高乳酸血症（>1mmol/L）
皮肤花斑
皮肤毛细血管再充盈时间延长

在妊娠相关临床表现中,胎儿表现为心动过速,甚至在产妇发热前即可出现,且心率变异度降低或消失,出现加速消失,而减速心率经常出现。孕产妇则因内毒素的刺激可出现子宫收缩,伴或不伴宫颈改变。及时有效地针对原发感染的处理可使子宫收缩缓解,避免早产的出现。

需要注意的是,妊娠期的诸多生理变化,如心率增快、呼吸频率增加、体温轻度升高、白细胞计数增加等,会掩盖脓毒症的早期表现。这就要求临床医生需对产时脓毒症保持高度警惕,并采取简单易行的早期筛查工具,严密监测孕产妇病情变化,以便早期识别脓毒症,避免多器官功能不全的发生。

对于非感染性产时发热疾病的临床表现详见产时感染的鉴别诊断。

二、诊断

产时感染性疾病的病因多样,原发疾病的诊断主要依据各自专科的诊断标准,下面主要介绍产时脓毒症的识别与诊断。

（一）产时脓毒症的高危因素

了解孕产妇是否存在产时脓毒症的高危因素,有助于临床医生早期识别高危患者,进而采取更加严密的监测措施,为早期识别产时脓毒症奠定基础。

产时脓毒症的高危因素可以分为产科因素及非产科因素。产科因素包括剖宫产(在分娩启动后进行的风险更高)、多胎妊娠、死产、妊娠组织残留、以及挽救性环扎术。非产科因素包括严重的产妇合并症,如慢性肝脏疾病、慢性肾脏疾病和充血性心力衰竭等。这些合并症的存在可使产时脓毒症的发病风险成倍增加。

（二）妊娠期脓毒症的早期筛查

如前所述,妊娠期的生理适应性变化与常用的脓毒症筛查指标间存在交叉重叠,使得产时脓毒症的早期筛查十分困难。而众多关于成人脓毒症早期筛查评估的临床研究又排除了孕产妇这个特殊的人群,使得当前常用的成人脓毒症筛查工具在孕产妇中的信度和效度受到一定程度的影响。

常用的孕产妇住院期间脓毒症筛查工具包括成人通用的快速序贯性器官衰竭评分（quick sequential organ failure assessment, qSOFA）和全身炎症反应综合征（systemic inflammatory response syndrome, SIRS）评分,还包括专门为孕产妇设计的产妇早期预警标准（maternal early warning criteria, MEW）、产科脓毒症评分（sepsis in obstetrics score, SOS）和产科修订的快速序贯性器官衰竭评分（obstetrically modified qSOFA score, omqSOFA）。各评分的内容及其在产时脓毒症中筛查中的敏感性和特异性见表50-2-2。

表 50-2-2　产时脓毒症早期筛查工具

评分	内容	敏感性%	特异性%
qSOFA	符合以下标准中的至少两项: 呼吸频率≥22 次/min; 收缩压≤100mmHg; 意识状态改变	50	95

评分	内容	敏感性%	特异性%
SIRS	符合以下标准中的至少两项： 体温>38℃或<36℃； 心率>90次/min； 呼吸频率>20次/min分或动脉血二氧化碳分压<32mmHg； 白细胞>$12×10^9$/L或<$4×10^9$/L	93	63
MEW	符合以下标准中的至少一项： 收缩压<90mmHg或>160mmHg； 舒张压>100mmHg； 心率<50次/min或>120次/min； 呼吸频率<10次/min或>30次/min； 吸空气下血氧饱和度<95%； 少尿（尿量<35ml/h至少22h）； 躁动、意识模糊或无应答； 先兆子痫伴头痛或气促	82	87
SOS	采用以下指标的半定量评分以判断因脓毒症入住ICU的可能性： 体温、收缩压、心率、呼吸频率、 血氧饱和度、白细胞计数、不成熟中性粒细胞比例和血乳酸 ≥6分判定为阳性	64	88
omqSOFA	符合以下标准中的至少两项： 呼吸频率≥25次/min； 收缩压≤90mmHg； 意识状态改变	暂无	暂无

注：qSOFA. 快速序贯性器官衰竭评分；SIRS. 全身炎症反应综合征；MEW. 产妇早期预警标准；SOS：产科脓毒症评分；omqSOFA. 产科修订的快速序贯性器官衰竭评分。

在以上评分工具中，SIRS评分对于产时脓毒症早期筛查的敏感性最高，达93%；而qSOFA评分的特异性最高，达95%；MEW评分的表现则更加均衡。过低的敏感性使得妊娠期脓毒症被遗漏的风险增加，会造成诊断的延迟，进而造成孕产妇的不良预后；而过低的特异性会造成临床中过度诊断、过度治疗，甚至引起报警疲劳，出现无应答现象，亦会严重影响孕产妇预后。因此临床医生需充分认识到各评分的特点，建议避免采用单一指标、单一评分，而采用多个指标及评分联合应用辅助临床决策。

（三）产时脓毒症的诊断

自20世纪90年代初欧美联席会议制定的以全身炎症反应综合征为基础的第一版脓毒症诊断标准问世以来，随着临床和基础研究的逐步深入，人们认识到脓毒症所致器官功能障碍的本质原因为宿主对感染的异常炎症反应。2016年欧洲及美国重症医学会发布第三版脓毒症和感染性休克定义及诊断标准。该版脓毒症的定义为宿主对感染的异常炎症反应所致威胁生命的器官功能不全。但由于临床中评价宿主异常炎症反应的指标尚需进一步完善和确证，故基于患者的住院死亡率，与此定义对应的脓毒症诊断标准为对于怀疑或确诊感染的患者序贯性器官衰竭评分（SOFA）急性升高≥2分（表50-2-3），符合此诊断标准的脓毒症患者住院死亡率约10%。临床工作中需要注意的是，该诊断标准的应用人群一定是临床怀疑或确诊感染的患者，而对于其他非感染原因引起全身多器官功能障碍的患者，如创伤、烧伤等，则不能套用此标准诊断为脓毒症。此外，新版脓毒症诊断标准强调的是SOFA评分的动态变化，应注意将感染后评分与患者基础状态评分进行比较，而不能简单的理解为感染后的绝对SOFA评分≥2分。

表 50-2-3　序贯性器官衰竭评分（SOFA 评分）

器官系统	评分				
	0	1	2	3	4
呼吸 PaO$_2$/FiO$_2$/mmHg	≥400	<400	<300	<200	<100
出凝血 血小板/×10^9/L	≥150	<150	<100	<50	<20
肝脏 胆红素/μmol/L	<20	20~32	33~101	102~204	>204
心血管 平均动脉压/ mmHg	≥70	<70	多巴胺<5μg/(kg·min) 或任意剂量多巴酚丁胺	多巴胺 5.1~15μg/(kg·min) 或肾上腺素/去甲肾上腺素 ≤0.1μg/(kg·min)	多巴胺>15μg/(kg·min) 或肾上腺素/去甲肾上腺素>0.1μg/(kg·min)
中枢神经系统 格拉斯哥评分	15	13~14	10~12	6~9	<6
肾脏 肌酐/μmol/L 尿量/ml/d	<110	110~170	171~299	300~440 <500	>440 <200

澳大利亚和新西兰产科医学会针对妊娠期特异性的生理变化和临床使用环境，对 SOFA 评分进行了改良，得到产科修订的序贯性器官功能衰竭评分（obstetrically modified SOFA score，OmSOFA）（表 50-2-4），该评分去除了 SOFA 评分中 3/4 分的档位，以简化评分步骤；由于妊娠期肌酐生理性降低，OmSOFA 调整了肌酐的界值；将格拉斯哥评分更换为了更常用的简单意识状态评估；由于健康孕产妇的平均动脉压<70mmHg，所以血压的评分需结合孕产妇基础的血压情况。

表 50-2-4　产科修订的序贯性器官功能衰竭评分

器官系统	评分		
	0	1	2
呼吸 PaO$_2$/FiO$_2$/mmHg	≥400	<400	<300
出凝血 血小板/×10^9/L	≥150	<150	<100
肝脏 胆红素/μmol/L	<20	20~32	>32
心血管 平均动脉压/mmHg	≥70	<70	需要血管活性药物
中枢神经系统 意识状态	警觉	声音可唤醒	疼痛刺激可唤醒
肾脏 肌酐/μmol/L	≤90	90~120	>120

感染性休克作为脓毒症的亚型，被定义为脓毒症时循环和细胞代谢的显著异常，并足以增加死亡风

险。与此相对应的临床诊断标准为经充分液体复苏后,脓毒症患者仍持续存在低血压,需要血管活性药物维持平均动脉压≥65mmHg,同时伴血乳酸>2mmol/L,符合此诊断标准的感染性休克患者住院死亡率超过40%。

产时脓毒症的筛查及诊断流程见图50-2-1。

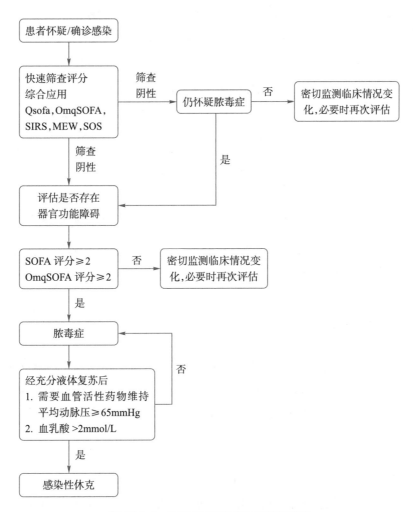

图 50-2-1　产时脓毒症的筛查及诊断流程

(四) 产时感染的鉴别诊断

产时感染病因众多,临床表现复杂多样,与很多妊娠期非感染性疾病的临床表现间存在交叉重叠,临床医生需要首先对此进行鉴别诊断(表 50-2-5)。在与非感染性病因进行鉴别的同时,临床医生也需要进一步对孕产妇感染的可能病因进行鉴别,积极寻找感染源,为后继尽早控制感染源打下坚实基础。

表 50-2-5　与产时感染相鉴别的常见非感染性疾病

鉴别疾病	产妇常见临床表现
硬膜外镇痛相关发热	留置硬膜外导管,表现不特异
恶性高热	应用吸入麻醉剂/去极化肌肉松弛药,高热、高碳酸血症、高钾、心动过速等
急性肺栓塞	低血压、心室率及呼吸频率增快、轻度发热
羊水栓塞	低血压、心动过速、出血

鉴别疾病	产妇常见临床表现
急性胰腺炎	发热、恶心、呕吐、腹痛
妊娠期急性脂肪肝	疲劳、恶心、呕吐、腹痛、黄疸、意识状态改变
药物副作用,药物热	低血压、相对心动过缓、发热、皮疹、血管神经性水肿
急性肝衰竭,药物或病毒相关	黄疸、恶心、呕吐、腹痛、意识状态改变
急性肾上腺皮质功能不全	虚弱、疲劳、恶心、厌食、体重减轻、低血压、发热
急性垂体功能不全	无泌乳、低血压、相对心动过缓、多尿、烦渴
自身免疫性疾病	轻度发热、皮疹(颊部红斑)、关节炎、口眼干燥、口腔溃疡、血清诊断学阳性
隐性出血,包括异位妊娠	低血压、心动过速、轻度发热
恶性肿瘤播散	轻度发热、体重减轻
盆腔血栓	发热、盆腔疼痛
输血反应	高热、寒颤、心律失常、呼吸频率增快、低血压、皮疹、出血、血尿

需要注意的是,对于产时发热非感染性疾病的诊断,也一定要充分和产时感染性疾病进行鉴别,同时需要警惕合并感染性疾病可能,待排除感染后,方可对非感染性疾病进行诊断。

第三节 麻醉与围手术期管理

产时发热病因复杂,可分为非感染性与感染性发热两大类,严重者可出现脓毒症及感染性休克。当需要剖宫产终止妊娠时,由于发热原因、致病病原体不同及疾病严重程度的差异,麻醉与围手术期管理亦不尽相同,需要根据产妇的具体状况及产科情况进行个体化处理。

一、概述

在剖宫产麻醉中,椎管内麻醉与全身麻醉相比死亡率和严重并发症的发生率较低,因此常作为首选的麻醉方式。在分娩镇痛中,硬膜外镇痛优于其他方法,理由包括镇痛更有效;减轻高危产妇(如既往有心脏病史)分娩时的应激反应;可作为紧急剖宫产手术时的麻醉选择,从而避免了不必要的全身麻醉;有利于更完善的术后镇痛。值得注意的是,目前没有关于最高体温、白细胞计数或其他临床症状的标准,明确禁止实施椎管内麻醉。对于发热及感染孕产妇,心血管、呼吸和血液方面的问题可能会影响对椎管内麻醉的选择。应基于风险效益对发热产妇进行个体化评估,综合考虑,选择恰当的麻醉和镇痛技术。

二、发热或感染产妇的椎管内麻醉

(一)概述

在临床实践中,当孕产妇高热(体温>39℃)或抗生素治疗效果不佳(持续性高热或伴心动过速)时,麻醉科医师会谨慎选择椎管内穿刺。孕产妇出现感染性休克及心力衰竭是椎管内麻醉的绝对禁忌证。

在为发热产妇实施椎管内麻醉时,需考虑中枢神经系统感染的风险。大多数情况下,只要在麻醉实施前给予了合适的抗生素治疗,椎管内麻醉还是安全的。大多数椎管内麻醉后感染的原因是无菌操作失误、感染源的血行播散、硬膜外导管留置时间过长及自身免疫力低下,还有一些为特发性。有个案报告表明,从麻醉科医师的鼻咽或皮肤表面培养出了导致感染的致病菌。由于发生率过低,缺乏相应的数据报告,产妇接受椎管内麻醉后硬膜外脓肿的具体发生率不详。

(二) 风险评估

临床上一直有对在菌血症期间实施椎管内穿刺会引发脑膜炎的怀疑,理论上椎管内麻醉可能产生继发的感染灶。一些医生担心诊断性腰穿可能引发脑膜炎而不是帮助诊断。他们认为腰穿可能扰乱脊髓周围丰富的静脉丛并通过穿刺针直接将感染的血液导入中枢神经系统。此外,还有人推测认为硬脑膜屏障的破坏会使感染在没有直接血管损伤的情况下血行播散到中枢神经系统。硬膜外麻醉也会有类似的顾虑。连续硬膜外镇痛可能会导致血管损伤并涉及异物导入。

临床实践中,医生经常对不明原因的发热和/或菌血症患者进行诊断性腰穿。然而目前并没有高质量的流行病学研究证实菌血症时进行椎管内穿刺和脑膜炎或硬膜外脓肿之间存在因果关系。同时,大型的流行病学研究发现椎管内麻醉后发生中枢神经系统感染的发生率非常低,且大多数感染可以追溯到无菌操作中的失误。因此结合临床研究,可认为脑膜炎和硬膜外脓肿为椎管内麻醉的罕见并发症,菌血症自身不增加椎管内麻醉引起中枢神经系统感染的风险。应注意的是,目前缺乏关于绒毛膜炎患者行椎管内麻醉的研究数据,尚无足够证据来排除绒毛膜炎增加脑膜炎或硬膜外脓肿的风险。

(三) 抗生素治疗

因为发热产妇可能存在菌血症,在对这部分产妇实施椎管内麻醉前,应给予适当的静脉抗生素治疗。目前对于抗生素治疗的最佳时间及剂量尚无统一的推荐意见。

(四) 无菌技术

实施椎管内麻醉时的最佳无菌技术尚存争议。麻醉科医师对于是否应最大限度地使用无菌措施仍有疑问,这些措施通常用于放置中心静脉通路,包括刷手、去掉首饰、使用无菌手套(对刷手的补充,不能替代刷手)、更换新的帽子口罩等。这些措施已被证实可以降低工作区域微生物污染的发生率,但不能直接减少院内感染。美国区域麻醉和疼痛学会(American Society of Regional Anesthesia and Pain Medicine, ASRA)的专家共识和和美国麻醉医师协会(American Society of Anesthesiologists, ASA)的特别工作报告认可这些无菌措施对于预防感染的重要性。

(五) 并发症

1. 硬膜外脓肿　孕产妇相对于一般外科患者更年轻、并发症少,硬膜外导管留置时间较短(<24小时)。因此,产科硬膜外脓肿的发生率相对较低。理论上,硬膜外麻醉较蛛网膜下隙麻醉的感染风险更大。对于感染高危产妇,硬膜外穿刺针更粗,增加了出血的风险,而硬膜外出血和留置硬膜外导管(异物)均可增加感染的风险。在硬膜外脓肿的传统3个症状中,发热和背痛通常出现在神经功能异常之前,三个症状极少在同一时间出现。大多数症状出现在硬膜外穿刺2周内,但也有延迟达16周的病例报道。早期症状不典型,迟发型症状可能会导致延误诊断。神经影像学检查首选磁共振成像技术。感染的标志物(C反应蛋白、白细胞计数、红细胞沉降率)有助于诊断,但是非特异。血培养阳性可指导抗生素的使用。为保留神经功能,应尽早进行神经外科手术。治疗方法:减压手术(通常是后路椎板切除),X线引导下穿刺置管引流,或全身性抗生素的使用。所有的治疗方法都需要长疗程的抗生素治疗。硬膜外脓肿治疗的转归与治疗前症状的持续时间有关。瘫痪提示预后不良。

2. 细菌性脑膜炎　病例报告显示,细菌性脑膜炎多出现于意外硬脊膜穿破后的蛛网膜下隙麻醉,也有硬膜外麻醉后出现细菌性脑膜炎的个案报道。头痛为最常见的临床症状,需与术后常见并发症(如硬膜外穿刺后头痛)鉴别。脑膜炎的典型刺激症状(颈项强直、畏光、发热)可能会延迟出现。诊断可根据临床症状(发热、心动过速、脑膜刺激三联征、畏光、头痛、嗜睡等),感染标志物和细菌培养(血培养)。如果没有颅内压增高的迹象(即无新发癫痫、视乳头水肿、意识改变或局灶性神经功能缺损),既往也没有中枢神经系统疾病,则应立即进行败血症的防御措施(血液和脑脊液培养)。糖皮质激素(地塞米松)和广谱抗生素治疗应尽早开始。为了安全,可在血培养之前进行 CT 检查,但不应推迟地塞米松和抗生素的使用。与蛛网膜下隙麻醉相关的细菌性脑膜炎患者多数可完全恢复。

(六)建议

大量的证据表明,健康人有菌血症风险时,麻醉科医师仍然可以安全地选择椎管内。首先,当患者有短暂、程度较轻的菌血症时,椎管内麻醉不是禁忌。其次,患者已确定有感染的情况下适当的抗生素治疗可降低脑膜炎或硬膜外脓肿的风险。在临床实践中,有全身感染的患者应先开始抗生素治疗,再进行椎管内麻醉。最后,对于未经治疗的、有明显脓毒症临床症状的患者,仍需谨慎避免椎管内麻醉。在某些紧急情况下,对于发热产妇,是椎管内麻醉后发生脑膜炎或者硬膜外脓肿的风险大,还是全身麻醉中气管插管失败/误吸的风险大,需要麻醉科医师充分考虑产妇的情况进行利弊权衡。

三、发热或感染产妇的全身麻醉

发热或感染产妇的全身麻醉原则应在常规剖宫产全麻方法(详见第五篇)的基础上,根据手术紧急情况、产妇一般状况及感染源不同进行针对性调整(详见下文)。

四、发热产妇的麻醉与围手术期管理

(一)非感染性发热产妇的麻醉与围手术期管理

目前主要的理论认为,接受了硬膜外镇痛的产妇发热概率增高可以用非感染性炎症来解释。此时产科医师需要进行鉴别诊断,以明确产妇是否合并了其他感染。对于非感染性发热的治疗目前没有标准意见,尽管激素治疗有效,但也可能增加新生儿无症状菌血症的风险。对乙酰氨基酚并不改变硬膜外镇痛后产妇的体温曲线。如果因产科因素需手术终止妊娠,可根据孕产妇具体情况选择椎管内麻醉或全身麻醉,麻醉方法及围手术期管理参考剖宫产麻醉(第五篇)。对于子痫前期、子痫及存在大出血风险的产妇,麻醉前应总结术前用药种类、剂量和给药时间,避免重复用药的错误,并做好新生儿急救的准备。

(二)感染性发热产妇的麻醉与围手术期管理

产妇感染的总发病率约为 3%。尽管孕产妇发病率和死亡率持续缓慢下降,但在孕产妇直接死亡(由于产科原因)和间接死亡(由于先前存在的孕产妇疾病)原因中,感染性发热仍然占最大比例。当需要手术终止妊娠时,由于感染原因不同,麻醉与围手术期处理亦不尽相同。

1. 绒毛膜羊膜炎 椎管内麻醉并非禁忌,除非产妇已出现明显脓毒症的症状。在产科条件允许的情况下先使用适当的抗生素治疗再进行椎管内麻醉被认为是合理且谨慎的。如果存在椎管内麻醉禁忌,则应采用全身麻醉。产前和产时均应使用抗生素治疗,可降低产妇发病率(即住院时间缩短、发热天数减少、产后最高温度降低)和新生儿发病率(即败血症发病率降低、住院时间缩短)。产后,麻醉科医师也应做好准备,应对可能发生的子宫收缩乏力和出血,这在合并绒毛膜羊膜炎的剖宫产产妇中并不少见。

2. 呼吸道感染—肺炎 硬膜外分娩镇痛被认为可以减少肺炎产妇耗氧量的增加,但需注意避免麻醉平面过高影响呼吸,这可能使肺功能进一步恶化。当因手术因素导致需要较高的麻醉平面,而产妇存在潜在的呼吸窘迫风险时,应充分权衡利弊以决定是否全麻。健康产妇本身由于耗氧量增加和怀孕后功能残气量下降已经存在低氧血症的风险,肺炎产妇这一风险更高。如果考虑使用椎管内麻醉,麻醉之前对疑似细菌性肺炎的产妇应给予足剂量的静脉抗生素。

3. 呼吸道感染—流感 视产妇的一般情况及手术的紧急程度决定选择椎管内/全身麻醉。要特别注意椎管内麻醉期间的容量状态,由于高热,产妇可能存在脱水所致的循环容量不足。

4. 尿路感染 尿路感染是最常见的产妇细菌感染原因。麻醉方法视产妇的一般情况及手术的紧急程度而定。术前应开始静脉抗生素治疗及补液治疗。需注意可能出现的其他器官系统功能障碍,包括:①肾功能不全,高达 20% 的产妇会出现肾功能不全,此时需调整麻醉药物剂量;②ARDS;③感染性休克:及时行气管插管和机械通气,实施有创血流动力学监测,及时进行容量复苏,适时使用缩血管药及强心药。

5. 肝炎　无论是急性还是慢性肝炎,麻醉评估重点在于肝炎的严重程度,这决定了麻醉方法的选择。在出现严重肝功能不全的情况下,应评估产妇是否有凝血异常,可考虑在椎管内麻醉前输注凝血因子。

(1)椎管内麻醉:如果没有凝血障碍,可以进行椎管内麻醉。在严重肝病患者中,由于酰胺类局麻药在肝脏生物转化,其代谢会受到影响。严重肝炎产妇,肝血流量减少,肝功能差。这可能导致酰胺类局麻药的降解率降低,血药浓度显著升高。肝脏假性胆碱酯酶的浓度在肝炎患者中也可能降低。这也会降低酯类局麻药的清除率。理论上,与正常妊娠相比,患有门静脉高压症和食管静脉曲张的产妇硬膜外静脉丛充血可能更大,可能增加硬膜外导管置入血管、局麻药扩散增强或硬膜外血肿的风险。专家们通常建议在硬膜外麻醉期间谨慎掌握局麻药物剂量。

(2)全身麻醉:在有椎管内麻醉禁忌或产科情况危急的情况下,可能需要全身麻醉。药物的分布和代谢可能会改变,应予以关注。当出现腹腔积液和/或心血管损害时,应考虑有创监测,评估血管内容量。应根据患者的血流动力学状态选择诱导药物。在使用琥珀酰胆碱时,需注意肝脏疾病可能影响假性胆碱酯酶的浓度并使琥珀酰胆碱的代谢延迟。阿片类药物清除也可能延迟,需谨慎调整药物剂量。最后,在全麻期间应避免缺氧和减少肝血流量,以避免肝功能进一步恶化。

6. 单纯疱疹病毒(HSV-1 和 HSV-2)感染　HSV 感染有两个不同的阶段:原发性(首次感染 HSV)和继发性(部分原发感染消退后受到诱发因素刺激而在同一部位反复发作)。在存在活动性生殖器疱疹病变或无症状病变的情况下,阴道分娩会导致母婴垂直传播,通常产科会采取剖宫产终止妊娠。由于原发性单纯疱疹病毒感染的产妇可能存在病毒血症,对其使用椎管内麻醉的安全性尚无足够临床证据。麻醉医师在处理原发性感染患者时,必须权衡理论上的中枢神经系统感染的风险与采用全身麻醉的风险。对于继发性或再发的 HSV(产科常见),普遍认为只要穿刺部位没有活动性病变,椎管内麻醉是安全的。

7. 水痘病毒感染　对于水痘患者最佳的麻醉选择尚存在争议,由于病毒血症可能会持续至出现皮损后 2 周,部分学者不建议使用椎管内麻醉。但目前也没有椎管内麻醉后导致神经并发症的个案报道。在为原发或复发水痘感染的产妇实施麻醉时,通常认为只要穿刺部位没有水疱皮损,椎管内麻醉就是安全的。

临床病例

患者:女,25 岁,身高 160cm,体重 63kg,BMI 24.6kg/m²。

主诉:因"孕 36+5 周,发烧 3 天"入院。

现病史:此次怀孕经过顺利,规律产检。

既往史:平素体健,无传染病史、手术史、过敏史、家族遗传。一个月前曾与水痘患者有过接触,未接种过水痘疫苗。

既往孕产史:G_4P_0,人工流产 1 次,胎停育 2 次。

入院查体:T 38.5℃,P 111 次/min,R 16 次/min,BP 140/100mmHg。

辅助检查:血常规、肝肾功能及凝血指标均在正常范围内,宫内超声及胎心监测等均无异常。

入院诊断:①宫内孕 36+5 周;②发热待查。

术前经过:入院后第 2 日晨,产妇的腹部出现水疱疹,并发展到累及颈部和上肢。经皮肤科会诊,诊断为水痘。患者水痘接触史,且出现腹部、颈部及上肢的水疱疹,符合水痘的表现。入院后第 3 天出现胎膜早破。由于产程进展不满意,计划紧急剖宫产。

术前评估:水痘是由水痘—带状疱疹病毒所致。此患者至少符合 2 项 SIRS 标准,故需警惕存在病毒所致脓毒症可能。经检查发现水疱丘疹主要集中在腹部和近侧肢体。产妇3小时前吃过早饭,考虑到全麻风险,且拟穿刺部位没有明显水疱,决定行椎管内麻醉。术前头孢曲松1g静滴。

麻醉管理及术中情况:入手术室后复查胎心140次/min,产妇取右侧卧位,消毒铺巾后于$L_{2~3}$间隙行逐层行硬膜外隙—蛛网膜下隙穿刺,给予0.18%丁哌卡因(轻比重)4.5ml后留置硬膜外导管。平卧,手术床左倾,麻醉平面T_8~S,血压一过性降低至80/40mmHg,心率140次/min,单次给予间羟胺250μg,血压稳定于120/75mmHg,HR 120次/min左右。手术开始后5分钟剖出一女婴,体重3 210g,新生儿第1、5和10分钟时的Apgar阿评分分别为9、10和10。手术持续50分钟,估计失血700ml。静脉输注1.5L乳酸林格液。术毕拔除硬膜外导管,给予静脉镇痛泵进行术后镇痛(1.25μg/ml舒芬太尼100ml,背景剂量1ml/h,自控2ml/次,间隔6分钟)。术后血压110/55mmHg,HR 110次/min。

术后管理:产妇术后继续抗病毒治疗5天。婴儿接受静脉注射免疫球蛋白500mg/kg,每天一次,连续两天。术后第8天母婴顺利出院。

相关要点及解析

1. 麻醉方式选择的指导原则　发热产妇行剖宫产手术,选择椎管内麻醉或全麻,需依据产妇的具体情况而定。是椎管内麻醉后发生脑膜炎或者硬膜外脓肿的危险大,还是全身麻醉中气管插管失败/导致误吸的风险大,需要麻醉科医师充分权衡利弊后谨慎决定。

2. 麻醉方式选择的依据　虽然产妇存在菌血症风险,麻醉科医师仍可以安全地选择脊髓或硬膜外麻醉。首先,当患者有短暂、程度较轻的菌血症时,椎管内麻醉不是禁忌。其次,患者已确定有感染的情况下适当的抗生素治疗可降低脑膜炎或硬膜外脓肿的风险。在临床实践中,对于有全身感染的患者,麻醉科医师会在已经开始抗生素治疗的前提下使用椎管内麻醉或镇痛。最后,虽然麻醉的选择需要个体化,但对于未经治疗的、有明显脓毒症临床症状的患者,还是需要谨慎避免椎管内麻醉。具体到本例产妇,选择全麻存在饱胃误吸风险,而椎管内穿刺部位无明显感染皮损,且产妇已接受抗生素治疗,因此可选择在椎管内麻醉下行剖宫产手术。

第四节　脓毒症及感染性休克产妇的麻醉与围手术期管理

脓毒症是一种罕见的危及生命的产妇感染并发症,发生率大约为1∶8 000。如果有必要手术终止妊娠,需要产科、麻醉科、新生儿科、重症医学科等科室医生共同制定诊治方案,积极治疗,改善预后。2017年澳大利亚与新西兰产科医学会(Society of Obstetric Medicine Australia and New Zealand,SOMANZ)发布的《妊娠期脓毒症管理指南》及2019年美国母胎医学会(Society for Maternal-Fetal Medicine,SMFM)发布的《妊娠和产褥期脓毒症管理指南》是目前关于这一问题较为权威的指导意见。

一、评估及治疗原则

脓毒症可显著增加孕产妇的死亡率。英国近3年来约25%的孕产妇死亡是由脓毒症引起。在合并脓毒症甚至出现感染性休克的情况下,必须采取早期积极的治疗策略以降低母婴死亡率。如果妊娠本身是母亲脓毒症的来源,有必要及时终止妊娠。尽管胎儿的健康是一个重要的考虑因素,但对母亲的治疗是第一要务。具体原则是治疗任何潜在的感染原因(使用广谱抗生素),以及最大限度地改善血流动力学、血管内容量和组织氧合。大多数权威机构建议采用与非妊娠患者相似的治疗方法,可遵循脓毒症治疗指南。目前有关脓毒症孕产妇的治疗研究相对缺乏。麻醉科医师在参与治疗这些危重孕产妇时,主要需关注气道和呼吸管理、液体和血流动力学支持,以及实施有创监测。

二、麻醉处理

(一) 麻醉科医师的主要任务

SOMANZ 指南指出,麻醉科医师在妊娠期和产后脓毒症患者治疗过程中的主要任务包括:①初步复苏、稳定循环和呼吸;②将患者转到影像检查室或重症监护病房;③剖宫产术中管理;④脓毒症外科治疗的麻醉支持。

(二) 椎管内麻醉镇痛

产科患者对于麻醉镇痛的需求很大,包括阴道分娩镇痛以及剖宫产术后镇痛,SOMANZ 指南对麻醉镇痛做了以下推荐:①除特殊的情况外,不应对未经治疗的全身感染患者实施椎管内麻醉;②即使有全身感染证据的患者,在接受有效的抗生素治疗后,也可以安全地接受腰麻;③对于脓毒症患者术后镇痛放置硬膜外或鞘内导管仍然存在争议;④硬膜外穿刺镇痛后如果评估感染风险较低,若需手术,再次行腰麻仍然是相对安全的。

(三) 全身麻醉管理

产科脓毒症患者常出现血流动力学不稳定、呼吸和凝血功能异常,且代谢需氧量较正常妊娠更大。高达 40% 的感染性休克孕妇可能需要接受手术。此时往往病情危重、情况紧急、手术范围可能比较大,通常选择全身麻醉。因此 SOMANZ 指南对全身麻醉术中管理的相关问题做了以下推荐:①胃排空延迟增加反流和吸入的风险,建议使用抑酸抗组胺类药物(如雷尼替丁泡腾片 150mg),应进行快速麻醉诱导;②建议在麻醉诱导前充分给氧以提高氧饱和度,术中合理选择机械通气方案,以保持稳定氧饱和度,尽量减少肺损伤;③术中建议倾斜子宫,确保液体复苏有效性。可在产妇臀下或侧腹部放置软垫或者使手术床左倾,以防子宫压迫主动脉—下腔静脉导致前负荷下降;④如果需要,可使用血液制品和强心剂维持血流动力学稳定,α-肾上腺素能受体激动剂(特别是去甲肾上腺素)是首选药物。

在进行全身麻醉时,选择血流动力学影响较小的麻醉药物很重要,如依托咪酯或氯胺酮。这些药物不会延长胎儿娩出的时间,从而可以避免对胎儿的进一步损害。此外,如果怀疑有严重的腹腔内感染,应谨慎避免使用琥珀酰胆碱,因为在这种情况下,琥珀酰胆碱可能导致高钾血症。罗库溴铵由于起效快,可优先用于快速序贯诱导。

三、围手术期管理要点

在大多数情况下,治疗感染性休克的同时必须给予有效的支持治疗。医生需重视维持产妇的氧饱和度、血压循环和凝血功能。大多数权威建议遵循抗脓毒症指南来治疗产妇脓毒症。这一指南推荐目标导向的治疗包括达到 8~12mmHg 的中心静脉压和 65mmHg 的平均动脉压、0.5ml/(kg·h)尿量、65% 或者更高的混合静脉血氧饱和度。但是目前对于脓毒症的研究大多未包括妊娠妇女,尚无足够证据表明适用于非孕期人群的治疗方法对于妊娠妇女或者刚分娩的产妇同样有利。SMFM 指南中,对产妇围手术期的脓毒症管理提供了以下指导建议。

(一) 抗菌药物的使用

既往身体健康的孕产妇出现器官功能障碍应该高度警惕脓毒症。如果有病史或体格检查支持脓毒症可能,则应进行血、痰、尿等培养并测定血清乳酸水平,并在 1 小时内开始使用抗生素(即黄金 1 小时)。经验性的抗生素选择需考虑可能的感染来源、致病微生物和抗生素耐药性等,但必须是广谱的。初期覆盖应包括厌氧、需氧的革兰氏阳性及阴性菌。与 SOMANZ 指南强调"黄金 1 小时"推荐一致,SMFM 指南"推荐任何怀疑脓毒症的孕妇,应在 1 小时内开始经验性广谱抗生素治疗"。一旦获得培养结果,就应缩小并集中抗生素覆盖范围。

当怀疑有脓毒症或确定有脓毒症时,在获得培养物并开始使用抗生素后,应立即寻找感染源。如果确定了特定的病灶,应采取适当的措施如刮除残留的妊娠物或引流脓肿。应采用可能发生最小生理紊乱的干预措施,如经皮穿刺引流术优于更广泛的外科手术。但坏死性软组织感染例外,需要广泛清创。SMFM 指南推荐一旦怀疑或诊断脓毒症,就应尽快获取培养物(血、尿、痰培养等)送检并测定血清乳酸水平,应尽早实现源头控制。

(二)液体复苏

脓毒症并发低血压或器官低灌注时,初期治疗首选液体复苏。复苏的首选液体是晶体液,推荐初始量为 30ml/kg。需注意该推荐量对于妊娠妇女可能过于激进,因为孕妇胶体渗透压较低、肺水肿的风险增高。此外仅约 50% 低血压脓毒症孕产妇的液体复苏有效。无效者过度补液可能引起心室壁水肿导致左室舒张功能障碍、肺水肿、脑水肿、肠水肿引起腹腔内压升高,以及死亡率增高。

(三)缩血管药物与强心剂

如果低血压患者对液体复苏反应不佳,或不能进一步行液体复苏(如肺水肿)时,应使用缩血管药物。缩血管药物的作用是收缩病理性扩张的体循环血管,维持足够的灌注压。目前的指南推荐去甲肾上腺素作为平均动脉压<65mmHg 时的一线药物,但该阈值尚未在孕妇群体中被研究证实。在脓毒症孕妇群体中确定平均动脉压的阈值必须个体化并考虑到整个器官系统的灌注情况。在妊娠期如果没有低灌注的迹象(如精神状态改变、少尿、血清乳酸升高、四肢冰冷或胎儿损害),血压降低是可以接受的。此外,尽管缺乏关于妊娠期感染性休克的缩血管药物使用的高质量研究,去甲肾上腺素仍被认为对胎儿是安全的,特别是低剂量时。目前关于使用其他缩血管药物(如血管升压素)的证据有限。在非妊娠患者中若缩血管药物不能使血流动力学达到稳定,需考虑可能存在脓毒症引发的肾上腺皮质功能减退,推荐使用氢化可的松。此外,多巴酚丁胺作为一种强心药物(增加心排血量),在心肌功能障碍或持续低灌注的情况下,可以使用。SMFM 指南着重强调了缩血管药物和强心药物的使用,明确指出去甲肾上腺素是一线用药。

(四)血糖的控制

尽管有证据表明避免高血糖有利于外科患者的预后,但是对重症非孕期妇女的研究显示,严格控制血糖无助于改善患者的生存率。产时用胰岛素强化治疗脓毒症尚未得到评估,但临床上常用,需警惕产妇低血糖。过于严格的血糖控制会增加低血糖风险,现在的指南推荐治疗要避免高血糖(>10mmol/L)、低血糖、血糖水平的大幅波动。

(五)糖皮质激素的使用

近年来,脓毒症患者肾上腺皮质功能不全引起了广泛关注。一般只有在液体复苏治疗和升压药物治疗失败时,才会考虑使用糖皮质激素来维持血流动力学稳定。一项多中心随机对照试验结果表明,与安慰剂组相比,给予糖皮质激素(氢化可的松 50mg,每 6 小时静脉注射,氟氢可的松 0.1mg,每日肠内给药)存活率改善 10%。在另一项试验中,当给予促肾上腺皮质激素后,血浆皮质醇上升<9g/dl 即可诊断为肾上腺皮质功能不全。

(六)预防血栓栓塞

妊娠和脓毒症都是静脉血栓栓塞的独立危险因素。因此,妊娠期和产后脓毒症预防静脉血栓栓塞是至关重要的。普通肝素(unfractionated heparin,UH)和低分子量肝素(low molecular weight heparin,LMWH)在产科应用广泛,并在大型临床试验中被证明在预防血栓栓塞方面是有效的。指南也推荐对没有禁忌证的患者进行静脉血栓栓塞预防,并推荐 LMWH 作为首选。

临床病例

患者:女性,22岁,身高167cm,体重68kg,BMI 24.4kg/m²,ASA分级Ⅲ级。

主诉:宫内孕39周,下腹剧烈疼痛3小时。

现病史:此次怀孕经过顺利,规律产检,孕38周时曾因念珠菌阴道炎接受治疗。

既往史:平素体健,无传染病史、手术史、过敏史、家族遗传史。

既往孕产史:G_2P_0,既往胎停育一次。

查体:T 40.5℃,P 130次/min,R 26次/min,BP 94/30mmHg,。外阴红肿。产科检查示宫颈开大2.0cm,胎膜完整。胎心监护显示175次/min,心动过速,变异性降低,重复性轻度可变减速。

辅助检查:经腹超声显示胎盘位置正常,无胎盘早剥迹象。

实验室检查:WBC 14.62×10^9/L,RBC 12.7×10^9/L,Hb 108g/L,PLT 87×10^9/L;生化:AST 258U/L,ALT 50U/L,ALP 127U/L,GGT 51U/L,BUN 30.69mmol/L,CREA 150.0μmol/L;出凝血:PT 18s,余大致正常;血气分析:pH 7.430,PCO_2 19mmHg,PO_2 78mmHg,HCO_3^- 16.2mmol/L,SBE 11.9mmol/L。

术前评估:患者体温升高,外阴红肿均提示存在感染可能,此时qSOFA评分2分,SIRS至少3项标准符合,故此患者存在脓毒症的可能性极大。此时患者的心率增快以代偿血流动力学的不稳定,故收缩压尚能维持>90mmHg,而此时的脉压为64mmHg,提示高排低阻的血流动力学类型,符合分布性休克表现。同时存在胎儿窘迫的情况,决定立即手术终止妊娠。

*麻醉管理及术中情况:*考虑患者循环不稳定且凝血指标欠佳,决定在全麻下进行剖宫产。产妇术前已禁食8小时。采用快速序贯诱导,诱导前吸纯氧5L/min 3分钟,静脉注射依托咪酯18mg(分次),罗库溴铵50mg,可视喉镜下插入7.0#气管导管。插管后3分钟产科医生剖出一男婴,2 450g,1分钟和5分钟时的Apgar评分分别为3分和7分。脐动脉血气pH为6.932。新生儿立即插管,因新生儿败血症和呼吸窘迫转入新生儿重症监护室。术中静脉给予美罗培南1.0g滴注,母亲持续发热、心动过速和低血压,液体复苏效果不佳开始持续泵注去甲肾上腺素0.2μg/(kg·min),血压可维持于100~110/45~55mmHg左右。手术持续40分钟,过程顺利,术后持续泵注去甲肾上腺素0.1μg/(kg·min)带管转入SICU。

*术后管理:*术后每8小时给予美罗培南1g。术前取自母亲的血液培养显示革兰氏阳性球菌成簇生长。病人的抗生素方案改为多利培南和万古霉素。术后第2天去甲肾上腺素逐渐减量至停药,拔除气管导管。术后第5天,血培养显示甲氧西林敏感金黄色葡萄球菌(methicillin sensitive staphylococcus aureus,MSSA)。抗生素改为舒普深。产妇于术后第14天停止抗生素治疗。母亲和新生儿于术后第20日出院。母血培养、阴道培养、新生儿鼻孔培养、血液和胃液培养均显示MSSA。胎盘组织病理学表现为局灶性急性脐尿管炎和急性绒毛膜羊膜炎。绒毛中的白细胞渗入羊膜。管内空间发现纤维蛋白沉积。脐静脉和动脉中血管壁有白细胞浸润。

相关要点及解析

1. **妊娠期及产后脓毒症的治疗原则** 脓毒症优先治疗顺序是先治疗孕产妇,多版国际、国内指南推荐一旦怀疑或确诊脓毒症,应在1小时内给予经验性治疗(即"黄金1小时")。经验性治疗包括液体复苏、纠正缺氧和使用抗菌药物(包括抗生素或抗病毒药物)。还需要考虑去除感染源(如手术清除脓肿、拆除血管导管等),以及静脉血栓栓塞的预防。

2. **妊娠期脓毒症早期治疗方法** 及时发现脓毒症并进行早期复苏治疗对于提高产妇存活率至关重要,具体治疗方法包括:①早期进行培养检查、测乳酸水平,使用广谱抗生素;②以初始剂量30ml/kg的晶体液开始液体复苏,维持平均动脉压>65mmHg(脓毒症并发低血压或器官低灌注时,尽快给予晶体液1~2L);③若平均动脉压<65mmHg,有低灌注证据,开始使用去甲肾上腺素,若反应仍不佳,可开始低剂量糖皮质激素(氢化可的松200mg/d);④避免血糖>10mmol/L;⑤开始深静脉血栓的预防;⑥需同时注意胎儿胎心监护并考虑早产儿促肺成熟。

思考题

1. 简述发热产妇麻醉方法的选择原则。
2. 请列出产科修订的序贯性器官功能衰竭评分表(obstetrically modified SOFA score, OmSOFA)。
3. 简述孕产妇脓毒血症的治疗原则。

(丁　婷　王东信)

推荐阅读

［1］ CHESTNUT DH., DOLLEY LS., TSEN LC., et al. Chestnut 产科麻醉学:理论与实践. 5 版. 连庆泉,姚尚龙,译. 北京:人民卫生出版社,2017:703-719.

［2］ SANTOS AC. EPSTEIN JN., CHAUDHURI K. 产科麻醉. 陈新忠,黄绍强,张鸿飞,译. 北京大学医学出版社,2017:250-261.

［3］ SURESH MS., SEGAL B.S, PRESTON RL., et al. 施耐德产科麻醉学. 5 版. 熊利泽,董海龙,路志红,译. 北京:科学出版社,2018:109-126.

［4］ BARTON JR, SIBAI BM. Severe sepsis and septic shock in pregnancy. Obstet Gynecol,2012,120(3):689-706.

［5］ GOTTS JE, MATTHAY MA. Sepsis:pathophysiology and clinical management. BMJ,2016,353:i1585.

［6］ LAUREN AP, LUIS DP, JUDETTE ML. SMFM Consult Series #47:Sepsis during pregnancy and the puerperium. Am J Obstet Gynecol,2019,220(4):B2-B10.

［7］ LUCY B, HELEN LR, HELEN B., et al. SOMANZ guidelines for the investigation and management sepsis in pregnancy. Aust N Z J Obstet Gynaecol,2017,57(5):540-551.

［8］ MERVYN S, CLIFFORD SD, CHRISTOPHER WS., et al. The third international consensus definitions for sepsis and septic shock(sepsis-3). JAMA,2016,315(8):801-810.

［9］ MELISSA EB, MICHELLE H, SAMUEL TB., et al. Risk factors,etiologies,and screening tools for sepsis in pregnant women:A multicenter case-control study. Anesth Analg,2019,129(6):1613-1620.

［10］ DELLINGER RP, MITCHELL ML, ANDREW R, et al. Surviving Sepsis Campaign:international guidelines for management of severe sepsis and septic shock,2012. Intensive Care Med,2013,39(2):165-228.

第五十一章

产科出血防治及血液保护技术

本章要求

1. 掌握产科出血常见原因及防治策略,产后出血的救治流程。
2. 熟悉产科输血的风险和指征,产科血液保护技术。
3. 了解孕产妇血液系统的特点。

产科出血是我国孕产妇死亡的首要原因,产科出血的防治一直是产科和麻醉科医师的重要内容之一。孕产期生理变化,尤其是血液系统变化决定了产科出血的特殊性,也是产科出血有别于其他专科出血的重要原因。本章对孕产妇血液系统的特点进行概述,重点阐述产科出血的防治和血液保护技术。

第一节 妊娠期和分娩期血液系统特点

在妊娠和分娩过程中,孕产妇血液系统会发生一系列适应性生理改变。与产科出血密切相关的变化主要有三个方面:首先,血容量显著增加。妊娠期子宫逐渐增大,子宫胎盘血流进行性增加。为适应子宫胎盘血流增加的需求,母体血容量也逐步增加。足月妊娠时,母体血容量可增加 40%~45%,平均增加 1 450ml,而子宫血流量达到 450~650ml/min,比非孕期增加 4~6 倍。正常足月妊娠产妇可耐受自身血容量 15%(约 1 000ml)的失血,而增加的子宫血流量却使产妇分娩时容易发生急性大出血。第二,足月妊娠产妇红细胞总量可增加 20%~30%,但由于血液相对稀释,血红蛋白浓度和红细胞比容降低,易出现妊娠期生理性贫血。第三,血液呈高凝状态。妊娠期多数凝血因子的数量增加、活性增强。妊娠末期血浆纤维蛋白原含量平均为 4.5g/L(非孕妇女平均为 3g/L),当血浆纤维蛋白原<2g/L,严重产后出血风险增加。妊娠期高凝状态,有利于分娩时止血,同时也可能增加血栓栓塞性疾病的风险。

第二节 产科出血防治和输血治疗

产科出血可发生在产前、产中或产后,不同阶段的产科出血,其病因和防治措施也不相同。产科出血防治的关键在于早期识别产科出血的风险因素、早期预防、准确评估失血的严重程度和针对病因及时正确治疗。

一、产科出血的定义和分类

根据出血时间定义和分类:产科出血可分为产前出血、产后出血和晚期产后出血。产前出血指发生在分娩之前的整个妊娠期间的孕产妇出血。产后出血指胎儿娩出后 24 小时内(包括产时)的产妇出血。晚期产后出血指分娩 24 小时后至产后 6 周以内的子宫大量出血,又称为产褥期出血。

根据出血量和救治难度定义并分类:我国产后出血定义为胎儿娩出后24小时内,阴道分娩产妇出血量≥500ml,剖宫产产妇出血量≥1 000ml。严重产后出血是指胎儿娩出后24小时内出血量≥1 000ml。难治性产后出血指经应用宫缩剂、持续子宫按压或按摩等非手术措施,仍无法有效止血,需要手术、介入治疗,甚至切除子宫的严重产后出血。

2017年美国妇产科医师协会(ACOG)对产后出血定义为:无论是阴道分娩还是剖宫产,在胎儿娩出后24小时内(包括产时)累积出血量≥1 000mL,或者出血伴有低血容量的症状或体征。

尽管不同的国家和地区对产后出血的定义存在一定的差异,但是当产后出血超过500ml时应考虑为异常出血。因不同产妇的基本身体条件、合并疾病不尽相同,有时即使出血量未达到产后出血的诊断标准,也会出现严重的病理生理反应。所以,对每个孕产妇都应该严密观察评估,一旦发现异常出血,均须及时处理。

二、产前出血的原因和防治

(一)产前出血的原因

孕20周前的产前出血常见于先兆流产和异位妊娠,而孕20周后的产前出血主要原因是前置胎盘和胎盘早剥。除此之外,产前出血的原因还有子宫破裂和局部原因(如外阴、阴道和宫颈出血)等。如果伴有凝血功能障碍的疾病,可加重产前出血。

(二)产前出血的防治

产前出血占产科出血的15%左右,主要威胁胎儿的安全。产前出血防治的关键是定期产检,做好孕期保健;根据出血的不同原因和临床表现,采取不同的处理措施。

1. 先兆流产　出血量较少,经适当休息和心理安抚等对症治疗,阴道流血通常会停止。如果阴道流血持续较长时间,先兆流产可发展为难免流产,当妊娠产物排出不全时则发展为不全流产。此时,宫腔内残留物影响子宫收缩,以致阴道流血增多,甚至失血性休克。处理原则:在控制感染、纠正休克的同时,尽早行刮宫术或钳刮术,清除宫腔内残留组织。

2. 异位妊娠　发生率为2%~3%,最常见的是输卵管妊娠。由于输卵管肌层血管丰富,一旦输卵管妊娠破裂,短期内可大量出血,甚至休克。因此,异位妊娠破裂出血宜尽早手术治疗。

3. 前置胎盘　前置胎盘是妊娠晚期出血的主要原因之一,多见于经产妇,尤其是多产妇。出血量的多少与前置胎盘的类型有很大关系。完全性前置胎盘通常发生出血的时间早,多在妊娠28周,量较多,可反复出血。边缘性前置胎盘初次出血通常较晚,多在足月妊娠或临产后,量也较少。而部分性前置胎盘初次出血时间和量通常介于前二者之间。前置胎盘出血可发生在产前,也可贯穿产中和产后。前置胎盘孕妇即使术前无活动性出血,在临产或行剖宫产时仍然存在大出血风险,主要原因:①子宫下段缺乏肌肉组织,胎儿娩出后,收缩差,出血增加;②前置胎盘孕妇合并胎盘植入风险高,尤其合并瘢痕子宫时;③在切开子宫时,可能会损伤到附着于子宫前壁的胎盘。

前置胎盘的治疗原则是止血、纠正贫血、预防感染和适时终止妊娠。孕妇一般情况良好,阴道流血不多且已停止,胎儿尚未成熟但状态良好,可行期待治疗,以延长孕周,提高胎儿存活率。对于胎儿尚未成熟,但孕妇有持续阴道流血或子宫收缩,宜住院治疗,包括适当休息、密切监测孕妇及胎儿情况、纠正贫血、预防感染、使用宫缩抑制剂,以及使用糖皮质激素促进胎肺成熟。对于产妇进入产程活跃期,且持续出血、胎儿成熟(≥36孕周)或者胎儿状况不良时,应采用剖宫产术迅速结束妊娠。前置胎盘产中、产后发生大出血时,抢救措施同产后大出血的抢救。

4. 胎盘早剥　胎盘早剥是妊娠晚期的一种严重并发症,起病急,病情进展快,绝大多数发生在孕34周以后。严重的胎盘早剥可造成孕产妇失血性休克、凝血功能紊乱、胎儿缺氧,甚至胎儿死亡。胎盘早剥主要病理变化是底蜕膜螺旋小动脉破裂出血。显性剥离可表现阴道流血;隐性剥离时出血积聚在胎盘和宫壁之间,表现为不易被发现的内出血,积血可浸入子宫肌层和浆膜层,导致肌纤维分离、断裂、变性及子宫胎盘卒中,子宫收缩力减弱,从而导致大出血。

怀疑有胎盘早剥的孕妇需住院治疗直至分娩。对于孕龄<35周合并胎盘早剥的孕妇,如为显性阴道流血、子宫张力不高,且产妇和胎儿状态良好,尽可能保守治疗延长孕周,同时应用糖皮质激素促进胎肺成熟。保守治疗期间严密监测胎盘早剥情况和胎心变化,一旦出现大量出血、胎儿宫内窘迫或凝血功能障碍,应立即终止妊娠。近足月妊娠合并胎盘早剥的孕妇,病情随时有加重可能,宜及时剖宫产终止妊娠。

胎盘早剥的孕妇阴道流血量常与实际出血量不一致,应结合孕妇临床症状及实验室检查结果来判断出血严重程度。应早期建立静脉通道,根据情况补充血容量,早期纠正凝血功能紊乱和休克,预防肾功能障碍。

5. 子宫破裂　多数发生在分娩期,少数发生于妊娠晚期。超过90%的子宫破裂发生于既往有剖宫产史的孕产妇(发生率0.3%~1%),而非瘢痕子宫破裂罕见。除瘢痕子宫外,常见原因还包括梗阻性难产,宫缩剂使用不当和助产操作损伤。子宫破裂分为先兆子宫破裂和子宫破裂两个阶段。先兆子宫破裂应立即抑制宫缩,尽快行剖宫产术。一旦确诊子宫破裂,无论胎儿是否存活,均应急诊剖腹探查。对于子宫破裂时间短、破口整齐、无明显感染及出血量较少者,可行子宫破口修补;对子宫破口大、出血迅猛或有感染者应行子宫次全切除,以尽快控制出血。手术的快慢不仅关系到胎儿的存亡,而且影响到母亲的生命安全。要求在准备手术的同时,积极抗休克治疗,紧急查血型及交叉配血,在围手术期给予足量抗生素治疗。

6. 局部原因　多为非产科因素所致出血,主要包括宫颈息肉、宫颈肌瘤、子宫颈癌、阴道裂伤、阴道乳头状瘤等。完整的孕前检查可减少甚至避免该类出血。

三、产后出血的原因和防治

(一) 出血量的评估

及时准确评估出血量,有利于产后出血的早期诊断和处理,对改善孕产妇的病情转归具有十分重要的意义。常用的估计出血量方法包括:目测法、直接测量法、临床评估法和Hb/HCT评估法等。

1. 目测法　根据医师的经验,目测估计出血量。此法虽方便,但由于产科出血常和羊水混合,容易低估出血量。

2. 直接测量法　包括容积法、称重法和面积法。

(1) 容积法:用带容量刻度容器测量。要注意羊水吸引前后的刻度,避免收集不全或者血液中混入羊水造成测量不准。

(2) 称重法:称重浸血前后敷料的重量,前后重量的差值除以血液的比重1.05,即为出血量。

(3) 面积法:按照纱布血湿面积估计失血量。不同质地和厚度的纱布其吸血量不相同。如10×10cm手术干纱布完全浸血为10ml;45×45cm的干纱垫50%浸血为25ml,75%浸血为50ml,100%浸血为75ml。

3. 临床评估法　常用的有低血容量性休克分级(表51-2-1)和休克指数(shock index,SI)评估法(表51-2-2)。临床评估法需排除其他因素的影响,比如仰卧位低血压综合征、产前容量状态、椎管内麻醉、产前肾功能情况及药物等。

4. Hb/HCT评估法　血红蛋白每下降10g/L,失血量为400~500ml。HCT的下降也能反映失血量,可根据公式估算失血量:

$$实际失血量=血容量×[HCT(i)-HCT(f)]/HCT(m)+输血量$$

表 51-2-1　孕产妇低血容量性休克的临床表现与分级

休克分级	意识状态	收缩压（mmHg）	心率（次/min）	尿量	失血量（ml）	失血比例（%）
无	正常	正常	<100	正常	≤900	≤20
轻度	正常	轻度低血压	<100	正常	1 200~1 500	20~25
中度	不安	80~100	100~120	少尿	1 800~2 100	30~35
重度	意识改变	<60	>120	无尿	>2 400	>35

注:失血比例为失血量/自身血容量;(假设 70kg 孕妇血容量为 6 000ml)

表 51-2-2　休克指数评估法

休克指数	估计失血量（ml）	占自身血容量的百分比（%）
0.5	血容量正常	血容量正常
1.0	500~1 500	10%~30%
1.5	1 500~2 500	30%~50%
2.0	2 500~3 500	50%~70%

其中 HCT(i)为术前 HCT,HCT(f)为术后 HCT,HCT(m)为两次 HCT 的均值。假设 70kg 产妇血容量为 6 000ml,术前 HCT(i)为 0.4,术后 HCT(f)为 0.3,则 HCT(m)为 0.35,术中输红细胞 400ml,实际失血量=6 000×[0.4-0.3]/0.35+400,即为 2 114ml。

任何单一的出血量评估方法都存在一定的局限,因此,临床上联合使用,并动态综合评估孕产妇的生命体征、尿量、血红蛋白浓度等指标,结合凝血功能和内环境指标,以合理指导液体复苏和输血治疗。

（二）产后出血常见原因

产后出血常见原因有子宫收缩乏力、胎盘因素、软产道损伤和凝血功能障碍。其中,最常见的原因是产后宫缩乏力,占 70% 以上。产后出血可由单个原因所致,也可以多原因共同作用,不同原因之间甚至互为因果。产后出血的常见原因及高危因素见表 51-2-3。

表 51-2-3　产后出血常见原因及高危因素

原因	对应的高危因素
子宫收缩乏力	
全身因素	产妇体质虚弱、合并慢性全身疾病或精神紧张等
药物	过多使用麻醉剂、镇静剂或宫缩抑制剂等
产程因素	急产、产程延长或滞产、试产失败等
产科并发症	子痫前期等
羊膜腔内感染	胎膜破裂时间长、发热等
子宫过度膨胀	羊水过多、多胎妊娠、巨大胎儿等
子宫肌壁损伤	多产、剖宫产史、子宫肌瘤剔除术后等
子宫发育异常	双子宫、双角子宫、残角子宫等
产道损伤	
子宫颈、阴道或会阴裂伤	急产、手术产、软产道弹性差、水肿或瘢痕形成等
剖宫产子宫切口延伸或裂伤	胎位不正、胎头位置过低等
子宫破裂	子宫手术史
子宫体内翻	多产、子宫底部胎盘、第三产程处理不当

原因	对应的高危因素
胎盘因素	
胎盘异常	多次人工流产或分娩史、子宫手术史、前置胎盘
胎盘、胎膜残留	胎盘早剥、胎盘植入、多产、既往有胎盘粘连史
凝血功能障碍	
血液系统疾病	遗传性凝血功能疾病、血小板减少症
肝脏疾病	重症肝炎、妊娠期急性脂肪肝
产科 DIC	羊水栓塞、Ⅱ~Ⅲ胎盘早剥、死胎滞留时间长、重度子痫前期及休克晚期

植入性胎盘谱系疾病(placenta accreta spectrum,PAS)是产后出血的一个重要原因。PAS 疾病包括:①胎盘粘连,指绒毛组织仅黏附于子宫浅肌层;②胎盘植入,指绒毛组织侵入子宫深肌层;③穿透性胎盘植入指绒毛组织穿透子宫壁达子宫浆膜层、甚至侵入子宫毗邻器官。近年来,PAS 疾病发生率不断增加,与剖宫产率增加有关。剖宫产次数越多,发生 PAS 疾病风险越高,其发生产后出血和需切除子宫的风险均相应增加。美国一项大型多中心队列研究发现,随着剖宫产次数的增加,PAS 疾病发生率为 0.31%~6.74%,当合并前置胎盘时,PAS 疾病发生率更高(11%~67%);随着剖宫产次数的增加,子宫切除的发生率由 0.42% 增加到 8.99%。

(三)产后出血的风险评估

根据孕产妇合并产后出血的危险因素,将产后出血风险分为低风险、中风险和高风险三个等级,见表51-2-4。由于产后出血难以精确预测,即使是低风险的孕产妇,也可能发生严重产后出血。因此,应对所有产妇进行严密监测,以便及时发现产后出血并早期处理。

表 51-2-4 产后出血风险评估

低风险	中风险	高风险
非瘢痕子宫	瘢痕子宫	前置胎盘、胎盘粘连、胎盘植入、胎盘穿透
单胎妊娠	多胎妊娠	HCT<30%
产次≤4 次	产次>4 次	入院时阴道流血
既往无产后出血史	巨大子宫肌瘤 绒毛膜羊膜炎 使用硫酸镁 长时间使用缩宫素	血小板计数<$100×10^9$/L 凝血功能异常 既往有产后出血史 生命体征不平稳(心动过速和低血压)

(四)产后出血的临床特点

1. 容易发生急性大出血　足月妊娠的子宫循环血量超过 500ml/min,而缺乏张力的子宫可储存 1 000ml 以上的血液。因此,当胎盘剥离或产道破损时,开放的血管可在几分钟内出血达数千毫升。

2. 出血量容易被低估　孕产妇妊娠期血容量增加使其对出血的代偿能力和耐受性增强。此外,产后出血还可以流失在生殖道或通过输卵管流入腹腔,特别是隐藏在阴道、腹腔内的血肿,更不容易被察觉。

3. 容易发生凝血功能障碍　原因包括:①大出血时凝血物质的丢失;②大量液体复苏引起凝血因子和血小板的稀释;③胎盘剥离面组织因子释放进入母体循环,引起凝血因子、纤维蛋白及血小板的大量消耗;④代谢性酸中毒和低体温均可影响凝血物质的活性,加重产后出血;⑤分娩创伤及组织低灌注可引起 C 反应蛋白急剧升高,而 C 反应蛋白具有抗凝血及纤溶作用。

4. 容易导致严重并发症　继发于产后出血的严重并发症包括成人呼吸窘迫综合征、休克、弥散性血管内凝血(DIC)、急性肾衰竭、丧失生育能力和产后垂体前叶功能减退等。

（五）产后出血的防治策略

产后出血占产科出血的80%以上，但绝大多数因产后出血所致孕产妇死亡是可以避免或创造条件可避免的。其防治策略应强调早预防、早识别和及时正确的救治。

1. 产后出血的预防　重视孕期预防和分娩期预防。在妊娠期，规范产前检查，纠正贫血、控制胎儿体重和早期识别产后出血的危险因素等。在分娩前，积极治疗基础疾病和诊断产后出血的高危因素，避免无指征剖宫产。积极有效处理第三产程，能够有效降低产后出血量和产后出血危险度。

2. 早期识别产后出血　产后出血发展到休克、DIC，甚至危及生命，未能早期识别是其重要原因之一。对每一个产妇作全面仔细的检查、评估、观察和分析，并动态管理其风险因素，有利于降低产后出血的发生率和减少出血相关严重并发症。

3. 产后出血的救治　迅速止血是治疗产后出血的关键，任何延迟止血都可能给产妇带来严重伤害。产科出血的救治需要多学科团队协作，执行规范化的救治流程，以最快速度启动抢救预案，提高抢救效率和降低孕产妇的死亡率。

《产后出血预防与处理指南（2014）》推荐将产后出血救治分为预警期、处理期和危重期，相应启动一级、二级和三级急救方案，见图51-2-1。

（六）产后出血的防治措施

1. 手术治疗　应根据不同的原因、不同的出血部位选择针对性处理。常用的手术止血措施包括清宫术、子宫压迫缝合、软产道损伤修补、内翻子宫还纳术、盆腔血管结扎、子宫切除术等。临床上手术治疗提倡遵循"四最原则"，即"最快、最简单、最熟练、创伤最小"的手术止血方式，如果保留子宫手术治疗无效，则应尽早切除子宫以挽救产妇生命。

2. 液体复苏　产科大出血初始抢救时，如果血液制品未到，可以先使用液体进行快速容量复苏。液体首选加温的、不含糖的等渗晶体溶液，由于人工胶体溶液可能影响凝血功能，应谨慎使用。液体复苏时注意避免容量过负荷，增加肺水肿风险；对于血流动力学不稳定或液体复苏效果不佳时，还应使用血管活性药物，维持适当的平均动脉压，以保证心、脑等重要器官的灌注。

在出血尚未控制时，短时间适当控制性降压尽管有助于减少出血。由于孕产妇对缺血缺氧耐受性低，子宫收缩又依赖于良好的血供，孕产妇失血性休克低血压复苏时间尽量不超过60分钟。快速纠正内环境和凝血功能也有助于控制出血。

3. 血液制品输注　血液制品的输注是抢救严重产后出血重要措施，其主要目的是提高血红蛋白浓度以保证组织氧供，补充凝血物质以纠正凝血功能障碍，详见本节输血治疗部分。

4. 药物治疗　包括宫缩剂和止血类药物。宫缩剂可分为3类：缩宫素、麦角新碱和前列腺素类。

（1）缩宫素：是最常用的子宫收缩药物，预防和治疗产后出血的一线药物。平均半衰期短（3分钟），需持续静脉滴注。常用方法：缩宫素10U肌内注射或子宫肌层或子宫颈注射，之后10~20U加入500ml晶体液中，按250ml/h持续静脉输注，由于缩宫素的受体饱和现象，24小时总量不超过60U。缩宫素禁忌静脉注射，警惕缩宫素扩张血管所致低血压、心动过速和/或心律失常。

（2）卡贝缩宫素：人工合成的新型缩宫素受体兴奋剂，半衰期约40分钟，常用于择期剖宫产术后预防子宫收缩乏力和产后出血。用法：胎儿娩出后，缓慢静脉注射（1分钟内）单剂量100μg。常见不良反应：恶心、呕吐、腹痛、瘙痒、面红、低血压、头痛及震颤等，合并血管疾病者须谨慎使用。

（3）麦角新碱：对子宫平滑肌具有高度选择性，可通过激活α肾上腺素能受体，促进子宫平滑肌的收缩。用法：0.2mg肌内注射，2~4分钟起效，持续时间可达2~4小时。麦角新碱常与缩宫素联合使用，预防高危人群的产后出血，但合并高血压、子痫前期、肺动脉高压、外周血管疾病或缺血性心脏病的孕产妇慎用。

（4）卡前列素氨丁三醇：为前列腺素$F_{2\alpha}$衍生物，能引起全子宫协调有力的收缩，是治疗产后出血的二

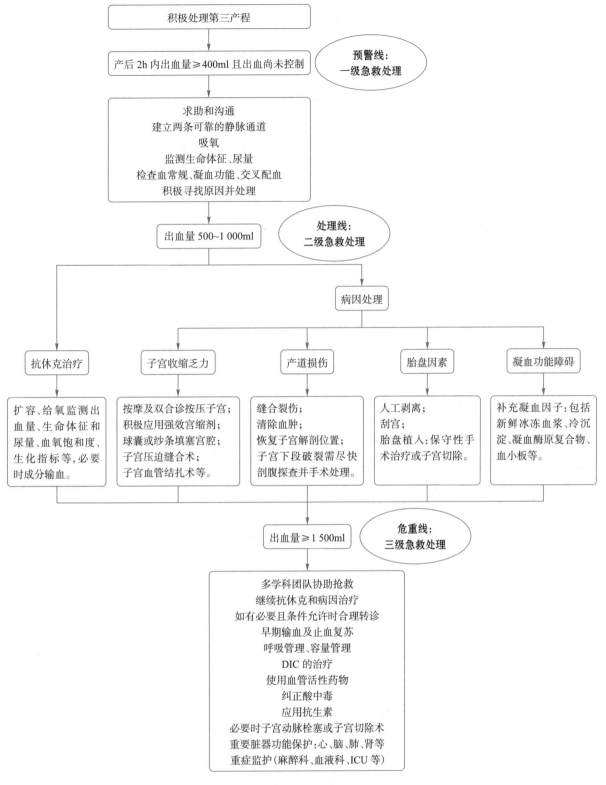

图 51-2-1　产后出血救治流程图

线药物。用法:0.25mg 子宫肌内注射,每 15~20 分钟可重复使用,最大可重复使用 8 次剂量。其不良反应包括支气管痉挛、恶心呕吐、腹泻、肺通气/血流比例异常、肺内分流增加和低氧血症,哮喘、肺动脉高压、心脏病及青光眼患者慎用。

(5)米索前列醇:一种合成的前列腺素 E₁ 的衍生物,软化宫颈,增加子宫张力,主要用于诱导分娩、药物流产前、手术清宫前和预防或治疗产后出血。其优点包括室温下稳定、不良反应小及价格低廉,在缺乏其他宫缩剂的基层医院应用较多。临床上多采用直肠给药,不良反应包括腹泻、恶心呕吐、发热和寒颤等。

(6)氨甲环酸:治疗纤维蛋白溶解亢进最常用的药物。WHO建议氨甲环酸钠入产后出血的常规治疗,应用床旁血栓弹力图监测,指导纤溶亢进治疗。首次使用应在胎儿娩出后3小时以内,剂量1g,静脉滴注或静脉推注(10分钟以上),如果30分钟后仍有出血或24小时内再次发生出血,可重复静脉给予1g。合并血栓栓塞的孕产妇禁用。

(7)重组活化Ⅶ因子:通过与组织因子结合激活凝血因子Ⅸ和Ⅹ,从而增强内源性凝血途径。其止血作用的前提是体内血小板和其他凝血因子足够。由于重组活化Ⅶ因子可引起血栓、心肌梗死及肺栓塞等严重不良反应,因此,只有在危及生命的产科出血而其他治疗无效时才考虑输注。同时要维持正常的体温和纠正酸中毒,否则其止血作用明显降低。常用剂量为70~90μg/kg,大多数患者只需一次剂量。

5. 子宫按摩或压迫法 子宫按摩或压迫法是处理产后出血最简单的应急方法,按摩时间以子宫恢复正常收缩,并能保持收缩状态为止。临床上多用于产后宫缩乏力或前置胎盘产后子宫下段不收缩引起的产后出血。

6. 宫腔填塞 包括宫腔纱条或宫腔球囊填塞。宫腔纱条填塞常用于剖宫产术中宫缩乏力,且经按摩子宫和缩宫剂治疗效果不佳时,前置胎盘、胎盘粘连导致胎盘剥离面出血不止时。宫腔球囊填塞可用于阴道分娩或剖宫产术中,球囊一般注入生理盐水250~300ml。宫腔纱条填塞有增加产后感染风险,且不利于产后出血的观察,因此,临床上逐渐认可宫腔球囊填塞止血。

7. 术前预置腹主动脉球囊导管 适用于预计术中可能发生不可控的急性大出血的孕产妇。适应证包括:①PAS疾病;②有剖宫产史的前置胎盘;③切口妊娠、中央型前置胎盘;④已有宫内或阴道出血的孕产妇。禁忌证包括:①穿刺部位有严重感染;②股动脉狭窄,支架植入史,无球囊导管入路;③下肢静脉血栓形成;④严重肝肾功能障碍、凝血功能严重异常;⑤碘造影剂过敏。

腹主动脉球囊阻断术通常选择在数字减影血管造影(DSA)条件下,行右侧股动脉穿刺置管,球囊导管置入腹主动脉的定位:在双肾动脉以下,腹主动脉分叉近端2~3cm。向球囊缓慢注入生理盐水,根据产妇双侧足背动脉搏动或足趾SpO$_2$的变化,判断球囊阻断效果,并记录球囊压力、注入液体量及阻断时间;妥善固定球囊导管,置管侧下肢制动,避免移位导致阻断失败。

术中胎儿娩出后实施球囊阻断,安全阻断时限一般每次不超过15分钟;如果需要延长阻断时间,应间歇恢复血流1分钟,总阻断时间通常不超过45分钟,以防止下肢缺血损害。在确认子宫创面出血控制、血流动力学稳定后,缓慢抽空球囊内液体,恢复子宫血流,再观察子宫创面出血情况,方可拔出腹主动脉球囊导管。拔出后用血管缝合器缝合穿刺点,再用弹力绷带加压包扎,12小时后拆绷带,制动该侧下肢24小时,观察局部出血和肿胀情况。

该技术相关并发症包括穿刺点感染、出血、血肿及假性动脉瘤形成、血栓形成、下肢缺血、球囊移位、急性肾功能衰竭、导管导丝折断及胎儿射线辐射风险等。

8. 子宫血管介入栓塞 产后出血经过系统的非手术治疗无效时,可选择子宫血管介入栓塞术,成功率为85%~95%。其主要优点是在造影下可直接发现并栓塞出血血管,有效阻断出血,实时评估止血效果,保留了子宫和生育能力。其并发症包括栓塞术后综合征(包括低热、下腹痛等)、异位栓塞、月经减少、闭经或卵巢功能减退、栓塞后感染及子宫坏死等。

四、输血治疗

输血治疗是产科出血防治的一项重要措施,但也可能给孕产妇带来一些不良反应,甚至严重并发症。因此,熟悉输血原则、风险和指征,规范合理的输血至关重要。

（一）输血原则

2018年我国《全血和成分血使用》指出输血通用原则包括：①不可替代原则，只有通过输血才能缓解病情和治疗患者疾病时，才考虑输血治疗；②最小剂量原则，临床输血剂量应考虑输注可有效缓解病情的最小剂量；③个体化输注原则，临床医师应针对不同患者的具体病情制定最优输血策略；④安全输注原则，输血治疗应以安全为前提，避免对患者造成额外伤害；⑤合理输注原则，临床医师应对患者进行输血前评估，严格掌握输血适应证；⑥有效输注原则，临床医师应对患者输血后的效果应进行分析，评价输注的有效性，为后续的治疗方案提供依据。

（二）输血风险

尽管目前血液筛查检测手段较前更敏感，同种异体输血的疾病传播风险大大降低，但是输血治疗仍可能带来许多不良反应。输血风险包括非溶血性发热反应、过敏反应、溶血反应、细菌污染、传播疾病、输血相关性循环超负荷（transfusion-associated circulatory overload，TACO）、输血相关性急性肺损伤（transfusion-related acute lung injury，TRALI）、输血相关性移植物抗宿主病（transfusion-associated graft versus host diseases，TA-GVHD）、输血相关性免疫抑制（transfusion-related immunomodulation，TRIM）等。大量输血还可导致低体温、碱中毒、高钾血症、低钙血症及凝血功能障碍等。

TACO常伴随大量血浆的输入而增加，尤其是合并有心肺疾病和/或肾功能不全的产妇更容易发生，常需要利尿剂治疗。TRALI被认为是异体输血相关性死亡的首要原因，主要表现为非心源性肺水肿，常在输血后1~2小时出现发热、呼吸困难、气管道内液体增多及严重低氧血症，在输血后6h内达到高峰。一旦出现TRALI，除了停止输血、重症监测及支持治疗之外，目前无特异性疗法。TA-GVHD是一种发病率低但致命的输血反应，指具有免疫活性的淋巴细胞输注给免疫功能缺陷或免疫功能抑制的患者，在受体内存活、增殖，并攻击宿主组织细胞，其有效的预防措施是用γ射线照射血细胞成分。TRIM指的是异体输血可引起受血者非特异性免疫抑制反应，从而可能增加受血者术后感染和肿瘤再发的风险。对于孕产妇，TRIM对术后感染率的增加有显著的影响。

因此，对于有输血可能的孕产妇，应尽量在输血前将输血治疗的必要性、风险以及可供选择的替代方法告知孕产妇及家属，并签署知情同意书。输血前做好血型鉴定、抗体筛查及交叉配血。

（三）输血指征

1. 红细胞　浓缩红细胞输注目的是提高血液的携氧能力，以往的输注浓缩红细胞阈值是根据血红蛋白含量来决定。鉴于产科出血往往迅速，血红蛋白浓度常不能准确反映孕产妇缺血的程度。因此，产科输血指征不能单纯以血红蛋白浓度为标准，需结合临床症状、有无继续出血及合并疾病来综合判断。对于产科患者，通常血红蛋白浓度<70g/L或临床证据表明携氧能力不足时需输注浓缩红细胞；如果有持续出血，即使血红蛋白浓度>70g/L也应输血。输血治疗目标：尽量维持血红蛋白水平>80g/L。

2. 凝血因子　根据临床表现和PT、APTT、纤维蛋白原等检查情况，酌情补充凝血因子，有效止血。可选择新鲜冰冻血浆、纤维蛋白原、冷沉淀（1个单位冷沉淀含纤维蛋白原150~250mg、Ⅷ因子80~100U）。产科大出血时，PT或APTT延长至正常值上限的1.5倍或INR>1.7时，可考虑输注新鲜冰冻血浆以补充凝血因子。新鲜冰冻血浆用量为10~15ml/kg；当纤维蛋白原浓度<1g/L时，可考虑输注冷沉淀，成人冷沉淀用量为每5~10kg输注2U。凝血因子输注目标：PT、APTT均小于正常值的1.5倍，纤维蛋白原至少在1.5~2g/L水平。

与实验室检查相比，血栓弹力图（thromboelastogram，TEG）和回旋式血栓弹力图（rotational thrombelastometry，ROTEM）能够在较短地时间内检测凝血功能状态，指导凝血因子输注。

纤维蛋白原浓缩物常用于治疗先天性低纤维蛋白原血症的急性出血，在产科出血导致的获得性低纤维蛋白原血症中的应用越来越普遍。大出血抢救时，通常每输入1g纤维蛋白原浓缩物可提高血浆纤维蛋白原浓度约0.25g/L，纤维蛋白原浓缩物初次输注剂量为25~50mg/kg。

3. 血小板　血小板在妊娠期可保持正常或轻度降低,有些妊娠期并发症(如 HELLP 综合征)可引起血小板减少,在大量输血补液之后,血小板浓度由于血液稀释而降低。产科大出血抢救时,如果血小板计数<(50~75)×10⁹/L 或血小板计数降低并出现不可控制的渗血时,应考虑输注血小板;如果出血考虑与血小板功能降低有关,也应考虑输注血小板。血小板应快速输注,并且应该一次足量输注,因为血小板止血效果与其血浆峰浓度有关,缓慢输注常常效果不佳。血小板输注目标:当出血尚未控制时应维持血小板计数在 $75×10^9$/L 以上;当出血已经控制同时后续出血风险较小时,可以维持血小板在 $50×10^9$/L 以上。

（四）大量输血方案（massive transfusion protocol,MTP）

大量输血方案是一个有预见性的输血方案,是在应对创伤、产科等突发大量失血时,在及时补充红细胞的同时,"有预见性"地补充血浆凝血因子、血小板、第Ⅶ因子等,以纠正凝血功能障碍,避免进入 DIC 的恶性循环。《产后出血预防与处理指南（2014）》推荐产科大量输血方案为红细胞:血浆:血小板以 1∶1∶1 的比例输注(即 10U 红细胞悬液+1 000ml 血浆+1U 机采血小板)。近年来,通过快速床旁凝血监测技术的目标导向输血策略,不仅可以有效治疗大出血,而且还能避免不必要的输血。

第三节　储存式自体输血

储存式自体输血（preoperative autologous blood donation,PABD）是指在术前一定时间内采集患者自身血液进行保存,在手术期间输用。PABD 主要应用于可能会大量出血、需要输血的择期手术。孕产妇无论是经阴道分娩还是剖宫产,均存在潜在大出血风险,尤其是合并凶险性前置胎盘伴胎盘植入的孕产妇,围产期发生大出血风险更高,PABD 在抢救产科大出血、挽救产妇生命时,提供了更多保障。

一、产科 PABD 的适应证和禁忌证

适应证:①分娩过程中可能需要输血的孕产妇;②既往曾出现严重输血反应、稀有血型、血型鉴定和交叉配血困难以及拒绝输异体血的孕产妇。适合储存式自体输血的孕产妇还需满足以下条件:①年龄<35 岁,孕 37~39 周;②ASA Ⅰ~Ⅱ级,Hb≥110g/L,HCT≥0.33,PLT≥120×10⁹/L,凝血功能正常;③胎儿生长发育无异常;④同意接受 PABD 方式。

禁忌证:①Hb<110g/L,HCT<0.33,孕妇体重<45kg;②合并心、肺、肝、肾等重要脏器功能不全;③妊娠合并高血压或糖尿病;④有细菌、病毒感染或正在使用抗生素;⑤既往有癫痫发作、献血后发生晕厥史;⑥红细胞存在内在缺陷;⑦胎儿宫内生长受限。

二、孕妇血液的采集

产科储存式自体输血通常选择在分娩前 1~3 周(孕 37~39 周)采集血液,因为此时孕妇血容量达到高峰,胎儿成熟,可最大程度减少血液采集所致的血容量不足对母胎的影响。每周或隔周一次,每次 200~400ml,两次采血间隔时间不少于 3 天,术前 3 天应停止采血。采血方案有蛙跳式、转换式和步积式等,产科常用蛙跳式采血方案,见表 51-3-1。

表 51-3-1　蛙跳式采血方案

采血日期	采血袋号	回输袋号	再采血袋号
第 1 天	第 1 袋		
第 8 天	第 2 袋	第 1 袋	第 3 袋
第 15 天	第 4 袋	第 2 袋	第 5 袋
第 22 天	第 6 袋	第 3 袋	第 7 袋

三、注意事项

1. 在采血过程中须有产科医师在场,对孕妇进行必要的心理疏导,分散孕妇的注意力,缓解孕妇的紧张恐惧心理;注意观察孕妇的临床表现。

2. 采血过程除对孕妇监测外,还要对胎儿进行胎心监测。一旦发现孕妇低血压或胎心异常,应立即停止采血,寻找原因并处理。

3. 采血前后严格核对孕妇身份信息,核对无误后血袋需贴上醒目标签,写明"仅供自体输血"。

4. 采血过程应严格遵守无菌原则,规范操作。采集后的自体血贮存、发放和临床输注要求与同种异体血相同。

5. 在施行血液采集前后需补充铁剂、叶酸及维生素 C 等增加血液储备,有条件者可合用促红细胞生成素(Erythropoietin,EPO),以促进红细胞的增殖和分化。

四、术前单采深度自体储血技术

术前单采深度自体储血技术(advanced autologous apheresis,AAA)是近年来一种新的储存式自体输血技术,通过术前应用血细胞分离机采集患者的浓缩红细胞和血小板,术中或术后进行回输。与传统储存式自体输血相比,其优势是可一次性采集大量浓缩红细胞和血小板,并且在采血过程中应用体液进出平衡的慢速采集方式,减少患者采血前后血容量剧烈变化带来的不适。目前术前单采深度自体储血技术主要应用在骨科、肝脏外科等大手术,在产科应用极少,其有效性和可行性尚需进一步临床研究验证。

第四节　稀释性自体输血

稀释性自体输血(hemodiluted autotransfusion)也称为急性等容性血液稀释(acute normovolemic hemodilution,ANH),指在麻醉后、手术主要出血步骤开始前,抽取患者一定量自体血在室温下保存备用,同时输入胶体液或一定比例晶体液补充血容量,使手术出血时血液的有形成分丢失减少,待引起出血的主要操作完成后,或根据术中失血及患者情况回输保存的自体血。

根据采血后目标 HCT 值分为:轻度稀释,HCT ≥ 0.30;中度稀释,HCT 0.25~0.30;重度稀释,HCT 0.20~0.25;产科一般选轻、中度稀释性自体输血。

一、产科稀释性自体输血的适应证和禁忌证

适应证:出血高风险的孕产妇,尤其是合并红细胞增多症、Rh 阴性等稀有血型、有不规则抗体,血型鉴定和交叉配血困难、既往曾出现严重输血反应及因宗教信仰拒绝输注同种异体血的孕产妇。适合稀释性自体输血的孕产妇还需满足以下条件:①ASA Ⅰ~Ⅱ级;②Hb ≥ 110g/L,HCT ≥ 0.33,PLT ≥ 120×10⁹/L,FIB ≥ 400mg/dl,凝血功能正常;③无心、肺、肝、肾等重要器官疾病的择期手术。

禁忌证:①ASA>Ⅱ级;②术前存在贫血或凝血功能障碍、血小板功能数量异常;③合并重要脏器功能不全;④脓毒血症;⑤不具备监护、抢救复苏条件。

二、产科稀释性自体输血实施要点及注意事项

1. **实施时间**　由于剖宫产手术从切皮到切开子宫仅需几分钟,时间短。因此,常选择在麻醉前。

2. **实施条件**　在持续有创动脉血压、中心静脉压及胎儿心率监测情况下采血;术中还必须密切监测患者心电图、脉搏血氧饱和度、红细胞比容以及尿量的变化。

3. 血液稀释程度　血液稀释 HCT 一般控制在 30% 左右,但不得低于 25%。

4. 采血量　采血量和血液稀释程度要结合产妇年龄、体重、心肺等主要脏器功能综合考虑。可根据 Gross 公式估算:$V=(EBV$ 采血量 $_i-H_f)/H_{av}$。其中,V 是抽取的血量;EBV 是估计的患者血容量;H_i 是抽血前初始红细胞比容;H_f 是最终或目标红细胞比容;Hav 是平均红细胞比容,即 H_i 和 H_f 的均值。

5. 血液储存　将抽取的全血注入含抗凝剂柠檬酸盐—磷酸葡萄糖腺嘌呤(cirtrate phosphate dextrose adenine,CPDA)的血袋中保存。预计 4 小时内回输时可在室温下保存,预计 4 小时后才回输的,血袋应保存在 4℃ 的冰箱,24 小时内输注完毕。

6. 血液回输　一般在出血控制后回输。当急性大出血,尽管出血未控制,应根据出血量和 Hb/HCT 动态监测,结合临床表现,综合判断回输时机。回输过程中警惕容量过负荷。

三、产科稀释性自体输血的优点和局限

1. 优点　患者血红蛋白浓度和红细胞比容降低,血液粘滞度和外周血管阻力减少,从而增加回心血量,心排血量增加,重要组织器官血流量增加,促进微循环,对重要脏器有潜在保护作用。孕妇抽取有限的血液(<1 000ml)对宫内胎儿基本没有影响,出生时 Apgar 评分无明显降低。作为一种血液保护技术,可减少同种异体血输注,避免其相关不良反应。

2. 局限　由于孕妇本身存在血液稀释和容量高负荷,稀释性自体输血可能加重孕妇生理性贫血,引起心力衰竭或胎盘功能不全,加快凝血功能紊乱。加之产科出血预测困难,限制了稀释性自体输血在产科的广泛应用。

第五节　术中回收式自体输血

术中回收式自体输血(intraoperative cell salvage,IOCS)是指将患者手术过程中的失血通过血液回收设备过滤、洗涤和浓缩等程序处理,将获得的红细胞回输给患者。术中回收式自体输血是一种重要的血液保护措施,在大量出血的情况下,可以持续收集手术失血,甚至有几升的血液可在术中回收利用,远超过其他自体输血技术。

一、术中回收式自体输血在产科的应用

早在 1818 年,英国产科医师 John Blundell 首次为产妇使用回收式自体输血技术,当时采用最简陋最原始的方法来收集、过滤和回输,也挽救了不少产妇的生命。由于产科回收血中混有一定量的羊水成分,可能增加羊水栓塞风险,因此,在很长一段时间里,IOCS 技术禁用于剖宫产术。

直到 1999 年,国际产科麻醉杂志首次报道 IOCS 联合去白细胞滤器在产科应用的临床研究,剖宫产术野回收血经洗涤和去白细胞滤器过滤后,滋养层组织、甲胎蛋白、白细胞能够被完全清除,胎儿鳞状上皮细胞和不定型碎片仍存在于回收血中,而经过洗涤的回收血中的羊水成分浓度低于母体血液中的含量。该研究得出结论,对于可能发生致命性大出血或拒绝异体输血的孕产妇,应当联合应用去白细胞滤器实施回收式自体输血技术,更为安全。

近 20 年来,随着自体血回收的设备和技术的改进,已有多个国家将剖宫产术列入 IOCS 技术的适应证。然而,为了尽可能降低产科回收式自体输血羊水污染的风险,产科 IOCS 技术通常采用双倍抗凝、双倍洗涤和联合应用去白细胞滤器,加强防控羊水污染。

二、产科术中回收式自体输血的适应证和禁忌证

适应证:①预计出血量超过自身血容量的 20% 的出血高风险孕产妇;②意外抗体(又称不规则抗体,指

血清中除抗-A、抗-B 之外的其他血型抗体）阳性、交叉配血困难或因宗教信仰拒绝输注同种异体血的孕产妇；③库存异体血不足。

禁忌证：①怀疑回收血被污染；②大量溶血；③妊娠合并全身性感染、脓毒血症；④镰状细胞贫血患者；⑤RhD 阴性血型，但体内已产生抗-D 抗体的孕产妇。

三、产科术中回收式自体输血实施要点

1. 回收自体血前准备　①评估孕产妇出血风险；②签署自体血回收知情同意书；③准备血液回收设备和耗材，须准备两套吸引管装置；④调节负压吸引压力，通常为 100~150mmHg，但不超过 200mmHg；⑤使用双倍抗凝方法配制抗凝液。（生理盐水 500ml+普通肝素 3.75 万 IU，肝素浓度为 75U/ml）。用抗凝液预充吸引管道和储血罐，通常储血罐需要预充 200ml 抗凝液。血液回收过程应维持抗凝液不少于 5ml/min，根据收集自体血速度调节抗凝液速度。

2. 血液收集与洗涤　使用血液回收设备，收集、过滤以及抗凝处理术中失血。洗涤时，通常每一离心杯回收血（225ml/杯）所需洗涤液量 1 000ml，采用双倍洗涤时，每离心杯回收血应增加洗涤量至 2 000ml 洗涤后，把浓缩红细胞泵入保存袋中。

回收过程应使用两套吸引管装置，一条吸引管吸引羊水和胎盘血，另一条吸引管在胎盘娩出后再进行吸引，以减少脐带血和羊水混入。由于孕妇术前多处于高凝状态，回收血要充分抗凝。再加上血液回收设备肝素清除率达 99% 以上，过量的肝素会被洗涤出来，所以宁可加强抗凝，不可抗凝不足。抗凝不足形成血凝块，不仅影响回收血质量，还可堵塞储血罐及去白细胞滤器，甚至引起离心杯爆裂。洗涤程序尽量选用自动清洗模式，以保证回输血的红细胞比容及其他成分的有效清除，手动模式可能影响洗涤质量。

3. 血液回输和保存　应根据产妇血红蛋白水平和出血速度等决定回输自体血时机。常采用"收集模式"（collect only mode），即先收集术中失血存于储血罐暂不洗涤，当估计术中出血>500ml 或者超过全身容血量 10%，并有继续出血倾向时，才启动洗涤程序，过滤回输或备用。回输自体血时，须连接去白细胞滤器过滤，依靠重力作用进行自体血液回输，禁止采用加压输注装置。

自体血储存：通常采用室温存放，须在 4 小时内回输，但不超过 6 小时。4℃冷藏保存不能超过 24 小时。

四、产科术中回收式自体输血的理论与实践

相对于异体血，回收的自体血经抗凝、过滤、洗涤等处理后更具生理活性，不良反应更少，是产科出血急救实践中一项至关重要的血液保护策略。产科术中回收式自体输血可以减少甚至避免孕产妇使用同种异体血，尤其在产科大出血的情况下，能及时提供完全相容的常温的同型血液，抢救急性大出血时有明显优势。

传统观点认为，产科自体血回收有增加羊水栓塞风险，现在已证实胎儿细胞及羊水成分在母体循环中普遍存在，经智能化的自体血回收机洗涤和去白细胞滤器过滤后的血液，其羊水成分浓度远低于母体血液本身。在临床实践中，联合使用去白细胞滤器的，并未增加羊水栓塞风险。

RhD 阴性血型的产妇，存在 Rh 同种免疫风险。因此，对于既往未致敏 RhD 阴性血型的产妇应慎用回收式自体输血技术。如果异体 RhD 阴性红细胞不能满足临床需要时，可选择回收式自体输血，此时应常规检测脐带血。如果脐带血被确认 RhD 阳性或未知，应在 72 小时以内，使用至少 1 500IU 的抗 D 免疫球蛋白，并且在自体血回输后 30~40 分钟采集产妇血液样本进行评估，以确定是否需要更多的抗-D 免疫球蛋白，防止产妇抗-D 抗体的产生。如果产妇体内已产生抗-D 抗体，则不宜实施回收式自体输血。另有极少数产妇在输入回收自体血后可能出现严重的低血压反应，通常在停止输血并给予小剂量升压药后即可纠正。由于回收血中不含凝血成分，在大量出血时，要及时监测凝血功能，必要时补充凝血成分。

患者,女,38岁,身高165cm,体重95kg,BMI 34.9kg/m²,ASA Ⅲ级。

主诉:妊娠36周,检查发现中央型前置胎盘。

现病史:孕期规律产检。孕早期超声检查提示胎盘低置状态。孕25周行葡萄糖耐量试验(OGTT试验):血糖6.0~11.8~6.9mmol/L,诊断妊娠糖尿病。以饮食控制,孕期监测血糖控制可。孕28周后多次超声检查提示:中央型前置胎盘,胎盘植入可能。孕30周因阴道少量流血住院保胎治疗,阴道流血停止后出院。孕35⁺⁵周在门诊完成地塞米松6mg肌内注射q12h(共4次)促进胎肺成熟治疗。

既往史:既往健康状况良好,否认高血压、糖尿病等慢性病史,否认传染病史、过敏史、重大外伤史及输血史。

既往孕产史:孕5产2,分别于16年和12年前两次剖宫产术,生2子健康。人工流产3次,3年前末次人流。

家族史:父母均无高血压、糖尿病等病史,否认明显遗传病史,否认家族血液病史。

查体:T 36.1℃,P 98次/min,R 20次/min,BP 131/75mmHg。常规体格检查:发育正常,营养良好,神志清晰。皮肤黏膜正常,头颅五官无畸形,心肺无异常,腹部膨隆,耻骨联合上缘见一长约12cm横行陈旧性手术瘢痕,腹部无压痛,肝脾未触及,双下肢无水肿,脊柱四肢无异常。产科检查:宫底32cm,腹围102cm,胎位LOA,未扪及宫缩,骨盆外测量未见明显异常,监测胎心:120~145次/min。

辅助检查:血常规示Hb 132g/L,HCT 40.8%,PLT 177×10⁹/L。凝血功能示PT 11.4s,APTT 27.2s,INR 0.93。血型鉴定示O型,RhD阳性。入院前最后一次超声检查示晚孕,单活胎,头位,胎盘成熟度2级,胎盘下缘完全覆盖宫颈内口,左侧壁与子宫肌层分界不清,加彩后见极丰富血流信号。考虑前置胎盘(中央型),胎盘植入可能。

入院诊断:①G₆P₂ 36周孕待产;②中央型前置胎盘,胎盘植入可能;③妊娠糖尿病;④瘢痕子宫。

术前经过:孕妇合并中央型前置胎盘,胎盘植入可能,拟择期行剖宫产术。

产科评估与准备:高龄产妇,多次剖宫产及人工流产,合并瘢痕子宫、中央型前置胎盘,胎盘植入可能,孕妇发生产后大出血风险极高危。目前36周孕,已给予地塞米松促进胎肺成熟,可行剖宫产术。术前需预置腹主动脉球囊导管以减少术中出血;备好宫缩剂便于术中使用;术中可能行宫腔填塞、子宫压迫式缝合等止血措施。如果术中出血不能控制,可能行子宫切除,需要与患者及其家属充分沟通,并签署好剖宫产知情同意书和子宫切除知情同意书。

麻醉评估与准备:高危妊娠产妇,肥胖,发生产后大出血风险极高危。NYHA分级:Ⅱ级,ASA分级:Ⅲ级。麻醉选择气管插管全身麻醉,术前做好困难气道准备。围手术期做好产科大出血抢救准备及血液保护。产妇术前一般情况良好,Hb 132g/L,HCT 40.8%,血型O型、RhD阳性,有储存式自体输血和稀释性自体输血指征。但经与产妇和家属沟通,产妇拒绝这两种血液保护措施,选择回收式自体输血。此外,术中加强监测,包括有创动脉压、中心静脉压监测、床旁血气分析和TEG等,做好保温、液体复苏,备好血管活性药物,术中维持血流动力学平稳。

新生儿科评估:因胎儿出生后为早产儿,存在低体温、低血糖、新生儿窒息等风险,产前严密胎心监测,出生时注意清理呼吸道,做好抢救准备,必要时转到儿科重症监护病房。

麻醉管理:剖宫产麻醉前,产妇在放射介入室局部麻醉下预置腹主动脉球囊导管,备剖宫产术中使用。产妇入手术室后仰卧位,右侧垫高,保持子宫左倾15°,常规监测心电、血压、脉氧饱和度、体温及胎心监测,给予吸氧、保温。局部麻醉下桡动脉穿刺置管和中心静脉置管,监测动脉压和中心静脉压。左上肢建立2条18G静脉通道,术前30分钟滴注加温的复方电解质溶液500ml及预防性使用抗生素。

消毒铺手术单,即行麻醉诱导,静脉给予丙泊酚、瑞芬太尼、罗库溴铵快速诱导,气管插管顺利。采用丙泊酚和瑞芬太尼持续静脉泵注维持麻醉。

麻醉诱导后4分钟,手术娩出一活女婴,Apgar评分9分-10分-10分。在胎儿娩出后静脉注射咪达唑仑及舒芬太尼。胎儿娩出后立即行腹主动脉球囊阻断,宫体注射缩宫素20IU,子宫收缩差,再予麦角新碱0.4mg宫底注射。手术探查胎盘完全覆盖宫颈内口,胎盘部分已剥离,胎盘与子宫下段粘连致密,剥离困难,出血较多。手术医师行宫颈提拉式缝合及植入面压迫缝合止血后,缓慢放空腹主动脉球囊,发现宫腔仍活动性出血,再次行腹主动脉球囊阻断术。手术医师再次与患者家属沟通后,行次全子宫切除术。

手术共历时2小时,术中出血2 000ml,回输自体血450ml,输血浆400ml,复方电解质溶液1 700ml,琥珀酰明胶500ml,术中尿量400ml。床旁动态监测Hb、HCT和TEG的变化,指导输血治疗。术中腹主动脉球囊阻断2次,每次阻断时间15分钟。术毕时拔出腹主动脉球囊导管,穿刺点血管缝合器缝合后,弹力绷带加压包扎,右下肢制动,术后行PCIA镇痛。

术毕平稳转入恢复室复苏,10分钟后恢复达标,顺利拔出气管导管,45分钟后转入产科病房。术后24小时下床活动,VAS疼痛评分1~3分。术后第3天康复出院。

相关要点及解析

1. 产后出血的主要原因　包括子宫收缩乏力、胎盘因素、软产道损伤和凝血功能障碍,其中子宫收缩乏力是最常见的原因。

正常分娩时子宫平滑肌收缩,产生剪切力将胎盘从子宫蜕膜层分离剥脱。子宫在内源性缩宫物质的作用下通过肌肉收缩和缩复作用对子宫螺旋动脉进行有效压迫止血。宫缩乏力时,子宫肌纤维不能有效收缩压迫开放的血管,而足月孕的子宫循环血量超过500ml/min,胎盘剥离面因而会发生快速出血,导致严重产后出血的发生。

产后出血可由单个原因所致,也可多原因共同作用,不同原因之间甚至互为因果。本例产妇既往有多次剖宫产及人工流产史,瘢痕子宫,本次妊娠合并中央型前置胎盘、胎盘植入,子宫下段肌肉菲薄,剥除胎盘后子宫收缩乏力,发生产后出血。

2. 产后出血止血措施

(1)初步止血措施:①按摩或按压子宫;②使用宫缩剂,促进子宫收缩;③胎儿娩出后,立即用止血带捆扎子宫下段,有效阻断子宫血流;④人工剥离胎盘,避免暴力,尽量剥离干净;⑤输血治疗,包括自体血回输和异体血输注。通过补充凝血因子和血小板减少出血,要在凝血功能恶化之前输入血液制品。需要注意的是输血治疗要严格执行查对制度。输血前应由两名医护人员在患者床旁严格核对患者的姓名、性别、年龄、科室床号、住院号、血型、血液种类、血量及交叉配血结果各项内容,检查血袋有无破损渗漏、血液颜色是否正常及血液的有效期,准确无误后方可输血。清醒患者还需同患者本人进行核查确认,严防输血错误。

(2)进一步止血措施:①在胎儿娩出后,使用腹主动脉球囊阻断技术;②采用各种子宫压缩缝合止血技术,如B-Lynch缝合法、Hayman缝合术等;③宫腔填塞,包括宫腔纱条填塞和宫腔球囊填塞;④采用各种子宫血管结扎术,如子宫动脉上、下行支结扎,必要时行髂内动脉结扎;⑤有介入条件的医院,可立即行经导管子宫动脉介入栓塞术。

(3)重组活化Ⅶ因子:重组活化Ⅶ因子(rFⅦα)通过与组织因子结合激活凝血因子Ⅸ和Ⅹ,从而增强内源性凝血途径。在危及生命的产科出血而其他治疗无效时考虑输注。

(4)切除子宫,经积极抢救出血仍继续、危及产妇生命时,尽早行子宫切除术。

3. 产后出血监测　常规监测包括无创血压、心电图、脉氧饱和度和体温。有创动脉血压和中心静脉压监测对于大出血产妇也尤为重要,有创动脉血压监测可以及时发现血压变化,指导容量复苏和血管活性药物的使用,同时还方便血气、电解质和凝血功能的动态检查。中心静脉压监测不仅能协助评估产妇的容量负荷,还能通过中心静脉通道快速输血治疗。此外,尿量监测也有利于评估产妇循环容量。床旁 Hb、HCT 和 TEG 监测可实时指导合理输血。

4. 产科腹主动脉球囊阻断术实施要点　该技术是在数字减影血管造影(DSA)引导下,将球囊导管预置于腹主动脉(定位:在双肾动脉以下,腹主动脉分叉近端 2~3cm),在胎儿娩出后,向球囊内缓慢注入生理盐水,实施腹主动脉球囊阻断,记录球囊内压力、注入液体量和阻断时间。主要适用于预计术中可能发生不可控急性大出血的孕产妇。

腹主动脉球囊阻断术根据产妇双侧足背动脉搏动或末梢血氧饱和度的变化来充盈球囊,球囊阻断安全时限一般每次<15 分钟;如需要延长阻断时间,应间歇恢复血流 1 分钟,总阻断时间通常<45 分钟,以防止下肢缺血性损害。在拔出球囊导管前,确认子宫创面出血停止、血流动力学稳定,缓慢抽空球囊内生理盐水,恢复子宫血流,再观察子宫创面出血情况,方可拔出腹主动脉球囊导管。拔出后血管缝合器缝合穿刺点,再用弹力绷带加压包扎,12 小时后拆绷带,制动该侧下肢 24 小时,观察局部出血和肿胀情况。

5. 产科自体输血　产科自体输血主要包括储存式自体输血、稀释性自体输血和回收式自体输血。由于孕产妇高血容量、血液稀释、生理性贫血及产后出血难以准确预测等因素,储存式自体输血和稀释性自体输血在产科血液保护中应用有限。但对稀有血型、交叉配血困难、拒绝输血及出血高风险的孕产妇,其具有明显的临床意义。回收式自体输血随着血液回收技术的进步和联合使用去白细胞滤器,目前可安全用于剖宫产术中。其适用孕产妇人群广泛,并发症可控,在大量出血的情况下,可以持续收集手术失血,在产科血液保护措施中远超过其他自体输血技术的应用。

思考题

1. 简述产科出血的分类和常见原因?
2. 简述合并产后出血高危因素的孕产妇术前评估和准备,产后出血防治措施和抢救流程?
3. 简述产科血液保护措施及其适应证和禁忌证?

(赵邦术　闵　苏)

推荐阅读

[1] 中国医师协会介入医师分会妇儿介入专委会,中华医学会放射学分会介入学组生殖泌尿专委会,中国妇儿介入联盟.围分娩期产科出血介入治疗中国专家共识.中华介入放射学电子杂志,2020,8(1):1-5.
[2] 严海雅,[美]陶为科,曹云飞.产科输血学.上海:上海世界图书出版公司,2020:29,137.
[3] 中国输血协会临床输血专业委员会.自体输血临床路径管理专家共识(2019).临床血液学杂志,2019,32(2):81-86.
[4] BAYSINGER CL.,BUCKLIN BA.,GAMBLING DR. 产科麻醉学.2 版.陈新忠,黄绍强,译.北京:中国科学技术出版社,2019:8-10,299-314.
[5] COMMITTEE ON PRACTICE BULLETINS-OBSTETRICS. Practice Bulletin No.183:Postpartum Hemorrhage.Obstet Gynecol,2017,Oct:130(4):e168-e181.
[6] DAVID H.CHENTNUT.Chestnut's Obstetric Anesthesia Principles and Practice. 6th ed. Holland:elsevier,2019:901-923.
[7] FIGO consensus guidelines on placenta accreta spectrum disorders,Int J Gynecol Obstet,2018,140:261-298.
[8] MAYA SURESH. Shnider and Levinson's Anesthesia for Obstetrics. 5th ed. Philadelphia:Lippincott Williams &Wilkins,2013:311-32.
[9] MICHAEL A.GROPPER.Miller's Anesthesia.9th ed. Holland:elsevier,2019:1546-1600,2032-2035.
[10] QUEENSLAND CLINICAL GUIDELINES. Postpartum haemorrhage Guideline No.MN18.1-V9-R23 Queensland Health.2020.

第十篇

麻醉并发症的管理

第五十二章

产科仰卧位低血压综合征的防治

本章要求

1. 掌握仰卧位低血压综合征的防治原则。
2. 熟悉仰卧位低血压综合征的病理生理机制和临床表现。
3. 了解仰卧位低血压综合征的定义和发生率。

为满足胎儿代谢需要,使胎儿得到良好发育,母体在妊娠期间会发生解剖和生理变化,同时也为自身分娩做准备。这种变化对母体心排血量、循环血容量、血管外周阻力、血液粘稠度、血管弹性等都有一定影响,导致妊娠晚期孕妇仰卧位时,会出现头晕、恶心呕吐、胸闷、心跳加快及不同程度血压下降等症状和体征,在进行麻醉之后,产妇的交感神经阻滞会加重这些症状和体征,成为产科手术围手术期管理中最常见的危及母婴安全的并发症之一。本章主要阐述仰卧位低血压综合征的病理生理机制、临床表现和防治原则。

第一节　仰卧位低血压综合征的定义

仰卧位低血压综合征(supine hypotension syndrome,SHS)是指妊娠晚期孕妇仰卧位时,出现头晕、恶心呕吐、胸闷、面色苍白、出冷汗、心跳加快及不同程度血压下降,当转为侧卧位后,上述症状即减轻或消失的一组综合征。SHS 的概念最早由产科医生霍华德提出,约 15% 的足月产妇仰卧时平均动脉压下降幅>20mmHg 和/或心率升高幅度>20 次/min。

妊娠晚期子宫显著增大,仰卧时沉重的子宫压向脊柱,压迫下腔静脉,使盆腔和下腔静脉血流回流受阻,回心血量减少,导致心排血量骤减,致心脏、组织供氧不足,根据临床表现将 SHS 分为隐匿和暴露两型。隐匿型,即孕产妇能够耐受仰卧而不出现血压下降或其他症状,但子宫和胎盘的血流会出现降低。暴露型,是指妊娠晚期孕妇在仰卧 30 秒~30 分钟内出现 SHS 相关症状,通常在 3~10 分钟出现。产科手术中,椎管内麻醉后仰卧位低血压综合征的发生率可高达 50%~80%,SHS 是产科手术围手术期管理中最常见的并发症之一。

第二节　病理生理机制

SHS 发生具体的病理生理机制继发于妊娠围产期母体解剖学和生理学的实质性改变。母体为满足自身和胎儿胎盘系统增加的新陈代谢需求,在妊娠期间会发生一系列变化。这种变化在妊娠早期开始出现,在足月或分娩时达到峰值,在产后几周恢复到孕前水平。妊娠期间血压的高低,与母体激素活性、循环血容量、心排血量、血管外周阻力、血液粘稠度、血管弹性等因素相关,而这些变化对麻醉生理、药理和麻醉管理技术产生了重要影响。

一、心血管系统生理变化和解剖学改变

（一）心排血量改变

妊娠期由于雌激素和孕酮水平的增加和外周血管扩张，与孕前相比，孕妇心排血量在孕早期大约增加35%，在孕中期增加40%~50%，然后在孕晚期维持不变。妊娠第8周开始，母体全身血管阻力（SVR）降低。由于子宫—胎盘循环没有自动调节功能，为了维持血压，必须增加母体心排血量（CO）。在妊娠早期，CO增加是通过增加心率（HR）（15%~25%）以及每搏输出量（SV）（20%~30%）从而进入子宫、肾脏和皮肤，为胎儿提供营养，排出母体和胎儿代谢的废物，并帮助控制母体体温。

（二）血容量的改变

肾素—血管紧张素—醛固酮系统亢进会导致机体水钠潴留，从妊娠6~8周开始，母体的血容量开始增加，孕32~34周到达高峰，足月时可增加约50%。增加的血容量有助于弥补阴道分娩时预计失血量（300~500ml）和标准术式剖宫产中的预计失血量（300~500ml）。血容量为血浆容量及红细胞之和，血浆容量首先增加且较多，而红细胞增加在后且平均红细胞体积增加较少，这种不平均导致孕妇血液的稀释，主要表现为血红蛋白浓度、血细胞比容及血液黏稠度降低，出现妊娠期生理性贫血。

（三）组织间液增加

与非孕期相比，足月产妇血浆蛋白的浓度降低，其中白蛋白减少25%，总蛋白减少10%。因此在整个孕期，产妇的血浆胶体渗透压从27mmHg逐渐下降到22mmHg。血液稀释、血浆白蛋白浓度下降和毛细血管内静脉压增高导致组织间液生成增多。

（四）外周循环阻力

尽管妊娠期心排血量和血浆容积增加，但其外周血管阻力降低依然会导致体循环血压下降。尤其在妊娠晚期，子宫本身的血容量约占全身的16.67%，子宫血容量随着母体血容量增加而增加，使回心血量减少，母体心率增加不足以维持稳态心排血量，继而血压下降。

（五）主动脉—腔静脉受压

1. 解剖因素　下腔静脉位于脊柱椎体的正前方，血管壁薄，管腔大，腹主动脉下段位于椎体左前方。妊娠20周时，增大的子宫导致心脏被迫向头侧移位，使下腔静脉，腹主动脉血流部分受阻。妊娠晚期子宫多呈不同程度的右旋，仰卧时下腔静脉几乎被完全压扁。另外，15%~20%的孕妇出现主动脉—腔静脉受压迫。下腔静脉回流受阻，不仅导致右心房舒张期充盈压下降，心排血量降低，还可以加重下肢静脉血淤积，增加足踝水肿，下肢静脉曲张甚至形成静脉血栓。

2. 相关代偿　虽然主动脉、下腔静脉受压发生在大多数妊娠中、晚期的孕妇，然而大多数孕妇可以代偿仰卧位时出主动脉受压所导致的低血压。目前被认同的代偿机制主要有两种，一是低血压会反射性地增加交感神经活性以及激活颈动脉压力感受器快速负调节作用。当母体仰卧时，回心血量因下腔静脉受压减少而引起血压下降，激活交感神经系统及压力感受器，反射性加快心率和提高外周血管阻力，从而维持血压正常。二是孕妇静脉系统的解剖变异在仰卧位时对下腔静脉压迫的补偿中起作用。为了代偿主腔静脉压迫，一些母体通过建立椎旁—盆腔侧支循环，使来自下肢的血液通过椎静脉丛和奇静脉分流到心脏右侧，免受静脉回流减少的影响；母体的子宫卵巢动脉交通支足够，也可以代偿主动脉部分受阻，只要侧支循环充足，回心血量不会明显减少，血流动力学也能保持稳定。

3. 妊娠子宫对腹主动脉的压迫导致了孕妇下肢动脉血压的降低，但是上肢血压测量值并不受影响，因此，即使孕妇在仰卧位时没有出现低血压症状，长时间仰卧依然会导致其子宫和胎盘血流减少，导致胎儿进行性酸中毒。

不同妊娠个体的子宫形态大相径庭,软硬程度也不同,孕妇腰部脊柱前突的程度也存在差异,孕妇自身的年龄、体重、基础身体状况,血管弹性各不相同,从而对受压的代偿能力也难以定论。因此,在临床上麻醉科医师没有办法确定哪些孕妇的侧支循环足够丰富,血管收缩足够维持血压正常,我们建议,妊娠超过20周的孕妇均避免长时间仰卧。

二、仰卧位低血压的影响因素

(一) 麻醉因素

在剖宫产麻醉方式选择上,相比全麻,椎管内麻醉具有更明显的优势。例如,产妇误吸的风险更低,局麻药物对母体及胎儿的影响更小,产妇在麻醉后保持清醒更有利于发现仰卧位低血压综合征。在不使用药物或其他预防措施时,腰麻被认为更易引发仰卧位低血压综合征。

1. 肌力减弱 椎管内麻醉后,局麻药可使腹部肌肉和盆腔肌肉肌力减弱,从而减弱了子宫周围肌肉、韧带对子宫的支撑作用,加重妊娠子宫对下腔静脉的压迫。

2. 血管扩张 椎管内麻醉后,孕妇脊神经被阻滞。局麻药阻断交感神经节前纤维使相应阻滞平面以内的血管扩张,导致下肢静脉回流减少,回心血量减少。动静脉血管舒缩神经起源于$T_5 \sim L_1$,当阻滞平面高于T_4或T_5时,全身小动脉舒张而周围血管阻力降低,静脉扩张使静脉系统血容量增加,回心血量减少,引起血压下降。

3. 交感神经阻滞 一般来说,机体感觉阻滞是由交感神经系统的阻滞引起的。当阻滞平面低于T_4时,交感神经系统可被激活,血管收缩可代偿性缓冲血压下降。然而妊娠晚期,硬膜外隙静脉丛充盈,丰富的血管和腹腔内压力增加均可以使硬膜外隙的间隙变小,压力增高,导致妊娠期孕妇对局部麻醉药的敏感性增加,常规剂量局麻药即可导致高位阻滞。心脏交感神经起源于胸交感纤维$T_1 \sim T_4$,当阻滞平面高于T_4或T_5时,心交感神经阻滞,迷走副交感神经失去对抗,产妇表现为心肌收缩力下降和心率减慢。腰麻后迅速高平面阻滞比硬膜外麻醉更容易引起血流动力学剧烈变化,甚至造成产妇循环衰竭和死亡。

4. 麻醉平面的改变 在手术过程中,胎儿的娩出过程难免需要术者的挤压,增加腹腔以及硬膜外隙和蛛网膜下隙的压力,导致药物扩散范围增大,麻醉阻滞平面扩大,可能发生高平面阻滞带来的不良后果。

(二) 手术因素

1. 产程的影响 临床上麻醉科医师容易忽略产程因素。急诊剖宫产的孕妇多有规律性子宫收缩,而阵发性子宫收缩可减少子宫血流量,相对增加循环血量;同时子宫体收缩期沿产轴上抬,可减轻对下腔静脉的压迫;进入产程的产妇交感神经紧张亢进,呼吸加深加快且血管张力增高,胸腔内静脉负压利于静脉回流。择期剖宫产患者没有出现阵发性子宫收缩,子宫血流量充足且体积及重量相对较大,对下肢及盆腔的血液回流影响也较大,故易发生仰卧位低血压综合征。

2. 缩宫素的使用 胎儿娩出即刻,腹内压力骤减,血液重新分布,导致血压进一步下降。根据手术需要,手术医生常会使用缩宫素。缩宫素的不正确使用,如子宫体肌注之前不回抽或回抽用力过度,存在将大剂量缩宫素注入血管的风险。小剂量的缩宫素具有促进兴奋子宫平滑肌,加强子宫收缩,减少手术出血和产后出血的作用,但缩宫素直接松弛血管平滑肌的效应可降低全身血管阻力,导致低血压和心动过速,心肌缺血,严重时可导致心搏骤停并危及生命。因此,缩宫素在剖宫产术中应用的安全问题应当引起麻醉科医师的重视,这也是提高产科麻醉安全的重要环节。

(三) 患者因素

1. 基础血压值 产妇术前血管张力降低是SHS的危险因素之一。孕产妇由于其特殊的生理学改变,其外周血管阻力降低而循环血量和心排血量是增加的,特别在孕30周以后,妊娠相关的外周血管张力下降导致血液在外周循环大量滞留,随着麻醉后交感神经阻滞,血液将进一步流向外周循环。所有的孕妇,平躺时都有不同程度的血压下降,而孕妇基础血压偏低会加重仰卧位综合征的临床表现。临床上子痫前期产妇更不易发生 SHS,这可能与其致病机制相关。妊娠晚期,增大的子宫压迫腹主动脉,使子宫动脉的压力降低而影响子宫供血,从而使胎盘的供血减少,子宫血流量不足,血管痉挛,使缺血的胎盘释放出大量的肾素进入母体血液循环,可导致动脉压增高,出现妊娠期高血压甚至子痫前期,正因为其小血管痉挛导致外周血管阻力增高阻碍了低血压的发生,因此,维持一定的外周血管阻力,使容量血管收缩、内脏血管充盈,是预防麻醉后心排血量减少的关键。

2. 胎儿大小　随着胎儿不断增大,子宫容积由未孕时的 5ml 增至足月时的 5 000ml 左右,子宫的重量也由未孕时的 50g 增加到足月妊娠时的 1 000g。仰卧时,增大的子宫会压迫下腔静脉,使盆腔和下腔静脉的血液回流受阻,到达心脏的血液骤减,心排血量迅速下降,血压随之降低。临床发现多胎妊娠、羊水过多、巨大胎儿等孕妇更易发生仰卧位低血压综合征。因此,胎儿的大小对仰卧位综合征的发生也有一定影响。理想状态下,孕期体重增加 8~10kg,更有利于孕期舒适,分娩和产后恢复。

3. 胎位异常　接近预产期时,正常胎位的胎儿的衔接入盆会减轻对下腔静脉的压迫,而异常胎位,如臀位、横位,双胎和巨大胎儿均会妨碍胎头入盆,加重阻塞。

三、仰卧位低血压综合征的临床表现及危害

SHS 的临床症状主要有恶心、呕吐、胸腹不适或疼痛、手脚麻木、视力障碍、耳鸣、头痛、头晕、烦躁、晕厥等。SHS 的体征主要包含但不限于:面色苍白或青紫、皮肤潮湿、出冷汗、肌肉纤颤、打哈欠、呼吸过度或困难、血压下降、心率增快或减慢;严重者可出现大小便失禁、惊厥及意识丧失。严重 SHS 可导致胎儿及新生儿窒息,危及产妇和新生儿的生命安全。

1. 胎儿窘迫和新生儿 Apgar 低评分　由于子宫胎盘循环缺乏自身调节机制,胎儿的正常氧代谢需完全依靠充分含氧的动脉血对胎盘进行灌注。母体血压过低,胎盘绒毛间隙的血液灌流量即明显下降。血压降低的初始阶段,胎儿仅由于母体血氧含量下降发生代偿性心率增快,随着低血压时间的延续,胎儿由于摄氧不足,代偿失调,心率逐渐减慢。胎心在血压下降后几分钟开始变弱或不规则,因此进腹时间过长或麻醉后产妇血压下降幅度较大容易引发急性胎儿宫内窘迫。尤其胎盘功能不全而生长受限的胎儿,即使是短暂母体低血压也能使胎儿缺氧和循环障碍,脐静脉 pH 低,造成新生儿神经行为损害,Apgar 评分降低甚至死亡。

2. 胎盘早剥　母体心排血量的减少继发子宫胎盘血流量的减少,导致胎儿缺氧,胎心减慢。下腔静脉受压后,脐动脉血不能通过下腔静脉快速回流,子宫静脉压升高,增加的压力反传到绒毛蜕膜间隙,蜕膜静脉床淤血或破裂,导致部分或全部胎盘自子宫壁剥离。如果胎盘早剥合并脐带绕颈等病变,胎盘内的气体交换也进一步受到抑制,胎儿缺氧程度和循环障碍得不到及时改善,体内酸碱值相继下降,最终导致胎儿宫内窘迫。

3. 脑供血供氧不足　急性低血压导致产妇脑血流灌注减少,脑血流量、脑氧饱和度和氧合都显著降低。多普勒测速仪显示,妊娠晚期(29~41 周)孕妇仰卧时颈内动脉血流速度降低 37%,提示脑供氧不足,诱发短暂的脑干缺血并激活呕吐中枢,导致术中 SHS 恶心呕吐发生率增加。这也解释了为什么吸氧可以缓解孕妇的恶心感。

4. 循环衰竭　即使没有麻醉的情况下,羊水过多或者多胎妊娠也会加重下腔静脉萎陷,循环系统失代偿,引发 SHS。在全麻或腰麻下,母体交感神经被阻滞,血管收缩代偿能力较麻醉前下降,SHS 是产妇循环衰竭和死亡的原因之一。另一方面,胎儿与母体之间二氧化碳分压梯度非常小,如果母体由于麻醉药物对心肌、血管舒缩中枢以及周围血管的抑制,以致换气不足,二氧化碳分压增加,胎儿呼吸性酸中毒将加剧,造成新生儿死亡。

第三节　仰卧位低血压综合征的防治原则

有效的预防措施（静脉扩容、缩血管药物的应用）可以减少 SHS 的发生，但是存在一定的风险，如容量超负荷、凝血障碍和反应性高血压等。个体化地选择性应用各种预防措施能大大降低上述不良反应的发生率。

一、预防措施

（一）充分的术前评估

1. 仰卧位应激试验　分别测量产妇左侧卧位和仰卧位的血压和心率，如果连续两次测量产妇仰卧位的心率比侧卧位时的基础值增加快于 10 次/min，或者连续两次测量产妇仰卧位的收缩压比侧卧位时的基础值降低>15mmHg，或者产妇出现头晕、胸闷、恶心、呕吐、全身出冷汗、脉搏加快等症状，满足其中一项即可诊断。

2. 术前准备　询问其孕期体位喜好及改变体位后是否有不适感，对高危仰卧位综合征产妇（巨大胎儿、羊水过多、多胎妊娠、高龄产妇、前置胎盘、头盆不称等）做好全面的抢救准备工作。

（二）加强监测

加强生命体征监测，有条件可采用实时监测。注意血压、心电图、脉搏氧饱和度的变化。围麻醉期密切观察孕妇有无仰卧位综合征的前期表现：心悸、气促、胸闷等，做到及时发现，及时处理。

（三）保证氧合

保持呼吸道通畅，面罩吸氧。围麻醉期气道畅通是应对各种紧急状况的首要条件。常规吸氧以提高母体和胎儿的氧分压，增强其缺氧耐受。

（四）液体扩容

适当的麻醉前（预扩容）或麻醉开始即刻（同步扩容）输注 500~1 000ml 晶体或胶体液可以预防麻醉期间低血压。优先推荐同步扩容。

（五）体位预防

产妇仰卧时，下腔静脉的压力可以高达 20~25cmH_2O（非孕妇为 4~8cmH_2O）。将手术台倾斜 10°~15°，或者用腰枕将患者右髋部或腰部下方垫高使子宫左倾，能减轻主腔静脉压迫，稳定血流动力学，又能保持产妇舒适，避免焦虑。从入室至手术开始前均避免其仰卧时间过长。

（六）腿部加压

用充气夹板/靴子或梯度压力弹力袜包裹腿部，增加静脉回流。虽然只是中度有效，但却是预防低血压的有用的基本措施之一。

（七）药物预防

在产妇无心动过缓的情况下，优先推荐纯 α_1 激动剂防治产科低血压，改善产妇胎儿的酸碱状况。去氧肾上腺素 20~40μg 静脉注射或者 0.5μg/（kg·min）静脉输注；甲氧明 1~2mg 静脉注射或 4μg/（kg·min）静脉输注。去甲肾上腺素提升血压效果好，没有明显的反射性心动过缓的副作用，也可以作为低血压防治的一线药物，一般 4~6μg 静脉注射或者 0.08μg/（kg·min）静脉输注。麻黄碱作为二线药物，推荐用法 5~15mg 静脉注射或滴注。

（八）麻醉管理

1. 连续硬膜外阻滞　妊娠末期硬膜外隙狭窄，应减少局麻药用量。先给试验量然后分次给药，监测阻滞平面防止广泛硬膜外阻滞。

2. 蛛网膜下隙阻滞　起效快、镇痛效果好、肌松完善,但易发生仰卧位低血压综合征,应尽量减缓注药速度;如使用的是重比重局麻药还可以通过调整床头高低来调整阻滞平面,防止平面过高;使用盐酸罗哌卡因代替丁哌卡因也可以减缓药物起效的速度。患有心脏疾病的产妇最好避免使用单次腰麻,患者对快速起效的交感神经抑制作用及血流动力学变化很难耐受,特别是在依赖于负荷量或固定心排血量的状态下(如主动脉或二尖瓣狭窄)。

二、治疗措施

(一) 体位

胎儿娩出前保持子宫左倾位。如果子宫左倾不能使产妇症状或胎心异常缓解,可以让产妇右侧卧位,或试着让产妇左胯垫高,使子宫右倾。总之,要根据产妇的具体情况来调整垫高角度和方向。

如果遇到特殊情况,如产妇休克不能自主移动、心搏骤停需要心肺复苏等。此时可采取患者平卧,手法辅助子宫移位。主要包括子宫左移单手法、子宫左移双手法。剖宫产开腹后,在胎儿取出前可嘱术者把子宫前翻,亦可以使产妇心排血量和下肢血压回升。有效的胸部按压是抢救关键,而倾斜的躯体不利于按压,产妇保持平卧还有利于进行气道管理、开放静脉和电除颤,增加复苏的成功率。

(二) 液体扩容

迅速加快输液,同步扩容。输液部位多采用上肢静脉输液,因上肢静脉输液不受下腔静脉压迫的影响,也不受麻醉阻滞影响,液体可直接经上腔静脉回心而增加回心血量及心排出量。胶体液和高渗性晶体液效果优于等渗晶体液。晶体的扩容效果只能维持15min,大量输入晶体液反而会加重组织水肿、稀释血液。胶体液在血管内存留时间长,通过提高血管内胶体渗透压可有效改善心排血量和组织灌注不足。合理的扩容可以有效补充循环血量,维持生命体征的相对平稳,降低SHS的发生率,短时间内输入过多的液体反而会加重产妇心脏负担,尤其会造成胎儿娩出后产妇右心室负荷过重,大量胶体也会增加过敏反应的风险。因此,输液要根据产妇情况权衡利弊,对合并心脏疾病、重症子痫等产妇更需要严格控制入量。

(三) 药物治疗

α_1 激动剂是防治产科低血压的一线药物。推荐使用去氧肾上腺素和甲氧明。

1. 去氧肾上腺素和甲氧明　两者均为强效 α_1 受体激动剂,具有明显血管收缩作用,连续使用无耐药性,但对 β 受体几乎无作用。缺点是给予剂量过大时,会引起反射性的心率减慢,降低产妇心排血量。目前治疗推荐剂量是单次去氧 50~100μg 静脉注射,甲氧明 2~3mg 静脉注射。

2. 去甲肾上腺素　近期许多研究也提出将去甲肾上腺素作为剖宫产腰麻低血压的首选药物。作为儿茶酚胺类药物,去甲肾上腺素有强烈的 α1 受体激动作用,同时具有部分 β 受体激动作用,能在缩血管的同时产生心脏正性肌力作用,与等剂量的去氧肾上腺素相比可以维持更稳定的心率和心排血量,并对母婴结局无不良影响。推荐治疗剂量是单次 6~10μg 静脉注射。

3. 麻黄碱　麻醉黄碱通过直接的 α 和 β 激动作用和间接促进去甲肾上腺素的释放,导致心脏收缩力增强、心率加快和直接血管收缩,使血压升高,表现为起效慢,作用时间长,推荐用法是 5~10mg 静脉注射。

不论哪种药物,预防性给药都可以明显减少低血压以及恶心呕吐的发生。对于低血压伴有显著心动过缓,还需要使用抗胆碱能药物(阿托品等)。一些特殊产妇,如重症子痫前期的产妇,内源性血管活性介质增加,对外源性血管收缩药更加敏感,因此血管升压药需要量也减少。

仰卧位低血压综合征是产科麻醉中需要重视的并发症。有明确 SHS 病史,再次发生低血压的概率也较大。没有一种单一的方法可以完全防止剖宫产期间麻醉后低血压。以预防为基础,预扩容或使用血管活性药物,物理加压或者改变体位,这些方法联合,及时干预,才能保障母婴安全。

患者,女,25岁,身高150cm,体重55kg,BMI 24.4kg/m²,ASA Ⅱ级。

主诉:孕1产0,孕38⁺³周,要求入院待产。

现病史:此孕经过顺利,规律产检,平时能仰卧无不适感。

既往史:平素体健,无传染病史、手术史、过敏史、家族遗传史。

既往孕产史:孕1产0。

家族史:父母均无高血压、糖尿病等病史,否认明显遗传病史。

查体:常规体格检查和产科检查无特殊。

辅助检查:血常规、生化、凝血功能、心脏彩超,宫内超声及胎心监测等均无异常。

入院诊断:G_1P_0,宫内妊娠38w,臀位活胎。

术前经过:完善术前检查,严密监护,准备次日择期剖宫产手术。

麻醉管理:7:45入室T 36.5℃,P 88次/min,R 17次/min,BP 119/68mmHg,SPO₂ 99%,开放静脉,予乳酸林格液500ml静滴。8:00患者在左侧抱卧位下行腰硬联合麻醉,硬膜外穿刺点$L_{2~3}$,穿刺后向上置管4cm,腰麻穿刺点$L_{3~4}$,0.5%重比重罗哌卡因3ml,固定导管后患者平卧。8:06产妇主诉胸闷、心悸、头晕,此时HR 120次/min,BP 107/67mmHg,通过静脉注射麻黄碱15mg,嘱患者深呼吸。8:08产妇主诉浑身乏力,呼吸困难,随即意识丧失。BP 58/30mmHg,HR降至40次/min,R 27次/min,立刻面罩供氧并加快输液,并将手术床左倾15°,将产妇右臀垫高,继续分次注射麻黄碱,3分钟内麻黄碱总量达45mg,血压仍无明显升高。急用手法将患者子宫向左侧推移。8:11产妇血压、心率回升,BP 92/56mmHg,HR 91次/min,SPO₂ 100%,呼吸也恢复正常,此过程维持5分钟,患者对此并无记忆,测麻醉平面在T_6。此后血流动力学稳定,无异常临床症状,麻醉与手术顺利继续。8:12娩出胎儿。8:50母女安全顺利返回病房。

相关要点及解析

1. 对因处理　仰卧位低血压是产科麻醉较为常见的问题,通常情况下低血压的程度较轻,但该产妇发生了如此严重循环虚脱较为罕见。本例患者实施椎管内麻醉后迅速出现严重低血压,继而循环休克,考虑麻醉平面过高引起的心血管功能代偿不全,但患者对反复应用升压药不敏感,故提示未能做到对因处理。考虑是仰卧位低血压综合征,临床上一般将子宫推向左侧,改变手术台位置,解除对下腔静脉的压迫,使中断的循环得以恢复,正常的呼吸、循环功能得到保障。但极少数患者,当麻醉后腹肌完全松弛,其子宫压迫静脉更为严重,即使推移子宫也不能或只能暂时减轻压迫,如同时伴有麻醉平面过高,有可能发生严重低血压,甚至循环衰竭,抢救不及时可导致心搏骤停。

2. 心房反射　之前提到,压力感受器反射在椎管内麻醉/镇痛引起低血压时会造成心率加快,而有时患者会出现心率减慢的症状。高位腰麻时的心率减慢可以用心交感神经($T_{1~4}$)抑制解释,但低位腰麻时的心率减慢却不适用,本例患者麻醉平面并不高,出现心率减慢,这是因为椎管内麻醉/镇痛时引起的心率减慢是由反向心房反射引起的。

心房反射又叫Bainbridge反射,是心房的一个正反馈机制。当静脉回流增加造成中心静脉压增高时,心房和(体、肺)静脉系统的牵拉受体受到刺激,使控制窦房结的交感神经活性增强,副交感(迷走神经)活性减弱,为了保护静脉系统压力不过于升高,心率代偿性增快,让心室将腔静脉和心房血尽快泵出。后来的研究证实静脉回流降低时心率会减慢,我们把"静脉回流降低时心率减慢"叫做"反向Bainbridge反射"。心率减慢与麻醉平面无关,而是受血压下降程度影响。血压下降程度与静脉回流减少程度直接关联,当患者腰麻后血压降低又有心率减慢时,将患者下肢抬高或头低位(使静脉回流增加)会使血压和心率同时增加。

思考题

1. 合并心血管或其他疾病的产妇出现仰卧位低血压时的处理原则?
2. 仰卧位低血压出现不同临床表现时血管活性药物的选择?
3. 当出现严重仰卧位低血压综合征甚至心搏骤停时的处理流程?

(饶婉宜　陈新忠)

推荐阅读

［1］ 余奇劲,肖兴鹏.围麻醉期突发事件的挑战.北京:中国科学技术出版社,2016:125-129.
［2］ MILLER RD.,COHEN NH.,ERIKSSON LI,et al.米勒麻醉学.8版.邓小明,曾因明,黄宇光,译.北京:北京大学医学出版社,2017:2110-2113.
［3］ CARPENTER RL,CAPLAN RA,BROWN DL,et al. Incidence and risk factors for side effects of spinal anesthesia. Anesthesiology,1992,76(6):906-916.
［4］ HUMPHRIES A,MIRJALILI SA,TARR GP,et al. Hemodynamic changes in women with symptoms of supine hypotensive syndrome. Acta Obstet Gynecol Scand,2020,99(5):631-636.
［5］ LANNI S M,TILLINGHAST J,SILVER HM. Hemodynamic changes and baroreflex gain in the supine hypotensive syndrome. Am J Obstet Gynecol,2002,187(6):1636-1641.
［6］ PRADEEP B,SWATI C. Physiological and anatomical changes of pregnancy:implications for anaesthesia. Indian J Anaesth, 2018,62(9):651-657.
［7］ ROBSON SC,BOYS RJ,RODECK C,et al. Maternal and fetal haemodynamic effects of spinal and extradural anaesthesia for elective caesarean section. Br J Anaesth,1992,68(1):54-59.
［8］ XIAO F,SHEN B,XU WP,et al. Dose-Response Study of 4 Weight-Based Phenylephrine Infusion Regimens for Preventing Hypotension During Cesarean Delivery Under Combined Spinal-Epidural Anesthesia. Anesth Analg,2020,130:187-193.

第五十三章

产科困难气道

本章要求

1. 掌握预测困难气道的气道评估方法、已预期和未预期困难气道的处理方法和流程,及产科困难气道处理流程。
2. 熟悉妊娠期产妇生理和解剖变化,产科困难气道的成因。
3. 熟悉各类肌肉松弛药用于产科麻醉诱导期优缺点及清醒气管插管的实施流程。
4. 了解清醒气管插管的适应证和禁忌证。

妊娠期生理和解剖的变化、孕期病态肥胖增加了妊娠女性气道管理的难度和风险。因为需要同时考虑母体和胎儿需求之间的潜在冲突,产科气道管理更具挑战性。气管插管失败所致的气道相关并发症,以及全麻诱导后氧合困难或面罩通气困难,都会增加产妇并发症的发生率和死亡率。因此,产科麻醉中麻醉医师为避免气道管理而会选择区域阻滞麻醉,仅 8% 剖宫产术采用全身麻醉。产科全麻数量较少,且多为紧急手术,意味着麻醉医师此类麻醉经验较少,易出现麻醉准备不足,气管插管困难甚至失败风险增加。插管失败是全麻剖宫产麻醉相关产妇死亡的重要原因。

近年来,《困难气道管理指南》《产科气管插管失败及麻醉实践指南》的发表和修订,能更好地帮助麻醉医师进行产科气道管理,提高产科患者围麻醉期安全。应结合多种气道测试方法,预测气道管理的难度,选择合适的麻醉方式。对已预期存在困难气道管理产妇,清醒气管插管是最安全的选择。麻醉医师应牢记困难气道处理流程,一旦产妇发生气管插管失败或未预期的困难气道时,能够及时识别气道处理的困难,立即启动困难气道处理流程。

关于产科困难气道尚无明确定义,在非产科患者困难气道定义有以下:

1. **困难气道** 经过专业训练有 5 年以上临床麻醉经验的麻醉医师,无法进行面罩通气或气管插管困难,或二者兼具导致低氧血症的气道。

2. **困难面罩通气(difficult mask ventilation,DMV)** 有经验的麻醉医师在无他人帮助的情况下,经过多次或超过 1 分钟的努力,仍不能获得有效的面罩通气。面罩通气分为四级(表 53-0-1)。3、4 级为困难面罩通气。

表 53-0-1　面罩通气分级

分级	定义	描述
1级	通气顺畅	面罩通气容易
2级	轻微受阻	口咽通气道辅助下可正常面罩通气(有/无肌肉松弛药)
3级	显著受阻	有/无肌肉松弛药均出现通气困难(通气不足,不稳定通气,需双人加压辅助通气)
4级	通气失败	有/无肌肉松弛药均无法进行面罩通气

3. 困难声门上气道工具（supraglottic airway device, SAD）置入和通气　无论存在或不存在气道病理改变,有经验的麻醉医师 SAD 置入均需 3 次以上努力;或置入后,不能通气。产科困难气道 SAD 尝试次数限制在 2 次。

4. 困难喉镜显露　直接喉镜经过 3 次以上尝试,无法看到声带的任一部分。喉镜显露分级分为 4 级（表 53-0-2）。

表 53-0-2　Cormack 和 Lehane 喉镜显露分级

分级	可见到的结构	分级	可见到的结构
1 级	完整的从前、后联合至声门开放	3 级	仅可见会厌
2 级	可见声门后缘	4 级	看不到会厌

5. 困难气管插管（difficult intubation, DI）　需 3 次以上尝试才能完成气管插管。

6. 气管插管失败　多次尝试后仍无法置入气管导管。对于产科患者建议直接喉镜显露或另一种替代工具尝试两次仍不能气管插管成功,应宣布气管插管失败。

7. 困难有创气道建立　定位困难或颈前有创气道建立困难,包括切开技术和穿刺技术。

第一节　产科困难气道的评估方法

据统计,缺乏术前评估是麻醉相关孕产妇死亡的主要原因。为确保母亲和胎儿的安全,预防产妇气道问题,应采集完整的病史并开展针对麻醉的体格检查,预测使用标准设备进行面罩通气和气管插管的困难程度,从而制订完整的气道管理计划。2015 年英国 OAA/DAS 指南建议,所有产妇应进行术前气道评估,全面预测气道管理的困难,判断是否存在气道管理困难。

一、充分了解病史

术前访视患者,了解患者的一般情况、现病史及既往史。对于既往有气道相关问题的产妇,应尽可能从既往病历或患者口头描述获取对产妇气道管理有用的信息。既往困难气道病史是困难气道管理的强烈预测指标,除非该病史与特殊可逆的病程有关。询问是否存在牙齿松动、假牙等,是否存在呼吸系统疾病如打鼾、阻塞性呼吸睡眠暂停综合征（obstructive sleep apnea syndrome, OSAS）等,是否存在颞下颌关节疾病、强直性脊柱炎等骨关节疾病,以及是否有妊娠期胃食管反流加重等。大多数剖宫产手术为紧急手术,在全身麻醉期间更易发生误吸,需了解近期进食情况。某些先天性疾病（尤其涉及头、颈部）,也与气道管理困难有关。

二、体格检查

建议所有产妇进行麻醉和气道管理前,要进行体格检查,尽可能全面地评估与困难气道相关的体征。如初次评估时间已间隔较长时间,应在进行气道管理前对产妇进行重新检查。观察面部及颈部是否存在提示潜在困难气道的体征;评估张口度、舌体以及咽部结构,有助于发现影响气道气管插管的病理性体征;检查牙齿情况,牙齿过长提示可能存在气管插管困难,无牙则有可能面罩通气困难;妊娠期体重增加及乳房增大会妨碍达到最佳头位,限制喉镜的置入。男性、年龄、络腮胡是能够预测一般人群面罩通气困难的独立危险因素,但不适用于产妇。一些简单的床旁测试如 Mallampati 分级、张口度、甲颏间距等有助于发现潜在的困难气道,单一的检查方法不能准确判断困难气道,通过运用多种气道特征进行气道检查（表 53-1-1）,能提高预测困难气道准确性。

表 53-1-1　提示存在困难气道的术前预测指征

困难指征	困难气管插管	困难面罩通气	困难 SAD 置入	困难颈前气道
BMI>35kg/m²	×□	×□	×□	×□
颈围>50cm	×□	×□	×□	×□
甲颏间距<6cm	×□	×□	×□	
环状软骨压力	×□	×□	×□	
Mallampati 分级 3~4 级	×□			
颈椎畸形固定	×□			×□
牙齿问题（如牙列不齐）	×□		×□	
其他因素（OSAS、下颌前伸能力不足、气道肿物等）	×□	×□		
张口度<4cm	×□			

1. 张口度　张口度（interincisor distance，ⅡD）是指上下切牙之间的距离。正常成年人至少为 3 横指（>4.6cm）；如<3cm 或<2 横指，可能提示气管插管困难以及预测喉镜显露困难；如≤2cm，Macintosh 3 号或 4 号镜片将无法插入；距离<1.5cm 或 1 横指则提示普通喉罩不易插入，气管插管型喉罩需至少 2cm 的距离。最大张口度受寰枢关节伸展度的影响，要区分是由咬肌痉挛还是颞下颌关节（temporomandibular joint，TMJ）疾病引起的，前者可通过肌肉松弛药缓解而后者不可。

2. 下颌前突试验　嘱患者尽可能使下颌前伸，让下切牙突出至上切牙前方，以评估下颌骨半脱位能力。试验分为三级：

A 级：下切牙前伸盖过上切牙；

B 级：下切牙只能与上切牙边缘对齐；

C 级：下切牙无法盖过上切牙。

下颌前突受损（C 级）与喉镜显露困难和面罩通气困难相关。下颌前突试验有助于预测困难面罩通气和困难喉镜显露。

3. 上唇咬合试验　上唇咬合试验（upper lip bite test，ULBT），是比下颌前突测试更加客观的类似测量方法，可同时评估下颌前突活动度和门齿前突。ULBT 评估下切牙触及并覆盖上唇的程度，分为 3 级（图 53-1-1）。

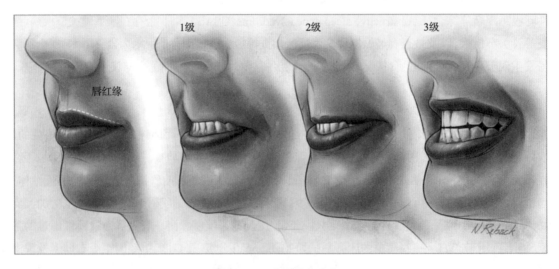

图 53-1-1　上唇咬合试验

1 级.下切牙可完全覆盖上唇；2 级.患者下切牙可部分覆盖上唇；3 级.患者下切牙无法触及上唇。

ULBT 较 Mallampati 评分预测困难气管插管有更高的特异性和准确性。一项 Meta 分析将临床常用的床旁测试进行了对比,表明 ULBT 较其他测试用于预测困难气管插管更佳。ULBT 与其他试验结合使用对预测喉镜显露和气管插管难易程度更可靠。

4. 改良的 Mallampati 分级　改良 Mallampati 分级,是目前麻醉最常用的气道评估方法。检查方法如下:检查者在患者正对面,患者取坐位,头保持正中、张口并尽力伸舌勿发音。为避免假阳性或假阴性,该试验应反复测试 2 次。根据观察到的结构分为 4 级(图 53-1-2),Mallampati 分级Ⅲ级预示气管插管困难,Ⅳ级预示气管插管极为困难。Mallampati 分级可作为预测困难气管插管的单变量预测因素或是多变量分析的一部分,但单一的气道检查灵敏度低和低阳性预测能力的缺陷,建议联合其他预测方法。

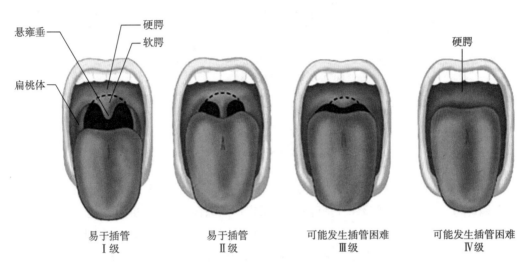

图 53-1-2　改良的 Mallampati 分级

Ⅰ级.可见软腭、咽腔、悬雍垂、咽腭弓;Ⅱ级.可见软腭、咽腔、悬雍垂;Ⅲ级.仅见软腭、悬雍垂基底部;Ⅳ级.看不见软腭。

由于孕期体重增加、孕期激素引起气道结缔组织增厚等因素,妊娠期妇女的气道会发生改变,Mallampati 分级会随妊娠进展而增加,尤其在分娩过程中 Mallampati 分级常会增加,且在产后 48 小时不能逆转。存在子痫前期的患者在临产期气道变化更严重。目前尚不明确随着妊娠进展的 Mallampati 评分升高是否也会使困难气管插管风险增加。妊娠期 Mallampati 分级的变化强调了术前气道评估的重要性,在分娩前及剖宫产麻醉管理前必须再次评估气道。

5. 甲颏间距　甲颏间距(thyromental distance,TMD)是指在颈部完全伸展的情况下,测得甲状软骨切迹与下颌骨之间的距离。甲颏间距正常>6.5cm(约 3 横指);如 6~6.5cm 提示喉镜显露困难和气管插管困难;如<6cm 即定义为短 TMD,表明喉镜显露及气管插管极度困难。

6. 胸颏距离　胸颏距离(sternomental distance,SMD)是指在闭口颈部完全伸展的情况下,测得胸骨上切迹与下颌骨下缘间的距离。正常值为 13.5cm,<12.5cm 为困难气管插管。较甲颏间距、改良 Mallampati 分级、张口度等测试方法,SMD 对于产科患者更佳,可作为术前气道评估的一部分或与其他方法联合。

7. 颈部活动度　理想的气管插管头位嗅物位是通过颈椎屈曲和寰枕关节伸展达到(图 53-1-3)。应评估颈部屈曲与伸展是否受限。有颈部关节炎、颈椎疾病或既往脊柱手术的患者可能存在颈部伸展受限。颈椎活动度可通过测量额头线从颈部完全屈曲到充分伸展形成的角度进行评估,<80°可预测困难气管插管。

寰枕关节伸展能力下降也会使产妇难以达到最佳体位,正常寰枕关节伸展头颈活动度为 35°,伸展度减小有助于预测喉镜显露和气管插管困难。

8. 综合评分　Wilson 风险评分联合应用多种危险因素(体重、颈部活动度、下颌活动度、下颌退缩程度

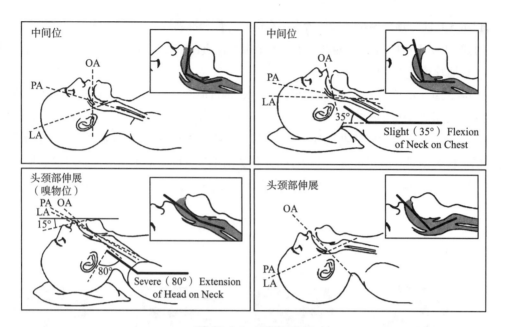

图 53-1-3　颈部活动度

咽轴（PA）、喉轴（LA）、口轴（OA）

和龅牙）来评估和预测困难气管插管,每个预测因子分别占 0、1 或 2 分,满分 10 分,分数越高,提示气管插管困难的可能性越大。Wilson 风险评分是目前研究最广泛的综合评分。Wilson 风险评分和 Mallampati 评分联合运用,有助于提高产科患者困难气道预测的敏感性、特异性和阳性预测值。将 Wilson 风险评分和 Mallampati 评分、解剖异常以及颈部活动度综合评估,可提高预测困难气管插管的准确性。

9. LEMON 气道评估法　在紧急剖宫产行全麻诱导前,简单、快捷的气道评估方法是必须的,对预测困难喉镜显露或困难面罩通气有重要意义。

“LEMON”气道评估法由美国急诊医学会提出,可用于急诊患者的气道评估,并证实具有较高的预测价值,能够准确地完成困难气管插管风险分层。LEMON 记忆法适用于直接喉镜检查,对视频喉镜检查不适用。详见表 53-1-2。

表 53-1-2　LEMON 气道评估法

评分细则	得分
L（look）:观察患者外部特征	
门齿前凸	1
颌面创伤	1
舌体肥大	1
大胡须	1
E（evaluate）:“3-3-2”评估法则（图 53-1-4）	
张口度<3 横指	1
舌颏间距<3 横指	1
甲颏间距<2 横指	1
M:改良的 Mallampati 分级	
Mallampati 分级≥3 级	1
O（obstruction）:存在上气道部分或完全梗阻	1
N（neck）:颈部活动受限	1
总分	10

LEMON 评分≥2 分为患者有气管插管困难。

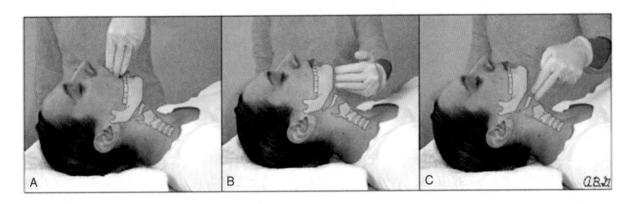

图 53-1-4 "3-3-2" 评估法则

A. 张口度(3 横指);B. 舌颏间距(3 横指);C. 甲颏间距(2 横指)。

三、辅助检查

对于已知或疑似气道解剖学异常的患者,在进行气道管理之前使用辅助检查有助于诊断。超声、X 线、CT 和 MRI 等有助于识别气管偏移、颈椎疾病等一部分先天或后天可以导致困难气道的疾病。内镜检查可以提供外部检查无法观察到的内部气道解剖学影像。除非怀疑气道解剖结构异常,否则接受择期手术的患者不需要行常规术前气道内镜检查。产妇妊娠期体重增加,导致颈前气道建立难度增加,手术室内床旁超声有助于提前识别和标记环甲膜、观察声带,为紧急开放颈前气道做准备,但使用超声检查预测困难气管插管尚未得到充分研究。

与普通人群相似,这些检查方法虽然敏感性高,但特异性差,对妊娠期患者的困难气道预测能力有限,没有任何一种检查方法能够可靠的排除所有困难气管插管病例,但术前气道评估至少会使临床医生考虑潜在的气道管理困难。不推荐应用单一种或单一组测试,综合应用这些检查可以更准确地预测困难气道。所有的产妇在进行分娩或气管管理前均应完成气道评估,如初次评估时间与分娩间隔时间较长,则应再次进行气道评估,根据气道评估和患者的安全性选择麻醉方法、通气设备以及操作。

第二节 产科困难气道的原因

妊娠期产妇解剖和生理上的改变使其发生气道相关并发症的风险显著增加。在产科气管插管失败非单一因素所致,可能由于下述原因而变得复杂:肥胖、上气道水肿加重,呼吸功能的改变使耐受缺氧能力下降,产妇因胃肠道变化更易发生食管反流误吸,引起肺和呼吸道相关并发症风险增加,且需要同时考虑气道管理时的母胎结局。

一、呼吸系统改变

1. 气道改变　妊娠期激素的变化,使孕妇毛细血管充盈,增加了呼吸道结缔组织中的基质、循环血容量及体液量,导致口咽、喉及气道组织脆性增加,黏膜表层水肿,不仅增加了面罩通气和气管插管困难的风险,也增加了上呼吸道操作时出血的风险。妊娠期女性常出现鼻塞和鼻出血,增加了放置鼻咽通气道或经鼻气管插管时出血风险。由于孕妇存在气道水肿,在拔除气管导管后麻醉苏醒的早期存在气道梗阻的风险。

随着孕期的进展,Mallampati 分级会随妊娠和分娩发生相应增加,且在产后 48 小时内未能完全恢复到基线水平。而妊娠期体重增加、存在子痫前期和上呼吸道感染的产妇呼吸道水肿变化可能更严重。

2. 呼吸功能改变　妊娠期子宫进行性增大造成膈肌抬高,导致功能残气量(functional residual

capacity,FRC)下降 20%。这是由于呼气储备量(expiratory reserve volume,ERV)和残余肺容积(residual volume,RV)均降低,仰卧位时该现象加重。肺活量(vital capacity,VC)和肺总量(total lung capacity,TLC)一般呈轻微改变。研究发现双胎妊娠健康女性在呼吸功能方面与单胎妊娠女性类似。

由于胎儿生长、子宫及胎盘代谢的需求,导致产妇氧耗和 CO_2 增加 20%~40%,产妇静息每分通气量增加,足月时增加近 50%。由于潮气量增大(增幅高达 40%),而呼吸频率基本保持不变,导致每分通气量增加。妊娠期间黄体酮水平升高使肺通气驱动增强以满足相应的氧消耗增加。黄体酮诱导的肺泡通气量增加,会使 $PaCO_2$ 在妊娠期间降至 30mmHg 左右,进而导致肾脏代偿性增加碳酸氢盐,因而动脉血 pH 维持在正常水平或轻度偏碱(通常为 7.42~7.44)。母体较低的 $PaCO_2$ 被认为可提供有利于胎儿通过有氧代谢排出废物的弥散梯度。妊娠期间母体的氧合正常,过度通气使母体 PaO_2 增加,吸入空气时动脉氧分压在妊娠早期时为 106~108mmHg,到妊娠晚期时逐渐恢复至 101~104mmHg。这可能是由于存在小气道的闭锁和肺内分流。

功能残气量下降和氧耗增加,缩短了呼吸暂停中达到脱氧饱和的时间。与非妊娠患者相比,孕妇在全身麻醉诱导期间更易出现氧饱和度下降和低氧血症。因此必须严格进行预氧。

二、心血管系统改变

足月产妇在仰卧位时,增大的子宫压迫下腔静脉会导致下腔静脉回流受阻,心排血量降低 10%~20%,导致仰卧位低血压(平均动脉压下降幅度>15mmHg 且心率升高幅度>20 次/min),表现为出汗、恶心、呕吐和神志改变,称为仰卧位低血压综合征。长时间母体低血压也可以减少子宫和胎盘的血流。心排血量减少和氧耗增加将使氧饱和度进一步降低。在气管插管困难甚至失败的情况下,会使产妇出现心肌缺氧、子宫胎盘灌注不足的风险,严重者会导致母胎的死亡。左侧卧位可减轻腹主动脉和下腔静脉的压迫,减少血压波动,维持母体和胎儿足够的灌注,及时建立气道保证充分的氧合和通气,这些对母胎的安全至关重要。

三、胃肠道改变

妊娠子宫增大导致胃挤压变形胃内压增加,食管下段括约肌张力下降伴相关的胃食管反流,胃液 pH 降低,这些消化系统的改变使妊娠女性易发生胃内容物误吸。非临产孕妇的胃排空不受妊娠所影响,但临产或使用胃肠外或椎管内阿片类药物进行分娩镇痛可能使胃排空延迟。因此,所有产妇均应视为"饱胃"患者。在气道保护性反射消失(麻醉诱导之后)的饱胃患者中,气管插管失败和反复尝试气管插管使存在误吸风险的时间延长。

四、妊娠期肥胖

妊娠期体重增长主要由于子宫的增大和胎儿的生长、血容量和组织间液及脂肪的堆积。肥胖导致 Mallampati 评分增加,仰卧位时增大的乳房会上移阻碍喉镜置入,导致喉镜显露困难,影响环状软骨压迫。另外,颈围增长也是气管插管困难和面罩通气困难的危险因素。肥胖孕妇呼吸系统改变更严重,功能残气量显著减少,在潮气呼吸中闭合气量甚至超过残气量,导致动脉氧分压降低,当发生困难气管插管时更易发生低氧血症。病态肥胖的产妇行紧急剖宫产术、产后出血、妊娠高血压、妊娠糖尿病等风险更高,其椎管内麻醉的失败率更高。与非肥胖的产妇相比,肥胖产妇的麻醉风险增加。

第三节 麻醉方法实施与选择

困难气道管理是产科管理中最重要的安全问题之一。气管插管失败后的紧急气道管理对产科麻醉医师提出了挑战,如处理不当将对母体和胎儿造成巨大的影响。对产妇麻醉前应进行充分的气道评估,判断气道困难类型,依据气道类型选择合适麻醉诱导方式。基于困难气道流程有目的、有计划的进行气道处理。根据术前气道评估情况,可将孕产妇的困难气道分为已预期困难气道和未预期困难气道。对于存在显著困难气道管理特征的孕产妇,应尽量避免气道干预。但在某些情况下如大出血、区域阻滞失败、母体心搏骤停或原发疾病需要全麻下手术治疗等,气道管理是必需的。在麻醉诱导后也可能发生面罩通气困难或气管插管困难等预料外的困难气道。因此,以下将基于困难气道管理指南及产科困难气管插管和气管插管失败管理指南,针对不同临床情景提供麻醉管理建议。

一、非必需气道管理的已预期困难气道产科患者管理

1. 经阴道分娩 产科医师和麻醉医师相互沟通,为高危产妇(如合并子痫前期、病态肥胖、有剖宫产史的阴道分娩试产)制订切实可行的治疗方案。分娩计划应确保在没有紧急临床情况下(如紧急全麻剖宫产、椎管内麻醉禁忌或预计穿刺困难产妇)进行,做到设备和人员的可用。建议尽早进行硬膜外置管。病态肥胖产妇首次穿刺失败率较高,应在分娩早期提前置入。在产程早期放置硬膜外导管能够降低全麻的风险。超声的应用有助于硬膜外置管的成功。置管后要进行阻滞平面评估,以保证效果确切,对于无效或效果甚微的硬膜外导管及时更换。腰硬联合(combined spinal epidural,CSE)镇痛也可用于分娩镇痛,但在最初经蛛网膜下隙用药镇痛的阶段,难以准确判断硬膜外导管的位置,可能无法确保在该阶段紧急剖宫产手术所需的麻醉效果。

对于可能需要手术分娩的高危产妇需事先制订预案,做好全麻前的准备工作,包括提前进行识别和标记环甲膜,进一步限制饮食,仅摄入清饮,可考虑给予非颗粒状抑酸剂等,以降低需要面罩通气或气管插管失败时发生反流误吸的风险。

2. 剖宫产术 对于预期气道管理困难的患者,最好的策略就是避免气道管理。大多数剖宫产可在椎管内麻醉下进行,如时间足够、没有严重母胎并发症和椎管内麻醉禁忌,选择椎管内麻醉更合适。可采用单次腰麻、连续硬膜外麻醉、腰硬联合麻醉或连续腰麻等。如果产妇已进行了硬膜外分娩镇痛,多数紧急状况时可迅速起效满足手术需要。对于未放置硬膜外麻醉导管的产妇,即使有紧急剖宫产指征,脊麻通常也比清醒气管内气管插管更快完成。

对于明确有困难气道的患者,椎管内麻醉不能完全消除气道管理的问题,仍存在一定风险:硬膜外麻醉失败后进行脊麻会增加高位阻滞的风险;出现阻滞不完善、手术时间延长及无法控制的出血等不确定的情况时,需立即实施快速全身麻醉诱导。为避免更改麻醉方式而导致困难气道准备不足,可在麻醉诱导前对气道进行局部麻醉,使用鼻内窥镜或视频喉镜镜检,评估气道条件。

二、必需气道管理的已预期困难气道产科患者管理

如产妇有椎管内麻醉禁忌、穿刺失败等情况,剖宫产手术应选择全身麻醉。麻醉医师在制订麻醉方案时应考虑在全麻诱导前后能否保证气道通畅,鉴别是否需要清醒气管插管。困难气道管理的最终目的是保证氧合,因此对于预期存在困难气道管理的孕产妇,清醒气管插管是最安全的选择。清醒气管插管的优势明显:能够保留咽部肌张力和上呼吸道通畅,保留自主呼吸,气道保护性反射存在,避免发生误吸。成功的清醒气管插管需要患者配合,同时要求麻醉医师应熟练掌握清醒气管插管的技术。如果患者不能配合,或清醒气管插管失败,则应考虑进行外科气管切开术(图 53-3-1)。

当术前气道评估后,考虑发生面罩通气或 SAD 置入困难、缺氧不耐受以及反流误吸风险较低时,对于不能配合的患者可考虑诱导后控制气道。诱导前应考虑到气管插管可能失败,进而可能发生"无法插管无法氧合"(cannot intubate,cannot oxygenate,CICO)情况,需提前做好气管插管失败应急预案。在控制气道之前做好充分的准备,使困难气道得以避免或及时处理:

1. 困难气道管理工具的准备　在麻醉诱导前应准备好一系列立即可用的气道管理工具或困难气道急救车,包括直接喉镜(含不同尺寸和形状的喉镜片)、视频喉镜、管芯类、可弯曲支气管镜、声门上气道工具(二代喉罩、气管插管喉罩等)以及颈前气道装置等。可结合科室情况与操作者的熟练度和偏好等具体情况选择工具。分娩室和产科手术室较少使用全麻,但也应配备困难气道急救车,定期检查气道设备和功能是否完好。

2. 患者的准备

(1)麻醉前禁食:2017 版 ASA 禁食指南指出对于误吸风险增加的患者,可在术前使用预防性药物。如果时间允许,可在麻醉诱导前 15~20 分钟口服柠檬酸钠 30ml 中和胃酸,或诱导前静脉注射雷尼替丁 50mg 减少胃酸分泌,静脉注射甲氧氯普胺 10mg,增加食管下段括约肌张力并加速胃排空。

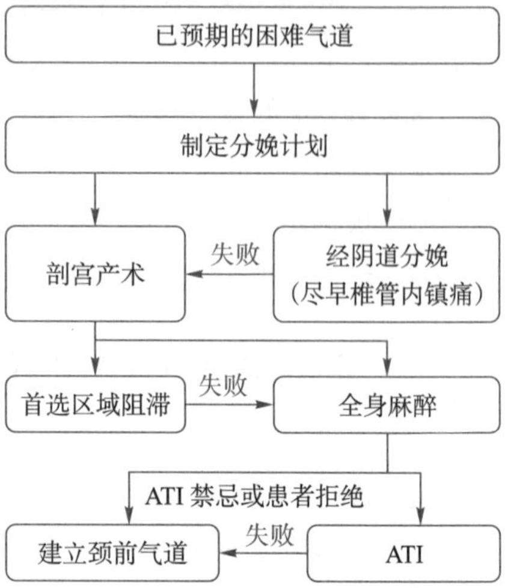

图 53-3-1　产科已预期困难气道流程图
ATI,清醒气管插管

(2)优化气管插管体位:适当的体位能够最大程度地增加气管插管成功率,尤其对于病态肥胖的妊娠患者。头高位 20°~30° 可增加孕妇功能残气量,利于喉镜置入,改善直接喉镜显露,降低反流风险。对病态肥胖的产妇,推荐使用斜坡位,将身体上部和头部升高,使外耳道与胸骨切迹水平对齐。

(3)预氧合:与一般人群相比,妊娠女性脱氧饱和度($SpO_2 \leqslant 90\%$)时间更短,但预氧合可明显延长脱氧饱和度下降时间。预氧合的目标是 $FEtO_2$ 达到 0.9 以上。充分预氧合非孕患者氧饱和度降至 0.9 前可以耐受 9min 呼吸暂停,但产妇的耐受时间仅 2~3 分钟。为了将呼吸暂停的安全时间最大化,应考虑充分吸氧去氮(紧闭面罩 10L/min 气体流量通气至少 3 分钟或在 60 秒内做 8 次深呼吸)。

患者呼吸暂停期间推荐使用经面罩或鼻导管高流量纯氧吸入的窒息氧合(apneic oxygenation)技术。窒息氧合是指在气道通畅的情况下采用高流量氧气维持氧合,可持续补充呼吸暂停期间消耗的氧气,能够延长安全呼吸暂停时间。在尝试气管插管期间经标准鼻导管以 10~15L/min 速率进行窒息氧合或有条件时给予湿化经鼻高流量氧疗(high flow nasal oxygen,HFNO)也可能减慢氧饱和度下降。研究发现通过窒息氧合技术大约可延长肥胖患者的安全无通气时间 2.5 倍,推荐在肥胖妊娠妇女应用,以延长脱氧饱和度时间。对于有气道管理困难危险因素的妊娠患者,建议在预氧时通过鼻导管以 10L/min 的速率给予氧气,直至气道通畅。

(4)环状软骨压迫:通过环状软骨压迫封闭食管上括约肌以避免胃内容物反流和误吸,是快速序贯诱导的标准操作方法。环状软骨压迫用力过大或不恰当操作可导致气道阻塞或喉镜显露声门视野不佳,反之则不能有效防止胃内容物反流误吸。在清醒状态下,环状软骨压迫应采用 10N 的力,待意识消失后可增加至 30N;如妨碍声门显露、出现面罩通气困难或影响 SAD 插入,应及时调整或去除压迫。

(5)考虑面罩通气:对于预计气管插管困难患者或气管插管前氧饱和度下降,在麻醉诱导后实施轻柔的面罩通气(气道压力不超过 $20cmH_2O$),联合正确的环状软骨压迫操作,不增加反流误吸的风险。在高风险患者,面罩通气具有能够维持满意氧饱和度的潜在优点,成功的面罩通气亦可减少麻醉医师对气管插管失败的担忧。

(6)合适的麻醉诱导药物:目前常用丙泊酚进行麻醉诱导,患者苏醒迅速,对新生儿影响小。如果产妇存在血流动力学不稳定,可使用依托咪酯或氯胺酮。依托咪酯对血流动力学影响较小,但恶心、呕吐发生率较高,有增加癫痫患者发作的风险。对于出血的产妇,氯胺酮是维持血流动力学平稳的理想诱导药物。肌肉松弛剂的选择详见第四章。

三、未预料的困难气道产科患者管理

当产妇发生气管插管失败或未预料的困难气道时,麻醉医师应有一个简单明确的流程来处理未预料的困难气道(图 53-3-2)。及时识别气道处理的困难,立即启动困难气道处理流程。强调每一步的时间限

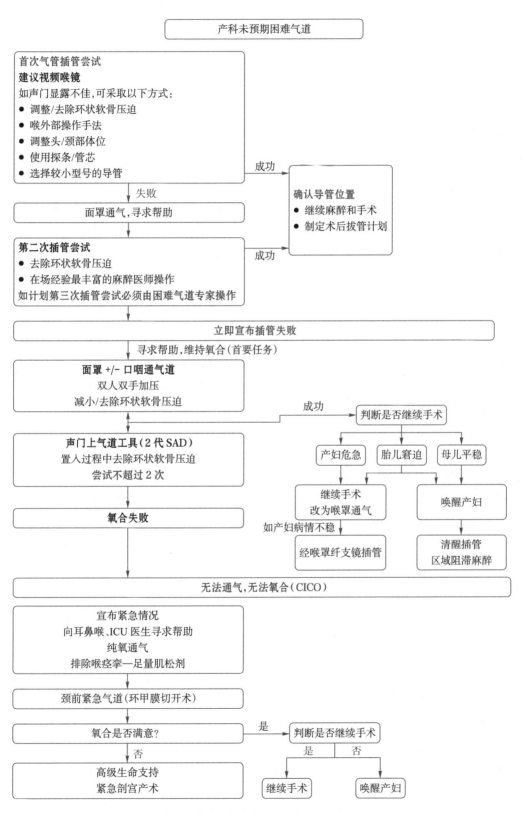

图 53-3-2 产科未预期困难气道流程图

制(不大于45秒)。与产科团队或外科沟通,评估母体和胎儿的情况,这有可能决定母儿的最终结局。流程包括:首次气管插管尝试、气管插管失败后管理、"无法插管,无法氧合"(cannot intubate,cannot oxygenate,CICO)的处理。

1. 首次气管插管尝试　推荐首次插管尝试使用视频喉镜,以提高首次气管插管成功率,限制气管插管尝试次数和时间,以减少损伤,防止进展为CICO的情况。如声门显露不佳可采取以下方式:

(1)及时放松或去除环状软骨压迫。

(2)使用喉外部操作手法(BURP技术——向后、上、右侧按压)。

(3)调整头或颈部体位,达到最佳嗅物位。

(4)使用探条或管芯。

(5)选择较小型号的气管导管。

如果首次气管插管尝试成功,通过呼吸末二氧化碳浓度监测验证气管导管的位置,气管插管成功则继续进行麻醉和手术,并制订术后拔管计划。

如第一次气管插管尝试失败后,应确保充足的氧供和通气。改为面罩通气,同时寻求困难气道管理专家的帮助。第2次气管插管尝试必须由在场经验最丰富的麻醉医师完成,可考虑更换其他工具,及时调整环状软骨的压迫。若仍计划第3次气管插管尝试,则必须由困难气道管理专家进行。ASA产科实践指南建议急诊剖宫产气管插管尝试的次数应限制在2次。反复的气管插管尝试会导致气道损伤、水肿,通气困难逐渐加重,最终导致气道完全闭塞。喉镜显露次数增多,也会增加并发症发生的风险,如缺氧、反流误吸、心动过缓和心搏骤停等。

视频喉镜可提供比直接喉镜更好的显露视野,有助于提高气管插管成功率。视频喉镜不需要口、咽、喉三轴重叠,可有效改善声门显露,但一般需借助管芯,以防显露良好却气管插管失败。在产科气道管理中应用视频喉镜的证据相对较少,但在非产科尤其在病态肥胖患者应用视频喉镜的研究结果,提示视频喉镜可能是产科全身麻醉气道管理的有用工具,能够作为困难气道或传统喉镜失败的有效援助工具。目前的证据对选择何种视频喉镜最适合产科气道尚无指导意义,操作者的经验和熟练度可能是应用视频喉镜气管插管成功原因。麻醉医师应掌握一或两种视频喉镜的应用。推荐在所有产科全身麻醉中使用视频喉镜,并定期进行麻醉医师视频喉镜操作的规范化培训。

2. 气管插管失败后的气道管理　如两次试插均失败,应立即宣布气管插管失败。气管插管失败后最重要的任务是维持有效的氧合和通气。同单手托下颌相比,双人双手托下颌面罩通气更能保证潮气量。也可配合使用口咽通气道,但考虑到产妇的生理改变,应尽量避免使用鼻咽通气道。尽管环状软骨压迫可以防止胃内容物反流误吸,但如果影响到通气困难,可调整力度或去除压迫。

如果采取以上方法仍不能维持面罩通气,可尝试置入声门上气道工具维持氧合。推荐应用带有引流导管的二代喉罩,可通过引流口放置胃管吸引胃内容物。环状软骨压迫可能妨碍置入喉罩,在置入过程中可去除环状软骨压迫。如果首次置入喉罩失败,可考虑更换喉罩的型号或种类,建议尝试置入喉罩不超过2次,以最大可能减少气道损伤。

宣布气管插管失败后,如果能通过面罩或喉罩通气,麻醉医师应权衡通气效果、母体或胎儿情况后再决定继续手术还是唤醒患者:

(1)如果产妇病情危急(如出血、心搏骤停),选择继续进行剖宫产可能优化母胎结局。麻醉医师需要根据自身经验、产妇和胎儿病情、产科医师水平等,考虑麻醉的关键问题:①麻醉的维持;②肌松药使用或是否需要恢复自主呼吸;③使用环状软骨压迫至分娩完成(如不影响通气),以防止胃内容物反流误吸;④通气设备的选择,即使面罩可以通气,仍建议置入喉罩,如有可能,应尝试经喉罩纤支镜气管插管,确保气道安全。

（2）如果产妇可以通气但胎儿面临生命威胁（如胎儿窘迫、出血等），有以下两种选择：①为救治胎儿，在面罩或喉罩通气下继续手术，产妇面临误吸的风险；②为保证产妇安全，可采取清醒气管插管或区域阻滞麻醉行剖宫产，但延迟分娩可能会增加胎儿风险，应多学科会诊，权衡利弊。

（3）如果母体和胎儿生命体征均平稳，则应由麻醉与产科团队会诊后决定继续手术还是唤醒产妇。如继续手术可采用喉罩或经喉罩置入气管导管通气。如唤醒患者，需注意维持氧合，避免反流误吸，将产妇保持子宫左倾位，在呕吐时将头偏向一侧减少误吸风险。如使用的是罗库溴铵也可采用舒更葡糖进行逆转，待自主呼吸恢复后和产科团队依据分娩的紧迫性决定选择清醒气管插管或区域阻滞。如果气管插管极度困难或存在危险因素，建立外科气道是首选。

（4）新生儿娩出后需向儿科医师告知产妇气管插管失败详情。

3."无法插管，无法氧合"（CICO）的气道管理　如果努力尝试双人面罩加压或置入喉罩均无法通气，建议全量肌肉松弛剂以排除喉痉挛，改善胸廓顺应性。如果全量肌肉松弛药后仍无法通气，需立即宣布CICO，同时寻求耳鼻喉科专家及 ICU 专家帮助，建立颈前紧急外科气道。紧急气道包括：环甲膜切开、环甲膜穿刺伴或不伴经皮气管喷射通气，以及外科气管切开术。目前首选手术刀环甲膜切开术（图 53-3-3）。环甲膜切开术优于其他导管穿刺技术，实施迅速、能够放置粗口径带套囊的气管导管、成功率较高。小孔径导管穿刺技术失败率高，尤其是肥胖患者。对于病态肥胖的产妇环甲膜较难触摸，超声有助于颈前解剖结构的定位。临床工作中紧急气道数量较少，要求麻醉医师定期进行紧急有创气道操作训练，保持操作熟练度。在巨大压力之下，判断和操作水准都可能下降，反复演练有助于提高成功率，改善转归。

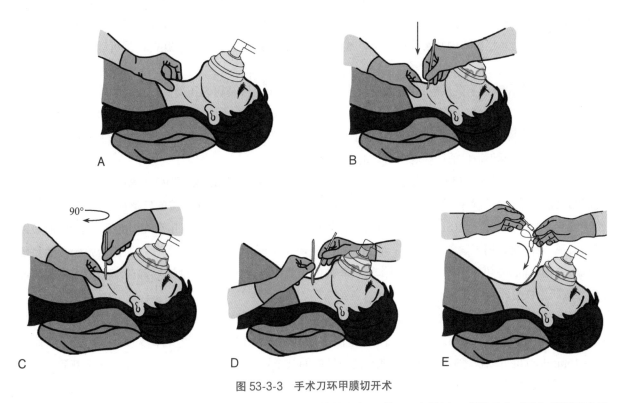

图 53-3-3　手术刀环甲膜切开术

A. 确定环甲膜位置；B. 刀刃面对术者，向下横向切开环甲膜；C. 旋转刀片 90°使刀刃向尾侧；D. 保持手术刀不动，顺着手术刀将探条插入气管；E. 通过探条将导管送入气管。

一旦通气成功，应与外科和/或产科团队权衡继续手术的利弊。如果颈前紧急气道建立失败或不能维持氧合，则应立即启动心肺复苏，同时进行紧急剖宫产。对孕周>20 周的产妇需行围死亡期剖宫产。

濒死剖宫产指南建议,如果母体心肺衰竭后 4 分钟内自主循环仍未恢复,应进行剖宫产。在母体发生心搏骤停 4 分钟时切皮开始(复苏性子宫切开术),并在 5 分钟内娩出胎儿(称为"4 分钟法则"或"5 分钟法则")。

4. 拔管计划　与尝试气管插管相比,拔管及恢复期间出现的气道问题会增加产妇的发病率和死亡率。手术结束时,孕产妇应在清醒状态下拔管,确保气道保护性反射完好。可置于头高位,有助于开放气道、恢复呼吸功能和再次气管插管。如果预计再次气管插管困难,可使用直接喉镜、纤支镜或套囊放气试验评估声门水肿,必要时术后带管入 ICU。大出血患者仅可在充分复苏、无持续出血且继续出血风险较低时才可拔管。术后麻醉医师应告知患者困难气管插管史以供其他麻醉医师参考。

第四节　肌肉松弛药物选择及应急措施

产妇均视为"饱胃"患者,为避免误吸风险,常选择快速起效的神经肌肉阻滞药实施快速序贯诱导(rapid sequence induction,RSI)。2015 DAS 成人未预料困难气道管理指南及产科气管插管失败管理指南均强调了肌肉松弛剂在困难气道管理中的重要性。选择合适的肌肉松弛药保证充分的肌肉松弛能够为面罩通气和气管插管创造更佳的条件。目前最常用于 RSI 的肌肉松弛药有去极化肌肉松弛药琥珀胆碱和非去极化肌肉松弛药罗库溴铵。

琥珀胆碱起效快、作用时程超短,是产科 RSI 的标准肌肉松弛药,也是困难气道处理中首选的肌肉松弛药。给予 1mg/kg 的琥珀胆碱大约 60 秒能完全抑制神经肌肉对刺激的反应,达到充分的气管插管条件,而肌肉强度恢复到 90% 水平仅需 9~13 分钟,半衰期大约 47 秒。注射琥珀胆碱后应该对产妇进行长时间的肌松监测,因为一旦血浆中水解酶浓度降低或结构改变,或者术前曾注射过硫酸镁,均可以延长肌肉无力的时间。

琥珀胆碱存在诸多不良反应,如心血管效应、高钾血症、颅内压及胃内压增高以及肌颤等。妊娠期食管入胃的正常斜角发生改变,易致贲门功能不全,琥珀胆碱引起的胃内压增高更加重了胃内容物反流的风险。虽然琥珀胆碱在除剖宫产术之外的全身麻醉中已逐渐停用,但鉴于剖宫产术全身麻醉中气道相关并发症的风险较高,琥珀胆碱仍是目前产科麻醉首选的肌肉松弛药。

罗库溴铵是一种非去极化肌肉松弛药。大剂量静脉注射 0.9~1.2mg/kg 罗库溴铵 60 秒之内可以达到足够的肌松条件进行气管插管,已被广泛用于产科 RSI。近年来,随着罗库溴铵的广泛应用,更多的指南开始支持使用罗库溴铵进行 RSI。尽管大剂量注射罗库溴铵能提供和琥珀胆碱几乎等同的插管条件,但最近研究发现,罗库溴铵用于紧急气管插管,首次成功率并不优于琥珀胆碱。大剂量使用肌肉松弛药必然会延长肌松作用时间,并可能增加心血管副作用。非去极化肌松药在使用了硫酸镁的部分产妇中作用明显增强,导致肌松恢复时间延长。

舒更葡糖是特异性的肌松药拮抗剂。产科患者气管插管失败的概率比非妊娠女性增加至少 8 倍。如产妇气道管理失败后需恢复自主呼吸,即使静脉注射 0.9~1.2mg/kg 的罗库溴铵,大剂量舒更葡糖(12~16mg/kg)也可以快速逆转其肌松,肌松的持续时间甚至短于琥珀胆碱。另外,应用舒更葡糖后给予大剂量的罗库溴铵仍可产生满意的肌松再次进行气管插管。由于硫酸镁与肌松药的相互作用,应用大剂量硫酸镁后可能会导致舒更葡糖逆转不充分,当给予大剂量罗库溴铵后出现 CICO 时,使用舒更葡糖(16mg/kg)逆转需要一定时间,且不能保证自主呼吸恢复;如果病情迅速恶化,此时首要任务是保证氧合,应优先考虑开放外科气道,舒更葡糖的使用可能会干扰复苏和氧合。为了减少需要逆转肌松进行抢救的可能性,建议在麻醉诱导前进行严格的气道评估,如存在困难气道或导致气道严重后果可能性较高时,优先选择琥珀胆碱。

第五节　清醒气管插管

对于已知困难气道产妇,如果剖宫产手术必需干预气道,保留自主呼吸的清醒气管插管(awake tracheal intubation,ATI)是最安全的气道管理方法。ATI能确保在全麻诱导前确切地控制气道,避免麻醉后因困难气道而面临的潜在风险和不良预后。非产科患者ATI的失败率约1%~2%,且很少需气道抢救措施或致死亡。

一、清醒气管插管的适应证和禁忌证

清醒气管插管适应证包括既往气管插管困难或失败、预测困难面罩通气、头颈部病变(包括恶性病变、既往手术史或放疗史)、张口受限、颈部伸展受限、OSAS、病态肥胖和进展性气道病变等。对于未禁食的紧急剖宫产产妇,即使采用ATI,也不能避免发生胃内容物反流误吸的风险。

ATI相对禁忌证包括局麻药物过敏、气道出血、患者不能配合,如果产妇拒绝行ATI则为绝对禁忌证。

二、清醒气管插管的实施流程

(一)气管插管前准备

1. 获得患者知情同意,充分与患者和家属交流。适当的解释可增加患者在操作过程中的信心和配合度。

2. 团队协作、良好的沟通、适当的准备,以及操作熟练的麻醉医师,制订应对ATI失败的计划。

3. 应在手术室或能够立即获得急救药物、设备支持的产房进行操作。

4. 持续监测产妇的心电图、无创血压、脉搏氧饱和度和呼气末二氧化碳(气管插管成功后);监测胎儿胎心率变化,以防因母体氧合不足导致的宫内窘迫。

5. 优化产妇、操作者、助手及设备的位置。产妇可取坐位或左倾斜位。

6. 产妇因鼻黏膜充血有鼻出血的风险,应避免经鼻气管插管。插管路径尽量选择经口。

7. 最常用的清醒气管插管方式为可弯曲支气管镜气管插管(flexible bronchoscopy intubation,FBI),但也有其他成功的气管插管方法,包括视频喉镜、光导探条、光棒、气管插管型喉罩,也有联合使用视频喉镜和可曲支气管镜的报道。应在考虑患者因素、操作者熟练度和现有设备的基础上决定采用哪种方式。

8. 不推荐选用标准型号的聚氯乙烯(PVC)导管。推荐采用较常规型号小(如6.0~7.0mm)的加强型可弯曲导管和插管型喉罩导管,以减少机械性损伤。

9. 推荐使用核查清单(check list),能够提高模拟紧急情况下麻醉操作的效率。

(二)清醒气管插管的关键步骤

1. 镇静　谨慎选择镇静药物。镇静药物有助于减轻患者的紧张和焦虑,抑制操作过程中的气道反射。应注意静脉注射苯二氮䓬类、长效阿片类药物或丙泊酚对胎儿的镇静作用。建议静脉泵注右美托咪定镇静,其镇静过度和气道梗阻风险较低,又能够维持稳定的母体血流动力学。右美托咪定$1.0\mu g/kg$(理想体重)连续泵注10分钟,继之$0.3\sim0.7\mu g/(kg \cdot h)$速率持续泵注,达到Ramsay镇静评分2分,即患者合作、安静、配合。同时有必要提醒新生儿科医师产妇镇静药物使用情况。病态肥胖产妇镇静过度风险较高,易致严重不良反应,应避免或尽量减少镇静。在充分的气道表面麻醉下,无须镇静即可安全有效地进行ATI,镇静不能作为气道表面麻醉作用不佳时的替代方案。

2. 气道表面麻醉　有效的气道表面麻醉是ATI成功的关键。

利多卡因是清醒清醒气管插管最常用的局部麻醉药。表面麻醉时利多卡因的最大剂量是$9mg/kg$(理

想体重)。孕妇口腔毛细血管丰富,局麻药吸收更快,已使用局麻药行硬膜外镇痛的产妇要考虑已使用局麻药的总量,发生局麻药毒性反应的风险更高。因此,应谨慎使用局麻药,注意观察局麻药毒性反应的症状和体征,准备好应对局麻药毒性反应的措施(如可用的脂肪乳)。可卡因具有收缩鼻黏膜的作用,主要用于经鼻气管插管,但存在心脏毒性。5% 利多卡因和 0.5% 去氧肾上腺素混合液 2.5ml 能产生类似可卡因的麻醉及血管收缩作用,可替代可卡因。

不强制使用抑制腺体分泌的药物。但在气道表面麻醉前应用抗胆碱能药抑制腺体分泌,可能会提高局麻药吸收并利于维持良好的插管视野。如需使用,可在操作开始前 30~60 分钟前给药,首选格隆溴铵 0.2~0.4mg 肌注或 0.2mg 静脉注射。格隆溴铵抑制迷走神经的作用比阿托品轻,且不通过胎盘屏障,因此不影响胎心率。

气道表面麻醉需要抑制舌根、咽、喉部以及气管反射。可通过直接使用 2% 或 4% 利多卡因 5ml 含漱,也可利用喷雾器或喉麻管将局麻药喷洒于舌、腭、舌根、扁桃体周围、咽后壁。喉部麻醉可采用"边进边喷"(SAYGO)方法,即在支气管镜向气管推进的过程中通过吸引通道或工作通道间断喷洒局麻药。也可雾化吸入利多卡因进行全气道局部麻醉,但因其吸收存在差异,常需通过使用较大的剂量来弥补个体差异。通过环甲膜中线进针,气管内注射 3~5ml 2% 或 4% 利多卡因,阻滞声门下气道(经喉神经阻滞)。联合应用这些给药方式能够获得更好的麻醉效果。无论采用何种技术,开始进行气道内操作前均应采用无创的方法测试表面麻醉的效果,如软吸痰管。神经阻滞能够补充表面麻醉效果的不足。常用的阻滞方式有舌咽神经阻滞、喉上神经阻滞及经喉神经阻滞。但神经阻滞时局麻药血浆浓度高,发生局麻药毒性反应的风险更高,患者不适感更强烈,因此,应由经验丰富的操作者实施。

3. 氧合 清醒气管插管操作期间,采用低流量(<30L/min)供氧时脱氧饱和(SpO₂≤90%)的发生率为 12%~16%。当使用加温湿化经鼻高流量氧疗(HFNO 30~70L/min)时,脱氧饱和的发生率<1.5%。建议操作期间尽早且全程供氧。

4. 使用可弯曲支气管镜进行气管插管

(1)充分润滑支气管镜和气管导管。

(2)操作者站于患者头侧或对侧,产妇头部可稍前伸,助手帮助轻抬患者下颌使会厌上抬以易于声门的显露。

(3)支气管镜置入至 5~10cm,识别气道结构。如不能较好观察喉部结构,嘱患者发声或深呼吸,辨识会厌、声门,然后喷洒利多卡因,待患者平静后将支气管镜通过声门进入气管,观察气管环和隆突。需在识别隆突后才能推进气管导管。

(4)在麻醉诱导前必须再次确认气管导管位置:通过支气管镜可见气管环和隆突,如采用可视喉镜直视下气管导管通过声门;采用二氧化碳描记图排除食管内插管。

(三)清醒气管插管并发症

清醒气管插管并发症总体发生率达 18%,常见的并发症包括气道创伤、出血、梗阻以及插管失败等,多由于操作过程中镇静、氧合、表面麻醉以及气管插管操作不当引起,应根据相应病因进行处理。尽量减少清醒气管插管的尝试次数,尽早寻求专家的帮助。一般情况下清醒气管插管较少失败。在非剖宫产手术患者,清醒气管插管失败后,如非必须立即建立气道,一般建议暂缓手术。鉴于剖宫产手术的紧迫性,需慎重决定。如必须建立气道,清醒气管插管失败后的首选方案是由专科医生建立颈前气道。

清醒气管插管操作能否成功取决于操作者的经验和熟练度。由于剖宫产手术需控制气道的患者较少,使用纤支镜清醒气管插管的患者数量有限,建议麻醉医师在培训过程中积极使用模拟器或人体模型,以及在非产科患者中使用纤支镜气管插管,熟练掌握并定期熟悉清醒气管插管技能,有助于在紧急情况下更好的应用。

思考题

1. 病态肥胖妊娠女性的病理生理特点?

2. 术前评估麻醉要点?

3. 该类患者麻醉方式如何选择? 如需控制气道选择何种插管方式?

4. 如何处理未预料的紧急困难气道?

5. 拔管期注意事项有哪些?

（崔凌利　薛富善）

推荐阅读

［1］ CHESTNUT DH.，DOLLEY LS.，TSEN LC.，et al. 产科麻醉学. 2 版. 陈新忠, 黄绍强, 译. 中国科学技术出版社, 2019：248-270.

［2］ SURESH MS.，SEGAL B.S, PRESTON RL.，et al. 施耐德产科麻醉学. 5 版. 熊利泽, 董海龙, 路志红, 译. 北京:科学出版社, 2018：717-740.

［3］ MICHAEL A, GROPPER. Miller's Anesthesia. 9th ed, Holland: elsevier. 2019：2042-2070.

［4］ AHMAD I, K EI-BOGHDADLY, BHAGRATH R, et al. Difficult Airway Society guidelines for awake tracheal intubation（ATI）in adults. Anaesthesia, 2020.

［5］ DETSKY ME, JIVRAJ N, ADHIKARI NK, et al. Will this patient be difficult to intubate？ The Rational Clinical Examination Systematic Review. JAMA, 2019, 321：493-503.

［6］ FRERK C, MITCHELL VS, MCNARRY AF, et al. Difficult Airway Society 2015 guidelines for management of unanticipated difficult intubation in adults. British Journal of Anaesthesia, 2015（6）：827-848.

［7］ Mallampati SR. Clinical sign to predict difficult tracheal intubation（hypothesis）. Can Anaesth Soc J. 1983；30：316-317. Samsoon GL, Young JR. Difficult tracheal intubation: a retrospective study. Anaesthesia, 1987, 42：487-490.

［8］ Management of difficult intubation. European Journal of Anaesthesiology, 2001, 18, 3-12.

［9］ Mushambi MC, Athanassoglou V, Kinsella SM . Anticipated difficult airway during obstetric general anaesthesia: narrative literature review and management recommendations. Anaesthesia, 2020（2）：10.

［10］ MUSHAMBI MC, KINSELLA SM, POPAT M, et al. Obstetric naesthetists' association and difficult airway society guidelines for the management of difficult and failed tracheal intubation in obstetrics. Anaesthesia, 2015, 70（11）：1286-1306.

［11］ SILVERSTEIN JH, APFELBAUM JL, BARLOW JC, et al. Practice guidelines for management of the difficult airway: an updated report by the American society of anesthesiologists task force on management of the difficult airway. Anesthesiology, 2013, 62（3）：597-602.

1. 掌握羊水栓塞的临床表现、相关诊断标准及处理流程。
2. 熟悉羊水栓塞的发病机制和病理生理学表现。
3. 了解羊水栓塞的发病率和病死率、危险因素。

　　羊水栓塞自 1926 年被 Meyer 首次报道并命名至今已 100 多年,至今依然是产科最严重的并发症之一。羊水栓塞通常发生在分娩或产后即刻。即使在发达国家,羊水栓塞依然是孕产妇死亡的主要原因。随着临床病例数量的积累、研究技术的发展、研究方法的改进,对羊水栓塞的认识(特别是发病机制、病理生理改变、诊断标志物等方面)有了较长足的深入。本章介绍羊水栓塞的病因、临床表现及诊断标准和处理原则,以便临床早期识别、快速诊断并积极治疗。

第一节　羊水栓塞的概述及定义

　　羊水栓塞(amniotic fluid embolism,AFE)是指由于羊水及其成分进入母体循环,进而引起呼吸循环衰竭、凝血功能障碍等病理改变的产科特有的一种严重综合征。

　　AFE 是孕产妇死亡的主要原因之一。由于 AFE 的临床表现多样、羊水栓塞的诊断缺乏统一的标准,确切的羊水栓塞发病率的统计具有一定的困难。据文献报道的羊水栓塞发病率为 1.9/100 000~6.1/100 000,其中英国为 1/56 500,澳大利亚为 1/16 393,美国为 1/12 953。有研究表明,年龄 30~39 岁行剖宫产的产妇,AFE 的发病率呈上升趋势。

　　早期的研究显示,AFE 的死亡率高达 61%~86%。一项统计性研究分析了英国在 2005—2014 年期间所有被诊断为 AFE 的病例,结果提示 AFE 的死亡率为 19%。AFE 总体死亡率的降低可能与早期的诊断标准比较宽松、近年来 AFE 的复苏救治能力的提高有关。而 AFE 产妇娩出的新生儿的结局取决于多个因素,主要与母体状态有关。有报道 AFE 新生儿的死亡率高达 40%,遗留神经并发症的比例接近 50%。

第二节　羊水栓塞的病理生理学

　　传统观点认为,AFE 是由于鳞状上皮、无定形碎片、胎脂、黏液或毳毛等羊水有形成分进入母体循环,阻塞肺小动脉和毛细血管,进而产生缺氧、右心衰、休克等一系列严重临床症状,即所谓的 "机械性梗阻学说"。

　　现有的临床观察、动物研究以及其他证据并不支持这种 "机械性梗阻学说":①大部分正常分娩的未发生羊水栓塞的产妇血液中都能检测到胎儿组织和羊水成分如胎儿鳞状上皮;②病例尸检显示,约 1/4 AFE 患者的血液循环中未能检测到羊水有形成分;③影像学检查并不支持羊水有形成分阻塞肺血管;④动物模拟实验发现,将羊水直接注入动物的血液循环并没有出现肺动脉高压、右心衰等 AFE 症状。因此,"机械性梗阻学说"不能解释 AFE 的大部分临床表现,说明羊水有形成分导致的肺血管机械性梗阻不是 AFE 发生的主要原因。

现代观点认为,AFE 的发生是由于分娩过程中,母胎屏障被破坏,羊膜腔或者羊水腔与母体循环之间存在压力梯度,羊水通过母胎屏障的破口(子宫颈内膜静脉、子宫下段的静脉以及子宫损伤和胎盘附着部位)进入母体循环。在此基础上,敏感的母体对胎儿抗原和羊水成分发生类过敏反应、产生并激活致炎介质,进而导致系统性全身炎症反应综合征(systemic inflammatory response syndrome,SIRS)、免疫学风暴(immunologic storm)及凝血功能障碍。

一、炎症损伤

羊水及其内容物进入母体后,易感母体发生 SIRS 样的致炎介质激活,母体循环中炎症介质和内源性儿茶酚胺浓度上升引起短暂性体循环和肺循环压力升高,子宫平滑肌张力增加。肺动脉高压导致通气血流比例不足进而产生缺氧,并发心肌抑制、肺及中枢神经系统损伤。宫腔压力升高导致胎儿血供减少,进而发生胎儿缺氧、胎心率改变。

二、免疫学风暴

免疫学机制在 AFE 发生中扮演重要的角色。机体对多种外来抗原物质发生异常的宿主反应,激活补体,继而大量释放内源性介质,可直接、间接导致机体自身组织损伤。孕妇的免疫系统处于抑制状态,当羊水进入母体循环后,使得机体免疫抑制状态突然解除,从而引起极其剧烈的免疫反应,产生 AFE 的一系列临床表现。

三、凝血功能障碍

是 AFE 的三大症状之一,大部分 AFE 病例的病程中都会出现弥散性血管内凝血(DIC)。羊水能缩短凝血时间、诱发血小板聚集、促进血小板Ⅲ因子释放、激活凝血因子Ⅹ和补体系统。另外,羊水中含有启动凝血系统的组织因子(凝血因子Ⅲ)及许多促凝物质如血小板活化因子、组织因子、缓激肽、凝血酶原、白三烯和花生四烯酸。这些物质进入母体后产生大量微血栓,消耗大量凝血因子及纤维蛋白原诱发 DIC,大量凝血物质消耗和纤溶亢进,导致产妇产后出血及失血性休克。

第三节　羊水栓塞危险因素

AFE 的危险因素包括母体因素、胎儿因素、妊娠并发症以及医学操作等,如:剖宫产会使子宫切口静脉血窦大量开放,若羊水没有吸干净,子宫收缩时导致羊水进入母体循环。手术引产、药物引产时,强有力的子宫收缩使宫腔压力增高、胎膜破裂,致羊水进入母体血循环。多次分娩史(经产妇),对子宫伤害较大,特别是子宫下段和宫颈,一旦出现宫颈裂伤,增加羊水栓塞的风险。其他因素包括年龄超过 35 岁的高龄产妇、多胎妊娠、产钳助产、前置胎盘、胎盘早剥、子痫、胎儿宫内窘迫、羊水过多、人工破膜、羊膜囊操作、子宫破裂以及某些特定种族等。

第四节　羊水栓塞临床表现

羊水栓塞的发病特点是起病急,来势凶,通常发生于分娩和分娩期间,但也可能发生在产后 48 小时之内。羊水栓塞的特征性临床表现为"三低",即低氧血症、低血压和凝血功能障碍。但是,具体 AFE 病例的临床表现取决于主要被累及的脏器和系统,因此 AFE 的临床表现具有多样性。

一、低氧血症

由于一过性的肺循环压力升高,导致通气血流比例失调,从而发生低氧血症。主要表现为神志改变、发绀、呼吸困难、血氧饱和度下降等。

二、低血压

肺动脉高压直接使右心负荷加重,导致急性右心扩张,并出现充血性右心衰竭。肺动脉高压又使左心房回心血量减少,左心排出量减少,引起周围血液循环衰竭。由于心肌缺氧的加重,左心功能也会受到抑制。主要表现为脉搏细数、湿冷、面色苍白、血压急剧下降、心动过速、抽搐、意识丧失或昏迷,甚至出现无脉性室性心动过速及心搏骤停。

三、凝血功能障碍

表现以子宫出血倾向为主的全身出血倾向,如切口渗血、动静脉穿刺部位渗血、全身多部位皮肤黏膜出血、血尿、消化道大出血等。

羊水栓塞有些时候起病症状隐匿,30%~40% 的 AFE 孕产妇会出现非特异性前驱症状,如焦虑、激动、肢体感觉异常、恶心和呕吐和轻度头晕,在临床上常被忽略,应提高警惕,以便尽早干预阻断其病情发展。

由于 AFE 可发生在分娩过程中,母体全身表现可直接影响胎儿。可表现为胎心晚期减速,更常见的为持续胎心减慢。因此胎儿急性宫内窘迫可能会先于产妇其他临床表现出现,需要提高警惕。

AFE 各症状发生率分别为:低血压(100%)和胎儿窘迫(100%),心跳呼吸骤停(87%),肺水肿(93%)和凝血功能障碍(83%)。

第五节　羊水栓塞的诊断

目前尚无国际统一的诊断标准。AFE 诊断主要基于临床表现和体征。分娩期间或胎儿娩出后即刻出现经典的三联征:低氧血症、低血压、继发的凝血功能障碍(三低症状)是诊断 AFE 的金标准。

由于大部分 AFE 病例没有完整的经典三联征(三低)表现。AFE 的诊断采用排他性方法即:围产期妇女(特别是分娩期间和分娩后即刻)出现急性循环衰竭、呼吸困难/低氧、DIC 和/或神志改变等任何两个表现,在充分排除其他医疗解释后,应考虑 AFE。应注意在肺血管中检测到羊水的任何成分,都不再作为 AFE 的诊断标准。需要强调的是,羊水栓塞是临床诊断,应基于临床表现和体征,不需依赖实验室、病理及尸检,分娩期及产后短时间内发病,出现急性心肺功能衰竭、DIC,无法用其他原因来解释即可诊断。

任何辅助检查和实验室检查可以用来支持羊水栓塞的诊断,但均不能用于诊断羊水栓塞。包括:

1. 心电图　ST 段和 T 波异常、心率失常、心搏骤停。

2. 胸片或 CT 平扫　可表现为肺部弥散性片状阴影。

3. 超声心动图　可观察到右心室扩大伴收缩乏力、肺动脉高压等。

4. 凝血功能检测　有助于判断是否存在 DIC。

5. 动脉血气分析　有助于确定是否存在通气不足并评估缺氧程度。

6. 经食道超声　能够提示急性右心功能不全及肺动脉高压。

7. 其他免疫反应标记物可作为诊断 AFE 的参考指标。

(1)血清类胰蛋白酶:在经典的抗原抗体介导的过敏反应中,存在肥大细胞(MC)脱颗粒反应。类胰蛋白酶可以作为 MC 的特异性标记物,检测组织中 MC 的数量,从而用于诊断羊水栓塞。

（2）炎性因子:MC 活化后,大量释放 TNFα、IL-8,引起炎症介质的瀑布样级联反应,加重羊水栓塞的病理过程。因此,TNFα、IL-8 可用于辅助诊断羊水栓塞。

（3）补体系统:AFE 患者的血清中补体被大量激活、消耗,C_3、C_{3a} 和 C_4 的水平会显著降低。

（4）角蛋白 16:胎儿角化上皮细胞内含有丰富的角蛋白 16。利用抗角蛋白 16（resist keratin-16）单克隆抗体检测角蛋白阳性物质具有十分重要的实用推广价值。

（5）其他:Zn-CPI（锌粪卟啉）和 STN 抗原（神经氨酸-N-乙酰氨基半乳糖抗原）。Zn-CPI 水平在 AFE 的患者中会显著升高,血清 STN 抗原水平对于 AFE 具有高度的特异性和敏感性。尿组胺浓度、胰岛素样生长因子结合蛋白-1 可进行辅助诊断 AFE。

AFE 为排他性诊断,应进行严格的鉴别诊断,以提高 AFE 诊断的准确性。AFE 的鉴别诊断主要包括:

1. 产科疾病　如子痫、子宫破裂、胎盘早剥、急性大出血、围产期心肌病等。

2. 非产科疾病　如栓塞、心脏病（心肌梗死、心肌病）、过敏反应、脓毒败血症、局麻药中毒、椎管内麻醉平面过高、输血反应、误吸等。

第六节　羊水栓塞的处理

对于 AFE 患者的处理,强调多学科间紧密合作,包括产科、麻醉科、重症医学、血液科和新生儿科。一旦怀疑 AFE,应立即启动抢救流程。AFE 的治疗措施主要是支持性、对症性和保护器官功能。主要包括三个方面:①纠正低氧血症;②纠正低血压,维持血流动力学稳定;③纠正凝血功能障碍。具体采取的措施取决于具体病例的病理生理学改变、呼吸循环等各个系统受累的严重程度,即应根据患者临床表现给予相应的对症支持治疗。

一、纠正低氧血症

当患者出现呼吸困难或低氧血症时,应保证患者气道通畅及充足氧供,必要时建立人工气道、正压通气。根据血氧饱和度和动脉血气分析的结果及时调整氧供策略,避免出现呼吸、心搏骤停。

1. 如果发生呼吸、心搏骤停,应立即启动 AHA 心肺复苏指南推荐的基础生命支持和高级生命支持流程。

（1）胸外按压频率、深度与普通患者相同,不必顾及胎儿而降低按压幅度。同时左倾 15°~30° 或将子宫推向左侧,缓解增大的子宫对下腔静脉压迫影响回心血量。

（2）在膈肌水平之上建立静脉通路。

（3）抢救药品:肾上腺素 1mg 静脉注射,可重复使用。如果正在接受静脉注射硫酸镁,停止注射,改为 10% 氯化钙 10ml。

（4）心脏电复律或除颤时,应注意去除母体腹壁的胎儿监护探头,避免电弧损伤。

（5）心肺复苏 5 分钟不成功,立即实施围死亡期剖宫产。

2. 呼吸管理　由于孕期患者更容易缺氧,应优先考虑氧合和气道管理。100% 纯氧吸入,孕妇发生困难气道的可能性较大,建议选用 ID 为 6.5~7.0 气管导管,初次插管可采用普通喉镜或可视喉镜,并做好声门上气道准备。

3. 必要时应用体外膜肺氧合（ECMO）、主动脉球囊反搏术、体外循环等技术。

二、纠正低血压

当出现循环系统受累、低血压时,快速建立畅通的液体输注通路,必要时留置中心静脉导管,对于大出血病例，应按照大输血协议，积极输注血制品。并进行有创血流动力学监测，积极进行液体复苏，以晶体液为基础，胶体和血液制品行液体复苏可优化心脏前负荷，维持循环容量，逆转休克状态，改善器官灌注。根据临床指征合理选择血管活性药物（包括去甲肾上腺素、肾上腺素、多巴胺等）。如去甲肾上腺素 0.05~3.30μg/(kg·min) 静脉泵入，多巴酚丁胺 2.5~5.0μg/(kg·min)，静脉泵入。米力农 0.25~0.75μg/(kg·min)，静脉泵入。液体复苏的目标为 SBP≥90mmHg，PaO_2≥60mmHg，尿量≥0.5ml/(kg·h)。经食道超声心动图有利于纠正肺水肿，正性肌力药、利尿药和缩血管药有利于纠正左心衰竭。

三、纠正凝血功能障碍

1. 补充凝血物质　凝血功能障碍时，应积极补充凝血物质包括：输注新鲜冰冻血浆（FFP）、冷沉淀、血小板等血制品。应用凝血因子Ⅶa 可导致大量的血管内血栓，从而产生不良的预后，目前不推荐凝血因子Ⅶa 用于纠正 AFE 的凝血功能障碍。建议应用血栓弹力图的监测指导凝血物质和凝血药物的使用。

2. 抗纤溶药物　纤溶亢进时，用氨甲环酸 1.0~2.0g 静脉滴注，纤维蛋白原 2~4g 静滴。

3. 普通肝素　临床上对于肝素的使用也存在争议，由于 AFE 进展迅速，很难判断 DIC 的高凝阶段，除非有早期高凝的依据。肝素可在 DIC 高凝期和低凝期早期阻断或减少血栓形成。AFE 时肝素使用剂量不宜过大，推荐首次剂量 100U/kg，随后以 3~5U/(kg·min) 静脉维持，以 APTT、INR 和试管法凝血时间来监测，控制以上指标在正常值 1.5~2.5 倍，肝素过量用鱼精蛋白，1mg 可拮抗 100U 普通肝素。使用肝素治疗弊大于利，因此不常规推荐。

4. 对于持续的、顽固性的凝血功能障碍，特别是难以制止的子宫大出血时尽早行全子宫切除术，并注意残端止血，避免内出血导致二次手术。

四、缓解肺动脉高压

1. 西地那非　20mg 口服或经鼻胃管，3 次/d。

2. 前列地尔　（1μg/ml）静脉泵入，10ml/h。

3. 罂粟碱　30~90mg 静脉滴注（<300mg/d）。

4. 阿托品　1mg 缓慢静推或肌内注射，15~30 分钟重复一次。阿托品可抑制平滑肌痉挛，解除肺血管痉挛。

5. 雾化吸入前列环素　10~50ng/(kg·min)，或 NO。

6. 氨茶碱　250mg 缓慢静推，可解除肺血管及支气管平滑肌痉挛，有利于冠状动脉扩张。

7. 酚妥拉明　10~20mg 加入 100~200ml 生理盐水中静脉滴注，降低肺动脉阻力。

五、肾上腺皮质激素

目前糖皮质激素用于羊水栓塞治疗存在争议，基于目前临床经验，早期使用糖皮质激素或有价值。

1. 100~200mg 氢化可的松加于 5%~10% 葡萄糖注射液 50~100ml 快速静脉滴注，再将 300~800mg 氢化可的松加入 5% 葡萄糖注射液 250~500ml 静脉滴注，每日剂量可达 500~1 000mg。

2. 地塞米松 20mg 加于 5% 葡萄糖注射液 10~20ml 缓慢静脉推注，再加 20mg 于 5% 葡萄糖注射液 250ml 缓慢静脉滴注。

六、A-OK（阿托品、昂丹司琼、酮洛酸）方案

由于羊水成分进入母体循环后激活血小板，释放大量血栓素（thromboxane）和 5-羟色胺（setrotonin），可以导致强烈的肺血管收缩，刺激迷走神经反射，支气管痉挛收缩，呼吸循环衰竭，而 50% 左右的心、肺迷

走神经末梢是 5-羟色胺介导的,因此 A-OK 方案的应用可降低肺血管阻力,舒张支气管平滑肌,降低迷走神经张力,有效防治呼吸循环衰竭。

七、器官功能支持与保护

预防肾衰竭,注意尿量。推荐呋塞米 20~40mg 静脉注射。发生急性肾衰竭时,尽早采用血液滤过/透析等急救处理。心肺复苏后还应注意神经系统的保护,如亚低温治疗。

临床病例

患者:女性,35 岁,孕 39^{+5} 周,待产入院,ASA 分级 I 级。

主诉:因"停经 39^{+5} 周,不规律腹痛 2 小时"急诊入院。

现病史:停经 39^{+5} 周,不规律腹痛 2 小时。在 28 周行产前检查时发现胎盘附着于子宫下段。孕期长期卧床休息,无头晕头痛,无视物不清,无胸闷气短,双下肢无水肿。

既往史:平素体健,无传染病史、手术史、过敏史、家族遗传病史。

既往孕产史:孕 2 产 1,2005 年自然分娩 1 健康男婴,经过顺利。2007 年因孕 12 周稽留流产,于当地医院行人工流产术。

家族史:父母均无高血压、糖尿病及恶性肿瘤病史,否认明显遗传病史。

查体:T 36.5 ℃,P 86 次/min,R 20 次/min,BP 123/72mmHg,常规体格检查:体重 72kg,身高 163cm。心、肺、腹、四肢检查无明显异常。产科检查:宫高 43cm,腹围 105cm,胎心 140 次/min,头先露,已入盆。骨盆示无头盆不称。宫颈评分 4 分,头盆评分 7 分。

辅助检查:B 超示宫内妊娠,单活胎(头位),胎盘功能 2~3 级,可疑前置胎盘。磁共振示未见明显前置胎盘和胎盘植入。心电图示:窦性心动过速(心率 103 次/min),部分导联 ST 段下移。血常规示红细胞计数(RBC)3.51×10^{12}/L,血红蛋白(Hb)93g/L,血细胞比容(HCT)30%,白细胞计数(WBC)10.5×10^9/L,血小板计数(PLT)208×10^9/L。尿常规、凝血功能、生化检查均正常。

入院诊断:G$_3$P$_1$ 宫内妊娠 39^{+5} 周,左枕前胎位(LOA)单活胎先兆临产;边缘性前置胎盘;轻度贫血。

术前经过:5:00 患者出现规律宫缩。8:50 胎膜破裂。10:10 患者进入分娩室行分娩镇痛,入室时生命体征正常。10:15 行硬膜外穿刺 L$_{2~3}$ 置管,穿刺顺利。10:25 硬膜外给予 1.5% 利多卡因 3ml,观察 3 分钟后无全脊麻等异常现象,接硬膜外电子镇痛泵(药物配方为 1% 罗哌卡因 10ml+舒芬太尼 50μg+生理盐水 90ml,给予负荷量 9ml,维持剂量 2ml/h,自控量 9ml/次,锁定时间 15 分钟),观察 20 分钟患者未诉不适,镇痛平面在 T$_8$ 以下,生命体征均在正常范围。10:48 患者突然诉心慌不适,产科医生立即电话呼叫上级医生抢救患者。

麻醉管理:10:50 患者入手术室,牙关紧闭,口唇青紫,神志不清,呼之不应。监护仪显示:血压 85/50mmHg,心率 115 次/min,血氧饱和度(SpO$_2$)85%~86%。双侧瞳孔等大等圆 2.0mm,对光反射存在。立即面罩吸氧,静脉加快输液扩容(林格液)。静脉注射丙泊酚 80mg,罗库溴铵 40mg,瑞芬太尼 100μg,2 分钟后完成经口气管插管,接麻醉机辅助通气,SpO$_2$ 上升至 98%。10:55 经胎头吸引器助产分娩 1 活女婴,见患者羊水呈血性,阴道活动性流血,结合患者病情变化及发展经过,初步诊断为羊水栓塞,立即静脉给予地塞米松及氢化可的松。11:00 给予舒芬太尼 30μg,咪达唑仑 5mg。术中丙泊酚,瑞芬太尼静脉维持。并于超声引导下左侧桡动脉置管测定动脉压和右颈内静脉穿刺置管测定中心静脉压。11:10 患者发生心室颤动,立即进行心肺复苏术,给予胸外心脏按压,静脉注射肾上腺素 1mg。11:11 患者恢复窦性心律,静脉输注去甲肾上腺素 1.0~2.0μg/(kg·min),血压维持在

115~120/50~75mmHg,心率 135~150 次/min,SpO$_2$ 98%~99%(FiO$_2$ 100%)。

心肺复苏术成功后,行人工胎盘剥离,剥离胎盘完整,胎盘边缘无血块压迹,但患者阴道仍有活动性出血,遂立即在全麻下行子宫全切+会阴修补术,术中子宫未见破裂口。术中实验室检查:动脉血气分析示吸入氧浓度(FiO$_2$)100%,pH 7.09,动脉血氧分压(PaO$_2$)201mmHg,二氧化碳分压(PaCO$_2$)40mmHg,动脉血氧饱和度(SaO$_2$)100%,碳酸氢盐(HCO$_3^-$)12mmol/L,剩余碱(BE)−16.9。凝血酶原时间(PT)23.1s,凝血活酶时间(APTT)>100s,凝血酶时间(TT)>100s,纤维蛋白原(FIB)0.2g/L。血常规示 RBC 2.0×10^{12}/L,血红蛋白(Hb)61g/L,HCT 19.5%,PLT 82×10^9/L,WBC 38.2×10^9/L,D-二聚体(D-Dimer)>10 000ng/ml。术中共给予林格液 3 000ml,20% 白蛋白 20g,悬浮去白细胞红细胞 8.5U,新鲜冰冻血浆 1 150ml,冷沉淀 25U。罂粟碱 60mg(解除肺动脉高压)、氨甲环酸 1.0g(抗纤溶)、乌司他丁 100 000 单位(抗炎症介质和器官功能保护)、头部低温(脑复苏),5% 碳酸氢钠 250ml(纠正酸中毒)。

术后管理:手术历时 71 分钟,术中失血量约 5 000ml,尿量 50ml。术闭带管入 ICU。术后第 4 天,患者清醒,脱离呼吸机并拔除气管导管,患者凝血功能正常,拔除硬膜外导管。术后第 7 天,患者从 ICU 转入产科病房继续治疗。

相关要点及解析

产妇发生羊水栓塞时的麻醉管理

首先应维持氧合功能,保证通气和循环支持。迅速娩出胎儿,防止胎儿娩出时发生窒息甚至死亡。迅速诊断病情,以便进一步治疗。一旦发生羊水栓塞,应寻求多学科合作,呼叫产科急救小组,开通手术、输血、检验等多条绿色通道,迅速组织全院大抢救。羊水栓塞主要是因为羊水及其成分进入母体循环,引发类似全身炎症反应综合征、免疫"瀑布样"级联反应、凝血功能障碍等一系列变化。如:肺动脉高压、过敏性休克、弥散性血管内凝血、急性肾损伤。

因此,基于羊水栓塞的病理生理改变,进行的急救处理主要包括:

(1)对症处理为主,针对发生心搏骤停的产妇,按照心肺复苏(CPR)流程处理。针对发生呼吸困难、低氧血症或两者同时发生的产妇,维持气道通畅,充分供氧,必要时采取气管插管进行正压通气。

(2)循环支持:当产妇发生严重低血压时,采取优化前负荷、增强心肌收缩力、改善后负荷、快速输液等循环支持措施。

(3)纠正凝血功能障碍:主要是补充凝血物质、抗纤溶药物、肝素,必要时施行子宫切除术。

(4)处理肺动脉高压:应用选择性肺动脉舒张剂,如一氧化氮、前列环素或罂粟碱。

(5)A-OK(阿托品、昂丹司琼、酮洛酸)方案:可以降低肺血管阻力,舒张支气管平滑肌,降低迷走神经张力,有效防治呼吸循环衰竭。

思考题

1. 孕产妇产时危急状态如何处理?

2. 羊水栓塞的鉴别诊断是什么?

3. 如何基于羊水栓塞的病理生理改变进行急救处理?

(白 云 陈新忠)

推荐阅读

［1］ 白云,陈新忠.羊水栓塞诊治新进展.妇产与遗传(电子版),2016,6(01):15-20.

［2］ SANTOS AC.产科麻醉.陈新忠,译.北京:北京大学医学出版社,2017:262-275.

［3］ CHESTNUT DH.,DOLLEY LS.,TSEN LC.,et al. Chestnut 产科麻醉学理论与实践.5版.连庆泉,姚尚龙,译.北京:人民卫生出版社,2017:456-478.

［4］ 中华医学会妇产科学分会产科学组.羊水栓塞临床诊断与处理专家共识(2018).中华妇产科杂志,2018,53(12):831-835.

［5］ PACHECO LD,SAADE G,HANKINS GD,et al. Amniotic fluid embolism:diagnosis and management. Am J Obstet Gynecol,2016,215(2):B16-24.

第五十五章

孕妇静脉血栓栓塞

本章要求

1. 掌握孕期静脉栓塞抗凝治疗后的麻醉管理。
2. 熟悉妊娠相关静脉血栓栓塞症的诊断流程。
3. 了解妊娠相关静脉血栓栓塞症的治疗方案。

妊娠相关静脉血栓栓塞症（venous thromboembolism，VTE）包括深静脉血栓形成（deep venous thrombosis，DVT）和肺血栓栓塞（pulmonary thromboembolism，PTE），是同一种疾病在不同部位、不同阶段的两种临床表现形式。其中，单纯 DVT 约占 80%，PTE 或 PTE 合并 DVT 约占 20%，近 25% 的 DVT 患者如未得到治疗会转化为 PTE。VTE 一旦发生，早期诊断、早期治疗、持续监测生命体征与临床症状是治疗成功的关键。急性 PTE 是常见的致命性疾病，一旦发生，及时有效的多学科治疗是抢救成功的最后防线。因此，麻醉科医师有责任了解 VTE 的高危因素、VTE 的诊治及如何进行麻醉管理。

由于妊娠期生理特点及血流动力学改变，孕产妇 VTE 发病率是正常女性的 4~50 倍，欧美流行病学报道孕产妇 VTE 发生率为 1.2‰，是导致孕产妇死亡的重要原因之一。我国的流行病学资料较为有限，但伴随国人饮食结构的改变、计划生育政策的调整、高龄孕产妇逐渐增多、妊娠并发症发生率升高、辅助生殖技术临床应用增加等危险因素，将持续导致我国孕产妇 VTE 的发生率及病死率升高。

妊娠相关 VTE 发病率高的原因主要有以下 3 点（Virchow 三要素）：①静脉淤血，妊娠子宫对下腔静脉等结构产生压迫，致受压部位远端静脉及下肢淤血；②血液呈高凝状态，妊娠期血液系统处于代偿性血管内凝血增强的状态，分娩可增强血小板活化、血液凝固和纤维蛋白溶解，而产后 48 小时纤溶活性开始降低，进一步增加血栓形成的风险；③血管损伤，阴道分娩或剖宫产引起的血管损伤可导致产褥期 PTE 的发生，剖宫产术后 VTE 形成的风险约为阴道分娩的 8 倍。Virchow 三要素在妊娠期和产褥期都存在。此外，肥胖、合并子痫、既往 VTE 病史、多胎妊娠等因素均会进一步增加妊娠相关 VTE 的发病率。

第一节　孕妇静脉血栓栓塞的临床表现和诊断

所有妊娠期和产褥期的妇女均应予以临床监测，有助于及时发现 VTE 的症状和体征。对疑似 VTE 的患者进一步评估时，应侧重于选取合适的影像学检查，迅速而准确的进行诊断。

VTE 的临床表现

（一）DVT 的临床表现

DVT 多数发生于下肢静脉血管内，少数发生于上肢、肠系膜静脉或脑静脉。四肢 DVT 的主要症状包括患肢疼痛、压痛、肿胀、浅静脉曲张、红斑及发绀伴不明原因的发热。孤立性髂静脉血栓形成还可出现臀部、腹股沟区、侧腰部或腹部疼痛。临床诊断可参考非妊娠成年人 DVT 的 Wells 评分表（表 55-1-1）。

表 55-1-1　非妊娠成年人 DVT 的 Wells 评分表 *

项目	评分
瘫痪、轻度瘫痪或近期曾行下肢石膏固定	1 分
近期卧床超过 3 天，或过去 4 周内大手术史	1 分
深静脉系统局部压痛	1 分
整个下肢肿胀	1 分
在胫骨粗隆下方 10cm 处测量发现一侧小腿肿胀，周径比另一侧大 3cm	1 分
在有症状的腿部，凹陷性水肿更明显	1 分
非曲张性浅静脉侧支形成	1 分
癌症活动期或在 6 个月内接受过抗癌治疗	1 分
比 DVT 可能性更大的其他诊断，如 Baker's 囊肿、蜂窝织炎、肌肉损伤、静脉炎后综合征、腹股沟淋巴结肿大和静脉外压迫	−2 分

* 总分≤0 分：低概率事件；1~2 分：中概率事件；3~8 分：高概率事件

　　孕产妇血栓好发部位有其特殊性，妊娠相关 DVT 85% 以上发生在左侧，这种好发于左下肢的机制与右髂总动脉和妊娠子宫对左侧髂总静脉的压迫有关。左侧髂总静脉位于第 5 腰椎和右侧髂总动脉之间，与右侧髂总静脉相比，左侧髂总静脉管腔较窄，血流缓慢，易形成涡流，导致静脉血栓的发生。与普通患者相比，孕产妇更容易出现近端 DVT（包括孤立性髂静脉血栓形成），而普通人群中小腿 DVT 则更为常见。

　　此外，妊娠期间还可出现单发的盆腔静脉血栓形成（pelvic vein thrombosis，PVT）和浅静脉血栓形成（superficial vein thrombosis，SVT）。卵巢静脉血栓形成是一种感染性 PVT，阴道分娩的产妇中发生率不到 0.05%，剖宫产产妇中可高达 1%~2%，症状包括抗生素治疗无效的发热（80%）、盆腔疼痛（66%）和可触及的腹部包块（46%）。怀孕期间偶尔会发生累及下肢的 SVT，大多数发生在产后初期，伴或不伴血栓形成部位的红肿、触痛，有增加深静脉曲张的风险。

　　（二）PTE 的临床表现

　　来源于静脉或右心的血栓脱落并阻塞在肺动脉或其分支时，会引起急性 PTE，患者会迅速出现肺循环和呼吸功能障碍的临床表现。症状包括突发性呼吸困难（87%）、胸膜性胸痛（61%）、伴或不伴咯血的咳嗽（24%），还可出现心动过速、低氧血症、晕厥和不明原因的低血压（50% 以上肺循环梗阻时）。然而，亦有临床研究显示约 70% 确诊为 PTE 的患者并无症状。目前尚无专门用于孕产妇 PTE 的临床评分体系，临床诊断可参照非妊娠成年人 PTE 的 Wells 评分表（表 55-1-2）。

表 55-1-2　非妊娠成年人 PTE 的 Wells 评分表 *

项目	评分	项目	评分
有 DVT 的临床症状	3	既往 DVT 和/或 PTE 病史	1.5
其他诊断的可能性低于 PTE	3	咯血	1
心率>100 次/min	1.5	恶性肿瘤	1
制动时间≥3 天，或有 4 周内手术史	1.5		

* 总分<2 分为低风险，2~6 分为中风险，>6 分为高风险

PTE 的临床表现与预后和以下因素有关:①栓子的大小和数量;②是否同时存在其他心肺疾病;③血栓溶解的快慢;④是否有复发的栓子;⑤栓塞位置(近端或肺主动脉栓塞比节段性栓塞症状更严重)。PTE 发生后,肺血管广泛闭塞可导致心肺功能失代偿,肺水肿可继发呼吸衰竭。通常单个大型血栓(如鞍状血栓)可以直接导致肺动脉高压。但在患者合并潜在心肺疾病或复发性肺栓塞的情况下,一个小血栓也可导致严重肺动脉高压。

体格检查中,患者可出现肺部阳性体征(如呼吸急促、湿啰音、呼吸音降低)、右心衰竭的迹象(如心动过速、第二心音亢进或分裂、颈静脉怒张、三尖瓣收缩期杂音、肝大)、一个或多个下肢 DVT 的表现(小腿或大腿肿胀、压痛、可触及索状物)等。

有条件时(如在 ICU 内或手术室内),有创血流动力学监测可见:①肺动脉楔压正常或降低(<15mmHg);②平均肺动脉压升高(通常<35mmHg);③中心静脉压升高(>8mmHg)。当肺动脉压超过 35~45mmHg 时可发生右侧心力衰竭。左心室充盈不佳和低氧血症可继发左侧心力衰竭。

(三)一般性辅助检查

约 41% 急性 PTE 的孕妇可出现心电图异常(类似右心肥厚的迹象):电轴右偏、肺型 P 波、ST-T 段异常、T 波倒置,伴室性心律失常。

动脉血气分析显示只有少数患者(约 18% 确诊 PTE 的孕产妇)存在低氧血症或血氧饱和度降低。因此患者 PaO_2 正常也不能排除肺栓塞。

D-二聚体在排除非妊娠人群的 VTE 是有很高的阴性预测值。但由于 D-二聚体水平在妊娠期间逐渐增加,产后立即下降,约产后 6 周恢复到基线水平。因此,D-二聚体升高不推荐用于妊娠相关 VTE 的确诊。

(四)影像学检查

相较于一般患者,妊娠时 VTE 的症状、体征、一般性辅助检查的特异性和敏感性都更差,因此临床怀疑妊娠相关 VTE,特别是在急性发作或恶化的病例中,诊断性影像学检查是必要的。除加压超声和磁共振(MR)血管成像外,胸部 X 线片、通气/灌注(V/Q)扫描、CT、肺动脉造影等均可使母体和胎儿暴露于辐射(表 55-1-3)。但 VTE 的确诊与否会影响分娩时及再次妊娠的管理策略,排除 VTE 可避免母婴暴露于抗凝治疗的风险。因此,当怀疑有 PTE 时,即使是妊娠状态也应该选择合适的影像学检查进行确诊或排除。

1. DVT 的影像学检查

(1)加压超声:因为创伤小、可重复、无电离辐射,加压超声是美国妇产科学会(ACOG)推荐的妊娠期

表 55-1-3 VTE 诊断相关放射检查和胎儿/母体辐射暴露量

放射检查类型	胎儿暴露量(mSV)*	母体暴露量(mSV)
胸部 X 线	0.001~0.01	<0.01
肺通气扫描 99m 锝	0.1~0.3	<0.01
低剂量肺灌注扫描 99m 锝	0.1~0.6	0.2~1.2
CT 肺动脉成像	0.01~0.66	15~20
经皮导管肺动脉造影	2.2~3.7	15
经皮导管静脉造影	3~6	0.5~2
CT 髂静脉成像	10~50	10~50

*mSv:毫希弗,辐射剂量的基本单位之一

改编自 Linnemann B,et al. Diagnosis of pregnancy-associated venous thromboembolism-position paper of the Working Group in Women's Health of the Society of Thrombosis and Haemostasis(GTH). Vasa. 2016;45(2):87-101.

新发 DVT 的首选检查。静脉内血流的充盈缺损和管腔不可压缩是血栓形成的最准确的超声指征。如加压超声诊断有 DVT,那就假设会发生 PTE,无须进一步检查即可开始治疗。加压超声检查在近端 DVT 监测的敏感性和特异性分别为 95% 和 96%,但对于单独的小腿 DVT 或者单独的髂静脉血栓的诊断无效。鉴于这些部位 DVT 发生栓塞的风险很高,当加压超声扫描阴性时,应根据情况进行继续随访、动态超声检查、磁共振(MR)血管成像等。

(2)MR 血管成像:MR 血管成像无电离辐射,对诊断妊娠患者髂静脉血栓具有较高的敏感性(100%)和特异性(94%)。含钆造影剂已被证实能穿过胎儿血—胎盘屏障,可被胎儿吞咽和吸收,是妊娠期 C 类用药。妊娠期间,可以使用 FS 或 TOF 成像技术,从而避免使用钆来增强显影,以免胎儿受到钆的辐射暴露。因此,对于怀疑孤立性髂静脉血栓但又不能通过加压超声确诊的孕妇,可以选择 MR 血管成像。

(3)经皮导管静脉造影和 CT 血管成像(CTA):经皮导管静脉造影是诊断和排除 DVT 的金指标,但在妊娠期妇女的临床应用中,该技术已被超声所取代。CTA 在非妊娠患者的髂静脉 DVT 诊断中较为常用,但因辐射暴露量超过经皮导管静脉造影,妊娠期间应避免使用。

2. PTE 的影像学检查

(1)心动超声:经胸心动超声 TTE 无创、无电离辐射,是评估心功能的首选筛查方法,可根据需要复查。如提示急性右心劳损(重度三尖瓣反流、右心室扩张、不伴右心室肥厚的运动功能减退),则提示存在 PTE。尽管诊断价值有限,但 TTE 可用于快速、准确的 PTE 风险评估,特别是在确定预后较差且需要积极干预(如溶栓或栓子切除)的患者。相比 TTE,经食道心动超声 TEE 可以直接观察到肺动脉系统的血栓。但 TEE 对操作者技能水平要求较高,且部分患者在清醒状态下难以耐受,限制了 TEE 的应用范围。在非妊娠人群中,TEE 诊断急性 PTE 的敏感度是 60%~80%,特异度是 95%~100%。

(2)胸部 X 线片:对 PTE 的诊断无特异性也不敏感,但可用于鉴别诊断,排除有同样症状的气胸、胸膜炎、肋骨骨折等,也可帮助解读后期的 V/Q 扫描。

(3)V/Q 扫描:在胸部 X 线片正常但疑似 PTE 的妊娠妇女中,V/Q 扫描推荐用于初步诊断,可进一步减少胎儿的辐射暴露。灌注扫描应在肺通气扫描之前进行,因为灌注扫描正常可以排除 PTE。静脉注射用的造影剂 ^{99m} 锝经肾脏代谢、可分泌乳汁,因此,可增加孕产妇入液量以促进造影剂排泄,或用配方奶短暂替代母乳,从而减少母婴辐射暴露。V/Q 扫描对 PTE 的阴性预测价值接近 100%,如果扫描结果正常,可排除 PTE 诊断。如果扫描结果显示多个肺段局部灌注缺损和严重肺通气血流比例失调则强烈提示 PTE。

(4)CT 肺动脉成像(CTPA):CTPA 在诊断 PTE 的有效性与肺动脉造影相当。因为孕产妇相对年轻,既往肺部合并症较少,而肺部合并症本身会降低 CTPA 的有效性。由于辐射暴露量小,在整个孕期 CTPA 都是经济而安全的,被推荐用于胸部 X 线片不正常或 V/Q 扫描结果不确定的孕产妇。并且与肺段动脉相比,CTPA 对肺动脉和肺叶动脉有更高的诊断价值。造影剂有导致过敏反应和肾功能不全风险,患者应在检查后补充足够的液体;此外,造影剂中碘剂可透过胎盘屏障,理论上有存在诱导新生儿甲减的风险,虽目前尚无此类报道。

(5)MR 血管成像:CTPA 的缺点促进了 MR 在确诊妊娠相关 PTE 中的应用。可使用 FS 或 TOF 成像技术,能显示肺动脉、叶动脉和段动脉。诊断 PTE 中,与 CTPA 有相似的敏感性和特异性。

(6)经皮导管肺动脉造影:经大静脉插入导管到肺动脉,在 X 线下观察造影剂的充盈缺损。经皮导管肺动脉造影的特异性接近 100%,但因为并发症等原因,在妊娠患者中并不常用。如果不可避免,例如在生命濒危而怀疑 PTE 的患者中,肱动脉造影优于股动脉造影(胎儿辐射暴露量分别为<50mrad 和<375mrad)。

如果临床怀疑孕产妇有 VTE,必须进行客观检查确诊 DVT 或 PTE,但每种影像学技术在妊娠期都有其局限性,充分且恰当的影像学检查方案是诊断妊娠相关 VTE 的基础。当孕产妇有 DVT 的症状时,加压超声是首选的诊断方法。当怀疑 PTE 时,胸部 X 线片是被推荐的第一个有辐射的影像学检查。作为分诊工具:胸片结果阴性的孕产妇进行 V/Q 扫描,而胸片结果异常的孕产妇则进行 CTPA 检查。在实际临床工作中,当患者病情不稳定或者一些检查无法及时获得时,美国血液学学会(ASH)专家建议考虑经验性的治疗和替代诊断策略(如选择 CTPA 或 V/Q,或在重症监护环境中进行 TEE)。由于缺乏任何一种诊断测试具明显优势的证据,患者的价值观和医生的偏好决定了最终方法的选择和检查的顺序。也可参考妊娠相关 DVT 的诊断流程(如图 55-1-1)和妊娠相关 PTE 的诊断流程(如图 55-1-2)。

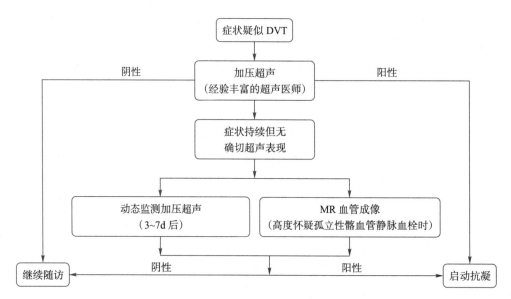

图 55-1-1 妊娠相关 DVT 的诊断流程

DVT. 深静脉血栓形成;MR. 磁共振。

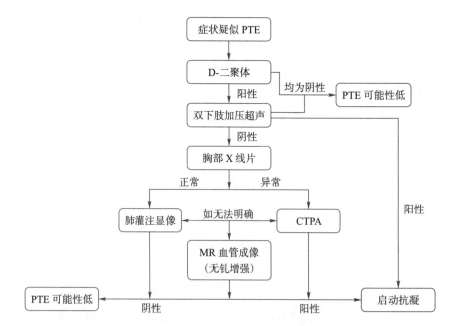

图 55-1-2 妊娠相关 PTE 的诊断流程

PTE. 肺栓塞;MR. 磁共振;CTPA. 计算断层扫描肺动脉成像。

第二节　孕妇静脉血栓栓塞的防治原则

所有的妊娠期和产褥期妇女都应重视血栓的预防,对于血栓高危患者需提前使用机械及药物干预措施。VTE一旦确诊,需在排除禁忌后立即启动抗凝治疗。VTE的分娩期处理极具挑战性,需要产科、麻醉科、新生儿科以及血液科多科协作。

一、妊娠相关 VTE 的预防

首先,应对孕产妇进行阶段性的健康宣教,促进健康行为形成,了解疾病的先兆表现从而早期就诊,提高对 VTE 防治策略的依从性;其次,根据妊娠的不同阶段,采用评分法动态评估发病风险,针对不同的风险级别,采取对应的预防策略。建议以下时间节点进行动态评估:①孕早期,首次产前检查或建档时;②孕 28 周,如有新增 VTE 风险因素或并发症应重新评估;③分娩当日,产后及时再次评估;④临时评估,如孕产妇出现孕期住院、危险因素改变、制动时间延长等情况时应重新评估。

VTE 的风险评估可分为既往存在的危险因素、产科危险因素和暂时性或潜在可逆的危险因素 3 大类,不同的危险因素其评分也不同(表 55-2-1)。同时存在多种危险因素者,分数可以叠加。产前风险评估包括产前因素和临时因素,产后风险评估包括产前因素、临时因素和产后因素,临时因素消失后不再作为危险因素。根据风险程度将影响分为极高危(≥4 分)、高危(产前 3 分或产后 2~3 分)和低危(0~1 分)3 个等级。

表 55-2-1　妊娠相关静脉血栓栓塞症的危险因素

危险因素	评分
既往存在的危险因素	
既往 VTE 史(除外与大手术相关的单发事件)	4
高风险的血栓形成倾向	3
大手术相关的既往 VTE 史	3
内科合并症,如癌症、心肺疾病、系统性红斑狼疮、炎性多关节病炎症性肠病、肾病综合征、1 型糖尿病肾病期、镰状细胞病	3
一级亲属中不明原因的或与雌激素相关的 VTE 家族史	1
低风险的血栓形成倾向(无 VTE 史)	1
年龄>35 岁	1
肥胖(BMI>30kg/m²)	1 或 2
产次≥3 次	1
吸烟	1
静脉曲张	1
产科危险因素	
子痫前期	1
辅助生殖技术、试管婴儿(仅产前)	1
多胎妊娠	1
急诊剖宫产	2
选择性剖宫产	1

危险因素	评分
中骨盆或旋转的手术助产	1
产程延长（>24 小时）	1
产后出血（>1 000ml 或输血）	1
早产	1
死产	1
暂时性或潜在可逆的危险因素	
妊娠期或产褥期任何外科手术，如阑尾切除术、妊娠物残留行清宫术、产后绝育术，但分娩后即刻会阴修补术除外	3
妊娠剧吐，脱水	3
卵巢过度刺激综合征(仅孕早期)	4
感染(如肺炎、肾盂肾炎、产后伤口感染)	1
住院或卧床休息、制动≥3 天 *	—

*2015 英国皇家妇产科医师学会（ROGC）指南未予住院或卧床休息、制动≥3 天这一因素具体评分，主要因产前、产后有关这一因素的血栓预防适应证不同

经评估后，确定药物抗凝治疗应用时机：①产前评估为 3 分者妊娠 28 周开始应用，≥4 分者评估后即刻开始应用，持续至分娩前 24 小时；②产后评估为 2 分者应用至出院，≥3 分者应用至产后 7~10 天；③明确 VTE 者需要进行长期抗凝治疗，至少应用至产后 6 周，总疗程至少 3 个月；反复发生 VTE 者，需要考虑延长抗凝治疗时间，甚至终生抗凝治疗；有出血风险者慎用。

机械性预防措施也同样重要，如早期活动、逐级加压弹力袜、充气加压设备等。对于高危组但存在抗凝禁忌的患者，应采用机械性预防措施。对于极高危患者，在进行药物预防的同时应合用弹力袜和/或间歇充气压缩袜。充气加压设备包括间断充气加压和序贯加压设备。间断充气加压设备用单个袖带来产生间断的非均匀性膨胀，序贯加压设备使用按不同压力依次膨胀的多房袖带，均可用于小腿及全下肢。加压设备不会增加出血风险，用于机械性预防 DVT 时性价比高，对于未接受抗凝治疗的剖宫产孕妇，可从术前开始应用，直至患者下床活动和重新开始抗凝前。在使用加压设备前，应先进行下肢加压超声检查，排除已存 DVT。

二、妊娠相关 VTE 的抗凝治疗

所有新发 VTE 的孕产妇都应接受抗凝治疗，尽管抗凝治疗的具体剂量和方案尚存在争议，但在初始抗凝治疗中，可使用皮下注射低分子量肝素（low molecular-weight heparin，LMWH）或皮下或静脉注射普通肝素（unfractionated heparin，UFH）。两者都不会通过胎盘，而且对于母乳喂养的婴儿是安全的。与 UFH 相比，LMWH 的优点是肝素诱导的血小板减少症和骨质疏松的风险小，此外，LMWH 半衰期更长，每天只需 1~2 次剂量。美国血液病学会（ASH）和美国胸科医师学会（ACCP）推荐 LMWH 而非 UFH 用于妊娠期妇女预防性和治疗性抗凝。妊娠期常用抗凝治疗方案可参照表 55-2-2。

使用 LMWH 预防 VTE 需要重视其风险管理。存在以下情况时，应禁用 LMWH：①产前或产后活动性出血；②产前 4 周内发生急性脑卒中（脑出血或梗死）；③未控制的恶性高血压（收缩压>200mmHg，或舒张压>120mmHg）。存在以下情况时，应慎用 LMWH：①已知存在出血风险（先天性或获得性凝血障碍）；②存在大出血风险的孕妇（如前置胎盘）；③血小板减少（计数<75×10⁹/L）；④严重的肾脏疾病（肾小球滤过率

表 55-2-2　孕期常规抗凝治疗方案

药物类型	药物	预防性抗凝	治疗性抗凝(按体重算)	产后抗凝
低分子肝素	依诺肝素	40mg,q.d.	1mg/kg,q12h	预防性使用 LMWH/UFH 4~6 周
	达肝素	5 000U,q.d.	200U/kg,qd 或 100U/kg,q12h	
	亭扎肝素	4 500U,q.d.	175U/kg,qd	
普通肝素	普通肝素	5 000~10 000U,q12h	10 000U,q12h 或根据目标 APTT(注射后 6 小时达正常值的 1.5~2.5 倍),使用大于 10 000U,q12h 的剂量	
维生素 K 拮抗剂	华法林	不推荐	不推荐	4~6 周(目标 INR 2.0~3.0)治疗需和 LMWH/UFH 一起使用,INR≥2.0 维持 2 天以上

注:q.d.每日一次;q12h.每 12 小时一次;APTT.部分凝血活酶时间;INR.国际标准化比值;LMWH.低分子量肝素;UFH.普通肝素。

GFR<30ml/(min·1.73m²));⑤严重的肝脏疾病(转氨酶水平升高)。

LMWH 的抗 Xa 因子活性高峰出现在皮下注射后约 4 小时,注射后 12 小时,抗 Xa 因子活性降至高峰水平的 50%。预防血栓的抗 Xa 因子活性水平应该为 0.1~0.2U/ml,抗血栓治疗是 0.5~0.8U/ml。是否通过监测抗 Xa 因子活性水平(aXa)调整 LMWH 治疗剂量尚存在争议,但专家共识认为对于极端体重的孕妇(如 100kg 以上),或有其他合并症如肾功能损害、严重血小板减少、虽经抗凝治疗仍有 VTE 复发时,可考虑监测抗 Xa 峰值水平。一般可在给药后 4~6 小时检测抗 Xa 峰值,逐渐调整剂量至抗 Xa 峰值达到 0.5~0.8kU/L。初始治疗后是否需要根据孕周进展调整剂量尚须进一步研究,鉴于 LMWH 安全性高,推荐在整个妊娠期持续使用基于患者体重的 LMWH 治疗剂量。

对于肝素诱导的血小板减少症患者以及对肝素严重过敏的患者,可使用磺达肝素替代。其他类型的抗凝药物较少用于妊娠期:华法林因致畸性等原因禁忌用于妊娠早期;阿司匹林对 VTE 防护效果不佳,不推荐单独用于预防血栓;噻吩并吡啶用于预防动脉栓塞有效,停药后 7 天血小板功能方可恢复正常;其他 Xa 因子直接抑制剂如利伐沙班或达比加群酯等存在致畸作用等,不宜用于妊娠期抗凝治疗。

三、妊娠相关 PTE 的治疗

约 10% 的 PTE 患者通常在 PTE 发生后约 1 小时死亡。对经过急性期的存活者,长期生存的关键是快速做出正确判断和及时治疗。治疗应基于以下几个原则:①提供产妇和胎儿足够的氧;②母体循环支持,包括子宫胎盘灌注等;③抗凝或阻断血栓,防止 PTE 再次发生。

所有 PTE 患者均应尽快开始抗凝治疗,不能接受抗凝治疗或抗凝治疗后再次发生血栓的患者,可考虑置入下腔静脉滤器。急性失代偿性 PTE 患者首先溶栓治疗,紧急时可进行取栓术。

下腔静脉滤器置入:妊娠相关 VTE 不推荐常规置入下腔静脉滤器,除非经抗凝治疗仍有 PTE 复发或孕妇合并抗凝治疗绝对禁忌证。急性期(<7 天)、亚急性期(<30 天)的静脉血栓尚不稳定,分娩时存在血栓脱落的风险,可考虑在分娩前放置可回收或临时性下腔静脉滤器。每例患者均需个体化评估,应考虑滤过器放置的风险和并发症,还需考虑放置滤过器时的射线暴露时间,使胎儿的射线暴露最小化。

溶栓治疗:妊娠期 VTE 溶栓治疗的唯一指征是危及生命的 DVT 或严重的 PTE。重组组织纤溶酶原激活剂(recombinant tissue plasminogen activator,rtPA)分子量大,不易透过胎盘,给药时间短,没有抗原性。与尿激酶、链激酶相比,rtPA 导致过敏和出血风险更低,是溶栓的首选药物。启动溶栓治疗前,应先对患者

PTE 的严重性、预后、出血风险进行综合评估。

取栓术:对于溶栓禁忌但 PTE 栓塞危及生命时,可进行紧急手术取栓。

目前国内有关妊娠相关 PTE 的治疗实践报道仅限于临床病例的回顾性分析,尚缺乏设计良好的前瞻性研究以比较不同的治疗方法的成功率、不良反应、并发症及抗凝治疗的最佳剂量和持续时间等,为临床妊娠相关 PTE 的治疗方案的选择提供更多临床经验与理论依据。

四、VTE 抗凝治疗的麻醉管理

抗凝治疗的患者分娩时存在出血风险,在计划进行分娩镇痛或剖宫产时,麻醉科医师必须权衡包括硬膜外麻醉、腰麻、腰硬联合麻醉在内的椎管内麻醉技术的利弊。

理想情况下,多数产科医生倾向于在产前 1~2 周或有早产风险时,将 LMWH 转换成为 UFH,以便通过监测部分凝血活酶时间(APTT)监测抗凝活性,应尽量将 APTT 维持在正常值的 1.5~2.5 倍。患者规律宫缩开始后或计划分娩前 4~6 小时,可停止 UFH 使用。APTT 接近正常或血液肝素浓度接近零时,相当于静脉注射 UFH 4~6 小时或皮下注射 UFH 8~12 小时后,方可行椎管内麻醉。应用 UFH 治疗超过 4 天的患者,进行椎管内麻醉操作前应检查血小板计数,排除是否存在肝素诱导的血小板减少症。

对于仍在使用 LMWH 抗凝的孕妇,预防剂量必须停药 12 小时以上、治疗剂量必须停药 24 小时以上才可进行椎管内麻醉。不提倡用鱼精蛋白逆转 UFH 后实施椎管内麻醉。鱼精蛋白逆转 LMWH 后引起抗 Xa 因子活性不可预测,因此也不建议用鱼精蛋白逆转 LMWH。

孕妇应用其他抗凝药物,包括阿司匹林、华法林和一些新型抗凝药,则根据具体用药评估椎管内麻醉风险。单独应用非甾体抗炎药或阿司匹林不是椎管内麻醉的禁忌证。接受华法林治疗的患者,建议停药 4~5 天,直至国际标准化比值(INR)恢复正常。应用磺达肝素的患者不推荐椎管内置管。应用 Xa 因子直接抑制物(如利伐沙班、达比加群酯等)的患者不推荐进行椎管内操作。溶栓治疗是椎管内麻醉的绝对禁忌证。

如患者不适合椎管内麻醉,分娩时可给予无创性镇痛(如静脉应用阿片类药物),择期手术(包括剖宫产术)应选择全身麻醉。

产后重新启动抗凝治疗需要麻醉科医师与产科医师讨论决定。产后预防性应用 LMWH 或 UFH 抗凝治疗,可在阴道分娩 12 小时或椎管内导管移除 2 小时后开始,如两项同时存在,则以最长时间为准。但如存在以下几种情形,应将抗凝治疗推迟至椎管内麻醉 24 小时后:①患者接受了剖宫产术;②需要使用治疗剂量的抗凝药物(无论哪种分娩方式);③如果椎管内操作时或放置导管时出血。

对于使用了抗凝治疗的孕产妇,即使未接受椎管内操作,麻醉科或产科医生医生均应密切关注椎管内血肿的症状和体征。包括:①严重且不能缓解的背痛;②神经功能缺陷,包括肠道或膀胱功能紊乱或神经根病;③棘突或棘突旁区域压痛;④无法解释的发热。一旦怀疑椎管内血肿,应立即行脊髓影像学检查和神经外科医生会诊,以便确定是否存在脊髓压迫。出现症状到脊髓减压手术的时间间隔越短,预后越好。椎管内血肿的神经功能障碍与椎管内麻醉后的神经阻滞麻醉作用容易混淆,故麻醉科医师可考虑使用低浓度局麻药或阿片类药物,以便于椎管内血肿的早期监测。

此外,接受抗凝治疗患者实施全身麻醉时还有其他出血风险:如气管插管导致气道出血,放置鼻咽通气道、口咽通气道、鼻咽温度探头、胃管、经食道超声探头等操作时导致相应部位创伤性出血,应引起重视并积极处理。急诊手术中可应用血浆、血小板等血制品或鱼精蛋白等降低术中术后出血的风险。

临床病例

患者:女,34 岁,身高 162cm,体重 68kg,BMI 25.9kg/m²,ASA Ⅲ级。

主诉:停经 36 周,发现下肢血栓 4 周,不规律腹痛 6 小时。

现病史:孕前自测血压偏高,最高达140/91mmHg,孕期定期监测血压,未见明显异常。4周前无诱因左下肢肿胀,当地医院超声发现左下肢静脉血栓形成,启动抗凝治疗(依诺肝素60mg,q12h,皮下注射)。1天前因探亲前来我市,6小时前出现不规律腹痛,间隔1~2小时,持续20~30秒。

既往史:10年前于当地医院行剖宫产手术,产褥期发现左下肢静脉血栓,行导管溶栓治疗后好转。

既往孕产史:孕4产1,剖宫产1次,人工流产2次。

家族史:舅舅因静脉血栓去世。

查体:T 36.6℃,P 80次/min,R 20次/min,BP 138/90mmHg。常规体格检查:双下肢肿胀,无疼痛,无潮红,双下肢皮温无差别。心肺未见明显阳性体征。产科检查:宫高32cm,腹围105cm,胎心140次/min,胎动可及,头位,不规律宫缩,持续20~30秒,间隔1~2小时。内诊:宫颈居中,质中,宫颈管消退30%,宫口未开,胎先露-3cm,胎膜未破。

辅助检查:PT 15.3秒,APTT 44秒,FIB 5.05g/L,D-二聚体2.87μg/ml,FDP 8.7μg/ml,余实验室检查未见明显异常。双侧下肢静脉超声:左侧股浅静脉内可见低回声,宽约0.45cm,左侧腘静脉可见宽约0.42cm低回声,左下肢肌间静脉丛可见宽约0.48cm低回声,压之不闭合;右下肢肌间静脉丛可见宽约0.6cm低回声,压之不闭合。胎心监护:反应型。

入院诊断:①孕4产1,孕36周,先兆临产;②妊娠合并慢性高血压;③瘢痕子宫;④双下肢DVT。

术前经过:入院后监测胎心、胎动,监测血压,绝对卧床休息,双下肢抬高,禁止揉捏双下肢。血管外科会诊建议产前置入滤网。但患者已出现规律宫缩,持续40秒,间隔3~4分钟,产科彩色超声提示子宫下段厚度约0.15cm,子宫破裂风险高,患者及家属拒绝产前置入滤网,要求立即行剖宫产术。

麻醉管理:患者轮椅推入手术室,入室时距离末次注射低分子量肝素时间为15小时,禁饮禁食9小时。考虑治疗剂量的低分子量肝素停药不足24小时,凝血指标异常,拟行快速序贯诱导气管插管全身麻醉方案。连接心电监护显示,心率102次/min,脉搏氧饱和度(吸空气)94%,袖带血压125/83mmHg。局麻下行桡动脉穿刺置管,监测有创血压,局麻下行右侧颈内静脉穿刺置管开放中心静脉,并监测中心静脉压。配制多巴胺、间羟胺、肾上腺素、硝酸甘油溶液备用。麻醉面罩预给氧,待产科医师、新生儿科医师就位,完成切皮前全部准备工作后开始全麻诱导。静脉推注丙泊酚2mg/kg,待患者意识消失后给予维库溴铵0.1mg/kg和瑞芬太尼1μg/kg,行气管插管并机械通气。胎儿娩出断脐后,静脉推注舒芬太尼10μg并持续泵注瑞芬太尼及丙泊酚,根据BIS监测水平调整麻醉深度(BIS 40~60)。术中可见淡红色血性羊水,胎儿头位娩出顺利,Apgar评分9分-10分-10分,考虑新生儿孕周不足37周,妥善处理脐带后转入新生儿病房。术中血流动力学状态基本稳定,有创血压监测波动于120~150/50~80mmHg,CVP波动于4~13cmH$_2$O。手术时长35分钟,术后在超声引导下行双侧腹横肌平面阻滞(TAP),静脉应用舒芬太尼自控镇痛。手术结束后13分钟,患者醒转,Steward评分5分拔管,持续监测下返回监护室。术程总入液量为650ml,尿量250ml,出血量400ml。

术后转归:术后阴道出血不多,24小时后给予利伐沙班15mg,b.i.d.,口服。术后1天复查凝血功能:FIB 5.05g/L,D-二聚体1.52μg/ml,FDP 11.1μg/ml。术后2天双下肢水肿减轻,腹部切口愈合良好,患者及家属要求出院,告知相关风险并嘱继续抗凝治疗。口服利伐沙班1个月后,复查下肢静脉彩色超声示陈旧性血栓,口服利伐沙班2个月后,复查超声血栓无蔓延扩大,症状明显减轻,下肢水肿消失。

相关要点及解析

合并VTE的产妇行剖宫产术的麻醉方法选择　对于已经采用抗凝治疗预防或治疗VTE的孕产妇,由于临产时间和胎儿状态的不可预测,常不能按计划转换抗凝治疗方案。如有剖宫产手术计划时,麻醉科医师需权衡椎管内麻醉和全身麻醉分别对产妇和胎儿的利弊。

术前停用 LMWH 预防剂量 12 小时、LMWH 治疗剂量 24 小时、UFH 静脉注射 4~6 小时或 UFH 皮下注射 8~12 小时的患者，可进行椎管内麻醉。当然，对于有出血倾向或连续应用 UFH 超过 4 天的产妇，还应在术前检查血小板数量。对于因临床需要，孕晚期仍在使用华法林、Xa 因子直接抑制剂的孕妇，不推荐进行椎管内麻醉。溶栓治疗是椎管内麻醉的绝对禁忌。

如产妇存在椎管内麻醉禁忌证，可为其实行全身麻醉，但应充分评估是否存在困难气道等全身麻醉相关风险。建议麻醉科医师、产科医师与新生儿科医师充分良好配合，必要时进行多学科讨论。具体可参照本书第五篇第十九章。此外，抗凝治疗带来的剖宫产术中出血风险同样值得我们关注，应在术前做出相应的预防与急救预案。

思考题

1. 妊娠相关 VTE 有哪些临床特点？
2. 妊娠相关 VTE 的高危因素有哪些？
3. 正在使用抗凝治疗的产妇，临产需要分娩镇痛或剖宫产术时，如何选择麻醉方式？术后重新启动抗凝治疗的时机？

（杜 丹 王 强）

推荐阅读

［1］ 狄文,李笑天,陶敏芳,等.上海市产科静脉血栓栓塞症防治的专家共识.上海医学,2020,43（11）:645-650.

［2］ ALAN CS.产科麻醉.陈新忠,译.北京:北京大学医学出版社,2017:262-270.

［3］ SURESH MS.,SEGAL B.S,PRESTON RL.,et al.施耐德产科麻醉学.5版.熊利泽,董海龙,路志红,译.北京:科学出版社,2018:319-332.

［4］ CHESTNUT DH.,DOLLEY LS.,TSEN LC.,et al. Chestnut 产科麻醉学:理论与实践.5版.连庆泉,姚尚龙,译.北京:人民卫生出版社,2017:751-759.

［5］ BATES SM,RAJASEKHAR A,MIDDELDORP S,et al. American Society of Hematology 2018 guidelines for management of venous thromboembolism:venous thromboembolism in the context of pregnancy. Blood Adv,2018,2（22）:3317-3359.

［6］ LINNEMANN B,BAUERSACHS R,ROTT H,et al;Working Group in Women's Health of the Society of Thrombosis and Haemostasis. Diagnosis of pregnancy-associated venous thromboembolism-position paper of the Working Group in Women's Health of the Society of Thrombosis and Haemostasis（GTH）. Vasa,2016,45（2）:87-101.

第五十六章

肺误吸

本章要求

1. 掌握产妇肺误吸的危险因素、预防措施及处理原则。
2. 熟悉产妇妊娠期间、分娩时与产后胃肠道的生理变化。
3. 了解产妇肺误吸的历史。

在近几十年里，一些研究显示妊娠患者围手术期肺误吸（lung aspiration）的发生率高，医护人员及妊娠患者应该做好所有预防肺误吸发生的措施。妊娠患者肺误吸风险都增加的说法仍旧争议很大，对于妊娠患者而言，尤其是正在分娩的患者，禁食、禁饮的研究同样存在很大争议。本章我们回顾这一关注的相关证据，以及妊娠患者肺误吸的历史、危险因素、预防措施及处理原则的理论依据。

第一节　肺误吸的历史

1848 年，产科医生 James Simpson 报道一例 15 岁的女孩在使用三氯甲烷（氯仿）麻醉行脚趾甲拔除这一小手术的过程中，出现发绀、气促等症状，最终死亡。Simpson 推测女孩误吸了胃内容物或医生给她服用的白兰地是导致她死亡的原因，并不是三氯甲烷的副作用。这是最早报道由胃内容物反流误吸所引起的麻醉相关死亡。近一个世纪后，Hall 报道 14 例产妇在自然分娩和剖宫产手术中发生了肺误吸，其中 5 例产妇死亡。1946 年，Curtis Mendelson 医生调查了 44 016 例产科分娩病例，他发现 66 例（0.15%）存在肺误吸，并且对肺误吸病例做了详细的分析，他发现没有产妇死于液体误吸，但是有 2 例产妇死于固体食物所导致的窒息，通过一系列的动物实验结果表明，酸性物质或颗粒物误吸最为危险。Mendelson 强调产妇在分娩过程中，胃内容物滞留时间延长，这增加了产妇反流误吸的风险。他推荐产妇在分娩期间禁食水，多用抑酸药物与区域阻滞麻醉，全身麻醉之前排空胃，同时他也肯定了有能力和经验的麻醉科医师参与全身麻醉过程的重要性。在之后的几十年里，他的建议成为产科麻醉一直以来的基本准则。

在美国，1990 年以前，肺误吸是与麻醉相关产妇死亡的最常见原因。现如今，产科患者的肺误吸，尤其是急诊手术麻醉诱导时的肺误吸，已经十分罕见。研究认为，在产科麻醉中肺误吸风险最高的患者是产程启动后或分娩 6~8 小时内进食的肥胖产妇。所以对于妊娠患者仍应该做好防止肺误吸的措施。

第二节　肺误吸的危险因素

肺误吸通常是吞咽功能障碍（dysphagia），尤其是咳嗽保护性反射功能不全的患者，最终导致口腔或胃内容物或两者进入肺部。大量肺误吸常伴吞咽困难、头、颈和食道癌，食管狭窄和运动障碍，慢性阻塞性肺疾病，癫痫发作等。

一、胃内容物肺误吸危险因素的判断标准

传统观点认为妊娠患者胃内容物>25ml/kg,pH<2.5 即具有发生肺误吸的风险。在实际临床工作中,发生肺误吸的案例非常罕见,因此支持这项数值的研究数据也非常有限。

决定肺误吸发病率和死亡率的 3 个主要因素:①误吸物的化学性质;②误吸物的物理性质;③误吸物的容量。固体物质能够引起患者窒息,甚至危及生命,研究认为如果误吸物的 pH<2.5 会引起不断进展的超急性期粒细胞反应,其所引起的临床症状和病理改变会更加严重。传统的观点认为吸入不含有颗粒物的 pH<2.5 的胃液超过 25ml(或 0.4ml/kg)是发生肺误吸的风险因素。到目前为止,并没有人体实验证据证实术前空腹、胃液酸碱度或者胃液量与麻醉期间发生肺误吸的风险存在直接关系,科学证据证实胃内容物的 pH 是导致肺损伤的主要危险因素。恒河猴研究结果显示误吸 pH<2.5 物质达到 0.4ml/kg 时,会引起严重的肺部损伤,0.4ml/kg 误吸物质等同于成年女性的 25ml/kg,临产时产妇胃内容物超过 25ml/kg 和 pH<2.5 时,则具有肺误吸的风险。一些动物实验结果同样证实,当 pH<2.5 时可造成肺损伤,pH>3 的液体很少引起肺损伤。在以往的动物实验研究中,所有的动物模型都是将酸性物质直接注入气管支气管树,并非胃内容物的反流误吸,研究者推测需要更大量的胃内容物误吸才能够出现明显的临床症状,发生肺误吸胃内容物的确切量仍旧未知。在动物实验上,胃内容物达到一定程度才出现反流。在人类临床观察中,胃内容物的量与肺误吸之间几乎没有直线关系。产妇中有 30%~70% 符合上述制定的标准,其他一些不按"饱胃"处理的患者也都符合这一标准。作为预防性的措施,合理的目标是最大程度减少胃内容物的量,使胃液 pH>2.5。

二、妊娠期间、分娩时与产后患者的胃肠道生理改变

传统观点认为,妊娠期间胃酸分泌增多、胃排空减缓以及胃食管反流是增加妊娠患者发生肺误吸风险的主要生理变化。实际上妊娠患者总的胃酸产量在妊娠初期和中期(3 个月为一期)是减少的,在妊娠初期和中期,组胺促进胃酸分泌的最大值会明显低于非妊娠患者和妊娠晚期患者,在临产前胃酸水平会逐渐恢复到孕前的水平。正常妊娠期间,妊娠患者的胃烧灼(烧心)症状逐渐加重,临产时发生率高达 80%,这与胃酸分泌以外因素有关,研究发现,妊娠患者和非妊娠患者基础胃酸的分泌没有显著性差异。

妊娠与分娩期间孕产妇胃肠道生理最大的争议之一是胃排空时间。传统观点认为,孕 12 周产妇会影响胃排空,多种方法学的研究数据都不支持胃排空延迟。实际研究发现,妊娠期间不会明显改变胃排空的速度。相反的,产妇胃排空延迟,高达 2/3 的产妇直到进食后 24 小时胃内容物仍有残留。疼痛是延长胃排空的一个因素,但是硬膜外应用局麻药物消除宫缩痛后,这种延长仍旧存在,椎管内及鞘内给予阿片类药物能够产生同样的效果,椎管内给予低浓度的局麻药物和低浓度芬太尼后很少引起胃排空时间延长。研究显示分娩期间饮用适量的清液体,并不会影响胃内容物的量,也不会增加肺误吸的风险。产后生理条件的胃排空何时能够恢复一直存在争议,研究认为术后第 2 天的 18 小时内生理条件的胃排空功能能够恢复。

胃食管反流症(gastroesophageal reflux disease,GERD)是妊娠晚期常见的并发症,妊娠患者主要的临床表现为食道烧灼感。妊娠使得食管下段括约肌的功能下降,妊娠后食管与膈肌、胃的解剖位置发生改变,胃内压升高。这与孕酮在孕期水平升高有关,因为孕酮可以导致食管平滑肌的松弛,导致食道下段括约肌不能相应增强收缩,前列腺素具有舒缓食道平滑肌的作用,这可能是食道下段括约肌松弛的原因。这种结果常导致妊娠患者在妊娠中、晚期时发生 GERD,因此麻醉科医师应该考虑妊娠期间需要麻醉的患者其食管下段括约肌功能减弱。这些生理改变会在分娩后 48 小时恢复到妊娠前状态。具有反流史的妊娠患者会增加全身麻醉下肺误吸这种观点并没有循证医学证据的支持。研究认为,GERD 不会成为具有临床意义的

肺误吸的危险因素。全身麻醉后患者食道下端括约肌都会发生一定程度的张力降低。

第三节　妊娠患者肺误吸的预防措施

麻醉科医师及时识别与处理妊娠患者存在的危险因素非常重要,急诊手术、肥胖、困难气道或气管插管失败、浅麻醉、胃食管反流等都是容易发生反流的危险因素。

在众多的危险因素中,分娩中转为急诊全身麻醉下行剖宫产手术的风险性最高。大多数产科急诊多发生在生产时,出血、胎儿窘迫等特殊情况随时可能发生,在这些特殊情况出现时往往需要全身麻醉。妊娠患者在接受全身麻醉时,其保护性呛咳及吞咽反射会减弱或消失,食管括约肌的松弛使得胃内容物极易反流至口咽部,一旦反流物误吸入呼吸道内,能够引起呼吸道梗阻和吸入性肺炎,导致妊娠患者通气与换气功能障碍,治疗困难,死亡率极高。压迫环状软骨防止胃内容物反流的快诱导方式一直在临床上应用。研究发现,在全身麻醉诱导过程中,妊娠患者插管失败的风险要比非妊娠患者高 3~11 倍,肺误吸往往和麻醉诱导过程时发生气管插管困难或失败有关。Warner 等研究发现,麻醉苏醒期与麻醉诱导期发生肺误吸的风险同样高。麻醉诱导期和麻醉苏醒期采取预防性的保护措施同样重要。妊娠患者实施剖宫产手术及其他外科手术都应该采取可行性的预防措施。最有效预防肺误吸的可行性措施就是避免全身麻醉,特殊情况除外,最好选择麻醉方式为局部麻醉或椎管内麻醉,其有利于保证妊娠患者在麻醉过程中存在完好的保护性呛咳及吞咽反射功能。

预防肺误吸的措施主要是改变胃内容物的 pH 和减少胃内容物的量,30%~43% 的妊娠患者空腹胃内容物量>25ml/kg,胃液 pH<2.5。食管下端括约肌张力下降及困难插管风险的增高是妊娠期和产后患者即刻发生肺误吸风险增高的首要因素。目前临床上禁食、禁饮与药物预防措施、产科全身麻醉的合理管理在妊娠患者围手术期的预防中具有非常重要的作用。

一、术前禁食和禁饮

正常空腹的患者包括禁食、禁饮的临产妊娠患者发生肺误吸的风险性很低。近年来,妊娠患者与非妊娠患者择期手术前禁食、禁饮的限制在指南上都有所放宽。禁食、禁饮目的是在患者身体条件允许的情况下保证胃的相对排空,同时患者尽量没有不适感。一项研究对比传统的术前禁食、禁饮的时间与缩短的禁食、禁饮的时间围手术期并发症的发生率,发现两组患者胃内容物的 pH 没有显著的差异。术前喝水的患者,胃的容量较小,pH 较高。研究发现,未临产的妊娠患者胃排空时间与非妊娠患者没有不同,临床上剖宫产患者禁食、禁饮时间与妊娠患者应该是一样的,但是产程开启的产妇需要特殊对待,如表 56-3-1 所示。

表 56-3-1　健康患者择期手术的禁食、禁饮标准推荐

禁食	推荐时间(h)	禁食	推荐时间(h)
清液体	2	非人奶	6
母乳	4	普通饮食	6
配方奶	6	油炸/脂肪饮食,肉类	8(可能更久)

目前的证据显示,产妇危重、肥胖或有困难气道时,发生肺误吸的风险大,ASA 推荐允许低危产妇生产时摄入适量清液体。ASA 肥胖妊娠患者的产科麻醉指南中指出"没有并发症的妊娠患者行择期剖宫产,可以在麻醉诱导前 2 小时适当饮用一些清液",这一建议同样适用于行其他外科手术的肥胖妊娠患者。世界范围的流行性肥胖会增加麻醉科医师的挑战难度,尤其是分娩中转为急诊全身麻醉下行剖宫产时。预防胃

内容肺误吸的措施始终会被临床工作者关注。

妊娠患者在禁食、禁饮的过程中有几个问题需要阐述清楚：①清液体主要包括清水、营养丰富的高碳水化合物饮料、碳酸饮料、清茶、黑咖啡（不加奶）及各种无渣果汁，均不含有酒精。麻醉前除了对饮料种类有限制之外，同时对饮料摄入的量也有要求，麻醉前 2 小时可饮用的清饮料量应≤5ml/kg（或总量≤400ml）；②急诊手术患者，一律按饱胃患者麻醉处理；③术前需口服用药的患者，允许在术前 1~2 小时将药片研碎后服下并饮入 0.25~0.5ml/kg 清水，但应注意缓控释制剂严禁研碎服用；④规定的禁食时间仅适用于无胃肠道动力障碍的妊娠患者。肺误吸引起的死亡极其罕见，这一改变并不是禁食、禁饮原则的作用，更多是由于区域麻醉的普及。是否分娩前进食，需要权衡风险/利益。在整个医疗专业中，将循证实践指南实施到临床实践中是一个缓慢而富有挑战性的过程。禁食、禁饮时间适用于所有年龄的患者，包括孕妇，但不适用于产程已经开始的产妇。

二、肺误吸的药物预防

理论上胃内容物 pH 增高或容量减少应该有利于预防肺误吸的发生，或减少发生肺误吸后的不良结果。没有直接证据证实预防性的应用抗酸药物、H_2 受体拮抗药及质子泵抑制药（proton pump inhibitors，PPIs）降低胃酸分泌可以降低肺误吸的发生率。

ASA 产科麻醉的实践指南认为："手术医师在手术开始前（如剖宫产，产后输卵管结扎术）应该考虑适时给予不含颗粒的非选择性抗酸药、H_2 受体拮抗药和/或甲氧氯普胺预防肺误吸"。在指南中强调不用颗粒状抗酸药物，强调不慎吸入会引起类似吸入酸性物质的误吸综合征。口服非选择性抗酸药（0.3M 柠檬酸钠、苏打水泡腾片等），其效果不确切，这种抗酸效果取决于基础胃液量和胃内容物酸度，个体在起效时间上差异性很大。指南建议在全身麻醉诱导开始前 20 分钟让患者口服不含颗粒物质的抗酸药物，口服药物主要的用途在于来不及应用 H_2 受体拮抗药的急诊手术。近年研究显示，H_2 受体拮抗药通过阻断胃壁细胞上的 H_2 受体，抑制组胺对胃酸分泌的刺激作用。围手术期口服或静脉推注 H_2 受体拮抗药雷尼替丁、口服或肌注法莫替丁能够有效减少胃容量和胃酸，口服或静脉推注西咪替丁能够有效减少胃容量，静脉推注西咪替丁在减少胃容积效果方面不确定。静脉推注 H_2 受体拮抗药 30 分钟即可起效，需要 60~90 分钟达到峰值。口服 60 分钟后，pH>2.5 的患者的比率为 60%，口服 90 分钟后，pH>2.5 的患者的比率为 90%，药物作用时间足够维持正常剖宫产患者的整个手术过程。PPIs 通过阻断胃壁细胞的质子泵 H^+-K^+-ATP 酶系统，从而抑制组胺、促胃液素和乙酰胆碱的刺激作用，其作用特征与 H_2 受体抑制药相似。PPIs（奥美拉唑、兰索拉唑、泮托拉唑和雷贝拉唑）能有效减少胃容量和胃酸。一项比较 H_2 受体抑制药与 PPIs 的荟萃分析显示，雷尼替丁比 PPIs 更能有效减少胃酸分泌和提高胃内 pH。上述两类药物应用目的都是为了减少潜在的酸吸入综合征导致有害影响的风险，目前尚不清楚这两类药物对胃容量或 pH 的潜在保护作用持续多久，所有上述纳入试验的患者似乎都是处于肺误吸风险较低的群体，所有观察的参数并不能反映真实的结果。急诊和择期手术前抗酸药合理选择如表 56-3-2 所示。

表 56-3-2　急诊和择期剖宫产预防用药

	口服抗凝药	H_2 受体拮抗药（mg） （雷尼替丁）	促胃动力药（mg） （甲氧氯普胺）
择期剖宫产	否	术前夜 150 手术当日晨 150	术前夜 10 手术当日晨 10
急诊剖宫产	仅全身麻醉诱导前 0.3M 柠檬酸钠（30ml）	术前 50 静注	
高危生产	否	生产时每小时 150	

三、产科全身麻醉合理管理

相对于椎管内麻醉,全身麻醉在产科手术中较少应用,在急诊手术时,尤其是产程已经启动的产妇,全身麻醉诱导前麻醉科医师需要认真的术前准备。研究发现,足月孕妇头高30°时较平卧位提高肺残气量,头高位时喉镜暴露声门的视野更加清晰,预充氧之后,麻醉助手将拇指示指置于患者环状软骨两端,待产妇意识消失后,给予30N力度压迫(这一力度可以防止诱导时胃内容物反流误吸),不恰当的按压环状软骨会给插管带来困难,准确的说是将环咽肌压迫至 C_6 椎体,压迫持续到插管成功,并在导管气囊充气后方可松开。目前缺乏临床随机对照研究显示这种方法能够明显降低肺误吸的发生率。现今,麻醉科医师仍旧将环状软骨压迫快速顺序诱导麻醉作为急诊剖宫产的标准麻醉方式。高危产妇分娩时可以给予口服雷尼替丁150mg。术前应给予0.3M柠檬酸钠30ml口服和分娩时静脉给予50mg雷尼替丁。这一策略能够保证产妇在诱导和苏醒期胃内pH高于标准。对于急诊临产患者,麻醉科医师一律按"饱胃"处置。苏醒期饱胃产妇,严格掌握拔管指征。

第四节　妊娠患者肺误吸的处理原则

妊娠患者胃内容物肺误吸处理的关键在于及时发现和采取有效的处理措施,以免发生气道梗阻窒息和减轻急性肺损伤。胃内容物肺误吸的处理原则包括硬质气管镜检查,适当使用抗生素,对没有气管插管的患者,清除大的吸入颗粒,持续气道正压(continuous positive airway pressure,CPAP)通气,改善氧合,纠正低氧血症。激素、盐水和碳酸氢钠灌洗肺在临床上常用,这些治疗措施缺少证据的支持。

一、硬质气管镜检查和灌洗

若在麻醉过程中观察到胃内容物误吸,及时吸引气管和主支气管。误吸大的物质颗粒,可引起主支气管或叶、段支气管阻塞,导致肺不张,一般多见于右下肺叶,需要硬质支气管镜清除大块的造成阻塞气道的颗粒物质。支气管和支气管肺泡灌洗并不能减轻酸性物质对气道和肺的损伤,会加重低氧血症。

二、肺不张呼吸机治疗

肺误吸导致的渗出物增多,使肺泡表面活性物质活性降低以及误吸大的物质颗粒引起主支气管或叶、段支气管阻塞导致肺不张。存在自主呼吸患者建议给予CPAP支持治疗或机械通气的患者给予呼气末正压(positive end expiratory pressure,PEEP)通气帮助患者恢复肺残气量。这些治疗的目的是保证充足的氧供。

三、吸入性肺炎的治疗

肺误吸后早期由于吸入物中细菌的直接侵入或后期由于肺部防御结构的降低和破坏,细菌感染的概率显著增加。正常情况下肺炎应该在1~2天内开始消退,如果在48小时内没有改善,可以考虑开始抗生素治疗。轻至中度肺炎患者,即使有影像学证据显示有炎性浸润,也应停用抗生素,密切观察临床症状和影像学结果,48小时后重新评估,根据评估结果决定下一步处理措施。重度肺炎患者临床医师应该凭借临床经验开始使用抗生素,临床过程中观察到的患者症状及检查结果决定是否继续应用抗生素治疗超过2~3天。

抗生素的选择取决于肺误吸发生的环境、感染多重耐药病原体的风险因素及患者的总体健康状况。正如文献所示,病原体已从厌氧菌转变为需氧菌,治疗方案也在不断改进。在厌氧菌占主导地位并且青霉素是首选药物的情况下,仍会产生青霉素酶的厌氧菌。与青霉素相比较,克林霉素在治疗厌氧性肺脓肿和坏死性肺炎效果更好,青霉素失效归因于耐药类杆菌的产生。在那些发生吸入性肺炎的患者中,没有发现厌氧菌,最常发现的需氧菌是大肠埃希菌、肺炎克雷伯菌和铜绿假单胞菌。氨苄西林舒巴坦、碳青霉烯类(厄他培南)或氟喹诺酮(左氧氟沙星或莫西沙星)在大多数社区获得性肺炎患者中治疗有效。对于混合性感染而言,清除需氧病原体通常会改变局部氧化还原电位,从而消除厌氧菌,对于多药耐药病原体风险较低的医院获得性肺炎的患者,可采用类似的方案进行治疗,如果在患者治疗过程中存在耐药性,则需要单独或联合应用哌拉西林他唑巴坦、头孢吡肟、左氧氟沙星、亚胺培南或美罗培南进行广谱抗菌治疗。在最近的一项研究中认为,只有在怀疑有细菌感染的情况下才应该开始常规抗生素治疗,如果支气管镜细菌培养呈阴性,则可以停止常规抗生素治疗。根据社区获得性肺炎、医院获得性肺炎或呼吸机相关性肺炎的研究数据,如果患者临床症状较轻且无肺外感染迹象,建议5~7天的抗生素治疗,如果患者伴有坏死性肺炎、肺脓肿或脓胸,则需要更长时间的抗生素治疗。在肺脓肿或脓胸的情况下,为了明确诊断和治疗需要手术进行引流。在选择抗生素治疗的同时也要考虑药物相关的副作用,需要更多的数据来确定吸入性肺炎的最佳抗生素方案和确定应用抗生素治疗持续时间。

皮质类固醇激素已用于治疗吸入性肺炎数十年,研究表明,无论用或不用皮质类固醇激素辅助治疗,患者的观察结果显示死亡率没有显著区别,相反,导致患者发生革兰氏阴性肺炎。Chestnut认为为了减轻肺误吸引起的肺损伤而使用皮质类固醇激素并不能给患者带来好处,如果患者因为其他原因正在应用皮质类固醇激素(如支气管痉挛,激素替代疗法),应该考虑继续皮质类固醇治疗。皮质类固醇激素在吸入性肺炎常规治疗中的作用存在很大争议,主流观点认为,在治疗吸入性肺炎方面,糖皮质激素不作为常规应用药物。

总而言之,皮质类固醇激素和抗生素是否在肺误吸过程中应用一直存在争议,最新的研究认为不推荐常规的皮质类固醇激素和抗生素辅助治疗,除非患者正在服用抑酸药物或有小肠梗阻。

临床病例

患者,女,27岁,身高165cm,体重80kg,29.4kg/m²,ASA Ⅰ级。

主诉:停经9个月余,胎动5个月,下腹坠痛1天。

现病史:平素月经规律,7/30天。孕期顺利,无腹痛及阴道流血。今日39^{+5}周,现下腹坠痛1天,无阴道流血、流液,自觉胎动正常。门诊以"孕1产0妊娠39^{+5}周先兆临产"收入院。近来患者精神佳,胃纳佳,睡眠安,大小便无特殊,体重增加19公斤。

既往史:既往体健,否认高血压、糖尿病等病史。

既往孕产史:孕1产0。

家族史:父母无高血压及糖尿病等病史,否认有遗传病史。

查体:T 36.5℃,P 80次/min,R 18次/min,BP 140/80mmHg,心肺检查(−),双下肢水肿(+)。宫高32cm,腹围100cm,胎儿方位为枕左前位,胎心率140次/min,宫缩规律30~40s/2~3min。

辅助检查:B超示胎儿头位,双顶径90mm,股骨长72mm,羊水指数86mm。

入院诊断:孕1产0;妊娠39^{+5}周;头位先兆临产。

术前经过:10月6日8:00患者突感下腹坠痛;9:00患者在家属陪同下入住本院;15:00完成所有辅助检查;16:30晚餐后病室休息;22:00规律宫缩。7日5:20宫口开3cm进入产房待产,7:00行分娩镇痛;12:00宫口开全,先露+0.5cm,每2~3分钟宫缩25~30秒;13:00查先露+1.0cm;14:00查先露+1.0cm,每2~3分钟宫缩20~25秒;15:10查先露+1.0cm,无进展,考虑存在相对性头盆不称可能,送手术室急诊行剖宫产。

麻醉管理:患者术前未禁食,入手术室后精神高度紧张,无法配合麻醉科医师完成椎管内麻醉。麻醉科医师决定采用快速顺序诱导全身麻醉来完成手术。麻醉诱导前充分给予患者面罩供氧5分钟（氧浓度100%,氧流量8L/min,深呼吸8次/min）。产科医师消毒铺巾完成后,等待切皮时开始诱导。快速静脉推注丙泊酚1.5mg/kg、维库溴铵0.1mg/kg、瑞芬太尼1μg/kg快速诱导气管插管,诱导时患者意识丧失后麻醉助手马上压迫产妇的环状软骨,1.5分钟后,麻醉科医师开始进行气管插管操作,突然大量胃内容物反流入口腔,麻醉科医师迅速吸引胃反流物的同时快速插入气管导管,充满气囊,血氧饱和度下降（最低至60%）,气管内吸引,吸出大量液体及食物残渣,双肺听诊闻及广泛湿啰音,血氧饱和度开始下降,患者出现口唇青紫,四肢发绀,右肺呼吸音消失,左肺呼吸音减弱,给予呼吸机正压给氧,氧浓度100%,PEEP 10cmH$_2$O,采用头低足高位,同时间断的纤维支气管镜辅助下气管内吸引误吸物,经过1小时的紧急处置后好转,血氧饱和度由60%升至96%（在此过程中产科医师快速娩出胎儿,胎儿生命体征正常）。产妇双肺呼吸音明显好转,双肺底仍闻及湿啰音,及时动脉血气分析,同时纠正酸中毒、激素类药物的应用及对症、支持治疗。麻醉科医师考虑术中患者发生肺误吸,决定术后患者保留气管导管转入重症医学科。

相关要点及解析

1. 术前导致产妇饱胃的常见原因　孕期产妇受大量性激素的影响,胃肠道平滑肌的张力减退,蠕动减少、减弱;孕中、晚期时,由于子宫不断增大,胃被上举,胃部受压,胃由原来的水平位变为垂直位,胃内压增高,胃和食道连接的角度也发生变化;产妇的精神紧张、焦虑;试产过程中产妇进食以补充能量,会造成试产失败转急诊剖宫产的产妇胃肠道准备不充分,通常禁食、禁饮的时间未达到麻醉要求。

2. 手术过程中导致产妇发生呕吐误吸的常见原因　禁食、禁饮的时间未达到麻醉要求;产妇在经历漫长试产过程后,产生紧张和恐惧情绪;手术医生按压产妇腹部,取出婴儿过程中,增加腹压;麻醉不全所导致手术牵拉引起的疼痛;术中牵拉引起的机械刺激,会增加胃肠道的蠕动;麻醉后产妇发生仰卧位低血压综合征。

3. 饱胃产妇术前需要哪些方面的评估　对于麻醉科医师而言,产妇及其既往病史的全面了解至关重要。根据美国麻醉科医师协会的建议,麻醉前访视应包括诸如胃食管反流病、食管运动障碍、吞咽困难、糖尿病、胃排空延迟、食管部相关肿瘤等病史的询问。询问产妇本人或家属,明确产妇进食进饮的时间,明确产妇是否存在饱胃的情况。

4. 饱胃产妇的术前准备　无论采用何种麻醉方式,都应该术前准备好有效的吸引设施,以备紧急情况之用,同时经验丰富的上级医师指导也非常有必要。术前告知产妇当呕吐时,立即扭头侧向一边吐出呕吐物,保持呼吸道通畅。饱胃产妇的麻醉处理目前尚无定论,一切考虑都应该以饱胃产妇的安全为前提,结合麻醉科医师的技术和经验,减少产妇围手术期肺误吸的危险。

5. 饱胃产妇麻醉的处理思路　饱胃产妇麻醉处理需要根据产妇的具体情况给予合理的处理方式,如未知饱胃产妇、已知饱胃产妇及产妇已经发生了肺误吸,这些具体情况需要采取不同的处理方式,如图56-4-1所示。

6. 饱胃产妇手术的麻醉方式　最有效的预防肺误吸的可行性措施就是避免全身麻醉,特殊情况除外,产妇最好的麻醉方式椎管内麻醉。病情允许的情况下,原则上首选椎管内麻醉,以保持产妇的清醒,保留其呕吐、咳嗽等保护性反射功能。病情不允许的情况下,麻醉科医师仍旧将环状软骨压迫快速顺序诱导麻醉作为急诊剖宫产的标准麻醉方式,插入气管导管后,立即气囊充盈将呼吸道与消化道隔离防止肺误吸的发生。

7. 肺误吸发生的临床表现　当产妇存在自主呼吸时,发生肺误吸的患者都会发生短暂的呼吸暂停。紧接着发生呼吸急促、心动过速及轻微的呼吸性酸中毒,严重的误吸总是由于大量分流和频繁的支气管痉

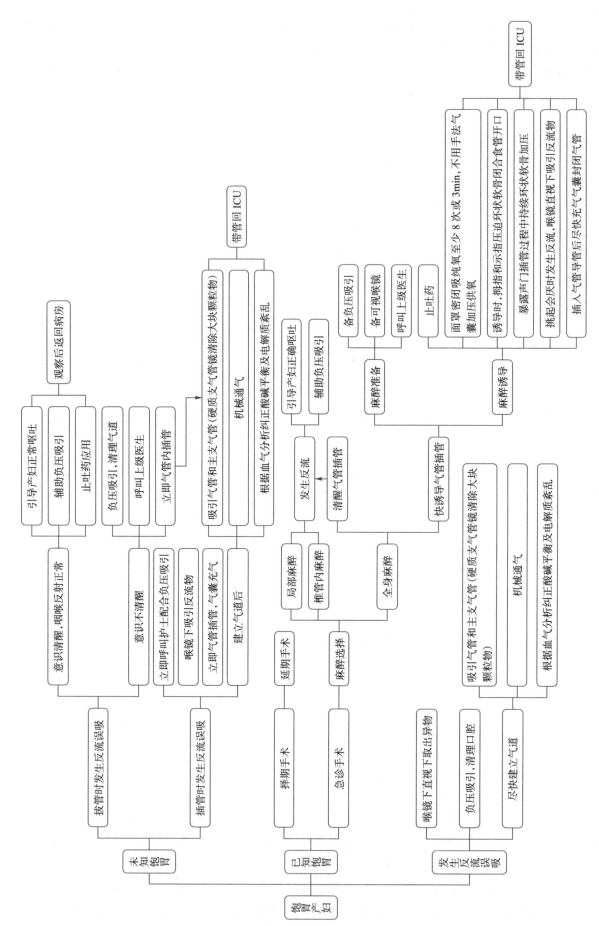

图 56-4-1 饱胃产妇麻醉的思维导图

挛导致低氧血症,其症状的严重程度,取决于被吸入的胃内容物的容量与性质,产妇可出现发绀、呼吸困难、心动过速、血压骤升、肺内可闻哮鸣音或湿性啰音。85%~90% 的误吸胃内容物的患者胸部 X 线片显示无异常,胸部放射影像出现变化会比出现临床症状延迟 12~24 小时,最初放射影像表现可能呈现正常射线改变。

8. 肺误吸发生的临床诊断　麻醉插管或手术过程中,如直接观察到口咽部反流出胃内容物或气管镜看到反流物直接进入下呼吸道,即可做出肺误吸的诊断。肺误吸的产妇往往听诊可闻及哮鸣音和捻发音。微量肺误吸,肉眼很难做出判断,产妇存在持续低氧血症、氧饱和度低、高气道阻力、支气管痉挛以及插管后的异常呼吸音等,麻醉科医师警惕产妇发生了微量肺误吸。产妇术后持续性低氧血症、发绀、肺炎、甚至ARDS,麻醉科医师警惕手术过程中发生肺误吸。

9. 产妇发生肺误吸的紧急处理和治疗　肺误吸产妇的气道管理至关重要。首先,立即清除口腔、咽喉部所吸入的任何液体或颗粒状胃内容物,减少进一步误吸;其次,吸引气管和主支气管,利用硬质支气管镜进行气道内检查和吸出大的颗粒物质;最后,快速气管内插管是纠正低氧血症的重要措施,可采用纯氧正压通气与 PEEP 通气。

思考题

1. 麻醉科医师、产科医师和手术室护士在产妇肺误吸发生后处置过程中各自所担当的角色?
2. 产妇术前禁食、禁饮宣教方面,麻醉科医师、产科医师及产科护士如何协作?
3. 肺误吸的产妇心搏骤停需要心肺复苏时注意事项?

（关占颖　王长明）

推荐阅读

[1] CHESTNUT DH.,DOLLEY LS.,TSEN LC.,et al. Chestnut 产科麻醉学:理论与实践. 5 版. 连庆泉,姚尚龙,译. 北京:人民卫生出版社,2017:368-374.

[2] SURESH MS.,SEGAL B.S,PRESTON RL.,et al. 施耐德产科麻醉学. 5 版.熊利泽,董海龙,路志红,译.北京:科学出版社,2018:543-559.

[3] MANDELL L A,NIEDERMAN M S. Aspiration pneumonia. N Engl J Med,2019,380（7）:651-663.

[4] Practice Guidelines for Preoperative Fasting and the Use of Pharmacologic Agents to Reduce the Risk of Pulmonary Aspiration:application to healthy patients undergoing elective procedures:an updated report by the American society of anesthesiologists task force on preoperative fasting and the use of pharmacologic agents to reduce the risk of pulmonary aspiration.Anesthesiology,2017,126（3）:376-393.

第五十七章

椎管内麻醉的并发症

本章要求

1. 掌握局麻药全身中毒的临床表现、诊断、抢救与预防。
2. 熟悉硬膜外麻醉时穿破硬膜的原因、临床表现、穿破硬膜后的处理及预防措施。
3. 了解马尾综合征的病因、危险因素、临床表现、治疗与预防。

将局部麻醉药物注入椎管的蛛网膜下隙(腔,本章统一称为蛛网膜下隙)或硬膜外隙,脊神经根受到阻滞使该神经根支配的相应区域产生麻醉作用,统称为椎管内麻醉。根据注入位置不同,可分为蛛网膜下隙麻醉(又称脊麻或腰麻)、硬膜外麻醉、腰麻—硬膜外联合麻醉(腰硬联合麻醉)、骶管麻醉。椎管内麻醉并发症是指椎管内注射麻醉药及相关药物所引起的生理反应、毒性作用以及椎管内穿刺与置管等操作导致机体局部或全身损伤等不良影响。总体而言,椎管内麻醉并发症可分为椎管内麻醉生理效应相关并发症、椎管内麻醉药物毒性相关并发症和椎管内穿刺与置管相关并发症三大类。本章介绍椎管内麻醉的常见并发症及其预防和治疗。

第一节　局部麻醉药中毒

局部麻醉药(以下简称局麻药)的毒性有两种形式:①全身毒性,即局麻药通过血液循环到达中枢神经系统和心血管系统,引起相应生理功能的紊乱;②神经毒性,即局麻药与神经组织直接接触引起的毒性反应。

一、局麻药的全身毒性反应

局麻药的全身毒性反应最常见原因是局麻药误注入血管和给药量过多导致药物的血液浓度过高,也可由局麻药吸收速度过快和个体差异致对局麻药耐受力下降等原因引起,主要表现为中枢神经系统和心血管系统功能紊乱。由于蛛网膜下隙麻醉所使用的局麻药量相对较小,该并发症主要发生于硬膜外麻醉(包括骶管麻醉)。硬膜外间隙有丰富的血管丛,穿刺针或导管误入血管并不罕见,尤其是足月妊娠者,因硬膜外间隙静脉怒张,更容易刺入血管。硬膜外麻醉的中枢神经系统毒性反应的发生率为3/10 000,中枢神经系统对局麻药的毒性较心血管系统更为敏感,大多数局麻药产生心血管毒性反应的血药浓度较产生惊厥的浓度高3倍以上。但丁哌卡因和依替卡因例外,其中枢神经系统和心血管系统毒性反应几乎同时发生,应引起注意。

1. 临床表现

(1)局麻药的中枢神经系统毒性反应:表现为初期的兴奋相和终末的抑制相,最初表现为患者不安、焦虑、激动、感觉异常、耳鸣、眩晕和口周麻木,进而出现面肌痉挛和全身抽搐,最终发展为严重的中枢神经系统抑制、反应迟钝、昏迷和呼吸停止。局麻药中毒的中枢神经系统症状有时并不特异或十分轻微、甚至直接表现为心血管系统的毒性反应，而无明确的神经系统前驱症状。

（2）心血管系统毒性反应：初期表现为因中枢神经系统兴奋而间接引起的心动过速和高血压，晚期则由局麻药的直接作用而引起心肌收缩功能抑制、渐进性低血压、传导阻滞、心动过缓、室性心律失常（室性心动过速、尖端扭转型室性心动过速等），甚至心搏骤停。

2. 危险因素　婴幼儿及老年人、心脏病患者（尤其是缺血性心脏病、传导阻滞或低心排状态）、肝功能受损、妊娠、低氧血症和酸中毒是局麻药中毒的高危因素。此外，局麻药注射的部位（局麻药吸收的速度：经气管>肋间神经阻滞>宫颈旁阻滞>硬膜外隙或骶管阻滞>神经丛阻滞）、注射的速度、局麻药的种类（心脏毒性：丁卡因>丁哌卡因>左旋丁哌卡因>罗哌卡因>利多卡因>普鲁卡因）也与局麻药中毒密切相关。

3. 预防　为使局麻药全身毒性反应的风险降到最低，应严格遵守局麻药临床使用规范。

（1）麻醉前吸氧，积极纠正低氧血症和酸中毒。

（2）麻醉前给予苯二氮䓬类或巴比妥类药物可以降低局麻药中毒引起惊厥的发生率。应注意的是，即便是轻度的镇静也可能掩盖局麻药中毒的早期症状和体征，不利于临床上对局麻药中毒的早期识别。

（3）注射局麻药前回吸、小剂量分次给药、先注入试验剂量、采用局麻药的最低有效浓度及最低有效剂量。

（4）在无禁忌证情况下，局麻药中添加肾上腺素（5μg/ml 或更低）有助于判定是否误入血管，并减少注射部位局麻药的吸收。

（5）当需要大剂量高浓度的长效局麻药时，选择对心脏毒性小的局麻药如罗哌卡因。

（6）加强监测：对注射大剂量局麻药的患者应进行言语交流和状态观察，时刻警惕可能出现的精神或神经症状及心血管功能改变，以便早期发现局麻药中毒的症状和体征。在局麻药注射期间和注射完毕之后均需对患者进行严密监护，局麻药毒性反应可能延迟 30 分钟发生。

（7）硬膜外置管时，应动作轻柔。置管成功后，应检查回抽时是否有血，如有，应警惕导管进入血管内的可能。

4. 治疗

（1）早期发现局麻药中毒的症状和体征并尽早治疗是成功救治局麻药中毒的关键。

（2）明确诊断以后，立即停止给药，首先应保证呼吸道通畅，纯氧吸入；必要时气管内插管控制呼吸，给予输液和血管活性药物，维持血流动力学稳定。

（3）抑制惊厥：首选苯二氮䓬类药物，在控制气道的基础上可考虑肌肉松弛药。血流动力学不稳定者禁用丙泊酚。

（4）一旦局麻药中毒的诊断成立，应立即给予脂质治疗。推荐剂量为：20% 脂肪乳剂单次静脉注射 1.5ml/kg，注射时间超过 1 分钟，然后 0.25ml/(kg·min)持续静脉输注。顽固性心血管抑制者可重复单次静脉注射 1~2 次，持续输注剂量可增加至 0.5ml/(kg·min)。循环功能稳定后继续输注至少 10 分钟。建议最初 30 分钟内脂肪乳剂使用剂量上限为 10ml/kg。不能用丙泊酚代替脂肪乳剂进行脂质治疗。

（5）控制心律失常：与其他原因引起的心搏骤停复苏措施不同，对由局麻药引起的心搏骤停所实施的基础和高级心脏生命支持需要调整用药，并且心脏复苏可能持续较长的时间。应减少肾上腺素用量（<1μg/kg），避免使用血管升压素、钙通道阻断药、β-受体阻断药或者局麻药。

（6）在治疗局麻药全身毒性，尤其当患者出现明显的血流动力学不稳定时，应尽早准备心肺转流装置（ECMO、体外循环等），作为常规支持治疗无效时最后的补救治疗措施。

（7）对发生局麻药全身毒性的患者应延长监护时间（>12 小时），因为局麻药的心血管抑制作用可能持续时间较长或在脂质治疗作用消失后再次发生心血管抑制。

二、局麻药的神经毒性反应

除了全身毒性，局麻药还可直接对中枢和周围神经系统造成浓度依赖的神经毒性损伤，如：疼痛、运动或感觉缺陷、肠道和膀胱功能障碍等。这些临床症状可能与局麻药诱发施旺细胞损伤、抑制快速轴突传递、破坏血脑屏障或减少神经血液供应等相关。鉴于局麻药潜在的神经毒性，临床上应根据不同的手术需求和注药部位，严格掌握局麻药的临床最低有效浓度和安全剂量。

临床病例

患者：女，26岁，身高165cm，体重75kg，BMI 27.54kg/m²，ASA Ⅰ级。

主诉：因停经9个月余、腹痛10小时入院。

现病史：孕期经过顺利，规律产检。凌晨4:00开始自觉不规则下腹痛，无阴道出血及流液，胎动好，现急诊扶行入院。

既往史：平素体健，无传染病史、手术史、过敏史、家族遗传史。

既往孕产史：孕1产0，孕足月

家族史：父母均无高血压，糖尿病等病史，否认明显遗传病史。

查体：T 36.9℃，P 99/min，R 20次/min，BP 104/54mmHg。常规体格检查：心肺未见明显阳性体征；产科检查：腹部膨隆，可触及规律宫缩，胎心145次/min。

辅助检查：血常规、凝血功能、心脏彩超，宫内超声及胎心监测等均无异常。

入院诊断：孕41^{+2}周，临产。

术前经过：需急诊行剖宫产术，产妇及家属经告知椎管内麻醉风险后，签署知情同意书。拟定行硬膜外麻醉完成剖宫产手术。

麻醉管理：入室时BP 135/65mmHg，HR 106次/min，R 19次/min，SpO₂ 99%。宫缩强烈。右侧卧位下L$_{3~4}$间隙硬膜外穿刺，经过顺利，置管时稍有阻力，向头侧置入3.5cm，回抽无血及脑脊液，予2%利多卡因3ml为试验量，平卧后观察5分钟，无腰麻体征，孕妇无不适感，再次回抽无血无液后予1%利多卡因+0.375%罗哌卡因共10ml，给药后BP、HR、SpO₂均正常，无头昏及口唇麻木，呼吸无异常变化，3分钟后孕妇突然出现四肢抽搐，呼之不应，意识消失，全身肌肉僵直，牙关紧闭，SpO₂逐渐下降至90%，考虑局麻药中毒。迅速面罩加压给氧，同时静注咪达唑仑2mg，测BP 109/61mmHg，P 133次/min，SpO₂逐渐回升至98%。6分钟后孕妇肌肉逐渐松弛，停止抽搐，自主呼吸恢复，10分钟左右孕妇意识恢复，问答自如。再次测量麻醉阻滞平面，未测得，等待5分钟后仍无阻滞平面。遂拔除硬膜外导管（未见血液），重新实施L$_{3~4}$单次腰麻（0.5%罗哌卡因2ml），测麻醉平面T₈~S₅。手术顺利开始，5分钟后剖出一男婴，Apgar评分1分钟8分，5分钟10分。手术共持续1小时，产妇无不适感，生命体征平稳，手术结束后安全返回病房。随访患者至出院未发现有其他麻醉相关并发症。

相关要点及解析

1. 减少产妇硬膜外血管内置管的5项要领　①患者侧卧位穿刺；②置管前给生理盐水扩张硬膜外隙；③使用单孔管；④使用软管（加强型硬膜外导管）；⑤硬膜外隙内置管长度不超过6cm。

2. 早期发现硬膜外阻滞时局麻药中毒的方法　在使用了正确的试验剂量后，建议采用美国麻醉医师学会推荐的标准监测规范。

（1）临床中毒表现可能延迟30分钟以后出现，因此每次给局麻药时及给药后均应对病人予以严密监测。

（2）实施区域麻醉后，常规与病人沟通，若病人出现任何神志改变、神经症状或循环功能不稳定时，都要考虑局麻药全身毒性的可能性：①中枢神经系统可表现（可能轻微或没有）为兴奋（焦躁易激、精神混乱、肌肉抽搐、癫痫发作等）、抑制（嗜睡、反应迟钝、昏迷或者呼吸暂停等）或非特异性（金属味觉，口周麻木、复视、耳鸣、眩晕等）；②循环系统表现通常只出现在严重的局麻药中毒患者，初期可表现为高动力性循环如高血压、心动过速、室性心律失常等，随后表现为进行性的低血压、传导阻滞、心动过缓或心搏骤停；室性心律失常如室性心动过速、扭转型室速、室颤等。

3. 提高局麻药全身中毒抢救成功率的原则　除按常规 CPR 程序外，应注意局麻药中毒所致心搏骤停的抢救不同于其他原因所致心搏骤停的特别注意事项，总结归纳为"三不使用"原则：

（1）在治疗局麻药中毒时，肾上腺素不利于抢救，并且降低脂肪乳剂解救的有效性。因此建议"不使用"大剂量肾上腺素，应使用较小的剂量来治疗低血压，比如 1μg/kg。

（2）"不使用"加压素、钙离子通道拮抗剂、β-受体阻滞剂、局麻药。

（3）出现循环不稳定的征兆时，"不使用"丙泊酚。丙泊酚的脂肪含量也不够高，不是 20% 脂肪乳剂的替代品，无助于局麻药中毒的解救，且其有循环抑制作用，它的使用更增加循环衰竭的风险。

由于局麻药中毒治疗后，局麻药的循环抑制作用可能会持续存在或复发，因此推荐观察时间如下：癫痫样发作后至少观察 2 小时；血流动力学不稳定纠正后至少观察 4~6 小时；心搏骤停复苏后则视具体情况而定。

第二节　神经缺血性损伤

脊髓的血供有限，脊髓动脉是终末动脉，但椎管内麻醉引起脊髓缺血性损伤极为罕见。脊髓前动脉综合征是由于脊髓前动脉血供受损引起，典型的表现为患者突发下肢无力伴有分离性感觉障碍（痛温觉缺失而本体感觉尚存）和膀胱直肠功能障碍。

一、产生脊髓缺血性损伤的原因

1. 手术操作直接损伤血管或误注药物阻塞血管可造成脊髓缺血性损伤。

2. 患者原有疾病致脊髓血供减少，如脊髓动静脉畸形，椎管内占位性病变的压迫或动脉粥样硬化和糖尿病，椎管内麻醉可能进一步减少脊髓的血液供应。

3. 外科手术时钳夹或牵拉胸、腹主动脉致脊髓无灌注或血供不足。

4. 椎管内血肿或脓肿压迫血管引起脊髓血供不足或无灌注。

5. 局麻药液加用强效缩血管药或肾上腺素的浓度过高（肾上腺素安全浓度不超过 5μg/ml），致动脉长时间显著收缩影响脊髓血供。

6. 尽管经常提及术中低血压是术后脊髓缺血的原因，但低血压本身并不是根本原因。全身低血压时，某些器官（脑、心肌）比脊髓更易遭受缺血损伤，因此在没有脑和心肌等重要脏器损伤情况下，单纯低血压不可能造成脊髓缺血损伤。但当有其他危险因素（如血管疾病、严重椎管狭窄、硬膜外脂肪过多或肿瘤等）并存时，全身性低血压可能是脊髓缺血的一个诱因。

7. 手术中患者过度伸展体位造成脊髓血管（脊髓内和脊髓外）受压，或者造成椎间盘突出患者脊髓受压，也是导致脊髓缺血的原因之一。

8. 硬膜外穿破等原因使脑脊液量减少后降低了其对脑组织的"衬垫作用"，当病人直立或者坐位时，头处于高位，脑组织因重力作用向足端下垂，脑神经受直接牵拉而引起缺血，神经功能受到损害。

二、防治

重视预防，椎管内麻醉时应注意：

1. 测试穿刺针是否在硬膜外隙时建议使用生理盐水。

2. 椎管内避免使用去氧肾上腺素等作用强的缩血管药，应用肾上腺素的浓度不超过 5μg/ml。

3. 采用满足麻醉要求的最小局麻药液容量。

4. 术中尽可能维护血流动力学稳定，避免长时间低血压。目前认为，椎管内麻醉术中应避免平均动脉压下降幅度超过基础值的 20%~30%，避免低血压持续时间超过 20 分钟。

5. 脊髓缺血损伤有明确病因者，如硬膜外血肿或脓肿，必须早期诊断、早期处理才能使神经功能尽可能恢复。

6. 脊髓缺血损伤没有明确病因者，需采取适当的支持治疗措施。如维持稍高于正常的血压、脑脊液引流、避免高血糖、高体温、低氧和贫血等。

7. 在创伤性脊髓损伤的治疗中，大剂量甲泼尼龙的使用仍有争议。纳洛酮、硫酸镁、甘露醇、雌激素、右美沙芬和环孢素-A 在一些动物实验研究中证明能够减轻继发性神经损伤，但还缺乏足够的临床证据可用于人类脊髓缺血的治疗。

第三节　麻醉操作造成的脊髓损伤

麻醉实践过程中引起的脊髓损伤虽是一种罕见的事件，但一旦发生后果经常较为严重。

一、麻醉相关脊髓损伤的常见原因

1. 穿刺或置管时可能直接损伤脊髓。

2. 硬膜外穿刺针头（尖）或导管对血管的直接损伤是血肿形成的原因。凝血功能异常、既往存在椎管异常以及硬膜外穿刺困难反复多次穿刺置管的患者引起椎管内血肿导致脊髓损伤的风险最大。

3. 感染会导致椎管内麻醉后的脊髓损伤，其形式可能是椎管脓肿或脑膜炎。

二、麻醉相关脊髓损伤的易感因素

1. 椎管畸形　椎管狭窄、孤立的脊柱裂、开放或者闭合的神经管缺陷者、脊髓终止的水平不同、韧带解剖变异等。其中椎管狭窄是一种常见的椎管畸形，即使在没有症状的个体中也是如此，一项观察性研究发现在 60~69 岁的人群中发现了 19.4% 的腰椎狭窄，这使得这类患者更可能遭受脊髓损伤；而椎管狭窄可由关节炎、强直性脊柱炎、Paget 病或肢端肥大症等引起。

2. 凝血功能异常者更易发生椎管内血肿。

3. 血管供应异常即患者自身存在血管变异者使用椎管内麻醉更容易造成脊髓损伤。

4. 免疫抑制者发生感染的可能性更大。

三、脊髓损伤的症状

1. 脊髓损伤有轻有重，若导管插入脊髓或局麻药注入脊髓，可造成严重损伤，甚至横贯性伤害，病人常立即感觉剧痛，偶有一过性意识障碍，多数病人即刻出现完全松弛性瘫痪。此外，脊髓横贯性伤害时患者血压偏低而不稳定。部分病人因局麻药溢出至蛛网膜下隙而出现脊麻或全脊麻，可暂时掩盖截瘫症状，因此对于怀疑有脊髓损伤的患者应严密监测与检查神经系统表现，尽早请神经内科医师进行系统专业的神经系统检查与评估,尽早明确诊断和采取针对性的治疗,最大可能降低神经相关并发症的发生。

2. 对于接受过硬膜外隙阻滞或脊椎手术的患者,如果运动或感觉阻滞意外延长、超出预期分布或在最初阻滞作用消退后再次出现神经阻滞相关症状,应提醒临床医师(骨科、麻醉与产科等)警惕椎管内血肿的可能性。

3. 脊髓梗死的临床表现是多种多样的,取决于脊髓病变的程度。症状多包括背痛、运动无力和感觉丧失等。经典的脊髓前动脉综合征(截瘫、痛觉和温觉丧失,但本体感觉完整)是脊髓梗死最常见的表现,是脊髓横截面前 2/3 的缺血所致。

4. 粘连性蛛网膜炎 症状是逐渐出现的,先有疼痛和感觉异常,以后逐渐加重,进而感觉丧失。运动功能的改变从无力开始,最后发展到完全性松弛性瘫痪。尸检可见脑脊膜上慢性增生性反应,脊髓纤维束及脊神经前根退化性改变,硬脊膜外隙及蛛网膜下隙粘连闭锁。此类反应不一定由局麻药引起,脊麻过程带入的具有刺激性异物及化学品、高渗葡萄糖、蛛网膜下隙出血均可导致粘连性蛛网膜炎。

5. 脊髓炎 此类脊髓的炎性反应是局麻药对含髓磷脂组织的影响。病人表现为感觉丧失及松弛性麻痹。若病人死亡,尸检可发现脊髓及后根有脱髓鞘现象,脊髓后柱上行性退化改变,神经节细胞退化性变等。

四、鉴别诊断

脊髓损伤早期与神经根损伤的鉴别要点有:①神经根损伤当时有"触电"或痛感,而脊髓损伤时为剧痛,偶伴一过性意识障碍;②神经根损伤以感觉障碍为主,有典型"根痛",很少运动障碍;③神经根损伤后感觉缺失仅限于 1~2 根脊神经支配的皮区,与穿刺点棘突的平面一致;而脊髓损伤的感觉障碍与穿刺点常不在同一平面,颈部低一节段,上胸部低二节段,下胸部低三节段。

脊髓梗死的鉴别诊断范围很广,包括椎管血肿或脓肿、横贯性脊髓炎和脱髓鞘疾病。鉴于鉴别诊断的复杂性,疑似脊髓梗死的患者应寻求神经内科学专家的早期会诊意见。这类患者需要紧急磁共振成像(MRI)来检测缺血性改变(尽管这在最初 24 小时内可能不是放射学上的表现),并排除压缩性病变。

五、麻醉相关脊髓损伤的防治

脊髓损伤后果严重,应强调预防为主,主要的预防与治疗措施有:

1. 严格无菌操作技术。

2. 椎管内操作时遇患者异常疼痛主诉或表现时及时撤针。

3. 在抗凝或联合(两种或以上)使用抗血小板药物(如阿司匹林+氯格比雷)的情况下避免使用椎管内麻醉,在麻醉前根据患者的凝血情况选择恰当的麻醉方法。

4. 在 L_2 脊髓预期终止点以下谨慎地进入蛛网膜下隙,L_2 以上穿刺尤应谨慎小心,遇异感或疼痛,应观察,切忌注入局麻药或置入硬膜外导管,避免扩大损伤范围。若鉴别困难宜按脊髓损伤对待,早期及时治疗常可得到较好效果;即使出现截瘫表现,积极治疗也能收效良好,切勿放弃争取神经功能恢复的一切努力。

5. 密切的监护对于使用椎管内麻醉的患者至关重要,出现意外的运动阻滞应该引起重视并立即急诊处理(多学科会诊、MRI 检查、皮质激素等药物治疗、必要时尽早手术行椎管减压处理等)。

第四节 神经根损伤

据相关文献报道,椎管内麻醉神经损伤的发生率,蛛网膜下隙阻滞为(3.5~8.3)/10 000,硬膜外阻滞为(0.4~3.6)/10 000。

一、病因

（1）穿刺针或导管的直接机械损伤：包括脊髓损伤、脊髓神经损伤、脊髓血管损伤。

（2）间接机械损伤：包括硬膜内占位损伤（如阿片类药物长期持续鞘内注射引起的鞘内肉芽肿）和硬膜外隙占位性损伤（如硬膜外隙血肿、硬膜外隙脓肿、硬膜外隙脂肪过多症、硬膜外隙肿瘤、椎管狭窄等）。

二、临床表现及诊断

对于椎管内麻醉后发生的神经损伤，迅速地诊断和治疗是至关重要的。

临床表现：相关区域的疼痛和功能减退，神经根损伤后3天内疼痛最为剧烈，随后逐渐减轻，多于2周内缓解或消失，片状麻木区遗留可达数月以上。

鉴别诊断：

1. 穿刺时的感觉异常和注射局麻药时出现疼痛提示神经损伤的可能。

2. 临床上出现超出预期时间和范围的运动阻滞、运动或感觉阻滞的再现，应立即怀疑是否有神经损伤的发生。

3. 进展性的神经症状，如伴有背痛或发热，则高度可疑硬膜外隙血肿或脓肿，应尽快行影像学检查以明确诊断。

4. 值得注意的是产科患者椎管内麻醉后神经损伤的病因比较复杂，并不是所有发生于椎管内麻醉后的神经并发症都与椎管内麻醉有关，还可能由妊娠和分娩所引起，应加以鉴别诊断（见附录）。

5. 影像学检查有利于判定神经损伤发生的位置，肌电图检查有利于神经损伤的定位。由于去神经电位出现于神经损伤后两周，如果在麻醉后不久便检出该电位则说明麻醉前就并存有神经损伤。

三、高危因素

尽管大多数的神经机械性损伤是无法预测的，但仍有一些可以避免的危险因素：

1. 肥胖、脊柱侧弯等体表解剖异常的患者，可能存在椎间隙定位错误、穿刺针偏离中线、脊髓终止位置异常、黄韧带中线融合不良等椎管内穿刺引起脊髓损伤的危险因素。

2. 外科特殊体位、严重椎管狭窄、椎管内占位病变（如硬膜外脂肪过多症、黄韧带肥厚、硬膜囊肿、室管膜瘤等）可能导致椎管内麻醉后短暂或永久的脊髓损伤，尤其合并有硬膜外血肿或脓肿的情况更容易发生严重的后果。

3. 硬膜外肿瘤患者应进行影像学检查以明确肿瘤位置，并尽量避免实施椎管内麻醉。

4. 长期鞘内应用阿片类药物治疗的患者，有发生鞘内肉芽肿风险。

5. 伴后背痛的癌症患者，90%以上有脊椎转移。

6. 全身麻醉或深度镇静下穿刺，是否为椎管内麻醉神经机械性损伤的危险因素目前尚有争议。尽管许多清醒的患者在造成脊髓损伤时并无感觉，但清醒的患者至少有机会及时报告在穿刺、置管和注射麻醉药时异常的感觉，对实施麻醉者会起到警示作用。因此，不建议常规对于正在接受全身麻醉或者深度镇静的成年患者实施椎管内麻醉操作。椎管内穿刺、置管及注射首次局麻药最好于全麻诱导前实施。

四、预防

神经损伤多无法预知，故不可能完全避免。如下方法可能会降低其发生风险：

1. 对于体表解剖异常的患者，采用超声或X线进行椎间隙定位。

2. 对于正在或即将接受抗凝治疗的患者，避免或者准确掌握椎管内麻醉操作（穿刺、置管和拔管）的时机是预防椎管内血肿的关键。

3. 椎间隙的精确定位、严格的无菌操作、细心地实施操作。有研究发现,脊髓圆锥下端的位置一般分布于 T_{12} 的中 1/3 到 L_3 的上 1/3 之间,平均位于 L_1 的下 1/3,根据此研究推测,大约有 20% 的正常成年人的脊髓终止于 $L_{1~2}$ 之下。因此通过体表解剖位置定位对一些患者的椎间隙特别是脊髓圆锥的定位是不准确的,我们应尽量避免在 L_3 间隙以上行蛛网膜下隙穿刺。

4. 在实施操作时尽可能保持患者清醒或轻度镇静。

5. 对已知硬膜外肿瘤转移高风险患者,或下肢神经病变的患者,尽可能避免应用椎管内麻醉。

6. 对于已知椎管狭窄的患者,应明确狭窄的位置和严重程度,以便为麻醉医师改变穿刺进针路线,或考虑改变麻醉方法提供参考。比如用低容量的蛛网膜下隙阻滞技术替代大容量的硬膜外麻醉技术,或者干脆避免实施椎管内麻醉。

7. 穿刺或置管时若伴有肢体异常、明显的疼痛,如症状为短暂性(通常无远期后遗症),可重新调整进针或导管方向,必要时重新定位及穿刺;如症状持续存在则为潜在神经损伤警示信号,应立即撤回穿刺针或拔出导管,放弃椎管内麻醉改行其他麻醉方法。并建议及时请相关专科会诊,早期开始有针对性的治疗。

五、治疗

出现神经机械性损伤应立即静脉给予大剂量的类固醇激素(氢化可的松 300mg/d,连续 3 天),严重损伤者可立即静脉给予甲基强的松龙 30mg/kg,45 分钟后静注 5.4mg/(kg·min),持续 24 小时,同时给予神经营养药物。硬膜外隙血肿或脓肿等神经占位性损伤应立即请神经外科会诊明确诊断,尽早实施手术解除神经压迫。

附录:产科相关的产后神经损伤并发症

1. 腰骶干损伤　腰骶干损伤是在骶翼处胎儿头部压迫腰骶干所引起,临床表现为踝部背屈和外翻无力(垂足),小腿外侧和足背感觉减弱。其危险因素包括:产程过长、巨大胎儿、骶髂关节突出的后部宽的扁平骨盆、中位产钳胎头旋转后。

2. 腓总神经麻痹　截石位时,脚蹬双腿位置摆放不佳,腓总神经受腓骨头压迫所引起。临床表现类似于腰骶干损伤,但感觉减弱的区域仅限于足背。

3. 感觉异常性股痛　这是最常见的产科相关神经损伤,是位于腹股沟韧带下方的侧方股皮神经受压所致。表现为大腿前侧方的上部感觉减弱。其危险因素为截石位或 Mcroberts 手法时髋关节曲屈时间过长。

4. 股神经麻痹　股神经麻痹是由股神经在骨盆内受胎头压迫或手术牵拉所引起,也可在腹股沟韧带下方由于髋关节过分弯曲而受压。临床表现为股四头肌无力,在上楼梯时症状最为明显,常常伴有延伸到踝部的细长型感觉丧失区。

5. 闭孔神经麻痹　闭孔神经麻痹是最少见的产科相关神经损伤,由于闭孔内神经受压引起。表现为大腿内上部感觉减弱和髋关节内收及旋转无力。

以上产科相关的神经麻痹,数周到数月后神经功能均可恢复。此外,为控制严重的子宫出血而进行的血管结扎可能阻断脊髓圆锥和马尾神经的血供,从而导致永久性的神经损伤。

第五节　短暂神经综合征(TNS)

短暂神经综合征(TNS)的临床特征为:症状发生于蛛网膜下隙阻滞作用消失后 24 小时内;大多数患

者表现为单侧或双侧臀部酸胀或疼痛,少数患者表现为放射至大腿前部或后部的感觉迟钝,50%~100% 患者有后腰部疼痛,所有患者均无背痛;采用十分制(NRS)来评估疼痛的程度,平均分为 6.2 分;症状在 6 小时~4 天内缓解;体检或影像学检查无神经学病变。

一、病因

TNS 的病因尚不清楚,其发生与下列因素有关:局麻药特殊神经毒性、穿刺针损伤、坐骨神经牵拉所致神经缺血、患者体位、笔尖式细针造成的局麻药浓聚、术后早期活动和/或脊髓背根神经节刺激、肌肉痉挛和肌筋膜扳机点等。使用利多卡因发生率最高,但丁卡因、丁哌卡因和甲哌卡因麻醉也曾发生过。

二、危险因素

1. 局麻药的种类　利多卡因发生风险最大,且降低利多卡因的浓度并不能降低 TNS 的发生率。丁哌卡因发生 TNS 的风险最小,但由于其作用时间较长,在门诊手术目前尚不能完全取代利多卡因实施蛛网膜下隙阻滞。

2. 患者体位　截石位或膝关节镜手术最易发生 TNS。

3. 其他危险因素　包括肥胖患者、门诊手术,但术后早期活动是否为一个独立的危险因素尚有待证明。尽管产科患者蛛网膜下隙阻滞后神经功能障碍发生率较高,但产科术后 TNS 发生率并不高。

三、预防

目前 TNS 的治疗方法并不对所有患者都有效,因此预防显得更加重要。建议采用丁哌卡因或罗哌卡因代替利多卡因进行蛛网膜下隙阻滞,截石位和膝关节镜手术尤其应避免采用利多卡因行蛛网膜下隙阻滞。

四、治疗

尽管 TNS 的自然病程短暂,但患者感觉非常不适且目前治疗难以有效缓解。

(1)椎管内麻醉后出现背痛和腰腿痛时,应首先排除椎管内血肿或脓肿、马尾综合征等后,再开始对症治疗。

(2)最有效的治疗药物为非甾体抗炎药。

(3)对症治疗,包括热疗、舒适的体位等。

(4)如伴随有肌肉痉挛可使用环苯扎林。

(5)非甾体抗炎药治疗无效可加用阿片类药物。

(6)扳机点注射局麻药和地塞米松混合液:虽无对照研究,但风险低。

第六节　马尾综合征

马尾综合征是以脊髓圆锥水平以下神经根受损为特征的临床综合征,其表现为不同程度的大便失禁及尿道括约肌麻痹、会阴部感觉缺失和下肢运动功能减弱等。

一、病因

(1)局麻药的直接神经毒性。

(2)压迫性损伤:如硬膜外隙血肿或脓肿,将于后文详述。

(3)操作时损伤:如蛛网膜下隙留置微导管。

二、危险因素

1. 影响局麻药神经毒性最重要的因素是在蛛网膜下隙神经周围的局麻药浓度,其主要因素为:①给药剂量,是最重要的因素;②蛛网膜下隙阻滞使用的局麻药浓度;③影响局麻药在蛛网膜下隙分布的因素,如重比重溶液(高渗葡萄糖)、蛛网膜下隙阻滞中选择更接近尾端的间隙、注药速度缓慢等,将导致局麻药的分布受限而增加其在尾端的积聚,使相应部位神经周围局麻药浓度增加,导致对神经的毒性作用。

2. 局麻药的种类　与丁哌卡因和丁卡因相比,利多卡因神经毒性发生率更高。

3. 血管收缩剂　肾上腺素本身无脊髓损伤作用,但研究结果表明蛛网膜下隙阻滞药中添加肾上腺素可加重蛛网膜下隙应用利多卡因和氯普鲁卡因引起的神经损伤。

4. 患者原有疾病　如脊髓炎症、肿瘤等。

5. 穿刺或置管损伤。

6. 高血压、动脉硬化、脑梗死及糖尿病等。

7. 脊髓动脉缺血。

8. 椎管狭窄、椎间盘突出等。

三、预防

由于局麻药的神经毒性目前尚无有效的治疗方法,预防显得尤为重要:

1. 连续蛛网膜下隙阻滞的导管置入深度不宜超过4cm,以免向头侧置管过深。

2. 采用能够满足手术要求的最小局麻药剂量和最低有效局麻药浓度,严格执行蛛网膜下隙阻滞时局麻药最高限量的规定。利多卡因和氯普鲁卡因用于蛛网膜下隙阻滞推荐最高限量为60mg。如果已达限量而麻醉效果不满意,就应该放弃此技术,改行全麻。

3. 注入蛛网膜下隙局麻药液中的葡萄糖终浓度(1.25%~8%)不得超过8%;向蛛网膜下隙注射局麻药时建议多次小容量(0.5ml/次)反复回抽再注射的方法使局麻药在蛛网膜下隙产生涡流,使局麻药分布均匀,减少高浓度局麻药或浓聚的局麻药与神经根较长时间的接触。

4. 应用利多卡因和氯普鲁卡因进行蛛网膜下隙阻滞时,应避免合用肾上腺素。

5. 在硬膜外阻滞时应常规采用试验剂量、注药前回吸及分次给药的方法。

6. 如硬膜外阻滞剂量的局麻药误入蛛网膜下隙,无论使用何种局麻药,应多次回吸少量(5~10ml)脑脊液并以等容量生理盐水注入,同时采用改变体位等方法促进局麻药在蛛网膜下隙的扩散。

四、治疗

一旦发生马尾综合征目前尚无有效的治疗方法,可用以下措施辅助治疗:

1. 早期可采用大剂量激素、脱水、利尿、营养神经等药物。

2. 后期可采用高压氧治疗、理疗、针灸、功能锻炼等方法。

3. 局麻药神经毒性引起马尾综合征的患者,肠道尤其是膀胱功能失常较为明显,需要支持疗法以避免继发感染等其他并发症。

临床病例

患者:女,36岁,170cm,体重65kg,BMI 22.5,ASA Ⅰ级。

主诉:转移性右下腹痛6小时伴恶心呕吐。

现病史:患者孕1产0,孕20^{+2}周,LOA,转移性右下腹痛6小时伴发热、恶心、呕吐。

既往史:既往体健,对"阿莫西林""破伤风"过敏,未服用抗凝药物。

既往孕产史:患者孕1产0。

家族史:父母均无高血压、糖尿病等病史,否认有明显遗传病史。

查体:T 38.5℃,P 86次/min,R 18次/min,BP 130/80mmHg,腹部膨隆,胎心音正常,右下腹麦氏点位置压痛、反跳痛伴肌紧张压。

辅助检查:B超见右侧髂窝三角少量积液。血常规示RBC4.1×10^{12}/L,白细胞12.3×10^9/L,血小板147×10^9/L,血红蛋白132g/L,血细胞比容38%。凝血检查:PT 13.1s,INR 1.04,APTT 30.7s,FIB 275mg/dl。余实验室检查基本正常。

入院诊断:①孕1产0,孕20^{+2}周,LOA;②急性化脓性阑尾炎。

术前经过:完善术前准备后接入手术室拟行阑尾切除术。

麻醉管理:采用连续硬膜外麻醉,取右侧卧位,T$_{10\sim11}$间隙直入法穿刺,前两次穿刺未成功,第3次穿刺置管过程顺利。患者术后12小时诉腰痛剧烈,后腰骶部有压痛,予哌替啶50mg肌内注射后疼痛缓解。术后28小时主诉双下肢麻木。术后32小时出现双下肢不全瘫,二便失禁。双下肢肌力3级,对疼痛刺激不敏感,膝腱反射,跟腱反射消失。

相关要点及解析

1. 马尾综合征的临床表现　马尾综合征的临床表现为以S$_{2\sim4}$损伤引起的症状为主,如膀胱、直肠功能受损和会阴部感觉障碍,严重者大小便失禁;当L5~S1受累时可表现为鞍部感觉障碍;进一步发展可能导致下肢特别是膝以下部位的运动障碍,膝反射、跟腱反射等也可减弱或消失。

2. 马尾综合征的高危因素　①患者原有疾病如脊髓炎症、肿瘤等;②穿刺或导管损伤;③高血压、动脉硬化、脑梗死及糖尿病等;④局麻药的浓度过高或局麻药的神经毒性;⑤脊髓动脉缺血;⑥椎管狭窄、椎间盘突出等。

3. 马尾综合征的预防和处理

预防:由于局麻药的神经毒性目前尚无有效的治疗方法,预防显得尤为重要:

(1)连续蛛网膜下隙阻滞的导管置入蛛网膜下隙的深度不宜超过4cm,以免向头侧置管过深。

(2)采用能够满足手术要求的最小局麻药剂量和最低有效局麻药浓度,严格执行蛛网膜下隙阻滞时局麻药最高限量的规定。利多卡因和氯普鲁卡因用于蛛网膜下隙阻滞推荐最高限量为60mg。如果已达限量而麻醉效果不满意,就应该放弃此技术,改行全麻。

(3)注入蛛网膜下隙局麻药液葡萄糖的终浓度(1.25%~8%)不得超过8%;向蛛网膜下隙注射局麻药时建议多次小容量(0.5ml/次)反复回抽再注射的方法使局麻药在蛛网膜下隙产生涡流,使局麻药分布均匀,减少高浓度局麻药或浓聚的局麻药与神经根较长时间的接触。

(4)应用利多卡因和氯普鲁卡因进行蛛网膜下隙阻滞时,应避免合用肾上腺素。

(5)在硬膜外阻滞时应常规采用试验剂量、注药前回吸及分次给药方法。

(6)如硬膜外阻滞剂量的局麻药误入蛛网膜下隙,无论使用何种局麻药,应多次少量(5~10ml)脑脊液并以等容量生理盐水注入,同时采用改变体位等方法促进局麻药在蛛网膜下隙的扩散。

治疗:一旦发生马尾综合征目前尚无有效的治疗方法,可用以下措施辅助治疗:

(1)早期可采用大剂量激素、脱水、利尿、营养神经等药物。

(2)后期可采用高压氧治疗、理疗、针灸、功能锻炼等。

(3)局麻药神经毒性引起马尾综合征的患者,肠道尤其是膀胱功能失常较为明显,需要支持疗法以避免继发感染等其他并发症。

第七节 硬脊膜穿破头痛

硬膜外麻醉穿破硬脊膜后,有超过 52% 的患者会出现头痛。硬脊膜穿破后头痛(PDPH)的发生机制为:脑脊液持续泄漏引起的颅内脑脊液压力降低和继发于颅内压降低的代偿性脑血管扩张。国际头痛协会(IHS)定义硬脊膜穿破头痛诊断需要满足以下几个条件:有椎管内麻醉史;头痛随体位变化,在坐起或站立 15 分钟内恶化,平卧 15 分钟内改善;伴随有至少颈部僵硬、耳鸣、听力障碍、畏光、恶心等症状之一。

一、穿破硬脊膜的原因

穿破硬脊膜的原因主要包括患者因素和操作因素两方面,分述如下:

1. 患者因素 影响硬脊膜穿破后头痛的最重要的因素是年龄,其中年轻人发病率高。其他因素有女性、妊娠、慢性双侧性张力性头痛病史、既往有硬脊膜穿破后头痛病史、既往有意外穿破硬脊膜病史。有研究表明,低体重指数的年轻女性发生硬脊膜穿破后头痛的风险最大。

2. 操作因素 最重要的是穿刺针型号和尖端的设计,细针发病率低、锥形针尖较切割型针尖发病率低。其他因素有:穿刺针斜口与脊柱长轴方向平行发病率低、穿刺次数增加时发病率高。

二、硬脊膜穿破头痛的临床表现及诊断

1. 已知的或可能的硬脊膜穿破的病史。

2. 症状延迟出现,最早 1 天、最晚 7 天,一般为 12~48 小时。椎管内操作后 1 小时内出现头痛可能是由颅腔内积气所引起,尤其在用空气进行硬膜外隙阻力消失法测试时。70% 患者在 7 天后症状缓解,90% 在 6 个月内症状缓解或完全恢复。

3. 头痛常表现为压榨性头痛,特点为体位性,即在坐起或站立 15 分钟内头痛加重,平卧后 15 分钟头痛逐渐缓解或消失;症状严重者平卧时亦感到头痛,转动头颈部时疼痛加剧。

4. 头痛为双侧性,通常发生在额部和枕部或两者兼有,并可放射至颈部,表现为阵发性或持续性,极少累及颞部。

5. 伴随症状 前庭症状(恶心、呕吐、头晕)、耳蜗症状(听觉丧失、听觉过敏、耳鸣)、视觉症状(畏光、闪光暗点、复视、调节困难)、骨骼肌症状(颈部强直、肩痛)。

6. 头痛的严重程度 因人而异,头痛严重程度的分级是制定治疗方案的重要依据。分为 3 级:①轻度为日常活动轻微受限的体位性头痛,患者可以在任何时间起床活动,无伴随症状;②中度为日常活动明显受限的体位性头痛,患者部分时间需卧床,伴随症状可有可无;③重度为全天均需卧床的严重体位性头痛,常有伴随症状出现。

三、预防

1. 对于既往有硬脊膜穿破或硬脊膜穿破后头痛史的患者(尤其是女性),尽可能避免椎管内麻醉。

2. 临床上常采用麻醉后延长患者卧床时间、大量口服液体或静脉输液的方法来预防硬脊膜穿破后头痛的发生,但现有的证据并不支持上述方法的有效性。

3. 蛛网膜下隙阻滞尽量选择非切割穿刺针,如使用切割型穿刺针,则针尖斜面应与脊柱长轴平行方向进针。有关硬膜外穿刺针斜面方向仍存在争议,考虑到针尖斜面平行脊柱长轴穿刺可能发生针侧向偏移、导管置入困难、置管时针 90° 旋转存在硬脊膜损伤风险,目前临床仍倾向于硬膜外穿刺针斜面垂直于脊柱长轴刺入黄韧带。

4. 脊硬联合阻滞技术可降低头痛的发生率,采用脊硬联合阻滞技术时建议选用 25~27G 非切割型(笔尖型)蛛网膜下隙穿刺针。

5. 在硬膜外隙阻力消失试验中,使用不可压缩介质(通常是生理盐水)较使用空气意外穿破硬脊膜的发生率低。

6. 近年来超声技术的应用降低了硬膜外穿刺时硬膜穿破的风险。

四、穿破后处理

一旦在硬膜外麻醉时穿破硬膜或脊麻后发生头痛,其处理与治疗的重点是减少脑脊液泄漏,恢复正常脑脊液压力。具体方法如下:

1. 硬脊膜穿破后发生轻度到中度头痛的患者,采用支持治疗,如卧床休息、注意补液和口服镇痛药治疗,有些患者无须特殊处理,头痛常能自行缓解。

2. 硬脊膜穿破后发生中度到重度头痛等待自行缓解的病例,需给予药物治疗。常用咖啡因 250mg 静脉注射或 300mg 口服,需反复给药。口服醋氮酰胺(diamox)250mg,每日 3 次,连续 3 天。有文献报道,采用氨茶碱 250mg 复合地塞米松 5mg 加入 5% 葡萄糖注射液 100ml,30 分钟内静脉滴注,连续 2 天,对 PDPH 的总体有效率达 75%,笔者也在临床尝试用该法治疗,收到比较满意的效果。

3. 硬膜外隙充填法 这是治疗硬脊膜穿破后头痛最有效的方法,适用于症状严重且经 24~48 小时保守治疗难以缓解的患者。由粗针(如硬膜外隙穿刺针)引起的硬脊膜穿破后的头痛症状多较严重,持续时间长,往往需要进行多次硬膜外隙充填后症状方能逐渐缓解。

(1)方法:患者取侧卧位,穿刺点选择在硬膜穿破的节段或下一个节段。穿刺针到达硬膜外隙后,将拟充填液体以 1ml/3s 的速度缓慢注入硬膜外隙,直至患者背部、臀部或颈部出现饱胀不适感,两耳突然听觉灵敏或突然眼前一亮,均为颅内压恢复正常的反应。患者保持卧位 1~2 小时有助于症状的缓解,在这段时间内静脉滴注 1 000ml 的液体往往是有益的。通常建议患者在操作后 24~48 小时避免抬举动作、Valsalva 动作以及空中旅行,以减少补片破裂的风险。

(2)充填液体的选择

1)无菌自体血 10~20ml:最佳用血量目前尚无定论,大多数研究认为理想用血量为成人 15~20ml,儿童 0.2~0.3ml/kg,自体血填充初次治疗后的成功率在 90% 左右,是治疗 PDPH 最为有效的方法,能获得立即恢复颅内压和解除头痛的效果,但有引起注射部位硬脊膜外隙粘连及继发感染的风险。大量临床观察表明,硬膜外隙血填充是足够安全的。禁忌证和风险与其他硬膜外操作一致(感染、出血、神经损伤等),目前尚无证据证明禁用于艾滋病患者。尽管仍有争议,但是硬膜外隙血填充不会对之后的硬膜外操作成功与否产生显著影响。

2)其他替代血液的填充物:通常使用的物质为中分子量右旋糖酐、羟乙基淀粉、明胶和纤维蛋白胶,可以提供长久的硬膜外压塞和/或封闭脑脊膜裂缝的作用。其临床应用仅见于案例报告和小样本队列研究。

3)单次或持续硬膜外隙注入生理盐水(通常是 20~30ml)可以缓解头痛症状,但复发率高,应用价值有限。

4. 在综合治疗时可以配合针刺印堂、太阳、头维、丝竹空及合谷穴治疗。

临床病例

患者:女,23 岁,身高 155cm,体重 60kg,BMI 24.97kg/m²,ASA Ⅱ级。

主诉:G_1P_0 孕 40^{+1} 周,要求分娩镇痛。脐带绕颈,宫颈扩张 2cm,宫缩强度 30s/3m,VAS 评分 8 分,无特殊疾病史,辅助检查无明显异常。

现病史:G_1P_0 孕 40^{+1} 周,定期产检,除脐带绕颈外无异常发现,3 小时前出现规律宫缩痛,VAS 评分 8 分,要求分娩镇痛。

既往史:既往体健,无药物过敏史,未服用抗凝药物。

既往孕产史:患者孕 1 产 0,无生育史。

家族史:父母均无高血压、糖尿病等病史,否认有明显遗传病史。

查体:T 36.5℃,P 98 次/min,R 21 次/min,BP 135/82mmHg,腹部膨隆,胎心音正常。LOA,宫颈扩张 3cm,宫缩强度 30s/3m,胎心 145 次/min。

辅助检查:血常规示 RBC $4.8×10^{12}$/L,白细胞 $7.3×10^9$/L,血小板 $141×10^9$/L,血红蛋白 132g/L,血细胞比容 39%。凝血检查:PT 12.0 秒,INR 1.08,APTT 31.7 秒,FIB 285mg/dl。余实验室检查均正常范围。

入院诊断:孕 1 产 0,孕 40^{+1} 周,LOA,脐带绕颈。

术前经过:完善术前准备后接入分娩手术室拟分娩镇痛。

麻醉经过:向产妇交代分娩镇痛风险并签署知情同意书。常规开放上肢静脉并输液,产妇左侧卧位消毒铺巾后于 $L_{3~4}$ 间隙正中入路硬膜外穿刺,突破黄韧带后拔出针芯,见脑脊液快速流出,立即退针后改行 $L_{4~5}$ 间隙穿刺,经过顺利,向尾端置管 3cm,回吸无血无液后注入 1% 利多卡因 2ml,无腰麻体征后注入 0.08% 罗哌卡因(舒芬太尼 0.5μg/ml)5ml,观察 5 分钟,无腰麻体征后再次注入麻醉药 5ml,5 分钟后产妇下肢轻度麻木,下肢活动不受限制,接电子镇痛泵[0.08% 罗哌卡因(舒芬太尼 0.5μg/ml)],设持续量 3ml/h,自控追加量每次 3ml,锁定时间 30 分钟,分娩期间 VAS 评分 3 分,自镇痛开始至胎儿娩出历时 5 小时 30 分钟。分娩结束后拔出硬膜外导管前硬膜外隙给予 0.9% 氯化钠注射液 20ml,嘱其去枕平卧 8 小时,多饮水和适度补液。观察 48 小时产妇无明显不适出院。产后第 4 天诉坐位及站立时枕部及颈部疼痛,影响哺乳。产科医师联系麻醉科会诊,诊断 PDPH,向家属及产妇本人交代治疗方法,同意采用硬膜外自体血治疗。于左侧卧位 $L_{2~3}$ 间隙正中入路硬膜外穿刺成功,针口斜面向尾侧注入左肘静脉自体血 15ml,注入 10ml 时产妇自诉腰部疼痛,暂停注射后疼痛缓解,再缓慢注入余量 5ml 后拔针。平卧 30 分钟产妇无明显不适后平车送回病房,自体血治疗后第 1 天 VAS 2~3,嘱其口服双氯芬酸钠缓释片 0.1g q.d.,第 4 天回访诉左大腿内侧疼痛,活动不受限,嘱其继服双氯芬酸钠缓释片,第 10 天回访疼痛消失。

相关要点及解析

1. 硬脊膜穿破后头痛(PDPH)的临床表现和诊断

(1)已知或可能的硬脊膜穿破的病史。

(2)症状延迟出现,最早 1 天、最晚 7 天,一般为 12~48 小时。椎管内操作后 1 小时内出现头痛可能是由颅腔内积气所引起,尤其在用空气进行硬膜外隙阻力消失法测试时。70% 患者在 7 天后症状缓解,90% 在 6 个月内症状缓解或完全恢复。

(3)头痛常表现为压榨性头痛,特点为体位性,即坐起或站立 15 分钟内头痛加重,平卧后 15 分钟头痛逐渐缓解或消失;症状严重者平卧时亦感到头痛,转动头颈部时疼痛加剧。

(4)头痛为双侧性,通常发生在额部和枕部或两者兼有,并可放射至颈部,表现为阵发性或持续性,极少累及颞部。

(5)伴随症状:前庭症状(恶心、呕吐、头晕)、耳蜗症状(听觉丧失、听觉过敏、耳鸣)、视觉症状(畏光、闪光暗点、复视、调节困难)、骨骼肌症状(颈部强直、肩痛)。

(6)头痛严重程度因人而异,分轻、中、重三级。头痛严重程度的分级是制订治疗方案的重要依据。

2. 硬脊膜穿破后头痛（PDPH）的预防

（1）对于既往有硬脊膜穿破或硬脊膜穿破后头痛史的患者（尤其是女性），尽可能避免椎管内麻醉。

（2）临床上常采用麻醉后延长患者卧床时间、大量口服液体或静脉输液的方法来预防硬脊膜穿破后头痛的发生，但现有的证据并不支持上述方法的有效性。

（3）蛛网膜下隙阻滞尽量选择非切割穿刺针，如使用切割型穿刺针，则针尖斜面应与脊柱长轴平行方向进针。有关硬膜外穿刺针进针时斜面方向仍存在争议，目前临床仍倾向于硬膜外穿刺针斜面垂直于脊柱长轴刺入黄韧带。

（4）脊硬联合阻滞技术可降低头痛的发生率，建议选用 25~27G 非切割型（笔尖型）蛛网膜下隙穿刺针。

（5）在硬膜外隙阻力消失试验中，使用不可压缩介质（通常是生理盐水）较使用空气意外穿破硬脊膜的发生率低。

（6）近年来超声技术的应用降低了硬膜外穿刺时硬膜穿破的风险。

3. 硬脊膜穿破后头痛（PDPH）的治疗　一旦在硬膜外麻醉时穿破硬膜或脊麻后发生头痛，其处理与治疗的重点是减少脑脊液泄漏，恢复正常脑脊液压力。具体方法如下：

（1）硬脊膜穿破后发生轻度到中度头痛的患者，采用支持治疗，如卧床休息、注意补液和口服镇痛药治疗，有些患者毋须特殊处理，头痛常能自行缓解。

（2）硬脊膜穿破后发生中度到重度头痛等待自行缓解的病例，需给予药物治疗。常用咖啡因 250mg 静脉注射或 300mg 口服，需反复给药。口服醋氮酰胺（diamox）250mg，每日 3 次，连续 3 天。有文献报道，采用氨茶碱 250mg 复合地塞米松 5mg 加入 5% 葡萄糖注射液 100ml，30 分钟内静脉滴注，连续 2 天，对 PDPH 的总体有效率达 75%。

（3）硬膜外隙充填法：这是治疗硬脊膜穿破后头痛最有效的方法，适用于症状严重且经 24~48 小时保守治疗难以缓解的病例。由粗针（如硬膜外隙穿刺针）引起的硬脊膜穿破后的头痛症状多较严重，持续时间长，往往需要进行多次硬膜外隙充填后症状方能逐渐缓解。

（4）在综合治疗时可以配合针刺印堂、太阳、头维、丝竹空及合谷穴治疗。

第八节　全脊麻

全脊麻即全脊髓麻醉，多由硬膜外隙阻滞剂量的局麻药误入蛛网膜下隙所引起。由于硬膜外阻滞的局麻药用量远高于蛛网膜下隙阻滞的用药量，注药后迅速出现广泛的感觉和运动神经阻滞。典型的临床表现为注药后迅速（一般 5 分钟内）出现意识不清、双瞳孔扩大固定、呼吸停止、肌肉松弛、低血压、心动过缓、甚至出现室性心律失常或心搏骤停。

一、预防

1. 硬膜外阻滞时规范操作，确保局麻药注入硬膜外隙。注药前回吸确认无脑脊液回流，缓慢注射及反复回吸。密切关注生命体征，每次注药要观察患者神志表情动作，一旦发生全脊麻要分秒必争的进行抢救，迅速建立人工气道合理正确用药，维持呼吸和循环的稳定。

2. 强调硬膜外阻滞采用试验剂量　试验剂量不应超过蛛网膜下隙阻滞用量（利多卡因蛛网膜下隙阻滞的最高限量为 60mg，相当于 2% 利多卡因 3ml），并且有足够观察时间（不短于 5 分钟）。

3. 如发生硬膜穿破建议改用其他麻醉方法。如继续使用硬膜外阻滞，应严密监测并建议硬膜外隙少量分次给药。

4. 麻醉前必须建立静脉通路，备好麻醉机和氧气、急救药品、插管用具等。

5. 行椎管内麻醉的医师必须掌握全身麻醉技术和气道管理与气管插管技术。

二、治疗

1. 建立人工气道和人工通气并充分有效供氧。

2. 静脉输液,使用血管活性药物维持循环稳定。

3. 如发生心搏骤停应立即施行心肺复苏。

4. 对患者进行严密监测直至神经阻滞症状消失。

思考题

1. 简述局麻药中毒的原因、诊断、处理与预防?

2. 简述硬脊膜穿破后头痛的原因、诊断、治疗与预防? 硬膜外填充治疗的方法与常用充填液体的优缺点?

3. 椎管内麻醉神经损伤并发症应与哪些产科相关的产后神经并发症鉴别?

（孙建良）

参考文献

［1］ 郭曲练,姚尚龙. 临床麻醉学.4 版. 北京:人民卫生出版社,2016:97-137.

［2］ BAYSINGER CL.,BUCKLIN BA.,GAMBLING DR. 产科麻醉学. 2 版. 陈新忠,黄绍强,译. 北京:中国科学技术出版社, 2019:157-183.

［3］ 中华医学会麻醉学分会,2017 版中国麻醉学指南与专家共识. 北京:人民卫生出版社,2017:181-197.

［4］ HEWSON DW., Spinal cord injury arising in anaesthesia practice. Anaesthesia 2018,73（Suppl. 1）,43-50.

［5］ LEVINE DN,RAPALINO O. The pathophysiology of lumbar puncture headache. J Neurol Sci,2001,192（1-2）:1-8.

［6］ LYBECKER H,DJERNES M,SCHMIDT JF. Postdural puncture headache（PDPH）:onset,duration,severity,and associated symptoms. An analysis of 75 consecutive patients with PDPH. Acta Anaesthesiol Scand,1995,39（5）:605-612.

［7］ NEAL JM,BERNARDS CM,HADZIC A,et al. ASRA Practice Advisory on Neurologic Complications in Regional Anesthesia and Pain Medicine. Reg Anesth Pain Med,2008,33（5）:404-415.

［8］ NEAL JM,BERNARDS CM,BUTTERWORTH JF,et al. ASRA practice advisory on local anesthetic systemic toxicity. Reg Anesth Pain Med,2010,35（2）:152-161.

［9］ SORENSON EJ. Neurological injuries associated with regional anesthesia. Reg Anesth Pain Med,2008,33（5）:442-448.

产科麻醉道德伦理及
相关法律法规

第五十八章

产科麻醉中伦理与相关法律

本章要求

1. 掌握并遵守临床麻醉工作过程中相关法律、法规。
2. 熟悉 RhD 抗原阴性孕产妇大出血紧急输血抢救流程。
3. 了解目前医疗关系紧张的原因,指导自己人文行医。

第一节　我国孕产妇保健现状及医疗纠纷现状

一、孕产妇保健现状

中国妇幼健康事业发展报告(2019)指出:随着医疗水平的不断提高,我国孕产妇死亡率稳步下降。2018 年孕产妇死亡率 18.3/10 万,较 1990 年 88.8/10 万下降了 79.4%。同时城乡差距及地区差异明显缩小。2018 年,农村和城市孕产妇死亡率分别为 19.9/10 万和 15.5/10 万,与 1990 年相比分别下降了 81.2%和 67.2%。1990 年城市与农村孕产妇死亡率之比为 1∶2.2,2018 年降至 1∶1.3;2018 年,东、中、西部地区孕产妇死亡率分别为 10.9/10 万、20.0/10 万、25.2/10 万,与 1996 年相比,分别下降了 61.9%、70.5%、81.2%。1996 年西部地区孕产妇死亡率是东部地区的 4.7 倍,2018 年降至 2.3 倍。产科出血是导致产妇死亡的重要原因之一,该报告指出近几年来产科出血导致的孕产妇死亡大幅减少。2000 年全国产科出血因死亡率为 20.8/10 万,2017 年下降至 5.7/10 万,下降幅度为 72.6%,对全国孕产妇死亡率下降的贡献比例达 45.2%。尤其是农村地区下降更为明显,2000—2017 年间下降幅度达 80.9%,对农村地区孕产妇死亡率下降的贡献比例达 52.4%。联合国千年发展目标要求到 2015 年,孕产妇死亡率要在 1990 年基础上下降 3/4,中国于 2014 年提前实现,是全球为数不多实现这一目标的国家之一。

二、医疗纠纷现状

(一)妇产科医疗纠纷高

随着我国经济的发展和医疗水平的不断提高,我国在孕产妇保健方面取得了长足的进步,大大降低了孕产妇的死亡率。但在孕产妇死亡率大幅降低的同时,妇产科的医疗纠纷案件却居高不下。2019 年全国医疗损害责任纠纷案件大数据报告显示:2019 年 3 177 份二审判决书中,妇产科的医疗纠纷案件高达 600 例,占总案件数的 19%,位居第一位。2018 年为 435 例,占总案件数(2 866 例)的 15%,同样位居第一位。妇产科成为各科室医疗纠纷"最重灾区"。

(二)医方败诉率高

统计的 3 177 件二审判决中,医方败诉 2 522 件,占比 79%,患方败诉 589 件,占比 19%。与 2017 年医方败诉率为 77%、患方败诉率为 23%,2018 年医方败诉率为 78%、患方败诉率为 21% 相比,近三年医患双方的败诉率基本持平,但尽管数据差别不大,仍显示出轻微的医方败诉率上升、患方败诉率下降的趋势。另外,2019 年二审法院判决医方给予患方适当补偿的案件有 66 件,占比 2%,与往年相比也有轻微的增多。医方承担主要责任和次要责任的案件数量最多,分别为 738 件、722 件,占比 30% 和 29%,差别不大。其次为医方承担轻微责任,为 533 件,占比 21%。值得注意的是,医方被二审法院判决承担全部责任的案件有 180 件,占比 7%。

（三）医方败诉原因

2019 年医方因未尽注意义务、延误治疗而败诉的案件最多,占比 40%,其次是未尽告知义务,占比 23%,与 2018 年相比下降 20%,回归到 2017 年的数据水平。病历问题依旧是医方败诉的第三大原因,占比 13%,与往年基本持平。2019 年法院对医方隐匿、篡改、伪造病历材料的认定率为 16%,较 2018 年的 13% 有所上升,但整体的认定率仍然不高。但是,病历书写不规范致使医方责任比例受影响的案件占比高达 45%,比 2018 年增长了 16%,与此相对应,法院认定为病历书写存在瑕疵,不影响医疗机构责任认定的比例为 12%,下降了 9%。病历书写不规范对医方责任比例的影响主要体现在以下两个方面:其一,医方病历材料前后记录矛盾较明显或病历书写不及时致病历记录缺失的情况下,患方对病历材料提出异议导致鉴定无法进行,法院可能会因此认定无法鉴定的原因在于医方,从而判决医方承担相应的不利后果;其二,虽经鉴定医方不存在过错,但法院考虑到医方存在病历书写不规范等问题,认定医方在诊疗过程中存在疏忽及不负责任,最终判决由医方酌情承担一定的赔偿责任,多数情况下为轻微或次要责任。

以上数据均来自 2019 年全国医疗损害责任纠纷案件大数据报告。从医方败诉原因中我们可以看出,未尽注意义务、延误治疗以及病历书写不规范是医方败诉的主要的原因。

（四）产科医疗纠纷原因

1. 患方因素　孕产妇病情变化快,特殊情况下几分钟内便可陷入生命危急、胎儿危急的状态。而孕产妇往往患者角色弱化,部分产妇及家属认为分娩是一个很自然的过程,在心理上不认同自己是一个病人,对分娩过程中出现的一些凶险情况无法理解。这就容易导致在需要孕妇或家属理解配合的关键时期,他们出现迟疑不决、犹豫等情形,进而进一步延误诊治,出现不良后果后患方不易接受,进而产生医疗纠纷。

2. 医方因素　产科的工作具有工作节奏快、患者病情变化快的特点,医患之间缺乏有效、充分的沟通从而导致了医护人员对患者病情交代不到位,易产生医疗纠纷;医护人员缺乏法律意识,而患者及家属法律意识增强,要求医护人员尊重患者的知情权和隐私权。此外,违反医疗操作规章制度、医疗水平低以及病历书写不规范也是导致医患纠纷的原因。

3. 社会因素　医患关系紧张,相互不信任,导致医患关系不良。医患之间缺乏有效的沟通、理解以及彼此的信任,使得患者在审视医生的决策时带有怀疑性,而医生在做抉择时缺乏与患者或家属的共情性。这样的模式加剧了医患之间的矛盾,容易产生医患纠纷。

鉴于上述原因,这就要求医护人员在临床工作中要加强临床业务学习,严格执行医疗、护理制度和操作常规,打破习惯性思维,做到有章必循,提高服务质量;增强服务意识,掌握沟通技巧,让患者及家属更好的接受患者角色,适当降低患者及家属的期望值;加强医学宣教:医学行为的风险是人类的风险,而不是医生这个单一职业的风险;建立医疗纠纷预警流程,对可能演变为纠纷的事件及时干预与处理,减少医疗纠纷的发生;另外,医护人员要了解医疗行为过程中医护人员要遵守的法律法规,依法行医。

第二节　产科麻醉相关法律法规

当前由于无痛分娩率的逐步提高,麻醉科医师参与产科工作的频次越加频繁。因此,麻醉科医师应当熟悉国家及各部门制定的关于孕产妇相关的法律法规,依照法律法规来规范自己的临床行为,进而避免对产妇的伤害,保护孕产妇及自己的合法权益。麻醉科医师参与产科患者麻醉管理过程中具有一定法律效力的文书有麻醉术前访视单以及麻醉记录单。现主要从术前访视、术中管理、医方权力、患方权力和医疗过错这五个方面来分享相关的法律法规。

（一）术前访视

术前访视的目的是使患者对手术和麻醉有初步认识,缓解患者的恐惧心理,同时消除患者对麻醉和手术的疑惑,使者做好必要的身心准备,完成角色转换,处于接受手术的最佳心理和生理状态。同时麻醉科医师了解患者的病情,根据患者病情制定恰当的麻醉方案,对围手术期可能出现的相关风险及并发症做好应对预案,同时将相应风险告知患者或其家属,并签署麻醉知情同意书。

《中华人民共和国基本医疗卫生与健康促进法》第一章第三十二条规定:公民接受医疗卫生服务,对病情、诊疗方案、医疗风险、医疗费用等事项依法享有知情同意的权利;需要实施手术、特殊检查、特殊治疗的,医疗卫生人员应当及时向患者说明医疗风险、替代医疗方案等情况,并取得其同意;不能或者不宜向患者说明的,应当向患者的近亲属说明,并取得其同意。法律另有规定的,依照其规定;开展药物、医疗器械临床试验和其他医学研究应当遵守医学伦理规范,依法通过伦理审查,取得知情同意。

《医疗纠纷预防和处理条例》第二章第十三条规定:医务人员在诊疗活动中应当向患者说明病情和医疗措施。需要实施手术,或者开展临床试验等存在一定危险性、可能产生不良后果的特殊检查、特殊治疗的,医务人员应当及时向患者说明医疗风险、替代医疗方案等情况,并取得其书面同意;在患者处于昏迷等无法自主作出决定的状态或者病情不宜向患者说明等情形下,应当向患者的近亲属说明,并取得其书面同意。紧急情况下不能取得患者或者其近亲属意见的,经医疗机构负责人或者授权的负责人批准,可以立即实施相应的医疗措施。

《医疗纠纷预防和处理条例》第二章第十四条规定:开展手术、特殊检查、特殊治疗等具有较高医疗风险的诊疗活动,医疗机构应当提前预备应对方案,主动防范突发风险。

《病历书写规范》第一章第十条规定:对需取得患者书面同意方可进行的医疗活动,应当由患者本人签署知情同意书。患者不具备完全民事行为能力时,应当由其法定代理人签字;患者因病无法签字时,应当由其授权的人员签字;为抢救患者,在法定代理人或被授权人无法及时签字的情况下,可由医疗机构负责人或者授权的负责人签字。因实施保护性医疗措施不宜向患者说明情况的,应当将有关情况告知患者近亲属,由患者近亲属签署知情同意书,并及时记录。患者无近亲属的或者患者近亲属无法签署同意书的,由患者的法定代理人或者关系人签署同意书。

《病历书写规范》第三章第十三条规定:麻醉术前访视记录是指在麻醉实施前,由麻醉科医师对患者拟施麻醉进行风险评估的记录。麻醉术前访视可另立单页,也可在病程中记录。内容包括姓名、性别、年龄、科别、病案号,患者一般情况、简要病史、与麻醉相关的辅助检查结果、拟行手术方式、拟行麻醉方式、麻醉适应证及麻醉中需注意的问题、术前麻醉医嘱、麻醉科医师签字并填写日期。

《病历书写规范》第三章第二十四条规定:麻醉同意书是指麻醉前,麻醉科医师向患者告知拟施麻醉的相关情况,并由患者签署是否同意麻醉意见的医学文书。内容包括患者姓名、性别、年龄、病案号、科别、术前诊断、拟行手术方式、拟行麻醉方式,患者基础疾病及可能对麻醉产生影响的特殊情况,麻醉中拟行的有创操作和监测,麻醉风险、可能发生的并发症及意外情况,患者签署意见并签名、麻醉科医师签名并填写日期。

产科出血是导致产妇死亡的重要原因之一。《医疗机构临床用血管理办法》（卫生部第85号令）第三章第二十一条规定:在输血治疗前,医师应当向患者或其近亲属说明输血目的、方式和风险,并签署临床输血治疗知情同意书。因抢救生命垂危的患者需要紧急输血,且不能取得患者或者其近亲属意见的,经医疗机构负责人或者授权的负责人批准后,可以立即实施输血治疗。

总结:所有患者均需要进行术前访视,术前访视时要充分了解患者病情,填写麻醉前访视记录单,将围手术期可预料的相关风险充分告知并取得患者及其家属的同意与理解。签署术前访视知情同意书应是患者本人、患者法定代理人或患者授权人;为抢救患者,在法定代理人或被授权人无法及时签字的情况下,可由医疗机构负责人或者授权的负责人签字。

(二) 术中管理

麻醉科医师在参与产妇围手术期管理时要依法执业,严格遵守相关操作规范、依照相关指南进行操作,同时要客观真实的记录好麻醉记录单。

《中华人民共和国基本医疗卫生与健康促进法》第四章第五十一条规定:医疗卫生人员应当弘扬敬佑生命、救死扶伤、甘于奉献、大爱无疆的崇高职业精神,遵守行业规范,恪守医德,努力提高专业水平和服务质量;医疗卫生行业组织、医疗卫生机构、医学院校应当加强对医疗卫生人员的医德医风教育。

《中华人民共和国基本医疗卫生与健康促进法》第四章第五十三条规定:国家对医师、护士等医疗卫生人员依法实行执业注册制度。医疗卫生人员应当依法取得相应的职业资格。

《中华人民共和国基本医疗卫生与健康促进法》第四章第五十四条规定:医疗卫生人员应当遵循医学科学规律,遵守有关临床诊疗技术规范和各项操作规范以及医学伦理规范,使用适宜技术和药物,合理诊疗,因病施治,不得对患者实施过度医疗;医疗卫生人员不得利用职务之便索要、非法收受财物或者牟取其他不正当利益。

《中华人民共和国母婴保健实施办法》第六章第三十七条规定:医疗、保健机构应当根据其从事的业务,配备相应的人员和医疗设备,对从事母婴保健工作的人员加强岗位业务培训和职业道德教育,并定期对其进行检查、考核。医师和助产人员(包括家庭接生人员)应当严格遵守有关技术操作规范,认真填写各项记录,提高助产技术和服务质量。从事母婴保健工作的执业医师应当依照母婴保健法的规定取得相应的资格。

《中华人民共和国母婴保健法》第二十一条规定:医师和助产人员应当严格遵守有关操作规程,提高助产技术和服务质量,预防和减少产伤。

《医疗纠纷预防和处理条例》第二章第十五条规定:医疗机构及其医务人员应当按照国务院卫生主管部门的规定,填写并妥善保管病历资料。因紧急抢救未能及时填写病历的,医务人员应当在抢救结束后6小时内据实补记,并加以注明。任何单位和个人不得篡改、伪造、隐匿、毁灭或者抢夺病历资料。

《病历书写规范》第三章第十四条规定:麻醉记录是指麻醉科医师在麻醉实施中书写的麻醉经过及处理措施的记录。麻醉记录应当另页书写,内容包括患者一般情况、术前特殊情况、麻醉前用药、术前诊断、术中诊断、手术方式及日期、麻醉方式、麻醉诱导及各项操作开始及结束时间、麻醉期间用药名称、方式及剂量、麻醉期间特殊或突发情况及处理、手术起止时间、麻醉科医师签名等。

《中华人民共和国侵权责任法》第六十一条病历资料的制作保管与查阅复制规定:医疗机构及其医务人员应当按照规定填写并妥善保管住院志、医嘱单、检验报告、手术及麻醉记录、病理资料、护理记录、医疗费用等病历资料 患者要求查阅、复制前款规定的病历资料的,医疗机构应当提供。

《病历书写规范》第三章第十六条规定:手术安全核查记录是指由手术医师、麻醉科医师和巡回护士三方,在麻醉实施前、手术开始前和病人离室前,共同对病人身份、手术部位、手术方式、麻醉及手术风险、手术使用物品清点等内容进行核对的记录,输血的病人还应对血型、用血量进行核对。应有手术医师、麻醉科医师和巡回护士三方核对、确认并签字。

产科出血是导致产妇死亡的重要原因之一。围手术期输血相关法律法规如下:《临床输血技术规范》(卫医发【2000】184号)第十条规定:对于RH(D)阴性和其他稀有血型患者,应采用自身输血、同型输血或配合型输血。

《医疗机构临床用血管理办法》(卫生部第85号令)第三章第二十七条规定:医疗机构应当制定应急用血工作预案。为保证应急用血,医疗机构可以临时采集血液,但必须同时符合以下条件:①危及患者生命、急需输血;②所在地血站无法及时提供血液,且无法及时从其他医疗机构调剂血液,而其他医疗措施不能替代输血治疗;③具备开展交叉配血及乙型肝炎病毒表面抗原、丙型肝炎病毒抗体、艾滋病病毒抗体和梅毒螺旋体抗体的检测能力;④遵守采供血相关操作规程和技术标准。医疗机构应当在临时采集血液后10日内将情况报告县级以上人民政府卫生行政部门。

《临床输血技术规范》(卫医发【2000】184号)第二十九条规定:输血前由两名医护人员核对交叉配血报告单及血袋标签各项内容,检查血袋有无破损渗漏,血液颜色是否正常。标准无误方可输血。

《医疗机构临床用血管理办法》(卫生部第85号令)第三章第二十八条规定:医疗机构应当建立临床用血医学文书管理制度,确保临床用血信息客观真实、完整、可溯源。医师应当将患者输血适应证的评估、输血过程和输血后疗效评价情况记入病例;临床输血治疗知情同意书、输血记录单等随病历保存。

总结:麻醉科医师在临床诊疗过程中要依法执业,严格依据分级授权执业;要不断学习本专业最新的指南与共识,为患者提供规范合理的麻醉管理策略;客观、详实、完整的记录麻醉记录单;遵守输血相关规范。

(三) 医方权力

国家通过建立相关法律法规来保护医生在执业过程中相应的权力不受侵犯。

《中华人民共和国基本医疗卫生与健康促进法》第四章第五十五条规定:国家建立健全符合医疗卫生行业特点的人事、薪酬、奖励制度,体现医疗卫生人员职业特点和技术劳动价值。

《中华人民共和国基本医疗卫生与健康促进法》第四章第五十七条规定:全社会应当关心、尊重医疗卫生人员,维护良好安全的医疗卫生服务秩序,共同构建和谐医患关系;医疗卫生人员的人身安全、人格尊严不受侵犯,其合法权益受法律保护。禁止任何组织或者个人威胁、危害医疗卫生人员人身安全,侵犯医疗卫生人员人格尊严;国家采取措施,保障医疗卫生人员执业环境。

《中华人民共和国侵权责任法》第六十四条 医疗机构及其医务人员合法权益的保护规定:医疗机构及其医务人员的合法权益受法律保护。干扰医疗秩序,妨害医务人员工作、生活的,应当依法承担法律责任。

(四) 患方权力

在整个医疗过程中,国家通过相关法律法规保护患者的权力。《医疗纠纷预防和处理条例》第二章第十六条规定:患者有权查阅、复制其门诊病历、住院志、体温单、医嘱单、化验单(检验报告)、医学影像检查资料、特殊检查同意书、手术同意书、手术及麻醉记录、病理资料、护理记录、医疗费用以及国务院卫生主管部门规定的其他属于病历的全部资料。患者要求复制病历资料的,医疗机构应当提供复制服务,并在复制的病历资料上加盖证明印记。复制病历资料时,应当有患者或者其近亲属在场。医疗机构应患者的要求为其复制病历资料,可以收取工本费,收费标准应当公开。患者死亡的,其近亲属可以依照本条例的规定,查阅、复制病历资料。

《中华人民共和国基本医疗卫生与健康促进法》第一章第三十三条规定:公民接受医疗卫生服务,应当受到尊重。医疗卫生机构、医疗卫生人员应当关心爱护、平等对待患者,尊重患者人格尊严,保护患者隐私。

《中华人民共和国基本医疗卫生与健康促进法》第七章第九十二条规定:国家保护公民个人健康信息,确保公民个人健康信息安全。任何组织或者个人不得非法收集、使用、加工、传输公民个人健康信息,不得非法买卖、提供或者公开公民个人健康信息。

《中华人民共和国侵权责任法》第六十二条患者隐私权的保护规定:医疗机构及其医务人员应当对患者的隐私保密。泄露患者隐私或者未经患者同意公开其病历资料,造成患者损害的,应当承担侵权责任。

(五) 医疗过错

现将《中华人民共和国侵权责任法》有关医疗过错的认定、推定及医疗机构免责情形分享如下:

1. 第五十七条　医疗过错的认定:医务人员在诊疗活动中未尽到与当时的医疗水平相应的诊疗义务,造成患者损害的,医疗机构应当承担赔偿责任。

2. 第五十八条　医疗过错的推定:患者有损害,因下列情形之一的,推定医疗机构有过错:①违反法律、行政法规、规章以及其他有关诊疗规范的规定;②隐匿或者拒绝提供与纠纷有关的病历资料;③伪造、篡改或者销毁病历资料。

3. 第五十九条　药品等缺陷及不合格血液致害责任:因药品、消毒药剂、医疗器械的缺陷,或者输入不合格的血液造成患者损害的,患者可以向生产者或者血液提供机构请求赔偿,也可以向医疗机构请求赔偿。患者向医疗机构请求赔偿的,医疗机构赔偿后,有权向负有责任的生产者或者血液提供机构追偿。

4. 第六十条　医疗机构免责的情形:患者有损害,因下列情形之一的,医疗机构不承担赔偿责任:①患者或者其近亲属不配合医疗机构进行符合诊疗规范的诊疗;②医务人员在抢救生命垂危的患者等紧急情况下已经尽到合理诊疗义务;③限于当时的医疗水平难以诊疗。前款第一项情形中,医疗机构及其医务人员也有过错的,应当承担相应的赔偿责任。

临床案例 1

患者董某,27 岁,2008 年 10 月 9 日因意外怀孕到 A 中医院引产,取胎盘时大出血。9 日 11 时,转到 B 三甲医院抢救。患者的血型是 RH 阴性 O 型,B 三甲医院无此类血液,遂向血液中心求援。省血液中心从冷冻库中取出仅有的 4U(800ml)Rh 阴性 O 型血解冻,同时血液中心联系到 4 名 Rh 阴性 O 型血献血者献血,但新采集的血液还未经检测不能直接用于患者。

14 时多,7U(1 400ml)的血液采集完毕。但是,检验至少需要 3 个小时。而从冷冻库取出的血液解冻也需要几个小时。在血液检验的过程中,患者离世。死者家属遂将 B 医院和省血液中心诉至法院。

经审理,法院最终判决省血液中心承担 10% 的赔偿责任,由 A 医院和 B 医院承担 80% 的赔偿责任。

临床案例 2

患者,女,32 岁,停经 28 周,下腹部疼痛及引道流血 10 小时转院,诊断为:妊娠 28 周,先兆流产+胎盘早剥;化验检查血型 RH 阴性 O 型,经全院急会诊评估孕妇、胎儿风险(病人及家属强烈要求抢救胎儿)并经过病人家属同意和申报重大手术审批,急行剖宫产术;术中采用带有特制产科使用的过滤器装置的血液回收机及胶体扩容等措施,母子终获平安。

相关要点及解析

该两例案例反映一个问题:RH 阴性产妇患者大出血情况下的输血问题。

卫生部于 2010 年 3 月 17 日发布《手术安全核查制度》,明确规定了实施手术安全核查的内容及流程,其中第一项即要求具有执业资质的手术医师、麻醉科医师和手术室护士三方在麻醉实施前按照《手术安全核查表》依次核对患者身份(姓名、性别、年龄、病案号)、手术方式、知情同意情况、手术部位与标识、麻醉安全检查、皮肤是否完整、术野皮肤准备、静脉通道建立情况、患者过敏史、抗菌药物皮试结果、术前备血情况、假体、体内植入物、影像学资料等内容。同时根据《围手术期输血指南》(2014)中规定,Rh 阴性和其他稀有血型患者术前应当备好预估的血量。《RhD 抗原阴性孕产妇血液安全管理专家共识》(2017 年)中规定:①RhD 抗原阴性孕妇妊娠晚期或实施终止妊娠可提前入院,做好各项预防与治疗措施的准备,在条件允许的情况下,宜准备储存式自体输血;②择期终止妊娠孕妇入院后产科宜提前 3~7 天向输血科(血库)申请备血(急诊除外),再由输血科(血库)向本辖区采供血机构申请预订所需血液成分、数量并约定取血时间等。

据此,在对患者实施手术前医疗机构具有准备好血液供给的义务,尤其是对于将要分娩 Rh 阴性血型的产妇,医疗机构更应当尽到高度的注意义务。

《RhD 抗原阴性孕产妇血液安全管理专家共识》(2017 年)中介绍了 RhD 抗原阴性孕产妇大出血紧急输血抢救流程如下:

1. RhD 抗原阴性孕产妇因大出血危及生命需紧急输血时,应立即与本辖区采供血机构联系,在确认 RhD 抗原阴性血液成分(种类与数量)不能满足供应情况下(包括 RhD 抗原阴性、ABO 相容性红细胞成分也不能满足时),本着以抢救生命为第一原则,应及时输注 RhD 抗原阳性、ABO 同型或相容性血液成分。

2. 经治医师需再次告知孕产妇本人和/或胎儿(新生儿)生父和/或直系亲属,输注 RhD 抗原阳性血液成分(包括红细胞制剂)的利弊,尤其是 RhD 抗原不合输血可导致迟发型溶血性输血反应以及具有生育能力或未生育的女性(包括女童),输注 RhD 抗原阳性血液成分可能产生抗体,再次妊娠可导致流产与新生儿溶血病等风险,并启动"RhD 抗原阴性孕产妇大出血紧急输注 RhD 抗原阳性血液告知书"(详见该指南附录)。

孕妇因大失血无血制品输注死亡着实可惜,但是发生在 B 医院的具体详情我们尚不清楚。不知是家属拒决签署"RhD 抗原阴性孕产妇大出血紧急输注 RhD 抗原阳性血液告知书"还是另有他因。但该专家共识告诉我们,在没有 RhD 抗原阴性血时,本着以抢救生命为第一原则,应及时输注 RhD 抗原阳性、ABO 同型或相容性血液成分。

临床案例 3

孕妇李某,于 2007 年 11 月 21 日 14 时左右,因患感冒、畏寒、咳嗽等症状,在肖某的陪同下到某三甲医院呼吸内科门诊就诊。医院在接诊后,将其转到妇产科进行医治,并提出要对李某进行剖宫产手术。而陪同李某的肖某号称系其丈夫(后查明,两人只是同居关系,并没有婚姻关系),拒绝在手术同意单上签字。手术未能进行。17 时,李某情况急转直下,血氧饱和度骤降为 52%,麻醉科实施气管插管辅助呼吸,再次向肖某交代病情,他仍拒绝手术。医院紧急上报卫生系统的各级领导,得到的指示为:如果家属不签字,不得进行手术。18 时 24 分,彩超显示胎死宫内。19 时 25 分,患者最终呼吸、循环衰竭,心跳停止,抢救无效死亡。

临床案例 4

孕妇马某,26 岁,于 2017 年 8 月 30 日,以"停经 41^{+1} 周要求住院待产"为主诉入院。初步诊断:①头胎 41^{+1} 周孕待产;②巨大胎儿? 入院完善相关检查后,因胎儿头部偏大(彩超提示双顶径 99mm),阴道分娩难产风险较大,主管医生多次向产妇、家属说明情况,建议行剖宫产终止妊娠,产妇及家属均明确拒绝,坚决要求以催产素诱导宫缩经阴道分娩,并在"产妇知情同意书"上签字确认顺产要求。8 月 31 日上午 10 时许,产妇进入待产室。生产期间,产妇因疼痛烦躁不安,多次离开待产室,向家属要求剖宫产,主管医生、助产士、科主任也向家属提出剖宫产建议,均被家属拒绝。最终产妇因难忍疼痛,导致情绪失控跳楼。医护人员及时予以抢救,但因伤势过重,抢救无效死亡。

事件处理结果:市专家组经过认真调查讨论,初步认为:该产妇入院诊断明确、产前告知手续完善、诊疗措施合理、抢救过程符合诊疗规范要求。此次产妇跳楼事件,暴露出了医院相关工作人员防范突发事件的意识不强,监护不到位等问题。

相关要点及解析

该两例典型案例共同折射出一个问题:在手术是疾病治疗的一种手段或是必要手段时,手术与否的决定权是谁,是患者还是家属的问题。

手术知情同意权制度源起1982年卫生部发布的《医院工作制度》第四十条"施行手术的几项规则",规定实行手术前必须由病员家属或单位同意签字。而后,《医疗机构管理条例》(1994年2月26日国务院令第149号发布,2016年2月6日国务院令第666号修改施行)第33条规定:医疗机构施行手术、特殊检查或者特殊治疗时,必须征得患者同意,并应当取得其家属或者关系人同意并签字;无法取得患者意见时,应当取得家属或者关系人同意并签字;无法取得患者意见又无家属或者关系人在场,或者遇到其他特殊情况时,经治医师应当提出医疗处置方案,在取得医疗机构负责人或者被授权负责人员的批准后实施。这套制度下诞生了"家属不签字,医院不手术"的通行惯例,医院用这种防御性措施进行自我保护,以免患者死亡后家属闹事。但这样的"传统"导致一些产妇在生产过程中丧失了选择权利,正如上述两个案例,殒命产床之上。

然而《中华人民共和国侵权责任法》第五十五条患者的知情同意权规定:医务人员在诊疗活动中应当向患者说明病情和医疗措施。需要实施手术、特殊检查、特殊治疗的,医务人员应当及时向患者说明医疗风险、替代医疗方案等情况,并取得其书面同意;不宜向患者说明的,应当向患者的近亲属说明,并取得其书面同意。医务人员未尽到前款义务,造成患者损害的,医疗机构应当承担赔偿责任;第五十六条 紧急医疗措施规定:因抢救生命垂危的患者等紧急情况,不能取得患者或者其近亲属意见的,经医疗机构负责人或者授权的负责人批准,可以立即实施相应的医疗措施。此外,《中华人民共和国基本医疗卫生与健康促进法》第一章第三十二条和《医疗纠纷预防和处理条例》第二章第十三条均提到,在行有创或高危操作时均需得到患者的知情同意,未提及是否需要必须需得到患者家属的知情同意。

纵然诸多法律条文均提及患者本人有权签署知情同意书,但是在目前医患关系的背景下医师在签署相关文书时仍倾向于取得患者家属知情同意。原因有①在行有创操作或高危操作前处于患者角色的患者本人是否为意识清醒及逻辑思维清晰不易判定,一旦高危操作出现意外,医生百口莫辩;②患者家属若不知情,患者一旦在操作过程中出现意外家属不知情或拒绝的,就会产生医疗纠纷。

2018年3月在召开人大代表会议中。有两位人大代表建议对《医疗机构管理条例》第三十三条的规定进行修改调整,使之与《侵权责任法》第五十五条相契合,首要目的就是明确患者的自主签字的权力。相信随着我国法律制度的不断完善,这一问题在未来能得到很好的解决。

总结

法是对人与人之间所形成的社会关系所发生的一种影响,它表明了国家权力的运行和国家意志的实现。法的作用可以分为规范作用和社会作用。规范作用是从法是调整人们行为的社会规范这一角度提出来的,而社会作用是从法在社会生活中要实现一种目的的角度来认识的,两者之间的关系为:规范作用是手段,社会作用是目的。医患关系是不同于一般人与人之间社会关系的一种关系。医患关系是医务人员与病人在医疗过程中产生的特定医治关系,是医疗人际关系中的关键。著名医史学家西格里斯曾经说过:"每一个医学行动始终涉及两类当事人:医师和病员,或者更广泛地说,医学团体和社会,医学无非是这两群人之间多方面的关系。"医患关系的特殊性就决定了在整个医疗行为过程中,除了相关法律法规外理解、信任、尊重、人文等在医患关系中均起着重要作用。

生命的构成和机制是复杂的,目前的医学知识及水平远不能解释与预测所有关于生命的神奇。这就造成了整个医疗过程中存在着很大的不确定性,尤其是危、急、重病人较多的产科。产妇由于其独有的妊娠生理特点,导致其病情变化快且无固定模式,几分钟内就可能会出现危及胎儿或产妇生命的情况,需要医护人员及时、果断、正确的处理。但在这关键的几分钟救治期间,医护人员可能会遇到"违规但有效""不合法但合情"的情形。笔者认为,此类情形的解决需要多方面的努力。国家层面,进一步完善医疗相关法律法规,在充分保护患者利益的基础上出台针对此类特殊情形的文件或法规,最大程度的保护医护的利益,让医护人员在救治患者时真正做到"以治病救人"为目的,无后顾之忧。社会方面,引导好舆论导向,增进医患双方理解与信任。医患双方要充分的理解与信任,医护在处理此类问题时争取做到"法律边缘的患者利益最大化"。相信随着我国依法治国政策的不断推进,医疗体制内的缺陷会逐步完善,进而造福更多的患者。

应当看到,在科学技术快速发展的今天,有关医疗、法律的常识越来越普及,但一些更加重要的常识同样需要不断重申,比如对生命和个体的尊重,而后者恰恰是现代文明的基础常识。无论是医院还是家属,都需要更关注产妇的个人感受、更尊重她的自主选择。女性分娩是一件伟大的事,也是一件充满风险的事,不仅需要格外有力的技术手段和对风险的清醒预估,更需要对她们有着感同身受的理解与关怀,而不是止于制度,更不能只有利益。这样,或许才能避免悲剧发生。——人民日报:《"榆林产妇跳楼"事件:回归尊重》

思考题

临床工作过程中,遇到 RH 阴性血型产妇大出血但血库没有充分库存血的条件下,你会如何和患者及家属沟通以及采取何种措施来做到患者利益最大化?

(王吉华　王月兰)

推荐阅读

[1] 2019 年全国医疗损害责任纠纷案件大数据报告医法汇,2020-02-24.

[2] 《RhD 抗原阴性孕产妇血液安全管理专家共识》(2017 年)中国输血杂志,2017,30(10).

[3] 《病历书写规范》国家卫生部司,2010-03-01.

[4] 《临床输血技术规范》(卫医发【2000】184 号)卫生部办公厅,2000-06-02.

[5] 《围手术期输血指南》(2014)中华医学会麻醉学分会,2014-08.

[6] 《医疗机构管理条例》国务院,2016-02-06.

[7] 《医疗机构临床用血管理办法》(卫生部第 85 号令)卫生部,2012-06-07.

[8] 《医疗机构临床用血管理办法》(卫生部第 85 号令),2012-08-01.

[9] 《医疗纠纷预防和处理条例》(中华人民共和国国务院令第 701 号),2018-10-01.

[10] 中国妇幼健康事业发展报告(2019)妇幼健康司,2019-05-27.

[11] 《中华人民共和国基本医疗卫生与健康促进法》,2020-06-01.

[12] 《中华人民共和国侵权责任法》全国人大常委会,2010-07-01.

[13] 《中华人民共和国母婴保健法》全国人民代表大会常务委员会,2017-11-4.

[14] 《中华人民共和国母婴保健实施办法》国务院,2017-11-17.

第五十九章

孕产妇物质滥用和药物成瘾

■ **本章要求**

1. 掌握药物依赖性、脱毒等相关概念。
2. 熟悉常见依赖性物质药理特点及所致病理生理改变，药物成瘾孕产妇术前评估和准备、合并症的处理及麻醉管理。
3. 熟悉孕产妇物质滥用治疗与康复。
4. 了解药物滥用对孕产妇和胎儿预后的影响。

药物依赖性（drug dependence）或成瘾（addiction）在精神疾病分类中被列入精神活性物质所致的精神障碍。常见的精神活性物质包括酒类、烟草、大麻类、阿片类、催眠镇静抗焦虑药、兴奋剂、致幻剂等，反复多次使用可形成依赖。孕产妇药物依赖不仅直接危害依赖者个体身心健康和胎儿生长发育，而且还可引发艾滋病传播、犯罪等医学和社会问题，并且增加药物依赖者分娩期风险。在管理有物质滥用史的孕妇时，麻醉科医师应对精神活性物质的药理特点及该类药物对孕妇病理生理改变有所了解，还应关注包括如何处理急性中毒、长期滥用药物带来的伴随疾病、急性戒断症状和认识药物滥用对孕产妇和胎儿预后的影响。

第一节 基本概念

一、药物依赖性

根据世界卫生组织专家委员会定义，药物依赖性是指药物与机体相互作用所造成的一种精神状态，有时也包括身体的生理状态，表现为一种强迫性地要连续或定期使用药物的行为和其他反应，目的是再度感受它的精神效应，或避免由于停药所引起的不适，可以发生或不发生耐受性，可以对一种以上药物产生依赖性。药物依赖又可分为生理依赖性（physiological dependence）和精神依赖性（psychological dependence）。两者的主要区别在于药物依赖者停药后生理依赖性可出现明显戒断症状而精神依赖性则否。大部分具有依赖性的药物如吗啡、海洛因、大麻、巴比妥类等兼有生理与精神依赖性，一般先产生精神依赖性后产生生理依赖性，生理依赖性可加重精神依赖性，部分毒品如尼古丁（烟草）、麦角二乙胺只有精神依赖性而无生理依赖性。

生理依赖性，又称成瘾性，是指反复使用依赖性药物所造成的一种适应状态。机体必须在足量药物的维持下，才能保持正常状态，用药者一但停药或使用药物作用的受体拮抗剂，将发生一系列生理功能紊乱即戒断综合征（withdrawal syndrome），这是生理依赖性的重要特点。戒断症状患者感受非常痛苦难以忍受，可能有自残、自杀行为，因惧怕戒断症状而继续用药。如阿片类戒断时出现难忍的类流感综合征、全身疼痛、焦虑与惊厥发作;可卡因戒断可产生以疲乏、嗜睡、心境恶劣为主或偏执状态等。戒断综合征的特征往往与急性中毒相反。中毒是一种在使用精神活性物质后造成的意识水平、认知、知觉、判断、情感/行为或其他精神生理学功能和反应紊乱的情况,这种紊乱与物质的急性药理学效应和习得反应有关,这种紊乱除非造成组织损害,否则它将随时间推移而完全恢复。如阿片类药物中毒,可表现为意识模糊,瞳孔缩小,对光反射减轻或消失,呼吸抑制,血压下降,心率减慢,体温下降,肌肉抽搐或无力,循环衰竭或休克等。

精神依赖性,又称心理依赖性,是指多次用药后使人产生一种对药物欣快感的渴求(craving),这种精神上不能自制的强烈欲望驱使滥用者周期性或连续性地强迫用药,以获得满足和避免不适感。精神依赖性非常顽固,难以消除,是戒毒者复吸的主要原因,也是当前治疗的难点和方向。

交叉依赖性(cross dependence)是指人体对一种药物产生生理依赖性时,停用该药所引发的戒断综合征可能为另一性质相似的药物所抑制,并维持已形成的依赖状态。交叉依赖性为脱毒治疗的药理学和生理学基础。如丁丙诺啡、美沙酮和其他阿片类药物存在交叉依赖性,可用于阿片类药物依赖的脱毒治疗。

二、药物耐受性

药物耐受性(drug tolerance)是指人体长时间使用某种药物后,对药物的敏感性降低,效应逐渐减弱以至消失;或是如果要获得同样的药物效应,需要不断增加药物的剂量。

三、强化效应

强化效应是指药物或其他刺激引起个体强制性行为。强化效应分为正性强化效应和负性效应两种。前者又称为奖赏(reward)效应,指能够引起欣快、愉快、促使人和动物主动的觅药(或寻求刺激)行为的强化效应,是精神依赖性的基础。后者又称厌恶(aversion)效应,指引起精神或身体不适,促进人和动物为避免不适而采取被动觅药(或寻找刺激)行为的强化效应,是生理依赖性的基础,促进药物的滥用。

四、药物滥用

药物滥用(drug abuse)是指长期反复地使用过量具有依赖性的药物,这种药物与目的无关,导致了成瘾性以及出现精神错乱和其他异常行为。这种滥用与通常所说的抗生素或激素的"滥用"不同,因后者与医疗目的有关,且一般不产生依赖性。

五、脱毒

脱毒(detoxification)指逐渐清除体内毒品,减轻主观难受,减轻可观察或可测量的戒断症状,预防突然中止体内毒品后产生健康风险的治疗过程。治疗目标包括两个:首先,帮助病人去除毒品,从毒品依赖变成为无毒状态;其次,帮助病人长期处于操守状态。

第二节 精神活性物质的分类

根据国际禁毒公约及世界卫生组织关于物质滥用管理的建议,将依赖性药物分为麻醉药品、精神类药品和其他精神活性物质三大类。

一、精神活性物质的分类

(一)麻醉药品

1. 阿片类(opioids) 包括天然的、半合成及全合成的阿片μ受体激动药,如阿片、吗啡、二乙酰吗啡(海洛因)、哌替啶、美沙酮、芬太尼等。

2. 可卡因类（cocaines） 包括可卡因、古柯叶、古柯糊。

3. 大麻类（cannabinoids） 如印度大麻。

（二）精神药品

1. 镇静催眠药和抗焦虑药（sedative-hypnotics and antianxiety） 如巴比妥类、甲喹酮(安眠酮)等。

2. 中枢兴奋药 如苯丙胺类(如冰毒)、哌甲酯(利他林)、咖啡因等。

3. 致幻剂 如麦角二乙胺（lysergide，LSD）、西洛西宾（psilocybin）、三甲氧苯乙胺(麦司卡林)等。

（三）其他精神活性物质

1. 酒精（乙醇，alcohol）。

2. 烟草（尼古丁，nicotine）。

3. 挥发性溶媒（volatile organic solvents）。

除上述药物外，还有很多依赖性药物如氯胺酮、羟丁酸钠、丙泊酚、麻黄碱、曲马多、布桂嗪等。

二、几种常见精神活性物质的管理

（一）海洛因（heroin，二乙酰吗啡或二醋吗啡）

1. 流行病学 海洛因为我国吸食最多的毒品，其依赖性最强。

2. 药理学 海洛因是一种被广泛滥用的半合成吗啡类似物，具有高成瘾性。海洛因可通过吸入、嗅入、静脉注射或肌内注射给药，起效时间为1~15分钟，消除半衰期通常为1~2小时。海洛因经肝脏代谢后由尿液排出。海洛因较其他阿片类药物脂溶性更高，可快速通过血-脑屏障，具有显著的中枢神经系统作用和毒性。精神依赖性及躯体依赖性均极强。

3. 全身作用 海洛因主要通过刺激μ受体产生欣快、镇痛作用。阿片类药物通过作用于中枢神经系统而降低交感神经活性，提高副交感神经活性，还可导致肥大细胞释放组胺。表现包括心血管作用如心动过缓、低血压，呼吸抑制，感染性疾病如心内膜炎等。

4. 麻醉管理 对于规律应用阿片类药物镇痛、美沙酮或丁丙诺啡，住院期间不建议停药，若有急性疼痛则在此基础上附加用药。妊娠期间或产后美沙酮或丁丙诺啡药物剂量调整均应在医师指导下进行。对长期滥用阿片类药物或美沙酮、或丁丙诺啡的产妇，如无椎管内镇痛禁忌应尽可能选择椎管内麻醉。对于选择全身麻醉下行剖宫产的麻醉管理，麻醉科医师应考虑到急性阿片类中毒者的 MAC 值可能下降，长期阿片类药物滥用者还应考虑中枢神经系统镇静剂交叉耐受。产后镇痛采用多模式镇痛为主，包括硬膜外镇痛、神经阻滞及复合非甾体抗炎药（nonsteroidal antiinflammatory drugs，NSAIDs）等。

5. 对妊娠和胎儿的影响 妊娠期间使用海洛因与妊娠早期自发性流产、早产、胎儿生长受限有关，也有产妇及新生儿感染、新生儿戒断综合征相关报道。宫内反复暴露于阿片类药物的新生儿可发生新生儿戒断综合征（neonatal abstinence syndrome），如果未予治疗延误病情，可导致新生儿死亡。

（二）可卡因

1. 流行病学 孕妇的可卡因使用率很难估计。调查数据显示，滥用可卡因的孕妇人群广泛地分布于不同种族和社会经济状况的群体中。滥用可卡因的孕妇中估计有 60%~90% 合并多种药物滥用，包括烟草滥用。可卡因滥用与性传播疾病、早产、产前检查缺失等风险增加相关。

2. 药理学 可卡因是一种苯甲酸和芽子碱形成的酯类，是阿托品和东莨菪碱的前体复合物。可卡因可通过多种形式使用，吸入的可卡因(解离或游离形式)经肺部快速吸收，6~8 秒到达脑组织，静脉注射需要12~16 秒到达脑组织，嗅入需要 3~5 分钟到达脑组织。可卡因的半衰期为 30~90 分钟，作用时间可持续达6 小时。可卡因通过血浆和肝脏中胆碱酯酶代谢为芽子碱酯和苯甲酸芽子碱(无生物活性)，以及经非酶途径水解为去甲可卡因(有生物活性),仅有少量的可卡因以原形由尿中排泄。与乙醇并存时,可卡因可酯化为可卡乙碱,后者比可卡因半衰期更长,生理作用更强。

3. 全身作用　可卡因为一种酯类局麻药,对中枢和外周神经系统有复杂的作用,能抑制去甲肾上腺素、多巴胺、5-羟色胺的再摄取,导致欣快感和警觉性增强。反复使用可卡因可导致神经递质储备的消耗、受体上调,达到所需欣快感就必须加大剂量。抑制突触前膜对儿茶酚胺的摄取,可导致明显的心率增快、血压升高、血管收缩以及心脏节律紊乱,尤其在妊娠高血容量状态下,可卡因收缩血管的作用可引起高血压危象,这可能与剂量不相关。可卡因还可导致冠状动脉收缩,对已有病变的区段,其作用较未病变区段更为明显,这些可增加心肌缺血和梗死的风险。可卡因导致的严重高血压与母体蛛网膜下出血、癫痫及主动脉夹层有关。可卡因引起的轻度心率增快、血压升高、子宫血管的收缩可明显降低子宫血流灌注。烟吸法吸入可卡因可导致哮喘加重、呼吸道灼伤、气胸、肺内出血、非心源性肺水肿和肺梗死。可卡因增加代谢产热并减少热量丧失,尤其是减少出汗和皮肤血管舒张,改变中枢体温调节机制,从而导致高热。另有长期滥用可卡因导致血小板减少症报道。

4. 麻醉管理　可卡因滥用者增加了急慢性多器官系统功能障碍发生率,且也增加了紧急或急诊麻醉事件的可能性,如胎盘早剥和胎儿窘迫需急诊剖宫产等。无椎管内麻醉禁忌情况下,该类患者建议采用椎管内麻醉。椎管内麻醉可降低循环内的儿茶酚胺水平,并因此能缓解可卡因的全身影响。处理可卡因滥用者剖宫产术中低血压的治疗主要包括液体复苏,滴定使用升压药,因该类患者循环内儿茶酚胺水平的不同,对麻黄碱的反应既可增高也可降低,因此,去氧肾上腺素可能是治疗该类患者低血压较好选择。

滥用可卡因所致的严重高血压并无有效的处理措施。单独应用β受体阻滞剂是相对禁忌,因引起血管收缩的原因主要为α受体的激动。对于处理这类高血压,肼屈嗪为首选用药,但有加重心动过速的可能,应引起注意。混合性受体降压药拉贝洛尔能有效的控制心率和血压,也为较好的选择。可卡因诱发冠状动脉痉挛导致心肌缺血,引起冠状动脉痉挛综合征,当确认或高度怀疑患者为可卡因滥用时需进行心电图检查。可卡因滥用还可改变疼痛阈值,可能与滥用者体内μ-阿片受体和κ-阿片受体以及内啡肽基础水平变化有关,这一生理变化可使鞘内注射舒芬太尼持续时间缩短,患者痛觉感知增强。

对于滥用可卡因的孕妇在接受全身麻醉时,在喉镜检查和气管插管期间有发生高血压和心动过速的风险。可选择起效快、作用时间短、能降低对喉镜刺激的药物。

可卡因的抗胆碱作用会导致胃排空延迟增加反流误吸的风险,应给予预防性药物治疗,行快速序贯诱导插管。应避免使用氯胺酮和依托咪酯,因前者可兴奋中枢神经系统,后者可导致阵发性肌痉挛或者反射亢进,临床中常采用丙泊酚作为全麻诱导药物。右美托咪定为$α_2$-肾上腺素受体激动剂,已有动物研究表明,其可延长可卡因导致的癫痫发作,或对某些特定患者有效。

5. 对妊娠和胎儿的影响　孕期滥用可卡因对母亲、胎儿和新生儿的不良影响取决于剂量、滥用时间的长短和孕龄,可增加妊娠期胎盘早剥、早产、自然流产、胎儿生长受限等不良结局发生率。与非妊娠妇女相比,孕妇会将可卡因更多地代谢成去甲可卡因,母体和胎儿都会暴露于这种效应更强的代谢物。可卡因分子量较小,亲脂性高,易通过胎盘。可卡因对母体心血管系统的影响:心率增快、心肌耗氧量增加,急性可卡因中毒症状类似于子痫前期或子痫,孕妇表现为高血压、头痛、视物模糊和/或癫痫发作。可影响胎儿的生长发育及儿童智力,并增加婴儿肝炎、梅毒及 HIV 感染等风险。

(三)咖啡因

1. 流行病学　咖啡因是世界上摄入最广泛的有药理活性的物质。妊娠妇女饮用咖啡因饮料的发生率尚不清楚。

2. 药理学　咖啡因是一种天然生物碱,存在于咖啡、茶、可可及一些饮料和药品中。成人饮食中的咖啡因主要来源于咖啡,通过消化道吸收,饮用后 1~1.5 小时血药浓度达到峰值,通过肝脏代谢后经尿排出。

消除半衰期为3~7小时,妊娠前3个月半衰期为4小时,妊娠后3个月则延长至18小时。习惯性用量超过500~600mg/d则被定义为咖啡因滥用。新生儿较儿童及非妊娠妇女咖啡因半衰期更长。

3. 全身作用　咖啡因为腺苷受体的拮抗剂,若解除腺苷抑制作用则导致去甲肾上腺素、多巴胺、5-羟色胺等神经递质的释放增加。咖啡因的全身作用包括激活中枢神经系统,改变血压和代谢率,还有利尿作用。副作用个人差异较大,部分原因与个体摄入量、长期饮用的程度有关。患者摄入咖啡因后可能会警觉性增加,出现心动过速、高血压和心律失常。咖啡因可影响女性膀胱功能。饮用中等量咖啡因可加重已存在的膀胱症状,大量使用(>400mg/d)会增加膀胱功能障碍的风险。研究表明,咖啡因不是人类致癌物质。人类咖啡因致死剂量约10g,但仅为个别病例报道。

咖啡因停用后出现戒断症状,包括头痛、焦虑、抑郁、疲乏,该症状一般于戒断后12~24小时开始出现,20~48小时达到高峰,持续1周,症状严重性及发生率难以预测。

4. 麻醉管理　咖啡因可增加肾上腺素、沙丁胺醇等β-受体激动剂的副作用。咖啡因也可增加服用单胺氧化酶抑制剂(monoamine oxidase,MAO)患者的高血压危象风险。咖啡因对麻醉管理需注意的就是处理产妇于分娩期间因突然降低咖啡因的摄入量而导致的头痛(咖啡因戒断头痛),咖啡因戒断性头痛为非特异性,定位不明确,且无神经学病变。有咖啡因治疗硬脊膜穿刺后头痛的报道。临床工作中应对咖啡因引起的戒断所致的头痛与硬膜外穿破后头痛相鉴别,后者与体位的相关性更强。

5. 对妊娠和胎儿的影响　咖啡因易通过胎盘。动物研究表明极大剂量可产生致畸作用,但孕期摄入适量的咖啡因(<200mg/d)是否会对胎儿的发育或产妇的预后造成显著影响尚存争议。一些研究认为,中等剂量对人类似乎没有致畸作用。

(四)苯丙胺(安非他明)

1. 流行病学　苯丙胺类药物被滥用的风险很高,1971年美国禁毒执法局将其列入第二类兴奋剂,甲基苯丙胺(俗称:冰毒)和MDMA(3,4-亚甲基二氧甲基苯丙胺,俗称:摇头丸)是苯丙胺最常见的滥用物。用药后可出现精神振奋和欣快而导致成瘾,是全球滥用兴奋剂中最主要的一类。

2. 药理学　苯丙胺类药物属于胺类,可作为各种酸的盐存在,也可以游离开式存在。甲基苯丙胺("快速丸"或者叫"冰毒")是含有一个甲基的苯丙胺类药物。为白色、无臭、苦味的粉末可被吸食、嗅入、口服或经直肠摄入。与苯丙胺相比,甲基苯丙胺作用更强,半衰期更长,半数清除时间达12小时。被吸食或静脉注射时,"瞬间效应"强,维持时间短。嗅入可于5分钟内产生欣快感,口服需要20分钟。苯丙胺类似物MDMA其苯丙胺分子芳香环上的亚甲二氧基团具有一定程度的致幻效应。MDMA通常在摄入20分钟后起效,持续约6小时,大剂量作用长达2天。MDMA被肝脏代谢后经肾排出。最新苯乙胺剂型是(3,4-Methylenedioxypyrovalerone,MDPV),也叫"皂盐"。药物可以抑制去甲肾上腺素和多巴胺再摄取。其活性成分有引起死亡的报道,最近被美国药品管理局禁用。

3. 全身作用　苯丙胺急性摄入后可促进肾上腺能神经末梢释放去甲肾上腺素、多巴胺、5-羟色胺发挥拟交感胺类作用,可产生明显的欣快感和警觉性增加。临床上还可表现出心动过速、血压升高、心律不齐、反射亢进、蛋白尿。苯丙胺还与产妇发热、抽搐、心肌缺血、脑血管意外的发生有关。苯丙胺类依赖者停药后不会突然引起严重的生理功能紊乱,无须替代治疗,主要是对症处理,对严重抑制性抑郁者应采取必要的防范措施。三环类抗抑郁药可减轻抑郁,改善睡眠,还有可能减少渴求,降低复吸率。

4. 麻醉管理　据报道,使用苯丙胺类药物的女性在分娩时需要更大剂量的麻醉药,包括肠道外使用阿片类药物与局麻药物。无椎管内麻醉禁忌的患者建议选择椎管内镇痛及麻醉。但有报道,长期滥用苯丙胺的患者在实施椎管内麻醉并复合静脉丙泊酚镇静时出现顽固性低血压,推测可能原因为β-受体下调和儿茶酚胺耗竭有关。该类患者治疗低血压时,最好选用对血管有直接作用的药物,去氧肾上腺素优于麻黄碱。全身麻醉时,急性苯丙胺中毒会降低MAC值,而长期使用苯丙胺则会使MAC值增加。甲基苯丙胺滥用风险与恶性蛀牙有关,这种蛀牙可显著增加置入喉镜导致牙齿脱落的风险,应引起重视。大剂量 MDMA 可导致横纹肌溶解症,丹曲林可成功用于这类患者的报道。

5. 对妊娠和胎儿的影响　滥用苯丙胺与多种产科和新生儿并发症有关,如胎盘早剥、胎心率异常等。苯丙胺摄入后可引起循环内儿茶酚胺水平升高,导致血管收缩和子宫胎盘血流减少及血流动力学改变。滥用苯丙胺可表现出高血压和蛋白尿,易被误诊为子痫前期,鉴别较困难,肌酐与转氨酶可能有助于子痫前期的诊断。一般认为使用兴奋剂与胎儿畸形并无太大关系,但有报道孕期暴露于苯丙胺的儿童,生长发育滞后于同龄人,数学、语言及运动方面的表现弱于同龄人。

（五）酒精

1. 流行病学　在世界范围内酒精(乙醇)是孕妇最常见的滥用物质。乙醇的滥用使孕妇及正在发育的胎儿面临严峻的问题。美国 15~44 岁怀孕女性中,有 10% 自述目前有饮酒,4.4% 报告有狂欢(定义为至少有 1 次饮酒超过 5 标准杯),30 天内至少 5 次,这类孕妇有潜在的胎儿致畸风险。调查显示,在重度饮酒者中,约有 1.8% 同时使用违禁药物。

2. 药理学　乙醇是一种中枢神经系统抑制剂。低剂量引起短暂的兴奋,继而中枢神经系统出现从催眠到死亡的抑制效应。乙醇经口摄入后,主要吸收部位在小肠(70%)和胃(30%),大部分在肝脏内被氧化,由乙醇脱氢酶和乙醛脱氢酶所代谢。这个过程产生乙醛,消耗烟酰胺腺嘌呤二核苷酸(nicotinamide adenine dinucleotide,NAD)为其还原形式 NADH;与 NAD 相关的还原产物生成过多会导致代谢紊乱。少量剩余酒精(2%~8%)通过肺、尿液和汗液排出。

3. 全身作用　酒精对中枢神经系统的作用十分复杂,通过不同神经递质传导通路的作用可产生抑制和兴奋作用。低剂量可引起短暂的兴奋,继而中枢神经系统出现从催眠到死亡的抑制效应。急性酒精中毒引发认知功能和神经肌肉协调性的进行性损害,终末肾小管对水重吸收减少所导致的血容量降低,以及代谢异常。此外,酒精中毒还削弱了机体对高血压或低血压的正常血流动力学代偿机制。慢性酒精滥用可引发药物的代谢异常和一系列潜在的系统并发症,如扩张型心肌病、肝脏疾病、外周神经疾病、胰腺炎及食管静脉曲张等。

滥用酒精的女性增加抑郁症、自杀和意外事故的风险。急性酒精戒断症状(如恶心、呕吐、心动过速、高血压、心律失常、震颤、幻觉、焦躁不安)通常发生在停止饮酒后 6~48 小时内。急性酒精戒断最应关注发生危及生命的震颤性谵妄。

4. 麻醉管理　酒精中毒的产妇可发生行为障碍、电解质紊乱、胃酸分泌增加以及合并其他药物滥用的风险。急性酒精中毒增加胃内容物反流误吸风险,因此麻醉的首要任务是评估患者气道的自我保护性能力。这类患者还因呕吐、经口摄入不足、利尿和低蛋白血症等因素,常继发血容量不足。在未充足进食情况下,大量饮酒还可表现为严重的低血糖症。

已有研究表明,尚无明确结论可预测急性与慢性酒精中毒者对麻醉药物的不同需要量。短期饮酒可抑制药物在肝组织的代谢(通过竞争性抑制细胞色素 P_{450}),导致经肝代谢的药物的血浆浓度升高。长期饮酒可使细胞色素 P_{450} 水平上调,导致地西泮、拉贝洛尔等药物的血浆浓度降低,也可因肝脏降解功能减退,导致可卡因等违禁药物的有毒代谢产物增加。妊娠及肝脏疾病均可引起血浆假性胆碱酯酶浓度降低,但此浓度降低对于酯类局部麻醉药及琥珀胆碱的降解似乎无明显临床意义。目前认为急性酒精中毒患者需要减少麻醉药物用量,部分原因为酒精与中枢系统抑制药物之间有相加作用。此外,该类产妇麻醉还需评估血流动力学稳定性、血容量和代谢水平,部分患者常伴有血容量丢失及代谢性酸中毒。与非饮酒者相比,慢性酒精中毒者需要更高的麻醉药物剂量,对于这类患者,麻醉的考量还应包括肝合成功能下降(凝血障碍、药代动力学改变)、血流动力学管理(心肌病、自主神经功能紊乱)、神经功能紊乱(胃轻瘫、外周神经系统病变)和预防戒断症状。

关于酒精中毒剖宫产麻醉的选择,椎管内麻醉与镇痛要优于全身麻醉。急诊剖宫产时,如患者存在不合作、凝血功能障碍、休克或者镇静过度不能自我保护气道时,建议选择全身麻醉。该类患者应给予药物预防呕吐、误吸(如 H₂ 受体拮抗剂、甲氧氯普胺)并行快速序贯诱导全身麻醉。长期酒精滥用者常伴有食管静脉曲张,需权衡是否能经口或经鼻放置胃肠减压管以减少全麻期间呕吐、误吸风险。

下述情况可对分娩或剖宫产产妇安全地实施椎管内镇痛或麻醉:①患者能配合;②无凝血功能障碍(关注肝病导致);③血容量充足;④存在神经病变(如周围神经病变、意识障碍)已被评估为椎管内镇痛受益者。

5. 对妊娠和胎儿的影响　尽管已经确认了大量酒精摄入对孕妇的影响,但少量酒精的影响尚不明了。少至中量饮酒可能与流产、死产、宫内发育迟缓、早产、低出生体重及与实际孕龄不符有关。胎儿酒精综合征呈独特的新生儿面部特征(小睑裂、中面部扁平并伴有短而上翻的鼻子、薄上唇)和神经、体格显著发育障碍。胎儿酒精相关性疾病是指胎儿暴露于酒精引起的广泛不良反应。胎儿受影响程度与宫内酒精暴露的情况、基因多样性和宫内环境相关。识别高危母亲(与未饮酒的母亲相比,每天饮酒 1~2 标准杯者新生儿死亡的相对危险度为 1.98,每天饮酒至少 3 标准杯新生儿死亡的相对危险度为 3.53)有助于治疗,或许可以改善妊娠结局。

(六)烟草

1. 流行病学　近 40 年来,随着公众对妊娠吸烟危害性的认识逐渐提高,妊娠期吸烟率已有所下降。育龄女性总体吸烟率为 15.3%,妊娠女性吸烟率低于非妊娠女性,但 15~17 岁妊娠女性吸烟率明显高于同年龄群的非妊娠妇女(22.7% 和 13.4%),其中有 60%~80% 的人在产后 6 个月复吸。

2. 药理学　烟草中含有超过 4 000 种化学成分,包括尼古丁、一氧化碳、氰化物等。尼古丁是烟草中最主要的成瘾物质,它可作用于全身的外周和中枢乙酰胆碱能烟碱受体,导致儿茶酚胺释放。尼古丁在接触后立即起效,在肝脏及肺中快速代谢,并经肾脏排泄。

3. 全身作用　烟草通过其中化学成分的急性药理作用或其对共存疾病的影响而对孕妇生理产生影响。尼古丁可使孕妇的心率、血压及全身血管阻力升高。子宫动脉血流量减少,可能由于血管阻力增加所致。烟草中的另一种成分一氧化碳可竞争性结合血红蛋白,降低血红蛋白的携氧能力,使氧合血红蛋白分离曲线左移而影响组织氧供。

4. 麻醉管理　吸烟可引起围手术期多种并发症,包括呼吸系统后遗症和伤口愈合延迟。吸烟引起气道分泌物增加,纤毛运动减弱,气体交换能力下降,也可增加气道非特异反应性,导致气管插管时出现支气管痉挛。鼓励患者在孕早期戒烟是减少产科和麻醉并发症最重要的干预措施。对于长期吸烟的患者,椎管内麻醉、镇痛比静脉阿片类药物或全身麻醉更有优势。据报道,尼古丁的暴露还可影响很多药物的代谢,苯二氮䓬类药物药效增强,多种阿片类药物药效减弱,硫喷妥钠不受影响。

5. 对妊娠和胎儿的影响　尼古丁分子量小,易通过胎盘屏障。吸烟可使胎儿一氧化碳血红蛋白浓度上升、降低子宫胎盘灌注,从而减少胎儿氧供,还可降低胎盘摄取营养性氨基酸的能力,并与低出生体重、胎盘早剥、新生儿呼吸系统损伤和婴儿猝死综合征(sudden infant death syndrome,SIDS)有强相关性。吸烟还可增加异位妊娠、自发流产和早产的发生率。烟草中氰化物是特别需要注意,它减少了体内维生素 B₁₂ 的含量,可导致母亲吸烟后引起胎儿生长受限。然而,有趣的是吸烟能够减少子痫前期发生率,但机制不明。

尼古丁影响大脑不同区域神经递质的释放,提高觉醒度,产生欣快感,最终产生药物依赖性。戒烟时可产生戒断症状,如烟瘾、易怒、头痛、咳嗽、失眠等。戒烟干预治疗包括心理咨询及辅导、催眠、针灸和药物治疗。吸烟的戒断治疗为产妇生理带来的益处是渐进的,即使是短时间停止吸烟也可降低血中碳氧血红蛋白含量,利于组织供氧,改善纤毛功能,减轻小气道阻塞。

第三节　治疗与康复

妊娠期阿片类成瘾的孕妇容易导致不良的孕产结局,如流产、早产、胎儿宫内生长受限及新生儿戒断综合征等,常合并感染、传染性疾病及导致严重的精神症状。因此,尽早对孕妇药物成瘾进行诊断、风险宣教、干预有重要的意义。药物依赖性治疗不仅是停止药物使用,而是一个由临床脱毒治疗、后续康复巩固、重返回归社会三大基本环节组成的社会医学系统工程。

一、诊断

确认孕妇药物滥用史往往需要临床直觉、问诊方法和实验室检查的联合使用。直接询问孕妇具体物质的滥用时往往会予以否定,因此识别与常见物质滥用相关要素和行为是非常重要的,包括既往身体状况或性生活混乱史、吸烟和缺少产前检查。常见临床征象包括:精神状态改变、不配合、或易激怒,以及阿片类物质引起的瞳孔缩小或兴奋药引起的高血压可能为诊断物质滥用的第一征象。物质滥用可以通过检测尿液、唾液、汗液、头发、胎粪和其他生物学样本来诊断,尿检为当前最实用的、较强时效性的方法,但由于知情同意和检测的限制,妊娠期间不推荐常规采用尿液药物检测。4P 和 4P 改良版是筛查多种物质滥用的合适调查问卷,能发现孕妇较低的滥用水平,对滥用酒精或违禁品有中高度的敏感性。根据服用药物的种类和剂量确定治疗计划。

当前对药物滥用预防包括两个方面:减少药物供应和降低对药物的需求。需社会方面及多学科的合作,对药物滥用问题进行广泛干预。

二、临床脱毒治疗

脱毒治疗可以缓解或消除吸毒者在戒毒期间的严重戒断综合征,减轻和解除不适反应。临床脱毒治疗是药物依赖全程治疗的第一阶段和首要环节。作为脱离毒品的第一步,治疗目标有两个:首先,帮助患者从毒品依赖变成无毒状态;其次,帮助病人维持无毒状态。脱毒治疗分为药物戒毒和非药物戒毒(手术、针灸、耳针、电针戒毒仪等)两类,目前以药物戒毒为主。药物戒毒又分为阿片类(替代疗法)和非阿片类两种。

(一) 阿片类

成瘾孕妇应接受长效阿片类维持治疗,可改善产科和新生儿结局,妊娠期间一般不推荐进行戒毒治疗。常用的药物有美沙酮、丁丙诺啡等。

1. 美沙酮(methadone)　美沙酮是一种合成化合物,其化学结构与其他阿片类药物不相关,但作用相似,为阿片受体激动药,口服有效,起效慢,峰值效应约在口服后 3 小时,作用时间长,半衰期为 15~40 小时不等,镇痛作用与吗啡相似,耐受性和依赖性发生较慢,戒断症状较轻。美沙酮维持疗法近年来已成为妊娠期间阿片类成瘾治疗的标准。维持疗法需长期服药,可形成对美沙酮的依赖,我国已开始试行。其长效制剂 α-乙酰美沙酮(α-acetylmenthadol)可隔日给药,使用更方便,疗效较好。美沙酮维持治疗能降低新生儿戒断综合征的发生风险。美沙酮还可用于治疗慢性疼痛。妊娠妇女由于血容量增加、肝酶活性和肾小球滤过率改变,美沙酮代谢率增加、生物利用度下降。

2. 丁丙诺啡(buprenorphine)　为一种半合成阿片类药物,为阿片受体激动-拮抗药,主要在肝脏代谢,经胆汁排泄。解离半衰期相对较长,约 166 分钟。丁丙诺啡既可缓解戒断症状,又比阿片受体激动药依赖性低,吸毒者易于接受,临床效果也较好。应引起关注的是,丁丙诺啡是 μ 阿片受体部分激动药,但与受体结合很牢固,不能给予近期使用过其他类型阿片类的患者服用,因可导致戒断症状,甚至导致早产。

（二）非阿片类

阿片类药物急性脱毒效果虽好，但本身可致成瘾，因此人们积极寻找非阿片类脱毒药，但目前非阿片类多数仅起辅助治疗作用。

1. 可乐定（clonidine） 肾上腺素 α_2 受体激动药，不产生欣快感，无成瘾性。脑内蓝斑是形成依赖性的重要部位，其上存在密集阿片受体和 α_2 受体。成瘾者停药后，蓝斑放电增加并出现戒断症状。可乐定可抑制这种放电并减轻戒断症状，故可用于脱毒治疗，但仅对轻症患者有效，对重症患者疗效欠佳，需辅以其他治疗。其第二代产品洛非西定（lofexidine）效果更好、副作用更少，但对严重的戒断综合征状疗效仍不满意。

2. 临床中还有麻醉药如氯胺酮、地西泮等应用于成瘾者戒断，但应考虑到药物对孕妇胎儿的影响。

三、康复

成瘾者的戒断症状即使不治疗，一般也会在两周内自然消退，但极为痛苦，难以忍受。此时患者仍有稽延性症状（焦虑、抑郁、失眠、全身疼痛等），再加上精神依赖性仍存在（脱毒主要解除躯体依赖性），很容易再次吸毒。这一阶段，除对症处理稽延性症状外，还应使用美沙酮或丁丙诺啡进行治疗，并进行康复治疗，矫正其异常的心理和行为。

四、其他，帮助回归社会

滥用阿片类、巴比妥类、苯二氮䓬类和苯丙胺等药物的孕妇，其胎儿在出生后会产生戒断综合征，其特征表现为易怒、拒食、睡眠模式改变、尖叫、呼吸急促、出汗增多、发热、呕吐、腹泻、喂养困难、脱水和惊厥等。吸食阿片类的孕妇新生儿戒断综合征发生在新生儿出生胎盘阿片类突然阻断后，表现为新生儿药物依赖，如不及时治疗，可导致癫痫发作和死亡。美国儿科学会（APP）推荐使用芬尼根新生儿戒断评分（FNAST）进行评估，连续两次或两次以上 FNAST 评分达到 8 或 9 分，常需要进行治疗。母乳喂养可降低新生儿戒断综合征发病率，缩短新生儿戒断综合征治疗时间，因此，应鼓励阿片类成瘾的母亲进行母乳喂养。

美沙酮的治疗剂量不影响新生儿戒断综合征的诊断率，但影响其严重程度和治疗的需要。分娩时机、分娩方式、以及产妇最近一次使用美沙酮的时间，是发生需要治疗的新生儿戒断综合征的显著危险因素。与其他阿片类治疗药物相比，产妇使用丁丙诺啡治疗可以显著降低新生儿戒断综合征发生率和严重程度。孕妇戒毒治疗禁用纳洛酮，因为它可能诱发新生儿癫痫。美沙酮与吗啡常用于治疗新生儿戒断综合征。巴比妥酸盐和苯二氮䓬类药物已被应用治疗新生儿戒断综合征，但目前不推荐作为一线药物使用。

临床病例

患者，女，32 岁，身高 169cm，体重 72kg，BMI 25.2kg/m²，ASA Ⅱ级。

主诉：因"孕 2 产 1、孕 39⁺⁵ 周，先兆临产"急诊入院。

现病史：本次妊娠孕期顺利，规律产检。凌晨 05:00 开始自觉不规则下腹痛，无阴道出血、流液，胎动好，现急诊扶行入院。孕妇精神紧张，多语，余未诉不适。近来食欲可，二便正常。

既往史：既往吸食海洛因 10 年，吸毒量拒绝透露，本孕期内定点定时服用美沙酮 30mg/d 行戒毒治疗。

既往孕产史：孕 2 产 1。首胎剖宫产娩出一活婴，经过顺利。

家族史：父母均无高血压、糖尿病等病史，否认明显遗传病史。

查体：T 37.2℃，P 92 次/min，R 22 次/min，BP 142/82mmHg。常规体格检查和产科检查无特殊。

辅助检查：丙型肝炎病毒抗体阳性，血常规、凝血功能无异常，宫内超声及胎心监测等均无异常。

入院诊断:①孕2产1宫内妊娠39^{+5}周 LOA 单活胎;②妊娠合并瘢痕子宫(剖宫产术后)。

(一)麻醉管理

在腰硬联合麻醉下行剖宫产术。顺利娩出一活男婴。手术过程麻醉效果满意,循环稳定。婴儿取出后,产妇出现打哈欠、流泪,其他生命体征未见异常。术后予以超声引导下腹横筋膜平面阻滞联合病人静脉自控镇痛(PCA:舒芬太尼50μg+氟比洛芬酯150mg,加生理盐水配制到100ml)术后镇痛,术后镇痛满意(VAS评分<3分)。

(二)新生儿情况

胎儿出生体重2.85kg,Apgar 评分1分钟8分,5分钟9分。新生儿出生16小时后出现阵发性哭闹、激惹、双拳紧握、四肢抖动,伴有呕吐及大便次数增多。查体:体温37.8℃,心率160次/min,呼吸急促,60次/min,颜面轻度发绀,足月小儿貌,过度兴奋,大声哭叫,拥抱反射亢进,有持续吸吮动作,四肢肌张力高,伴频繁抽搐每次持续时间5~10秒,间隔时间不等,遂转入新生儿科。

(三)新生儿科处理

1. 一般治疗 减少环境刺激,加强护理,维持水电解质平衡,保证足够热量供应。

2. 药物治疗 控制兴奋及惊厥症状,苯巴比妥钠静脉注射10mg/kg,24小时后,每8小时给予2mg/kg维持剂量,根据病情调整剂量,治疗7天后,痊愈出院。

相关要点及解析

新生儿戒断综合征 新生儿戒断综合征是因母亲在妊娠期间使用成瘾性毒品,新生儿出生后,母亲滥用的毒品在患儿体内继续代谢和排泄,当患儿体内毒品含量到低限水平时,即出现毒品停服综合征。海洛因是半合成吗啡制品,其水溶性和脂溶性较吗啡强,易透过胎盘屏障和血脑屏障,作用于间脑蓝核斑,吗啡与阿片受体结合抑制蓝斑核神经元放电,当吗啡耐受成瘾后,蓝斑核放电也耐受。一旦撤药,则放电加速,去甲肾上腺素的释放增加,产生神经兴奋,即戒断症状。

症状的严重程度及出现时间与母亲吸毒时间长短、吸毒方式、吸毒量、距分娩前吸毒时间长短,及新生儿对毒品的代谢能力有关。母亲吸毒时间越长、量越大以及静脉吸毒较口服吸毒母亲的新生儿越容易出现戒断症状,且戒断症状越重。产前吸毒时间距离新生儿娩出越近则戒断症状出现就越迟。戒断症状多于出生后24~48小时内出现,亦有在生后1天内或生后2~4周才出现症状。若不行治疗则戒断症状最长可持续3~4个月。纳洛酮为阿片受体拮抗剂,竞争性拮抗各类阿片受体,可诱导戒断反应。在治疗吸毒母亲分娩新生儿时使用纳洛酮应慎重。

目前临床可根据《实用新生儿学》的10项症状进行评分,每项1分,>6分诊断明确。具体如下:①易激惹、兴奋、有抓痕;②高声尖叫;③震颤;④肌张力增高;⑤惊厥;⑥发热,体温高于38℃,呼吸>60次/min;⑦呕吐、腹泻;⑧打哈欠、嗝逆;⑨流涎、鼻塞;⑩出汗、脱水。确诊后,如中枢神经系统症状明显,可予以药物控制兴奋及惊厥症状,首次给予苯巴比妥钠负荷量10~15mg/(kg·d),24小时后予2mg/(kg·8h)维持,逐渐减量直至兴奋症状消失,总疗程约14天。若有惊厥难以控制,可每次加用地西泮0.3~0.5mg/kg。治疗过程中应仔细观察病情,避免中枢神经系统过度镇静和抑制。经过上述治疗3~4小时后 Finnegan 评分仍≥12分,可给予美沙酮替代疗法,0.05mg/(kg·8h),并逐渐减量至1次/24h,3~4小时后重新评分,当 Finnegan 评分<8分停药。

思考题

1. 简述哪些药物有成瘾性?

2. 简述长期服用氯胺酮后对母体及胎儿的影响,围手术期应该注意哪些方面?
3. 简述药物成瘾的孕妇剖宫产术后的镇痛管理?

(陈　亮　尹坚银　李爱媛)

推荐阅读

[1] 戴体俊,喻田.麻醉药理学.3版.北京:人民卫生出版社,2011:182-193.

[2] 郭曲练,姚尚龙.临床麻醉学.4版.北京:人民卫生出版社,2017:453-466.

[3] BAYSINGER CL,BUCKLIN BA,GAMBLING DR.产科麻醉学.2版.陈新忠,黄绍强,译.北京:中国科学技术出版社,2020:615-626.

[4] CHESTNUT DH,WONG CA,TSEN LC,et al.产科麻醉学理论与实践.5版.连庆泉,姚尚龙,译.北京:人民卫生出版社,2017:971-990.

[5] SURESH MS,SCOTT SEGAL B,PRESTON RL.施耐德产科麻醉学.5版.熊利泽,董海龙,路志红,译.北京:科学出版社,2018:109-126.

索引

86栏